Dr BERNHEIM

PROFESSEUR A LA FACULTÉ DE MÉDECINE DE NANCY

HYPNOTISME & SUGGESTION

HYSTÉRIE — PSYCHONÉVROSES
NEURASTHÉNIE — PSYCHOTHÉRAPIE

Troisième édition revue, corrigée et augmentée.

Avec figures dans le texte.

PARIS

OCTAVE DOIN & FILS, ÉDITEURS

8, PLACE DE L'ODÉON, 8

1910

HYPNOTISME & SUGGESTION

HYSTÉRIE — PSYCHONÉVROSES

NEURASTHÉNIE — PSYCHOTHÉRAPIE

Dʀ BERNHEIM

PROFESSEUR A LA FACULTÉ DE MÉDECINE DE NANCY

HYPNOTISME & SUGGESTION

HYSTÉRIE — PSYCHONÉVROSES

NEURASTHÉNIE — PSYCHOTHÉRAPIE

Troisième édition revue, corrigée et augmentée.

Avec figures dans le texte.

PARIS

OCTAVE DOIN & FILS, ÉDITEURS

8, PLACE DE L'ODÉON, 8

—

1910

AVANT-PROPOS

DE LA DEUXIÈME ÉDITION

Cette seconde édition d'un livre qui a paru en 1890 n'est pas une simple réimpression. Elle contient de nombreuses additions. Au titre *Hypnotismes, Suggestion, Psychothérapie,* j'ai ajouté *avec considérations nouvelles sur l'Hystérie.* Les études spéciales que j'ai consacrées à cette question justifient ce supplément. J'ai essayé de montrer comment, à la lumière de notre doctrine, la conception des phénomènes hystériques s'éclaire d'un jour nouveau, singulièrement modifié.

Je consacre quelques nouveaux développements à *l'Hypnotisme et la Suggestion au point de vue médico-légal,* question sur laquelle j'avais été appelé à faire un rapport au Congrès international de Moscou.

Je termine le recueil de mes observations par une étude sur *l'entraînement suggestif actif ou dynamogénie psychique,* qui est comme la conclusion dernière de mes recherches thérapeutiques.

Le lecteur qui lira ce livre attentivement verra comment la doctrine de l'hypnotisme et de la suggestion, telle que je l'avais reçue du Dr Liebeault en 1883, a été rapidement confirmée, mais progressivement mûrie, amplifiée et en même temps simplifiée dans mon esprit par vingt années d'observations.

BERNHEIM.

Nancy, janvier 1903.

INTRODUCTION

Évolution générale de mes idées sur la suggestion, l'hystérie, la neurasthénie
et les psychonévroses.

Mes premières études sur la suggestion ont été publiées
en 1883 dans la *Revue médicale de l'Est* et dans une brochure intitulée : *De la Suggestion dans l'état hypnotique
et dans l'état de veille* (O. Doin, 1884).

Mon premier livre sur la Suggestion et ses applications
à la thérapeutique parut en 1886 ; et la première édition de
celui-ci en 1891.

Depuis j'ai eu la satisfaction de constater que mes idées,
telles que je les avais déjà exposées en 1883, progressivement mûries par l'observation, ont fini par se faire jour.
L'ancien hypnotisme, tel que l'avait systématisé Charcot,
n'existe plus. L'ancienne hystérie séculaire, avec les développements que l'école de la Salpêtrière avait donnés à sa
doctrine, est battue en brèche. On arrive peu à peu à accepter mes idées sur la suggestion, la psychothérapie et
l'hystérie.

Il reste cependant encore un peu de chemin à faire, pour
que ma doctrine, souvent défigurée par les auteurs qui
n'ont pas lu mes écrits avec une attention suffisante, soit
complètement admise. On ne se dégage pas volontiers des

anciens dogmes classiques. Je voudrais, au frontispice de cette nouvelle édition, établir la divergence qui existe encore entre les auteurs les plus autorisés et moi, et montrer l'évolution qui reste encore à faire pour que nous soyons d'accord.

Voyons d'abord la suggestion. Je l'ai définie : *toute idée éveillée dans le cerveau.* Cette idée peut y pénétrer, par n'importe quel sens : la parole, la lecture, la vision, la musique, une odeur, une sensation viscérale, etc. Toute impression transférée au centre psychique crée une idée. Tout phénomène de conscience est une suggestion. Le cerveau déterminé par une idée crée un enchaînement d'idées associées et des actes corrélatifs : mouvements, sensations, émotions, actions, actes organiques, etc. Car *toute idée tend à se faire acte* : la cellule cérébrale actionnée par une idée actionne les nerfs qui doivent la réaliser. C'est ce que j'ai appelé *la loi de transformation idéo-dynamique.* L'idée devient mouvement, image, émotion, sensation viscérale, action. Quand le cerveau reçoit une idée qu'il n'accepte pas ou qu'il ne peut pas réaliser, la suggestion n'aboutit pas ; la transmission idéo-dynamique n'a pas lieu. Cette doctrine exposée dans ce livre n'a pas soulevé d'objection.

Mais ma définition du mot suggestion a paru trop simple et trop compréhensive. Pour la plupart des auteurs, la suggestion dérivée de l'hypnotisme implique encore un état cérébral particulier anormal qui crée dans l'organisme des propriétés nouvelles, catalepsie, anesthésie provoquée, obéissance automatique, hallucinabilité, etc. Ces phénomènes, dits hypnotiques, j'ai démontré qu'on les obtient chez beaucoup à l'état de veille, par simple affirmation, sans artifice de préparation ; que ces phénomènes ne sont pas fonction d'un état anormal spécial créé par le sommeil hypnotique ou la fascination cérébrale à l'état de veille ; mais fonction de la suggestibilité naturelle, variable chez chaque sujet. L'hypnotisme n'est qu'un sommeil obtenu lui-même par suggestion, mais qui n'est pas nécessaire pour obtenir les phénomènes dits hypnotiques. Tout sujet hallucinable en état hypnotique (comme nous le sommes tous dans le sommeil naturel) l'est aussi à l'état de veille ; je le démontre tous les jours à mes élèves. J'ai pu dire, d'après mes observations : *Il n'y a pas d'hypnotisme, il n'y a que de la suggestibilité.*

Mais la plupart des médecins, qui n'ont pas vu ces faits suffisamment dans toute leur simplicité et ont assisté à des expériences d'hypnotisme, restèrent vivement impressionnés par la singularité des phénomènes dits hypnotiques pour eux, la suggestion qui crée ces phénomènes est toujours une opération extraordinaire, un cambriolage cérébral ; c'est toujours de l'hypnotisation à l'état de veille. Ils ne peuvent se décider à admettre que la simple affirmation à l'état de veille, la simple persuasion soit de la suggestion ; et quand, après moi et à mon exemple, ils font de la psychothérapie par persuasion, ils prétendent avoir créé une psychothérapie nouvelle. Ainsi le Pr Dubois, de Berne, qui voudrait s'approprier la psychothérapie rationnelle par persuasion, et qui a trouvé en France même des collègues pour lui attribuer une méthode thérapeutique qui ne lui appartient à aucun titre, pour transférer à Berne ce qui appartient depuis 25 ans à l'école de Nancy. C'est la conception erronée de l'hypnotisme et surtout de la suggestion qui a fait croire à ceux qui m'ont mal lu et qui n'ont pas suivi ma clinique que ma thérapeutique était hypnotique et en quelque sorte thaumaturgique, n'ayant aucun rapport avec la persuasion. On a oublié *ma définition* du mot suggestion et le sens que j'attache à ce mot ; on a dénaturé son sens pour dire que la persuasion est autre chose ; c'est même le contraire, dit Dubois.

Voyons donc le sens que les auteurs attribuent à ce mot et celui que je lui attribue. On me permettra d'insister sur cette divergence d'opinion qui a fait commettre une injustice à l'égard de l'école de Nancy ; et je dois rectifier des assertions inexactes.

Dubois pense « qu'il y a intérêt à différencier, à opposer même les termes de persuasion et de suggestion. La suggestion agit par les voies tortueuses de l'insinuation ; la persuasion s'adresse loyalement à la raison du sujet. L'une s'adresse à la foi aveugle, l'autre au raisonnement logique affiné. »

Sans doute, il y a intérêt pour M. Dubois à faire cette différenciation qui fait de lui un logicien affiné honnête, de moi un insinuateur tortueux, déloyal. Mais sa conception du mot suggestion n'est pas la mienne ; et ma façon de procéder, ainsi que je vais l'établir, n'est pas celle insinuée par mon collègue.

Les auteurs qui critiquent ma conception de la suggestion diffèrent entre eux sur le sens à donner à ce mot. Pour Babinski, « il n'y a suggestion que lorsque l'idée qu'on cherche à introduire est déraisonnable ». Pour Camus et Pagniez « il y a suggestion lorsqu'une idée bonne ou mauvaise est introduite dans le cerveau d'un individu sans son contrôle. La suggestion inhibe les fonctions psychiques supérieures ». « Dans la suggestion, dit Grasset, le sujet obéit sans critiquer, sans raisonner, sans juger ; il n'a ni à accepter, ni à consentir ; il agit comme on le lui suggère. »

Ces diverses définitions me semblent arbitraires. Au point de vue psychologique, la suggestion est une idée éveillée dans l'esprit du sujet. La suggestion peut être loyale ou déloyale, directe ou indirecte, avec beaucoup ou peu de contrôle, je ne dis pas sans contrôle, car je ne pense pas que le contrôle puisse être supprimé totalement. D'ailleurs, la persuasion aussi peut être loyale ou frauduleuse, raisonnable ou déraisonnable. On peut persuader des choses fausses par des arguments qu'on croit raisonnables (de bonne foi) ou qu'on sait ne pas l'être (de mauvaise foi).

Est-il vrai, d'ailleurs, que la persuasion, j'entends loyale, qui veut montrer la vérité, s'adresse uniquement et toujours à la raison et qu'elle soit aussi suggestive, si cette expression choque mes contradicteurs, je dirai aussi persuasive, lorsqu'elle s'adresse à la raison seule, sans artifice ? L'avocat, l'homme d'affaires, le diplomate, le moraliste prédicateur de bonne foi, ne savent-ils pas que pour convaincre et faire impression, il ne suffit pas d'écrire ou de débiter froidement leur raisonnement ? Le geste, l'intonation de la voix, la tournure des phrases, la magie du style, les mots qui portent, c'est-à-dire qui impressionnent, tout cela concourt à faire pénétrer l'idée dans les cerveaux, à les persuader, souvent à les égarer. Lisez les discours de Gambetta ou écoutez-les débités d'une voix monotone qui ne dit rien à l'âme ! Ont-ils la même vertu persuasive que lorsque le grand tribun les prononça du haut de la tribune avec sa voix sonore, son geste expressif, sa chaleur communicative qui passionne et entraîne les masses ? La façon de dire vaut mieux que ce qu'on dit.

La raison ne vit-elle pas aussi de sentiment ?

Cela est si vrai que le dictionnaire de Littré lui-même invoqué par M. Dubois me donne raison.

« Persuader, dit Littré, porter à croire, décider à faire. — Il lui était impossible de me convaincre, mais elle m'a persuadé (Marmontel). — Les anciens ont défini l'éloquence, le talent de persuader et ils ont distingué persuader de convaincre, le premier de ces mots ajoutant à l'autre l'idée d'un sentiment actif excité dans l'âme de l'auteur et joint à la conviction (D'Alembert). — Ce don, cet heureux don de tout persuader (Voltaire). — Si ces sottes arguties lui doivent persuader un mensonge (Montaigne). — La reine employa des persuasions très puissantes, à savoir des larmes et des paroles tendres (La Rochefoucault). — La persuasion artificielle de la philosophie quoique formée lentement par de longs circuits égalait en lui la persuasion la plus naturelle et causée par les impressions les plus promptes et les plus vives (Fontenelle). »

Ce n'est donc pas au nom du dictionnaire que M. Dubois peut opposer les mots suggestion et persuasion. Camus et Pagniez reconnaissent bien que dans la persuasion, il y a outre les raisons un élément émotif surajouté. La suggestion pour eux ne diffère de la persuasion que par la suppression brutale du contrôle, par l'inhibition des facultés de raison. C'est aussi la définition de M. Grasset.

Cette fausse conception de la suggestion est née de la conception erronée aussi de l'hypnotisme. La suggestion pour les auteurs c'est l'hypnotisme à l'état de veille. Or l'hypnotisme est considéré comme un état automatique, voire de léthargie (dans une de ses phases) ; le sujet automate, sans volonté, sans spontanéité, n'existerait plus que pour obéir. La suggestion à l'état de veille créerait le même automatisme.

Cette opinion, discutable tout au plus pour les degrés les plus profonds du sommeil dit hypnotique, ne résiste pas à l'observation scientifique. *Le dormeur ou somnambule, le plus profond, n'est jamais un pur automate.* On peut faire causer tous les dormeurs ou somnambules et s'assurer que, alors même qu'ils sont susceptibles d'anesthésie, d'hallucinations, d'obéissance aux commandements, avec amnésie au réveil, ils discutent, raisonnent, n'acceptent pas ou acceptent à contre-cœur. On saisit sur leur figure l'hésitation, quand l'acte commandé ne leur plaît pas : un travail cérébral se fait en eux ; s'ils sont entraînés après un temps de réflexion, c'est parce qu'ils adaptent l'idée suggérée à leurs instincts, en l'interprétant faussement, ou parce que cette idée devient comme une obsession qui s'impose avec tant d'énergie que, malgré le contrôle, ils sont poussés à l'accomplir. Ce n'est pas tant la *crédivité* qui est accrue, que la force de l'idée et *la tendance idéodynamique.* L'idée devient plus pénétrante, plus suggestive, plus créatrice, dans le sommeil provoqué comme dans le sommeil naturel. On s'endort avec l'idée d'un problème dont on avait en vain cherché la solution à l'état de veille ; au réveil, on trouve le problème résolu dans son cerveau. La nuit porte conseil, dit-on. Quand dans un accès de somnambulisme, Paganini écrit la sonate du diable, il le fait consciemment et non automatiquement, dans un autre état de conscience, avec concentration d'esprit sur l'idée qui le captive, sans distraction apportée par les impressions extérieures ; et le travail de la pensée concentrée en elle-même se réalise avec plus de netteté et plus d'éclat. Les représentations mentales, les souvenirs, rêvasseries flottantes à l'état de veille, deviennent images et rêves hallucinatoires à l'état de sommeil.

Dans bien des circonstances, à l'état de veille, la puissance de l'idée qui suggestionne le sujet n'implique pas l'absence de contrôle. J'ai connu des médecins morphinomanes ou alcooliques, très intelligents, discutant très bien et prévoyant avec sagacité toutes les conséquences de leur funeste passion, essayant sans succès, armés de leur raison, de lutter contre l'instinct. Le besoin d'alcool ou de morphine est trop impérieux pour que la logique même affinée puisse le combattre. Les impulsifs, à l'état de veille ou de sommeil, ou les obsédés ne sont pas des crédules dépourvus de raisonnement, agissant par foi aveugle ; ce sont des gens qui ne résistent pas, malgré le contrôle, à l'empire de certaines idées ! N'avons-nous pas tous, en certains moments, certaines impulsions irrésistibles ? Et les sujets exceptionnels qui en sommeil profond peuvent recevoir ainsi certaines impulsions, c'est-à-dire être déterminés à certains actes, peuvent l'être aussi par persuasion à l'état de veille. Le sommeil ne crée pas l'impulsivité, il l'exalte.

D'ailleurs, si les dormeurs profonds peuvent encore, pour les observateurs superficiels, donner une illusion d'automatisme irraisonné, il faut dire que ce sommeil profond est exceptionnel. Dans les degrés plus légers ou douteux du sommeil provoqué, *à fortiori* à l'état de veille, la question d'inconscience automatique ou de suppression de contrôle ne se pose pas.

Si telle était la définition du mot suggestion, j'affirme que moi qui ait presque créé la suggestion thérapeutique à l'état de veille, qui l'ai en tout cas systématisée, éclairé par la doctrine de M. Liebeault, depuis vingt ans que je crois la faire, je n'aurais jamais réalisé cette suggestion. Je n'ai jamais supprimé le contrôle, je n'ai jamais inhibé les centres psychiques supérieurs, et je ne connais pas de procédé pour le faire par parole ou manipulations. L'affirmation simple ne porte pas plus atteinte, peut-être moins, que la persuasion, aux facultés de raison. L'une et l'autre peuvent introduire dans le cerveau des vérités ou des erreurs. La persuasion peut ou développer le contrôle, ou l'atténuer, ou le tromper. La mauvaise persuasion ou une certaine éducation de l'esprit peut chez certains sujets suggestibles, même intelligents, créer une foi aveugle, ce que l'affirmation simple, même brutale ne suffit pas en général à réaliser dans un cerveau intelligent.

La persuasion est, dans le sens le plus ordinaire du mot, l'introduction d'idées dans le cerveau par la parole. C'est un des modes de la suggestion. A la parole s'associent d'ailleurs les impressions émotives produites par les gestes, l'intonation, les larmes, la physionomie, autres modes suggestifs qui renforcent l'action de la parole.

La suggestion comprend la persuasion par la parole, mais elle comprend autre chose encore : sa signification est beaucoup plus compréhensive. Toute image psychique, toute idée, d'où qu'elle vienne, par l'un des cinq sens, ou par une sensation interne, ou réveillée dans le cerveau lui-même au choc de la réminiscence, constitue une suggestion, détermine le cerveau. L'audition d'une valse suggère l'idée de danser, la vue d'un joli bijou peut suggérer l'idée de le posséder, l'odeur d'un bon rôti donne l'idée de manger, etc.

L'idée peut déterminer l'acte corrélatif après réflexion, par l'initiative du sujet actionnée par elle. D'autres fois l'acte suit l'idée comme un réflexe, sans que la conscience ou le raisonnement ait eu le temps d'intervenir. Ce sont là des faits connus en psycho-physiologie. L'idée devient acte automatiquement ou après réflexion. Celle-ci peut d'ailleurs faire inhibition et empêcher la transformation de l'idée en acte, par contre-suggestion. Exemple : Un enfant voit un gâteau qui lui donne l'idée de le manger. Abandonné à ses instincts, il le prend et le mange. Si l'enfant a reçu une éducation moralisatrice, s'il a appris à réprimer ses instincts et à ne pas s'approprier le bien d'autrui, il arrivera par la raison à faire contre suggestion à ses instincts. L'automatisme est réprimé par le contrôle.

La suggestion dans le cas où elle est faite par persuasion, c'est-à-dire par la parole, dépend de deux éléments : l'aptitude du cerveau à accepter l'idée, c'est-à-dire la *crédivité*, et l'aptitude à transformer l'idée en acte, c'est-à-dire *l'excitabilité idéodynamique*. M. Dubois se demande pourquoi je dis crédivité et non crédulité. Les deux mots ne sont pas synonymes. Voici ce que je dis[1] : « N'avons-nous pas tous à un degré variable une certaine crédivité qui nous porte à croire ce qu'on nous dit ? » « La crédivité, dit Durand de Gros, nous est donnée afin que nous puissions *croire sur parole* sans exiger des preuves rationnelles ou morales à l'appui. C'est un lien moral des plus importants. Sans lui, pas d'éducation, pas de tradition, pas d'histoire, pas de transactions, point de pacte social ; car étant étrangers à toute impulsion de ce sentiment, tout témoignage serait pour nous non avenu, et les assurances les plus véhémentes de notre meilleur ami nous annonçant d'une voix haletante que notre maison prend feu, ou que notre enfant se noie, nous trouveraient aussi froid, aussi impassible que si l'on se fût contenté de dire : « Il fait beau », ou « il pleut ». Notre esprit resterait fixe et imperturbable dans l'équilibre du doute et l'évidence seule aurait la puissance de l'en faire sortir. En un mot, croire sans la crédivité serait aussi difficile que voir sans la vue, ce serait radicalement impossible. »

---

1. *De la suggestion et de ses applications à la Thérapeutique*, 2ᵉ édition, p. 184.

La crédivité est donc une propriété normale du cerveau. Quand cette crédivité devient excessive, elle s'appelle crédulité. La crédivité est physiologique : la crédulité est une infirmité.

La suggestibilité n'est pas proportionnelle à la crédulité. Tel sujet très crédule dont le cerveau accepte toutes les idées ne réussit pas à transformer certaines idées en actes, il ne peut réaliser ni anesthésie, ni catalepsie, ni image, par exemple, parce que le dynamisme cérébral est insuffisant qui transforme cette idée en acte. La cellule cérébrale qui a accepté l'idée n'actionne pas suffisamment les nerfs qui doivent la réaliser.

D'autre part, *la suggestibilité grande n'implique pas toujours une crédulité excessive.* Tel sujet réalise une contracture suggérée, instantanément avec tant de force qu'il a beau faire appel à son contrôle et se raisonner, la contracture se maintient en dépit de son raisonnement. La transformation idéodynamique peut être tellement facile et rapide que le contrôle n'a pas le temps d'intervenir pour empêcher l'acte ; et quand il intervient il se trouve en présence du fait accompli. J'ai connu une jeune fille très intelligente et très instruite, nullement crédule, mais très impressionnable, suggestible et hallucinable à l'état de veille. Je lui ai suggéré à plusieurs reprises d'avoir une rose dans la main. Elle était prémunie contre cette suggestion et ne pouvait s'en garer. Je lui mettais une vraie rose dans une main, une rose fictive dans l'autre ; et lui disant que l'une était fictive, je la défiais de me dire quelle était la vraie. Elle cherchait, hésitait, faisait appel à toutes ses facultés de contrôle et ne parvenait pas à les discerner. Dans ce cas ce n'était pas la crédulité qui agissait, puisqu'elle savait que l'une des roses n'existait pas ; c'est l'idée devenant image et s'extériorisant avec tant de netteté que le sujet ne pouvait plus l'effacer.

Il y a donc des suggestions qui se réalisent automatiquement, sans que la réflexion ait eu le temps d'intervenir. Il en est qui ne sont pas soumises au contrôle ; celui-ci n'a ni à les accepter, ni à les refuser ; il n'est pas consulté. Le bâillement par imitation est un exemple. La vue d'un bâillement crée l'image psychique du bâillement, et celle-ci actionne les nerfs sensitifs et moteurs qui le réalisent, sans que la volonté intervienne. Au contraire, si on réveille le contrôle, si le sujet est prévenu qu'il va bâiller, souvent il ne bâille pas, parce qu'il fait inhibition à l'acte réflexe automatique.

La réalisation de la suggestion peut même être ignorée du sujet, lorsqu'elle actionne des fonctions indépendantes de la volonté et de la conscience. L'expérience suivante met en évidence cette vérité importante qui éclaire d'un grand jour ma doctrine de la suggestion : J'enregistre le pouls d'un sujet, pris avec un sphygmographe à transmission de Marey, sur un cardiographe de Marey, en même temps que j'enregistre le temps avec un compteur à secondes ; je compte le pouls à haute voix ; puis après un certain temps, je compte plus de pulsations qu'il y en a, par exemple 120 au lieu de 80 ; je fais la numération accélérée pendant un certain temps. Je constate alors en repérant le tracé, que le pouls s'est accéléré en moyenne de 9 à 10 pulsations par minutes, pendant qu'on compte vite, et qu'il revient à son chiffre normal, quand on cesse de compter. De même, si on fait la numération ralentie, si on compte à haute voix 45 au lieu de 80 par minute, le pouls enregistré se ralentit de 6 à 7 pulsations par minute et ce ralentissement disparaît si on cesse de compter[1].

1. *Revue de Médecine,* 1904, p. 912.

Il s'agit là d'une suggestion qui rentre bien dans ma définition et non dans celle de mes contradicteurs. J'ai introduit par le nerf auditif dans le cerveau du sujet l'image acoustique de rythme accéléré ou ralenti. Cette image devient psychique, c'est-à-dire idée. Cette idée, accélération ou ralentissement, actionne par voie centrifuge l'innervation du cœur et crée son accélération ou son ralentissement. L'image psychique est un phénomène de conscience ; la réalisation de l'idée est inconsciente ; le sujet ne sait pas que son pouls est accéléré ou ralenti. La suggestion réalisée constitue un *réflexe sensitivo-idéodynamique*.

Ai-je fait de la persuasion ? Je n'ai pas parlé au sujet ; je ne lui ai pas expliqué que son cœur allait se ralentir ou s'accélérer, ce que sa raison n'aurait pas admis probablement, à moins qu'elle ne fût éclairée préalablement par des connaissances psycho-physiologiques.

Ai-je fait de la suggestion, en faisant entrer dans l'esprit du sujet l'idée d'accélération ou de ralentissement du pouls par *voie détournée* ? En comptant le pouls plus ou moins lentement, dira-t-on, vous avez fait croire au sujet que son pouls se ralentissait ou s'accélérait effectivement, et il a, sans contrôle, égaré par vous, réalisé cette suggestion.

Je répondrai que le métronome battant 120 ou 200 par minute, placé simplement devant le sujet dont on enregistre le tracé sphygmographique, sans qu'on tâte le pouls, sans qu'on ait l'air de le compter, produit aussi, à l'insu du sujet, l'accélération.

J'ajouterai encore que j'ai fait l'expérience sur un de mes externes qui avait lui-même collaboré à ces expériences sur d'autres ; il avait sa raison et son contrôle ; je n'ai pu surprendre sa bonne foi. J'ai obtenu chez lui une accélération de 15 pulsations par minute. D'ailleurs chacun peut faire l'expérience suivante sur lui-même. On marche d'un pas ordinaire ; à un moment donné, on compte vite en continuant à marcher, le pas s'accélère, suivant le rythme accéléré de la voix, automatiquement, instinctivement sans que la raison et la volonté interviennent, en raison de cette loi de l'idéodynamisme que j'ai formulée et qui constitue le mécanisme de la suggestion.

Cette expérience sur le cœur montre aussi que *l'idée ne commande pas seulement la vie volontaire, la vie de relation, mais aussi la vie inconsciente et automatique* ; et ceci est important au point de vue thérapeutique.

Revenons à la psychothérapie. Quelle que soit la définition des mots suggestion et persuasion, est-il vrai que la persuasion par la parole, s'adressant à la raison seule, telle que je la fais souvent depuis vingt ans, telle que M. Dubois la fait aussi après moi, suffit à réaliser toute la psychothérapie, et que tous les autres procédés de suggestion doivent s'effacer devant elle? C'est trop restreindre la portée et l'efficacité de la psychothérapie. D'autres procédés suggestifs peuvent réussir là où le raisonnement échoue.

Voici un sujet qui a une douleur, laquelle est purement psychique, survivant comme image conservée à une sensation réelle organique, par exemple névralgie, qui a existé. Je démontre au sujet que sa douleur n'a pas de fondement sérieux, qu'elle existe bien, mais comme existe encore la sensation d'un corps étranger dans la paupière, alors que ce corps est enlevé, comme la douleur que l'amputé peut ressentir dans le membre qu'il n'a plus, etc., je persuade le sujet longtemps, souvent ; il le croit bien ; mais ne peut se débarrasser de la douleur. Alors j'applique ma main sur la région douloureuse, je presse ou je frictionne, j'affirme qu'il va sentir de la chaleur. Quelques-uns la sentent. J'affirme que cette chaleur va remplacer la douleur ; le sujet peut finir par ne plus sentir que la chaleur ; et en procédant ainsi, je suis arrivé par cette dérivation psychique à supprimer une douleur que la persuasion ne déracinait pas.

Ai-je fait une assertion déloyale ? Non ! Si j'ai affirmé la chaleur, c'est parce que je sais que le cerveau du sujet peut créer cette sensation ou exagérer celle que ma main a produite, comme il peut créer une accélération du cœur. En disant que la chaleur va remplacer la douleur, j'ai affirmé aussi un fait que le cerveau est capable de réaliser. J'ai incité le cerveau à produire des actes psychologiques ; j'ai guéri par *dérivation psychique*.

D'autres douleurs obéissant à la suggestion électrique ; la faradisation impressionnant le psychisme du sujet agit plus efficacement chez certains que la persuasion rationnelle ; je ne dis pas que l'électrisation n'agit que par suggestion.

Voici un malade atteint de paralysie psychique, sans lésion, consécutive à une fièvre, à une névrite, à une névrose : la faiblesse a disparu en tant que symptôme organique ; elle persiste en tant qu'image psychique. Je démontre au malade qu'il n'y a plus de lésion, que ses jambes, muscles, nerfs, articulations sont en bon état, qu'il lui faut de la confiance et du ressort nerveux, qu'il doit s'exercer avec persévérance, en négligeant les sensations de chaleur, de douleur et de faiblesse, qui se dissiperont, s'il n'y porte pas son attention, et qu'il arrivera ainsi graduellement à marcher. Cette persuasion journalière peut réussir chez certains malades ; elle échoue chez d'autres : « Je vous crois, je suis convaincu qu'il n'y a rien, je me dis bien : tu dois pouvoir marcher. J'essaie tant que je peux, et je n'arrive pas. » Alors, au lieu de faire cette *suggestion persuasive, passive*, je la fais *active*, c'est-à-dire, au lieu de me contenter d'introduire l'idée dans le cerveau, j'oblige cette idée à agir, j'ajoute l'acte à l'idée, *acta, non verba*, j'incite par un procédé matériel l'organisme à réaliser celle-ci ; et pour cela, chose bien simple, au lieu de démontrer au malade qu'il peut marcher, je le fais marcher ; je le fais se lever et se tenir debout devant moi : si je n'étais pas là, il tomberait ! Il chancelle ! Je le soutiens ; je lui donne confiance ; je le fais marcher, en l'encourageant, en continuant à le soutenir physiquement et moralement ; je fais son éducation, j'oblige ainsi son cerveau à faire l'*acte dynamogénique* nécessaire pour combattre la peur ou les autres sensations inhibitoires. Après un nombre plus ou moins grand de séances avec cette manière de faire que j'appelle *entraînement suggestif* actif, le sujet marche ; il est guéri. La démonstration théorique indéfiniment prolongée n'aurait pas réussi.

Voici une autre exemple : Un malade a une aphonie nerveuse contre laquelle tout a échoué ; la suggestion ou persuasion rationnelle ne lui a pas rendu la voix. Quelquefois, j'ai réussi par l'électrisation, le massage, le transfert suggestif de l'aphonie à un autre sujet, ces pratiques pouvant impressionner le sensorium plus que la simple suggestion verbale. Chez d'autres, ces pratiques sont restées sans succès. Alors je change de procédé ; j'excite le sujet à dire successivement *a, e, i, o, u*, en le stimulant vigoureusement : avec plus ou moins d'effort, je finis par inciter le cerveau à actionner suffisamment les cordes vocales pour provoquer l'émission de ces sons. Une fois ces premiers sons sortis, par un accouchement laborieux, l'auto-suggestion inhibitoire tenace est attaquée. L'impulsion phonétique est donnée ; et en poursuivant avec patience, le sujet continue à articuler avec une force toujours croissante. La suggestion active, que j'appelle aussi dynamogénie psychique, a réussi là où la persuasion douce et rationnelle avait échoué.

Dans ces cas la persuasion active a été rationnelle, je n'ai usé d'aucun subterfuge; je n'ai pas trompé le malade pour le guérir. Peut-être s'est-il trompé lui-même, parfois, en m'attribuant une vertu curative que je n'avais pas; je ne faisais qu'actionner la puissance que le sujet avait en lui-même de faire sa cure. D'autrefois, je ne puis l'actionner qu'à l'aide d'un *subterfuge* en trompant le sujet. Voici un exemple instructif.

Une jeune fille de 18 ans a depuis quatorze mois une névrose traumatique de la main droite caractérisée par une paralysie de la main qui ne peut ni s'ouvrir, ni se fermer complètement et une anesthésie totale exactement limitée à la ligne radio-carpienne du poignet. Tous les traitements, frictions, massage, douches, électricité ont échoué. J'essaie, moi-même, la suggestion rationnelle, cherchant à démontrer à la malade qu'il n'y a aucune lésion, etc.; j'essaie d'incarner la suggestion dans un aimant, je fais le transfert par l'aimant à un autre sujet, tout sans résultat. Elle maintient avec obstination sa paralysie avec anesthésie.

Alors j'emploie un stratagème. Je dis à la malade que la paralysie persiste: mais qu'il peut cependant y avoir une légère amélioration due à l'aimant; et pour m'en assurer, dis-je, je vais explorer la sensibilité avec l'épingle. Ayant constaté que la limite de l'anesthésie est toujours sur la ligne radio-carpienne, je l'inscris avec un crayon rouge par un gros trait à un travers de doigt en avant, avançant ainsi frauduleusement la frontière. Puis je laisse la malade regarder la main en lui montrant la ligne qui établit la limite entre l'anesthésie et la sensibilité. Avec l'épingle, je pique en avant de cette ligne depuis l'extrémité des doigts d'avant en arrière, en insistant bien sur la persistance de l'anesthésie et de la paralysie. J'arrive à cette ligne ; immédiatement en avant, rien. Je touche la ligne rouge ; la malade sent, elle est tombée dans le panneau.

Le lendemain par le même procédé, j'avance encore d'un travers de doigt. La malade reconnaît qu'elle a gagné du terrain. Je montre que la vie revient avec la sensibilité. En continuant ce système pendant quelques jours, je la guéris radicalement par cet artifice grossier qui surprend son cerveau et l'oblige à faire le mécanisme dynamogénique curateur. Je me sers couramment de ce procédé au crayon coloré pour guérir les anesthésies nerveuses.

La persuasion démonstrative longtemps répétée échoue presque toujours dans ces cas ; le sujet auto-suggestionné n'accepte pas la démonstration ; la suggestion matérialisée par l'électricité, la magnétothérapie, car j'ai démontré que la vertu esthésiogène de ces médications est purement suggestive, réussit quelquefois ; la suggestion au crayon coloré réussit presque toujours.

Le cerveau, on le voit, peut rester rebelle à la suggestion directe passive ou active ; l'idée, même lorsqu'elle est acceptée, ne fait pas toujours impression suffisante pour actionner les voies de transmission et de réalisation. Dans ces cas je cherche à produire cette impression par une voie détournée qui surprend pour ainsi dire la raison rebelle et impuissante, et crée, malgré l'auto-suggestion irréductible, l'image psychique de la guérison. Et ce faisant, je crois faire une médication rationnelle psycho-physiologique ! Que le prêtre qui n'a jamais employé d'artifice pour faire entrer la bonne parole dans les cerveaux, que le médecin qui n'a jamais trompé ses malades pour les soulager ou les guérir me jettent la première pierre !

M. Dubois lui-même est trop bon médecin pour ne pas commettre parfois de pieux mensonges ou au moins de pieuses réticences. Quand il trouve chez un malade nerveux le signe de Babinski, qui éveille dans son esprit un doute sur la curabilité, il cache ce doute et persiste à prédire la guérison. Il prononce cette phrase charmante : « Sans artifice, sans mensonge, *en gardant en soi-même l'intention de véracité*, il faut savoir inculquer au malade cette conviction qu'il va guérir. » J'aurais mauvaise grâce à le critiquer, j'agis souvent de même, quand je crois, sans en avoir la certitude absolue, que le malade peut guérir. Mais il me semble que M. Dubois fait là de la persuasion par simple affirmation, autrement dit de la suggestion, et non pas de la persuasion rationnelle démonstrative, M. Dubois prétend guérir 99 constipés sur 100 en proscrivant les lavements et les laxatifs, en prescrivant un verre d'eau froide à jeun, une alimentation copieuse, surtout végétarienne et en recommandant d'aller à la selle à heure fixe. Mais il est indispensable, dit-il, d'affirmer la guérison infaillible avec conviction et éloquence. Un malade qui ne voulait pas se passer de lavement, il le décide en invoquant le spectre d'un cancer du rectum que l'irritation chronique de la muqueuse pourrait provoquer. Ce procédé peut être efficace. Mais où est le raisonnement logique affiné de cette persuasion qui me semble s'adresser à la foi aveugle plutôt qu'à la raison éclairée ? Je ne blâme pas mon collègue. La suggestion affirme quand elle ne peut pas prouver, elle fait comme elle peut pour marteler dans le cerveau l'image psychique de la guérison. Mais l'auteur qui me reproche, à tort, de subordonner toute la thérapeutique à la suggestion, ne va-t-il pas trop loin à son tour dans le culte de la persuasion quand il dit : « Ce traitement peut servir de pierre de touche pour juger la mentalité du médecin qui l'applique, ses aptitudes thérapeutiques ; et j'oserai dire du médecin qui ne réussit pas à guérir par ces moyens la plupart des cas de constipation habituelle : « Vous ne paraissez pas avoir les qua-« lités nécessaires pour exercer l'art de guérir. En tous « cas, ne faites ni de l'hypnose, ni de la suggestion à l'état « de veille, ne songez pas à la psychothérapie, car vous « n'avez ni l'autorité suggestive qui fait le thaumaturge, ni « le don de persuasion qui resta toujours la qualité maî-« tresse du médecin praticien. »

M. Dubois finit toutefois par reconnaître qu'il fait de la suggestion (je ne dis pas de la thaumaturgie). Il lui est arrivé de guérir une aphonie nerveuse par suggestion médi-camenteuse, en donnant de l'antipyrine, de guérir une para-plégie hystérique en affirmant à la malade que dans trois jours elle sera sur pied. A un garçonnet de 10 ans, atteint aussi de paraplégie psychique, il affirme aussi la guérison prochaine en huit jours. « Inutile, dit-il, vis-à-vis d'un gamin de cet âge, de lui faire une dissertation sur la dou-leur. Il est plus simple d'affirmer la guérison prochaine. » Il ajoute : « Je ne puis bannir de mon traitement toute influence suggestive, car il est impossible d'empêcher tou-jours le malade d'arriver à la conviction par la foi aveugle. Mais personnellement je tiens à ce que mes affirmations soient fondées rationnellement, à ne transmettre au malade que des convictions que j'assieds sur des vues psychologi-ques ou physiologiques. » Se figure-t-il, il le dira presque, que je procède comme un faiseur de miracles doué d'une vertu surnaturelle et que je ne suggère pas scientifique-ment avec des arguments et des théories propres à entraîner la conviction ? M. Dubois, qui fait de la suggestion comme moi, à son corps défendant, fait aussi comme moi de la suggestion par indifférence affectée. Quand il n'a pas réussi à combattre un symptôme, tel que aphonie nerveuse, hémianesthésie et autre par la suggestion directe, il affecte de ne plus s'en occuper, il a l'air de l'oublier, il attire l'attention sur les autres symptômes en négligeant celui-ci comme insignifiant, et dont l'image psychique peut finir par s'effacer, quand on ne la rappelle plus à l'esprit du malade. En cela M. Dubois fait comme moi, car ce procédé que M. Dubois appelle suggestion négative il ne paraît pas se souvenir qu'il l'apprit dans mes livres (Voir *De la Suggestion et de ses applications à la thérapeutique*, 2ᵉ édition, pages 307, 414, 421. — *Hypnotisme, Suggestion, Psychothérapie*, 2ᵉ édition, pages 334-448). Le mot suggestion négative que M. Dubois emploie, sans doute par mégarde puisqu'il doit être pris, d'après sa définition, en mauvaise part, porte ma marque de fabrique.

Mon collègue, qui veut absolument que je suggestionne tandis que lui persuade, me fait des reproches qui m'ont vivement surpris : « Il n'évite pas toujours le procédé, l'affirmation brutale du thaumaturge. Sans doute, il ne néglige pas l'influence morale, la paternelle exhortation : mais cette orthopédie est encore trop fruste, trop rapide ; la pratique de l'hypnotisme l'a habitué aux succès immédiats, aux coups de théâtre. Il mène ses malades par le nez, leur faisant croire tout ce qu'il veut ; son scepticisme thérapeutique ne connaît plus de bornes ; tout est suggestion. »

Sur quelles données mon collègue base-t-il ses assertions que je déclare de tout point inexactes ? Est-ce sur ce qu'il a vu, quand, il y a dix-huit ans, il m'a fait l'honneur d'une courte visite à ma clinique ? A cette époque j'étais encore en pleine période expérimentale militante. Je m'évertuais à montrer à des confrères qui venaient de tous les pays pour s'éclairer, la puissance de la suggestion chez des sujets nullement hystériques, je leur montrais que chez beaucoup de personnes saines, on peut obtenir, soit à l'état de sommeil, soit à l'état de veille, par simple affirmation, sans manœuvres, la catalepsie, l'analgésie, les hallucinations, l'obéissance automatique, les souvenirs fictifs, etc. Je leur montrais aussi quelques résultats thérapeutiques obtenus rapidement en leur présence, quand cela était possible. Les expériences faites, non pas seulement sur un ou deux sujets choisis et entraînés, mais sur un grand nombre, au hasard, ne laissaient pas que de me donner à leurs yeux l'impression d'un thaumaturge ; et cette impression, paraît-il, peut survivre chez quelques témoins, comme image psychique. S'ils avaient suivi plus longtemps ma clinique et mes consultations, ils auraient constaté que ma thérapeutique suggestive ne ressemble pas à cette pseudo-thaumaturgie expérimentale. Autre chose est l'expérimentation en vue de créer des illusions et des hallucinations, autre chose est la suggestion thérapeutique en vue de rétablir la santé des malades. L'expérimentation montre ce que la suggestion peut faire de l'organisme humain ; cela est d'une importance considérable en psychologie, en sociologie, en médecine ; elle montre ce qu'en thérapeutique, il faut ne pas faire.

Est-ce dans mes publications que mon collègue a confirmé son impression fruste sur mon *modus faciendi* par coup de théâtre et mon scepticisme thérapeutique ? Voici quelques extraits de mes publications. Plusieurs émanent de mes premières, éditées en 1886 et 1890, alors que je croyais encore nécessaire de faire la suggestion dans le sommeil provoqué ou un état aussi voisin que possible du sommeil.

« La psychothérapeutique suggestive n'est au fond que
de la persuasion facilitée par un certain état psychique qui
existe normalement chez quelques-uns, qui peut être obtenu de la façon la plus simple du monde par somnolence
ou sommeil chez d'autres. Ce sommeil n'est pas plus dangereux que le sommeil ordinaire ; cette persuasion n'est
pas plus dangereuse qu'une parole réconfortante ordinaire.
Ce n'est que cela, et ceux qui voudront suivre pendant
quelques jours notre clinique en seront vite convaincus »
(*Obs. de Thérapeutique suggestive, in Revue de l'hypnotisme,*
1891, page 322).

— « Il faut témoigner de l'intérêt aux malades, les capter
pour ainsi dire sans les violenter, agir avec douceur, tact
et patience ; il faut accepter leurs doléances, ne pas dire
que leurs sensations sont imaginaires, car ils les sentent ;
et si on les taxe de malades imaginaires, ils peuvent perdre
confiance et se suggérer à eux-mêmes que le médecin ne les
comprend pas et qu'il ne peut les guérir, parce que sa
suggestion ne s'adresse qu'à un mal imaginaire, et non à
un mal matériel. Car la parole ne suffit pas à guérir ; il
faut que la parole soit suggestive, c'est-à-dire qu'elle fasse
impression, qu'elle soit acceptée sans méfiance, sans contre-suggestion. C'est pour cela qu'il est bon quelquefois
de renforcer la parole par quelque pratique matérielle,
friction, massage, application prolongée de la main, etc.
Si on ne parvient pas à neutraliser une douleur dès la première séance, il faut patienter, recommencer, suggérer son
atténuation progressive et ne pas vouloir imposer par force
ce que la suggestion ne peut pas produire » (*Hypnotisme,
Suggestion, Psychothérapie,* 2e édition, page 391).

— « Ce n'est pas l'ordre de ne plus faire une chose qui
constitue la suggestion, c'est l'idée imprimée au cerveau

qùe cette chose ne se fera plus, qu'il a la force d'obéir à sa volonté, que l'impulsion n'a plus prise sur lui ; ce n'est pas la peur, c'est la confiance ; ce n'est pas l'intimidation, c'est le remontage moral et l'assurance » (*Onanisme guéri par suggestion. Hypnotisme, Suggestion, Psychothérapie,* 2ᵉ édition, p. 465).

— « Je lui explique que le sommeil n'est pas nécessaire à la suggestion, que celle-ci doit réussir à l'état de veille et réussir fatalement, si le sujet s'y prête, je lui explique que son intelligence est nette, mais qu'il s'est laissé envahir par des doutes, des impressions auto-suggestives dont il ne peut pas se débarrasser spontanément, etc. Bref je cherche à captiver son attention et sa raison en lui expliquant bien l'origine de sa névrose et le mécanisme psychique de la guérison ; je fais de la suggestion à sa raison et je finis par l'impressionner (j'avais à faire à un savant raisonneur). Il y eut un mieux sensible seulement après la cinquième séance ; il sent le cerveau dégagé et peut de nouveau s'occuper. Cette amélioration ne dura que quatre jours. Puis il retomba dans son atonie. Après quatre jours de suspension de séances, il revint me voir, démoralisé et convaincu qu'il ne sortirait pas de cet état.

« Je le suggestionne de nouveau ; je lui expliquai que ce fait est fréquent ; que l'amélioration temporaire obtenue est de bon augure ; qu'elle indique que son état mental peut se modifier. J'affirme qu'il se modifiera certainement, qu'il n'y a aucun doute, qu'il est impossible que la guérison ne se fasse pas, que s'il a confiance dans ce que je dis, s'il accepte ma suggestion, les idées nouvelles, les impressions nouvelles que je dépose dans son cerveau finiront après un temps variable, par y prendre racine. C'est une loi de psychologie qui doit se réaliser chez lui, comme chez tous, sur laquelle est basée toute la psychothérapie suggestive, etc. Je fais cette suggestion presque tous les jours, affirmant que la guérison ne sera pas rapide, mais graduelle et progressive, etc. » (*Ennui et obsessions avec inaptitude au travail intellectuel depuis deux ans. Ibidem,* p. 476).

— « Je lui suggérai de ne plus se complaire dans cette vie contemplative, stérile et dangereuse, d'appliquer son esprit à des études pratiques et utiles à sa carrière, de ne plus songer à ses idées amoureuses factices qui n'étaient au fond qu'une obsession, de redevenir ce qu'il était autrefois, un étudiant laborieux, ne perdant plus son temps et ses facultés dans des rêveries absurdes et extatiques, mais remplissant une tâche utile et marchand vers le but pratique de la vie, etc. Les impressions nouvelles suggérées prirent peu à peu racine dans son cerveau et une transformation complète s'accomplit dans son être physique et moral, à la grande surprise de ses parents » (*Névrose psychique chez un étudiant, datant de quatre ans. Ibidem,* p. 483).

Faut-il ajouter que ces résumés rapides de nos dissertations et exhortations rationnelles n'en donnent qu'une idée incomplète ? Il faudrait de longues pages pour reproduire mes longues argumentations que je cherchais à adapter à chaque individualité psychique.

C'en est assez, je pense, pour établir que la persuasion de M. Dubois ressemble singulièrement à ma suggestion. Quand, dans les observations que je relate, je dis simplement suggestion à l'état de sommeil ou de veille, cela ne veut pas dire, comme M. Dubois voudrait l'insinuer, affirmation brutale, ordre impératif de guérir ; cela veut dire, traitement psychique, par affirmation, par persuasion, par suggestion incarnée dans une pratique matérielle, par dérivation psychique, par introduction de l'image psychique de la guérison dans le cerveau, par entraînement actif, etc. Le mode de suggestion est adapté au genre de maladie et à l'individualité psychique. Et plus le médecin est psychologue et pénétrant comme diagnostic, mieux il maniera la psychothérapie.

Voici pour le procédé. Quant au reproche de scepticisme thérapeutique et de croire que tout est suggestion, je défie mon collègue de citer une seule ligne de moi qui justifie son assertion erronée.

Les idées qu'on me prête systématiquement ne sont pas mes idées réelles, dont l'expression cependant éclate à chaque page de mes livres. M. Boirac s'est certainement mal documenté, lorsqu'il écrit dans l'article Suggestion de la Grande Encyclopédie : « Il ne faudrait pas beaucoup presser le Dr Bernheim pour lui faire dire que la plupart des remèdes et des traitements n'agissent que par suggestion. »

Partout et toujours j'ai professé et écrit que la *suggestion, traitement psychique, s'adresse à l'élément psychique* : à condition que cet élément soit une *simple perturbation fonctionnelle auto-suggestive,* c'est-à-dire ne soit pas créé par une évolution organique, toxique ou infectieuse du cerveau, telle qu'une méningite, une urémie, une maladie mentale. Celles-ci ne sont pas justiciables de la psychothérapie. Mais les maladies les plus diverses peuvent engendrer un appareil psychonerveux, simple écho réflexe sans lésions ; ce facteur peut constituer à lui seul toute la maladie, survivre à l'affection organique qui l'a engendré, ou l'accompagner, la dénaturer, l'amplifier symptomatiquement et créer à son tour des désordres organiques ou fonctionnels. Dans les nombreux commentaires qui suivent les

3oo observations relatées dans mes deux livres, je montre l'importance étiologique, diagnostique, pronostique de ce dynamisme, *vraie psychonévrose qui se surajoute aux affections les plus diverses* et dont le rôle en clinique a été trop longtemps méconnu. Les thèses de mes élèves sont inspirées par cette idée fondamentale ; je citerai celle de Dr Hartenberger : *De l'élément psychique dans les maladies* (Nancy, 1895) ; celle du Dr Aimé : *Étude clinique sur le rôle du dynamisme nerveux psychique dans les maladies* (Nancy, 1897) ; celle du Dr Paul-Émile Lévy : *L'éducation rationnelle de la volonté* (Paris, 1898). Et j'ose dire que c'est cette idée directrice qui a inspiré encore les livres de M. Dubois, de MM. Camus et Pagniez.

Le lecteur me pardonnera ces fastidieuses redites et citations. J'avais à cœur de restaurer la vérité de ma pensée et de ma doctrine si étrangement dénaturées dans l'esprit de beaucoup de médecins qui ne m'ont pas lu, et même dans celui d'un médecin aussi éclairé que M. Dubois qui oublie ce qu'il a lu et le dénature à sa guise.

Je demande encore grâce pour beaucoup de ceux que mon collègue appelle si dédaigneusement les hypnotiseurs. Il entend parler de ceux qui endorment les malades et affirment la guérison brutalement, sans autre explication. Tous ceux que je connais, cependant, ne se contentent pas d'affirmer dans le sommeil provoqué, ils font de la persuasion. Cependant, comme il m'arrive encore à moi-même parfois d'endormir, et d'affirmer simplement, sans brutalité, alors que je n'ai pas d'autres éléments de persuasion, je dois encore plaider *pro domo meâ*.

Je cherche à endormir certains malades que je crois devoir l'être ou qui demandent à l'être, croyant que la suggestion sera plus efficace, en leur tenant les yeux clos et leur disant de dormir. J'ai toujours soin d'ajouter : « Dormez si vous pouvez. Si vous ne dormez pas ou si vous ne dormez qu'à demi, cela ne fait rien. La suggestion, qui n'est qu'un traitement moral, réussit aussi bien à l'état de veille. » Si le sommeil vient, c'est un sommeil naturel qui ne diffère en rien, je l'ai souvent dit, du sommeil ordinaire. Le procédé employé est celui de la mère qui suggère à son enfant l'idée de dormir. La mère est la première hypnotiseuse. Je ne fais jamais de mise en scène et j'éloigne du malade tout idée mystérieuse de pouvoir surnaturel.

Si j'ai cherché beaucoup autrefois à provoquer le sommeil, c'est parce que je pensais que le sommeil augmente la suggestibilité. Concentré en lui, isolé du monde extérieur dont il ne reçoit plus les impressions, les facultés de contrôle moins éveillées, l'idéo-dynamisme plus actif, le cerveau du dormeur accepte plus facilement qu'à l'état de veille et réalise avec plus d'éclat les impressions reçues ou réveillées. Aussi toutes les idées du sommeil deviennent images ; les rêves hallucinatoires sont des auto-suggestions sensorielles. Il paraît donc rationnel de créer par le sommeil provoqué un état psychique qui exalte la suggestibilité.

Un autre argument scientifique peut être invoqué en faveur du sommeil provoqué. Un malade convaincu par suggestion ou persuasion à l'état de veille, souvent ne reste pas convaincu. Aux raisons qui l'ont pendant quelque temps conquis, son propre raisonnement actionné par l'auto-suggestion maladive oppose de nouveau ses instincts et ses idées personnelles. Il se dit : « On voulait me faire croire que j'étais guéri ; je sens bien que je ne le suis pas. » Les impressions maladives un instant atténuées reparaissent, évoquées par l'auto-persuasion qui lutte contre l'hétéropersuasion. Or, dans le cas où le malade peut être mis en sommeil profond avec amnésie au réveil, il trouve dans son cerveau les impressions nouvelles suggérées dont il ignore l'origine et qu'il accepte d'autant plus volontiers qu'il les croit spontanées, siennes ; il ne songe pas à les combattre, comme quand il sait qu'un autre les lui a imposées ! On ne se défie pas, en général, de ses propres impressions. Mais, il faut le dire, le sommeil profond avec amnésie au réveil ne se réalise que chez un petit nombre de sujets.

L'expérience d'ailleurs m'a appris que dans la grande majorité des cas le sommeil n'est pas nécessaire à la réalisation des suggestions thérapeutiques. Je veux simplement établir que la provocation du sommeil ou d'un état voisin du sommeil n'est pas, entre des mains loyales et expérimentées, un procédé grossier de foudroyer le sujet en s'attribuant une puissance surnaturelle, mais un procédé théoriquement rationnel pour favoriser la psychothérapie.

Je suis obligé de me contenter parfois, à l'état de sommeil ou à l'état de veille, comme M. Dubois lui-même, d'une affirmation éloquente, quand je ne puis faire la persuasion démonstrative. Mais cette affirmation, je la fais, non « pour subjuguer le malade comme un Dieu tout-puissant », mais « avec une intention de véracité », en raison de cette loi de l'idéodynanisme, que toute idée tend à se faire acte, que toute image psychique tend à se réaliser.

A un malade qui est déprimé, triste, qui a du malaise physique et moral, qui a de la dépression nerveuse, etc., je cherche à mettre dans le cerveau l'image psychique de confiance, d'assurance, de bien-être physique et moral, etc. ; et si l'image psychique suggérée arrive à se créer, évoquée par ma parole affirmative et descriptive, l'organisme tend à se mettre à l'unisson. Ma suggestion peut aboutir, si cela est possible, par l'image évoquée plus encore que par la persuasion rationnelle. Ainsi la musique, déjà utilisée par David pour suggestionner le roi Saül, suggère parfois le calme et la gaîté, mieux que les raisons les plus démonstratives. Le procédé par affirmation simple, évoquant dans le cerveau une image psychique, est donc un procédé rationnel et psychophysiologique.

Ai-je montré que les hypnotiseurs honnêtes et scientifiques, j'en connais beaucoup, ne méritent pas la réprobation dont on veut les accabler? L'hypnotiseur Liébeault était l'homme le plus simple et le plus honnête que j'aie jamais connu. Une théorie scientifique et rationnelle lui dictait toutes ses pratiques. Beaucoup d'hypnotiseurs de son école sont dignes d'être ses élèves.

Soyons reconnaissants à l'ancien hypnotisme, comme à l'ancien magnétisme ; car de ces pratiques mal interprétées, éclairé par les idées de M. Liébeault, j'ai été assez heureux pour dégager la suggestion, dont la persuasion verbale est un des procédés les plus actifs, mais n'est pas le seul.

II

C'est ma doctrine de la suggestion qui m'a amené graduellement à ma conception actuelle de l'hystérie.

Dès mes premières études sur la suggestion, en 1883, j'avais constaté le rôle qu'elle joue dans la provocation et le développement de la crise. Un premier fait m'avait frappé, c'est que la grande hystérie classique de la Salpêtrière avec ses quatre périodes ou phases se déroulant dans un ordre régulier est une hystérie de culture qui n'existe qu'à la Salpêtrière et dont l'évolution régulière est suggérée par imitation ; les sujets se copient les uns les autres. En réalité, les crises, petites ou grandes, sont infiniment variables d'allures et de manifestations, tout en ayant certains symptômes fréquents, mais non constants, tels que boule épigastrique, strangulation, contractures, grands mouvements, etc.

J'ai constaté que l'accès d'hystérie peut être créé chez les hystériques par suggestion et presque toujours inhibé à n'importe quelle période de son évolution ; que l'hystérique en pleine crise, même en apparence de sommeil profond, garde toujours sa conscience, et que la suggestion peut intervenir pour prolonger la crise, l'enrayer ou en modifier les manifestations.

J'ai constaté que les soi-disant zones hystérogènes, dont la topographie est décrite avec précision par les auteurs, n'ont que par suggestion ce caractère de précision ; qu'on peut *ad libitum* en cherchant un point quelconque de l'addomen, du thorax, souvent de tout le corps, provoquer la crise, soit qu'on la suggère directement, soit qu'on la suggère par l'intermédiaire d'une douleur provoquée dite hystérogène.

J'ai démontré que la fameuse ovarialgie des hystériques n'existe souvent que par suggestion, qu'elle peut être créée facilement chez tous les sujets impressionnables, aussi bien chez les hommes (pseudo-ovarialgie) ; que beaucoup d'hystériques et de nerveux peuvent avoir des douleurs abdominales diffuses, que la suggestion inconsciente, explorant le ventre pour les rechercher, exagère et précise dans une région limitée, ovaires, épigastre, hypocondre et rend hystérogènes ; j'ai établi que l'inhibition des crises par compression des ovaires n'est pas due à cette compression, mais à la suggestion qui l'accompagne. Tous ces faits que j'ai déjà relatés dans ma *Suggestion et ses applications à la thérapeutique* en 1886, sont longuement développés dans la 1ʳᵉ édition de ce livre en 1891.

La nature purement psychique des stigmates sensitivo-sensoriels m'est apparue dès mes premières recherches sur la suggestion, et je l'ai, en 1886, exposée à la Société pour l'Avancement des sciences au Congrès de Nancy. J'ai établi que toutes les anesthésies sensitives et sensorielles des hystériques se comportent absolument comme l'anesthésie suggérée ; elle n'a pas d'existence réelle ; elle est purement imaginaire, psychique (*De la suggestion et des applications à la thérapeutique*, 1ʳᵉ édition, 1886).

J'ai établi que les phénomènes dits de transfert par les métaux ou les aimants sont purement suggestifs.

Je croyais encore à l'origine auto-suggestive, spontanée, fréquente des anesthésies chez les hystériques ; dans mon premier livre sur la suggestion de 1886, et dans celui-ci, toutes mes anciennes observations d'hystérie s'accompagnaient d'hémianesthésie classique.

Plus tard, depuis plus de 15 ans, depuis que l'expérience m'a appris à éviter la suggestion médicale inconsciente qu'on fait par l'exploration des malades, je n'ai plus observé un seul cas d'anesthésie notable, d'hémianesthésie, ni de rétrécissement de champ visuel chez les sujets vierges de toute investigation antérieure ; et je suis arrivé à cette conclusion que ce symptôme, ce prétendu stigmate fondamental classique est le plus souvent créé de toutes pièces par la suggestion médicale inconsciente. Telle est l'opinion que j'ai longuement développée dans la deuxième édition de ce livre. Voir la thèse de mon élève Blum (*Des anesthésies nerveuses psychiques ou hystériques*. Nancy, 1906).

Tous ces faits ont été confirmés depuis par Babinski; ils ont servi de base à la Société de Neurologie pour la revision des phénomènes de l'hystérie. Elle a cependant oublié de mentionner que cette revision avait été faite par moi depuis près de 20 ans.

Je suis allé plus loin. Après avoir dégagé l'hystérie de tous ses prétendus stigmates sensitivo-sensoriels, et en cela j'ai été suivi par Babinski et en partie par la Société de Neurologie, j'ai cherché à la dégager de tous les troubles organiques et fonctionnels concomitants avec les crises, de toutes les maladies sur lesquelles elles se greffent, de toutes les autres psychonévroses auxquelles elles peuvent s'associer et je réserve le mot d'hystérie aux seules crises, dites hystériques, qui sont des réactions émotives psychodynamiques, qui sont une variété de psychonévroses [1].

Le mot hystérie, d'après sa signification traditionnelle, s'applique à une psychonévrose spéciale caractérisée par les crises que tout le monde désigne de ce nom; elle ne doit pas s'appliquer à toutes les psychonévroses, comme le propose Babinski. Telle est la conception qui sera amplement développée dans ce livre; j'espère que comme mes précédentes idées, elle sera sanctionnée plus tard par le monde médical.

III

Cette nouvelle édition contient aussi mes idées actuelles sur la neurasthénie et les psychonévroses, telles que leur

1. Bernheim. *Conception du mot hystérie. Critique des doctrines actuelles.* Paris, O'Doin, 1904. — Définition et traitement curatif de l'hystérie (*Revue générale de clinique et de thérapeutique*, 1907). — Amselle. Conception de l'hystérie. *Thèse*, Nancy, 1907.

étude prolongée par la suggestion les a imposées à mon esprit.

Entre ces deux variétés de syndromes existe une différence profonde et fondamentale. Les psychonévroses, telles par exemple la crise d'hystérie, les paralysies fonctionnelles nerveuses, l'anesthésie psychique, l'aphonie nerveuse, les vomissements nerveux, les douleurs nerveuses, etc., sont des affections purement dynamiques, sans lésions, des représentations mentales extériorisées devenues actes, des autosuggestions, des images psychiques; elles sont pures ou greffées sur d'autres maladies; elles sont justiciables de la psychothérapie.

Les neurasthénies ou psychoneurasthénies sont des affections toxiques, dues à une auto-intoxication, le plus souvent constitutionnelle; ce ne sont pas de simples modalités nerveuses ou cérébrales, comme les psychonévroses; elles ne sont pas justiciables de la suggestion, pas plus que les psychoses.

La méconnaissance de cette vérité, qui sera développée dans ce livre, est grosse de déceptions pour les psychothérapeutes, car ce sont surtout les psychoses et les neurasthénies qui viennent frapper à leur porte et implorer le secours de la médecine suggestive.

HYPNOTISME & SUGGESTION

HYSTÉRIE — PSYCHONÉVROSES

NEURASTHÉNIE — PSYCHOTHÉRAPIE

CHAPITRE PREMIER

Aperçu historique sur la suggestion appliquée à l'art de guérir. — De la médecine sacerdotale, des Anciens, chez les Égyptiens et les Hébreux. Prières, sacrifices, conjurations, formules magiques. — Médecine des Grecs. Tables et hymnes orphiques. Chants et prières d'Esculape. De la médecine dans les temples grecs. Suggestion faite par les prêtres. — Sectes philosophiques. Écoles des Asclépiades. Temples de Cos et de Cnide. Famille d'Hippocrate. Naissance de la médecine scientifique. — Théosophie orientale. Son alliance avec le dogme religieux des Juifs, avec la philosophie d'Alexandrie, avec le paganisme des Grecs et des Romains. Magiciens. Amalgame des doctrines dégénérées de Pythagore et de Platon, avec la théosophie orientale. — Alliance des idées païennes avec le christianisme naissant : onctions, saintes huiles, prières, reliques, exorcismes, foi, talismans. — Superstition des empereurs romains de la décadence. Théurgie et magie. Proscription de la magie par Dioclétien. — Théosophie des magiciens remplacée par le fanatisme des moines. Guérison par les reliques, les tombeaux des saints, les évêques. — Écoles du Couvent de Monte-Cassino et des bénédictins à Salerne. Médecine sacerdotale : à partir du ixe siècle association de la médecine naturelle au surnaturel. — Superstition pendant les Croisades. Pouvoir curateur des rois de France et d'Angleterre au xie siècle. — Continuation des guérisons miraculeuses aux xiiie et xive siècles jusqu'au nôtre. — Superstition pendant le siècle de la renaissance des sciences. Apogée du culte du diable. Procès de sorcellerie dans le xve et le xvie siècle. Croyance aux sorciers jusqu'au xviiie siècle. — Thérapeutique de Paracelse au xvie siècle. Arcanes et signatures cabalistiques. — Fluide magnétique des astres. Magnétisme animal. Talismans. Onguents sympathiques. — Secte des Rose-Croix au xviiie siècle. Des cures magnétiques. Polémique entre Goclénius et le père Roberti. Van Helmont. Guérison par transplantation. — Robert Fludd. — Magnétisme animal de Guillaume Maxwell. — Cures suggestives de l'Irlandais Greatrake. — Cures miraculeuses en France au xviie et au xviiie siècles. — — Exorcisme suggestif du prêtre souabe Gassner en 1774. — Guérison par les aimants. Le père Kircher, le père Hell, l'abbé Lenoble en 1771. Rapport favorable de la Société Royale de médecine. Mesmer. Magnétisme céleste. Fluide universel. Baquets magnétiques. Découverte du somnambulisme. — Suggestion par l'abbé Faria. — Hypnotisme de Braid. — Suggestion thérapeutique du Dr Liebeault. — Triomphe contemporain de la doctrine scientifique de la suggestion et fin de la médecine superstitieuse.

La suggestion appliquée à l'art de guérir remonte à l'enfance de l'humanité. L'homme qui souffrait attribuait ses souffrances à la colère des dieux et cherchait à les apaiser par des sacrifices. Les prêtres devinrent les intermédiaires naturels entre les dieux et l'homme; grâce à la crédulité inhérente à l'esprit humain, aux pratiques suggestives par lesquelles ils frappaient l'imagination des peuples, ils s'arrogeaient le pouvoir de solliciter l'intervention divine pour guérir les maladies. La médecine des Anciens était sacerdotale. En Égypte, les prêtres furent les seuls médecins; à eux seuls les Dieux révélaient ce secret : les formules magiques, l'influence des génies, des paroles allégoriques contribuaient à l'action des médicaments.

Chez les Hébreux, l'exercice de la médecine était entre les mains des lévites qui traitaient les maladies en purifiant le corps et faisant des sacrifices expiatoires. Plus tard le don de guérir appartint aux prophètes. La colère de Jéhovah appela sur son peuple les maladies épidémiques; les holocaustes et ses offrandes désarment la colère divine. La harpe mélodieuse de David calme la mélancolie du roi Saül. « Au roi Salomon, Dieu avait accordé, dit Josèphe, le don d'apaiser sa colère par les prières et de chasser les esprits impurs du corps des malades par des conjurations. Cette méthode est encore celle que l'on suit de nos jours. » Cet historien vit entre autres un Juif nommé Eléazar dans l'armée de Vespasien qui guérissait les démoniaques en mettant dans leurs narines un anneau dans lequel était une racine indiquée par Salomon (le sceau de Salomon *convallaria polygonatum*), et il conjurait le diable par des formules magiques de ce roi pour l'expulser et l'empêcher de revenir.

Le roi Jéroboam ayant insulté un prophète vit son bras se dessécher; il dut pour être guéri de cette paralysie supplier le prophète d'intervenir auprès de Dieu en sa faveur.

Pendant la captivité de Babylone les Juifs durent renoncer aux pratiques extérieures et au culte des sacrifices; les prières remplacèrent les holocaustes sanglants; les prêtres sacrificateurs devinrent des moines à vie austère et contemplative qui guérissaient les maladies par la prière et la foi.

Partout le mysticisme religieux préside à l'art de guérir. Chez les Hindous, les maladies sont considérées comme produites par les mauvais génies; elles sont guéries par des purifications et des paroles sacrées qui ont le don de les expulser.

Chez les anciens Grecs, les membres de la famille d'Orphée cultivaient la musique, la poésie, l'astrologie et la médecine. Des tables orphiques portaient des formules magiques qui servirent longtemps à l'art de guérir. Les hymnes orphiques faisaient aussi des cures. Hercule y est invoqué en ces termes : Viens Dieu puissant, apporte-nous tous les remèdes qui peuvent adoucir nos maux[1]. Esculape guérissait par les vers et les paroles autant que par les médicaments. A quelques remèdes tirés du règne végétal, il ajoutait presque toujours les chants agréables ou les prières mystiques qu'on appelait ἐπαοιδὴ, carmen, charme. Dans l'Odyssée nous voyons les fils d'Autolychus guérir les blessures d'Ulysse et arrêter par le secret des chants magiques le sang qui coulait à longs flots de pourpre. Le philosophe Théophraste affirme qu'on guérit la sciatique par des vers magiques. Varron en donne contre la goutte.

1. Orph. *Hymn. in Hercul.*, p. 110.

L'exercice de la médecine dans les temps d'Esculape n'était que pure suggestion. Des cérémonies et pratiques religieuses avaient lieu pour obtenir des Dieux la guérison des malades.

Les sanctuaires n'étaient ouverts aux prêtres qu'après de nombreuses purifications : une abstinence sévère était prescrite. Ils étaient obligés, dit Kurt Sprengel dans son Histoire de la médecine[1], de jeûner plusieurs jours avant de pouvoir approcher de l'antre de Charonis. A Orope, dans l'Attique, il fallait, avant d'interroger l'oracle d'Amphiaraüs, s'asbtenir de vin pendant trois jours, et de toute espèce de nourriture pendant vingt-quatre heures. Chacun sait que de pareils jeûnes ont pour effet de tendre l'imagination et souvent même d'altérer les facultés mentales. Les prêtres n'agissaient pas moins sur le moral des malades par les prodiges dont ils leur faisaient le récit, en les conduisant dans toutes les avenues du temple. Ils leur expliquaient en détail et avec toutes sortes d'expressions mystiques les miracles que Dieu avait opérés sur d'autres personnes dont ils conservaient les offrandes et les inscriptions votives; ils avaient l'art d'insister particulièrement sur les maladies qui avaient quelques rapports avec les leurs.

Après ces promenades dans l'intérieur du temple, on offrait des sacrifices à la divinité. Le sacrifice devait être accompagné de prières ferventes pour obtenir les révélations. Le prêtre lisait en chantant l'hymne, et celui qui présentait l'offrande, la répétait à haute voix : les prières étaient accompagnées du son de plusieurs instruments.

Les malades étaient en outre obligés de se baigner avant de pouvoir être admis à entendre l'oracle. Aristide dit, en parlant de la fontaine d'Esculape à Pergame : « On a même vu un muet recouvrer la parole après avoir bu de l'eau à

---

1. J'ai puisé dans cet ouvrage beaucoup de documents historiques cités dans ce chapitre.

cette fontaine. Il a suffi à d'autres de puiser de cette eau pour conserver leur santé. » Les bains étaient toujours accompagnés de frictions et autres manipulations. Presque toujours les patients devaient être soumis à des fumigations avant de recevoir les réponses de l'oracle. Ensuite ils se préparaient par des prières, dormaient dans le voisinage du temple, sur la peau du bélier qu'ils avaient offert ou à côté de la statue de la déesse dans un lit, et attendaient l'apparition du Dieu de la santé.

Toutes ces cérémonies qui précédaient leur sommeil prophétique contribuaient à donner à leur esprit une direction qui dans les circonstances où ils se trouvaient, pouvait difficilement manquer son effet, lorsqu'ils étaient complètement ou à demi endormis. Souvent Esculape ou une autre divinité leur apparaissait en songe et leur indiquait les moyens dont ils devaient faire usage pour guérir.

« Lorsque les songes envoyés par le dieu sont dissipés, dit Jamblique, nous entendons une voix entrecoupée qui nous enseigne ce que nous devons faire. Souvent cette voix frappe nos oreilles dans un état intermédiaire entre le sommeil et la veille. Quelques malades sont enveloppés d'un esprit immatériel que leurs yeux ne peuvent apercevoir, mais qui tombe sous un autre sens. Il n'est pas rare qu'il se répande une clarté douce et resplendissante qui oblige de tenir les yeux à demi fermés[1]. »

L'interprétation des songes était du ressort des prêtres, et quelquefois des gardiens du temple qu'on appelait aussi intercesseurs. Souvent, lorsqu'ils ne reconnaissaient pas assez de foi aux malades, ils rêvaient en leur place.

Des guérisons subites avaient lieu comme à Lourdes aujourd'hui, ainsi qu'en témoigne, par exemple, cette tablette votive, découverte dans l'île du Tibre : « Un certain Gaïus, qui était aveugle, apprit de l'oracle qu'il devait se

----

1. Jamblic. *De myster Ægypt.*, sect. III, c. II, p. 60.

rendre à l'autel, y adresser des prières, puis traverser le temple de droite à gauche, poser ses cinq doigts sur l'autel, lever la main et la placer sur les yeux. Il recouvra aussitôt la vue, en présence et aux acclamations du peuple. Ces signes de la toute-puissance du dieu se manifestèrent sous le règne d'Antonin. »

Telle était la médecine chez les Grecs pratiquée dans les temples jusqu'à la cinquantième olympiade, jusqu'au milieu du IVe siècle. Alors seulement quelques sectes philosophiques firent concurrence aux temples, d'abord avec les mêmes armes, hymnes, formules magiques, pratiques mystérieuses. Plus tard elles eurent recours aux remèdes naturels. Ce furent surtout les philosophes italiens qui, après la destruction de l'ordre de Pythagore, allaient sous le nom de Périodeutes exercer l'art de guérir de pays en pays. Les Asclépiades du Cnide suivirent leur exemple ; la médecine n'était plus confinée entre les mains des prêtres. Cependant, certains peuples conservèrent le culte de la médecine sacerdotale. Les Lacédémoniens faisaient appel aux médecins théurgiques des pays voisins pour arrêter les maladies par les charmes et les chants magiques[1]. Les descendants des anciens Curètes avaient encore une grande réputation pour traiter les maladies par les moyens surnaturels. Un d'eux, Epiménide, vint de Crète à Athènes, pour arrêter la peste par les charmes et les sacrifices[2].

Peu à peu, les écoles des Asclépiades dégagèrent la médecine de cette gangue grossière et superstitieuse ; les temples de Cos et de Cnide avaient donné l'exemple. La famille d'Hippocrate naquit dans l'ordre des Asclépiades ; les tablettes votives des temps d'Esculape furent consultées par Hippocrate pour étudier la nature et la marche des maladies. La médecine scientifique prit naissance ; mais les

1. Plutarch. *De musicâ*, p. 1, 146. — *Pausan.* lib. I, C, XIV, p. 52.
2. Plutarch. *Solon*, p. 84. — Plato. *De leg.*, lib. I, p. 517.

prêtres, les devins, les magiciens, continuèrent à exercer leur suggestion à toutes les époques de l'histoire.

La théosophie orientale, mélange de théologie, d'astrologie, de magie et de sciences occultes diverses, inspirée par les doctrines antiques des brames du Gange, florissait en Orient et surtout en Perse, dès le viie siècle avant l'ère chrétienne. Elle pénètre en Occident, après le règne d'Auguste. Zoroastre en fait la base de sa doctrine. Ormuzd et Ahriman représentent le bon et le mauvais principe, d'où émanent les bons et les mauvais démons.

C'est au théurge Mazdejesnan, vainqueur du mal, qu'appartient le pouvoir de guérir, avec l'aide des démons et des paroles magiques. « Bien des cures, dit le livre des Zend, s'opèrent par le secours des arbres et des herbes, d'autres par le couteau et d'autres encore par la parole : car la parole divine est le plus sûr moyen de guérir les maladies ; c'est par elle qu'on obtient les cures les plus parfaites[1]. »

Le séjour des Juifs en Perse pendant la captivité de Babylone servit puissamment à propager la doctrine de Zoroastre. Dépouillés de leur culte matériel, obligés de renoncer aux sacrifices, ils durent idéaliser leur foi au contact de la théosophie persane alliée avec leurs dogmes religieux. Les idées mystiques orientales, la magie chaldéenne, la lutte entre les bons et les mauvais esprits, la vie contemplative pour se mettre en rapport avec la divinité, se retrouvent désormais chez le peuple juif; et ces idées orientales furent propagées par lui chez les philosophes d'Alexandrie.

Là se développe un siècle et demi avant Jésus-Christ, la secte médico-théosophique des Esseniens ou Esséens, adorateurs mystiques de Dieu, qui se vouaient à la prière, à l'interprétation allégorique de la Bible et au traitement des maladies par l'intervention de Dieu[2].

---

1. Joseph. *Antiq. Jud.*, lib. III.
2. Joseph. *De bell. Jud.*, lib. II.

La philosophie païenne des Grecs et des Romains s'imprègne aussi des doctrines de Zoroastre et des Juifs. Des magiciens, comme Apollonius de Tyrane et Simon, disciple de Pythagore, exploitèrent la crédulité par leurs sophismes et leurs miracles. Le premier fit des cures merveilleuses dans les temples d'Esculape. A Tarse il guérit une hydrophobie ; le chien dans lequel était passée l'âme du Mysien Télèphe lécha, par son ordre, le malade et lui rendit la santé [1]. Il aurait inventé les talismans, amulettes, sur lesquels on inscrivait des mots mystiques et qu'on attachait au cou des malades pour les guérir.

Un magicien cité par Lucien guérissait les maladies par un long poème arabe. Plotin fut un des fondateurs de la nouvelle philosophie d'Alexandrie, amalgame des doctrines grecques de Pythagore et de Platon dégénérées avec la théosophie mystérieuse des Orientaux : il guérit aussi au moyen des paroles magiques [2]. Porphyre, guéri par lui, apprit à conjurer les génies et à les chasser du corps des malades [3]. Alexandre conjure une peste par une sentence divine ; il guérit les maladies par l'axonge accompagnée de formules magiques [4].

Des mots éphésiens, trouvés sur une statue de Diane, avaient une vertu efficace pour chasser les génies et guérir les maladies.

Le christianisme naissant, loin de détruire ces superstitions, s'allia, par la croyance aux miracles, avec les idées du paganisme et contribua à maintenir l'erreur. Les apôtres guérissaient par les onctions, les saintes huiles, l'apposition des mains et les prières ; les anciens de chaque communauté avaient le même pouvoir.

L'ombre de saint Pierre, les reliques, les martyrs comme

1. Philostr. *Vit. Apollon.*
2. Porphyr. *Vit. Plot. in Fabric. bibl. graec.*, lib. IV.
3. Euseb. *Praep. Evang.*, lib. V.
4. Lucian. *Psadomant.*, p. 761, 756, 768.

saint Come et saint Damien, les temples construits en leur honneur, faisaient des cures miraculeuses. Saint Martin de Tours est resté célèbre par ses guérisons[1]. Maruthas, évêque de Mésopotamie, guérit un roi de Perse d'une céphalalgie opiniâtre, déclarée incurable, par des prières et des charmes[2]. Les exorcismes, l'extase, la foi conjuraient les démons et guérissaient les maladies. Des talismans furent empruntés au culte païen, avec des figures égyptiennes, des symboles venant de Zoroastre ou des Juifs : ces talismans mystérieux suspendus au cou préservaient contre les maladies. Deux triangles enlacés l'un dans l'autre formaient un diagramme à l'aide duquel la secte hérésiarque des gnostiques opérait des guérisons merveilleuses[3].

La décadence morale des empereurs romains après la conquête de l'Orient favorisa l'imposture et la superstition. Claude éleva à Rome une statue au magicien Simon. Vespasien guérit à Alexandrie des aveugles et des paralytiques[4], Adrien qui guérit un aveugle en le touchant écrivit un livre sur la théurgie et les consécrations magiques. Antonin le Pieux, Marc Aurèle, Alexandre Sévère continuèrent à protéger les magiciens et les astrologues. C'est sous Galien que Plotin opéra à Rome des guérisons miraculeuses ; c'était un platonicien et les platoniciens s'étaient alliés aux magiciens orientaux. Enfin, une loi de Dioclétien proscrivant l'astrologie et l'exercice de la magie mit fin aux abus de la théosophie orientale. Les magiciens et les sorciers furent poursuivis avec rigueur par Valens, Valentinien et surtout par l'orthodoxe Théodose. Caracalla ordonna que l'on punît de mort tous ceux qui se servaient d'amulettes contre la fièvre quarte ; Valentinien fit mettre à mort une vieille femme qui guérissait des fièvres intermittentes

---

1. Sulp. Sever, *Vit. Mart.*, p. 170, éd. Cléric.
2. Socratis. *Hist. ecclesiast.*, lib. VII, c. viii.
3. Montfaucon. Tab. CLX.
4. Tacit. *Histor.*, IV. — Suet. *Vit. Vespas.*, c. vii.

par des paroles, et un jeune homme qui touchait un marbre en prononçant sept lettres de l'alphabet pour guérir un mal d'estomac.

Le culte catholique était expurgé de sa mixture orientale et païenne. Le fanatisme religieux détruisit toutes les traces, bonnes ou mauvaises, du paganisme. Mais la théosophie des magiciens fut remplacée par le fanatisme de moines ignorants qui eurent de nouveau, à partir du vie siècle, le monopole presque exclusif de la médecine. Médecine purement religieuse, par les prières, les cérémonies, les reliques, elle continuait sous la foi chrétienne ce que faisaient les prêtres d'Esculape dans les temples païens.

Les tombeaux des saints, de sainte Ida, de saint Martin de Tours et autres, les cendres et les reliques des saints, remplacèrent les talismans de la magie orientale ; le pape Étienne III fit des cures dans le couvent de Saint-Denis par l'intervention des apôtres ; saint Gui guérit l'empereur Othon le Grand.

Au vie siècle, saint Benoît de Nursie fonda, au pied des Apennins, le couvent de Monte-Cassino ; il prescrivit à ses moines de guérir les malades par des prières et des conjurations, et leur défendit l'instruction. Mais déjà, vers le ixe siècle ils s'écartèrent de cette règle, traduisirent les ouvrages des Arabes et étudièrent l'art de guérir par les remèdes.

Une autre école fut fondée par les Bénédictins à Salerne : saint Mathieu était le patron du couvent, et ses reliques ainsi que celles de sainte Thècle, sainte Archélaïs et sainte Suzanne, y guérissaient les malades dès le xe siècle. Dans le xiie, saint Bernard y fut appelé pour guérir par ses miracles ceux que les médecins n'avaient pu soulager. Vers le xie siècle, les moines de Salerne avaient commencé, comme ceux de Monte-Cassino à étudier les livres grecs et arabes et associèrent la médecine naturelle au surnaturel.

Les croisades réveillèrent la superstition ; les miracles,

les reliques firent merveille plus que jamais ; l'astrologie, telle que la concevait l'ancienne théosophie orientale s'amalgama de nouveau avec la médecine. Au XIe siècle, les rois d'Angleterre et de France acquirent le privilège miraculeux de guérir par attouchement le goitre et les écrouelles ; Édouard le Confesseur d'abord, puis Philippe Auguste, guérirent par la main et des paroles sacrées, saint Louis y ajouta le signe de croix.

Dans le XIIIe siècle, malgré la renaissance des sciences et des universités, la médecine resta subordonnée à l'astrologie et au système de la scholastique. Les prêtres opéraient toujours des cures miraculeuses ; parmi eux, le plus célèbre fut Edmond, archevêque de Cantorbéry[1]. Le pape Innocent III défendit, sous peine d'excommunication, aux médecins de traiter aucun malade sans l'intervention d'un ecclésiastique.

Au XIVe siècle, la raison humaine commença à s'insurger contre l'autorité ecclésiastique, mais ce ne fut pas sans lutter. Les guérisons miraculeuses continuèrent entre les mains de saint Roch à Montpellier, de saint Louis à Toulouse, de saint André Corsinus, de sainte Catherine de Sienne, etc. Une danse de saint Guy, épidémique en Allemagne, fut traitée comme œuvre du diable ; les possédés furent exorcisés[2].

L'astrologie et les autres branches de la théosophie dominent les ouvrages d'Arnaud de Villeneuve. Les troubles fonctionnels sans lésions organiques sont considérés comme œuvres de sorcellerie. Le médecin peut avoir le pouvoir occulte d'ensorceler ses malades, sans le savoir ou sans le vouloir. Il doit aussi savoir tirer parti des passions du malade, capter sa confiance et allumer son imagination ; alors il est sûr de le guérir. Un auteur affirme qu'un moyen

---

1. Vincent Bellovac. *Spec. histor.*, lib. XXXI.
2. Bzovius, ann. 1374, n° 13, p. 1501.

infaillible pour terminer heureusement les accouchements laborieux consiste à réciter quelques passages des psaumes de David [1].

Au xve siècle, la réforme littéraire et scientifique se prépare, mais obscurcie encore par la superstition. La magie païenne fut condamnée comme hérésie par le pape Benoît XIII [2] : mais pour combattre l'hérésie des Hussites, on fit à Halle, dans le Hainaut et à Constance, des cures miraculeuses par les verges saintes et les hosties [3].

Le siècle de la renaissance des lettres et des sciences, celui des plus grands progrès, fut en même temps, celui des plus grandes superstitions. L'alchimie, l'astrologie, la chiromancie, la sorcellerie, la démonomanie florissaient plus que jamais. Le culte du diable aussi vieux que le monde arrivait à son apogée. Bacon, Arnaud de Villeneuve, Raymond Lulle, Paracelse, Cornelius Agrippa, associant à leurs doctrines alchimiques le nom des divinités païennes, eurent la réputation de sorciers. La sorcellerie et les procès de sorcellerie encombrent le xve et le xvie siècles. Dans le seul électorat de Trèves, 6 500 habitants périrent sur l'échafaud, en quelques années, accusés de sorcellerie. A Friedberg, dans la nouvelle Marche, 150 individus furent possédés du diable vers la fin du xvie siècle [4], et le mal devint si général que le consistoire ordonna des prières publiques dans toutes les églises pour l'expulsion de l'esprit malin. Les procès mémorables du prêtre Ganfridi, d'Urbain Grandier et des Ursulines de Loudun, et tant d'autres, relus aujourd'hui à la lumière de la science moderne, montrent que toutes ces histoires de sabbat, de succubes, d'incubes, toutes ces scènes diaboliques n'étaient autre chose que des phénomènes hallucinatoires suggérés ;

1. *Complem. Mesuae*, éd. Venet., in-fol. 1562, F., 312 b.
2. Raynald. Anna 1404, p. 20.
3. Bzovius. Anna 1405, 1414, c. iv.
4. Mochsen. *Histoire des sciences dans la Marche de Brandebourg.*

toutes ces scènes, toutes ces turpitudes, la suggestion peut les provoquer artificiellement, soit comme rêves réellement vécus, soit comme souvenirs illusoires rétroactifs laissant dans l'esprit des suggestionnés l'impression d'une vérité absolue. Les ensorcelés racontaient comme si c'était arrivé ; les sorciers eux-mêmes faisaient des aveux comme ce paysan de Vaud qui fit la déclaration suivante : « Je suis coupable, tout disposé à faire l'aveu de ma scélératesse : puissent les hommes m'accorder leur pardon à présent que je vais quitter la vie. J'ai pris l'engagement de fléchir le genou devant le maître de l'enfer, j'ai bu du suc extrait de la chair d'enfant, suc que les adorateurs de Satan conservent précieusement dans des outres ; ce breuvage procure un savoir qui n'appartient qu'aux initiés [1]. » En présence des aveux sans cesse répétés et que n'arrachait pas seulement la torture, comment douter de ce qui paraissait l'évidence même. Les meilleurs esprits croyaient aux démons et aux sorciers et cette croyance n'a été déracinée ni dans le xviie ni même pendant le xviiie siècle. Malgré le livre immortel de Jean Wyer qui, le premier, chercha à démasquer la vérité et à établir que la possession n'est autre chose que l'hystérie ou l'aliénation mentale, malgré les écrits de Montaigne et de Pierre Charron qui montrent que tout est folie et imagination, l'idée séculaire était trop enracinée. Luther, Fernel, Ambroise Paré croyaient au diable. « Au xviiie siècle encore, Baillou, Félix Plater, C. Lepois, Sennert, Sylvius, etc., après de magnifiques travaux sur les affections nerveuses et mentales, n'ont pas complètement secoué le joug des démons, de la possession, des possédés. Dans ce siècle, la démonopathie a à son passif les Bénédictines possédées à Madrid, la folie des Ursulines de Londres, les femmes séculières de Chinon, la mort sur le bûcher de quatre-vingt-cinq sorciers et sorcières à

1. Nider. *De malefico maleficorum*, t. I, p. 485.

Elfdaleen en Suède, le procès de plus de cinq cents villageois de la Normandie, une épidémie d'hystérie parmi les jeunes filles et garçons qui peuplaient l'hospice des orphelins de Hoorn, la choréomancie de l'Allemagne, le Tarentisme de la Pouille, les Jumpers ou Sauteurs, cinquante dévotes atteintes de démonomanie dans les environs de Lyon, etc., sans compter une foule de cas individuels où généralement la vie a été arrachée par le bourreau[1]. » En 1750, le Jésuite Gérard faillit être brûlé vif par arrêt du parlement de Provence pour avoir ensorcelé la belle La Cadière. Une religieuse de famille noble fut brûlée à Wurtzbourg, convaincue de sorcellerie.

Aujourd'hui les bûchers sont éteints ; le diable n'a plus pour adeptes que les enfants et les ignorants. Les possédés sont rares ; on ne les exorcise plus ouvertement. Les sorciers n'existent plus que dans les asiles d'aliénés ; on ne les brûle plus. La suggestion malfaisante du diable et de l'enfer ne prend plus guère sur l'humanité plus éclairée ; Dieu seul reste et les influences célestes qui continuent leurs suggestions bienfaisantes sur les esprits crédules.

Au xvie siècle, le réformateur Paracelse, qui ouvrit à la thérapeutique une voie nouvelle, rejetait quelquefois la sorcellerie, mais continua à croire aux sciences occultes. Il étudia l'action réelle de beaucoup de médicaments, mais admit pour d'autres des propriétés occultes, des arcanes ; il avait foi aux signatures cabalistiques. Tout dérive, dans l'homme et le monde, de la divinité ; le principe conservateur des êtres sublunaires dérive des astres ; l'homme est doué d'un double magnétisme ; l'aimantation des personnes saines attire l'aimantation dépravée des malades. On venait de découvrir les propriétés de l'aimant sur lequel le physicien anglais Gilbert avait écrit un traité scientifique[2].

<hr>

1. A. Chéreau. Article Sorcellerie, in *Diction. encyclopédique des sciences médicales.*
2. *De magnete.* Sedin, 1628.

On crut reconnaître dans cette substance le principe ou fluide qui, venant des astres, met en communication les différents corps célestes entre eux et avec les êtres sublunaires. Dans les êtres animés, Paracelse crut constater une vertu secrète, une qualité attractive semblable à celle de l'aimant. C'est le magnétisme animal ; c'est l'origine de la médecine magnétique.

Les talismans, que Paracelse contribua à mettre en honneur, étaient des boîtes conservatrices des influences célestes. Il donne une recette pour les faire ; il donne la composition de deux onguents sympathiques qui gérissent les plaies, à 20 milles de distance. Il suffit d'imbiber avec le premier un morceau de bois trempé dans le sang du malade ; avec le second d'en couvrir le fer qui a fait la blessure, pour que la guérison ait lieu par sympathie.

Au commencement du xviie siècle se constitua une secte d'enthousiastes fanatiques qui propagèrent en l'amplifiant la doctrine théosophique de Paracelse. C'étaient les Rose-Croix[1] qui exerçaient publiquement la médecine. La croix mystique teinte de son rang rosé, qui est le mot d'ordre des adeptes, suffit à donner la sagesse et la science. Les Rose-Croix guérissent toutes les maladies par la foi et l'imagination. Un véritable Rose-Croix, dit Figuier, n'a qu'à regarder le malade le plus grave pour qu'à l'instant il soit guéri. Ils avaient une poudre de sympathie et un emplâtre céleste qui guérissaient instantanément les plaies, les ulcères, les hémorragies et nombre d'autres maladies, Rodolphe Goclenius, professeur de médecine à Marburg, écrivit en 1608 un traité sur la cure magnétique des plaies dans lequel il cherche à expliquer par les lois magnétiques de la nature l'efficacité considérée par lui comme incontestable de cet emplâtre. Un jésuite, le père Roberti, publia

---

1. *Réformation générale du monde entier par la « Fama fraternitatis des Rose-Croix ».* Ratisbonne 1614.

un traité pour le réfuter ; une polémique violente s'engagea. Si les cures s'opèrent, dit le jésuite, par les talismans, les mumies et l'onguent des armes de Goclenius, elles ne peuvent être que l'œuvre du démon. Tous les Rose-Croix avec Paracelse n'étaient que des sorciers ; le calviniste Goclenius et Calvin lui-même étaient fils de l'esprit malin[1].

L'illustre Van Helmont intervint dans le débat de son livre : *De magnetica vulnerum naturali et legitima curatione contra Joan*, Roberti, 1621. Il affirma que les phénomènes ne sont pas dus au diable, mais au magnétisme, c'est-à-dire à une vertu secrète des corps qu'on appelle ainsi à cause de son analogie avec les propriétés de l'aimant. L'onguent magnétique agit en tirant à soi la qualité hétérogène qui est dans les plaies et les préserve ainsi d'inflammation et d'ulcération.

Comme preuve en faveur de la cure magnétique des plaies, un autre adepte de la doctrine de Paracelse, Hélimontius, citait la guérison par la transplantation. C'était une croyance alors répandue que les maladies pouvaient se transplanter : par exemple en mettant du sang d'un hydropique dans une coquille d'œuf, qu'on tient chaude et qu'on fait manger avec de la viande à un chien affamé ; celui-ci prend la maladie et l'homme en est débarrassé.

On peut faire passer la maladie dans un arbre ; il suffit d'enlever l'écorce pour creuser un trou, de mettre dans ce trou l'urine ou les cheveux du malade fiévreux ou hydropique, et, cela fait, de remettre l'écorce. Ainsi la maladie est transplantée dans l'arbre. Tel est le procédé indiqué dans le livre intitulé la *Philosophie de Moïse* de Robert Fludd, le plus célèbre des Rose-Croix du xviie siècle, et qui mit au service de la médecine magnétique toutes les rêveries théosophiques de son imagination. Il existe deux magnétismes : le spirituel et le corporel et les effets de ce

____

1. Roberti. *Metamorphosis magneticae Calvino Goclenianae*. Donac, 1619.

double magnétisme existent non seulement entre les animaux, mais entre ceux-ci et les végétaux et même les minéraux. Les prières seules guérissent les maladies. Le philosophe écossais indique les formules auxquelles il faut recourir en certains cas et même la région du ciel vers laquelle il faut se tourner pour être exaucé.

L'Écossais Guillaume Maxwell[2], adepte de Fludd, soutient avec énergie le magnétisme animal qui est la médecine universelle. Un grand principe vital se communique des astres aux corps par la chaleur et la lumière. Cet esprit universel émanant du soleil est la source de l'esprit vital particulier à toutes choses ; c'est lui qui l'entretient et le régénère. Toute maladie provient de l'épuisement de l'esprit vital. Celui qui sait agir sur l'esprit vital particulier à chaque individu peut guérir, à quelque distance que ce soit, en appelant à son aide l'esprit universel ; cet esprit est dans la lumière.

Les cures sympathiques sont dues à la communication des esprits qui adhèrent à tout ce qui se dégage du corps animal. Aussi Maxwell transformait-il les déjections en autant d'aimants qui avaient la vertu de guérir toutes les maladies.

Un simple soldat irlandais, étranger à toute cette théosophie transcendante, avait appris en 1662 par une secrète révélation qu'il avait le don de guérir, Valentin Greatrake était un précurseur du zouave Jacob. Cet homme honnête et de bonne foi guérissait par le simple attouchement les écrouelles, plaies, ulcères, les convulsions, l'hydropisie et beaucoup d'autres maladies. « Par l'application de sa main, dit un témoin, l'évêque Georges Rust, il faisait fuir la douleur et la chassait aux extrémités. L'effet était quelquefois très rapide et j'ai vu quelques personnes guéries comme par enchantement. Ces guérisons ne m'induisaient pas à

---

1. Maxwell. *De medicina magnetica*. Francfort, 1679.

croire qu'il y eût quelque chose de surnaturel. Il paraît qu'il s'échappait de son corps une influence balsamique et salutaire. Plusieurs maladies ne cédaient qu'à des attouchements réitérés ; quelques-unes mêmes résistaient à ses soins[1]. »

Les guérisons miraculeuses continuèrent en France. Vers le milieu du xviie siècle, la sainte épine de la couronne du Christ faisait des cures célèbres dans l'abbaye de Port-Royal. On se rappelle les miracles et les convulsions du cimetière de Saint-Médard, au tombeau du janséniste Paris, de 1727 à 1732.

En Allemagne, une puissance curative mystérieuse fut dévolue pendant quelques années, vers 1774, au prêtre souabe Jean-Joseph Gassner[2]. Il pratiquait l'art de l'exorcisme dans toutes les maladies auxquelles, après certaines épreuves probatoires, il reconnaissait une origine démoniaque. Cette épreuve consistait dans une formule de conjuration accompagnée d'un signe de croix. Si Satan ainsi provoqué dans trois essais consécutifs ne réveillait pas les crises de la maladie, Gassner concluait que celle-ci était naturelle et l'abandonnait aux hommes de l'art. Gassner opérait, une étole rouge au cou, avec une chaîne d'argent portant une croix, et une ceinture noire autour du corps. Voici, par exemple, quelques détails d'une scène d'exorcisme accompli sur une jeune hystérique, devant vingt personnes notables. J'emprunte ce récit à l'*Histoire du merveilleux* de Figuier. Je ne connais rien de plus instructif au point de vue de la suggestion.

« Gassner commença par exhorter Émilie à mettre sa confiance en Dieu et Jésus-Christ dont la puissance bien

---

1. Thoresby. *Transactions phylosophiques*, 1700, vol. III, p. 11, 12. — Voir Figuier. *Histoire du merveilleux. Magnétisme animal.*

2. Semler. *Recueils de lettres et de mémoires sur les conjurations des esprits de Gassner et de Schroepfer.* Halle, 1775. — *Biblioth. générale de l'Allemagne*, t. XXVII, p. 618.

supérieure à celle du démon serait le seul agent de sa guérison future. Il la fit ensuite asseoir sur une chaise vis-à-vis et il lui adressa ces paroles (Émilie comprenait le latin).

« Præcipio tibi in nomine Jesu, ut minister Christi et ecclesiæ, veniat agitatio brachiorum quam antecedenter habuisti. » — Émilie commença à trembler des mains.

« Agitentur brachia tali paroxysmo qualem antecedenter habuisti. » Elle retomba vers la chaise, et toute défaillante elle tendit les deux bras.

« Cesset paroxysmus » ; soudain elle se leva de sa chaise et parut saine et de bonne humeur.

« Paroxysmus veniat iterum vehementius, ut ante fuit et quidem per totum corpus » ; l'accès recommença. Les pieds se levèrent jusqu'à la hauteur de la table ; les doigts et les bras se raidirent ; deux hommes forts se trouvèrent hors d'état de lui plier les bras. Les yeux étaient ouverts, mais contournés, etc.

« Cesset paroxysmus in momento. » Émilie reprit aussitôt sa santé et sa bonne humeur.

« Tremat ista creatura in corpore. » Le tremblement devint universel.

« Habeat angustias circa cor. » Émilie leva les épaules et tendit les bras, tourna les yeux d'une manière effrayante, sa bouche se tordit, son cou s'enfla.

« Sit quasi mortua. » Le visage contracta une pâleur de mort, la bouche s'ouvrit largement, les yeux demeurèrent sans regard, un râlement se fit entendre ; le pouls battit si lentement que le chirurgien le sentit à peine.

« Modo iterum ad se redeat, ad statum suum » ; aussitôt elle recouvra ses sens et se mit à rire.

« Sit irata omnibus præsentibus » ; elle entra en colère contre tous ceux qui étaient présents.

« Surgat de sella et aufugiat » ; après une petite pause, elle se leva de sa chaise et alla vers la porte.

« Sit melancholica, tristissima, fleat » ; elle sanglota ; les pleurs coulèrent de ses yeux.

« Apertis oculis nihil videat » ; les yeux grands ouverts, elle répondit à la demande sur ce qu'elle voyait : « Je ne vois rien », etc.

Pour terminer, Gassner passa à l'exorcisme de guérison. Il donna quelques instructions à Émilie sur ce qu'elle aurait à faire pour se guérir elle-même dorénavant, car il avait le pouvoir de communiquer ce don à ses malades. Il quitta enfin Émilie en déclarant à toute l'assistance que tout ce qui venait de se passer s'était accompli par la seule puissance de Dieu et ne tendait qu'à glorifier et à confirmer la vérité de l'Évangile.

On voit que l'hystérie obéissait comme aujourd'hui à la suggestion ; Gassner pouvait produire à son gré tous les phénomènes et toutes les phases de la grande hystérie, comme la Salpêtrière les décrit aujourd'hui.

Gassner était contemporain et compatriote de Mesmer. La doctrine de Mesmer n'est pas nouvelle ; elle est contenue tout entière dans la philosophie et la théosophie du xvie et du xviie siècles ; elle est inspirée par les livres de Paracelse, de Van Helmont, de Robert Fludd, de Maxwell, du père Kircher et autres. Jusqu'en 1776, Mesmer chercha sa voie : il fit des expériences avec l'aimant artificiel comme moyen curatif dans les maladies nerveuses. Ce n'était pas nouveau. L'analogie supposée entre le magnétisme minéral et le magnétisme animal avait engagé les médecins à rechercher dans l'aimant naturel et artificiel des propriétés curatives. Déjà Paracelse avait traité par les aimants beaucoup de maladies, les hémorragies, les hystéries, les convulsions. Du temps du père Kircher, au xviie siècle, on faisait divers appareils aimantés, anneaux, bracelets, colliers qui, portés sur les diverses régions du corps, calmaient les douleurs et diverses maladies nerveuses. Au siècle dernier, le père Hell, astronome de Vienne, fabriqua des aimants artificiels et les

appliqua sous forme d'armatures au traitement des spasmes,
des convulsions, des paralysies[1]. L'abbé Lenoble établit en
1771 à Paris un dépôt d'aimants plus puissants encore et
très efficaces contre diverses maladies. La Société royale de
médecine nomma une commission chargée de vérifier
l'exactitude de ses assertions : le rapport d'Andry et Thouret conclut à l'action réelle et efficace de ces aimants contre
les troubles nerveux de nature diverse. Mesmer fit quelques expériences avec le père Hell ; mais il quitta bientôt
le terre à terre du magnétisme minéral et porta ses aspirations théoriques et pratiques vers le magnétisme céleste.
Il observa d'abord que la matière magnétique, analogue au
fluide électrique, se propage comme lui par des corps intermédiaires. « L'acier n'est pas la seule substance qui y soit
propre, dit-il : j'ai rendu magnétiques du papier, du pain,
de la soie, du cuir, des pierres, du verre, l'eau, des hommes, des chiens, tout ce que je touchais, au point que ces
substances produisaient sur les malades les mêmes effets
que l'aimant. J'ai rempli des flacons de matière magnétique
de la même façon qu'on le pratique avec le fluide électrique. » L'académie de Berlin n'ayant pas accepté sa découverte, il rompit avec le magnétisme minéral. C'est un fluide
universel, moyen d'une influence mutuelle entre les corps
célestes, la terre et les corps animés, susceptible de flux et
de reflux. La nature offre dans ce magnétisme un moyen
universel de guérir et de préserver les hommes. Toutes ces
élucubrations obscures n'étaient pas nouvelles. L'application seule fut nouvelle. Avant Mesmer, les magnétiseurs ne
savaient diriger l'esprit vital ou le fluide universel mystérieux qu'en préparant des amulettes, des mumies, des talismans, des sachets, des boîtes magiques ; c'était la médecine magnétique du sympathéisme. Mesmer inventa les

1. Lettre à un médecin étranger sur les cures magnétiques. Vienne,
1775.

attouchements, les manipulations, les baquets magnétiques ; c'était un appareil plus complexe, plus suggestif peut-être.

Nous arrivons aux temps modernes. Le magnétisme animal n'eut qu'un mérite qui n'appartient pas à Mesmer : c'est d'avoir donné naissance à la découverte du somnambulisme provoqué. L'abbé Faria[1] dégagea le premier, en 1819, ce phénomène des langues de la magie et de la chimère qui en obscurcissaient la nature et montra que tout est dans l'imagination du sujet. La doctrine était vraie, mais le personnage avait des allures mystiques. Le magnétisme resta discrédité ; il renaquit avec Braid, et devint avec lui une doctrine scientifique, sous le nom d'hypnotisme, réduit à ce qu'il est réellement : un sommeil provoqué avec exaltation de la suggestibilité. Mais la vérité n'est pas encore complètement mise à jour ; Braid[2] applique l'hypnotisme au traitement des malades, mais il procède, pour obtenir des effets curatifs, par manipulations. Il faut arriver jusqu'à nos jours, jusqu'au Dr Liébeault, pour trouver la doctrine de la suggestion thérapeutique franchement et définitivement établie. Les anciennes et ridicules pratiques du magnétisme animal, les pratiques de l'hypnotisme moderne constituent des moyens propres à augmenter la suggestibilité et à permettre à la suggestion verbale d'intervenir efficacement dans un but thérapeutique.

Telles sont, rapidement entrevues, les origines inconscientes de la médecine suggestive moderne.

Depuis que le monde existe, elle était pratiquée, associée aux pratiques les plus grossières de l'ignorance, du charlatanisme, de la superstition, enfouie comme l'or dans une gangue épaisse. Elle était dans les procédés occultes de la magie ancienne ; elle est encore dans ceux de la magie des

1. Faria. *De la cause du sommeil lucide.* Paris, 1819.
2. Braid. *Neurypnologie*, trad. française, 1883.

peuples sauvages ; elle était dans la médecine sacerdotale des anciens, des Chaldéens, des Perses, des Égyptiens, des Hébreux, des Hindous, des Grecs, dans les sacrifices, les incantations, les prières, les formules sacramentelles, les cérémonies religieuses, les songes provoqués dans les temples d'Épidaure ; elle était dans les doctrines de la théosophie orientale, dans les superstitions du christianisme, dans les onctions des apôtres et des saints, dans les saintes huiles, dans les reliques et les tombeaux des martyrs, dans les talismans païens et chrétiens ; elle était pendant tout le moyen âge et jusqu'au siècle dernier dans les pratiques de la sorcellerie, dans celles de l'exorcisme, dans la foi en l'intervention de Dieu ou du diable ; elle était dans les amulettes de Paracelse, dans les mumies, les boîtes conservatrices des influences célestes, dans les onguents, poudres et emplâtres sympathiques, dans les breuvages mystérieux, dans l'opération grossière de la transplantation, dans l'attouchement des rois de France et d'Angleterre, dans les pratiques des charlatans, dans celles des guérisseurs de bonne foi, comme Geatrake et Gassner ; elle était enfin dans les exercices aussi variés que peu scientifiques du magnétisme animal ; elle était même encore dans les manipulations hypnotiques de Braid. Les pratiques ne sont rien, la foi est tout ; et la foi, c'est-à-dire la crédivité, est inhérente à l'esprit humain. C'est l'imagination humaine qui fait les miracles.

C'est à la période contemporaine qu'il était réservé de faire la lumière complète, de définir et de concevoir nettement la doctrine scientifique de la suggestion, à la faveur de laquelle s'évanouissent à jamais les chimères et les superstitions qui ont aveuglé jusqu'à nos jours la pauvre humanité. Telle est la vérité qui se dégagera, j'espère, de ce livre, claire et lumineuse.

———————

CHAPITRE II

Nous avons vu que la suggestion est vieille comme le
monde : elle a été pratiquée de tous, soit inconsciemment,
soit sciemment, enveloppée dans des pratiques religieuses,
mystiques, thaumaturgiques, ou même, comme nous le verrons, masquée par les procédés divers de la thérapeutique
usuelle.

Ce qui est nouveau et ce qui appartient à l'école de
Nancy, c'est d'abord *l'application systématique et raisonnée
de la suggestion au traitement des malades* ; c'est la conception de l'hypnotisme ou sommeil dit hypnotique comme un
phénomène de pure suggestion ; c'est la suggestion avec ou
sans sommeil employée comme *méthode psycho-thérapeutique.*

La suggestion d'une part, l'hypnotisme de l'autre, voilà
donc les deux choses que nous devons étudier d'abord,
voilà les deux mots que nous avons à définir, pour établir
en quoi consiste cette psycho-thérapeutique suggestive.

Je définis la suggestion dans le sens le plus large ; c'est
*l'acte par lequel une idée est éveillée dans le cerveau et accep-
tée par lui.*

Toute idée arrive au cerveau par un sens. *Nihil est in
intellectu quod non prius fuerit in sensu.* Chacun des cinq

sens, l'ouïe, la vue, l'odorat, le goût, le tact peut envoyer au sensorium des impressions qui deviennent idées et constituent des suggestions. Prenons le sens auditif, qui est, avec le sens visuel, la porte d'entrée la plus importante vers le centre psychique. Voici un exemple : Je dis à quelqu'un : « Vous avez une mouche sur le front ». Ces paroles récoltées par l'oreille externe, transmises au nerf auditif, l'impressionnent ; l'impression vibratoire est conduite par ce nerf jusqu'au centre cortical sensoriel de l'ouïe. Là se produit une perception brute : le cerveau entend. Si le sujet ne comprend pas la langue que je parle, la perception reste brute ; il entend des bruits, il enregistre des vibrations sonores ; ces vibrations ne déterminent aucune idée : *sunt verba et voces*. Pas d'idée, pas de suggestion. Si le sujet comprend, s'il a appris à associer ces bruits particuliers à des images antérieurement créées dans son cerveau, alors ces bruits sont interprétés ; ils actionnent le centre de la mémoire auditive, qui transforme ces bruits en images. Le sujet *entend et sait ce qu'il entend*. La perception est devenue conception ; c'est un phénomène psychique. L'impression cérébrale est devenue une idée.

Pour qu'il y ait suggestion, il faut que cette idée soit *acceptée* par le cerveau ; il faut que le sujet *croie*. Or la croyance résulte de la crédivité inhérente à l'esprit humain. Si je dis à quelqu'un : « Vous avez une mouche sur le front », il me croit jusqu'à plus ample informé parce qu'il n'a aucune raison de ne pas me croire. L'idée introduite dans son cerveau devient une suggestion. Mais si le sujet finit par reconnaître que je l'ai trompé, il aura perdu sa crédivité vis-à-vis de moi. Et si, plus tard, j'essaie de lui suggérer de nouveau la même idée, il ne l'acceptera plus. L'idée ne deviendra plus une suggestion ; nous verrons tout à l'heure ce qui caractérise l'idée devenue suggestion. Tout ce qui entre par l'oreille dans l'entendement, tout ce qui, avec ou sans contrôle préalable, est accepté par lui, tout

ce qui persuade, tout ce qui est cru, constitue une sugges
tion par le sens auditif. Les avocats, les prédicateurs, les
professeurs, les orateurs, les négociants, les charlatans, les
séducteurs, les hommes d'État, etc., sont des suggestion-
neurs. Le fanatisme religieux et politique, le nihilisme,
l'anarchisme, le boulangisme, etc., se recrutent par voie de
suggestion auditive.

Par l'organe visuel entrent dans le cerveau des impressions nombreuses qui se transforment en idées et peuvent
devenir suggestions. La vue d'un joli objet donne l'idée
de le posséder ; la vue d'un bâillement donne l'idée du
bâillement ; la vue d'un homme qui urine donne l'idée
d'uriner.

Dans le domaine pathologique, l'hystérie, les tics, la toux
nerveuse par imitation peuvent être des actes morbides consécutifs à des idées suggérées par le sens visuel.

Le sens olfactif envoie des idées au sensorium : une odeur
de fleur, de vinaigre, de rôti, réveillent l'idée, c'est-à-dire
l'image psychique corrélative de chaque sensation perçue :
l'odeur des excréments, de la pourriture, du brûlé provoque
l'idée de la cause déterminante.

Il en est de même du goût ; un goût agréable crée l'appétit ; un goût désagréable donne lieu à des nausées ; actes
qui traduisent l'idée d'ingérer ce qui est agréable ou de
rejeter ce qui répugne.

Le tact est éminemment suggestif : un serrement de
main inspire l'idée d'amitié ; une caresse, l'idée d'affection
ou d'amour. Les qualités du tact sont interprétées par le
cerveau et engendrent des suggestions émotives variées.
Chez les sourds-muets aveugles, le tact reste presque la
seule porte d'entrée qui laisse pénétrer dans le domaine
psychique les impressions du dehors ; ce langage tacite
supplée chez eux au langage visuel et auditif et l'on sait
combien ce sens perfectionné devient pour le cerveau de ces
déshérités l'interprète du monde extérieur.

Les sensations profondes, musculaires et viscérales deviennent aussi le point de départ d'idées suggestives. Une crampe musculaire, une myalgie, suggèrent l'idée d'une maladie rhumatismale ou nerveuse. Les sensations viscérales diverses, picotement laryngé, borborygmes, intermittences cardiaques, sont recueillies par le cerveau, interprétées par lui et souvent traduites en conceptions hypocondriaques.

Nous sommes ici dans le domaine de l'auto-suggestion. On appelle ainsi la suggestion née spontanément chez une personne, en dehors de toute influence étrangère appréciable. En réalité, l'auto-suggestion ne résulte pas d'une génération spontanée ; elle est toujours liée à une impression sensorielle qui donne naissance à une idée ou à une association d'idées, en rapport avec des souvenirs accumulés par suggestions antérieures. Exemple : On sait que les jeunes étudiants en médecine se croient souvent tuberculeux. Plusieurs fois j'ai eu à rassurer de mes élèves, à déraciner de leur esprit une auto-suggestion plus ou moins profondément implantée. Le jeune élève clinicien a étudié la tuberculose au lit du malade ; il a vu le facies amaigri, le thorax allongé, les ongles incurvés, les crachats nummulaires, les sueurs nocturnes, il a perçu la matité et le bruit de pot fêlé, il a entendu la toux caverneuse, le souffle et les gargouillements ! Son esprit curieux est plein de ces symptômes ! Qu'une toux insignifiante, ou une légère douleur thoracique survienne, cette impression aboutissant au sensorium donne l'idée de tuberculose, et cette idée, prenant possession du cerveau, crée à son tour toutes les sensations corrélatives dont l'image a été fraîchement enregistrée dans le sensorium. Que d'étudiants qui explorent leur cœur ou qui l'entendent pendant la nuit battre dans l'oreille sont obsédés de l'idée d'insuffisance aortique !

Quand une idée s'est trouvée associée à une sensation quelconque, la même sensation se reproduisant spontanément peut réveiller la même idée. Une personne, à la suite d'une émotion morale vive, produite par la lecture d'un roman émotif, est prise de battements de cœur. Plusieurs mois après, des battements de cœur dus à une course forcée, régénèrent le souvenir de la lecture et l'émotion déterminée par elle. Lorsqu'on fait un nœud à son mouchoir pour se rappeler un fait, on associe une idée à une impression visuelle ou tactile, pour que cette dernière venant à se reproduire suggère de nouveau la première. La mémoire fait appel à ce principe : suggestion d'idées par sensations associées.

Quelle que soit la porte d'entrée de l'idée dans le centre psychique, tantôt elle est transmise *directement* et le rôle premier du cerveau se borne à l'accepter ; telle est l'idée communiquée par la parole, l'enseignement, la prédication, la persuasion : l'idée est comprise dans la sensation ; *c'est la suggestion directe*. Tantôt au contraire l'idée est *créée* par le cerveau à la suite de l'impression reçue : c'est la *suggestion indirecte*. Ici intervient le *rôle individuel de chaque cerveau* ; suivant leurs qualités natives, leurs modalités héréditaires, suivant leurs habitudes et aptitudes acquises par l'éducation, l'imitation, les suggestions antérieures, les divers cerveaux réagiront chacun à sa façon et transformeront en idées diverses la même impression perçue.

Prenez les enfants au sein, avant que l'éducation n'ait modifié leurs qualités natives, alors que leurs cerveaux encore vierges d'impressions acquises réagissent avec l'organisation primitive. Soumettez plusieurs de ces enfants à un bruit insolite, un sifflement, par exemple. Qu'arrivera-t-il ? L'un aura peur et criera ; le second au contraire cessera de crier et rira ; le troisième témoignera de la curiosité et cherchera autour de lui la cause du bruit. Voyez de même l'effet d'un bain sur ces divers êtres : joie pour l'un, colère pour l'autre, peur pour le troisième.

Ainsi, le phénomène sensoriel initial étant le même, l'idée consécutive, c'est-à-dire la suggestion, sera diverse suivant la constitution psychique native de chaque cerveau.

Prenez les enfants un peu plus âgés ; l'éducation, le milieu, les suggestions acquises ont laissé leur empreinte, modifié artificiellement ce que la nature a créé. Mais le fonds primordial subsiste ; l'éducation n'a modifié que *dans une certaine mesure,* parce que l'innéité se maintient, comme une sorte de suggestion héréditaire supérieure et antérieure aux suggestions de l'éducation qui ne peut pas toujours les détruire. Plusieurs frères et sœurs soumis à la même éducation, à la même discipline, réagiront différemment sous la même impression. Je suppose, par exemple, qu'ils aient commis de concert un acte répréhensible et qu'une même correction leur soit administrée ; elle produira chez l'un des remords et l'idée de ne plus commettre la faute justement punie ; l'autre en ressentira de la colère et ruminera des idées de vengeance ; chez le troisième ce sera de l'indifférence, c'est-à-dire que l'impression sera nulle, au point de vue moral. Ici encore, chez chacun de ces enfants, la résultante suggestive d'une même impression varie suivant la manière d'être psychique de chacun. L'éducation n'a pu faire table rase de l'innéité.

La suggestion, on le voit, n'est pas un fait passif ; ce n'est pas une empreinte simplement déposée dans le cerveau. Le centre psychique intervient activement pour transformer l'impression en idée et pour élaborer celle-ci ; chaque idée suggère d'autres idées, et ces idées se transforment elles-mêmes en sensations, émotions, images diverses ; de cette association d'idées, de sensations, d'images, résulte un travail complexe que chaque individualité réalise à sa façon. Que diverses personnes méditent sur une même impression : la vue d'un lever de soleil, par exemple ; ou sur une même idée primordiale : celle du duel, par exemple. Chacune tirera de son cerveau une élucubration différente. L'idée ou la sensation première est mûrie par le cerveau ; et celui-ci par une élaboration inconsciente dans laquelle interviennent les impressions antérieures, les idées accumulées comme souvenirs, la modalité native de son être, aboutit à une conception variable qui fait l'individualité psychique. De ce travail cérébral complexe nous ne connaissons que l'idée ou la sensation *initiale* : la porte d'entrée ; et la conception *définitive,* le résultat : la porte de sortie. Nous avons conscience d'une tension intellectuelle que nous produisons : c'est la réflexion. Mais par quel mécanisme s'est opérée cette cérébration laborieuse, inconsciente, qui transforme les sensations en idées, fait éclore au choc d'une idée d'autres idées latentes, les associe et les coordonne, tout cela à notre insu, pour mettre au monde enfin, si je puis dire ainsi, un produit de l'esprit visible et tangible ? C'est le secret de notre organisation.

La suggestion implique l'impression première, c'est le *germe*; l'élaboration de cette impression, c'est le *terrain psy-chique* qui le féconde. Et de même que chaque terrain ne mûrit pas également tous les germes, de même chaque cerveau n'élabore que les germes adaptés à sa constitution. Un air musical chez l'un fait vibrer tous les ressorts intimes, soulève un monde d'idées et de sensations ; chez l'autre, la musique reste sans écho. Un beau tableau ouvre à l'œil mental de chaque artiste des impressions et des conceptions diverses ; il reste lettre morte pour ceux dont le cerveau n'a pas la fibre artistique spéciale. Autant de cerveaux, autant d'aptitudes, autant de suggestibilités diverses aux impressions identiques.

En touchant cette question intéressante, j'ai voulu montrer combien la doctrine de la suggestion embrasse un champ vaste et fécond. Notre système d'éducation ne tient pas suffisamment compte, peut-être, de ces données d'observation journalière. Nos pédagogues se figurent trop que tout cerveau bien conformé est ouvert à toutes les notions, peut élaborer toutes les conceptions intellectuelles. Dans les écoles, nos jeunes gens sont soumis à une éducation uniforme ; on veut les couler dans le même moule ; on veut les faire passer par la même filière pour aboutir à des carrières différentes. Combien d'intelligences bien douées à certains points de vue, enrayées ou avortées par cette discipline inintelligente qui ne se préoccupe pas des incompatibilités intellectuelles ! Tel cerveau remarquablement doué pour les mathématiques, par exemple, reste éternellement rebelle à l'étude des langues ou aux conceptions artistiques, et vice versa ! Si le baccalauréat ès lettres ou ès sciences était la seule porte d'entrée des carrières artistiques, comme elle l'est pour les carrières libérales, du médecin, du jurisconsulte, de l'ingénieur, que d'artistes seraient étouffés dans leur germe ! Vouloir introduire de force dans tous les cerveaux toutes les branches de l'intelligence humaine, c'est vouloir forcer chaque sol à mûrir tous les germes du règne végétal. Faire produire à chaque cerveau ce qu'il est capable de produire, féconder et développer les aptitudes congénitales de chacun, adapter l'éducation de chacun à sa suggestibilité spéciale, tel est le rôle de la pédagogie éclairée à la lumière de la psychologie !

Nous avons défini la suggestion ; elle est faite ; l'impression est devenue idée, l'idée est acceptée par le cerveau. C'est un phénomène centripète. Alors succède un phénomène centrifuge consécutif à la suggestion. C'est ce phénomène important qui domine toute notre activité et sur lequel repose la psycho-thérapeutique que nous voulons étudier ici : *Toute idée suggérée et acceptée tend à se faire acte,* c'est-à-dire sensation, image, mouvement. C'est une loi psychologique qui découle de l'observation. *Toute cellule cérébrale actionnée par une idée actionne les fibres nerveuses qui doivent réaliser cette idée.*

Voici des exemples qui démontrent cette loi fondamentale, qu'on pourrait appeler *loi de l'idéo-dynamisme.*

1° *L'idée devient sensation,* c'est-à-dire image tactile, olfactive, gustative, auditive, ou visuelle.

L'idée de sel évoque l'image gustative du sol; celle du vinaigre actionne la muqueuse pituitaire; celle d'une cloche évoque l'audition de sa sonnerie. Entendez prononcer le nom de Carnot, par exemple, l'image de l'ancien Président paraîtra à vos yeux. Sans doute, le plus souvent ces images sensorielles que l'idée tend à réveiller et à extérioriser restent vagues et n'aboutissent pas. Chez quelques-uns, ou dans certains états d'âme, comme dans le sommeil, ces images aboutissent et en imposent comme si elles étaient réelles.

L'idée par exemple qu'on a des poux ou des puces produit souvent une démangeaison réelle; l'idée est extériorisée sous forme de sensation, quelquefois aussi distincte que si une cause matérielle la produisait; le sujet se gratte : « Je ne puis, dit Herbert Spencer, penser que je vois frotter une ardoise avec une éponge, sans éprouver le même frémissement que me produirait le fait lui-même. »

Mallebranche, cité par Charpignon (*Étude sur la médecine animique et vialiste*), rapporte qu'un savant voyant faire une saignée au pied de sa maîtresse, ressentit subitement à la même partie une douleur qui persista plusieurs jours. Marmisse de Bordeaux (*Gazette des hôpitaux*, 1861) et Lauzanus (J.-B. Demangeon. *De l'imagination*, 1829) citent chacun un fait semblable. Il s'agit dans ce dernier cas d'un jeune homme qui, voyant un malade atteint de pleurésie être saigné, fut deux heures après l'opération pris d'une vive douleur au bras, au point correspondant à la piqûre, et en souffrit près de deux jours.

Gratiolet (*De la physionomie*, 1863) rapporte qu'un étudiant en droit, assistant pour la première fois de sa vie à une opération chirurgicale qui consistait à enlever une petite tumeur de l'oreille, ressentit lui-même à ce moment dans l'oreille une douleur si vive qu'il y porta la main et se mit à crier.

Voilà des impressions, transmises par la vue au cerveau,

devenues idées, et l'idée extériorisée comme sensation. Que de sensations illusoires et erronées d'origine psychique! Si le cerveau rectifie souvent nos impressions sensorielles, il peut aussi parfois créer des sensations imaginaires. Quand j'étais externe chez M. Sédillot, ce maître éminent fut appelé à examiner un malade qui ne pouvait avaler aucun aliment solide; il sentait à la partie supérieure de l'œsophage, derrière le cartilage thyroïde, un obstacle au niveau duquel le bol alimentaire était retenu, puis régurgité. En introduisant le doigt aussi profondément que possible à travers le pharynx, M. Sedillot sentit une tumeur qu'il décrivit comme un polype fibreux saillant dans le calibre de l'œsophage. Deux chirurgiens distingués pratiquèrent le toucher après lui et constatèrent, sans hésitation, l'existence de la tumeur, telle que le maître l'avait décrite. L'œsophagotomie fut pratiquée; aucune altération n'existait à ce niveau. Plus tard, l'autopsie montra qu'il s'agissait d'un rétrécissement squirrheux du cardia. Cet exemple est peut-être mal choisi. Les chirurgiens ont-ils réellement senti la tumeur? Ou ont-ils abondé dans le sens du maître, plus confiants dans sa parole que dans leurs propres sensations? Je l'ignore.

Voici un autre exemple d'illusion sensorielle d'origine psychique rapporté par le Pr Emile Yung, de Genève[1], dans ses termes : « Dans notre laboratoire de microscopie, je faisais dessiner aux élèves des tests-objets, des diatomées, par exemple. Vous trouverez là-dedans, leur dis-je en leur remettant une préparation, des diatomées fusiformes. Soyez attentifs à tel ou tel détail de structure; vous devez voir telle ou telle conformation — je la précise — et vous dessinerez exactement ce que vous verrez. Au début, les élèves voient et représentent ordinairement tout ce que je leur ai ainsi verbalement annoncé, détails qui, d'ailleurs, exis-

_____

1. *Hypnotisme et spiritisme.* Conférences faites à Genève, 1899.

tent réellement et sont plus ou moins facilement perceptibles. Mais, après quelques exercices de ce genre, il en est peu qui ne représentent au crayon la forme et les détails de structure d'un test-objet, purement imaginaire que je leur décris avec toute l'autorité que peut avoir un professeur sur ses élèves. Je mets entre leurs mains une préparation microscopique, bitumée, étiquetée, semblable en tous points aux précédentes, mais qui en diffère en ce qu'elle ne renferme rien du tout. Cela ne les empêche pas de voir et de *dessiner* l'objet imaginaire dont je leur ai affirmé l'existence. Je possède ainsi une collection d'une trentaine de dessins, représentant des objets microscopiques (une diatomée rectangulaire ornée de striations obliques sur la plupart) qui n'ont jamais existé ailleurs que dans l'imagination des auteurs de ces dessins. »

L'auto-suggestion, comme nous l'avons dit, n'est souvent qu'une idée transformée en sensation. J'ai actuellement au service deux faits intéressants de ce genre : un enfant est entré pour une fièvre muqueuse abortive qui présentait à la région ombilicale dans une étendue correspondant à une pièce de cinq francs une hyperesthésie intense. On ne pouvait toucher cette région sans que l'enfant poussât des cris atroces. Cette douleur existait depuis un an et avait résisté à toutes les médications employées. Elle était consécutive à une légère excoriation de l'ombilic survenue sans cause connue, et qui n'était pas encore complètement sèche ; une petite croûte de quelques millimètres la recouvrait. En quelques secondes j'ai mis l'enfant au sommeil profond et je lui ai suggéré la disparition de la douleur ; c'est-à-dire que j'ai enlevé de son esprit l'idée qui créait cette sensation douloureuse. Au réveil, j'ai montré à l'enfant qu'il n'avait plus mal et depuis il nous montre chaque matin d'un air de triomphe, qu'il peut palper et frapper la région ombilicale sans douleur aucune.

Au lit voisin est une jeune fille affectée d'une fièvre typhoïde en voie de décroissance qui accusait une vive douleur dans la région inférieure de l'abdomen. Cette douleur était consécutive au vomissement d'un lombric, expulsé depuis trois jours. Nous avons enlevé cette douleur par suggestion hypnotique ; mais la jeune fille continua à manifester une sensation de corps étranger qu'elle s'imaginait être un lombric remontant de l'ombilic jusque vers le milieu du sternum. La suggestion n'ayant pu après deux jours triompher de cette sensation, nous avons administré de la santonine en disant à la malade que c'était un contre-vers qui tuerait le lombric. La santonine ne fit pas expulser de vers, mais déracina l'idée qui créait la sensation ; et celle-ci disparut.

Nous avons dit plus haut : « Quand une idée s'est trouvée associée à une sensation quelconque, la même sensation se reproduisant fortuitement peut réveiller la même idée.

« Réciproquement, si une idée qui se présente actuellement à l'esprit s'y est déjà présentée antérieurement en même temps que l'impression d'une sensation particulière, le retour de cette idée fait éprouver de nouveau la même sensation, à moins que cette dernière n'ait pas été assez forte pour rester solidement attachée à l'idée en question. »

A l'appui de cette loi formulée par Hack-Tuke, cet auteur rapporte le fait suivant :

« Gratiolet raconte que lorsqu'il était enfant, sa vue s'était affaiblie et qu'il avait été obligé de porter des lunettes. La pression que ces lunettes exerçaient sur son nez lui fut si insupportable qu'il dut cesser d'en faire usage. Vingt ans plus tard, il ne pouvait voir une personne porter des lunettes sans éprouver immédiatement la sensation désagréable qui lui avait été si pénible dans sa jeunesse. »

Voici un fait du même genre rapporté par Bennett d'Edimbourg : « Une femme est soupçonnée d'avoir empoisonné son nouveau-né. Au moment où on exhuma le cercueil, l'officier ministériel présent se mit à dire qu'il sentait déjà l'odeur de la putréfaction et qu'il allait se trouver mal. Il s'en alla donc ; on ouvrit le cercueil : il était vide. »

La vue du cercueil avait suggéré l'idée du cadavre, et l'idée associée dans l'esprit au souvenir d'une odeur de putréfaction avait réveillé cette sensation, image olfactive.

Les images ou hallucinations visuelles d'organe psychique sont assez fréquentes.

« Je connais des personnes, dit sainte Thérèse, dont l'esprit est si faible qu'elles s'imaginent voir tout ce qu'elles pensent et cet état est dangereux. »

Voici deux faits empruntés à Hack-Tuke :

Une dame allait un jour de Penryn à Falmouth. Comme à ce moment elle avait ou venait d'avoir l'esprit plein de l'idée des fontaines où l'on boit, elle crut voir sur la route une fontaine récemment érigée et y distingua même cette inscription : « *If any man thirst, let him come into me and drink.* » Quelque temps après, elle parla de ce fait aux filles de celui qu'elle supposait avoir érigé la fontaine. Celles-ci furent très surprises de son récit et lui affirmèrent qu'elle avait fait erreur. Cette dame retourna au même endroit et constata qu'il n'y avait aucune fontaine. Il y avait seulement quelques pierres éparses, sur lesquelles sans doute les suggestions d'une imagination préoccupée lui avaient fait élever le monument.

Le second fait est arrivé au Dr Wigan qui se trouvait en soirée à Paris peu de temps après un événement qui avait fortement ému l'opinion publique, l'exécution du maréchal Ney. A l'arrivée d'un invité, M. Maréchal aîné, l'huissier annonça : Maréchal Ney. Le Dr Wigan dit qu'un frisson électrique parcourut l'assistance, et que pendant un instant, il eut lui-même devant les yeux l'image du prince ussi parfaite que s'il l'eût été en réalité.

Le fait que nous avons emprunté à M. Yung constitue un autre exemple de ce genre.

2° *L'idée devient sensation viscérale.* — Cette sensation elle-même peut déterminer des actes organiques.

Le Dr Durand (de Gros) rapporte que dans un hôpital on avait administré à un certain nombre de malades de l'eau sucrée. On simula une grande inquiétude, on prétendit qu'on s'était trompé par inadvertance, et qu'on avait donné de l'émétique. Les quatre cinquièmes de ces malades eurent des vomissements. Donc l'idée de vomitif a suffi pour déterminer une sensation de nausée et l'acte de vomissement corrélatif. C'est l'histoire de la purgation avec les pilules de mie de pain. — Van Swieten raconte qu'un jour il passait près d'un chien crevé en état de putréfaction dont la puanteur le fit vomir. Ayant eu l'occasion de passer au même endroit plusieurs années après, il se souvint si vivement de cette circonstance qu'il ne put s'empêcher de vomir. Une impression visuelle et olfactive a été associée à une sensation viscérale ; le souvenir de cette impression a suffi pour réaliser la même sensation.

Van Swieten dit encore : « J'ai vu un homme qui après avoir pris une drogue très nauséeuse, non seulement éprouvait des frissons et des nausées, mais encore était souvent purgé par le seul fait qu'il voyait la coupe où il avait pris le médicament. »

Les anciens thaumaturges ou sorciers tiraient parti de cette aptitude des imaginations crédules à réaliser les sensations suggérées.

« L'envoûtement (voult, vultus, figure) était un effet magique consistant à avoir une image en cire représentant l'individu qu'on voulait faire souffrir et même mourir. En blessant d'une aiguille une partie de la figurine, on voyait que les effets de la blessure étaient ressentis par la personne désignée et par une longue et persévérante torture on développait des accidents mortels. Ce procédé occulte, qui a tant tourmenté le moyen âge et que bien des misérables fanatiques ont expié par les plus cruelles tortures de la justice aussi crédule qu'ignorante de cette époque, était connu de la haute antiquité [1]. »

3° *L'idée devient mouvement.* — Cette transformation peut se faire par l'intermédiaire d'une sensation. Telle l'idée d'une puce qui provoque l'action de gratter en déterminant une démangeaison. Telle l'idée du tabac qui fait éternuer par picotement nasal. Telle l'idée d'un danger qui fait courir par peur.

L'idée peut se transformer directement en mouvement. « Si je ne me retenais, je te battrais, » cette phrase exprime bien l'effort voulu que nous sommes obligés de faire pour empêcher l'action idéo-dynamique.

Une musique dansante fait vibrer notre corps à l'unisson, et si on se laissait aller, si l'attention n'intervenait pour faire inhibition, on danserait souvent automatiquement, entraîné par l'idée que la sensation auditive suggère. Tels les enfants qui marchent au tambour et au son de la musique, obéissant sans préjugés à l'influence irrésistible de l'idée suggérée.

Toutes les expériences du cumberlandisme sont basées sur le même principe. Certaines personnes qui pensent fortement à un acte ne peuvent s'empêcher d'ébaucher les mouvements qui doivent réaliser cet acte ; ils ne transmettent pas leur pensée au médium ; ils la trahissent ; celui-ci ne lit pas dans l'esprit du sujet ; il la saisit dans ses mains, dans ses gestes, dans sa physionomie, dans ses mouvements ; l'opérateur exercé et sagace suit les indications que la personne sensible lui donne. Il lui dit le nom auquel elle pense, en lui faisant toucher successivement toutes les lettres de l'alphabet. Au moment où la main touche chaque lettre du mot, un mouvement musculaire se produit, qui est saisi par le liseur de pensées. Il devine le nombre auquel elle pense, en lui tenant la main armée d'un

---

1. Charpignon, *loc. cit.*

crayon et l'invitant à penser fortement. La main actionnée par l'idée écrit spontanément à l'insu du sujet le nombre pensé et l'opérateur ne fait que suivre le mouvement. Il trouve un objet caché ou exécute un acte conçu et voulu par le sujet, en lui prenant la main, la dirigeant dans diverses directions, en suivant celle vers laquelle la main tend, en laissant le sujet marcher devant lui du côté où son idée le pousse; car, l'influence de l'idée sur un sujet impressionnable et qui ne résiste pas est telle que tôt ou tard d'une manière tout à fait involontaire et inconsciente, il est conduit au but. Sa résistance même est souvent paralysée par l'opérateur habile qui, par des injonctions répétées, l'oblige à fixer son attention sur le but et à l'y conduire, après quelques tâtonnements plus ou moins longs.

Chevreuil, dans son ouvrage *sur la baguette divinatoire, le pendule explorateur et les tables tournantes* (Paris, 1854), a montré qu'une action musculaire peut se développer en nous, sans que la volonté intervienne. Les personnes qui sont assises autour d'une table pour la faire tourner n'ont pas l'intention d'exercer sur elle une pression suffisante pour la faire mouvoir. Mais cette pression est involontaire et inconsciente; car les mains, les doigts obéissent à la préoccupation de l'esprit; les pressions s'ajoutent et le premier mouvement imprimé, la vue de la table tournante, contribuent à suggérer l'idée du mouvement et à mettre en branle les mains inconscientes des opérateurs suggestionnés.

« L'éducation et l'habitude, dit Alfred Maury, peuvent associer à la pensée des mouvements qui les représentent et que nous accomplissons presque sans nous en apercevoir. Le musicien qui improvise sur un piano un motif de sa composition ne voit et ne connaît en quelque sorte aucun des mouvements que ses doigts doivent accomplir sur le clavier pour donner les notes que son esprit appelle. La pensée musicale se traduit immédiatement par le mouvement des doigts que l'éducation et l'habitude nous ont appris être nécessaires pour produire les sons imaginés. Nous agissons de même quand nous parlons. Nous ne savons point alors quel mouvement notre langue, nos dents, notre palais, notre gosier, accomplissent pour l'émission des différents sons qui traduisent notre pensée, nous ne savons que la pensée même, et si nous ne nous observons pas, c'est à peine si nous nous entendons parler » (A Maury, *Le Sommeil et les Rêves,* Paris, 1878).

4° *L'idée devient émotion.* — La sensibilité morale vibre à l'unisson de l'idée. Suivez la physionomie d'un lecteur qui lit un drame passionnel accidenté et vous verrez sa physionomie refléter successivement tous les mouvements d'âme, gaîté, tristesse, colère, frayeur, dégoût, que la lecture évoquera et que ces émotions diverses, actionnées par l'idée traduiront à leur tour sur les muscles de la face.

Certaines personnes sensibles s'assimilent, pour ainsi dire, les souffrances et les joies dont elles sont témoins, elles rient et pleurent avec leur entourage. Le rire est contagieux ; la tristesse aussi se gagne. Même le spectacle des misères morales imaginaires au théâtre gagne nos âmes et nous inonde d'une irrésistible pitié ; le peuple enfant pleure et nous faisons inhibition pour ne pas pleurer.

Dans les exemples qui précèdent, l'idée devient acte positif; sensation, image, mouvement, émotion. Dans les exemples qui suivent, l'idée devient *acte négatif.* Autrement dit, elle neutralise l'acte ; elle empêche un mouvement de se réaliser, elle empêche une sensation d'aboutir au sensorium.

1° *L'idée neutralise un mouvement.* — C'est une paralysie psychique qui se constitue. Russel-Reynolds relate, par exemple, l'histoire d'une jeune dame, qui affligée par des revers de fortune, voyant son père paralysé, épuisée de fatigues physiques et morales, ressentit les douleurs dans les jambes ; elle se frappa de l'idée qu'elle allait être paralysée et contracta, en effet, une paraplégie totale. Les toniques, la faradisation, les frictions, et surtout l'assurance donnée par le médecin qu'elle allait guérir amenèrent la guérison en quelques jours.

« Un monsieur, dit Christison, se trouvait souvent incapable de mettre à exécution les actes qu'il voulait faire. Parfois, au moment de se déshabiller, il était deux heures avant de pouvoir retirer son vêtement. Toutes ses facultés mentales sauf la volonté étaient intactes. Un jour il demandait un verre d'eau qu'on lui présenta sur un plateau. Malgré son désir, il ne put pas le prendre et le serviteur dut rester une demi-heure devant lui jusqu'à ce que l'empêchement d'agir eût cessé. »

Les exemples de ce genre sont nombreux chez les mélancoliques et les névropathes. On en trouvera dans nos observations cliniques de nombreux cas ; on verra aussi avec quelle singulière facilité se réalisent artificiellement les paralysies psychiques expérimentales.

2° *L'idée neutralise une sensation.* — Rappelons l'exemple suivant cité dans mon livre sur la suggestion : « Un scélérat appliqué à la torture nous surprit par sa constance qui était au-dessus de nature ; car, après la première serre de la gêne, il parut dormir aussi tranquillement que s'il eût été dans un bon lit ; et quand on eut continué la serre deux ou trois fois, il demeura immobile comme une statue de marbre, ce qui me fit soupçonner qu'il était muni de quelque enchantement. Pour en être éclairci, on le fit dépouiller nu comme la main ; et après une exacte recherche on ne trouva autre chose sur lui qu'un petit papier fourré dans l'oreille gauche, où était la figure des trois rois, avec ces paroles sur le revers : « Belle étoile, qui as délivré les mages de la persécution d'Hérode, délivre-moi de tout tourment. »

3° *L'idée neutralise une sensation viscérale.* — Parmi les faits de cet ordre, signalons ce qu'on appelle l'aiguillette nouée. Voici un curieux exemple de ce fait que Charpignon raconte d'après Nicolas Veneste : « Pierre Burtel, dit-il, tonnelier de mon père, me dit un jour quelque chose de désavantageux. Pour m'en venger, je lui dis que je lui nouerais l'aiguillette quand il se marierait, ce qui devait avoir lieu très prochainement. Cet homme crut ce que je lui disais et mes feintes menaces firent une si forte impression sur son esprit déjà préoccupé de charmes et de sorcellerie, qu'après s'être marié, il demeura près d'un mois sans pouvoir coucher avec sa femme. Je me repentis alors d'avoir raillé un homme si faible et je fis tout ce que l'on peut faire pour le persuader que cela n'était pas. Mais plus je protestais au mari que ce que j'avais dit n'était que bagatelle, plus il m'abhorrait et croyait que j'étais l'auteur de toutes ses infortunes. Le curé de Notre-Dame employa toute sa prudence à ménager cette affaire et il en vint à bout plutôt que moi, sans que le mari fût obligé de pisser par l'anneau de son épouse. »

Les médecins sont souvent consultés pour des impuissances génitales de ce genre, qui n'ont pour cause que l'idée. Voici un exemple : Un monsieur me consulta récemment pour une chose assez bizarre. Marié depuis plusieurs années, il n'a jamais pu avoir d'érection en présence de sa femme qu'il aime et dont il désire avoir des enfants. Cependant il n'est pas impuissant, puisque, me dit-il, il a pu accomplir l'acte trois fois dans une nuit avec une maîtresse qu'il s'est décidé à prendre, espérant qu'elle lui rendrait sa puissance maritale. Il n'en fut rien. J'ai essayé de le guérir par suggestion ; je ne sais si j'ai réussi, ne l'ayant traité que pendant deux jours ; il habite un pays lointain et ne m'a pas donné de ses nouvelles.

Il est certain que chez cet homme, l'idée seule faisait inhibition à l'acte : il est probable que le premier essai du jeune marié fut paralysé par l'émotion, ce qui n'est pas rare ; son système nerveux impressionnable évoquant à chaque essai nouveau la même impression émotive reconstituait la même paralysie psychique ; et toute sa volonté ne pouvait rien contre l'idée paralysante. Je reviendrai sur cette question dans un prochain chapitre.

Comme exemple de sensation organique neutralisée par l'idée, je citerai encore les expériences de jeûne prolongé à la mode depuis quelques années. Des jeûneurs fanatiques sont restés trente jours ou plus sans manger.

J'ai expliqué ce fait de la façon suivante : A l'état normal l'homme qui meurt après plusieurs jours de jeûne, meurt de faim ; il ne meurt pas d'inanition, mais de la névrose faim : véritable maladie nerveuse qui se termine par de la stupeur et du collapsus. L'inanition, sans faim, ne tue qu'au bout d'un temps assez long ; les mélancoliques restent vingt à soixante jours sans manger et sans péricliter ; les fiévreux, les hystériques, les personnes affectées d'anorexie supportent pendant des semaines l'absence totale ou presque totale d'alimentation.

Les jeûneurs volontaires rentrent dans cette catégorie ; ils supportent le jeûne, parce que l'idée neutralise chez eux la sensation de faim. « Succi, par exemple, le premier en date des jeûneurs, dit le D⟨r⟩ Bufalini, s'exalte facilement quand il parle du secret qu'il possède ou qu'il croit posséder et des applications absolument prématurées auxquelles sa découverte peut donner lieu. »

Succi, ai-je dit, est un croyant convaincu de la puissance de sa liqueur, fanatisé par sa foi dans l'efficacité de son breuvage : il neutralise la sensation faim par suggestion.

La conviction que cette liqueur l'a nourri, qu'il n'a pas faim, qu'il conserve toute sa force physique suffit pour réaliser le phénomène : l'idée fait l'acte. Il s'exalte, il s'entraîne, il se nourrit de son idée, il se montre avec complaisance aux visiteurs ; il jouit de son triomphe ; l'esprit domine le corps ; son imagination le soustrait aux angoisses de la faim ; le sensorium cuirassé par la suggestion est inaccessible à ce besoin. Succi ne meurt pas de faim, parce qu'il n'a pas faim ; il ne subit que les effets de l'inanition qui, elle seule, ne tue pas en trente jours (*Gaz. hebdom. de médecine et de chirurgie*, 1886, p. 601).

3° *L'idée neutralise une émotion*. — L'éducation apprend à dominer dans une certaine mesure la peur, la colère, toutes les impressions vives. Seconde nature que les idées suggérées s'efforcent de créer pour maîtriser les impulsions trop violentes. Les exhortations morales, philosophiques, religieuses, les diversions psychiques, n'est-ce pas une suggestion d'idées dans le but de neutraliser les émotions malsaines ? Le temps lui-même fait œuvre de médication psychique substitutive en laissant de nouvelles idées apportées au sensorium créer de nouvelles émotions qui se substituent aux anciennes.

Résumons en quelques mots les données acquises dans ce chapitre.

Toute idée acceptée par le cerveau constitue une suggestion. Toute suggestion tend à se faire acte, à se réaliser. L'idée devient sensation, c'est-à-dire image tactile, gustative, olfactive, auditive, visuelle. Elle devient mouvement. Elle devient émotion.

Cette tendance à devenir acte peut ne pas aboutir ; chez certains sujets ou dans certains états d'âme, elle aboutit et l'image produite est nette comme la réalité.

L'idée suggérée est réalisée différemment par chaque individualité psychique qui la féconde ; chaque cerveau réagira à sa façon, suivant ses qualités natives, ses aptitudes acquises par l'éducation et les suggestions antérieures.

L'idée peut aussi créer des actes négatifs, c'est-à-dire neutraliser un mouvement, une sensation, une image, une émotion.

CHAPITRE III

Nous avons défini la suggestion : l'évocation d'une idée
dans le cerveau qui est acceptée par lui.

On nous objectera que ce ne sont pas seulement des idées,
mais aussi des sensations, des mouvements, des actes qui
peuvent être suggérés. Ainsi des démangeaisons, la soif,
l'anesthésie, l'éternuement, la marche, etc., sont des phénomènes actifs sensitifs ou moteurs que la suggestion peut
réaliser. Mais ces phénomènes réalisés sont déjà des idées
devenues actes ; ils sont l'*effet* de la suggestion, c'est-à-dire
de l'idée déposée dans le cerveau. Celui-ci ne réalise la démangeaison, la soif, la marche, etc., que si l'idée du phénomène, sa conception psychique, son image est évoquée ou
remémorée dans l'entendement. L'acte lui-même, sensation,
mouvement, n'est autre chose que la réalisation de la suggestion qui, elle, est un fait purement psychique. Elle n'en
existe pas moins, quand le cerveau ne peut pas la réaliser.
Je suggère à un paralytique qu'il peut marcher ; il le croit,
mais essaie en vain. La suggestion existe, mais elle ne peut
se transformer en acte, les organes qui doivent accomplir
cet acte faisant défaut. La suggestion est un phénomène
centripète, sa réalisation est un phénomène centrifuge ;

c'est l'extériorisation de l'idée. Le cerveau ayant reçu par les nerfs acoustiques l'idée d'une démangeaison sur le front, crée la sensation et l'envoie pour ainsi dire aux nerfs sensitifs de la peau frontale. Si au point de vue de la suggestion, fait psychique, on peut dire : « *Nihil est in intellectu quod non prius fuerit in sensu* », au point de vue de l'acte réalisé par la suggestion, on peut dire : « *Nihil est in sensu quod non prius fuerit in intellectu* ».

Le médecin peut utiliser la suggestion dans un but thérapeutique. Étant donné que l'idée tend à devenir acte, que le cerveau actionné par l'idée actionne à son tour les nerfs qui doivent réaliser cette idée, étant démontré que l'idée peut ainsi devenir sensation, mouvement, image, il est naturel d'appliquer cette puissance psycho-physiologique de l'organisme à créer des actes utiles à la guérison. Un malade a de l'anesthésie des membres ; on introduit dans son cerveau l'idée que les membres sont sensibles et le cerveau tend à réaliser l'acte (s'il est possible), c'est-à-dire à restaurer la sensibilité. Le malade a de la paralysie : le cerveau, convaincu que la motilité revient, envoie un influx moteur considérable aux nerfs moteurs inertes. Le malade a de la constipation : le cerveau agit sur les nerfs intestinaux et augmente le péristaltisme intestinal ; il agit sur les nerfs sécréteurs et vasomoteurs de la muqueuse intestinale qui font pleuvoir dans l'intestin les liquides destinés à faciliter l'évacuation. Un malade a une douleur ; le cerveau, frappé par l'idée que la douleur s'apaise, produit une modalité particulière des cellules sensitives corticales telle que ces cellules ne perçoivent plus la douleur. Le cerveau, en un mot, fait de l'inhibition et de la dynamogénie, comme dit Brown-Séquard, sur les diverses fonctions, il les exalte, il les atténue, conformément à l'idée suggérée dans un but curateur.

Tous les organes, toutes les fonctions sont commandés par les centres nerveux. Chaque point de l'organisme a pour ainsi dire son aboutissant dans une cellule cérébrale qui est son *primum movens*. Chaque mouvement est réalisé par un centre moteur cortical ; chaque sensation tactile, musculaire, viscérale, sensorielle est perçue par une cellule sensorielle corticale. Les sécrétions, les excrétions, la nutrition, la respiration, la circulation sont sous la domination directe du centre encéphalique. Le cerveau en tant qu'organe psychique intervient partout. Les troubles psychiques retentissent sur les fonctions digestives ; les préoccupations, les émotions morales, les frayeurs, colère, chagrin, joie agissent à chaque instant sur les actes de la digestion : l'appétit est exalté, diminué, perverti ; l'estomac digère mal, se contracte douloureusement (crampes), sécrète mal (altérations du suc gastrique, gastrorrhée) ; le pneumogastrique excité par une lésion organique du cerveau, ou par une perturbation dynamique émotive, engendre le vomissement. Les émotions font de la diarrhée, de la constipation, des vomissements, du ballonnement ; elles agissent sur le mécanisme de la sécrétion biliaire, font de la polycholie, de l'ictère. La nutrition actionnée par les nerfs trophiques, vasomoteurs, sécréteurs, par les nerfs des organes hématopoiétiques, est subordonnée à l'état psychique. Une tristesse prolongée réagit sur les fonctions nutritives ; les processus d'assimilation sont pervertis, les aliments ingérés ne profitent pas ; les globules sanguins subissent des altérations diverses ou ne se renouvellent pas ; la chlorose, l'anémie, le marasme, la glycosurie, le purpura, etc., succèdent aux émotions morales. La colorification est en rapport avec l'intégrité fonctionnelle et organique du cerveau. On a décrit dans ces derniers temps des centres thermiques corticaux. Eulenberg et Landois ont trouvé dans l'écorce cérébrale une région dont l'excitation produit un refroidissement des membres du côté opposé, dont la destruction est suivie d'une augmentation de température de 1 à 2° centigrades. Arohnsohn et Sachs ont vu chez le chien et le

lapin une augmentation de température à la suite d'une piqûre à la réunion des sutures sagittale et frontale. Bokaï
admet des centres dont l'excitation produit l'augmentation
de température et des centres d'arrêts pour la moitié postérieure du corps et pour la moitié antérieure, centres d'arrêt
qui régulariseraient l'action des centres vasomoteurs de la
moelle allongée. Pour Ott, il n'y a que des centres d'arrêt,
l'un au-dessus de la scissure de Sylvius, l'autre en avant du
sillon croisé. L'existence de ces divers centres a, il est vrai,
été combattue par Kuessner et Raudnitz. Peu importe
d'ailleurs la confirmation ou l'infirmation de ces données
hypothétiques.

Ce qui est certain cliniquement, c'est que les affections
organiques du cerveau (hémorragie, traumatisme) peuvent
réaliser de l'hyperthermie ; c'est que les antipyrétiques
(sulfate de quinine, antipyrine, etc.) sont des médicaments
nerveux qui abaissent la température en agissant sur la
modalité des centres nerveux thermogènes, régulateurs de
la température.

Est-il besoin d'insister sur le rôle prépondérant que joue
l'organe psychique sur la circulation et la respiration par
l'intermédiaire des nerfs pneumogastrique et grand sympa-
thique ? Qui ne connaît les palpitations du cœur, les syn-
copes, les irrégularités cardiaques, le ralentissement du
pouls, la respiration accélérée, haletante, anxieuse, irrégulière, à la suite des émotions morales, ou par suite de la
simple attention concentrée sur le cœur ?

Les sécrétions urinaire, salivaire, sudorale, intestinale,
spermatique, etc., ne sont-elles pas modifiées à chaque instant par le dynamisme cérébral ? La polyurie nerveuse, la
glycosurie passagère à la suite des émotions ou commotions
nerveuses, la salivation accrue par l'idée, les sueurs froides
ou chaudes par la frayeur, la diarrhée profuse nerveuse par
une impression morale, ce sont des faits trop connus pour
qu'il y ait lieu d'insister.

C'en est assez pour rappeler l'action considérable du moral sur le physique, de l'esprit sur le corps, de la fonction psychique du cerveau sur toutes les fonctions organiques. C'est cette action que le médecin doit utiliser pour obtenir des actes utiles à la guérison. Faire intervenir l'esprit pour guérir le corps, tel est le rôle de la suggestion appliquée à la thérapeutique, tel est le but de la psycho-thérapeutique.

Imbus des idées organiciennes à outrance, habitués à considérer le corps comme une machine obéissant à des lois physiques, chimiques, douée en plus, on l'admet encore, de propriétés biologiques, les médecins ont voulu traiter ce corps malade uniquement comme on traite une machine détériorée, ou tout au plus, comme on traite une plante malade, par exemple comme la vigne atteinte de phylloxera. On purge, on saigne, on désinfecte, on stimule, on engourdit le système nerveux, on refroidit, on chasse le microbe, on ralentit le cœur, on met des eupeptiques dans l'estomac, etc., tout cela est fort bien. L'homme est machine ; l'homme végète et prolifère comme la plante. Mais l'esprit est aussi quelque chose dans l'organisme humain ; l'esprit n'est pas quantité négligeable dans notre vie physiologique et pathologique. Il existe une psycho-biologie ; il existe une psycho-thérapeutique. C'est un grand levier que l'esprit humain ; et le médecin guérisseur doit utiliser ce levier.

Mens agitat molem et magno se corpore miscet.

La thérapeutique suggestive est donc basée sur cette propriété qu'a le cerveau en tant qu'organe psychique de chercher à réaliser les idées acceptées par lui. Ici nous abordons le côté pratique de la question, le *modus faciendi*. Il n'y a suggestion et acte déterminé par cette suggestion que si l'idée est acceptée par le cerveau, et si le cerveau peut la réaliser. Or, dans l'état normal, toute idée n'est pas acceptée, et toute idée même acceptée, même réalisable, n'est pas réalisée. Si je dis à quelqu'un : « Vous ne pouvez pas remuer votre bras, » ce quelqu'un ne me croira pas ; il sait qu'il peut remuer son bras et il le prouve en le remuant. Si je dis à un malade paralysé du bras : « Vous pouvez remuer le bras, » ce malade ne me croira pas et fera des efforts infructueux pour mouvoir le membre. La première impression, si j'affirme avec conviction sera bien de croire ; le premier mouvement sera bien de laisser le bras immobile, ou bien de chercher à le mouvoir, conformément à la loi de crédivité inhérente à l'esprit humain. Mais cette crédivité est limitée ; elle ne suffit pas, chez la plupart, à faire la suggestion, ni à la réaliser. Car cette crédivité qui fait la suggestion, cet automatisme cérébral qui transforme l'idée en acte sont modérés par les facultés supérieures du cerveau, l'attention, le jugement qui constitue le contrôle cérébral. La raison intervient et empêche ou neutralise la suggestion. L'idée n'est pas acceptée. La raison combat la crédivité ; la raison réfrène aussi l'automatisme cérébral. L'idée que je cherche à suggérer ne s'impose pas ; l'acte qu'elle doit déterminer, le mouvement (remuer le bras), la sensation (démangeaison), l'image (vue d'un chien, par exemple), sont ébauchés, mais n'aboutissent pas, même si l'idée est momentanément acceptée. Car l'étage supérieur du cerveau (j'appelle ainsi schématiquement la partie du cerveau dévolue aux facultés de contrôle) a une action modératrice sur l'étage inférieur (j'appelle ainsi la partie du cerveau dévolue aux facultés d'imagination, à l'automatisme cérébral), de même que le cerveau a une influence modératrice sur l'automatisme spinal ; on sait que la suppression expérimentale de l'encéphale exalte les fonctions réflexes de la moelle épinière.

Tout ce qui diminue l'activité des facultés de raison, tout ce qui supprime ou atténue le contrôle cérébral, renforce la crédivité d'une part, et d'autre part exalte l'automatisme cérébral, c'est-à-dire l'aptitude à transformer l'idée en acte.

Dans le sommeil naturel, l'attention est engourdie ; les sens fermés n'apportent plus rien au cerveau ; celui-ci est passif ; le contrôle ne veille plus ; l'imagination règne en maîtresse. Le cerveau continue à recevoir les impressions venant de la périphérie et des viscères ; des idées latentes, des souvenirs éclosent dans le champ de l'entendement, sous l'influence de ces impressions, ou surgissent directement par le travail inconscient des cellules cérébrales qui ont conservé l'empreinte des idées antérieures. Ces impressions ou idées sont acceptées et deviennent images ; les rêves sont la traduction en images extériorées de ces impressions et idées désordonnées, incohérentes qui se réveillent au hasard de la vie végétative et imaginative ; la raison n'est plus là pour les contrôler ; elles s'imposent à l'esprit, avec toutes leurs absurdités, avec toutes leurs contradictions. Le sommeil, en supprimant le contrôle, exalte la suggestibilité.

Dans l'état d'engourdissement qui précède, comme dans celui qui suit le sommeil, notre imagination commence déjà à se peupler de fantômes et de chimères ; ce sont les hallucinations hypnogogiques si bien décrites par A. Maury. Les rêves ne sont que des auto-suggestions physiologiques entrées dans le cerveau par effraction, si je peux dire, quand la maîtresse du logis, l'attention, ne veille pas.

Mais, à l'état de veille, le contrôle existe. Pour que l'idée soit acceptée, il faut accroître la crédivité. Divers moyens peuvent remplir le but.

Le premier de tous, et qui exalte la crédivité jusqu'à la transformer en foi, c'est *la suggestion religieuse*, lorsqu'elle agit sur ces âmes croyantes. La foi soulève des montagnes, la foi fait des miracles, parce que la foi est aveugle, parce qu'elle ne raisonne pas, parce qu'elle supprime le contrôle et s'impose à l'imagination. L'idée religieuse actionne sans détour, sans arrière-pensée modératrice, l'automatisme cérébral et se transforme en acte. Elles sont vraies, les guérisons obtenues par les prêtres des temples d'Esculape, par les talismans et les amulettes, par les reliques des saints, par les prêtres exorciseurs, par les hommes pieux qui avaient reçu de Dieu la puissance de guérir, tels que Greatrakes, Gassner, le curé d'Ars, le prince de Hohenlohe, les membres de la Rose-Croix, par l'intervention de la divinité à Lourdes et ailleurs. Les guérisons dites miraculeuses ne sont pas toujours des inventions, ce sont des guérisons par suggestion que l'ignorance des uns a transformées en miracles, le scepticisme des autres en impostures.

Les observations de guérison par la foi sont innombrables. J'en ai cité quelques-uns dans mon livre sur la suggestion. En voici encore.

« Une fille de trente ans éprouvait habituellement à l'époque des règles, des désordres nerveux caractérisés surtout par une prostration et un anéantissement extrême.

« Au mois de septembre 1846, elle fut prise d'une paralysie de la vessie qui persista pendant plusieurs mois.

« Le 30 mars 1847, hémiplégie complète du mouvement, incomplète du sentiment et qui persiste malgré tous les traitements. A la fin d'avril, nulle modification dans l'état de cette fille, si ce n'est que la vessie avait repris l'intégrité de ses fonctions. Cependant, fatiguée d'un traitement inutile, désolée d'être à charge à ses parents, elle désira assister à une messe qu'on devait dire à son intention dans une chapelle célèbre par de nombreuses guérisons. Portée dans cette chapelle, la malade y entend la messe et on la conduit toujours paralysée jusqu'à la sainte table. Mais, chose merveilleuse ! immédiatement après la communion, elle se met à marcher d'un pas ferme, au grand étonnement des assistants » (*Journal de Médecine de la Loire-Inférieure*, t. XXXIII, p. 102).

Desmarres, dans son *Traité d'ophtalmologie*, rapporte le

fait suivant : « Un jeune séminariste de Versailles, souffrant depuis longtemps d'une hypertrophie du cœur, perd tout à coup la vue des deux yeux. Je constate une cécité complète (apoplexie de la rétine)[1]. Je conseille un traitement énergique, mais on n'en fait rien ; le jeune homme devant être placé très prochainement dans un hospice. Au moment de quitter le séminaire, Renaud se rend à la messe et recouvre subitement la vue au moment où il reçoit la communion. Dans le séminaire on a cru à un miracle, et on a fait distribuer de tous côtés un grand nombre d'écrits et d'images en mémoire de ce fait. »

Citons encore, d'après M. Henri Lasserre, un des miracles de Lourdes.

« Un enfant âgé de dix ans, tout d'un coup, au moment de se mettre à table, le 25 janvier 1866, se plaignit d'un embarras du gosier qui l'empêchait d'avaler tout aliment solide. Le Dr Noguès (de Toulouse) considéra la chose comme nerveuse. Peu de jours après l'enfant put, en effet, manger de nouveau ; mais la maladie reprit par intermittences jusqu'à la fin du mois d'avril. A partir de ce moment, cet état devint stationnaire et le pauvre enfant dut se nourrir exclusivement de liquides, de lait, de bouillon ; encore le bouillon devait-il être un peu clair, car telle était l'étroitesse de l'orifice qui restait encore dans la gorge, qu'il lui était impossible d'avaler même du tapioca.

« Le pauvre petit maigrissait à vue d'œil et dépérissait lentement. Les médecins cherchaient vainement à pénétrer la nature du mal.

« Vers le 10 mai, se déclara une chorée. Au bout de quinze mois de traitement, le médecin parvint à maîtriser l'agitation de la tête et des jambes ; mais le rétrécissement extrême de la gorge persistait. Les remèdes de toute sorte,

---

1. L'ophtalmoscope n'existait pas encore.

la campagne, les bains de Luchon, les bains de mer furent successivement et inutilement employés pendant près de deux ans.

« L'enfant lut un jour une petite notice sur l'apparition de Lourdes. Il en fut vivement frappé et dit à sa mère que la sainte Vierge pourrait bien le guérir.

« L'enfant devenait d'une maigreur effrayante, d'une pâleur extrême ; M. Gintrac père sonda l'œsophage et constata, outre le rétrécissement extrême qui bouchait presque entièrement le canal, des rugosités du plus mauvais signe et crut à une lésion organique. L'enfant manifesta vivement le désir d'aller à la grotte de Lourdes. Il y fut conduit enfin, plus de deux ans après le début de la maladie. Arrivé à la crypte qui est au-dessus de la grotte, il y pria avec une foi visible sur tous ses traits. Le prêtre le consacra à la sainte Vierge, récitant les formules consacrées. Il descendit à la grotte, s'agenouilla devant la statue de la sainte Vierge et pria. Puis illuminé par la grâce céleste, il alla devant la fontaine, prit le verre et but quelques gorgées de l'eau miraculeuse. Puis, rayonnant de confiance, il prit le biscuit que son père lui tendait et l'avala en criant : « Papa, j'avale, « je puis manger; j'en étais sûr, j'avais la foi. » L'enfant était sauvé et continua de ce moment à manger tout ce que l'on servait sur la table.

« Il s'agissait d'un œsophagisme nerveux que la suggestion adaptée à l'imagination de l'enfant a pu guérir. »

La foi n'est pas à la portée de tout le monde. D'autres artifices peuvent renforcer la crédivité. L'idée peut s'insinuer dans le cerveau, incarnée dans un médicament inerte. C'est *la suggestion médicamenteuse*. Que de guérisons obtenues par les pilules de mie de pain, par le protoxyde d'hydrogène, administrés aux malades sous d'autres noms, et avec la conviction que tel effet serait obtenu ! Le Dr Lisle avait adopté un genre de traitement basé uniquement sur l'emploi de pilules de mie de pain. Celles dont il se servait recouvertes d'une mince feuille d'argent étaient divisées en deux groupes : les plus argentées anti-nerveuses, et les pilules purgatives. Il eut à soigner un hypocondriaque qui croyait être victime d'une constipation opiniâtre, bien qu'en réalité les fonctions de ses intestins fussent régulières. Ce malade avait pris toutes sortes de purgatifs, mais affirmait n'en avoir jamais obtenu aucun résultat. Le Dr Lisle avait refusé d'en prescrire d'autres, malgré les sollicitations du malade. Un jour enfin, à bout de patience, il parut s'y rendre et annonça qu'il se proposait de donner le plus violent purgatif qu'il connût. L'hypocondriaque obéit aux ordres du docteur qui avait prescrit cinq de ses pilules purgatives, à un quart d'heure d'intervalle l'une de l'autre. Après la troisième, l'effet fut complet, et en sept heures, il y eut plus de vingt garde-robes : le malade fut purgé jusqu'à tomber dans un état de collapsus profond, semblable à celui produit par une attaque de cholérine des plus intenses (*Union médicale,* 24 et 26 octobre 1861).

Un jour, je voulus expérimenter dans mon service le sulfonal comme hypnotique. Je choisis deux malades atteints d'insomnie depuis plusieurs semaines. Avant d'administrer le nouveau médicament, je songeai, pour ne pas être induit en illusion par l'élément suggestion et pour que l'observation fût rigoureuse, à prescrire, sous la fausse étiquette de sulfonal, de l'eau simple à laquelle j'ajoutai quelques gouttes de menthe, pour ne pas éveiller la défiance des malades. J'affirmai que, vingt minutes après l'administration du nouveau médicament, les malades seraient pris de sommeil irrésistible. C'est ce qui arriva en effet ; les deux malades dormirent comme ils ne l'avaient pas fait depuis plusieurs semaines.

Qu'on ne me fasse pas dire que le sulfonal n'a qu'une vertu suggestive ! Non ! il a une vertu hypnotique réelle, comme le chloral, en dehors de toute suggestion. Mais pour que l'expérience fût scientifiquement concluante, il fallut tout d'abord dégager l'élément suggestion.

La suggestion peut s'abriter derrière une médication mécanique ou instrumentale qui agit sur l'imagination du sujet :

En voici des exemples :

Quand on eut découvert les propriétés de l'oxyde nitreux, le Dr Beddoès crut que cette substance lui offrait un spécifique contre la paralysie. Davy, Coleridge et lui tentèrent une expérience sur un paralytique de bonne maison, abandonné par les médecins. Le patient ne fut point averti du traitement auquel on allait le soumettre. Davy commença donc par placer sous la langue de ce malade un petit thermomètre de poche dont il se servait dans ces occasions pour connaître la température, que l'oxyde nitreux devait augmenter. A peine le paralytique eut-il senti le thermomètre entre les dents qu'il fut persuadé que la cure s'opérait et que l'instrument merveilleux dont le docteur lui avait vanté la puissance n'était autre que ce thermomètre. « Ah ! s'écria-t-il, je me sens mieux. » Au lieu du spécifique, les médecins continuèrent à se contenter du thermomètre. Pendant quinze jours consécutifs, le mystérieux talisman fut placé avec toute la solennité convenable sous la langue de ce pauvre homme, dont les membres se délièrent, dont la santé renaquit, dont la cure fut complète, sans autre traitement [1]. »

Le Dr John Tanner, dit Hack-Tuk, a préconisé le traitement de l'aphonie hystérique par l'application de l'électromagnétisme sur la langue seule. Il établit que dans plus de cinquante cas il a appliqué ce traitement sans que le succès lui ait fait défaut une seule fois. « Il est fort important,

---

1. Dublin. Review, 1880, p. 386.

ajoute l'auteur, avant d'appliquer l'électromagnétisme, de persuader au malade qu'il sera guéri ; si les efforts de persuasion n'aboutissent pas, il est probable que l'application sera efficace. »

J'ai moi-même guéri plusieurs cas d'aphonie nerveuse par l'électrisation sur la face antérieure du cou, avec affirmation que la parole allait revenir. Une fois même l'appareil électrique n'étant pas prêt et tardant à arriver, je palpai la région laryngée et imprimant des mouvements de latéralité à l'organe, j'annonçai à la malade qu'elle pouvait parler ; et en effet la voix fut recouvrée.

L'aimant et les métaux font de nombreuses guérisons. J'ai rappelé comment à la fin du siècle dernier les pièces magnétiques de l'abbé Lenoble furent en vogue et guérirent nombre de maux, si bien que la Société royale de médecine chargea deux de ses membres de vérifier les expériences : et le rapport de Andry et Thouret conclut à l'efficacité du magnétisme minéral contre les troubles nerveux variés.

La métallothérapie longtemps prônée par le Dr Burcq, longtemps considérée comme l'honnête illusion d'un esprit naïf, finit par trouver un champ officiel d'expérimentation à la Salpêtrière ; sa vertu esthésiogène fut reconnue et proclamée par la Société de biologie. Justice fut rendue à l'inventeur. Je n'ai pu constater dans la métallothérapie, comme dans la magnétothérapie, qu'une vertu purement suggestive. Je ne nie pas qu'il y ait autre chose, mais je ne l'ai pas constaté. J'ai maintes fois appliqué des métaux divers ou des aimants sur la peau anesthésiée d'hystériques, sans rien leur dire, sans qu'elles pussent deviner ce que je faisais ; aucun effet ne se produisait. Puis remettant le même métal ou l'aimant sur la main, en disant aux assistants : « Voici ce métal ou cet aimant que j'applique sur la main, au bout de trois minutes la sensibilité sera revenu dans la main et la moitié de l'avant-bras, par exemple. » Agissant ainsi, j'obtiens souvent l'effet désiré.

Il y a de la suggestion dans l'hydrothérapie, dans la balnéothérapie, dans l'hydrothérapie, dans le massage, dans les granules Mattei, dans l'homéopathie. L'électrisation me réussit souvent contre les douleurs, névralgies, rhumatisme, lumbago, etc., quand j'affirme au sujet que la douleur doit disparaître et que, pendant l'opération, je fixe son attention sur ce point. La suggestion ainsi incarnée dans une pratique matérielle réussit souvent mieux que la suggestion vocale seule. Un de mes malades avait, depuis des mois, des douleurs lombaires et sciatiques atroces ; je l'électrise avec suggestion (sans hypnotisme) ; la douleur disparaît à chaque séance, mais pour quelques heures seulement. Alors j'essaie la suggestion hypnotique ; le sujet arrive au second degré. Mais l'effet obtenu est moindre : le malade a plus de confiance dans l'électrisation ; il se suggère que l'hypnose seule n'a pas d'action sur lui. Je reviens à la première médication et le guéris définitivement en quinze jours à trois semaines.

Le Pr Forel, de Zurich, rapporte au congrès d'hypnotisme le fait suivant : « Une hystérique présentait à la fois des attaques convulsives et des accès de somnambulisme naturel. Je réussis à la guérir de ses attaques par suggestion, mais j'échouai contre les accès de somnambulisme. J'eus recours alors à l'artifice suivant : ayant remarqué que cette malade avait une véritable aversion pour l'eau, je lui déclarai qu'un seul bain prolongé suffirait pour la guérir. On la laissa dans le bain toute la journée, et depuis ce moment les accès de somnambulisme n'ont plus reparu. »

De temps en temps, des médications ou des appareils thérapeutiques nouveaux font leur entrée dans le monde médical sous le patronage d'une haute autorité. Tous les praticiens, désireux d'être au niveau de la science courante, recommandent à l'envie le nouveau remède ; des exemples nombreux de guérison encombrent les gazettes médicales. Cela réussit à souhait. Puis peu à peu le silence se fait ; le médicament tant prôné ne fait plus parler. « Dépêchez-vous de vous en servir pendant qu'il guérit. »

En 1794, le Dr Ranieri Gerbi, professeur de mathématiques à Pise, publia à Florence un mémoire assez pompeux sur un insecte du genre des charançons qui se trouve sur les chardons : il lui donna le nom de *curculio anti-odontalgicus*, parce qu'en écrasant entre les doigts, le pouce et l'index, une douzaine de ces insectes, et les tenant jusqu'à ce que l'humidité en soit évaporée, les doigts s'imprégneront, selon cet auteur, pendant plus d'un an, de la vertu singulière d'apaiser sur-le-champ la douleur d'une dent cariée, en la touchant seulement plus ou moins de fois et pendant quelques minutes. Si la douleur revient, il faut faire de nouveaux attouchements. Sur 629 personnes l'auteur a obtenu 401 guérisons, nombre exact. Le Dr Carradori prétendit confirmer la vertu de différents coléoptères pour produire le même effet. Il en est de même de la coccinella *septem punctata* préconisée par Carradori et par Hirsch, dentiste de la cour de Weimar. « Dans cet attouchement, ajoute l'auteur de l'article, l'imagination ou la confiance joue le principal rôle[1] ».

A la même époque, le Dr Perkins, qui mourut à New-York en 1779, inventa deux petits fuseaux appelés tractors, faits de métaux différents, réunis par leurs grosses extrémités ou manches et terminés l'un par une pointe et l'autre par une extrémité obtuse. Ces deux tiges étaient promenées sur la peau au niveau des régions douloureuses et calmaient la douleur. Cette méthode devint rapidement populaire surtout en Angleterre et en Amérique. On attribuait son efficacité au galvanisme ; on avait remarqué en effet que la bouche après l'opération avait une saveur acide et métallique, ce qui n'arriverait pas avec des aiguilles d'or et d'ivoire.

---

1. Virey. Article *Magnétisme* du *Dictionnaire des sciences médicales*, 1818.

Pour juger la question, dit Hack-Tuke, les Drs Haygarth et Falconer, de Bath, prirent comme sujets d'expérience un certain nombre de leurs malades d'hôpital. Ils se servirent de deux tracteurs en bois qui avaient presque la même forme que ceux de Perkins et qui étaient peints de la même couleur, afin de leur ressembler encore davantage.

Les malades sur lesquels on opéra étaient atteints de rhumatisme chronique du poignet, du coude, du genou, de la hanche. L'un d'eux attribuait ses souffrances à la goutte. Sauf pour la maladie de la hanche, les articulations étaient gonflées et le mal remontait à plusieurs mois.

Sur cinq malades, rapporte le Dr Haygarth, il n'y en eut qu'un seul qui n'ait pas été soulagé de ses douleurs : trois autres affirmèrent que dès la première application, ils avaient été bien soulagés. L'un d'eux sentit que ses genoux se réchauffaient : il put marcher bien mieux ; un autre fut calmé pendant neuf heures ; lorsqu'il rentra dans son lit, la douleur revint. Un troisième ressentit de la démangeaison pendant deux heures. Le lendemain, on employa les véritables tracteurs métalliques de Perkins, exactement de la même manière et avec les mêmes résultats. Cette seconde application soulagea les malades jusqu'à un certain point, mais pas plus que la précédente. Le Dr Haygart dit encore : « Si l'on veut reproduire ces expériences, il faut le faire très solennellement. Pendant l'opération, il est à propos de rappeler les cures merveilleuses que ce traitement passe pour avoir produites ; sinon les résultats pourraient n'être pas aussi heureux que ceux que nous avons rapportés. Tout dépend évidemment de l'impression faite sur l'imagination des malades. »

Le Dr Richard Smith de l'hospice de Bristol a repris les expériences du Dr Haygarth avec des pseudo-tracteurs (en bois). Il obtint des résultats merveilleux. Un malade qui avait depuis quelque temps un rhumatisme à l'épaule qui l'empêchait de se servir de son bras, put au bout de deux séances lever notablement la main, sans douleur à l'épaule et la guérison continua ; à chaque séance l'amélioration était progressive. A la suite de cette cure, dit l'auteur, les malades affluaient en si grand nombre autour de moi que je n'avais pas le loisir de donner plus de quatre ou cinq minutes à chacun d'eux ; les résultats obtenus étaient presque incroyables. Il arrivait ordinairement que la chaleur de la peau devenait bientôt plus grande : parfois il se produisait des douleurs lancinantes qui duraient plus ou moins longtemps.

Un malade ressentait depuis quatre mois de vives douleurs rhumatismales dans la cuisse qu'il avait prises en travaillant dans une mine de houille humide. Les tracteurs lui occasionnèrent d'abord une grande douleur, il passait toutes ses nuits blanches. Après quelques applications, il se mit à dormir fort bien ; les douleurs étaient moindres, le malade était très heureux d'avoir trouvé un remède à ses maux. Un jour, ajoute le Dr Smith, il vint se plaindre d'un grand mal de tête. Je lui promenai doucement des morceaux d'acajou sur le front pendant une minute et demie, au bout de ce temps le mal commença à diminuer : en deux minutes il avait presque complètement cessé. Après trois ou quatre minutes, le malade se leva de sa chaise, en disant : « Merci monsieur, maintenant je vais très bien. »

Ainsi les tracteurs en bois agissaient comme les tracteurs métalliques. L'imagination seule avait fait la guérison.

Ces faits sont bien connus ; tous les médecins en ont observé de semblables ; et cependant je les rappelle, j'insiste, parce que les médecins les oublient volontiers et se laissent prendre de nouveau à l'appât de nouvelles découvertes. Aujourd'hui les tracteurs de Perkins sont remplacés par l'appareil à suspension pour les tabétiques.

Rapporté de Russie par le Dr Raymond, expérimenté à la Salpêtrière, l'appareil du Dr Motschutkowski a rapidement conquis la faveur des médecins et du public. De nombreux ataxiques lui doivent une amélioration passagère, mais réelle. On a attribué à des changements produits dans l'irrigation sanguine de la moelle ou l'élongation des nerfs ces améliorations surprenantes. Dès l'origine, je pensais que la suspension constituait un appareil éminemment suggestif et j'avais exprimé cette idée à la société de médecine à Nancy où elle fut vivement combattue. M. Haushalter, alors chef de clinique de mon collègue Spillmann, a expérimenté la méthode sur un très grand nombre de sujets et obtenu des résultats heureux, non seulement chez les ataxiques, mais dans d'autres variétés de myélite, chez les rhumatisants, chez les hystériques, dans l'incontinence nocturne d'urines, dans les névroses et affections les plus diverses : il est arrivé à cette conclusion que la suggestion joue le rôle curatif principal dans la méthode nouvelle. Pour éliminer l'hypothèse de modification vasculaire ou d'élongation nerveuse, j'ai essayé la suspension horizontale. Le sujet est soulevé horizontalement par une ceinture fixée autour du corps, la tête et les pieds étant soutenus par des embrasses. Dès lors, plus de congestion, ni d'élongation. Or j'ai observé des guérisons remarquables : un ataxique qui ne pouvait plus marcher ni se tenir debout sans être appuyé, se mit à marcher seul et assez convenablement en quelques séances. Une sciatique qui ne s'améliorait plus par la suggestion hypnotique fut promptement amendée en quelques séances ; la malade immobilisée dans son lit depuis des semaines put de nouveau se lever. Une myélite diffuse avec paraplégie absolue fut améliorée en dix séances ; la malade put remuer un peu les orteils et glisser les jambes sur son lit ; ce qu'elle ne pouvait faire auparavant. Une hyperesthésie hystérique de l'abdomen avec vomissements fut enlevée en quelques séances. La suggestion seule incarnée dans une pratique matérielle impressionnante a amené ces résultats.

Je n'ai pas dit, comme on me l'a fait dire, en France et à l'étranger, que tout est suggestion ; que l'électrothérapie, l'hydrothérapie, le massage et même la matière médicale n'agissaient que par suggestion ; que les pratiques diverses de la thérapeutique ne sont rien, que l'imagination humaine est tout. Ce serait une absurdité. Chose singulière ! J'ai eu beau protester, au congrès de l'hypnotisme, contre cette dénaturation systématique de ma pensée : on n'en a pas moins continué dans la presse scientifique et même politique à me faire dire ce que je n'ai pas dit. J'ai dit non que tout est suggestion, mais qu'il y a de la suggestion dans tout. Sans doute l'hydrothérapie, l'électricité, la balnéothérapie, le massage, peut-être la métallothérapie, peut-être même la suspension, ont une action incontestable par eux-mêmes sur les fonctions de l'organisme. Mais cette action est mal connue : les assertions des auteurs sur la valeur thérapeutique de ces diverses méthodes sont vagues, confuses et contradictoires parce qu'on n'a pas songé avant tout à dégager l'élément suggestion.

CHAPITRE IV

Nous avons défini la suggestion : reste à définir l'hypnotisme. Un court aperçu historique est nécessaire pour remonter à son origine.

De même que la suggestion, l'hypnotisme est vieux comme
le monde.

Quand les moines du mont Athos regardaient fixement
leur ombilic et tombaient dans une extase cataleptique prolongée, ils s'hypnotisaient.

Ainsi font encore depuis 2400 ans, les fakirs et les Yoguis
des grandes Indes, qui fixent pendant un quart d'heure le
bout de leur nez, retenant ou ralentissant leur respiration,
concentrant leur attention, jusqu'à ce qu'une flamme
bleuâtre apparaisse, dit-on, à l'extrémité de leur nez :
alors ils prennent ces attitudes cataleptiformes extraordinaires.

En Égypte, se trouve depuis des temps immémoriaux,
dit le Dr Rossi cité par Figuier, une classe de personnes qui
font leur profession du Mandeb. Ils font généralement

usage d'une assiette en faïence parfaitement blanche ; ils dessinent avec une plume et de l'encre deux triangles croisés l'un dans l'autre, et remplissent le vide de ladite figure géométrique par des mots cabalistiques. Le sujet choisi pour l'expérience, fixe le regard au centre du double triangle croisé. Au bout de quatre à cinq minutes, il voit un point noir au milieu de l'assiette ; ce point noir grandit, change de forme, se transforme en diverses apparitions qui voltigent devant le sujet. Alors célui-ci, halluciné, acquiert souvent une lucidité somnambulique extraordinaire.

D'autres parmi ces sorciers font fixer simplement le regard du sujet dans une boule de cristal.

Dans l'Afrique française, d'après M. de Pietra-Santa, les gzanes arabes, bohémiennes, sorcières ou diseuses de bonne aventure, décrivent sur la paume de la main avec une matière colorante noirâtre un cercle au centre duquel est indiqué un point également noir. En fixant attentivement ce cercle pendant quelques minutes, les yeux se fatiguent et se brouillent. Bientôt à la fatigue succède le sommeil, puis une sorte d'insensibilité.

Les marabouts de certaines sectes religieuses des frontières du Maroc placent, sur une table recouverte d'une nappe blanche, une bouteille ordinaire remplie d'eau, derrière laquelle brûle une petite lampe. Le sujet, assis sur une chaise, fixe le point lumineux placé devant lui. Au bout de quelques instants, il éprouve de la lourdeur dans les paupières ; peu à peu elles s'abaissent et le sommeil arrive.

Les Aïaoussas qui sont venus donner leurs représentations à l'Exposition se plongent dans une hypnose extatique et anesthésique par d'autres procédés. Aux sons du tambour arabe et des castagnettes de fer, enivrés par le parfum d'aromates dont les vapeurs se dégagent sous leur nez, ils s'entraînent par des mouvements cadencés de la tête et du tronc, par des sons gutturaux modulés sur le rythme musical, par des contorsions violentes et désordonnées. Alors, ils deviennent insensibles, avalent du verre pilé, se transpercent la joue avec des armes aiguës, marchent sur des barres rougies au feu, etc.

L'empirisme, on le voit, entre les mains grossières, avait fait ce que fait l'hypnotisme actuel : de l'analgésie, de la catalepsie, des hallucinations. La science laissa aux thaumaturges ces phénomènes et les méconnut.

Le magnétisme animal de Mesmer ne dégagea pas la vérité. Ses manipulations bizarres, sa fascination, ses attouchements avec la baguette conique, son baquet de bois, agissant plus ou moins vivement sur l'imagination des sujets, déterminaient des troubles nerveux variés : pandiculations, cris, bâillements, spasmes, pleurs, attaques d'hystérie, catalepsie, somnolence et sommeil; mélange d'hystéricisme et d'hypnotisme. L'hypnotisme était caché dans le magnétisme, comme la chimie dans l'alchimie. Mesmer avait observé le sommeil sans y attacher d'importance; il recherchait surtout les crises convulsives, comme nécessaires au but thérapeutique; il fabriquait l'hystérie plutôt que l'hypnose.

C'est un des élèves de Mesmer, le marquis de Puységur, en 1783, qui dégagea, parmi les phénomènes dits magnétiques, le somnambulisme artificiel. Sur un paysan qu'il magnétisa, il observa le sommeil sans convulsions ni douleurs; en mai et juin 1784, il obtint dix cas de somnambulisme dans sa terre de Buzancy. Dorénavant, ce n'est plus une crise convulsive qu'on obtient par les passes magnétiques ou par le contact d'un arbre magnétisé, c'est un sommeil tranquille, avec exaltation des fonctions intellectuelles et obéissance passive. Un pas était fait vers la vérité. On ne croyait plus à l'action mystérieuse d'un fluide universellement répandu, moyen d'une influence mutuelle entre les corps célestes, la terre et les corps animés, agissant sur le corps animal, en s'insinuant dans la substance des nerfs ; mais on croyait encore à un fluide nerveux, ou autre, émanant du corps du magnétiseur et que sa volonté peut projeter, dit Puységur, au dehors de lui sur d'autres. C'est la volonté qui magnétise : « Croyez et veuillez », telle était sa formule.

C'est en réalité l'abbé Faria, vers 1814, qui, le premier, donna la conception nette et vraie des phénomènes de l'hypnotisme qu'il appelait sommeil lucide. La cause de ce sommeil est, selon lui, dans la volonté du sujet. Il n'y a ni fluide magnétique, ni autre influence fluidique passant du magnétiseur au magnétisé. La cause des modifications qui se produisent dans l'organisme réside tout entière dans le cerveau du sujet, dans son imagination. Alexandre Bertrand adopta la théorie de l'abbé Faria.

Il était donc démontré que diverses pratiques, le contact des pieds et des mains, les frictions et certains gestes que l'on fait à peu de distance du corps et appelés passes, la fixité du regard seule, peuvent agir sur certaines personnes, produire un engourdissement plus ou moins profond, de l'assoupissement, de la somnolence et, dans un petit nombre de cas, le somnambulisme avec analgésie, catalepsie, hallucinabilité et amnésie au réveil. Le remarquable rapport de Husson, lu en 1831 à l'Académie de médecine, confirme la réalité de presque tous les phénomènes que l'abbé Faria attribuait franchement à la seule conviction du sujet.

Ce n'est donc pas à James Braid (1841) qu'appartient la découverte de l'hypnotisme. Le mot seul lui appartient. Il est vrai de dire, cependant, que par l'importance de ses études approfondies sur la question, par le fait d'avoir établi que sa méthode était applicable à presque tous les sujets et procédait d'une loi générale de l'économie animale, et par la découverte de sa puissance curative, le nom de Braid mérite de rester attaché à l'histoire des origines scientifiques de l'hypnotisme.

Les travaux mémorables de Braid ne réussirent pas à

rappeler l'attention du monde officiel scientique sur les phénomènes de l'hypnotisme. Quelques pionniers de la science, comme Durand (de Gros) et Charpignon, continuèrent seuls à braver le discrédit attaché à ses recherches. Quand, en 1859, le Dr Azam (de Bordeaux) fit connaître la découverte, déjà oubliée de Braid, on ne vit dans le braidisme qu'une nouvelle méthode anesthésique, que les chirurgiens expérimentèrent pendant un an, puis abandonnèrent de nouveau, vu l'inconstance des résultats obtenus.

C'est le Dr Liébeault (de Nancy) qui a ramené la question sur son véritable terrain. Mieux que Braid, comme nous le verrons, il a saisi la nature du phénomène. Revenant à la doctrine de l'abbé Faria, il a montré que l'hypnose est un fait purement psychologique, dont la suggestion est la clef; il a décrit d'une façon plus précise les divers degrés de l'état hypnotique, et créé la psychothérapeutique suggestive, mal interprétée encore par Braid.

Mais le livre du Dr Liébeault, publié en 1866 : *Du sommeil et des états analogues considérés surtout au point de vue de l'action du moral sur le physique* et sa pratique restèrent absolument inconnus du monde médical, jusqu'en 1883, époque où je les fis connaître par des articles publiés dans la *Revue médicale de l'Est* et dans ma brochure : *la Suggestion dans l'état hypnotique et dans l'état de veille.*

Dans l'intervalle, en 1875, Charles Richet avait rappelé l'attention sur le somnambulisme provoqué par une méthode analogue à celle de Braid, sans en déduire d'application thérapeutique; puis Charcot et ses élèves, en 1878, étudiant l'hypnotisation chez les hystériques, crurent voir dans ces phénomènes une névrose analogue à l'hystérie elle-même, toujours greffée sur un terrain hystérique, avec les trois phases caractéristiques. Ce n'était plus, comme l'avaient établi Faria, Braid et Liébeault, un état physiologique ou psycho-physiologique procédant d'une loi générale de l'économie animale; c'était un état pathologique susceptible d'être provoqué chez les hystériques, comparable à la crise d'hystérie elle-même. Personne ne songe aux applications thérapeutiques possibles. L'expérimentation continue sur ce terrain, déraillée, si je puis dire, dans une voie qui ne pouvait aboutir qu'à des résultats erronés, de 1878 à 1884. La publication de ma brochure et de mon livre, *De la suggestion et de son application à la thérapeutique* et les travaux de l'école de Nancy, ramenèrent la question sur son véritable terrain, et les nombreux travaux de tous les pays, qui sont venus confirmer notre doctrine et ses applications thérapeutiques, doivent leur origine à notre initiative, éclairée par la pratique de M. Liébeault.

Revenons à Braid. Il entend par hypnotisme : *sommeil nerveux*. Il définit celui-ci : *un état particulier du système nerveux déterminé par des manœuvres artificielles*, ou encore : *un état particulier du système nerveux amené par la concentration fixe et abstraite de l'œil mental et visuel sur un objet qui n'est pas par lui-même d'une nature excitante.* Deux éléments interviennent dans la production de cet état : Un élément physique, fixité prolongée des yeux sur un objet, d'où paralysie par épuisement des muscles releveurs des paupières et destruction de l'équilibre du système nerveux. Un élément psychique : la fixité d'attention dans laquelle l'esprit est absorbé par une idée unique. « Alors, le patient tombe dans l'indifférence ; il est fermé, pour ainsi dire, à toute pensée, à toute influence étrangère à l'image que lui retrace son esprit. Dans cet état, son imagination devient si vive que toute idée agréable développée spontanément ou suggérée par une personne à laquelle il accorde d'une façon particulière, attention et confiance, prend chez lui toute la force de l'actualité, de la réalité. » Braid semble cependant, par l'expérience, être arrivé à attribuer une importance plus grande à l'élément psychique. « Les sujets exercés deviennent susceptibles d'être affectés entièrement par l'imagination. Chez des individus très sensibles, la simple supposition qu'il se passe quelque chose capable de les endormir, suffit pour produire le sommeil. » L'hypnose serait donc un sommeil nerveux produit par la concentration de l'esprit sur une idée.

Cette définition est pourtant loin d'être satisfaisante. L'état obtenu par les divers procédés d'hypnotisation n'est pas toujours un sommeil : « C'est un engourdissement plus ou moins profond, de l'assoupissement, de la somnolence et, dans un petit nombre de cas, ce que les magnétiseurs appellent somnambulisme » (Husson).

Braid lui-même constate que l'hypnotisme ne comprend pas qu'un état : « C'est plutôt une série d'états différents susceptibles de varier indéfiniment, depuis la rêverie la plus légère avec excitation ou dépression des fonctions jusqu'au coma profond avec absence complète de connaissance et de volonté. »

« A parler rigoureusement, ajoute l'auteur, le mot hypnotique devrait être réservé aux sujets seuls qui tombent en effet dans le sommeil et qui oublient au réveil tout ce qui s'est passé pendant cet état. Quand celui-ci fait défaut, il n'est question que d'assoupissement ou de rêverie. Il serait donc à propos d'établir une terminologie répondant à ces modifications. En effet, parmi les sujets susceptibles de guérison par l'hypnotisme, à peine un sur dix arrive-t-il jusqu'à la phase du sommeil inconscient. Le mot hypnotisme peut alors les induire en erreur et leur faire croire qu'ils ne tirent aucun profit d'un procédé dont les effets caractéristiques et évidents ne paraissent pas être ceux qu'indique leur qualification. Après mûre réflexion, j'estime que l'on peut combler cette lacune de la façon suivante :

« On donnera le nom d'hypnotisme à la production du sommeil artificiel, quand il y a perte de la mémoire, de façon qu'au réveil, le patient n'ait aucun souvenir de ce qui s'est passé pendant le sommeil. »

A l'exemple de Braid, tous les auteurs définissent l'hypnotisme : sommeil artificiel, nerveux ou provoqué. Cette définition ne me paraît pas assez compréhensive ; elle n'embrasse pas la généralité des faits que produit l'hypnotisation.

Parmi les sujets soumis à cette influence, il en est un certain nombre seulement qui ont l'air de dormir profondément et ne conservent aucun souvenir au réveil ; c'est la minorité. Il en est d'autres qui ont conscience de dormir et d'avoir dormi, bien qu'ayant conservé le souvenir de tout au réveil. Une troisième catégorie ne ressentent qu'un engourdissement, une somnolence plus ou moins douteuse. Une quatrième enfin ne dorment pas ou du moins n'ont pas la conscience de dormir ni d'avoir dormi.

Dira-t-on que les premiers seuls sont en état d'hypnotisme ? Voici par exemple un sujet : Je lui dis : « Dormez. » Ses yeux se ferment, ses membres restent flasques et immobiles : il est en résolution et a toutes les apparences extérieures d'un homme qui dort. Si je le laisse tranquille, il reste dans cet état jusqu'à ce que je le réveille ou jusqu'à ce qu'il se réveille spontanément. Alors il aura l'idée d'avoir dormi et rien n'aura différencié cette apparence de sommeil d'avec celle du sommeil spontané.

Il dort : Je lève un de ses bras en l'air : il y reste, figé dans l'attitude imprimée : c'est la catalepsie. — Je lève l'autre bras ; je les fais tourner l'un autour de l'autre : le mouvement continue : c'est l'automatisme rotatoire. — Je le pique avec une épingle : il ne réagit pas : c'est l'analgésie. Si ces phénomènes, analgésie et automatisme rotatoire, n'existent pas spontanément, je les provoque souvent par suggestion verbale. — Je lui dis : « Levez-vous. » Il se lève. — Je lui dis : « Marchez. » Il marche. — Vous ne pouvez plus avancer. » Ses pieds restent cloués sur le sol : c'est l'obéissance passive. — Je lui dis : « Voici un verre de vin, buvez. » Il prend le verre fictif et avale avec mouvement de déglutition : c'est une hallucination du goût. — Je lui dis : « Voici un chien qui veut vous mordre. » Il recule épouvanté : c'est une hallucination de la vue. — Je lui dis : « A votre réveil vous entendrez et verrez la musique militaire dans la salle. » Je le réveille. Il voit et entend la musique : c'est une hallucination visuelle et auditive post-hypnotique. *Il ne se souvient de rien* de ce qui s'est passé pendant son sommeil hypnotique.

C'est là un type d'hypnose profonde : catalepsie, analgésie, hallucinabilité hypnotique et post-hypnotique ; amnésie au réveil.

Je reprends le même sujet ; je ne l'endors plus, je l'influence par une impression ; je lui dis par exemple : « Vous êtes sous mon influence ; tout ce que je vais dire va se produire ; et cependant vous ne dormez pas. » Cela posé, je reproduis chez lui les mêmes phénomènes de catalepsie, d'analgésie, d'obéissance automatique, d'hallucination hypnotique, post-hypnotique. Quand tout est fini, *le sujet se rappelle tout* ce qui s'est passé, même pendant qu'il avait l'apparence du sommeil inerte : il a l'idée de ne pas avoir dormi. Les phénomènes présentés étaient exactement les mêmes que tout à l'heure, sauf l'amnésie au réveil. Dira-t-on qu'il n'était pas hypnotisé ? Oui, si on entend par hypnose le sommeil provoqué. Mais le sommeil ou l'idée du sommeil n'est pas nécessaire pour qu'il y ait influence : il y a influence sans sommeil.

Pour le démontrer je reprends le même sujet : je commence la suggestion, par le mouvement ou la sensibilité. Je mets les bras du sujet en l'air : ils y restent et il ne peut les changer de place, c'est la catalepsie. J'y ajoute l'analgésie en disant : « Votre corps est insensible ». Et je le pique sans qu'il manifeste aucune douleur. Je dis : « Vous êtes obligé de vous lever et de marcher ». Et il marche sans pouvoir résister. « Tenez, voilà une pomme. » Et il mange la pomme fictive. Toutes ces suggestions sont réalisées à l'état de veille parfaite. Le sujet a toute sa conscience, a l'air absolument éveillé, conserve le souvenir de tout. Alors seulement j'ajoute : « Dormez ». Il ferme les yeux et dort, par-dessus le marché. Le sommeil ou l'apparence du sommeil est venu se surajouter comme effet d'une suggestion spéciale, qui n'était pas nécessaire pour la réussite des précédentes.

Dans la première expérience, j'avais commencé la série des suggestions par celle du sommeil, continuant par celles de la catalepsie, de l'analgésie, de l'hallucination.

Dans cette dernière expérience j'ai commencé la série des suggestions par la catalepsie, j'ai continué par l'analgésie, par les actes, par les hallucinations ; j'ai terminé par celle du sommeil. N'ai-je pas démontré ainsi que le sommeil ou l'idée du sommeil n'est lui-même qu'un des phénomènes obtenus par l'influence suggestive, au même titre que la catalepsie et l'hallucination, mais que ce phénomène, sommeil, n'est pas le prélude obligé, ni le mécanisme générateur des autres ? Ceux-ci peuvent être dissociés d'avec le sommeil, comme ils peuvent l'être les uns des autres ; il y a suggestion sans sommeil. Tous les phénomènes dits *hypnotiques* existent sans sommeil.

Qu'est-ce d'ailleurs que le sommeil ? Quel est son criterium ? Nous ne connaissons pas son essence, mais seulement ses symptômes apparents. Après une journée de veille, nous sentons une lassitude du corps et de l'esprit. Nos idées deviennent obtuses, notre initiative intellectuelle faiblit ; nous ne sommes plus maîtres de coordonner nos pensées ; un vague s'empare de notre cerveau. En même temps, nos paupières deviennent pesantes, nos membres s'alourdissent ; un besoin de dormir nous envahit. Nous nous couchons, nous fermons les yeux, nous restons immobiles, en résolution, nous nous isolons du monde extérieur, nous soustrayons notre sensorium à toutes les impressions du dehors, nous nous suggérons, ou plutôt notre organisme nous suggère par un besoin instinctif l'idée du sommeil. Alors notre imagination se replie sur elle-même, nous entrons dans le monde des rêves ; nous restons inertes. C'est le sommeil. Quand nous nous réveillons, nous savons que nous avons dormi, soit parce que des rêves accomplis sont présents à notre souvenir, soit parce qu'un certain temps s'est écoulé sans que nous ayons conscience de ce qui s'est passé.

Ainsi le sommeil se diagnostique objectivement par l'immobilité du corps, la résolution des membres, l'occlusion des yeux ; subjectivement par le souvenir des rêves ou l'inconscience apparente pendant un certain temps, précédée d'une période consciente de somnolence. Mais ces signes sont loin d'être caractéristiques du sommeil : l'apoplectique, l'épileptique sont inertes et en résolution, et cependant leur état n'est pas celui du simple sommeil. Certains hypnotisés restent inertes, passifs, sans mouvement ; ils paraissent dormir ; et quand ils sont revenus à leur état normal, ils peuvent se souvenir de tout et n'ont pas conscience d'avoir dormi. D'autres au contraire, et les meilleurs somnambules sont dans ce cas, gardent les yeux ouverts, parlent, vont, viennent, rient, gesticulent, travaillent, ont l'esprit très actif, ne ressemblent à rien moins qu'aux dormeurs. Et cependant, quand ils sont sortis de cet état, ils ne se souviennent de rien et ont conscience d'avoir dormi. Est-ce le sommeil ?

Un malade, atteint de fièvre typhoïde, délire, rêve à haute voix ; quand sa maladie est terminée, il ne se souvient de rien ou se souvient de ses rêves délirants ; il croit être sorti d'un long sommeil.

On voit donc que ni les symptômes apparents, immobilité et inertie du corps, ni les signes subjectifs tirés de la conscience du sujet, amnésie ou inconscience prolongée, ne suffisent pour caractériser le sommeil.

Tant que nous ne savons pas exactement ce qu'est le

sommeil physiologique, quelle est sa nature, nous ne sommes pas autorisés à dire que le sommeil apparent de l'hypnotisé est toujours un sommeil réel.

Il est probable, il me paraît certain que parmi les hypnotisés, il en est qui obéissent à la suggestion du sommeil. Rien ne les distingue des dormeurs ordinaires ; ils sont inertes, ronflent, ont des rêves spontanés, continuent à dormir lorsqu'on les abandonne à eux-mêmes, se réveillent en se frottant les yeux et en accusant encore de la somnolence, puis ne se souviennent de rien ou se souviennent de leurs rêves. De même qu'on a pu par suggestion produire de la catalepsie, de l'anesthésie, des mouvements, des illusions, des actes organiques divers, de même on a pu produire l'acte du sommeil.

D'autres, dociles aux suggestions de motilité, de sensibilité, même d'hallucination, sont rebelles à celle du sommeil ; ils ne peuvent concevoir, ils ne peuvent réaliser psychiquement ce phénomène.

D'autres, trompés par la suggestion, ne paraissent avoir que l'illusion de sommeil ; ils croient avoir dormi ; rien ne prouve qu'ils aient dormi réellement. Je connais une dame à laquelle je suggère le sommeil : Je lui parle ; elle me répond ; j'entretiens avec elle une conversation suivie, elle a toute sa conscience, toute son intelligence, même de l'initiative se traduisant par des observations spontanées et judicieuses. Elle me disait : « N'oubliez pas de venir prendre le thé chez moi, lundi prochain. Quand vous partirez, priez la femme de chambre de vous éclairer ». Quand je veux produire chez elle une hallucination, elle dit : « Docteur, vous savez que cela ne prend pas sur moi ». Elle se lève, se tourne, se retourne, me montre où elle a mal, me consulte, absolument comme une personne éveillée. Elle me parle encore, quand je lui dis brusquement : « Je vous réveille ». Elle ouvre les yeux ; tout s'est évaporé. Elle ne se souvient absolument de rien ; elle est convaincue qu'elle a dormi. Était-ce le sommeil ? Je crois que c'était l'illusion du sommeil.

Voici un homme. Je lui dis : « Regardez-moi, vous êtes sous mon influence ». Son œil reste fixe et étonné. Je lui mets les bras en l'air ; il ne peut les baisser. Je le pique avec une épingle ; il est analgésique. Je lui dis : « Dormez-vous ? » Il répond : « Non ». Plus tard il se souvient de tout ou peut se souvenir de tout et a conscience de n'avoir pas dormi. — Je lui dis au contraire : « Vous dormez ». Il répond : « Oui ». Et plus tard, il ne se souvient de rien et croit avoir dormi. Je lui ai donné l'illusion du sommeil ; mais aucun signe apparent ne démontrait la réalité du phénomène.

Bien plus, je veux donner à certains sujets suggestibles l'illusion rétroactive du sommeil, c'est-à-dire le souvenir fictif d'un sommeil qui n'a pas existé ; je puis leur faire croire qu'ils ont dormi pendant deux heures, par exemple, et ils sont convaincus qu'ils l'ont fait ; ils peuvent même, logiques avec leur conception du sommeil, avoir oublié tout ce qui s'est passé en eux ou autour d'eux pendant ces deux heures. N'est-ce pas la meilleure démonstration de ce fait que la conscience du sujet ne suffit pas pour consacrer la réalité de l'état sommeil ?

C'est donc restreindre singulièrement la conception des phénomènes, c'est en méconnaître la nature même, que d'invoquer pour leur genèse un état particulier dit hypnotisme ou sommeil hypnotique.

Voici un fait, par exemple, qui montre bien que l'illusion du sommeil n'est pas toujours le vrai sommeil. Une jeune fille de dix-sept ans me consulte pour un tremblement dans le membre supérieur droit, tremblement comparable à celui de la paralysie agitante et dû en effet à cette maladie, car il a continué malgré toutes les médications. Pendant le sommeil naturel, ce tremblement cessait complètement. Or par suggestion, cette jeune fille arrivait en apparence de sommeil profond avec suggestibilité, hallucinabilité, amnésie au réveil. Mais le tremblement persistait, en dépit de toutes les suggestions et bien que la malade s'imaginât qu'il avait disparu pendant ce sommeil. Il me semble rationnel de conclure que cet état de conscience provoqué par suggestion, avec illusion du sommeil et amnésie au réveil, n'était pas le vrai sommeil.

Braid avait constaté, il est vrai, que la suggestion à l'état de veille peut, chez certains sujets, agir sur l'esprit des patients et produire de la catalepsie, des illusions, des hallucinations, exactement comme à l'état de sommeil. Ces « vigilant phenomena » étaient bien connus dans l'Amérique du Nord, dès 1848, sous le nom d'*électrobiologie*. Braid propose d'appeler *mono-idéisme* cet état particulier, c'est-à-dire l'état de l'esprit sous l'influence d'une impression dominante ; *mono-idéisé* l'état de la personne dans la phase de mono-idéisme ; et *mono-idéo-dynamique,* les modifications physiques et psychiques qui se développent sous l'influence du mono-idéisme.

Cet état de mono-idéisme pourrait donc se développer soit à l'état de veille, soit surtout pendant l'état anormal qu'amène les procédés hypnotiques.

Mais nous avons vu que cet état anormal n'est pas toujours le sommeil ; nous avons vu que le sommeil n'est lui-même qu'un phénomène de suggestion, au même titre que la catalepsie, l'anesthésie, les hallucinations. Le mieux, à mon avis, serait de supprimer complètement le mot hypnotisme et de le remplacer par celui de *état de suggestion*. Les procédés dits hypnotiques se réduisent à démontrer ou à exalter les diverses suggestibilités. Toutes les activités dynamiques du corps peuvent être exaltées, déprimées ou perverties par la suggestion : la motilité, la sensibilité, les sensations, l'imagination, etc. Chaque sujet a ses suggestibilités spéciales : l'un n'est suggestible qu'en ce qui concerne la motilité ; on peut provoquer chez lui de la catalepsie, de la paralysie, des mouvements automatiques ; un autre l'est quant à la sensibilité ; il peut réaliser de l'anesthésie, de l'analgésie ; un troisième l'est en outre quant à certaines images sensorielles : on peut développer chez lui des hallucinations du goût ou de l'audition, mais pas d'hallucination visuelle. Chez un quatrième les images visuelles peuvent être évoquées aussi. Chacun a, je le répète, ses divers modes de suggestibilité qu'on peut mettre en jeu, simultanément ou isolément. Un certain nombre arrive à réaliser la suggestion du sommeil.

Les phénomènes dits hypnotiques ne sont donc en réalité que des phénomènes de suggestibilité.

Si le sommeil n'est pas nécessaire à la suggestion, il faut dire toutefois qu'il la facilite chez quelques-uns. Qu'il soit naturel ou provoqué, il supprime ou atténue l'initiative intellectuelle, il concentre l'activité cérébrale sur les phénomènes d'automatisme ; il laisse l'imagination libre soustraite au frein modérateur des facultés de raison. Les rêves sont les auto-suggestions hallucinatoires du sommeil naturel. Dans ce sommeil, comme nous le verrons, on peut se mettre en rapport avec le sujet et réaliser tous les phénomènes de l'état dit hypnotique ou de suggestion.

Si le sommeil augmente la suggestibilité, l'on conçoit qu'on cherche à provoquer le sommeil ou un état voisin pour rendre la suggestion aussi intense que possible. Mais il importe de savoir que ces deux phénomènes ne sont pas absolument corrélatifs et ce serait, comme l'a déjà dit Braid, s'exposer à des échecs thérapeutiques fréquents que d'attendre le sommeil profond pour suggérer des effets salutaires.

En résumé voici quelle est aujourd'hui ma conception sur l'hypnotisme et la suggestion.

Ce qu'on appelle hypnotisme n'est autre chose que la mise en activité d'une propriété normale du cerveau, la *suggestibilité,* c'est-à-dire l'aptitude à être influencé par une idée acceptée et à en chercher la réalisation.

Il n'y a pas d'hypnotisme : je veux dire qu'il n'y a pas
d'état spécial, anormal, antiphysiologique, méritant ce nom ;
il n'y a que des sujets suggestibles, plus ou moins, auxquels
peuvent être suggérés des idées, des émotions, des actes,
des hallucinations. Certains états d'âme, susceptibles de se
produire spontanément ou d'être provoqués peuvent exalter
cette suggestibilité.

Les médecins qui découvrirent cette propriété du cerveau
humain la constatèrent seulement après certaines manipulations exercées sur le corps et crurent que ces manipulations
créaient un nouvel état de l'organisme, magnétique ou hypnotique. L'ancien magnétisme avec ses manipulations bizarres, baquet de Mesmer, baguette de verre, arbre magnétisé de Puységur, passes de Deleuze et autres, attribuait
tout à l'influence d'un fluide animal ou astral qui commu-
niquerait des propriétés nouvelles à l'organisme humain.
Les phénomènes, dits aujourd'hui de suggestion, étaient
fonction d'un fluide particulier, dit magnétique.

L'hypnotisme ou braidisme succède en 1841 au magnétisme. La fixation d'un point brillant agissant sur l'œil physique et mental produit un sommeil spécial ou un état
voisin du sommeil, dit état hypnotique, et dans cet état on
peut réaliser les mêmes phénomènes que ceux de l'ancien
magnétisme : je ne parle pas des convulsions hystériques,
que provoquaient chez les sujets impressionnables les manipulations terrifiantes des magnétiseurs. L'hypnotisme fait du
sommeil, de la catalepsie, de l'anesthésie, de l'hallucinabilité, non à la faveur d'une force mystérieuse ou fluide
magnétique émanant de l'opération ; c'est le système nerveux du sujet qui fait tout, influencé par la rétine fascinée
et la pensée concentrée.

Une troisième ère s'ouvre avec Liébeault en 1866. Pour
lui le braidisme ou fixation d'un point brillant n'est pas
nécessaire à la manifestation des phénomènes. Ce n'est pas
une influence physico-psychique qui est en cause, mais

une influence purement psychique. L'idée seule du sommeil donnée au sujet suffit à le produire. Tout est dans l'idée, dans la suggestion. Le sommeil provoqué qui exalte la suggestibilité est lui-même un phénomène de suggestion.

Les phénomènes dits autrefois magnétiques, dits plus tard braidiques ou hypnotiques, sont fonction du sommeil provoqué par suggestion.

L'observation m'a conduit à faire un pas de plus. J'ai établi définitivement que le sommeil provoqué n'est pas nécessaire pour obtenir les phénomènes dits hypnotiques ; que tous ces phénomènes, anesthésie, catalepsie, actes automatiques, obéissance passive, hallucinations, effets thérapeutiques, peuvent être obtenus chez certains à l'état de veille, sans manœuvre préalable, par la seule parole : que tous les sujets très suggestibles, hallucinables après sommeil provoqué préalable, le sont au même degré sans sommeil ; que ce qu'on avait attribué au magnétisme, à l'hypnotisme, au sommeil suggéré n'est autre chose qu'une propriété normale du cerveau humain, variable comme modalité et comme intensité suivant les sujets, la *suggestibilité*, c'est-à-dire l'aptitude du cerveau à recevoir une idée et à la transformer en acte.

La découverte de la suggestibilité aurait pu être faite sans être associée aux pratiques magnétiques ou hypnotiques ; les psychologues et les médecins auraient pu constater et étudier directement la suggestibilité de chacun, telle qu'elle existe, telle qu'elle peut être accrue par diverses influences, foi, émotion, sommeil, etc., telle qu'elle peut être incarnée dans diverses pratiques matérielles, friction, massage, électrisation, etc. La question eût été d'emblée dans le domaine de la psychologie pure, dans laquelle elle rentre ou est destinée à rentrer définitivement, après certaines divagations qui ne sont pas encore terminées. L'idée de suggestibilité ne serait plus associée à celle d'hys-

térie et même de sommeil provoqué et la doctrine de la
suggestion ne serait plus obscurcie par l'idée mystérieuse
et antiphysiologique qui s'attache encore aux mots magnétisme et hypnotisme.

———

CHAPITRE V

Dans ce chapitre qui n'a plus, suivant nous, qu'un intérêt historique, nous emploierons le mot hypnotisme dans le sens de sommeil provoqué avec suggestibilité, nous conformant encore aux errements universellement admis.

Nous avons défini ce qu'on appelle hypnotisme. Comment le produit-on ? Comment réalise-t-on artificiellement cet état psychique spécial qui, comme la plupart le pensent encore aujourd'hui, doit être provoqué pour augmenter la suggestibilité ? Les procédés employés varient à l'infini, avec chaque magnétiseur, avec chaque hypnotiseur, depuis Mesmer et le marquis de Puységur jusqu'à l'abbé Faria, Braid et Liébeault, traduisant pour chacun sa conception doctrinale individuelle sur la nature du phénomène.

Il est curieux de voir comment les manipulations bizarres et complexes qu'on croyait nécessaires autrefois pour obtenir l'hypnose se sont simplifiées peu à peu pour aboutir au procédé suggestif de l'école de Nancy.

Les anciens magnétiseurs, successeurs directs de Mesmer et de Puységur, convaincus de l'existence d'un fluide, s'évertuaient par des passes dites magnétiques à diriger ce fluide à travers l'organisme.

Voici, par exemple, le procédé de Deleuze, l'un des magnétiseurs les plus intelligents [1] :

« Après vous être recueilli, prenez les pouces du sujet entre vos deux doigts, de manière que l'extérieur de vos pouces touche l'intérieur des siens et fixez vos yeux sur lui. Vous resterez de deux à cinq minutes dans cette situation, jusqu'à ce que vous sentiez qu'il s'est établi une chaleur égale entre ses pouces et les vôtres. Cela fait, vous retirerez vos mains en les écartant à droite et à gauche, et les tournant de manière que la surface intérieure soit en dehors, vous les élèverez jusqu'à la hauteur de la tête : alors vous les poserez sur les deux épaules, vous les y laisserez environ une minute, et vous les ramènerez le long des bras jusqu'à l'extrémité des doigts en touchant légèrement. Vous recommencerez cette passe cinq ou six fois, en détournant vos mains et les éloignant un peu du corps pour remonter. Vous placerez ensuite vos mains au-dessus de la tête, vous les y tiendrez un moment, et vous les descendrez, en passant devant le visage à la distance d'un ou deux pouces jusqu'au creux de l'estomac. Là vous vous arrêterez environ deux minutes en posant les pouces sur le creux de l'estomac et les autres doigts au-dessous des côtes. Puis vous descendrez lentement le long du corps jusqu'aux genoux, ou mieux, si vous le pouvez, sans vous déranger, jusqu'au bout des pieds. Vous répéterez les mêmes procédés pendant la plus grande partie de la séance. Vous vous rapprocherez aussi quelquefois du malade, de manière à poser vos mains derrière ses épaules pour descendre lentement le long de l'épine du dos, et de là sur les hanches et le long des cuisses jusqu'aux genoux ou jusqu'aux pieds. Après les premières passes, vous pouvez vous dispenser de poser les mains sur la tête et faire les passes suivantes sur les bras, en commençant par les épaules, et sur le corps, en commençant par l'estomac. »

1. Deleuze. *Instruction pratique sur le Magnétisme animal.* Paris, 1825.

Teste a simplifié le procédé de la façon suivante[1].

Il se tient debout devant la personne, à une certaine distance, se recueille quelques minutes, lève sa main droite à la hauteur de son front et dirige lentement ses passes de haut en bas au-devant du visage, de la poitrine et du ventre ; seulement à chaque fois qu'il relève sa main il laisse tomber ses doigts, de manière que leur face dorsale regarde le magnétisé pendant son mouvement d'ascension et leur face palmaire pendant les passes.

« Ce procédé, ajoute l'auteur, est simple, trop simple peut-être : aussi ne conseillerai-je de l'employer què sur des sujets accoutumés déjà au magnétisme et susceptibles de s'endormir facilement. La méthode de Deleuze, avec de légères modifications que j'ai indiquées, est de beaucoup à préférer pour les premiers essais. »

Il magnétise aussi par la tête. Pour cela il fait d'abord quelques longues passes de haut en bas, dans la direction des bras au-devant du visage et suivant l'axe du corps ; puis il étend ses deux mains à quelques pouces du front et des régions pariétales, pendant quelques minutes. Il varie peu la position des mains, se contentant de les porter lentement à droite et à gauche, puis à l'occiput pour revenir ensuite au front où on les laisse jusqu'à ce que le sujet soit endormi. Alors il fait des passes sur les jambes et les genoux, pour attirer le fluide en bas, suivant l'expression des magnétiseurs.

Enfin, il magnétise au moyen du regard les somnambules déjà habitués, en engageant le sujet à le regarder le plus fixement qu'il pourra, tandis que de son côté, il fixe sans interruption les yeux sur les siens.

Teste entrevoyait la vraie formule, lorsqu'il ajoute : « Mais en définitive, tous les procédés réussissent, lorsqu'ils inspirent la confiance à ceux qui les emploient, et

1. Teste. *Le magnétisme animal appliqué*, etc. Paris, 1845, et *Manuel du magnétisme animal.* Paris, 1853.

lorsque ceux-ci sont bien pénétrés de leur pouvoir ». La vérité vraie eût été de dire « lorsque le sujet est pénétré de leur pouvoir. »

Le général Noizet procédait aussi par des passes[1]. Il touche les pouces du sujet avec les siens pendant quelque temps pour bien établir la communication entre les deux fluides. Il reporte ensuite les mains sur les épaules du magnétisé, les y laisse pendant quelques minutes et les redescend ensuite à une petite distance des bras et des cuisses jusqu'aux genoux. Il reprend ensuite les pouces et recommence plusieurs fois la même manœuvre. Il place après cela ses mains au-dessus de la tête de la personne, les redescend doucement jusqu'aux genoux et recommence plusieurs fois le même mouvement. Il peut ensuite les placer sur les côtés de manière que ses deux pouces viennent se joindre au creux de l'estomac, ou bien il les appuie sur les tempes, puis les fait redescendre, pour recommencer et ainsi de suite en variant de temps en temps les mouvements toujours de haut en bas. L'auteur ajoute : « Je suis persuadé que la seule condition nécessaire pour obtenir les effets dus au contact des fluides est d'agir avec volonté ferme et avec confiance, la nature des mouvements qu'on opère est assez indifférente à soi-même. »

Le Dr Esdaile de Calcutta employait, en 1846, le procédé suivant des magnétiseurs indous : « L'individu est étendu sur le dos dans une salle obscure ; le magnétiseur se place à la tête du lit et se penche sur le malade, de manière que son visage touche presque le sien. Une de ses mains est appliquée sur le creux épigastrique du patient, tandis que l'autre fait des passes sur sa figure et principalement sur ses yeux. En outre, il lui souffle doucement et fréquemment dans le nez, entre les lèvres et sur les globes oculaires. »

---

1. Noizet. *Mémoire sur le somnambulisme.* Paris, 1854.

Les passes et les manipulations plus ou moins simplifiées, variables avec chaque opérateur, ont persisté jusqu'à nos jours. Cependant, la formule vraie de l'hypnose était trouvée depuis 1814 par l'abbé Faria. Convaincu que l'imagination du sujet était tout, que le fluide n'était rien, l'abbé Faria hypnotisait par simple affirmation, par simple suggestion. Il faisait asseoir le sujet commodément, lui disait de penser au sommeil, de le regarder, il fixait lui-même de loin ses grands yeux sur lui, lui montrant le revers élevé de sa main, avançait de quelques pas, puis abaissait brusquement le bras devant lui en lui ordonnant avec autorité de dormir. Quelquefois, mais rarement, il marchait jusque vers lui, et lui appuyant le doigt sur le front, il répétait le commandement : « Dormez ». Trois fois au moins sur cinq, dit le général Noizet, « je l'ai vu réussir ainsi en moins d'une minute ».

A Faria appartient incontestablement le mérite d'avoir le premier établi la doctrine et la méthode de l'hypnose par suggestion et de l'avoir nettement dégagée des pratiques singulières et inutiles qui cachaient la vérité. Cependant l'abbé Faria ne fit pas école ; la vérité nue et simple ne pouvait s'imposer. De nos jours encore, on l'a bafoué du nom d'imposteur. Voici ce que disent de lui en 1881 Bourneville et Regnard[1]. « L'abbé Faria, qui mourut avec la plus belle réputation de charlatan qu'homme du monde ait jamais eue et surtout mieux méritée, pour augmenter le merveilleux de ses expériences et, partant, donner plus d'éclat à ses représentations, avait imaginé une méthode qui n'eut point d'imitateur et ne réussit guère qu'entre ses mains. »

Chose singulière ! La méthode de Faria eut pour imitateurs MM. Bourneville et Regnard eux-mêmes. Voici les procédés qu'ils signalent :

1. *Progrès médical*, 1881.

1º On tient les pouces du sujet dans ses doigts et on maintient son regard fixe sur lui. Au bout de deux ou trois minutes ses yeux rougissent, les larmes baignent ses paupières, souvent il ferme les yeux et tombe.

Si cet effet ne se produit pas, on laisse alors les mains du sujet et on lui applique les pouces sur les globes oculaires en refermant les paupières supérieures. Le sommeil est alors immédiat ;

2º La simple application des pouces sur les globes oculaires peut quelquefois provoquer l'hypnotisme sans fixation préalable ;

3º On peut combiner les deux méthodes : fixer les yeux de la malade en appliquant les pouces sur les sourcils, les autres doigts enserrant les tempes ;

4º On place entre ses yeux un corps quelconque (crayon, porte-plume en argent), et on lui dit de regarder fixement.

N'est-ce pas là, en somme, le procédé de Faria ? fixation de ses yeux sur ceux du sujet. La seule différence, c'est que Faria ajoutait le mot : Dormez.

« La volonté d'endormir est inutile, ajoutent MM. Bourneville et Regard, les passes sont inutiles. Quand on a déjà hypnotisé souvent un malade, on arrive à le faire bien plus vite et bien plus facilement. La seule idée qu'elle va être endormie fait qu'elle s'endort presque subitement. » C'est là doctrine même de l'abbé Faria ! C'est son procédé !

Ce procédé peut s'appeler : *l'hypnotisation par simple suggestion.*

L'idée de la suggestion a été certainement mieux conçue par l'abbé Faria que par Braid.

Voici la méthode du chirurgien anglais : « Prenez un objet brillant quelconque (porte-lancette, par exemple) entre le pouce, l'index et le médius de la main gauche, tenez-le à la distance de vingt-cinq à quarante-cinq centimètres des yeux, dans une position telle au-dessous du front, que le plus grand effort soit nécessaire du côté des yeux et des paupières pour que le sujet regarde fixement l'objet. Il faut faire comprendre au patient qu'il doit tenir constamment les yeux fixés sur l'objet et l'esprit uniquement attaché à l'idée de ce seul objet. Les pupilles se contracteront d'abord ; peu après elles commenceront à se dilater, et quand elles seront considérablement dilatées et subiront un mouvement d'oscillation, les doigts indicateur et médius de la main droite étendus et un peu séparés sont portés de l'objet vers les yeux ; souvent alors les paupières se ferment involontairement avec un mouvement vibratoire. S'il n'en est pas ainsi ou si le patient fait mouvoir les globes oculaires, demandez-lui de recommencer, lui faisant entendre qu'il doit laisser les paupières tomber quand de nouveau vous porterez les doigts vers les yeux, mais *que les globes oculaires doivent être maintenus dans la même position* et *l'esprit attaché à la seule idée de l'objet au-dessus des yeux*. Il arrivera en général que les yeux se fermeront avec un mouvement vibratoire. »

On voit que pour Braid il y avait deux choses : la concentration fixe de l'œil visuel amenant un phénomène physique ou physiologique : « la paralysie des muscles releveurs de la paupière supérieure, la paralysie des centres nerveux dans les yeux et leurs dépendances » et la concentration de l'œil mental, de l'attention sur un objet. Ce n'est pas la conception nette de la suggestion pure, telle que Faria l'avait formulée, telle que Liébeault devait la retrouver.

Aussi les successeurs de Braid, mal éclairés sur la doctrine suggestive de l'hypnotisme, continuèrent-ils à procéder empiriquement, soit par la fixation des yeux, soit par des passes.

Voici le procédé de M. Ch. Richet[1] :

« Je prends chacun des pouces du sujet dans une main

---

[1]. Charles Richet. *L'homme et l'intelligence.* Paris, 1884.

et je les serre fortement, mais d'une manière assez uniforme. Je prolonge cette manœuvre pendant trois à quatre
minutes ; en général les personnes nerveuses ressentent
déjà une certaine pesanteur dans le bras, aux coudes et
surtout aux poignets. Puis je fais des passes, en portant les
mains étendues sur la tête, le front, les épaules, mais surtout les paupières. Les passes consistent à faire des mouvements uniformes de haut en bas, au-devant des yeux, comme
si en abaissant les mains on pouvait faire fermer les paupières. Au début de mes tentatives, je pensais qu'il était
nécessaire de faire fixer un objet quelconque par le patient,
mais il m'a semblé que c'était là une complication inutile.
La fixation du regard a peut-être quelque influence, mais
elle n'est pas indispensable. »

A la Salpêtrière, la conception de l'hypnose se modifie.
C'est une névrose qu'on ne produit que chez les hystériques, névrose à trois phases : léthargie, catalepsie, somnambulisme ; ces trois états différents peuvent s'obtenir
d'emblée, l'un ou l'autre, suivant les sujets, par fixation du
regard. La léthargie se transforme en catalepsie par l'ouverture des yeux des sujets ; la catalepsie redevient léthargie
par l'occlusion des yeux ou l'obscurité. Les deux se transforment en somnambulisme par friction légère du vertex
du sujet, et le somnambulisme devient de nouveau léthargie
par compression légère des globes oculaires. L'état de
léthargie est rebelle aux suggestions.

Une impression sensorielle intense et soudaine, telle que
le bruit subit et inattendu du tamtam, l'explosion d'un
paquet de fulmi-coton par une étincelle électrique peut
aussi provoquer la catalepsie.

Au lieu d'une impression vive et brusque, on a aussi produit l'hypnose par une impression sensorielle faible, monotone, prolongée, telle que le tic tac d'une montre : on l'a
produite même par l'attouchement de certaines régions du
corps, dites zones hypnogènes.

Tous ces procédés si variables, si bizarres, les uns simples, les autres complexes, n'ont absolument rien de commun, ni comme manipulation, ni comme excitation sensorielle. Chose singulière! La même impression brusque, lumineuse, auditive, ou la même impression lente et monotone ou les mêmes passes, ont pu *fortuitement* affecter souvent les sujets hypnotisables, sans déterminer l'hypnose : elles ne l'ont produite que lorsqu'elles étaient *spécialement* faites dans ce but. Tout peut réussir chez un sujet, pourvu qu'il soit prévenu. C'est qu'un seul élément intervient en réalité dans tous ces procédés divers : c'est la suggestion. Le sujet s'endort (ou est hypnotisé) lorsqu'il sait qu'il doit dormir, lorsqu'il a une sensation qui l'invite au sommeil. C'est sa propre foi, son impressionnabilité psychique qui l'endort. Cette vérité a été nettement établie par l'abbé Faria et surtout par le Dr Liébeault.

Le médecin de Nancy, revenant à la simple méthode de Faria, hypnotise par suggestion verbale. Voici comment il expose son *modus faciendi*[1].

« Pendant que le sujet immobilise ses yeux sur ceux de l'opérateur, il isole ses sens des impressions extérieures et mêmes intérieures ; on lui affirme de ne songer qu'à dormir et à guérir ; on lui annonce les phénomènes initiaux du sommeil, engourdissement du corps, besoin de dormir, lourdeur des paupières, insensibilité. Quand on aperçoit que les paupières clignottent, s'alourdissent, que l'œil prend un aspect étonné, que la pupille oscille ou se dilate, on dit : « Dormez ». Et si les paupières ne se ferment pas, on répète plusieurs fois la même série d'affirmations ; puis les pouces placés de chaque côté des yeux sont appliqués sur les paupières abaissées, pendant qu'on continue la suggestion. Si au bout d'une minute, rien ne se manifeste, on remet la chose au lendemain. M. Liébeault fait assister le

1. Liébeault. *Le sommeil provoqué.* Paris, 1889.

sujet préalablement à d'autres hypnotisations pour ajouter l'influence de l'imitation à celle de la parole. Pour Liébeault, comme pour Faria, la suggestion, c'est-à-dire l'idée introduite dans le cerveau, est, on le voit, la clef de l'hypnose.

Sans doute, Braid a pu endormir des sujets par la fixation d'un objet brillant, sans les prévenir qu'ils allaient dormir. Mais la fatigue des paupières est une sensation qui, chez certains, donne au sensorium l'idée du sommeil. C'est la sensation qui suggère l'hypnose. Certains, très impressionnables, ne peuvent fixer un objet quelconque, sans sentir les yeux se fermer, et chez eux il suffit de fermer les yeux et de les tenir clos quelques instants pour provoquer un sommeil profond. L'occlusion des yeux, l'absence d'impression visuelle, l'obscurité, concentrent l'esprit sur lui-même, l'empêchent de se distraire au dehors, créent l'image du sommeil ; c'est une invite au sommeil. C'est une sensation qui réveille par habitude ou par action réflexe tous les autres phénomènes du sommeil.

Mais la plupart des personnes peuvent fixer indéfiniment un objet brillant : l'hypnose ne vient pas. J'ai maintes fois essayé ce procédé chez des sujets nouveaux, sans rien obtenir au bout de dix minutes ou plus. Et alors, en quelques secondes, par suggestion verbale, quelquefois au simple mot : Dormez ! l'hypnose est là plus ou moins profonde.

Les passes, les attouchements, les excitations sensorielles ne réussissent, je le répète, que lorsqu'elles sont associées à l'idée donnée au sujet, ou devinée par lui qu'il doit dormir. Les prétendues zones hypnogènes n'existent pas en dehors de la suggestion. On peut les créer artificiellement chez tout sujet habitué à l'hypnose : Je touche un point quelconque de son corps et il s'endort : ou bien je crée certains points déterminés dont seuls l'attouchement l'endort ; j'en crée d'autres dont l'attouchement le réveille.

Tout est, je le répète, dans la suggestion. Les passes, la fixation des yeux ou d'un objet brillant, l'attouchement ne sont nullement nécessaires, la parole seule suffit.

Les gestes ne sont utiles que pour renforcer la suggestion, en l'incarnant dans une pratique matérielle propre à concentrer l'attention du sujet.

Tous ces procédés se réduisent donc en réalité à un seul : la suggestion. Impressionner le sujet et faire pénétrer l'idée du sommeil dans son cerveau, tel est le problème.

L'expérience apprend que le moyen le plus simple et le meilleur pour impressionner le sujet est la parole. Certains et ils ne sont pas rares, sont si faciles à impressionner, qu'un simple mot suffit à provoquer chacun des phénomènes de l'hypnose avec ou sans sommeil. Comme nous l'avons dit antérieurement, sans les endormir, par simple affirmation, je produis chez eux de la catalepsie, de l'analgésie, des hallucinations. Ce sont là des suggestibles, des somnambules, sans artifice de préparation. Chez eux, toute idée déposée dans le cerveau se traduit immédiatement en acte. L'assimilation de l'idée et sa transformation en sensation, mouvement, image, etc., sont si instantanées que l'initiative cérébrale n'a pas le temps d'intervenir pour les empêcher.

Chez la plupart l'impressionnabilité est moindre : l'hypnose ou état de suggestion ne s'obtient qu'en renforçant l'impression par une parole répétée avec insinuation ou force, aidée de certains moyens destinés à capter l'esprit.

Il est bon, si on veut obtenir le sommeil, que la personne à hypnotiser en ait vu d'autres hypnotisées devant elle ; il est bon qu'elle ait vécu pendant quelques jours dans une atmosphère suggestive, qu'elle se soit ainsi pénétrée de l'idée que tout le monde est suggestible, qu'elle ait vu les phénomènes de catalepsie, d'analgésie, d'obéissance passive, de guérison. A ceux qui sont craintifs, il est bon d'épargner le spectacle d'hallucinations ou autres phénomènes émotifs avant qu'on n'ait déjà opéré sur eux-mêmes, car il importe en général d'éloigner de l'esprit tout ce qui peut l'effrayer, le troubler et provoquer une certaine résistance. Ils ne doivent avoir vu que les effets bienfaisants de ce qu'on appelle l'hypnotisme. Quand j'ai affaire à un pusillanime ou à une personne prévenue contre l'hypnotisme, j'attends en général sans la violenter ; je lui insinue simplement que la suggestion lui serait utile, je lui montre des effets heureux et j'attends qu'elle me les demande elle-même. On trouve en ville beaucoup de personnes terrorisées par des médecins incompétents, sur les dangers de l'hypnotisme ; dans les hôpitaux, on trouve des malades défiants qui se figurent qu'on veut en faire des sujets d'expérience. On se heurte alors à quelque résistance. La personne qu'on a l'intention de suggestionner doit être, si possible, dans un milieu dévoué et confiant en l'opérateur. Alors, en peu de temps, le terrain est préparé : le sujet se livre sans arrière-pensée.

L'hypnose est en général facile : le sujet est couché ou commodément assis sur un fauteuil, je le laisse se recueillir quelques instants, tout en disant que je vais l'endormir très facilement d'un sommeil doux, calme comme le sommeil naturel. J'approche une main doucement de ses yeux et je dis : « Dormez ». Quelques-uns ferment les yeux instantanément et sont pris. D'autres sans fermer les yeux, sont pris, le regard fixe et avec tous les phénomènes de l'hypnose. D'autres présentent quelques clignements de paupières ; les yeux s'ouvrent et se ferment alternativement. En général je ne les laisse pas longtemps ouverts. S'ils ne se ferment pas spontanément, je les maintiens clos quelque temps et si je surprends quelque résistance, j'ajoute : « Laissez-vous aller ; vos paupières sont lourdes, vos membres s'engourdissent, le sommeil vient. Dormez. » Il est rare qu'une ou deux minutes se passent sans que l'hypnose soit arrivée. Quelques-uns restent d'emblée immobiles et inertes ; d'autres cherchent à se ressaisir, rouvrent les yeux, se réveillent à chaque instant : j'insiste, je maintiens les paupières closes, je dis : « Continuez à dormir. »

Dans la pratique hospitalière où l'imitation joue un rôle considérale, où l'autorité du médecin est plus grande, où les sujets plus dociles, moins raffinés, sont plus aisés à être impressionnés, cela se passe le plus souvent ainsi.

Un assez grand nombre de nos sujets tombent ainsi dans un sommeil profond avec amnésie au réveil.

D'autres, moins bien préparés, moins dociles, surtout dans la clientèle de la ville, se laissent aller plus difficilement. L'hypnose étant moins profonde, ils n'ont pas conscience qu'ils sont influencés. L'opérateur surprend dans l'attitude du sujet une certaine inquiétude ; quelquefois le sujet dit qu'il ne dort pas, qu'il ne peut dormir. J'insiste, je lui dis : « Je sais que vous m'entendez. Vous devez m'entendre : vous pouvez être influencé, tout en m'entendant. Le sommeil n'est pas nécessaire. Ne parlez pas. Tenez les yeux clos. Écoutez bien, etc. » Je tâche ainsi de capter son esprit soit par insinuation douce, soit par autorité, suivant l'individualité psychique du sujet. Et je lève doucement son bras en l'air. J'obtiens souvent alors, même quand le sujet ne croit pas être influencé, une catalepsie suggestive plus ou moins irrésistible, parfois des mouvements automatiques, puis de la contracture. J'arrive à un degré plus ou moins avancé de l'influence, sans sommeil proprement dit, ou du moins sans que le sujet ait conscience du sommeil. Quelquefois dans la même séance, j'arrive graduellement chez lui à réaliser toute la série des phénomènes ; chez certains qui paraissent récalcitrants, il m'est arrivé d'obtenir ainsi par suggestion l'amnésie au réveil. D'autres ne franchissent pas les premiers degrés dans la première séance ; dans les suivantes, ils peuvent arriver à l'hypnose complète, mais tous n'y arrivent pas.

L'opérateur doit avoir une assurance calme et froide. S'il hésite ou a l'air d'hésiter, le sujet peut suivre cette hésitation et en subir l'influence contre-suggestive ; il ne s'endort pas ou se réveille. Si l'opérateur a l'air de se donner beaucoup de peine, s'il sue sang et eau pour endormir son sujet, celui-ci peut se pénétrer de l'idée qu'il est difficile à hypnotiser ; plus on s'acharne après lui, moins il se sent influencé. Calme, assurance, simplicité dans le procédé, voilà ce qui réussit le mieux.

Quelques opérateurs, qui n'ont pas encore l'expérience suffisante, se laissent influencer par des signes de conscience que présente le sujet, tels que rire, geste, ouverture des yeux, paroles prononcées ; ils le croient réfractaire parce qu'il rit ou manifeste. Ils oublient que l'hypnotisé est un être conscient qui entend, se rend compte et subit toutes les impressions du milieu qui l'entoure, je montre tous les jours à mes élèves des hypnotisés qui rient quand on dit quelque chose qui prête à rire ; il en est qui ressemblent à s'y méprendre à des simulateurs, que des observateurs non expérimentés prennent pour des complaisants. Et cependant je montre que les mêmes sujets peuvent être analgésiques, hallucinables, amnésiques au réveil.

La plupart des hypnotisés toutefois, quand on ne les sort pas de leur torpeur, restent inertes, impassibles, le masque sérieux, le front plissé avec une expression caractéristique ; mais la conscience survit toujours sous ce masque inerte. Chez quelques-uns cependant qui prennent dès le début la chose en riant et qui résistent, j'interviens avec brusquerie, je prononce des paroles sévères, je les impressionne avec autorité ; je réprime ainsi leur velléité de gouaillerie et de résistance, et souvent j'obtiens l'effet.

Il en est aussi qui, tout en se laissant aller, ne savent

réaliser qu'un engourdissement douteux qui ne les satisfait pas. J'arrive parfois à transformer cet état en sommeil profond, en disant au sujet : « Je vous laisse vous rendormir seul. Gardez les yeux fermés. Le sommeil va venir. » Et je le laisse. Au bout d'un certain temps, un quart d'heure par exemple, je retourne à lui et je dis : « Continuez à dormir. » Quelquefois je constate alors que la catalepsie existe, que les phénomènes de l'hypnose sont bien accentués, même avec amnésie au réveil chez quelques-uns. A la séance suivante, j'obtiens souvent l'hypnose profonde en quelques secondes.

Voilà dans ses grands traits quel était autrefois notre procédé d'hypnotisation quand nous pensions qu'il était utile d'obtenir le sommeil. Chaque opérateur arrivera, par habitude, à varier les procédés et à les adapter à l'individualité psychique de chacun. L'insinuation douce convient mieux pour les uns, la brusquerie pour les autres. L'occlusion des yeux, quelques frictions sur les globes oculaires, l'exhortation prolongée, continue, grisant et berçant graduellement, chez ceux-ci l'affirmation sur un ton d'autorité sans réplique, chez ceux-là une suggestion matérielle telle que chaleur, engourdissement, concentrant l'attention sur une sensation et captivant le sensorium pour l'empêcher de se diffuser sur d'autres objets, tout cela n'est pas susceptible de règle fixe. Chaque opérateur arrivera par habitude à se faire son *modus faciendi.*

Un mot sur le réveil des hypnotisés. Il se fait de la façon la plus simple du monde par suggestion. Je dis ordinairement : « C'est fini ! Réveillez-vous ! » La plupart se réveillent. Quelques-uns paraissent avoir de la peine à le faire, au moins dans les premières séances. Ils semblent ne pas entendre. Ils n'ont pas assez d'initiative pour sortir spontanément de l'état hypnotique. J'accentue, je dis : « Vos yeux s'ouvrent ! Vous êtes réveillé ! » Ou bien renforçant la suggestion par une pratique matérielle, je dis aux assistants, en montrant un point arbitraire de la tête ou du corps : « Il suffit que je touche ce point pour qu'immédiatement les yeux s'ouvrent. » Ce moyen n'échoue presque jamais : je touche ou je presse quelque peu cette région pour que le réveil se fasse. Je n'emploie jamais ni frictions, ni insufflation sur les yeux. Le réveil est on ne peut plus facile, quand on est bien pénétré de cette vérité que tout est dans la suggestion.

Donato me racontait un jour qu'il ne pouvait s'expliquer ce fait : des sujets hypnotisés par lui, dans les séances publiques, étaient repris en sous-œuvre par certaines personnes. Or, il arrivait parfois qu'un de ces sujets, après avoir été par elles facilement hypnotisé, cataleptisé, halluciné de toutes façons, ne pouvait plus être réveillé par l'assistance. Insufflation, flagellation, aspersion d'eau froide, rien ne réussit. On appelle Donato, qui souffle simplement sur le visage de l'hypnotisé. Instantanément le réveil a lieu ! Est-ce là une vertu particulière au magnétiseur ? J'ai expliqué à Donato qui a saisi facilement mon explication, le mécanisme du phénomène. La personne inexpérimentée veut réveiller le sujet : celui-ci ne se réveille pas tout de suite. L'opérateur s'inquiète et témoigne son inquiétude ; il frictionne, souffle, ouvre les yeux du sujet, s'acharne après lui. Celui-ci, témoin muet des efforts et des inquiétudes de l'entourage, se confirme de plus en plus dans l'idée que son réveil est difficile, jusqu'à ce qu'arrive l'homme dans lequel il a confiance ou qui agit simplement, avec assurance.

J'ai vu à Nancy un sujet hypnotisé par un magnétiseur de passage et qui tombait parfois dans des accès d'hypnotisme spontané. Il restait des heures sans qu'on pût le réveiller. Un jour, un de mes anciens chefs de clinique, expert en la matière, est appelé pour le réveiller. Il affirme au sujet qu'il va se réveiller dans une minute, par l'attou-

.chement d'un certain point du crâne. Au bout de ce temps, les yeux s'ouvraient en effet.

Ce n'est pas toujours l'ordre de se réveiller qui suffit; c'est l'affirmation calme et sûre d'elle-même que le sujet va se réveiller. Si j'insiste sur ce fait, c'est pour bien montrer combien nous avons raison de dire que *tout est dans la suggestion*.

Aujourd'hui, quand je fais la suggestion verbale dans un but thérapeutique, je m'inquiète peu de savoir si le sujet dort ou ne dort pas. J'applique d'ordinaire ma main sur son front, je tiens ses paupières closes, souvent par habitude je l'engage à dormir, s'il peut, mais en lui disant que s'il ne peut pas dormir, la suggestion sera tout aussi efficace à l'état de veille.

CHAPITRE VI

L'état hypnotique, ou comme je préfère dire, l'état de
suggestion ainsi obtenu, se traduit par des phénomènes divers que nous avons déjà énumérés brièvement. A l'état
d'hypnose profonde ou complète, le sujet est immobile en
résolution, avec l'apparence du dormeur. En général il
reste inerte, tant qu'on ne le sort pas de son inertie. On
peut produire chez lui : 1° des suggestions de mobilité :
catalepsie, mouvements automatiques, paralysies, actes moteurs divers ; 2° des suggestions de sensibilité cutanée,
anesthésie, analgésie, hyperesthésie ; des illusions de la
sensibilité tactile (froid, chaud, etc.) ; 3° des suggestions
de sensibilités sensorielles (surdité, cécité, anosmie, etc.) ;
on peut créer des images sensorielles (hallucinations de la
vue, de l'ouïe, du goût, de l'odorat, du tact) ; on peut modifier les sensations internes cérébrales et viscérales (changements de personnalité, nausées, etc.) ; 4° des suggestions
d'actes (obéissance passive, vols, assassinat, etc.) ; 5° des
suggestions posthypnotiques ; on peut suggérer des illusions, des hallucinations, des actes destinés à se réaliser
un temps plus ou moins long après le réveil.

Le sujet revenu à l'état normal a quelquefois perdu le

souvenir de ce qui s'est passé : c'est l'amnésie. Tels sont en quelques mots les principaux phénomènes dont est susceptible l'hypnotisé ou le suggestionné à l'état de veille.

Mais tous ces phénomènes ne se réalisent pas chez tous. La suggestibilité comporte des degrés et des modes différents, aussi nombreux que les sujets eux-mêmes. Il importe pour la description et la conception des états hypnotiques d'adopter une classification en degrés. Classification schématique, il faut le dire, qui ne comporte pas de rigueur absolue, chaque sujet étant une individualité suggestive ! Les degrés établis ne se rapportent qu'à la majorité des cas et ne peuvent avoir la prétention de donner aux faits une systématisation qui ne serait pas l'expression exacte de la vérité.

M. Liébeault adopte la classification suivante, basée, dit-il, sur ce qu'il y a de plus irréductible dans les états passifs hypnotiques, l'impuissance à faire effort.

Il établit deux sortes de sommeils : le sommeil léger et le sommeil profond ou somnambulique.

Le sommeil léger comporte quatre degrés :

1er degré. Somnolence : caractérisé par de la torpeur, de l'assoupissement, de la pesanteur de tête, de la difficulté à soulever les paupières. En 1886, 6,06 pour 100 ont présenté ces signes.

2e degré. Sommeil léger : caractérisé en outre par un commencement de catalepsie. Les sujets peuvent encore modifier l'attitude de leurs membres, si on les défie : 17,48 pour 100 étaient à ce degré.

3e degré. Sommeil léger plus profond : engourdissement, catalepsie, aptitude à exécuter des mouvements automatiques ; le sujet n'a plus assez de volonté pour arrêter l'automatisme rotatoire suggéré : 35,89 pour 100 de sujets.

4e degré. Sommeil léger intermédiaire : outre la catalepsie, l'automatisme rotatoire, les sujets ne peuvent porter leur attention que sur l'hypnotiseur et n'ont gardé le souvenir au réveil que de ce qui s'est passé entre eux et lui. 7,22 pour 100.

Le sommeil profond ou somnambulique a deux degrés :

1° Le sommeil somnambulique ordinaire caractérisé par l'amnésie complète au réveil et l'hallucinabilité pendant le sommeil ; les hallucinations s'effacent au réveil. Les sujets sont soumis à la volonté de l'hypnotiseur, 24,94 pour 100 ;

2° Le sommeil somnambulique profond caractérisé par l'amnésie au réveil, l'hallucinabilité hypnotique et post-hypnotique ; soumission absolue à l'hypnotiseur, 4,66 pour 100.

Je n'ai pas observé, comme M. Liébeault, le rapport exclusif entre l'hypnotiseur et l'hypnotisé dans le sommeil profond (à partir du 4° degré). Presque tous mes somnambules se mettent très facilement en rapport avec tout le monde, répondent à tous ceux qui leur parlent et sont suggestibles par tous, à moins qu'ils n'aient l'idée préconçue qu'ils ne doivent être en relation qu'avec l'hypnotiseur seul. Il y a là sans doute une question d'éducation du sujet. S'il est dans un milieu où l'opérateur seul a l'habitude de parler avec ses hypnotisés et de les traiter, il se suggère, d'accord avec ce qu'il a vu, qu'il ne voit et n'entend que l'hypnotiseur. S'il est hypnotisé dans un milieu où les somnambules sont en rapport avec l'assistance, il se laissera lui-même être accessible à tous pendant son sommeil. S'il est hypnotisé seul et sans que l'imitation puisse jouer un rôle suggestif, il agira suivant sa conception individuelle ; le plus souvent il sera en relation avec tous ceux qui sauront s'imposer à lui et son attention n'appartiendra pas exclusivement à son hypnotiseur.

J'ai proposé la classification suivante :

1re *classe*. — Souvenir conservé au réveil. Elle comprend les degrés suivants :

1er degré. Torpeur, somnolence, ou sensations diverses, telles que chaleur, engourdissement par suggestion ; 2e, impossibilité d'ouvrir les yeux spontanément ; 3°, catalepsie suggestive, avec possibilité de la rompre ; 4°, catalepsie irrésistible avec impossibilité pour le sujet de la rompre ; 5°, contracture involontaire suggestive (à ce degré ordinairement analgésie suggestive) ; 6°, obéissance automatique.

2° *classe*. — Amnésie au réveil. Elle comprend les degrés suivants :

7° degré. Amnésie au réveil : absence d'hallucinabilité ; 8°, hallucinabilité pendant le sommeil ; 9°, hallucinabilité pendant le sommeil et posthypnotique.

Chacun de ces degrés comporte les symptômes des degrés précédents. L'hallucinable avec amnésie au réveil est en général susceptible de catalepsie, d'analgésie, de contracture, d'obéissance automatique.

Ces degrés d'ailleurs, je le répète, sont purement artificiels, ce sont des points de repère pour la description. Mais ce serait une erreur de croire que chaque sujet rentre forcément dans une de ces classes. L'état psychique qui commande pour chacun tous ces phénomènes est infiniment variable : tout est individuel. Les phénomènes psychologiques ne se prêtent pas, comme ceux de la physique ou de la chimie, à des systématisations rigoureuses. Tel sujet, par exemple, est hallucinable et cependant il n'a pas l'amnésie au réveil. Tel autre est amnésique au réveil et cependant il n'est pas hallucinable. Il en est qui ne sont pas cataleptisables et qui cependant sont hallucinables et amnésiques. Pour bien expliquer ma pensée, je ne puis que répéter ce que j'ai dit : il n'y a pas d'état hypnotique spécial : il n'y a que des suggestibilités diverses que nous provoquons, que nous démontrons : suggestibilités intéressant les diverses fonctions motrices, sensitives, sensorielles, idéales, passionnelles, accomplissement d'actes ; chaque sujet présente à l'égard de chacune de ces fonctions une impressionnabilité spéciale.

M. Liébeault, comme nous l'avons vu, appelle somnambulisme le sommeil avec amnésie au réveil et hallucinabilité. Si on se reporte à la description du somnambulisme naturel, on sait qu'on appelle ainsi les dormeurs ambulants c'est-à-dire qui se lèvent, marchent, agissent, qui ont des rêves animés. Le plus souvent il y a oubli au réveil. Mais, comme Lélut déjà l'a fait remarquer, ce n'est pas là un phénomène constant. La seule caractéristique du somnambulisme naturel, c'est l'hallucinabilité active ou rêve en action ; nous appellerons aussi somnambulisme artificiel, l'état de suggestibilité provoquée dans lequel il y a des hallucinations actives, qu'il y ait ou qu'il n'y ait pas amnésie au réveil.

Étudions maintenant les diverses manifestations de l'hypnose. Voici un sujet ; je lui suggère de dormir. Immédiatement ses yeux se ferment ; vous voyez ses paupières agitées d'un frémissement vibratoire continu. Ce phénomène est fréquent, mais non constant. Si j'entr'ouvre ses paupières, je vois ses globes oculaires remontés sous la paupière supérieure ; ce fait se présente chez certains, tandis que chez d'autres, les yeux conservent leur situation normale. La face est assez inerte, l'aspect un peu sérieux, le front plissé entre les sourcils ; cette expression est commune chez les hypnotisés. Avec une certaine habitude, on reconnaîtra souvent à ce masque que le sujet est pris. La respiration est régulière et calme, le pouls est normal. Lorsque vous constaterez chez une personne hypnotisée pour la première fois, une respiration anxieuse ou haletante, un pouls accéléré, une face injectée et des secousses musculaires ou du tremblement, soyez assuré que ces phénomènes n'appartiennent pas au fait même de l'hypnose, mais à l'émotion du sujet impressionné par l'expérience.

Chez les névropathes, chez les hystériques, des manifestations nerveuses peuvent résulter de cette émotion : spasmes, strangulation, oppression, crises d'hystérie grandes et petites. Tout cela disparaît, si on calme et rassure le patient, si on procède par suggestion douce; et dès la seconde ou troisième séance, l'hypnose a lieu sans concomitance de phénomènes étrangers d'origine émotive, qu'on lui a attribués à tort et qui ne lui appartiennent pas.

Voilà le sujet calme, inerte, absolument semblable à un dormeur naturel; je lève rapidement ses bras et ses jambes, ils retombent inertes. Cet homme n'a rien de léthargique.

En le voyant ainsi impassible, sans mouvement, sans expression, l'aspect indifférent à ce qui se passe autour de lui, à ce que je dis, on pourrait croire qu'il est inconscient, qu'il est dans un état semblable au coma, que ses sens sont fermés à toute impression.

Cette fausse idée d'inconscience pendant l'état dit léthargique existe encore chez beaucoup d'observateurs; elle a été la source de toutes les erreurs qui ont été commises. Le sujet est en réalité conscient : il l'est à toutes les périodes, à tous les degrés de l'hypnose; il entend ce que je dis; son attention peut être dirigée sur tous les objets du monde extérieur. L'inconscience hypnotique, le coma hypnotique n'existent pas. A son réveil il ne se souviendra de rien ; mais je pourrai, comme je le dirai tout à l'heure, évoquer le souvenir de tout ce qui s'est passé en lui, et autour de lui, alors que rien dans son masque ne trahissait son activité psychique.

Voyez cet homme en apparence inconscient. Je lui dis : « Donnez-moi la main ». Il est possible qu'à la première réquisition il reste immobile. Mais si j'ajoute : « Vous pouvez remuer votre bras, donnez-moi la main », il me la donne. Je puis le faire parler. Quelques-uns répondent tout de suite, dès la première demande. D'autres ne répondent pas, n'ayant pas assez d'initiative cérébrale pour mettre en activité les muscles qui réalisent la parole. Il en est aussi qui n'ont pas l'attention dirigée sur moi, absorbés par une idée personnelle ou par une concentration de l'esprit, difficile à définir : ils ne paraissent pas m'entendre. Alors il suffit que je repète la question plusieurs fois pour qu'ils me répondent. S'ils ne le peuvent, je renforce la suggestion en l'incarnant dans une pratique matérielle. Je touche un point quelconque de la tête ou du corps (il n'est pas nécessaire que ce soit la troisième circonvolution frontale gauche) et je dis : « Si je touche ce point, vous pouvez parler en dormant ». Immédiatement le sujet me répond : « Dormez-vous ? » — « Oui. » — « Êtes-vous bien ? » — « Oui. » Souvent ce sont des réponses brèves ; une syllabe, un mot rapidement prononcé : oui, non. D'autres parlent d'emblée avec volubilité, comme à l'état de veille.

Ainsi, tous les sujets hypnotisés, c'est-à-dire en apparence de sommeil, peuvent être tirés de leur inertie apparente et manifester leur état de conscience, par parole ou par geste. Je n'ai rencontré sur des milliers d'hypnotisation qu'une seule personne, qui étant endormie, tout d'un coup, après une respiration haletante et irrégulière, cessait d'être en rapport avec moi : j'eus beau la secouer, l'interroger, elle restait inerte, et je dus attendre son réveil spontané qui n'eut lieu qu'au bout d'une demi-heure. C'était une dame sujette à des crises de sommeil hystérique : les premières séances ramenaient par une sorte d'auto-suggestion émotive ces crises habituelles ; ce n'était pas de l'hypnose, c'était de l'hystérie. Dans les séances suivantes, j'arrivai par suggestion à neutraliser l'émotion, et à prévenir ces accès, si bien qu'elle resta dès lors toujours en relation avec moi pendant l'hypnose.

Cet état de conscience persistant pendant le sommeil ou l'apparence du sommeil hypnotique constitue-t-il un caractère différentiel d'avec le sommeil spontané ? Nullement. On peut arriver parfois à fixer l'attention d'un dormeur ordinaire sans le réveiller, et alors on peut lui parler et obtenir des réponses. La mère en rentrant le soir, trouve son enfant endormi, lui parle, lui demande : veux-tu boire ?

Souvent l'enfant répond. Il boit les yeux fermés ! Il ne se souvient de rien à son réveil. Il m'arrive souvent, à l'exemple du général Noizet et de M. Liébeault, de prendre un malade en sommeil naturel, et qui n'a jamais été hypnotisé ; je lui parle en lui suggérant de continuer à dormir. Quelquefois il se réveille ; mais d'autrefois il reste endormi, les yeux clos et me répond : j'obtiens alors chez lui tous les phénomènes que j'obtiens chez les hypnotisés.

Un de mes sujets me racontait qu'il avait l'habitude de coucher avec son frère, et que souvent celui-ci l'interrogeait pendant son sommeil et obtenait de lui des réponses ; si bien que son frère en profitait pour lui extorquer des secrets qu'il ne lui aurait pas dits à l'état de veille et qu'il ne se rappelait pas à son réveil lui avoir dits.

J'ai fait souvent l'expérience suivante, devant des sujets endormis du sommeil naturel. Je raconte à haute voix à un autre sujet hypnotisé qu'une scène fictive s'est passée la veille dans la salle : un malade ivre s'est disputé avec l'infirmier ; une lutte sanglante s'en est suivie, etc. A son réveil l'hypnotisé croit que c'est arrivé ; c'est ce que je décrirai plus tard sous le nom d'hallucination rétroactive. Or si je réveille les dormeurs naturels, et si je leur demande ce qui s'est passé la veille, il en est parmi eux qui me racontent la scène dans tous les détails : eux aussi croient que c'est arrivé. Ils ont entendu, sans en avoir l'air et sans le savoir, ce que j'ai dit à l'hypnotisé et l'idée introduite dans leur cerveau est devenue au souvenir sensoriel illusoire.

Le Dr Kennedy (de Dublin) rapporte, d'après Hack Tuke, le fait suivant :

« Un jour que j'étais parti de Dublin par le dernier train pour aller à Kingstow examiner un cas urgent, je dus revenir sur la machine. C'était par une nuit d'orage et de tempête. Un grain de charbon brûlant m'entra dans l'œil. En arrivant à Dublin au point du jour, je me rendis immé-

diatement chez notre meilleur oculiste, Sir William Wilde ;
je réussis à pénétrer chez lui, même jusqu'à sa chambre à
coucher. Je trouvai Sir William Wilde profondément endormi, et je ne pus réussir à le réveiller : cris, secousses,
appels, furent également inutiles. Il restait sourd, et j'allais partir désespéré, quuand j'eus l'idée de l'atteindre dans
sa passion dominante, autrement dit de l'éveiller en touchant à l'idée qui préoccupait le plus son esprit. Je mis
donc la bouche tout près de son oreille et je dis à voix
basse : « Wilde, j'ai dans l'œil un corps étranger : prenez
votre instrument pour me l'ôter, je souffre cruellement ».
L'effet fut instantané ! Il sauta sur ses pieds, me prit le
flambeau des mains, saisit l'instrument que je lui tendais,
me fit asseoir sur une chaise, écarta les paupières, découvrit le grain de charbon et me l'enleva immédiatement, me
rendant le plus heureux des hommes. Nous nous quit-
tâmes fort satisfaits l'un de l'autre. Il me parut avoir opéré
d'une façon automatique, quoique momentanément éveillé,
et il sembla se rendormir immédiatement. »

Ces exemples prouvent que le dormeur naturel, comme
le dormeur artificiel peut donner des signes de conscience
et sortir de sa torpeur, sous l'influence de la suggestion.

L'apparence du sommeil n'existe pas chez tous les hypnotisés, même chez ceux qui ont l'amnésie au réveil et croient
avoir dormi : j'en ai rencontré qui restent les yeux ouverts,
fixes, étonnés ; il faut savoir qu'ils sont pris, pour ne pas
s'exposer à méconnaître chez eux l'état hypnotique. On
peut les cataleptiser, les halluciner sans souvenir au réveil.
Ils ne peuvent quelquefois pas fermer les yeux spontanément et on les croirait volontiers rebelles à l'hypnose, si
on attendait l'occlusion spontanée des paupières. D'autres,
les yeux clos, conservent l'air éveillé ; ils parlent, gesticulent, se grattent, toussent, prennent part aux conversations, rient et ne ressemblent à rien moins qu'à des dormeurs ; et cela spontanément, sans qu'on ait fait appel à

leur activité. Ils ne dorment peut-être pas physiologiquement, mais ils ont l'illusion du sommeil suggéré, très suggestibles, cataleptisables, hallucinables avec perte de souvenir au réveil.

C'est parce que beaucoup de médecins non suffisamment expérimentés attendent les phénomènes dits somatiques de l'hypnose, la résolution, l'immobilité, l'aspect du sommeil parfait, c'est parce que le moindre signe de conscience ou d'initiative du sujet les déroute, leur faisant croire que le sujet n'est pas pris, alors qu'il peut l'être, qu'ils passent à côté de l'hypnose sans s'en douter; ils communiquent au sujet leurs doutes ou leur conviction qu'il n'est pas pris; et le sujet, ne continuant plus à être suggestionné, ne continue plus à se laisser aller; j'ai trouvé ainsi d'excellents somnambules que d'autres opérateurs avaient méconnus ou jugés réfractaires à l'hypnose. On s'étonne parfois quand je dis que je suggestionne à peu près tous les malades de mon service : les exceptions sont rares. Mes élèves et les nombreux médecins qui me font l'honneur de visiter ma clinique le savent bien.

Voilà donc mon sujet en état d'hypnose, avec ou sans sommeil apparent : je vais démontrer sur lui les diverses suggestions.

Commençons par celles de motilité, la plus facile à obtenir. Et d'abord la *catalepsie*. J'ai levé son bras, il est retombé. Chez d'autres, il reste d'emblée en l'air. Chez lui, il suffit que je laisse quelques secondes en l'air pour qu'il y reste, figé dans l'attitude imprimée. D'autres ont besoin d'une suggestion spéciale pour réaliser ce maintien du membre dans la position donnée, c'est-à-dire la catalepsie. J'obtiens la même attitude pour les jambes, mais d'une façon beaucoup moins constante. Cet état cataleptique ne dure pas indéfiniment; on ne renverse pas les lois de la nature. Au bout d'un temps variable qui ne dépasse pas quinze à vingt minutes, la fatigue vient et les membres retombent graduellement ou rapidement, les jambes plus vite que les bras.

La catalepsie ne se réalisent pas chez tous les sujets de même façon ni avec la même facilité. En voici un qui est peu influencé ; le membre élevé en l'air reste passivement comme si le sujet oubliait de le baisser. Mais si je dis : « Vous ne pouvez pas le baisser, essayez de le faire, » alors il parvient à se ressaisir ; le défi que je lui ai adressé réveille son initiative intellectuelle, et il abaisse le membre. Cependant si je recommence l'expérience sans faire appel à son initiative, l'attitude cataleptiforme se maintient de nouveau.

Voici un sujet plus influencé. Je le mets au défi de changer son bras de place. Je l'invite à essayer de toutes ses forces. Il essaie, et en dépit de tous ses efforts, ne peut le déplacer. Cet autre le déplace un tant soit peu, mais ne peut aller plus loin et s'arrête. Entre la catalepsie que le sujet peut rompre et la catalepsie complètement irrésistible, on observe d'ailleurs tous les degrés, et ce degré est à mes yeux une des meilleures mesures pour juger la profondeur de l'influence suggestive, pour apprécier jusqu'à quel point la volonté est paralysée ou impuissante.

La catalepsie varie aussi, non seulement comme intensité, mais comme qualité. Chez les uns, elle est *molle, flaccide*. Le membre est, je suppose, étendu horizontalement en l'air. Je lui donne une légère impulsion ; immédiatement il tombe en résolution, obéissant aux lois de la pesanteur. Chez les autres, elle est un peu plus rigide ; elle est, comme on dit, *cireuse*. Le membre obéit à l'impulsion donnée, mais ne la dépasse pas ; il s'abaisse un peu, puis reste stationnaire ; les doigts prennent et gardent les attitudes les plus bizarres. Chez d'autres enfin, elle est plus rigide encore, elle est *tétanique*. Le membre est contracturé ; je suis obligé de déployer un certain effort pour l'abaisser et aussitôt que je le lâche, il remonte comme un ressort et reprend l'attitude première. C'est chez ces sujets qu'on peut produire un véritable opisthotonos ou pleurosthotonos, appliquer la tête sur une chaise, les pieds sur une autre, tout le corps restant tétanisé entre ces deux surfaces d'appui.

La catalepsie est un phénomène d'origine psychique ; il est dû à l'absence d'initiative cérébrale. « Le sujet, dit M. Liébeault, garde l'attitude qu'on lui donne, comme il garde l'idée suggérée. » Le cerveau est immobilisé sur les impressions provoquées. C'est un phénomène passif. Peut-être intervient-il aussi un élément actif : le sujet auquel on tient le bras en l'air pendant quelques secondes a l'idée qu'il doit continuer à le garder en l'air, c'est une suggestion par geste, par le sens tactile, qu'il réalise, et la raideur plus ou moins grande qu'il imprime au membre cataleptisé traduit l'initiative psychique suggérée, l'effort qu'il déploie pour exécuter l'acte suggéré. On peut admettre aussi que cette tendance à la contracture est due à une augmentation de la tonicité musculaire due à la suppression de l'action modératrice du cerveau psychique engourdi. On sait en effet que le cerveau a une action modératrice sur l'action réflexe excitomotrice spinale, que les actes réflexes automatiques commandés par la moelle s'exagèrent, quand la moelle est séparée du cerveau ; ainsi la tonicité musculaire, phénomène réflexe spinal, peut être accrue et se traduire en contracture.

Ce qui prouve la vérité de la théorie que je professe sur la catalepsie, c'est ce fait que ce phénomène s'obtient souvent spontanément et sans hypnose quand on le cherche, dans des cas de stupeur cérébrale ou plutôt chez les sujets dépourvus d'initiative cérébrale ; car s'il y a stupeur complète, si le cerveau fonctionnel n'existe plus, dans le coma, les membres soulevés retombent inertes, ne restent pas en catalepsie. Les comateux, les inconscients ne sont pas suggestibles ; leur cerveau ne reçoit et ne conserve aucune impression ; il ne sent pas l'attitude imprimée au bras ; il n'a pas l'idée de la conserver ; il ne fait pas l'effort pour la maintenir.

L'attitude cataleptiforme provoquée est un moyen dont je me sers pour différencier le coma, la syncope, la stupeur réelle de la simple stupeur apparente. Le bras d'un sujet soulevé reste-t-il en l'air, ne fût-ce qu'un instant, c'est une manifestation d'activité cérébrale ! Le cerveau, dans ce cas, n'est pas inerte ; ce n'est pas du coma.

La catalepsie indique donc un cerveau encore actif, mais dépourvu de spontanéité qui reste figé pour ainsi dire sur l'impression provoquée, on pourrait dire un cerveau naturellement hypnotisé. Aussi observe-t-on souvent ce phénomène dans la fièvre typhoïde, à condition qu'il ne s'agisse que d'un certain degré d'inertie cérébrale, mais pas de stupeur profonde : le sujet, inerte, l'œil fixe, le masque impassible, garde les attitudes imprimées à ses bras ; parfois même le membre devient rigide, lorsqu'on l'étend et qu'on cherche à le fléchir. Enfin j'ai pu, plus rarement il est vrai, dans ces circonstances, et sans suggestion verbale, provoquer le mouvement automatique rotatoire ; le cerveau inactif continue passivement le mouvement automatique imprimé ; le sommeil peut même spontanément se greffer sur cette catalepsie suggestive. On sait que Lasègue est parvenu à produire chez des hystériques calmes, somnolents, torpides, par l'occlusion des yeux, la catalepsie artificielle ; les masses musculaires offrent à la pression une résistance particulière. Quand on prend un des membres et qu'on essaie de le ployer au niveau d'une articulation, la jointure est demi-rigide ; et elle garde, fixe, immobile, la position où elle est placée. Lasègue avait provoqué ainsi, sans s'en douter, un état hypnotique ; et s'il avait pu s'en douter, il aurait pu développer chez ces mêmes sujets des phénomènes hallucinatoires. Il a pu d'ailleurs réaliser les mêmes phénomènes cataleptiformes chez des malades dont l'aspect hébété, l'air insouciant et distrait, la paresse musculaire, la lenteur des perceptions tactiles trahissaient une démence commençante. Chez l'un la rigidité était absolue, et toutes les articulations, lorsqu'on essayait de les ployer, donnaient la sensation caractéristique d'un bâton de cire ramollie.

Chez beaucoup de sujets très dociles, ou doués de peu d'initiative psychique, j'obtiens d'emblée, je le répète, sans suggestion ni hypnose préalable, l'attitude cataleptiforme. Ce sont en général des sujets très suggestibles et chez lesquels on réalise facilement les phénomènes dits de l'hypnose.

A l'appui de ce qui précède, voici une observation prise dans nos salles. Il s'agit d'un homme de 68 ans, entré le 18 février 1890, frappé six jours auparavant d'une hémiplégie droite, sans perte de connaissance, mais avec un certain degré d'aphasie. Quand il vint à l'hôpital, la motilité était revenue ; le malade se servait bien de ses membres droits ; il ne persistait qu'une déviation plus accusée des traits de la face à gauche, quand le malade riait; de plus une certaine difficulté pour articuler les mots sur laquelle je ne veux pas insister. L'intelligence était nette, le malade répondait bien aux questions, mais parlait peu spontanément ; il n'avait pas d'incontinence d'urine ni de matières fécales. Or voici ce que nous avons pu constater chez cet homme. Le 20 au matin, pendant que nous l'examinions, je lève un de ses bras, sans rien dire, sans regarder le malade. Le bras reste en l'air, fixé dans l'attitude imprimée. Je lève l'autre bras : il y reste aussi. J'étends l'avant-bras sur le bras ; le membre entre en contracture et demeure ainsi cataleptisé en contracture. Le malade reste ainsi ; en même temps je constate au bout d'une minute que le facies prend une expression inerte ; les yeux sont à demi fermés, les paupières sont agitées de frémissement vibratoire. C'est l'apparence de l'hypnose. Je prends alors les deux bras du sujet ; je les tourne l'un autour de l'autre, en disant que le malade ne peut pas les arrêter : l'automatisme rotatoire continue. Je dis : « Le bras gauche est paralysé », ce bras retombe inerte. J'interpelle le malade ; il ouvre les yeux et dit qu'il a dormi, sans se souvenir de ce que je lui ai dit, ni de ce qu'il a fait. Je répète l'expérience avec succès les jours suivants. J'ajoute que la première fois que je l'ai faite sur lui, le malade n'avait jamais vu hypnotiser personne dans la salle ; il ne savait pas ce que je voulais faire de lui ; il ne savait pas que j'avais une réputation d'hypnotiseur ; j'avais fait la chose sans affection, voulant voir si les membres conservaient l'attitude imprimée, mais n'ayant pas l'intention de l'endormir. Il s'agit donc d'une vraie auto-hypnotisation survenue chez lui par suite d'une attitude particulière donnée à un membre. Que s'est-il passé ? J'ai mis ces bras en l'air. Ils y sont restés parce que l'initiative cérébrale engourdie, à la suite de l'affection du cerveau, n'était pas suffisante pour les faire changer de place. De plus, l'action modératrice de l'organe psychique sur le tonus musculaire faisant défaut, celui-ci a pu, par la simple extension de l'avant-bras, s'exagérer au point de devenir contracture. N'est-ce pas la démonstration clinique de notre théorie sur la nature de la catalepsie ?

Qu'est-il arrivé après ? Le malade restant dans cette situation, l'immobilisation du bras semble se communiquer à l'esprit ; lui aussi se fige, concentré dans l'effort passif qu'il fait pour maintenir le membre en catalepsie, mono-idéisé ou mono-dynamisé, comme on pourrait dire. Le cerveau ne recevant plus d'autre impression prend un aspect de masque inerte ; les yeux ne transmettant plus les sensations extérieures au sensorium indifférent se ferment. C'est l'hypnose. N'est-elle pas comparable, dans une certaine mesure obtenue, à celle que l'on obtient chez les animaux, chez la grenouille, par exemple, en la posant sur le dos et la maintenant dans cette position immobilisée sans forte pression ?

« Si nous considérons, dit le Pr Danilewsky (de Kharkoff) l'hypnose animale, nous n'y trouverons certainement pas de phénomènes de suggestion verbale. Il est évident que nous n'y devons chercher que des faits homologues beaucoup plus élémentaires. A ce point de vue nous avons le droit d'admettre que le fait de l'animal gardant la position anormale forcée que lui ont donnée les mains de l'observateur, est le résultat d'un ordre ou, si l'on veut, d'une *suggestion* transmise sous une forme plus grossière, plus matérielle. Cet ordre matériel, aussi bien que la suggestion verbale, se présente comme un acte de violence sur l'indépendance du raisonnement, de la volonté et des sens des sujets. En maintenant l'animal dans une position anormale à l'aide de nos mains, nous lui commandons par cela même, nous lui suggérons, pour ainsi dire, de garder cette position, comme nous aurions pu le commander à l'homme hypnotisé par une suggestion verbale correspondante » (*Recherches physiologiques sur l'hypnotisme des animaux*. Congrès international de psychologie physiologique. Paris, 1890).

Ces faits expérimentaux jettent un jour sur l'histoire de la catalepsie spontanée ou pathologique. Dans presque toutes les observations, nous trouvons comme cause une émotion psychique. Une fille de cinq ans, citée par Tissot[1], ayant été un jour vivement choquée de ce que sa sœur avait enlevé, pendant le repas, un morceau choisi dont elle avait elle-même envie, devint raide tout d'un coup. La main qu'elle avait étendue vers le plat, avec sa cuiller, demeura dans cet état durant une heure. — Un militaire, dont parle Henri François[2], s'étant pris de querelle avec un de ses camarades, saisit une bouteille pour le frapper ; mais au même instant son bras resta raide et immobile,

---

1. Œuvres compl., t. II, chap. XXI.
2. Thèse à Paris, au XI, n° 537. *Recherches sur la catalepsie.*

l'œil ouvert, le regard furieux, le corps sans mouvement.
— Fehr rapporte le cas d'un magistrat qui, injurié au milieu de son réquisitoire, demeura muet, la bouche béante, les yeux ouverts et menaçants, le poing tendu vers son insulteur. Dans ces cas, c'est une colère violente chez des sujets prédisposés qui prend possession du cerveau, l'immobilise pour ainsi dire, supprime toute autre impression, si bien que toute initiative psychique est suspendue, toute l'activité cérébrale étant concentrée sur l'idée émotive. Le cerveau absorbé et dominé par l'obsession psychique laisse les membres dans l'attitude qu'ils avaient, quand l'émotion l'a envahi tout entier [1].

D'autres fois c'est une frayeur ou une douleur vive. Jones cite le cas d'un homme tombé en catalepsie par suite de la mort subite de sa femme. Puel fait mention de deux domestiques frappés de catalepsie, le même jour, à la même heure, aux deux extrémités de la ville de Genève, pendant un orage, au moment où venait d'éclater un violent coup de tonnerre.

D'autres fois c'est l'idée religieuse qui absorbe le sensorium brusquement et engendre l'état psychique qui fait la catalepsie. Une femme citée par François Hoffmann était prise de catalepsie extatique, quand elle entendait un psaume ou un passage retraçant l'amour du Christ. Rondelet [2] cite le fait d'un prêtre romain qui était pris, en lisant l'Évangile, quand il arrivait au *consummatum est.* Joly vit une dame pieuse qui tombait en catalepsie pendant la messe, au moment de l'élévation.

Je ne parle pas de la catalepsie hystérique dans laquelle ce phénomène est associé à des manifestations nerveuses diverses, convulsions, hallucinations, extase, etc., traduisant un état psychique particulier qui commande comme

---

1. Hiera picra. *Seu de Absinth,* p. 59, 1667.
2. *Méth. cur. morb.,* lib. I, cap. xx, 1583.

chez les hypnotisés artificiels hallucinés l'attitude cataleptiforme[1].

Dans la catalepsie spontanée, comme dans la catalepsie expérimentale, l'intelligence est immobilisée sur une idée, mais n'est pas abolie, au moins dans la plupart des cas. Il est des sujets qui restent en relation avec le monde extérieur. Une dame de Vesoul, dont Lavacher et Attalin ont raconté l'observation[2], entendait pendant les accès et reconnaissait les personnes à la voix. Une malade de Mesnét répondait aux questions qu'on lui adressait et entendait à distance les moindres bruits. D'autres ne parlent pas, mais expriment par l'expression de leur figure le regret de ne pouvoir répondre ; Mesnet cite des exemples de ce genre ; un malade témoignait par des larmes le désir et l'impossibilité de répondre aux questions. Mlle Amélie X..., dont l'observation a été recueillie par Favrot[3], répondait par des signes de tête aux questions qu'on lui adressait ; après ses accès, elle rendait compte de ses sensations, et elle disait : « Il m'était impossible de bouger ; on aurait approché de moi un fer rouge que je n'aurais pu m'éloigner. »

Dans l'hypnose profonde, l'état est toujours le même ; les sujets restent immobiles et muets, tant qu'on n'a pas suggéré la possibilité du mouvement et de la parole. Il est possible que chez les cataleptiques spontanés dont l'état psychique est analogue à celui des hypnotisés, la suggestion puisse aussi réveiller la motilité et rendre la parole. On trouve d'ailleurs dans les auteurs des faits confirmatifs de cette opinion. Forestus a cité un malade qui pendant l'accès mangeait avidement les aliments qu'on plaçait dans sa bouche. Cœlius Aurelianus rapporte des expériences dans lesquelles il a pu diriger à son gré le globe oculaire du

---

1. D'après ma nouvelle conception de l'hystérie, les faits cités peuvent cependant être considérés comme des crises de contracture hystérique.

2. *Hist. Acad. des sciences.* Ann. 1738, p. 40, 1740.

3. De la catalepsie, de l'extase et de l'hystérie. *Thèse de Paris*, 1844, n° 10.

malade. Cœlius Aurelianus, Bourdin, Puel, citent l'exemple de malades qui obéissaient aux ordres qu'on leur donnait verbalement : d'autres disent qu'ils auraient voulu agir, mais ne le pouvaient pas.

Est-il permis de préjuger que la catalepsie spontanée, phénomène d'origine psychique, est susceptible de guérir par un traitement psychique ; c'est-à-dire par la suggestion ? C'est une question sur laquelle je reviendrai plus tard.

La suggestion peut affecter la motilité, au gré de l'opérateur. On peut faire de la paralysie, de la contracture, du trismus, un torticolis, de la claudication, etc., tous phénomènes que le sujet réalise comme il les conçoit. Les paralysies dites psychiques expérimentales n'ont pas les caractères somatiques spéciaux que l'école de la Salpêtrière leur attribue ; ces caractères variables avec chacun sont ceux que l'opérateur ou l'imagination du sujet lui suggère : elles sont flacides ou rigides, complètes ou incomplètes, avec ou sans anesthésie.

Je passe aux suggestions de sensibilité. Certains sujets, profondément hypnotisés, c'est-à-dire qui ont après suggestion l'apparence du sommeil profond, sont analgésiques ou anesthésiques, par le fait même de l'hypnose, sans suggestion spéciale. L'activité nerveuse concentrée vers le cerveau est distraite de la périphérie, celle-ci est comme dépourvue d'influx nerveux. Tels les sujets soumis à une concentration psychique intense deviennent insensibles aux impressions extérieures : le soldat grisé par la chaleur du combat souvent ne constate la blessure reçue qu'à la vue du sang qui s'écoule ; Archimède absorbé par la solution d'un problème, reçoit sans le voir ni le sentir le coup mortel. Cette même analgésie peut exister dans le sommeil naturel. « Il y a des dormeurs, dit A. Maury, dont le sommeil est si complet qu'on les touche, on les choque, on les frappe même sans les réveiller. P. Prévost, de Genève, a cité l'exemple d'une personne à laquelle il brûla pendant le sommeil un callus au pied, sans qu'elle s'en aperçut. »

Chez d'autres sujets hypnotisés, l'anesthésie et l'analgésie n'existent pas spontanément, mais peuvent être réalisées par suggestion, soit complètement, soit incomplètement. Voici un sujet : je le pique avec une épingle ; il réagit, il manifeste qu'il sent. Je dis : « Maintenant vous ne sentez plus rien ». Je le pique : il ne réagit plus. D'autres ne sont pas susceptibles d'analgésie, alors qu'on peut réaliser chez eux de la catalepsie et même des hallucinations.

L'analgésie suggérée peut chez certains sujets remplacer la chloroformisation pour les opérations chirurgicales. J'ai ouvert des abcès, pratiqué la thoracentèse, extrait plusieurs dents molaires, sans que le sujet manifestât la moindre douleur. De grandes opérations chirurgicales ont été pratiquées à la faveur de l'analgésie hypnotique ; récemment à Paris un cystocèle vaginal a été opéré sans douleur chez une femme qui avait été plusieurs fois hypnotisée dans notre service.

Cependant, il faut bien le dire, l'analgésie suggestive n'est pas appelée, même chez les bons somnambules, à détrôner l'anesthésie chloroformique. Le sujet qu'on hypnotise avec l'idée qu'il va subir une opération ne se laisse pas toujours aller à neutraliser sa douleur ; son attention se détache quelquefois difficilement de l'idée qu'il va sentir le bistouri ; elle tend toujours à y revenir. La suggestion étrangère a ses limites ; elle est en lutte avec l'auto-suggestion du sujet qu'elle ne peut toujours réprimer. Une de mes meilleures somnambules pouvait être rendue facilement analgésique ; piqûres, transpercement de la peau avec une épingle, chatouillement des narines avec une plume, électrisation intense avec le pinceau électrique : elle sup-

portait tout sans sentir, sans réagir. Un jour mon chef de
clinique voulut dépasser la dose. Armé de plusieurs piles
puissantes il essaya de la soumettre à une excitation électrique d'une intensité effrayante. La somnambule, soit que
son attention fut réveillée par la conscience de l'appareil
formidable préparé pour elle, soit que l'analgésie suggestive fût vaincue par une sensation trop forte, poussa un cri
et manifesta une vive frayeur. Depuis ce jour, elle resta
rebelle à la suggestion de l'analgésie électrique, bien que
susceptible d'analgésie aux autres excitations mécaniques,
piqûres, pincements, etc. L'idée de l'électrisation suffisait
pour appeler son attention sur la sensation provoquée : la
peur neutralisait la suggestion. Il est bon qu'un somnambule qui doit être opéré pendant l'hypnose, ne soit pas prévenu d'avance qu'on va l'opérer, pour qu'il ne s'endorme
pas avec l'idée qu'on ne peut toujours neutraliser, de l'opération douloureuse.

Une jeune femme était affectée d'un abcès froid à la partie supérieure de la cuisse, très douloureuse, que mon collègue M. Heydenreich a bien voulu opérer à la clinique.
C'était une excellente somnambule, susceptible d'analgésie, d'hallucinations négatives hypnotiques et post-hypnotiques. Bien des fois je lui avais suggéré qu'à son réveil,
elle ne me verrait pas et alors je pouvais la torturer, lui
enfoncer une épingle dans la peau, dans l'oreille, dans les
narines, l'électriser sans aucune réaction de sa part ; elle
riait même aux éclats (par suggestion) pendant que je la
torturais.

Avant l'opération je lui ai suggéré, en état hypnotique,
que l'opération était faite de la veille et qu'elle ne pouvait
plus sentir aucune douleur. Puis la malade réveillée fut
transportée au service de chirurgie. Là je l'hypnotisai de
nouveau, et M. Heydenreich procéda à l'opération qui dura
environ quinze minutes.

Durant huit minutes environ, la malade docile à la suggestion ne ressentit rien, riant, chantant, rêvant à haute voix pendant l'incision de la peau, des muscles, des aponévroses. Mais, tout d'un coup, pendant que l'opérateur dilacérait avec la pince la profondeur des tissus, elle poussa un cri, manifestant de la douleur qu'elle attribuait à une camarade qui la pinçait. J'arrivai cependant par suggestion prolongée à faire prédominer l'idée qu'elle n'avait pas mal et l'opération put se terminer, sans douleur apparente, sans réaction ; la somnambule manifestant seulement dans son rêve une mauvaise humeur se traduisant en un langage violent ; j'avais beau lui prêcher la gaieté, le rire : elle ne voulut plus rien : « Je l'emm..., » disait-elle. Au réveil, le souvenir de tout était effacé ; et le lendemain elle ne voulut jamais croire qu'elle avait été opérée la veille.

Malgré cela, le succès n'avait pas été complet. Le transfert de la malade à la salle d'opérations, l'appareil chirurgical auquel elle assistait, avait agi sur son imagination qui ne put être débarrassée que momentanément pendant l'hypnose de l'idée de l'opération. Mais cette idée se réveilla à un moment donné, donnant naissance à une impression douloureuse, mal interprétée, qui put, il est vrai, être réprimée de nouveau, mais qui aurait pu ne pas l'être.

CHAPITRE VII

Continuation de l'exposé des phénomènes de suggestion. — Des illusions sensorielles. — Des hallucinations. — Hallucination active et passive. — Suggestion d'actes, d'hallucinations post-hypnotiques. — Hallucinations négatives. — Hallucinations rétro-actives. — Faux témoignages suggérés. — De l'amnésie dans l'hypnotisme. — De l'amnésie apparente pour les suggestions à longue échéance. — De l'amnésie rétro-active. — Du réveil des souvenirs hypnotiques. — Réveil des souvenirs des hallucinations négatives.

J'arrive aux phénomènes les plus curieux de l'état de suggestion, aux suggestions sensorielles : illusions et hallucinations.

L'*illusion* est une image sensorielle transformée ou mal interprétée : Je suggère à un sujet que l'eau qu'il avale est du vin ; il a la perception gustative et olfactive du vin ; je lui suggère que sa chemise est rouge, alors qu'elle est en réalité blanche : ce sont des illusions sensorielles.

L'*hallucination* est une image sensorielle créée de toutes pièces par le cerveau. Voici un sujet : je lui dis : « Tenez, prenez cette orange » (Elle est fictive). Il la voit : c'est une *hallucination visuelle*. « Prenez-la. » Il la prend dans ses mains, la tourne et la retourne : c'est une *hallucination tactile*. « Elle sent bon. » Il l'approche de son nez et perçoit l'odeur : c'est une *hallucination olfactive*. « Mangez-la. » Il fait le geste d'enlever l'écorce, divise l'orange en tranches et savoure chacune d'elles : c'est une *hallucination gustative*. Je dis : « Écoutez la musique. » Il l'entend : c'est une *hallucination auditive*.

L'hallucination peut être *passive* ou *active*. Voici un sujet que je suggestionne avec ou sans sommeil. Je lui dis : « Vous êtes à Paris ; vous vous promenez, vous allez à l'exposition, vous monterez sur la tour Eiffel. Arrivé au sommet, vous rencontrerez un ami qui vous offrira un verre de champagne. Vous entendrez de la musique ; vous verrez des illuminations avec feu d'artifice ; et quand vous serez réveillé, vous vous rappellerez ce que vous aurez vu. » Il reste impassible, inerte ; la physionomie ne trahit rien. Au réveil, il me raconte dans tous ses détails, ce qu'il a vu. J'aurais pu lui dire : « Vous allez avoir un rêve, voir et faire telle ou telle chose. » L'hallucination s'est développée comme un rêve passif : le sujet a assisté à toute cette scène que son imagination a évoquée sans que son corps y ait participé. Il a cru marcher, monter, boire, parler, comme un autre lui-même qui aurait agi, alors que cependant il était immobile dans son lit ou sur sa chaise. C'est l'*hallucination passive*.

Je suggestionne une seconde fois le sujet et je lui dis : « Voici un ami qui vient vous voir. Vous allez vous lever et causer avec lui. Il vous offrira un verre de vin ; vous le boirez à sa santé. Il deviendra ivre et vous dira des injures ; vous vous battrez avec lui ; vous le mettrez à la porte, etc. Tenez ! Le voici ! Levez-vous ! » Le sujet se lève, va à son ami, lui donne la main, lui cause, prend le verre de vin, l'avale ; puis commence la discussion vive et animée qui se termine par la lutte ; il fait geste de l'empoigner, d'ouvrir la porte, de le jeter dehors. La scène se passe comme si elle était réelle, on en suit tous les détails ! C'est une *hallucination active*. C'est un rêve en action. Le sujet est acteur de corps et d'esprit.

Dans le sommeil naturel, le rêve est quelquefois actif et constitue alors le somnambulisme naturel ou spontané. Je puis, d'ailleurs, chez certains sujets dormant naturellement, transformer le rêve passif en rêve actif ; je parle au dormeur sans le réveiller ; je lui suggère une hallucination ou un acte ; je lui dis qu'il va se lever, voir telle chose, commettre telle action. Et certains sujets obéissent à cette suggestion ; je leur ai donné un rêve actif, j'ai fait un somnambule, dans le sommeil spontané, absolument comme je le fais dans le sommeil provoqué et à l'état de veille. Le mécanisme est le même : il y a un état psychique de suggestibilité exaltée. Nous avons vu qu'à l'état de veille toute idée tend à devenir acte ; toute image suggérée au sensorium tend à se réaliser. Je dis : « Voici un chien. » L'imagination cherche à évoquer l'image du chien. Mais l'attention veille ; les facultés de contrôle interviennent et neutralisent l'image qui n'aboutit pas. Dans l'état de suggestion le contrôle est effacé ou atténué ; l'imagination n'est plus réfrénée, elle règne en maîtresse ; l'image se développe souvent nette, irrésistible.

L'individualité du sujet intervient dans la façon dont les hallucinations s'accomplissent, comme pour les autres phénomènes de suggestion. Certains qui ont l'imagination peu développée ne peuvent les réaliser, ou les réalisent d'une façon obscure, douteuse ; l'image est nébuleuse ; c'est un rêve effacé. « Il me semble que je vois un chien, ou j'ai cru voir un chien » ; ce n'est pas net. D'autres qui ont la représentation mentale très vive voient, sentent, entendent comme la réalité. De même pour ce qui est des actes ; certains sujets torpides, ou réfléchis sans grande activité psychique, restent inertes ; ils sont passifs, et ne mettent pas en œuvre leurs conceptions. Il faut les animer, leur suggérer de se lever, leur dire qu'ils peuvent le faire, qu'ils peuvent parler, qu'ils peuvent se mouvoir, pour les amener à mettre leurs rêves en action. D'autres obéissent d'emblée et jouent la scène qui se déroule dans leur imagination avec un entrain, une mimique, une volubilité comme si c'était arrivé.

Voici trois hommes que je suggestionne. Je leur offre à

tous les trois un verre de vin : le premier reste immobile, la main étendue, sans aucun geste qui trahisse l'action d'ingérer le vin. Cependant, si je l'interroge, il dit qu'il a bu et perçu le goût du vin. L'action a été passive. — Le second porte sa main armée du verre fictif à une certaine hauteur au-dessus de la bouche, mais s'arrête là et ne fait aucun mouvement de dégustation. — Le troisième porte le verre à la bouche, l'incline, avale, vous voyez ses mouvements de dégustation ; sa langue frotte contre les lèvres pour absorber les dernières gouttes du liquide ; il remet le verre sur la table. L'hallucination est conçue et réalisée avec une vérité saisissante. — Enfin d'autres sujets, invités à boire un verre de vin, portent la main automatiquement vers la bouche, et la laissent indéfiniment là ; interrogés, ils disent n'avoir rien bu ; l'hallucination n'a pas réussi. La volonté y était ; elle fait le mouvement automatique, mais l'image ne s'est pas réalisée ; l'hallucinabilité n'existait pas.

La suggestion ne réalise pas ce qu'elle veut ; elle réalise ce que l'organe psychique sur lequel elle travaille peut réaliser. Chaque sujet imprime le cachet de son individualité aux conceptions de son imagination. Figurez-vous un rôle de comédie que vous faites jouer à plusieurs personnes successivement, chacune le jouera à sa façon avec plus ou moins d'éclat et de vérité.

Voici une femme de quarante ans, entrée à la clinique, pour une influenza sur son déclin. C'est une artiste dramatique, impressionnable comme les artistes en général. Elle accusait encore quelques douleurs vers la tempe : je lui ai proposé hier de les enlever par suggestion et de guérir en même temps l'insomnie dont elle se plaignait depuis douze jours. « Vous ne pourrez pas m'endormir, dit-elle. Je suis trop vieille. — Vous ! dis-je, vous êtes très facile à endormir, comme toutes les personnes impressionnables. Tenez ! je mets la main sur votre front et vous allez dormir. » Immédiatement ses yeux se ferment, elle dort. — « Et maintenant je vous enlève le mal de tête : vous dormirez cette nuit. Tenez, vous ne sentez plus votre main. » Je provoque la catalepsie, l'analgésie. « Maintenant vous êtes au théâtre ; vous chantez ! » La malade chante ; puis elle se met à causer avec ses voisins, avec le régisseur, et évoque spontanément un rêve très animé dont le point de départ est la suggestion donnée, et dont la suite est développée spontanément par son imagination. A son réveil, amnésie complète. La douleur de tête avait disparu.

Le lendemain, je l'hypnotise pour la seconde fois, je lui dis qu'elle va dormir, sans même la regarder ni la toucher. Instantanément elle s'endort. « Et maintenant, dis-je, elle va jouer sur la scène ; elle est très bonne comédienne, avec beaucoup d'expression. » Elle se lève, sa face s'anime, exprime l'épouvante ; elle débite une phrase d'un drame, avec sentiment, avec passion, d'une voix vibrante : la respiration est haletante, l'œil est hagard ! Actrice, elle s'identifie avec son rôle. — Je lui dis : « Maintenant vous êtes un jeune homme, un gandin, mauvais sujet. » Immédiatement elle change de personnalité, revêt l'allure d'un jeune homme, fait geste d'allumer une cigarette, marche en se dandinant, rencontre une jeune fille fictive, lui conte fleurette avec un petit air badin de suffisance, de jactance, d'une vérité parfaite. — Maintenant, lui dis-je : « Vous êtes à l'église ; tout est sombre ; la sainte Vierge vous apparaît ; elle vous parle. » Elle tombe à genoux, sa tête se renverse ; sa face exprime l'extase. Puis elle pleure abondamment. « Vous êtes une sainte, » dis-je. Et sa figure apparaît transformée, superbe, sublime, illuminée par le sentiment divin qui l'anime.

Je la réveille. Tout souvenir est effacé. Elle croit avoir dormi tranquillement sur sa chaise. Telle est l'hallucination active avec changement de personnalité réalisée à la perfection par une personne qui conçoit son rôle et le vit réellement. C'est une femme intelligente qui a le sentiment artistique très développé. « Je sens vivement, dit-elle ; et cependant je n'ai pas abordé franchement la carrière dramatique (elle est simplement figurante, parce qu'elle est mariée avec un artiste) ; mais je ne peux pas toujours réaliser ce que je sens, ce que je voudrais exprimer. » Ajoutons que les somnambules n'accomplissent bien que ce qu'ils conçoivent ; un paysan ou un ouvrier illettré, et sans sentiment artistique, ne fera pas en état de somnambulisme ce qu'il ne peut faire à l'état de veille.

Les *suggestions post-hypnotiques* [1] sont celles que certains sujets exécutent après le réveil. J'ai dit à notre artiste pendant son sommeil : « A votre réveil vous irez voler ma montre qui est sur la table. » Je le lui ai dit avant de l'avoir soumise aux hallucinations hypnotiques.

Elle est réveillée. Je m'occupe des autres malades de la salle. Pendant ce temps Mme X... se dirige doucement vers la table. Elle fait mine de regarder par la fenêtre, tournant le dos à la table ; et glissant sa main sous les papiers placés sur la table de façon à recouvrir avec eux la montre, pour cacher son jeu, elle dérobe celle-ci avec précaution, la cache sous le fichu de sa robe et s'en va sans affectation dans un coin de la salle. Je retourne vers la table et je cherche la montre. Ne la trouvant pas, je dis : « On a pris ma montre. Qui est-ce qui l'a prise ? » Je regarde autour de moi et arrête mes yeux sur Mme X... Elle rougit, pâlit, tombe à genoux, et tremblante de confusion et d'épouvante : « Ne me dénoncez pas ! Je vous supplie. — C'est donc vous qui êtes la voleuse. — Ne me dénoncez pas.

---

1. Voir *De la suggestion et de ses applications à la thérapeutique*, 2e édition, pages 45 et suivantes, dans lesquelles cette question résumée ici est plus largement traitée.

Je ne suis pas voleuse. Je n'ai pas voulu la voler. Mais j'éprouvais le désir irrésistible de l'avoir. C'était plus fort que moi. » La pauvre et honnête femme était désespérée ; elle faisait pitié à voir, sanglotant, atterrée. Je dus effacer le souvenir de la scène ; je dis : « Donnez-moi la montre. Et maintenant, vous ne vous souvenez de rien. Vous n'avez pas pris la montre. » Le souvenir était effacé et elle croyait que je voulais la plaisanter en lui racontant la scène qui s'était passée.

Voici un *acte post-hypnotique*. On peut suggérer de même des *hallucinations post-hypnotiques*. Quelques sujets les accomplissent spontanément et fatalement. D'autres ne les accomplissent pas. Il en est qui paraissent avoir oublié, mais aussitôt que par un mot quelconque, on évoque le souvenir, l'acte suggéré peut se réaliser.

Les suggestions peuvent se réaliser chez quelques-uns *à longue échéance*. On dit à un sujet endormi : « Dans huit jours, dans quinze jours, dans un mois, dans un an, tel jour, à telle heure, vous ferez telle ou telle chose, ou bien vous verrez telle ou telle chose. » Pendant tout ce temps, le sujet paraît n'avoir aucun souvenir de la suggestion faite. Au moment ordonné, elle s'accomplit. Voici par exemple dans mon service une jeune fille, bonne somnambule. Il y a huit jours, je l'ai endormie et je lui ai dit : « Mercredi prochain, quand vous entrerez à la salle de conférence, vous verrez votre amie Lisa assise sur un banc (une malade de la salle) ; vous causerez avec elle ; vous vous disputerez, elle vous donnera une orange que vous mangerez et la paix sera faite entre vous. »

Voici Henriette qui arrive à la salle de conférence. Elle s'approche du banc, cause avec Lisa (qui n'est pas là), attend sa réponse ; puis la voilà qui se dispute avec elle ; elle lui montre le poing. « Je n'en veux pas de ton orange ; je ne veux rien de toi. » Et après quelques instants : « Donne-la tout de même. Je ne t'en veux pas. Merci. » Et elle pèle l'orange fictive, jette l'écorce, suce les tranches et continue à converser jusqu'à ce que je la rendorme de nouveau.

Voici maintenant un homme de trente-cinq ans, affecté d'ulcère de l'estomac. Je lui ai suggéré, il y a cinq jours, qu'il trouverait à la salle de conférence un sergent de son ancien régiment, que ce sergent l'accuserait de lui avoir volé une montre, qu'ils se battraient et que lui serait renversé.

L'homme arrive dans la salle ; il est un peu interloqué par la présence de tant de monde. Je le fais asseoir sur une chaise et je continue ma conférence. L'hallucination n'a pas lieu. Au bout de cinq minutes, j'essaie de l'évoquer. Je lui dis : « Qu'est-ce que vous regardez donc là ? » — « Ah ! dit-il ! c'est un sergent de mon régiment. Je l'ai bien connu. Il dit que je lui ai volé sa montre. Je ne lui ai rien volé. » Il se lève, donne des coups de poing dans le vide et tout d'un coup tombe à terre comme assommé. Il faut que je l'aide à se relever ; il ne voit plus le sergent qui est parti.

Voilà deux exemples d'hallucinations actives suggérées à longue échéance, réalisées chez l'une spontanément ; chez l'autre il a fallu donner l'impulsion à l'imagination qui couvait pour ainsi dire l'acte hallucinatoire, mais qui ne l'aurait pas laissé éclore sans cette impulsion.

L'hallucination suggérée peut être négative [1]. Tandis que l'hallucination positive crée une image sensorielle fictive, la négative supprime une image sensorielle réelle ; le sujet ne voit pas une personne, ne l'entend pas, ne la sent pas ; ce sont des hallucinations négatives, visuelles, auditives, tactiles. Voici Henriette endormie. Je lui dis : « A votre réveil vous ne me verrez pas, vous ne m'entendrez pas, car

---

1. *De la suggestion et de ses applications à la thérapeutique,* pages 62 et suivantes.

je serai parti. » Au bout de dix minutes, je la réveille et je l'interroge : elle ne me répond pas : je la pince, je la pique, je lui introduis une épingle dans le nez, j'applique la pointe d'un couteau devant la cornée ; je soulève ses jupes et sa chemise, elle ne sourcille pas, continuant sans affectation à converser avec les autres personnes. Je lui dis des injures. Elle continue à causer tranquillement ; je n'existe plus pour elle.

Cette *hallucination négative* n'existe que chez un assez petit nombre de bons somnambules.

Comme M. Forel l'a très bien observé, toute hallucination positive s'accompagne d'hallucination négative et réciproquement ; car le sujet auquel je fais voir par exemple dans une chambre une grande place pleine de soldats effacera les objets réels existant dans la chambre, c'est-à-dire les perceptions sensorielles réelles pour y substituer des images nouvelles fictives. De même le sujet devant lequel je me rends invisible, ne verra pas le vide à la place où je me trouve, mais il y verra une chose positive que son imagination lui suggérera, chaise, table, mur ; il créera une perception sensorielle positive remplaçant celle qui est neutralisée.

J'ai appelé *hallucinations rétroactives*[1] des images souvenirs créés de toutes pièces dans le cerveau d'un sujet, ne correspondant à aucune réalité. M. Forel propose le mot de *souvenirs illusoires rétroactifs* ; ce mot comprend les illusions en même temps que les hallucinations. Ces images souvenirs fictifs peuvent être suggérés à beaucoup de sujets, soit dans l'état de sommeil ou quasi-sommeil hypnotique, soit dans l'état de veille. J'ai rapporté de nombreuses observations de ce phénomène dans mon livre sur

1. Voir *De la suggestion et de ses applications à la thérapeutique*, pages 232 et suivantes.

la suggestion ; nous l'avons signalé les premiers, M. Liégeois et moi. J'ai montré qu'on peut faire croire à certains sujets très suggestibles qu'ils ont vu tels événements, qu'ils ont été acteurs ou spectateurs de tel drame ; et la scène souvenir suggéré à l'état de veille ou de sommeil, se présente dans leur esprit comme si elle avait réellement existé. J'ai montré comment un pareil souvenir peut donner lieu à un *faux témoignage de bonne foi,* et comment les juges d'instruction sont exposés à fabriquer à leur insu de faux témoins, faisant ainsi de la suggestion sans le savoir.

Voici une expérience faite à la clinique. Je trouve un malade endormi ; c'est un suggestible atteint de myélite chronique, qui a été souvent hypnotisé, hallucinable avec amnésie au réveil. Je le prends dans son sommeil naturel et je lui dis : « Je sais bien pourquoi vous dormez maintenant ! Vous n'avez pas dormi cette nuit. Votre voisin du numéro 6 ne vous a pas laissé dormir ; il toussait, il chantait, et puis il a ouvert la fenêtre ; ensuite il s'est mis à arranger le feu, faisant un ramage tel que tous les malades se sont éveillés. »

Plusieurs minutes après, je le réveille. Il se frotte les yeux, croit s'être réveillé spontanément et n'a souvenir de rien. Alors je lui dis : « Vous dormez donc toute la journée ? — Non, me dit-il, mais je n'ai pas dormi cette nuit. — Pourquoi ? Le 6 était malade ; il étouffait, il se plaignait : je ne sais pas ce qu'il faisait, il chantait aussi, comme en délire. Et puis il a ouvert la fenêtre ; et il est allé arranger le feu. — C'est vrai, vous l'avez entendu ? Bien sûr ! — Toute la salle l'a entendu. »

Alors je fais travailler son imagination sur ce thème et je crée de nouveaux souvenirs à l'état de veille. « Et les autres malades n'ont rien dit ? Qu'est-ce que le 4 a dit ? — Le 4 lui a dit de fermer la fenêtre et de ne pas faire tant de vacarme. Alors ils se sont dit de gros mots : le 4 s'est levé, s'est avancé vers lui, et ils se sont battus. — Et la sœur était là ? — La sœur n'a pas pu les faire taire. — Alors le Directeur est venu ? Vous l'avez vu en robe de chambre bleue ! — Il avait sa robe de chambre, et leur a dit qu'il les mettait tous deux à la porte aujourd'hui. — Ce n'est pas vrai, tout cela, vous l'avez rêvé ! — Je n'ai pas rêvé, puisque j'étais bien éveillé ! Tous les autres malades peuvent vous le dire. » J'interroge successivement les autres malades de la salle, tous éveillés. Sur quatorze, sept avaient entendu et vu ; ils étaient convaincus que c'était arrivé ; la scène était présente devant leurs yeux. Ces sept étaient des suggestibles qui avaient déjà été hypnotisés. Un paralytique général sans délire, dont l'intelligence assez bien conservée, mais dépourvue de malice, excluait toute idée de simulation, me raconta de sa voix lente et monotone ce qui s'était passé : « Vous l'avez entendu dire, dis-je, mais vous ne l'avez pas vu ? — J'ai très bien vu, dit-il, je ne dormais pas. — Quelle heure était-il ? — Il était entre minuit et une heure. — Qu'est-ce qui a commencé ? — C'est le 6 qui a fait du bruit et ouvert la fenêtre. — Vous avez vu le directeur ? — M. le Directeur est venu en robe de chambre. Il est venu au lit du 6 et a dit qu'il les mettait tous les deux à la porte. »

Un autre me raconta tous les propos échangés entre les deux malades, avec un luxe de détails et une ingénuité qu'on aurait jurée la vérité vraie. Le malade du numéro 4, qui était censé avoir déterminé tout ce vacarme, moins suggestible que les autres, ne se souvenait de rien ; l'hallucination rétroactive n'avait pas réussi chez lui.

Je répète l'expérience sous une autre forme :

Voici trois sujets émanant d'une autre salle qui n'ont pas assisté à la scène précédente. Je les endors : l'un est affecté de dilatation d'estomac ; l'autre d'emphysème pulmonaire : le troisième est convalescent de fièvre typhoïde ; aucun n'a eu de manifestations nerveuses : ce sont des suggestibles, ce ne sont pas des hystériques. Je dis à l'un d'eux : « Hier vous avez vu un ivrogne entrer dans la salle vers quatre heures ; il chantait et criait ; il a voulu vous battre ; l'infirmier que vous avez appelé l'a mis à la porte. — Vous vous rappelez bien ! » Il fait signe que oui. — Plus tard, au bout d'un quart d'heure, je le réveille et je lui demande ce qui s'est passé hier. Il me raconte la scène, absolument convaincu de sa réalité.

Les deux autres sujets dorment, inertes et l'air absolument étranger à ce qui se passe autour d'eux. Je réveille l'un et je lui demande : « Qu'y a-t-il eu dans la salle hier ? » Il me raconte la scène. Je réveille l'autre. Lui aussi me la raconte ! J'ai beau leur dire que c'est une suggestion. Ils sont convaincus que c'est la réalité.

J'ai répété maintes fois cette expérience sur des sujets éveillés, sur des sujets hypnotisés et même en présence de sujets dormant spontanément. Parmi ceux-ci, il en est aussi qui entendent et prennent pour leur compte l'hallucination rétroactive. L'expérience ne réussit pas toujours de la même façon. Parmi les sujets interrogés comme témoins, les uns ont vu, nettement vu ; d'autres n'ont rien vu ; d'autres n'ont pas vu, mais ont entendu parler du fait par leurs voisins ; ils racontent ce qu'ils ont entendu dire et rapportent leur témoignage non visuel direct, mais auditif indirect. On voit comment, à la faveur du sommeil artificiel ou naturel, ou même sans sommeil, par affirmation simple, par ouï dire, une idée fausse, un souvenir illusoire, un faux témoignage peut se glisser dans le cerveau.

Le dormeur entend, lorsqu'il a l'esprit fixé sur la personne qui parle, il entend et enregistre ; il accepte sans contrôle. Au réveil, il ne se rappelle rien spontanément. Mais aussitôt que j'évoque le souvenir d'un des incidents de la scène, celle-ci se présente à l'imagination. Et comme le sujet n'en voit pas l'origine, ne sait pas que c'est un rêve suggéré, comme son sommeil n'a pas laissé de souvenirs spontanés dans son cerveau, il accepte ce souvenir illusoire comme une réalité. On peut dire du sommeil : « C'est un état dans lequel on croit que c'est arrivé. » Et j'ajoute : « Ne dites jamais un secret devant une personne endormie, si vous ne voulez pas qu'elle le connaisse. Elle peut l'entendre et l'enregistrer ! »

J'ajoute que parmi les sujets suggestionnés à l'état de veille, hallucinés ou illusionnés, il en est qui, l'acte hallucinatoire ou illusoire accompli, ne se souviennent de rien.

Après cette esquisse rapide de quelques-uns des principaux phénomènes de suggestibilité, j'aborde la question de l'*amnésie*.

Nous avons vu que parmi les sujets hypnotisés, c'est-à-dire auxquels on a suggéré le sommeil, il en est qui n'ont conservé aucun souvenir au réveil ; d'autres au contraire se souviennent de tout. Entre l'amnésie complète et le souvenir complet tous les degrés existent. Quelques-uns ont entendu parler l'opérateur, mais ne se rappellent pas ce qu'il a dit ; d'autres se rappellent certaines choses : par exemple avoir bu, mais ne se rappellent pas le reste. En général, les hallucinables ne se souviennent pas ; cependant il en est qui se rappellent toutes les hallucinations dont ils ont été l'objet, tous les actes qu'ils ont commis. Quelquefois, au réveil, le souvenir est effacé. Mais peu à peu, dans la journée ou dans la soirée, le sujet retrouve ses souvenirs, et alors, s'il n'a pas été halluciné, s'il n'a pas consience d'un rêve hallucinatoire provoqué qui implique dans son esprit l'idée du sommeil, si tout s'est borné à des paroles ou à des mouvements suggérés, le sujet se rappelant tout, croit de bonne foi qu'il n'a pas dormi, qu'il s'est laissé aller à simuler ; il avoue aux personnes de son entourage qu'il ne dort pas, mais qu'il y met de la complaisance et n'ose pas le dire au médecin. Si cet entourage est doué d'un esprit plus malicieux qu'observateur, il se laisse aller aussi à l'idée que le sujet est simplement complaisant. Je citerai comme exemple une jeune fille tuberculeuse qui, à la suite de la mort de sa sœur, avait perdu l'appétit, la gaité, le sommeil, et de plus avait souvent des crises de syncope, disaient ses parents, mais qui étaient en réalité des crises de sommeil hystérique. On me l'amena ; j'arrivai à la mettre rapidement en sommeil profond, sans hallucination, mais avec catalepsie, analgésie, automatisme rotatoire ; et au réveil amnésie à peu près complète, pour le moment. En très peu de séances, l'appétit et le sommeil spontané étaient revenus ; le résultat était incontestable, au grand étonnement du médecin ordinaire qui l'attribuait à sa médication. La jeune fille le laissait avec malice dans cette erreur et me le racontait avec une satisfaction très grande. Après huit jours de ce traitement cependant, la jeune fille cessa de revenir à ma consultation. Quelques mois plus tard, le père vint me voir et me dit : « Cela vous étonne que ma fille ait cessé de venir chez vous. Elle m'a dit qu'elle ne dormait pas, qu'elle se rappelait tout (le souvenir éteint immédiatement après la séance se réveillait plus tard) et qu'elle rougissait de vous avoir induit en erreur. » C'était une douce et honnête personne. « Cependant, ajouta le père, je suis convaincu qu'elle était influencée ! Car vous lui aviez dit pendant l'hypnose qu'elle se rendormirait spontanément après les deux repas, pendant vingt minutes. Et en effet, après le repas, elle était prise de sommeil. »

Chez d'autres, l'amnésie paraît complète et durable.

Il en est de même pour les rêves du sommeil normal. Tantôt nous nous les rappelons dès notre réveil ; tantôt ils ne renaissent dans notre souvenir qu'au bout d'un certain temps, réveillés par une circonstance fortuite donnant lieu à une association d'idées ; tantôt au contraire ils restent lettre morte et nous croyons n'avoir pas rêvé.

Une mère me racontait récemment que son enfant entendait pendant le sommeil tout ce qui se disait autour de lui ; l'enfant paraît cependant inerte et indifférent. Le lendemain,

il rapporte toute la conversation tenue autour de lui, alors
que cependant il avait conscience de dormir profondément.

Chez beaucoup de sujets qui ont eu plus ou moins l'apparence du sommeil, après suggestion, la question se pose :
A-t-il réellement dormi ou non ? Cette question nous importe peu, et il est difficile de la résoudre, puisque nous ne
savons pas en réalité ce qu'est le sommeil. Il en est certainement, je l'ai dit, qui ont eu un vrai sommeil ; d'autres
n'en ont que l'apparence et l'illusion ; d'autres en ont l'illusion, sans en avoir l'apparence ; d'autres en ont l'apparence, mais n'ont pas l'idée d'avoir dormi. La seule chose
que nous sachions, c'est que l'esprit et l'organisme ont obéi
à certaines suggestions avec ou sans sommeil. J'ajoute que,
à la suite d'une hallucination ou d'un acte suggérés à l'état
de veille, le même phénomène d'amnésie consécutive peut
se réaliser ou ne pas se réaliser, dans les mêmes conditions
que si la suggestion est faite à l'état de sommeil.

Comment expliquer l'amnésie, au réveil du sommeil spontané ou provoqué ou après une simple suggestion ? J'ai signalé l'explication de M. Liébeault. Pendant le sommeil ou
l'état de suggestion, toute l'activité nerveuse est concentrée
vers les centres où siègent les facultés d'imagination ; l'é-
tage supérieur du cerveau où siègent les facultés d'atten
tion est engourdi ; les sens ne fournissent plus d'impression
au sensorium ; la périphérie est inerte. Toute la lumière
nerveuse (si l'on peut dire ainsi), accumulée vers le centre
et disponible pour lui, est projetée sur les images et impressions suggérées à l'imagination. Aussi ces images, ces
impressions sont plus nettes et plus vives qu'à l'état de
veille ; le cerveau peut élaborer à la faveur de cet influx
nerveux, concentré sur un objet, un travail qu'il ne pouvait
réaliser à l'état de veille. On s'endort avec l'idée d'un problème à résoudre, d'une question à élucider et dont la solution échappait aux recherches ; on se réveille parfois avec la
solution trouvée. La conscience du travail cérébral accompli

est effacée, comme toutes les impressions, actes, idées, images du sommeil profond. Pourquoi ? Parce qu'au réveil, toute l'activité nerveuse concentrée, toute la lumière nerveuse accumulée se diffuse de nouveau dans tout l'organisme ; les facultés de raison, les organes sensoriels l'appellent à eux pour recevoir et contrôler les impressions du monde extérieur et celles fournies par l'organisme ; les images du sommeil ne sont plus assez éclairées au réveil pour être conscientes ; elles le redeviennent lorsque la même concentration se reproduisant crée de nouveau le même état de conscience.

Il est curieux de voir avec quelle facilité les souvenirs apparaissent et disparaissent chez certains sujets. Voyez ce sujet : Je lui dis : « Fermez les yeux. » Immédiatement ses yeux se ferment et il est dans l'état de conscience qui constitue la suggestibilité exaltée ou l'état dit hypnotique. Je lui dis : « Comment vous appelez-vous ? Quel âge avez-vous ? Est-ce vrai que vous avez volé et fait un mois de prison ? Vous êtes un gredin ! etc. » Le sujet me répond successivement à chacune de ces questions que je fais impressionnantes à dessein. Pendant qu'il me répond, je dis brusquement : « Ouvrez les yeux. » Il les ouvre. « Qu'est-ce que je vous ai dit ? » — « Vous ne m'avez rien dit. » Il ne se souvient de rien. — « Fermez les yeux. » Il les ferme. « Qu'est-ce que je vous ai dit ? » Il me répète tout ce que j'ai dit. — « Ouvrez les yeux. » Il ne sait plus rien.

Chez d'autres somnambules je démontre le même phénomène. J'ai beau leur dire en état hypnotique des choses qui sont de nature à produire une impression profonde. Les yeux ouverts, tout est évaporé ! L'image cesse d'être éclairée : elle est invisible à la conscience, à l'œil mental.

J'ai cherché à interpréter par ce mécanisme le *phénomène des suggestions à longue échéance*[1] ; je pense que le

1. Je ne fais que résumer succinctement ici mes idées sur l'amnésie. Pour

sujet auquel on suggère un acte qui doit se réaliser dans plusieurs semaines, ne reste pas tout ce temps sans s'en souvenir ; mais que le souvenir renaît chaque fois que le sujet se concentre, chaque fois que son attention n'est pas appelée au dehors par ses sens ; car les somnambules susceptibles de recevoir des suggestions à longue échéance, sont somnambules, comme je dis, sans artifice de préparation ; ils réalisent spontanément ce que nous démontrons chez eux ; ils passent avec une extrême facilité d'un état de conscience à l'autre. Quand leur cerveau n'est pas sollicité par les impressions extérieures ou par l'initiative active des facultés d'attention, ils se concentrent et retombent dans l'état de conscience dans lequel les souvenirs de l'état hypnotique sont présents ; ils y pensent sans cesse, ils attendent l'échéance suggérée, ils savent que le phénomène doit se produire. Quand je leur parle, la concentration n'existe plus ; l'attention diffuse la lumière au dehors, le souvenir de la suggestion est éteint. Quand celle-ci est accomplie, le somnambule n'ayant plus le souvenir de ce qu'il avait pensé dans l'autre état de conscience, croit de bonne foi que le phénomène s'est réalisé, sans qu'il ait su qu'il devait se produire. C'est un fait de double conscience semblable à celui de la fameuse Félida du Dr Azam.

L'explication que je donne de l'amnésie au réveil ne me paraît cependant pas complètement satisfaisante. Voici une personne que je suggestionne les yeux ouverts ; elle est en rapport avec tout le monde. Je la fais travailler, elle tricote fictivement. En même temps je lui parle, je lui fais raconter les détails de sa maladie ; pendant ce temps je lui fais voir des choses imaginaires : un chien qui veut lécher sa main ; je lui fais avaler une tranche d'orange. Je cherche ainsi à mettre en activité tous ses sens, à diffuser l'influx

bien les comprendre, le lecteur devra lire dans mon livre : *De la suggestion et ses applications à la thérapeutique* les pages 203-223.

nerveux sur tous les organes sensoriels et sur ses facultés d'attention ; je cherche à empêcher la concentration nerveuse sur un seul objet, en multipliant les points sur lesquels doit se disséminer l'action psychique. Je la réveille, elle ne se souvient de rien.

Il y a plus. L'amnésie des hypnotisés peut s'étendre à une période plus ou moins longue qui a précédé l'hypnose[1] ; fait que j'ai signalé sous le nom *d'amnésie rétroactive*.

A leur réveil, certains sujets non seulement n'ont pas conservé le souvenir de ce qui s'est passé pendant leur sommeil, ils ne se rappellent pas que je leur ai parlé, ni même qu'ils m'ont vu dans la matinée. Voici un malade endormi dans mon cabinet. Je le réveille. Il se frotte les yeux et regarde d'un air étonné autour de lui. « Comment cela se fait-il ? Je me croyais dans mon lit. » Il ne se souvient pas de s'être levé, de s'être habillé, d'être venu dans mon cabinet, d'y avoir été suggestionné. Il se rappelle m'avoir vu à la visite du matin dans la salle ; puis ses souvenirs s'arrêtent là ; il croit s'être endormi dans son lit.

Évidemment cette amnésie rétroactive, étendue à la veille préexistante, n'est susceptible d'aucune interprétation. On peut seulement citer des faits analogues se produisant naturellement à la suite de perturbations psychiques intenses. Ainsi on voit des personnes qui à la suite d'une fièvre typhoïde ont oublié non seulement ce qui s'est passé pendant la période de stupeur ou de délire, mais encore ce qui s'est passé pendant les premiers jours, alors que l'intelligence et la conscience étaient conservées. Ainsi on voit des sujets qui, à la suite d'un accès de délire alcoolique, ne se rappellent pas qu'ils ont fait des excès de boisson, ni aucune des circonstances qui ont précédé l'ivresse. Ainsi encore certains criminels impulsifs disent de bonne foi ne pas se

---

1. Ce fait est signalé par Chambard (article Somnambulisme, in *Dict. encyclop. des sciences médicales*).

souvenir d'avoir perpétré le crime, ni de ce qu'ils ont fait antérieurement au crime.

Voilà les faits : il faut se contenter de les observer, sans chercher à les interpréter : le domaine de la psychologie est trop obscur pour que nous comprenions tous les mystères qu'il recèle. C'est déjà quelque chose de les constater. L'amnésie du sommeil provoqué n'est d'ailleurs jamais absolue ; les souvenirs sont latents ; ils ne sont pas éteints. J'ai établi ce fait que lorsqu'on dit à un sujet en somnambulisme et habitué à avoir l'amnésie au sommeil : « Quand vous vous réveillerez, vous vous souviendrez de tout ce qui s'est passé », le sujet réveillé se souvient de tout. Il en est qui peuvent spontanément se faire cette suggestion. Une dame fort intelligente, que je mettais en sommeil profond, ne se rappelait habituellement rien au réveil ; j'avais avec elle, pendant qu'elle dormait, ou croyait dormir, de longues conversations, absolument comme avec une personne éveillée. Rien ne restait dans sa mémoire. Un jour, étant réveillée, elle me dit : « Je me rappelle que je dois vous dire telle et telle chose. Au moment où nous en avons parlé pendant le sommeil, je me suis dit : il faut que je me rappelle ceci quand je serai éveillée. » Et ce souvenir seul, qu'elle s'était suggéré, était conservé.

J'ai établi cet autre fait, inconnu avant moi. Quand les souvenirs de l'état somnambulique paraissent complètement effacés et que le sujet ne peut les retrouver spontanément, il suffit de lui dire : « Vous allez vous rappeler tout ce qui s'est passé. » Si le sujet ne trouve pas tout de suite, je mets la main sur son front et je dis : « Vous allez vous souvenir. » Au bout d'un certain temps le sujet, s'étant concentré en lui-même, se rappelle tout et raconte avec une précision parfaite tout, absolument tout ce qui s'est passé. Preuve que la conscience n'était pas abolie, que le somnambule n'agit jamais comme un automate inconscient, qu'il voit, qu'il entend, qu'il sait ce qu'il fait ; il est dominé par des images, par des idées et impressions suggérées, par une crédulité exaltée, par une tendance à l'obéissance non réfrénée ou moins réfrénée par l'initiative engourdie. Ce n'est pas une inconscience ; c'est un autre état de conscience.

J'ai démontré aussi cette chose singulière : que les souvenirs des hallucinations négatives peuvent être réveillés comme les autres. Voilà Henriette, une somnambule que je mets en état d'hallucination négative. A son réveil, elle ne me voit pas, elle ne me sent pas, elle ne m'entend pas. Pendant que je la pique avec une épingle, pendant que je lui chatouille l'intérieur des narines avec une plume, pendant que je lui corne dans l'oreille : « Vous êtes une mauvaise fille ; vous avez eu il y a quelque temps un enfant ; vous l'avez tué, etc. », elle continue tranquillement à converser, insensible à tout ce qui émane de moi. Elle est convaincue que je ne suis pas là. Je lui dis : « Henriette vous allez vous rappeler tout ce que je vous ai dit et fait pendant que je n'y étais pas. » Elle répond : « Mais vous n'étiez pas là. » J'insiste ; je mets la main sur son front ; je dis : « Vous allez vous souvenir tout de même. » Elle se concentre un instant ; les souvenirs renaissent ; elle dit : « Tiens, j'ai rêvé ! Ce n'est pas possible. Vous m'avez piquée, vous m'avez chatouillé le nez. — Et puis : — Ce n'est pas vrai ce que vous m'avez dit ! Je n'ai pas eu d'enfant. »

Donc, elle avait vu et entendu, alors qu'elle avait cru ne pas voir, ne pas entendre ; c'était une illusion négative.

J'ai montré que l'amaurose suggérée est un phénomène de même nature ; c'est une cécité psychique[1]. Le sujet voit ; mais l'esprit neutralise ; l'œil physique voit, l'œil mental ne voit pas. Je le démontre ainsi : je suggère une cécité complète de l'œil gauche. Le sujet ne voit pas de cet œil ;

---

1. *De la suggestion et de ses applications à la thérapeutique*, 2ᵉ édition, pages 66 et suivantes.

j'approche une épingle de la cornée, il ne sourcille pas. Si alors je place un prisme devant l'œil droit et devant ce prisme un objet quelconque, un crayon par exemple, le sujet voit deux crayons très nettement, les deux images également distinctes et correspondant très bien aux diverses positions que je donne au prisme. Le prisme déviant l'image de l'œil droit fait voir ainsi deux images ; si je fermais son œil gauche, ou si cet œil était affecté de cécité réelle, le sujet ne verrait qu'une seule image, celle de l'œil droit déviée par le prisme. Il en voit deux. Donc l'œil gauche voit. Le sujet se comporte comme s'il simulait (ce qu'on peut constater aussi avec l'appareil de Snellen) ; et cependant il ne simule pas ; il voit à son insu ; il voit quand l'imagination déroutée par le prisme ou l'appareil de Snellen n'efface pas l'image perçue.

Il en est de même pour la surdité suggérée. Le fait suivant le démontre. J'avais dit à Henriette endormie : « Quand vous serez réveillée ; vous serez sourde et vous ne pourrez plus parler. » Une demi-heure plus tard, j'avais oublié ma suggestion, je réveille Henriette ; elle tire la langue et fait signe qu'elle ne peut parler. Je l'appelle : « Venez ici ; je veux vous guérir. » Elle ne bouge pas. — J'insiste. — Elle reste sur sa chaise ; elle, si docile, refuse de se lever. Alors on me rappelle que je lui ai suggéré la surdité. Il me suffit alors de dire : « Henriette, vous entendez de nouveau », pour qu'immédiatement elle vînt à moi, et me demandât par geste de la guérir de son mutisme. Donc elle m'avait entendu dire : « Vous entendez de nouveau. » La surdité était psychique et imaginaire, comme l'est la cécité suggérée, comme le sont l'anesthésie et la paralysie suggérées. Ainsi dans l'hallucination ou illusion négative, le sujet voit, entend, et sent ; mais ne sait pas qu'il voit ou qu'il a vu, entendu et senti. On peut évoquer le souvenir de ce que le sujet a vu, alors qu'il n'a pas eu conscience de voir.

Faut-il supposer que les sensations aboutissent jusqu'au

centre cortical sensoriel, qu'elles restent enregistrées dans les cellules sensorielles de l'écorce, mais qu'elles ne pénètrent pas dans le domaine de la conscience ? Plus tard, quand je cherche à évoquer le souvenir, le sujet se concentre, et l'acte qui a marqué son empreinte dans les cellules sensorielles cérébrales réveille, alors seulement, l'activité des cellules psychiques ; la perception devient consciente ; la mémoire organique devient mémoire consciente.

Mais l'expérience du prisme dans la cécité unilatérale suggérée, l'expérience de la surdité qui disparaît par suggestion verbale, indiquent clairement que l'impression aboutit à la conscience ; le sujet voit à travers le prisme et dit ce qu'il voit ; ce sujet entend quand on lui dit qu'il peut entendre.

Il faut admettre que l'imagination actionnée par la suggestion intervient pour faire acte d'inhibition ; elle efface à chaque instant la sensation perçue. Les deux faits, la perception et sa neutralisation, sont simultanés et se superposent pour ainsi dire, si bien que le sujet est absolument comme s'il ne voyait pas. Je ne connais rien de plus impressionnant que cette expérience faite sur un bon somnambule. Rien ne trahit la moindre perception : je le torture, je le brusque, je dis des choses les plus saugrenues pour provoquer le rire, ou les plus injurieuses, pour provoquer de l'émotion : indifférent, il cause tranquillement avec les autres personnes et s'étonne qu'on le regarde avec curiosité et qu'on paraisse rire en le regardant. Le meilleur comédien ne pourrait soutenir le rôle que jouent si ingénument des gens francs et honnêtes et qui ne savent guère dissimuler leurs impressions. On jugerait qu'ils n'ont conscience de rien. Et grande est la stupéfaction, quand je démontre que tout a été perçu, que tout a été conscient, sans l'être !

J'ai dit ailleurs : rien ne se passe dans l'état hypnotique

qui ne puisse se produire à l'état de veille. Ne sommes-nous pas tous sujets dans une certaine mesure à des phénomènes analogues? Nous sommes absorbés par un travail intellectuel, pendant qu'on parle et discute à côté de nous. Nous n'entendons rien, notre esprit étant ailleurs, concentré sur nos propres méditations? Quand c'est fini, nous n'avons aucune idée de la conversation tenue à nos côtés. Plus tard cependant, une circonstance fortuite venant à évoquer une certaine association d'idées, voilà que bien des choses que nous ne croyions pas avoir entendues reviennent distinctement à notre esprit. Nous avions entendu ; notre oreille avait enregistré : mais l'impression psychique avait été si peu intense ou si fugitive qu'elle restait effacée jusqu'au moment où elle s'est réveillée au choc de la réminiscence.

CHAPITRE VIII

Des suggestions criminelles. — Crimes expérimentaux. — Objection : simulacres de crimes. — Des suggestionnés sans conviction. — Résistance à certaines suggestions. — Des suggestionnés identifiés avec leur rôle. — Des suggestionnés impulsifs. — Des suggestionnés par idées fausses. — Résistance du sens moral. — Suggestion démoralisatrice et moralisatrice.

Quand on a assisté à des expériences de suggestion, quand on a vu l'être fasciné ou hypnotisé par l'opérateur, obéir à sa volonté, docile à ses injonctions, réaliser tous les actes qui lui sont ordonnés, on ne peut s'empêcher d'être profondément impressionné. Et la question se pose : Où est la responsabilité ? Où est le libre arbitre ? Quelle est la part de la suggestion dans les crimes ? Les crimes peuvent-ils être faits par suggestion ?

La question fut nettement posée et résolue affirmativement par le Dr Liébeault en 1866 (*Du sommeil et des états analogues*).

« L'on peut poser en principe, dit-il, qu'une personne mise en somnambulisme est à la merci de celui qui l'a amenée dans cet état. J'ai tenté des expériences qui m'ont confirmé dans cette opinion..... J'ai voulu m'assurer encore s'il n'est pas possible de leur surprendre des secrets. Un jour, j'affirmai à une jeune fille endormie que j'étais un prêtre et qu'elle était elle-même une pénitente venue pour se confesser. Cette petite prit son rôle au sérieux et me fit une confession de peccadilles charmantes... Le Pr Blandin, ayant poussé sur un argument personnel une dame qu'il avait mise en somnambulisme, en obtint une réponse telle qu'il jura de ne plus se prêter à une manœuvre qu'il avait regardée comme un badinage. »

MM. Demarquay et Giraud-Teulon citent un fait analogue. « Une dame de la ville, disent-ils, hypnotisée et interrogée, se prit pendant cet état de sommeil loquace à répondre à notre curiosité scientifique par des confidences faites pour satisfaire une tout autre sorte de curiosité et *tellement graves*, tellement dangereuses pour elle-même, qu'aussi effrayés pour la malade que frappés de notre responsabilité fatalement engagée, nous nous empressâmes de réveiller la malheureuse, auteur de ces trop libres communications. »

Mais ceci n'est rien, ajoute M. Liébeault. On peut modifier « les sentiments des dormeurs, diriger leurs actions dans le sens des idées fixes qu'on leur impose. Que d'abus graves de toutes sortes peuvent sortir de là ! Ce que j'avance résulte pour moi d'expériences que je tentai sur une jeune fille très intelligente et qui, en état de sommeil profond, était la plus revêche et la plus indépendante de caractère que j'eusse rencontrée. Cependant je parvins toujours à m'en rendre maître. J'ai pu faire naître dans son esprit les résolutions les plus criminelles, j'ai surexcité des passions à un degré extrême ; ainsi il m'est arrivé de la mettre en colère contre quelqu'un et de la précipiter à sa rencontre le couteau à la main ; j'ai déplacé en elle le sentiment de l'amitié ; et, avec le même instrument tranchant, je l'ai envoyée poignarder sa meilleure amie qu'elle croyait voir devant elle, d'après mon affirmation. Le couteau alla s'émousser contre un mur. Je suis parvenu à déterminer une autre jeune fille, moins endormie, à aller tuer sa mère, et elle s'y dirigea, en pleurant, il est vrai ».

Les expériences de M. Liébeault ont été confirmées depuis par tous les médecins qui se sont occupés d'hypnotisme. Il est certain que des simulacres de crimes peuvent être réalisés par beaucoup de sujets, soit dans l'état de sommeil provoqué, soit dans l'état de veille par suggestion.

Mon ami le Pr Liégeois a signalé dans mon livre *De la suggestion et du somnambulisme dans leurs rapports avec la jurisprudence et la médecine légale*, nombre d'expériences. Des sujets honnêtes ont été transformés en voleurs, assassins, escrocs, faussaires, parricides, etc.

Ces expériences cependant, alors même qu'elles réussissent, ne sont pas toutes démonstratives ; toutes ne prouvent pas qu'un crime réel peut être commis par suggestion. Les crimes que vous faites commettre à vos sujets, a-t-on dit, sont des *crimes de laboratoire*. Votre homme auquel vous donnez un couteau à papier sait très bien que ce couteau est une arme inoffensive, il l'aplatit sans crainte sur la poitrine de son adversaire ou sur la porte censée le représenter. Il sait que le pistolet qu'il va décharger ne contient pas de balle. Voilà une jeune fille à laquelle vous donnez un poison fictif qu'elle verse dans un verre et qu'elle fait boire à sa mère ! Elle vous obéit parce qu'elle sait que c'est une expérience, que c'est vous qui agissez en elle, et que votre intention n'est pas d'empoisonner sa mère. Leur confiance en vous les rend dociles à la suggestion ; ils se savent en représentation ; ils jouent de bonne foi la comédie que vous leur imposez.

Cette objection a été développée particulièrement par Delbœuf et Gilles de la Tourette. Sans doute cela est vrai pour certains sujets. Ils n'ont pas perdu le sentiment de leur identité ; ils jouent leur rôle sans conviction ou avec la conviction qu'ils jouent un rôle. Il est des suggestionnés ou hypnotisés, si l'on veut, qui sont très dociles, restent en catalepsie, font de la contracture, exécutent les ordres, se livrent aux actes commandés, et qui ensuite, revenus à leur état normal, disent avoir agi par complaisance ; il leur a semblé qu'ils simulaient de bonne foi. Cependant, si on recommence chez quelques-uns les mêmes expériences, ils obéissent comme la première fois ; ceux qui sont intelligents finissent par se rendre compte que leur complaisance est forcée, que leur simulation est plus ou moins obligatoire ; il en est cependant, nous le savons, qui ont une certaine capacité de résistance. On peut supposer que ceux-là feraient le simulacre d'un crime, mais reculeraient devant un crime réel.

Nous avons vu que les hallucinations suggérées ne se réalisent pas chez tous avec le même éclat. Faites voir à deux sujets une rose fictive à côté d'une rose réelle ; l'un verra la première moins distincte, moins nette, et dira parfaitement quelle est la réelle, quelle est la fictive ; l'autre les verra aussi nettes l'une que l'autre, et ne pourra, malgré tous ses efforts, les différencier.

Pour que le sujet soit identifié avec l'hallucination, il ne suffit pas que celle-ci existe, même très nette ; il faut de plus que l'impression émotive de l'image existe, que tout l'être moral du sujet se comporte comme en face de l'image réelle. Je suggère par exemple à quelqu'un : « Voici un chien ; il est méchant, il va vous mordre. » Le sujet voit le chien, éloigne son bras, met sa main sur le mollet où il a reçu une morsure fictive ; tout cela sans le moindre signe d'effroi, sans que sa physionomie traduise la moindre anxiété. Il dit que le chien est là, qu'il sent sa morsure, que son sang coule ; il en parle froidement et d'un air indifférent, comme si ce n'était pas de lui qu'il s'agissait. Il est halluciné, mais son être moral n'est pas identifié avec l'hallucination. Ce sujet, si je lui suggère d'aller frapper son voisin, ira mollement, sans conviction, et le frappera mollement, pour la forme. On voit qu'aucune passion n'anime sa main.

N'en est-il pas de même pour les auto-suggestions spontanées, par exemple dans le rêve naturel ? Quelquefois nous savons que nous rêvons. Ou bien, sans le savoir précisément, nous rêvons d'une façon passive : notre vraie conscience subsiste à côté de la conscience faussée. On subit les actes les plus terrifiants, on est en plein naufrage, on est condamné à mort, on monte à l'échafaud, on voit tuer ses parents et amis les plus chers, et cela sans ressentir aucune émotion. Le cœur ne bat pas plus vite, la respiration n'est pas accélérée ; on reste indifférent au drame dont on est acteur, comme s'il s'agissait d'un autre soi-même. Le sentiment de notre identité est plus fort que celui de l'hallucination qui frappe nos sens sans atteindre le fonds moral de notre être. Dans ce cas, comme chez certains suggestionnés à l'état de veille, c'est une comédie qui se joue en nous et par nous, dont nous sommes les acteurs plus ou moins convaincus.

Voici donc un premier fait d'observation. Les actes exécutés par suggestion ne le sont pas toujours avec conviction ; *le sujet n'est pas identifié avec le personnage* qu'il joue.

Un second fait est celui-ci : Beaucoup de sujets *résistent aux suggestions* qu'on veut leur imposer : car c'est une erreur de croire que tout hypnotisé appartient corps et âme à son hypnotiseur, que c'est un automate pur, sans volonté, sans résistance, sans initiative, taillable et malléable à volonté, à la merci de l'opérateur. Il en est qui conservent beaucoup de volonté pour certaines choses, qui n'accomplissent que les suggestions qui leur sont agréables ou indifférentes. Voici un très suggestible ; je le rends analgésique, je le contracture, je le paralyse, je l'hallucine. Je lui ordonne de voler une montre : il refuse ; il ne veut pas voler. J'ai beau insister, lui suggérer qu'il n'a pas de scrupules, qu'il est malhonnête, etc. Je ne parviens pas à briser sa résistance. Voici une jeune fille à laquelle j'ai suggéré de dormir ; elle dort en apparence. Je lui suggère d'être insensible et de ne rien sentir de tout ce que je lui ferai. Alors je la pique avec une épingle, j'enfonce celle-ci dans son nez, je chatouille la muqueuse oculaire ; elle ne manifeste rien. Je relève sa robe pour la découvrir. Immédiatement elle rougit et réagit ; son instinct de pudeur se révolte, comme si elle était éveillée. Quelquefois elle ouvre les yeux et se réveille comme déshypnotisée par l'impression morale ressentie.

D'autres, après une résistance plus ou moins prolongée, après avoir lutté quelque temps contre la suggestion, finissent par céder. Entre l'obéissance passive, automatique, comme impulsive, et la résistance inéluctable tous les degrés intermédiaires existent.

M. Liébeault ne considère pas tous les suggestibles comme aptes à réaliser des actions criminelles : « Ce sont seulement des dormeurs somnambules profonds, chez lesquels a disparu toute initiative et toute activité sensible et intellectuelle. Ceux-là, impuissants à faire effort pour sentir, remuer, discuter et agir, sont de toute nécessité impuissants à résister aux méchantes tentations. Ne trouve pas qui veut un somnambule au plus haut degré de concentration d'esprit ; je n'ai rencontré que 4 à 5 sujets sur 100 parmi ceux que j'ai soumis à l'hypnotisation, sujets par l'intermédiaire desquels on aurait pu sûrement faire commettre les crimes les plus épouvantables et que l'on n'exécute que dans certains états de folie. »

C'est sur des sujets de ce genre choisis à la clinique de M. Liébeault que M. Liégeois a fait et réussi ses mémorables expériences.

« Ce qui a trompé, ajoute M. Liébeault, les expérimentateurs qui ont admis l'impossibilité de faire réaliser des crimes, c'est le choix peu réfléchi qu'ils ont fait de ceux auxquels ils ont voulu les imposer. Aussi ne faut-il pas s'étonner s'ils ont rencontré dans ceux-ci des sujets désobéissants aux ordres donnés, du moment que ceux-ci étaient contraires à leurs principes moraux ou à leurs intérêts... Et encore ces dormeurs auraient-ils peut-être cédé à leurs injonctions, si elles avaient été insinués dans leur esprit avec art et insistance [1]. »

« Des faits que l'observation nous fournit, dit Delbœuf, on peut donc inférer que l'hypnotisé conserve une part suffisante d'intelligence, de raison, de *liberté*, je souligne le mot, pour se défendre de réaliser des actes inconciliables avec son caractère et ses mœurs [2]. »

M. Delbœuf aurait raison si, au lieu de dire l'hypnotisé, il disait certains hypnotisés. Il a eu tort de généraliser. Sans doute, les faits que je viens de relater doivent engager à ne pas prendre à la lettre tous les crimes réalisés par suggestion expérimentale; tous les crimes de laboratoire ne sont pas de vrais crimes; tous les suggestibles ne sont pas aptes à perpétuer des crimes sérieux. Mais le vrai crime aussi n'est pas à la portée de tout le monde. N'est pas criminel qui veut.

Si les faits précédents montrent que tous les sujets ne sont pas justifiables des suggestions criminelles, ceux que je vais exposer montrent que certains le sont. Si beaucoup savent résister aux suggestions désagréables, si d'autres accomplissent l'acte suggéré comme des comédiens qui jouent leur rôle, il en est qui n'ont aucun pouvoir de résistance, il en est qui sont identifiés avec leur rôle. La conscience fausse domine chez eux et annihile la conscience vraie. Ceux-ci agissent avec conviction; ils pleurent de vraies larmes; leur figure exprime une émotion vraie; ils croient que c'est arrivé; ils vont au crime.

Voici une jeune fille honnête; je lui suggère le sommeil et l'insensibilité. Elle ne sent rien de ce que je lui fais. Elle, je puis la découvrir, la déshabiller, sans aucune protestation, sans que la face trahisse la moindre rougeur.

---

1. Liébeault. Suggestions criminelles hypnotiques. *Revue de l'hypnotisme*, 1895, p. 289.

2. Delbœuf. L'hypnose et les suggestions criminelles. *Revue de l'hypnotisme*, 1895, p. 266.

Joue-t-elle la comédie ? Jouait-elle la comédie, la jeune fille endormie qui, prenant M. Liébeault pour son confesseur, lui confessa ses peccadilles ?

Voici une expérience faite par M. Auguste Voisin[1]. « Nous avons suggéré à une femme, pendant le sommeil provoqué, d'aller, à son réveil, s'emparer d'un couteau véritable et d'aller en frapper un mannequin couché dans un lit. Ce mannequin affublé d'une robe et coiffé d'un bonnet simulait à s'y méprendre une femme couchée. En outre, nous lui avons intimé fermement l'ordre de ne dire à personne l'action qu'elle allait commettre et surtout de ne pas dévoiler que c'était nous qui lui avions commandé cet acte. A son réveil, elle se dirige rapidement vers la table, saisit l'arme et, s'approchant brusquement du lit, elle frappa la femme couchée d'un grand coup de couteau, machinalement, sans la moindre expression sur le visage, agissant comme si elle était mue par un ressort. Elle attendit un instant, puis revint à sa place, et ne parut se souvenir de rien.

« Cependant, au bout de trois jours, nous revoyons notre sujet : la malade était triste, sombre, le visage pâli, les traits tirés comme à la suite de grands chagrins et de longues veillées. « Depuis trois nuits, dit-elle avec anxiété, « je ne dors plus ; j'ai d'affreux cauchemars, je crois voir une « femme qui me poursuit sans cesse et m'accuse de l'avoir « assassinée. Je ne puis me débarrasser de cette horrible « obsession. » Mise de nouveau dans le sommeil hypnotique, nous lui demandons s'il était vrai qu'elle avait assassiné et qui lui avait ordonné ce crime. Elle nous répondit qu'en effet elle avait assassiné et que c'était nous-même l'instigateur du crime. Nous lui disons alors que toute cette histoire de crime n'était qu'une plaisanterie, que la femme n'était qu'un mannequin, et que désormais ses nuits seraient cal-

1. *Revue de l'hypnotisme*, 1894, p. 216.

mes et sans cauchemars, sans la vision de l'assassinée. Cette suggestion se réalisa ; elle reprit sa physionomie tranquille ; son sommeil redevint paisible, sans nouvelles visions terrifiantes.

« Cette expérience, ajoute M. Voisin, prouve que notre sujet qui a accompli, par suggestion, un acte criminel expérimental, n'était nullement convaincu qu'il s'agissait d'une plaisanterie, qu'il a su au contraire conserver un vague souvenir d'un acte grave, commis par lui-même, acte dont la gravité l'obsédait et le faisait souffrir cruellement. Cette souffrance, cette anxiété qui a suivi l'accomplissement de la suggestion criminelle sont la meilleure preuve de la sincérité du sujet. »

Voici une autre expérience due à M. Albert Bonjean (*L'hypnotisme, ses rapports avec le droit et la thérapeutique,* Paris, 1890).

Un jour, nous disons à Mlle P... : « Mme M... a un superbe bracelet. Un quart d'heure après être réveillée, vous prendrez ce bracelet et vous le cacherez dans une de vos poches. » Le vol se commet dans les conditions prescrites. Mlle P... ayant été se rasseoir, Mme M... s'écrie : « Tiens, c'est drôle, je ne trouve plus mon bracelet. Je l'avais pourtant quand je suis venue. » Puis elle fait mine de chercher un peu partout, sans rien trouver, naturellement. La compagnie s'étonne ; on regarde sous la table, on examine les meubles, on secoue les tapis. En fin de compte, quelqu'un propose de se fouiller. Quand Mlle P..., qui trouvait tout cela très singulier, mais qui de la meilleure grâce fit comme tout le monde, constata la présence sur elle du bracelet disparu, elle pâlit affreusement et se mit à fondre en larmes, s'écriant tout éperdue : « Je ne suis pas une voleuse, savez-vous ! Si j'avais le bijou en poche, c'est que quelqu'un l'y a mis. »

Il fallut assez de temps pour calmer ce désespoir très sincère. On attribua la mésaventure à une mystification imaginée par un des plus joyeux convives. Tous intervinrent pour affirmer qu'il n'en était pas autrement et l'incident fut clos de cette manière. « Mlle P... est l'honnêteté incarnée, et nous la savons incapable, non seulement d'improbité, mais encore de la plus légère incorrection. »

Ce qui est vrai pour la suggestion provoquée l'est aussi pour l'auto-suggestion, celle qui se fait dans le sommeil par exemple. Si, comme nous l'avons dit, certains rêves sont vus, sans être vécus, s'ils n'atteignent pas le fonds moral de notre être, si le sentiment de notre identité persiste à travers les divagations des songes, n'est-il pas d'autres rêves où nous ne sommes plus nous-mêmes, où nous sommes incarnés, corps et âme, dans le personnage que l'imagination nous impose ? Un assassin se jette sur nous, nous tombons dans un précipice. Quelle épouvante ! Le pouls s'accélère, la respiration devient haletante, la face pâle, anxieuse, des cris de terreur, des gémissements plaintifs s'échappent. Et on se réveille, sortant d'un terrible cauchemar, avec un soupir de soulagement ! Voilà un rêve vécu. Et le rêve peut être tellement vécu qu'il devient somnambulique ; le rêveur se lève, va, travaille, se livre à des actes divers, dangereux pour lui, dangereux quelquefois pour les autres. Ce n'est certes pas une comédie. *Un somnambule d'une parfaite moralité*, dit A. Maury, *peut dans sa vie somnambulique devenir un criminel.*

Voici quelques faits relatés par M. Liébeault :

« On lit dans Brillat-Savarin que le prieur d'un couvent nommé Dom Duhaguet n'échappa à la mort que parce qu'il n'était pas encore couché lorsqu'un des religieux, étant dans un accès de somnambulisme, vint percer son lit de trois grands coups de couteau. Il avait rêvé que Dom Duhaguet venait de tuer sa mère et que l'ombre sanglante de celle-ci lui était apparue pour demander vengeance. »

On lit dans Orfila, qu'une nuit, étant couché dans une auberge, un somnambule se mit à crier au voleur. On accourut, on lui demanda ce qu'il avait : « Ah ! c'est toi, coquin », répondit-il en tirant un coup de pistolet. Poursuivi par cet acte, il ne fut acquitté qu'en prouvant qu'il était sujet au somnambulisme.

Le 1ᵉʳ janvier 1843, un aubergiste, entendant du bruit dans la chambre où couchait un jeune voyageur, s'y rendit et fut blessé d'un coup de couteau. Cet homme rêvait qu'on venait l'assassiner et se défendait. Sur le rapport des médecins, une ordonnance de non-lieu fut rendue.

Relatons encore les faits suivants : Un élève du séminaire de Saint-Pons, raconte le *Moniteur* du 2 juillet 1868, se lève pendant la nuit, se rend vers l'un de ses professeurs et le frappe de trois coups de couteau qui, mal dirigés, n'atteignent que le matelas. C'était la première fois que le somnambulisme se manifestait chez ce jeune homme. Le lendemain, quand on lui apprit son acte qu'il ignorait complètement, l'élève manifesta ses regrets et le désir de rentrer chez lui.

Les journaux américains de 1876 rapportèrent le fait d'un enfant qui, pendant un accès de somnambulisme, alla tuer un de ses camarades et qui, mis en prison, tenta, pendant l'accès suivant, de tuer un de ses co-détenus.

Le somnambule de l'hôpital Saint-Antoine, dont le Dᵣ Mesnet a raconté l'histoire, se livrait à des vols incessants pendant ses crimes. Ce sont ces vols qui décélèrent l'existence du phénomène auquel il était sujet. Il servait comme garçon chez un coiffeur de Paris où la disparition d'un certain nombre d'objets attira l'attention. On découvrit ces objets dans la chambre du somnambule et il fut même condamné pour ce vol par le tribunal.

En mars 1877, les journaux ont parlé d'une femme qui se volait elle-même. Les soustractions ayant éveillé de sa part la pensée qu'un voleur s'introduisait la nuit chez elle, elle mit son fils en surveillance et celui-ci ne découvrit pas sans étonnement quel était le voleur.

Ce qui se fait dans le somnambulisme naturel ne peut-il se faire dans le somnambulisme provoqué ?

Quand on a expérimenté sur beaucoup de sujets de toutes conditions sociales, sans enthousiasme et sans parti pris, on arrive à cette conviction absolue que tous les actes réalisés par suggestion ne sont pas de pure complaisance, mais donnent aux sujets l'illusion parfaite de la réalité, et que beaucoup, parmi les plus honnêtes, peuvent être conduits à des actes délictueux ou criminels.

Que se passe-t-il en eux, au moment où ils accomplissent l'acte suggéré ? Tous n'obéissent pas au même mécanisme psychique pour le réaliser. Il en est qui agissent comme des impulsifs. L'idée reçue est mûrie par le cerveau ; la face concentrée exprime ce travail d'incubation souvent très court. Leur état d'âme se modifie ; ils se lèvent automatiquement et vont, comme mus par une force invisible, droit au but, sans réflexion apparente. Que se passe-t-il dans leur cerveau ? Est-il sous l'empire d'hallucinations, d'idées délirantes ? A-t-il conscience d'un mobile illusoire qui le fait agir ? Ou bien est-ce un acte automatique, est-ce une idée fixe qui les domine, l'obsession de faire l'acte commandé ? Je crois qu'il en est parfois ainsi. L'épileptique qui se précipite et tue sait qu'il tue, mais il ne sait pas toujours pourquoi il tue. Certains aliénés disent : « J'ai une idée folle de mettre le feu à la maison ou de tuer mon enfant. » — « Pourquoi, dans quel but ? N'aimez-vous pas votre enfant ? » — « Si, je l'aime. Je sais que c'est mal ; je n'ai aucune raison de le tuer. C'est plus fort que moi. » J'ai vu un homme qui alla supplier la police de l'arrêter, parce qu'il avait l'idée fixe de mettre le feu à une meule de paille. La police crut à une plaisanterie et ne l'arrêta pas. Il alla mettre le feu à la meule. Il paraissait sain d'esprit, sauf cette obsession. Je crois que la suggestion peut réaliser sur certains sujets un état psychique semblable ; *une impulsion instinctive aveugle et sans raison vers l'acte suggéré.* C'est une folie impulsive passagère que la suggestion a faite.

Un honnête homme a pu commettre un acte monstrueux sous l'influence d'une obsession créée par l'auto-suggestion. L'hétéro-suggestion ne peut-elle réaliser le même phénomène ? La façon dont certains somnambules exécutent l'acte suggéré expérimentalement le démontre. Pourquoi le font-ils ? Ils ne savent pas. C'est une idée. Voilà tout ce qu'ils répondent. Quelques-uns, l'acte accompli, n'ont plus aucun souvenir de ce qu'ils viennent de faire. Un jour je rencontrai dans un magasin une jeune dame fort intelligente, douce de caractère, d'une honnêteté et d'une sincérité à toute épreuve, nerveuse ; son mari l'endormait souvent dans un but thérapeutique. Elle me dit : « Je n'ose pas vous regarder. Je suis sûre que je dormirais. » Je réponds : « Il est inutile que vous me regardiez, vous dormez sans cela. » Immédiatement ses yeux se ferment ; elle est en apparence de sommeil. Je prie son mari de lui faire une suggestion pour le réveil. Il lui fait celle de me tirer les oreilles. Je la réveille, me tenant à distance. Aussitôt elle vient sur moi et me tire les oreilles, ce qu'elle n'aurait jamais osé faire normalement, nos relations n'étant pas très familières. « Pourquoi faites-vous cela ? » lui dis-je. « Je ne sais, répondit-elle, c'est une idée. Je ne me rends pas compte pourquoi je le fais. Mais je ne peux faire autrement. » — C'est une suggestion de votre mari. Et s'il vous avait suggéré de me tuer avec un poignard ? » — « Je l'aurais fait », dit-elle, d'un ton bref et sûr qui semblait bien affirmer que l'acte serait aussi net que la parole.

Ce n'est pas toujours l'obsession aveugle ou l'impulsion quasi-automatique qui accomplit l'acte. L'idée suggérée n'est pas acceptée telle quelle, dans sa brutalité ; avant de se transformer en acte, elle se transforme elle-même en évoquant d'autres idées, des souvenirs fictifs, des hallucinations qui la justifient ou l'excusent. Je dis par exemple à quelqu'un : « Dans dix minutes vous irez voler ce porte-monnaie sur la table. » Le sujet obéit. Je lui demande : « Pourquoi avez-vous volé ? » — « C'est pour reprendre ce qu'il me doit. Je lui ai prêté de l'argent et il n'a pas voulu me le rendre. C'est une restitution, ce n'est pas un vol. » Je n'ai pas créé un voleur, à proprement parler ; je n'ai pas produit une perversion du sens moral. L'imagination facile du sujet a tourné la difficulté. Arrêtée par l'idée morale préexistante dans le cerveau, native ou suggérée par l'éducation, elle a créée un souvenir illusoire à la faveur duquel le vol devenait licite et la suggestion réalisable. Je dis au sujet : « Voici un pistolet chargé. Vous tuerez cet homme. » Il tire sur lui. Si je lui demande la raison de son acte, il répond que l'autre l'a provoqué, l'a insulté. Il n'a fait que se défendre. Dans ce cas encore, ce n'est pas une impulsion simple, ce n'est pas une perversion morale, c'est une hallucination qui a fait le crime, auto-suggestion hallucinatoire ajoutée à la mienne pour lui fournir un prétexte rationnel. Je puis d'ailleurs, si l'auto-suggestion ne me prête pas son concours, créer cette hallucination, le souvenir illusoire justificatif ; je puis dire : « Voici un homme qui en veut à votre vie, ou qui a insulté votre femme. Tuez-le pour venger votre honneur. » Certains sujets n'hésiteront pas à le faire.

Dans tous ces cas, je n'ai pas transformé un honnête homme en criminel ; j'ai fait commettre une mauvaise action par obsession ou par erreur.

On conçoit d'ailleurs que chez les sujets dont le sens moral est faible et la suggestibilité très grande, l'imagination n'a pas besoin d'être actionnée par une hallucination ou une obsession. Le terrain est plus accessible aux idées criminelles. A ceux-ci, on peut suggérer directement qu'ils voleront pour voler, qu'ils tueront pour tuer. Leur conscience morale faible ou absente ne proteste pas.

On comprend aussi qu'un fonds moral solide inné ou acquis par l'éducation constitue lui-même une suggestion primordiale antérieure qui neutralise ou rend plus difficiles les contre-suggestions ultérieures. Si je dis à un somnambule : « Personne ne pourra plus vous endormir que moi, » il pourra être désormais réfractaire aux tentatives de sommeil provoqué faites par d'autres. Je lui dis : « Si on vous suggère de voler, de tuer ou de commettre n'importe quel acte mauvais, vous ne le ferez pas. » Il pourra être désormais cuirassé contre les suggestions criminelles dont il sera l'objet. Or, une personne douée de sens moral, élevée dans des principes religieux ou philosophiques qui se sont comme incarnés dans son âme, aura en elle une certaine force de résistance. Dans son enfance, on a inscrit dans son cerveau : « Tu ne tueras pas, tu ne voleras pas ! » Et cette suggestion primordiale dans un cerveau vierge pourra être assez fortement enracinée dans la conscience pour la prémunir contre les idées criminelles qu'on voudra lui suggérer dans la suite. Elle pourra faire un crime par impulsion ou hallucination ; elle ne le fera pas ou le fera plus difficilement avec l'idée de faire un crime.

De tout ce qui précède, je conclus qu'*un honnête homme peut, par suggestion, faire un crime*. Peut-il devenir moralement criminel ? La suggestion peut-elle directement affaiblir et pervertir le sens moral chez des sujets qui ont ce sens développé ?

Il est certain que si ce sens n'est que moyennement développé, s'il n'est pas d'une solidité parfaite, la suggestion expérimentale peut faire ce qu'elle fait tous les jours dans la vie courante : pervertir un enfant, débaucher une jeune fille ingénue, peu résistante, entraîner à des actes délictueux, par l'entraînement de l'exemple et des insinuations répétées, des natures relativement honnêtes, un peu faibles.

D'autre part ces sujets momentanément pervertis par une mauvaise suggestion peuvent être ramenés au bien par une bonne ; la suggestion préalable du sommeil, l'hypnotisme, n'est pas nécessaire pour cela. Une parole persuasive prononcée par une personne autorisée agira aussi bien dans l'état de veille que dans l'état de sommeil vrai ou imaginaire provoqué !

Sans doute, une âme foncièrement et solidement honnête peut être momentanément égarée par la suggestion ; je ne pense pas qu'elle puisse être foncièrement dépravée par elle ; le sens moral ne peut pas chez elle être détruit, pas plus qu'on ne peut le créer chez ceux qui ne l'ont pas. Delbœuf a, dans une certaine mesure, raison de dire : « L'hypnotisé (il aurait dû dire : certains hypnotisés) n'est pas si peu lui que d'autres inclinent à le croire. Malgré toute sa docilité superficielle, il y a des choses qu'il ne fera absolument pas. Chérubin ne fera pas Jack l'Éventreur, ni Marie Alacoque la Marion Delorme. » Mais les anges et les saints sont rares ; les hommes les plus honnêtes ont quelques faiblesses, quelques germes de défaillance morale que la suggestion peut développer.

Peut-elle agissant en sens contraire, bienfaisante, créer le sens moral absent ? Cette question intéresse au plus haut point le socialiste et le médecin-légiste. Elle s'impose, nous le verrons, lorsqu'il s'agit de juger la responsabilité morale. Durand (de Gros) écrivait en 1860 : « Le braidisme nous fournit la base d'une orthopédie intellectuelle et morale qui certainement sera inaugurée un jour dans les maisons d'éducation et les établissements pénitentiaires. »

Cette orthopédie morale a cependant ses limites : l'enfant naît avec un certain fonds psychique, je dirai volontiers avec un certain fonds de suggestions ataviques. D'une part, il reproduit certains caractères physiques, traits de physionomie, allures, gestes, intonation de voix et jusqu'à certains tics ou certaines difformités d'un parent ou d'un ancêtre plus ou moins éloigné ; d'autre part, il reproduit certains caractères moraux et intellectuels qui peuvent constituer l'un des types psychiques héréditaires de la famille.

Ce n'est pas toujours dans les générateurs directs qu'on trouve l'équivalent des germes moraux et psychiques qu'on voit évoluer chez l'enfant. Il en est d'eux comme des germes morbides ; ceux-ci aussi peuvent rester latents chez les parents, se développer seulement chez l'un des descendants.

Ainsi en est-il de l'empreinte physique et morale qui, modifiée par des influences diverses et inconnues, plus ou moins amendée ou neutralisée par la combinaison des facteurs de la génération, se retrouve cependant bien reconnaissable chez certains ascendants et descendants.

Quoi qu'il en soit, l'enfant naît un peu ce qu'il est ; son avenir moral et psychique est dans l'œuf ; il a des instincts, des aptitudes, des modalités nerveuses et intellectuelles qu'il apporte au monde et qui subissent une évolution jusqu'à un certain point fatale. Voici deux frères élevés dans le même milieu, soumis aux mêmes exemples, à la même discipline, à la même éducation : l'un sera doux, docile, laborieux, honnête ; l'autre sera indocile, paresseux, mauvais, n'écoutant que ses penchants vicieux. Les parents useront sur lui sans résultat toute leur influence : châtiment, prédication, suggestion religieuse, rien n'y fera. La suggestion dans le sommeil provoqué sera infructueuse comme le reste. Chez tel autre, l'influence maternelle ne parvient qu'à recouvrir le naturel d'un vernis trompeur qui le masque ; le naturel revient au galop, dès que l'enfant vole de ses ailes.

Chez tel autre, cette influence bien dirigée réprime ou atténue les instincts héréditaires moins profondément incarnés, elle corrige dans une certaine mesure l'œuvre de la nature ; la suggestion est, dans ces cas, plus ou moins efficace.

Tels parents robustes et sains procréent un monstre physique ; tels autres, sains d'esprits et de corps, procréent un monstre moral incurable.

Entre ces cas extrêmes et intermédiaires, enfant né docile et bon, enfant né avec quelques mauvais instincts, susceptibles d'être corrigés par l'éducation, enfant né vicieux et rebelle à toutes les suggestions morales, toutes les transitions existent.

La suggestion par l'exemple, l'instruction et l'éducation, peut développer les germes qui existent; elle peut augmenter la docilité naturelle, inspirer le goût du travail, exalter les instincts généreux, développer les aptitudes morales et intellectuelles qui sont à l'état embryonnaire. Elle ne peut pas les créer chez ceux qui en sont dépourvus. Là où le sens moral n'existe pas, aucune suggestion, je le crains, ne le fait naître, pas plus que l'éducation physique ne peut faire pousser un membre qui fait défaut. L'une ne peut sans doute remédier à certaines perversions instinctives incurables, pas plus que l'autre ne peut supprimer certains vices de conformation.

Mais ce sont là, fort heureusement, des cas extrêmes. La plupart des enfants naissent avec des germes bons et mauvais. La suggestion bien dirigée peut développer les uns, imposer silence aux autres.

J'ai souvent été consulté par des parents pour des enfants ayant certaines perversités précoces ; celles qui sont acquises par de mauvaises fréquentations sont justiciables de la suggestion ; celles qui sont natives résistent d'ordinaire aux suggestions les plus énergiques, alors même que le sujet peut être mis en apparence de sommeil profond.

Mais l'hypnotisme, c'est-à-dire la suggestion exaltée par le sommeil provoqué, si on veut l'appeler ainsi, ne fait pas, je crois, plus de merveille dans ce sens qu'un professeur sagace et expérimenté, sachant manier l'enfant à l'état de veille et lui introduire l'idée dans le cerveau.

Revenons aux suggestions malfaisantes. On dira : En admettant que la suggestion hypnotique puisse faire perpétrer des crimes, cela est rare. Y a-t-il des exemples de

crimes réels qu'un hypnotiseur ait fait commettre ? Par
courez les annales des tribunaux. Vous trouverez quelques
exemples d'attentats commis sur des somnambules, vous
ne trouverez pas d'exemple certain d'attentat commis par
le somnambule sur l'ordre de l'endormeur ! Cela est possible. Les criminels ne sont pas en général des hypnotiseurs et tous les hypnotiseurs ne sont pas des criminels.
D'ailleurs, si un homme versé dans la question de l'hypnotisme avait abusé de sa science pour suggérer un crime, il
ne le dirait pas, et le suggestionné ne le saurait pas.

CHAPITRE IX

Du viol commis par suggestion. — A la faveur d'un état de léthargie ou inertie nerveuse d'origine émotive. — A la faveur d'une suggestion amoureuse. — A la faveur d'une hallucination négative.

Mais un mot d'abord sur les attentats commis sur des somnambules. Une question que la justice a eu quelquefois l'occasion de poser à la médecine légale est celle-ci : si une jeune fille ou une femme peut, par l'effet de l'hypnotisme, être mise dans l'impossibilité de résister à un viol.

Déjà en 1853 une jeune fille de Marseille étant devenue enceinte à son insu à la suite de pratiques faites par un guérisseur magnétiseur, les médecins experts conclurent qu'une jeune fille peut être déflorée et rendue mère contrairement à sa volonté, celle-ci pouvant être annihilée par l'effet magnétique. Devergie et Tardieu adhérèrent à cette conclusion [1].

Le fait est généralement admis ; la plupart des médecins jugent avec M. Gilles de la Tourette que cet attentat est surtout ou seulement possible, si le sujet hypnotisé est tombé en léthargie, c'est-à-dire inerte, insensible, sans conscience : alors l'attentat peut être consommé comme dans le sommeil chloroformique.

Tel serait, par exemple, le cas de cette jeune fille de Rouen, violée à son insu et devenue enceinte des œuvres

---

1. Tardieu. *Étude médico-légale sur les attentats aux mœurs*, 7ᵉ édition, 1878, p. 92.

d'un dentiste qui la traitait : le rapport a été fait sur ce cas par le D'r Brouardel et publié dans les *Annales d'hygiène et de médecine légale* (1879). La jeune fille ayant sur les indications du dentiste relevé et maintenu ses lèvres sur ses narines, sentit au bout de quelques minutes qu'elle perdait connaissance ; elle dit être demeurée inconsciente le temps que durèrent les opérations. Les jours suivants même assoupissement et même insensibilité, et c'est dans cet état d'inconscience que le viol fut commis et répété.

Brouardel admet que cette jeune fille nerveuse, impressionnée, placée par le dentiste dans une position telle que couchée, les mains relevant la lèvre supérieure et bouchant en même temps les narines empêchaient la vue de se diriger vers les parties inférieures et obligeaient les globes oculaires à se porter en haut, est tombée dans le sommeil hypnotique.

Ce serait la léthargie hypnotique. Je ne pense pas que ce sommeil nerveux avec inconscience soit de l'hypnose. Je n'ai jamais vu la suggestion produire une léthargie, c'est-à-dire un sommeil complet avec inconscience absolue. A tous les degrés du sommeil provoqué, le sujet conserve sa conscience. Il est des hystériques qui ont spontanément ou à la suite d'un choc émotif une crise de sommeil hystérique qui présente ce caractère d'insensibilité et d'inconscience ; le sujet peut rester étranger à tout ce qui se passe autour de lui. Or, il arrive que si on cherche à suggestionner une hystérique, celle-ci a, soit une crise convulsive, soit une crise de sommeil hystérique, d'origine émotive, qu'il ne faut pas confondre avec le sommeil suggestif. Si on continue les jours suivants à suggestionner le sujet, en éloignant de lui toute impression nerveuse, on arrivera à produire le sommeil et d'autres phénomènes suggestifs, sans léthargie ni crise convulsive. Je pense donc que *la léthargie n'est pas due à l'hypnose, mais qu'il s'agit d'une phénomène hystérique surajouté dû à l'émotion.*

Cette jeune fille était d'ailleurs une hystérique non convulsive. Depuis ses séances, la mère déclare qu'elle s'endort à tout moment ; elle accusait des étouffements, des cauchemars, des spasmes, etc. La secousse morale produite par les manœuvres du dentiste déterminait chez elle une crise de sommeil hystérique.

D'autres fois, le sujet à la suite de manœuvres hypnotiques ne tombe pas dans une léthargie complète ; il conserve sa conscience, mais reste inerte et ne peut réagir. Tel est le cas de cette jeune fille violée par un vagabond guérisseur, magnétiseur, sorcier, nommé Castellan, condamné en 1865 par la Cour d'assises du Var[1].

En lisant cette observation on voit que cet homme agissait par suggestion sur un esprit timoré et suggestible, mais que sur cet état suggestif se greffaient parfois des crises de sommeil nerveux pendant lesquelles le malfaiteur assouvissait sa passion.

Tout à coup, dit-elle, elle se sentit défaillir. A partir de ce moment, ses souvenirs devenaient plus confus. Revenue à elle sous l'influence de quelques aspersions d'eau froide que lui aurait faites Castellan, elle se serait dirigée vers la porte et se serait évanouie de nouveau avant d'y arriver. Alors il l'aurait prise dans ses bras, l'aurait emportée dans sa chambre, couchée sur le lit et violée. Elle prétend qu'elle a eu conscience de ce qui se passait, mais sans pouvoir s'y opposer en aucune manière. Elle n'a pas eu la force seulement de frapper contre le mur, ce qui aurait suffi pour attirer les voisins. Une de ses parentes vient heurter la porte de sa chambre, elle reconnaît sa voix et ne peut lui répondre.

Un état analogue aurait existé chez une jeune fille suisse sur laquelle le Dr Ladame de Genève a fait un rapport médico-légal[2] : elle aurait été été violée par un jeune homme

---

1. Tardieu, *loco citato*, p. 92.
2. *Annales d'hygiène publique et de médecine légale*, 1882, p. 519.

qui avait l'habitude de la magnétiser. « Il m'a magnétisée à la cuisine sans m'en demander la permission ; puis à un certain moment, je me suis à demi réveillée, j'ai vu confusément que j'étais sur son lit, et j'ai senti qu'il était sur moi ʃ j'ai voulu le repousser, mais je n'avais aucune force, et lorsqu'il a vu cela, il m'a endormie encore plus profondément que la première fois ; j'ai voulu crier, mais je ne l'ai pu, etc. »

Dans ces deux cas il s'agit d'un état d'inertie physique et morale, la conscience étant conservée ; c'est ce que Gilles de la Tourette appelle léthargie lucide. Les hystériques peuvent avoir spontanément ou par choc émotif des crises de cette nature ; entendant tout, se rendant compte de tout, mais immobiles, incapables de parler, de réagir. Cet état peut-il aussi être considéré comme une variété de l'hypnose ? Je ne le pense pas. Presque tous les hypnotisés peuvent parler, répondre, manifester ; ceux qui tombent dans cet état de « léthargie lucide » sont précisément des nerveux ou hystériques chez lesquels l'émotivité entre en jeu ; et ceux-là aussi, comme les précédents, on arrive toujours, par une culture intelligente en réprimant leur impressionnabilité morale, à les suggestionner sans provoquer cette sorte de crise.

Dans ces deux cas, la suggestion s'était associée à des crises nerveuses émotives caractérisées par la léthargie lucide.

Nous ne sommes pas ici en face d'un viol commis *par suggestion,* mais en face d'un *attentat perpétré à la faveur d'un état d'inertie nerveuse* (accès de sommeil hystérique) produit par des manœuvres impressionnant le sujet.

La suggestion peut-elle modifier les instincts de la femme de façon à affaiblir sa résistance morale, à produire chez elle un état de conscience nouveau dans lequel elle perd la notion du devoir ? Cela n'est pas contestable. La séduction d'une honnête femme n'est au fond que de la suggestion.

Voici un cas rapporté par le Dr Bellanger[1]. Une jeune femme de bonne famille, fort intelligente, d'un caractère doux et affectueux, fut hypnotisée par un jeune médecin pour des crises d'hystérie. Chaque crise était ainsi transformée en accès de somnambulisme. Pendant un de ces accès, elle fit à son médecin l'aveu de l'amour qu'elle ressentait pour lui ; elle s'était mariée contre son gré. Le Dr X... devint l'amant de Mme de B... pendant, bien entendu, l'état somnambulique.

Dans son état normal, elle n'avait souvenir de rien. Devenue enceinte, elle n'eut aucun soupçon de sa grossesse, n'ayant plus eu de rapport avec son mari depuis un an, et sûre de n'avoir pas manqué à ses devoirs. On attribuait ses malaises à une maladie insolite. Dans le somnambulisme seul, elle savait ce qui en était, et ne s'inquiétait pas trop de la situation. Quand finalement la malheureuse femme découvrit la nature de son mal, l'anxiété fut extrême ; sa tête s'égara ; elle crut aux esprits, aux maléfices. Au terme de sa grossesse, l'aliénation fut complète et nécessita son transfert dans une maison de santé.

Mme de B..., dit le Dr Bellanger, fut toujours innocente ; la somnambule seule en elle fut coupable. Elle guérit toutefois ; ses attaques disparurent. Elle ne revit que quelques années plus tard le Dr X... et ne soupçonna jamais qu'il avait été le héros d'une aventure dont elle avait été la victime.

Il s'agit bien ici d'une *folie amoureuse suggérée* qui rendit la femme coupable. Je relaterai plus tard un autre cas, plus dramatique encore, et dont l'interprétation sera plus facile, je pense, après ces quelques considérations.

L'attentat sur une femme suggestionnée ne peut-il avoir lieu qu'à la faveur d'une crise de léthargie complète ou

---

1. Bellanger. *Le magnétisme, vérités et chimères de cette science occulte*, par le Dr Bellanger. Paris, 1854.

incomplète, ou à la faveur d'une suggestion amoureuse ? La suggestion ne peut-elle directement, sans crise nerveuse, annihiler la résistance d'une femme ?

Je le crois et tous ceux qui ont assisté aux expériences d'hallucinations négatives rapportées antérieurement le croiront comme moi. Je puis par suggestion chez certaines femmes soustraire à la conscience toutes les perceptions sensitives et sensorielles émanant de moi, créer, comme nous l'avons vu, des hallucinations négatives (page 128), si bien qu'à toutes mes tentatives sur elles, elles n'opposent aucune résistance, car ces tentatives sont lettre morte pour elles. Et ces expériences, chez quelques-unes, m'ont imposé la conviction qu'elles subiraient inconsciemment un attentat sur leur personne physique et morale.

CHAPITRE X

Après ces quelques mots sur les attentats commis sur les hypnotisés, revenons à ceux commis par leur intermédiaire. On nous dit : cela est possible, mais c'est quantité négligeable. Les faits sont excessivement rares. Cette objection résulte d'une fausse conception de l'hypnotisme et de la suggestion. On se figure toujours que la suggestion nécessite une opération spéciale qu'on appelle hypnotisme, que cette opération met le sujet dans un état spécial, hypnotique ou magnétique, dans lequel il est suggestible et hallucinable. Or, je le répète, il n'y a pas d'état spécial portant le nom d'hypnotisme, il n'y a que des sujets suggestibles, plus ou moins, auxquels peuvent être suggérés des idées, des actes, des hallucinations. Ce point doctrinal domine toute la question. On me comprendra maintenant si je dis que la *suggestion joue un rôle dans presque tous les crimes* ; la suggestion, c'est-à-dire l'idée, quelle que soit son origine, s'imposant à certains cerveaux avec une force irrésistible.

Je prends comme exemples quelques causes célèbres présentes à toutes les mémoires, qui ont passionné, dans notre pays, l'opinion publique. Les idées que je viens d'exposer y trouveront leur application.

La suggestion trouve un terrain plus facile chez les sujets déshérités du sens moral. Tels sont les cas suivants : tout le monde se rappelle les deux Gabrielle.

Gabrielle Fenayrou avait été élevée dans de bons principes ; tous s'accordaient à la considérer comme douce et honnête. Elle se marie : les premières années sont heureuses ; elle paraît épouse dévouée et bonne mère. Un jeune homme s'empare de son imagination ; son mari aux prises avec les difficultés de l'existence la néglige ; elle se donne à ce jeune homme. Plus tard le mari rumine des idées de vengeance contre ce jeune homme qui, après avoir séduit sa femme, a fondé une pharmacie rivale qui prospère, tandis que la sienne périclite. Pour assouvir sa vengeance, il captive de nouveau l'esprit de sa femme, lui persuade que son rival est cause de leur malheur, lui insinue qu'il faut le tuer, que sa réhabilitation morale est au prix de ce meurtre. Elle se laisse aller à cette suggestion. Docile, cédant aux menaces, elle donne rendez-vous à son ancien amant, sous prétexte de renouer des relations interrompues ; elle y va ; chemin faisant, elle entre prier à la Madeleine ; puis, froidement, sans émotion, elle le conduit à son mari qui l'assassine devant elle. Aucun remords, aucun regret n'agite sa conscience ; elle ne paraît pas se douter de l'énormité de son crime.

Rien dans ses antécédents ne faisait prévoir cette perversité monstrueuse du sens moral. Devant le jury, sa maîtresse de pension dit que c'était l'élève la plus docile, la mieux disciplinée. Un témoin a dit d'elle : « C'était une pâte molle ; elle allait au vice aussi bien qu'à la vertu. » Traduit en langage psychologique : C'était un cerveau suggestible : elle était docile à toutes les suggestions. J'ajoute que le sens moral ne faisait pas contrepoids à sa suggestibilité excessive. Avec une bonne direction, cet être né avec une absence complète de sensibilité morale, guidé par ses instincts et les suggestions d'autrui, aurait accompli peut-être

une carrière heureuse, fécondée par d'honnêtes inspirations.
Mal conduite, elle est allée au déshonneur et au crime.

Analogue est le cas de Gabrielle Bompard. On se rappelle
le fait. Elle s'est donnée corps et âme à Eyraud, homme d'affaires vermoulu, beaucoup plus âgé qu'elle, vivant d'expédients. A bout de ressources, l'idée d'un assassinat lucratif
lui vient ; Gouffé, huissier, est choisi. Elle le captive, le lui
amène ; tout est préparé d'avance ; une cordelière pour lui
passer autour du cou, une corde avec porte-mousqueton,
moufle et poulie fixées et agencées, une corde pour ficeler
le cadavre, un sac pour l'enfermer et une malle pour l'emporter. Elle lui passe la cordelière autour du cou, l'ajuste
au porte-mousqueton ; Eyraud tire la corde et la pendaison
est opérée. Elle passe la nuit à côté du cadavre tandis
qu'Eyraud va à l'étude de l'huissier le dévaliser. On connaît
la suite ; le transport de la malle avec le cadavre dans un
fossé couvert de broussailles près de Lyon ; la découverte
de la malle ; la fuite des assassins dans le nouveau monde ;
là, Gabrielle Bompard est captivée par M. Garanger qui
s'intéresse à elle, obtient d'elle dans le sommeil provoqué
l'aveu de son crime, la décide à abandonner Eyraud, à le
suivre à Paris, et à se livrer à la préfecture de police. Plus
tard Eyraud est reconnu et arrêté à la Havane.
Qu'est-ce que Gabrielle Bompard ? Un être nativement
dépourvu de sensibilité morale, n'ayant eu d'ailleurs que
de mauvais exemples dans la maison paternelle. Encore
enfant, elle attire des jeunes gens chez elle. Le crime commis, elle couche à côté du cadavre ; arrêtée après s'être
livrée, elle le raconte simplement, revoit sans émotion le
théâtre où il s'est accompli, s'amuse de l'attention dont elle
est l'objet, mange de bon cœur. Sa conscience morale
absente ne lui reproche rien. Le rapport des médecins
experts constate chez elle « une cécité morale, un arrêt du
sens moral, une lacune ».

En outre, elle est très suggestible, c'est-à-dire peut être influencée par quiconque sait prendre de l'ascendant sur elle, acceptant les idées suggérées et entraînée par sa nature à les réaliser. Elle était hypnotisable et hystérique : elle servit à des expériences dans une maison de mauvais aloi où son amant la conduisait. Elle lui reste soumise bien qu'il la maltraite : elle qui est jeune, agréable, ayant une certaine intelligence, du piquant, faite pour réussir dans le demi-monde, elle reste sous la domination d'un être qui n'a que des dettes, qui l'exploite et la bat. Le crime commis, elle suit son amant à travers les deux mondes, se laisse jeter par lui dans les bras de plusieurs personnes de rencontre, docile aux suggestions d'Eyraud, jusqu'à ce que M. Garanger l'en dégage et la rende docile aux siennes.

Malgré ces deux dominantes psychologiques, absence native du sens moral et suggestibilité extrême, les médecins experts ont conclu à la responsabilité morale. Parce que, disent-ils, elle est extrêmement intelligente, elle agit en connaissance de cause, elle juge la portée de ses actes, elle a la notion du bien et du mal, elle distingue par l'esprit, sinon par le sentiment, le fas du nefas. Elle est donc responsable,

Mais son intelligence est-elle suffisante pour lui permettre de réagir contre les mauvais instincts et les mauvaises suggestions ? Suffit-elle à faire contrepoids à ces deux infirmités : absence du sens moral et suggestibilité excessive ?

Sans doute, elle est intelligente. Mais qu'est-ce que cette intelligence spéciale, « plus superficielle que profonde », dit le rapport ? Elle a facilement accepté l'idée de se livrer à la préfecture de police, elle a avoué, au moins en partie, sa culpabilité, avant l'arrestation d'Eyraud, alors que rien ne l'obligeait à le faire, alors que son intelligence et son intérêt lui conseillaient de ne pas le faire. Sans doute, en présence du magistrat, elle commence par effacer son rôle, elle ne charge pas d'abord, elle travestit la vérité. Mais bientôt, à mesure que l'interrogatoire continue, elle s'oublie, docile aux suggestions d'un interrogatoire habile, elle se laisse aller à avouer son rôle. « Elle a cousu le sac, elle a aidé à ficeler le cadavre comme un poulet. » Elle ne cherche plus à atténuer sa collaboration. Elle subit l'impression du moment. C'est une intelligence vive, mais toute d'instincts, d'impressions, mobile, qui peut s'oublier et se ressaisir, qui n'a pas de suite, qui n'est pas maîtresse d'elle-même.

Un aveugle moral est-il responsable, parce qu'il est intelligent ?

Écoutez les psychologues : « Sans doute les aveugles moraux reconnaissent encore la distinction du bien et du mal. Ils savent fort bien qu'il faut faire telle chose et qu'il faut s'abstenir de telle autre. Ils le *savent*, mais ils ne le *sentent* pas ; et dès lors *il est presque inévitable qu'ils agissent comme s'ils ne le savaient pas*, car la connaissance pure ne détermine pas l'action. C'est une loi que la psychologie contemporaine, surtout la psychologie anglaise, a mise hors de conteste. Jamais nous ne sommes entraînés à agir par une idée pure, par la conclusion logique d'un raisonnement, etc. Ce qui nous met en branle, c'est l'attrait exercé par une idée et une personne, les désirs et les répulsions qu'elles font naître en nous » (Lévy-Brühl, La Responsabilité des criminels, *Revue politique et littéraire*, 1890).

Ces considérations trouvent d'ailleurs leur application dans bien des affaires criminelles.

Rappelons celle qui s'est dénouée en 1891 devant la cour d'assises d'Oran avec un grand retentissement.

Jane Weiss, née Daniloff, était née d'une mère nihiliste russe exilée qui faisait sa médecine à Paris et de son amant, homme marié, occupant une assez haute position mondaine. Sa mère mourut ; elle fut élevée par sa grand'mère, femme excentrique, joueuse à Monte-Carlo, vivant dans les milieux les plus divers :

lettrés, officiers étrangers, femmes galantes. A onze ans déjà, dit-elle, elle devint amoureuse d'un Français d'une trentaine d'années. A dix-sept ans, à Paris, elle fit la connaissance d'un autre dont elle devint la maîtresse ; « elle ne l'aimait pas, dit-elle, mais son cœur avait besoin de tendresse ». M. Weiss, lieutenant d'artillerie, conçut pour elle une passion violente, et finit par l'épouser, après avoir pour cela donné sa démission ; il devint administrateur civil à Aïn-Fezza. Le mariage fut très heureux pendant cinq années. Deux enfants étaient nés, quand vint un jeune ingénieur, Rocques, qui en devint follement amoureux. Elle résista d'abord, puis partagea cet amour et fut sa maîtresse. A partir de ce moment, elle ne s'appartient plus. « Tout ce qu'il veut, dit M. Tarde, il faut qu'elle le fasse, si insensé que ce soit. » Il se glisse la nuit dans la chambre conjugale, près du lit où dorment les deux époux, réveille Jeanne et lui dit : « Viens ! » et elle le suit dans la pièce voisine. « Il m'était, dit-elle, impossible de lui résister. » Elle a fait tous ses efforts, comme le lui a dit le président, pour briser ses relations avec lui. Elle n'a pu. Elle a appelé son mari lui-même à son secours. Tentative désespérée ! L'amour a vaincu [1]. Bientôt l'idée fatale du poison, suggérée, dit-elle, par son amant jaloux s'implanta, après une certaine lutte, dans son cerveau. La résolution est prise ; elle lui verse dans ses aliments, par petites doses, la liqueur arsenicale de Fowler que Rocques lui envoie ; elle continue, sans pitié auprès du lit de son mari malade, à verser les gouttes de poison, au milieu des caresses. Elle écrit à son amant : « Je n'ai plus de poison. Envoie-m'en une provision dans les babouches des enfants. » Cette lettre interceptée fit découvrir le crime. Rocques, arrêté en Espagne, se suicida.

Dans toutes ses dépositions, l'accusée affirme avoir agi à l'instigation de son amant. Dans une lettre au crayon adressée au juge d'instruction, elle écrit :

« — Certainement, sans les ordres formels, réitérés, impératifs, qu'il m'a donnés, je n'aurais pas eu la force d'agir. » — « On dirait que tu as peur d'agir, m'écrivait-il. Eh bien ! oui, « c'est moi, moi qui le veux, moi qui l'ordonne. Sois la main et la « main seulement, je serai la tête, la force et la volonté. » Je jure sur la tête de mes enfants que pas un mot de ceci n'est douteux, c'est la vérité purement et simplement. » — « Jane DANILOFF. »

« C'est lui, dit-elle à l'audience, qui exigeait la disparition de

---

1. *Archives de l'anthropologie criminelle.* T. VI, 1891, p. 458.

mon mari. Il voulut même tout d'abord me forcer à me servir de cyanure de potassium. Je n'ai point agi de mon libre arbitre ; j'ai obéi aux ordres que me donnait l'homme que j'ai aimé ; ces ordres impératifs sont encore réitérés dans ses dernières lettres arrivées depuis mon arrestation. Pendant une année entière, j'ai lutté contre la force qui me maîtrisait. N'avais-je pas sous la main ce terrible cyanure ? Et qui saura le nombre de fois où, après avoir juré d'en finir, je reposai ce flacon saisi d'une main décidée à obéir ? J'avais beau me débattre, je ne m'appartenais plus. M. R... avait fait naître en moi une femme que j'ignorais, une femme violemment passionnée, passivement soumise. Non seulement il a bouleversé mon existence, mais il a bouleversé mon être intime tout entier. »

Le Dr Lacronique, médecin-expert, dit d'elle : « Femme bien au-dessus de la moyenne et d'un esprit cultivé, elle sait s'assimiler rapidement toutes les idées qu'on lui suggère, mais elle n'en mesure pas toute la portée et surtout n'en prévoit pas toutes les conséquences. Son système nerveux est très irritable. C'est une névrosée et une déséquilibrée. »

Voici un fait rapporté par l'expert, qui montre l'excessive impressionnabilité de l'accusée et de son hallucinabilité :

Le 2 décembre, Mme Weiss était entrée à l'hôpital, portant sa petite fille Berthe dans ses bras ; l'enfant meurt deux jours après, et l'expert a pu constater l'impression profonde que cette perte produit sur l'état mental de la mère. Il l'a surprise une fois, à l'improviste, à moitié couchée sur un lit, tenant serrés dans ses bras les vêtements de son enfant et versant silencieusement des larmes abondantes. Au réveil, elle avait perdu la notion exacte des choses ; elle se figurait que sa petite fille était encore vivante et qu'on la lui avait rendue guérie : « J'ai retrouvé ma mignonne, ma chérie, s'écriait-elle avec joie ; enfin on me l'a rendue, non plus froide comme elle était, mais rose et gazouillante. » Le même jour, elle écrit à sa grand'mère : « J'ai été souffrante ces jours-ci, j'avais une hallucination atroce ; ma mignonne ayant très froid, je me figurais qu'elle était morte, etc. Hier samedi, j'ai obtenu qu'on me fasse revenir à la prison et j'ai retrouvé ma petite. » Le juge d'instruction constata lui-même à la prison cette illusion dans laquelle vivait l'accusée. Le lendemain, le procureur et le juge se rendirent ensemble à la prison et constatèrent la persistance du même phénomène. Les vêtements de la petite Berthe étaient étalés sur un lit et c'est là que la mère voyait son enfant endormi.

On sait que Mme Weiss fut condamnée à vingt ans de travaux forcés. Elle implora le pardon de son mari, qui le refusa. Rentrée dans sa prison, elle se suicida en absorbant de la strychnine.

« Malgré tout, dit M. Tardes, il est impossible de ne pas voir dans ce suicide l'explication de son âme, la révélation de son énergie, de sa sincérité, de ses souffrances, et la fatalité des sentiments tout puissants qui l'ont poussée au crime. »

Impulsivité extrême, sensibilité nerveuse excessive, sens moral faible, telle était cette malheureuse femme. Elle se donne à dix-sept ans, sans aimer, parce qu'elle a besoin de tendresse ; elle adore son enfant et son cerveau s'égare quand elle l'a perdu. Mais cette exaltation de sensibilité affectueuse, de passion folle et amoureuse, ces élans irrésistiblement impétueux d'une âme à l'excès impressionnable, s'alliaient, chez cette femme déséquilibrée, à une grande faiblesse de sens moral. L'idée criminelle ne trouva pas un frein suffisant.

La suggestion n'implique pas toujours un suggestionneur.

Le mécanisme psychologique du crime est le même, si l'idée vient du sujet lui-même, d'origine inconnue ou apportée par les événements du monde extérieur, suggérée par les accidents de la vie, s'il y a auto-suggestion. D'où que vienne l'idée, certains cerveaux ne peuvent résister à son empire.

L'observation suivante présente un grand intérêt ; le défenseur, M. de Nicéville, qui a plaidé pour l'accusé, avec beaucoup de talent et de conviction, a bien voulu rédiger pour moi les détails de cette affaire :

Meunier avait perdu sa mère dès son jeune âge ; il avait été élevé par son père, un très brave homme, qui avait donné à son enfant les plus sages conseils et les meilleurs exemples.

De quinze à vingt-cinq ans, Meunier fut employé comme ouvrier aux forges de Gorcy. Durant ces dix années, il se fit remarquer par la régularité de sa conduite, ses goûts simples, honnêtes, ne fréquentant pas les cabarets et recherchant la compagnie des jeunes gens de bonnes mœurs.

En 1880, il entre dans l'administration des douanes. Il se marie en 1881. De ce mariage sont nés deux enfants. Il était en 1890 préposé des douanes à Landres (Meurthe-et Moselle).

Dans le pays, on citait Meunier comme le modèle des pères de famille. Dès que son service était terminé, il rentrait chez lui, donnait tous ses soins à sa femme atteinte d'une maladie à laquelle elle devait bientôt succomber et n'avait d'autres joies que de jouer avec ses enfants ou de les emmener promener avec lui. Dans son service, il était parfaitement noté ; les renseignements fournis par ses chefs sur son compte sont parfaits.

Quelques jours avant sa mort, sa femme sentant sa fin prochaine dit aux personnes qui l'entouraient : « Oh ! il a été bien bon pour moi, sans lui je serais morte depuis longtemps ! » et puis elle recommanda à son mari les petits enfants qui, le lendemain, n'avaient plus de mère !

A qui les confier ? Son service l'obligeait à être jour et nuit hors de chez lui ; et cependant il ne pouvait abandonner ses enfants tous seuls à la maison ; ses frères et sœurs étaient pauvres ; ils ne pouvaient les prendre avec eux et augmenter leurs charges de famille. Il fallait absolument qu'il se remariât. On lui parle d'une fille du pays, Mlle J..., qui appartenait à une honorable famille, qui avait un peu de bien, entre autres une maison à Amermont, laquelle avait été restaurée il y avait peu de temps. Mlle J... avait un frère dans l'armée, capitaine d'infanterie de marine, décoré, officier de grand avenir. Épouser Mlle J... c'était assurer à ses enfants une jeunesse protégée par les soins d'une seconde mère, et pour lui, c'était peut-être, grâce à la protection du capitaine, tout un avenir qui s'ouvrait dans la carrière de l'administration des douanes.

Seul, dans ses longues veillées, pendant ses embuscades, il pensait à tout cela ; et cette pensée devint pour lui une véritable obsession. Il *décida* qu'il *épouserait* Mlle J... Il connaissait cette personne depuis longtemps : il avait eu l'occasion de se trouver avec elle dans différentes réunions ; mais *jamais*, même alors qu'il était encore célibataire, celle-ci n'avait éveillé en Meunier la moindre passion. D'ailleurs, Mlle J... était très laide, rousse, petite, mal faite ; lui, au contraire, très beau garçon, grand, mince, physionomie avenante. Et voilà que, subitement, Meunier se déclare à lui-même qu'elle sera *sa femme ! Il la lui faut, pour ses enfants et pour lui.* Il écrit à Mlle J... et lui demande la permission d'aller la voir.

Il se rend à Amermont. Il reçoit bon accueil, et il revient chez lui heureux du succès de ses premières démarches. Mais on lui écrit qu'il ne faut pas qu'il renouvelle sa demande ; Mlle J... lui fait remarquer qu'il n'est pas assez *riche* pour elle ; qu'elle ne veut pas épouser un veuf avec *deux* enfants, et qu'elle ne veut pas quitter le pays, puisqu'elle y a une *maison*.

Meunier, cependant, tâche par ses prières, ses supplications, ses serments d'amour, de vaincre la résistance de Mlle J... Rien ne fait. Mais son idée fixe le poursuit, il ne peut plus la discuter, elle le tient : « Si vous me repoussez, dit-il, je viendrai me brûler la cervelle à vos pieds. »

Ici, commence la série des crimes épouvantables commis par Meunier.

Il n'est pas *assez riche* pour être agréé par Mlle J... Il le sera. Comment ? En s'introduisant chez un vieux prêtre, curé de Xivry-Circourt, commune voisine, en assassinant lui et sa servante, en volant tout l'argent qu'il trouverait au presbytère et en incendiant ensuite cette maison pour faire disparaître les traces du crime. Les cadavres carbonisés de M. l'abbé Lalance et de sa domestique furent retrouvés dans les décombres.

Quelque temps après, Meunier se présentait chez Mlle J... avec un sac rempli d'or. « Je suis riche maintenant, Maria, s'écrie-t-il, je viens de faire un héritage, vous ne me repousserez plus. » Et cependant il fut encore évincé : « Non, répondit la jeune fille, comme douanier vous devez un jour quitter le pays, et moi je veux toujours demeurer dans notre maison. »

Quoi ! C'est maintenant la maison d'Amermont qui est un obstacle au mariage ? Meunier la fera disparaître. Quelques jours après, le feu s'y déclarait et la consumait.

Meunier écrit à Mlle J... pour lui dire combien il est attristé pour elle et sa famille de l'accident dont ils viennent d'être victimes, mais maintenant elle pourra le suivre, puisque rien ne la retient plus au pays. Mlle J... remercie Meunier des témoignages de sympathie qu'il lui donne. Elle lui écrit une lettre dans laquelle elle l'assure de toute l'estime qu'elle a pour lui, mais dans laquelle elle lui dit aussi que jamais sa mère ne donnera son consentement à un mariage avec un veuf, *père de deux enfants...*

Meunier se dit alors qu'il en supprimera un !!...

Le 7 octobre, il annonce, en termes émus, à Mlle J... que son petit garçon Julien est mort. « Le malheur m'a frappé, moi aussi. Mon cher petit vient de succomber, d'un mal qui l'a foudroyé. Soyez à moi !!... »

Que s'était-il passé ? Un soir, le petit, après avoir passé quelques jours chez des parents, était ramené à son père. Celui-ci était allé au-devant de lui, l'avait couvert de ses caresses et de ses embrassements ; le soir le père avait passé les heures, après souper, avec eux. Le lendemain matin, il était monté dans le chambre où Julien reposait ; il avait soulevé l'enfant pendant son sommeil sur sa couchette, lui avait placé la tête sur le bord du lit en fer, avait fait pression et brisé la colonne vertébrale. Meunier plaça ensuite le petit dans une position qui put faire croire qu'il était mort étouffé ! Les obsèques de l'enfant eurent lieu sans qu'aucun doute pût s'élever sur les causes d'une mort aussi étrange !...

Et cependant, Mlle J... signifia à Meunier de n'avoir plus à s'adresser à elle ! Cette fois, tous ses crimes commis, il ne devait plus avoir d'espoir de devenir un jour le mari de Maria J..., ni le beau-frère d'un capitaine d'infanterie de marine, décoré à trente ans. C'est alors qu'il se rend compte de l'immensité de ses forfaits. L'amour inconscient qu'il avait éprouvé se transforme en haine implacable. Il lui faut du sang encore pour essuyer celui qu'il a versé. Il tuera Mlle J..., et se tuera ensuite. « Je suis bien malheureux, avait-il dit, mon autre petit mourra comme celui-ci ! » et en tenant ces propos, il allumait sa pipe aux cierges qui éclairaient dans la nuit le cadavre du petit que, quelques heures avant, il avait tué !

A l'audience, au récit de ces lamentables scènes, Meunier sanglote. « Ah ! je l'aimais bien, mon petit ! Que voulez-vous ? C'était par amour pour Mademoiselle ! (*sic*) »

Enfin, le 15 octobre 1890, pour se venger du refus de Mlle J..., et se venger aussi de ses propres forfaits, Meunier allait s'embusquer près de la maison J... Dans la soirée, le capitaine J... sort. Il faisait nuit. Meunier l'a-t-il reconnu ? On ne sait. Il l'a nié ; il a prétendu qu'il voulait tirer sur Mlle J... : cependant le capitaine tombait, l'épaule fracassée par un coup de feu !

La rumeur publique dénonça Meunier comme l'auteur de ce dernier attentat. Il fut arrêté et une perquisition faite chez lui eut pour résultat d'établir qu'il était l'auteur de tous les drames qui, depuis trois mois, avaient jeté la consternation et le deuil dans tout le pays.

L'attitude de Meunier avant les débats, au cours de ses interrogatoires, au moment de sa condamnation, pendant les quarante-huit jours précédant son exécution, a été celle d'un homme qui a repris possession de ses facultés de raison. Il a accepté, sans défaillance, la sentence du jury ; il l'a reconnue méritée, et il a attendu l'expiation avec une résignation qui démontrait chez cet homme une force de caractère excessive. « J'ai tué mon sang, « disait-il, je mérite la mort, je saurai mourir. » Quand l'exécuteur faisait les lugubres et derniers préparatifs, Meunier la tête haute se tourna vers les personnes présentes dans la cellule : « Je ne suis pas un criminel, messieurs ; ah ! les femmes ! Par « amour d'une fille tuer son propre sang ! Un homme qui n'avait « jamais rien eu avec personne et qui avait toujours eu une « bonne conduite ! Quand vous voudrez, je suis prêt. Un bon « Français n'a pas peur de la mort. Un bon soldat comme moi « ne la craindra pas. »

Traversant la cour de prison, il aperçoit son défenseur. Il s'arrête, se retourne : « Donnez-moi une dernière fois la main, « Me X.... : Merci, vous avez été bon pour moi !!...[1] »

Voilà donc un homme aux antécédents honnêtes qui devient un monstre, voleur, incendiaire, assassin, moins par passion amoureuse que par l'idée arrêtée, implantée dans son cerveau, qu'il doit épouser une certaine personne. Pour arriver à ces fins, il supprime tous les obstacles, ne reculant pas devant les plus épouvantables forfaits. Cependant Meunier avait le sentiment du devoir : il était employé modèle et bon père de famille. Il avait la notion du juste : « J'ai tué mon sang, j'ai mérité la mort ! » Il avait le sentiment patriotique : « Un bon Français n'a pas peur de la mort. » La notion du devoir et du juste, le chauvinisme national,

---

1. Note remise par M. de Nicéville, défenseur de Meunier.

peuvent *s'apprendre, sont suggérés par l'éducation*. Mais Meunier n'avait aucune sensibilité morale : il fume la pipe à côté du cadavre de son enfant ; il témoigne des regrets plutôt que des remords et de la pitié. *La sensibilité morale est innée*. Quand elle fait défaut, l'éducation ne la crée pas, comme elle crée le sens du devoir, de la justice et de l'honneur. Meunier a pu, dépourvu de sensibilité morale, rester honnête jusqu'au jour où une idée impérieuse, prenant possession de son cerveau, l'a poussé au crime. L'auto-suggestion, en dépit de la notion du devoir, a pu triompher sur son terrain psychique non protégé par la barrière contre-suggestive absente du sens moral.

Dans les observations qui précèdent, la suggestibilité s'allie à une grande faiblesse du sens moral. Mais tous les criminels ne sont pas des amoraux. Une passion vive, l'amour-propre, la folie amoureuse, la colère, le fanatisme religieux, politique, socialiste peuvent égarer la raison et pervertir le sens moral.

Voici un exemple :

Émile Henry, le jeune anarchiste qui lança une bombe à l'hôtel Terminus et finit sur l'échafaud, n'était pas un amoral. Élevé par un père honnête, il avait eu un passé irréprochable, avait fait de bonnes études, avait été admissible à l'École polytechnique. Voici les renseignements qui furent donnés sur lui : Son professeur, à Fontenay-sous-Bois, a été frappé de la vivacité de son intelligence. Il était, à l'école J.-B. Say, très aimé de ses camarades : « C'était, dit l'un d'eux, un esprit très brillant et un excellent camarade. » Un professeur de cette école, M. Philippe, dit : « Je n'ai jamais vu d'élève plus accompli, et je ne puis pas concevoir encore comment il a commis son crime. »

« C'était, dit son patron, sculpteur ornemaniste, un excellent employé, régulier, ardent au travail, d'une gaieté d'humeur accomplie. » Un de ses amis, ouvrier tôlier, dit :

« C'est un homme d'une grande valeur morale. En 1891, il s'est fait volontairement vagabond pour donner, chez lui, refuge à une famille de malheureux. »

M. Ogier d'Ivry, chef d'escadron à Valence, dit : « Émile Henry est mon cousin. Je l'ai vu une douzaine de fois. C'était, dans sa jeunesse, un charmant enfant, intelligent, un peu rêveur, mais à mon sens, déjà tout à fait déséquilibré. Il appartient, par ses origines, à cette race de camisards, toujours portés aux résolutions extrêmes dans le mal comme dans le bien. Chez lui, c'est le mauvais génie qui l'a emporté. Je parle de lui sans aucune sympathie. J'ai horreur de son crime, mais, en toute justice, ce n'est pas un cerveau bien fait. »

« Je ne me l'explique pas, dit sa mère, car il était aristocrate dans l'âme. Il tenait de la famille de son père. Il avait si peur de se salir les mains qu'il ne voulait même pas ramasser un ballon lorsqu'il jouait avec son frère. Ah ! celui-là n'est pas comme Émile, il aime la société des ouvriers. Émile, lui, il lui fallait du luxe, et, à table, la qualité de la nourriture lui était indifférente, pourvu qu'elle fût servie sur une nappe bien blanche. » A l'issue du procès, la pauvre femme eut une syncope. Revenue à elle, elle s'écria : « Qui eût pu croire qu'Émile en viendrait là ! De son frère Fortuné, je me serais attendu à tout. Mais lui, si doux, si aimant, ayant des goûts si artistiques ! »

Comment cette nature honnête et généreuse fut-elle dévoyée ? Comment ce mouton si doux devint-il enragé ? Écoutez ce qu'il dit aux assises : « Je ne suis anarchiste que depuis peu de temps. Ce n'est guère que vers le milieu de 1891 que je me suis lancé dans le mouvement révolutionnaire. Auparavant, j'avais vécu dans des milieux entièrement imbus de la morale actuelle, j'avais été habitué à respecter et même à aimer les principes de patrie, de famille, d'autorité et de propriété. »

Mais les mensonges et les fourberies de l'état social dans

lequel nous vivons le révoltèrent. Il avait cru que le monde répondait à l'idéal que rêvait son âme naïve, mais ardente et généreuse : il avait cru que le bonheur et la fortune allaient au travail, que le malheur et la misère étaient le châtiment de la paresse et de l'inconduite. Quand l'âge de la maturité arriva et que ses yeux s'ouvrirent à la vérité, une déception douloureuse envahit et bouleversa tout son être moral. Il prit en dégoût et en haine l'organisation sociale qui commande ces injustices profondes et ne songea plus qu'à lutter contre elle pour hâter sa disparition. « J'ai contracté, dit-il, une haine profonde, chaque jour avivée par le spectacle révoltant de cette société, où tout est bas, tout est louche, tout est laid, où tout est une entrave à l'épanchement des passions humaines, aux tendances généreuses du cœur, au libre essor de la pensée. » Telle était sa disposition d'esprit, quand il fut mis en relation avec quelques compagnons anarchistes ; le terrain était préparé pour recevoir leurs doctrines et leurs suggestions. Il subit la folie anarchiste. Lui si doux, si aimant, devint fou furieux. Exterminer la société, lancer la dynamite sur cette bourgeoisie égoïste et pourrie, détruire tout, pour que, sur les ruines de l'ordre social actuel, s'édifie un ordre nouveau, celui de la justice et de la vérité, telle est la suggestion qui, longuement préparée, finit par l'obséder, l'enflammer, le transformer en assassin forcené. Pouvait-il lutter contre ce déterminisme psychique ? Dans quelle mesure avait-il son libre arbitre ? N'est-ce pas de la suggestion, l'idée devenue acte ?

CHAPITRE XI

Pour concevoir certains méfaits ou certains agissements des criminels, il est nécessaire de rappeler un fait d'observation et d'expérience que j'ai signalé. Certains sujets, après avoir été soumis à une suggestion très impressionnante, avec hallucinations, émotions et actes divers, lorsqu'ils sont de nouveau désuggestionnés, ne se souviennent plus de ce qui s'est passé. La vie vécue suggérée est comme lettre morte.

Cette amnésie d'ailleurs n'est pas complète chez tous les sujets. Quelques-uns ont entendu parler autour d'eux, mais ne savent plus ce qu'on a dit ; d'autres se rappellent certaines choses, par exemple avoir bu, mais pas le reste. Tel, ayant conservé un souvenir vague de la scène vécue dans cet état somnambulique, se figure ne pas en avoir été l'acteur et, travestissant les faits, l'attribue à une autre personne. Un sujet que j'ai fait voler se souvenait au réveil qu'un tel objet en effet avait été volé, mais affirmait que c'était son voisin, pas lui, qui avait commis le vol. Le changement de personnalité consciente lui donnait l'illusion d'un changement de personne.

Ce qui est provoqué expérimentalement se réalise spontanément comme nous l'avons dit plus haut ; à la suite de certaines perturbations morales, de fièvre typhoïde, d'exci-

tation alcoolique, même de colère furieuse, on constate
chez certains l'amnésie rétro-active ; tel sujet, je le répète,
qui à la suite d'une forte excitation alcoolique ou autre a
vociféré et tout cassé, peut avoir oublié tout ce qu'il a fait,
et même les circonstances qui ont précédé son ivresse.
Ainsi encore, certains criminels impulsifs disent de bonne
fois ne pas se souvenir d'avoir perpétré le crime ; ils ne
savent rien et affirment avec sincérité que ce n'est pas eux.
On montre à X... l'objet qu'il a volé et qu'il porte sur lui,
il répond naïvement qu'on le lui a donné.

Le souvenir de ces expériences me revint à l'esprit quand
j'ai lu les détails de l'affaire Pranzini. Voici un chevalier
d'industrie, intelligent, roublard, qui après avoir roulé un
peu partout une vie aventureuse, faite d'escroqueries et
d'expédients, était à Paris sans ressources. L'idée germa
dans son cerveau d'assassiner une femme galante qu'il fré-
quentait, pour la voler. Il accomplit cette idée préméditée,
la tua à coups de couteau, je crois, elle et son enfant. Que
fit-il après le crime ? De bonne heure, vers 5 ou 6 heures du
matin, il le raconta dans un café voisin. « Quel affreux
crime vient d'être commis dans telle maison ! » Puis il alla
chez sa maîtresse et lui dit qu'il venait d'assister à un
crime épouvantable, le narrant dans tous ses détails. Lui-
même, quand l'assassin est entré, s'était caché dans un pla-
card et avait tout vu ! Pourvu qu'on ne le soupçonne pas !
Il lui demanda de l'argent pour s'en aller. Puis il envoya
les bijoux à sa propre adresse : M. Pranzini à Marseille,
se dirigea sur cette ville, distribua les objets volés dans les
maisons de tolérance et fit si bien qu'on l'arrêta. Il nia toujours avoir perpétré le crime : « Un autre l'avait fait ; il
avait assisté dans sa cachette. » — « Et les bijoux ? » —
« On devait les lui avoir donnés. » Il maintint cette version
jusqu'au bout, naïvement, bêtement, sans chercher à préciser les détails, niant toujours avec fermeté qu'il fût l'auteur du crime.

Certainement Pranzini avait assassiné et volé avec préméditation ; mais il est possible, je ne dis pas que ce soit, qu'il ait affirmé de bonne foi que ce n'était pas lui. Ce n'est pas de sang-froid qu'un criminel, pour la première fois, poignarde deux personnes. Obsédé par l'idée du crime, décidé à l'accomplir, il était, pendant qu'il frappait, dans un état d'exaltation mentale, dans un état de conscience spéciale. Puis, l'acte commis, comme dégrisé, revenu à son état de conscience normal, il pouvait n'avoir qu'un souvenir vague de l'acte, il pouvait de bonne foi s'imaginer l'avoir vu commettre par un autre lui-même, par un autre que lui même.

Les expériences sur des sujets mis en état de somnambulisme ou suggestion hallucinatoire rappellent souvent d'une façon saisissante cet agissement naïf de Pranzini, après le crime. Il ne se rendait probablement pas un compte exact de ce qui s'était passé, et devant le souvenir confus qui l'égarait, « Deus cæcat quos vult perdire », négligea les précautions élémentaires pour ne pas se trahir.

Ces modifications dans l'état de conscience produites par une forte excitation de l'âme, et laissant à leur suite de l'amnésie plus ou moins complète, peuvent se réaliser spontanément par une sorte d'auto-suggestion morbide, surtout chez les hystériques. Rappelons les observations de double conscience, d'altérations de personnalité, de condition seconde, dont la célèbre Félida étudiée par Azam est la plus connue. Dans son état normal elle est sérieuse, triste, indifférente pour tout ce qui n'est pas en rapport avec le mal dont elle souffre, les sentiments affectifs peu développés, la volonté très arrêtée, le travail très acharné. Dans le second état, le caractère est vif, gai, enjoué, la physionomie mobile et souriante, l'imagination et les sentiments affectifs sont surexcités, la volonté est moins arrêtée. Dans cet état elle se laisse séduire, devient grosse, parle de sa situation sans inquiétude et sans tristesse ; tandis que, quelque temps après, se trouvant dans l'état de condition première, elle éprouve, quand on lui apprend sa grossesse qu'elle ignorait alors, une commotion nerveuse avec crises convulsives.

N'est-ce pas le même cas que celui de l'observation relatée par le Dr Bellanger ? Chez celle-ci, la condition seconde était provoquée par la suggestion médicale ; chez Félida, elle l'était par auto-suggestion.

Cette condition seconde, véritable vie somnambulique, dans laquelle le sujet agit et vit, conduit par des instincts et des impressions auto-suggestibles contre lesquels sa raison ne peut lutter, peut donner lieu de la part du sujet à des actes délictueux ou criminels. Rappelons l'observation du Dr Garnier [1]. Un jeune homme, en condition seconde ou vie somnambulique, déménage tranquillement une boutique de brocanteur et transporte successivement les objets mobiliers dans la cour de sa maison ; celle du Dr Motet [2], concernant un individu qui commit dans cet état un outrage public à la pudeur ; celle de M. Proust [3] : un jeune homme, sujet à des crises de vie somnambulique, fut condamné pour escroqueries faites dans cet état.

Voici un nouvel exemple d'automatisme somnambulique qui aurait aussi pu intéresser la médecine légale :

En décembre 1896, un monsieur de Besançon m'amena son fils, un petit jeune homme de seize ans, dont il me raconta l'odyssée suivante : Garçon sérieux, instruit, de mœurs très régulières, n'ayant jamais donné le moindre mécontentement à sa famille, bachelier avec dispense, il avait eu dans le cours de janvier 1896, un soir, après avoir dîné, un malaise, puis était tombé dans un fauteuil, avec une crise de nerfs. Au bout de dix minutes, il était revenu à lui sans se souvenir de rien. Depuis, il avait repris son travail, employé dans l'industrie de son père,

---

1. Garnier. *Annales d'hygiène publique et de médecine légale*, 1887.
2. Motet. *Ibid.*, 1881.
3. Proust. Lecture faite à l'Académie des sciences morales et politiques, 1889.

sans présenter aucun trouble. Le 14 novembre, à 10 heures et demie, le père l'envoie avec un chèque au Crédit Lyonnais, chercher 1200 francs pour la paye des ouvriers. Une de ses sœurs ayant une course à faire de ce côté l'accompagne jusqu'à la porte de la banque. Le jeune homme entre, va au guichet, demande les 1200 francs, court à une station de voitures, se fait conduire à la gare. Là, il rencontre un ami de son père auquel il dit qu'il attend un oncle de Montbéliard, ce qui était faux. Il prend un billet de première classe pour Dijon ; de là, il envoie, timbrée de la gare de Dijon, une carte postale écrite au crayon, dans laquelle il dit « qu'à la sortie du Crédit Lyonnais deux bandits l'ont amené du côté de l'Allemagne, à Carlsruhe, qu'on vienne le chercher, qu'il souffre, etc. » Après quelques heures de séjour à Dijon, il prend le train de Marseille où il descend à l'hôtel que son père fréquente habituellement et donne son nom, M. Sorval, 4, rue de la Préfecture, au Havre. Le père envoie des télégrammes de tous côtés, entre autres à un cousin de Marseille qui est assez heureux après quarante-huit heures, pour mettre la main sur lui devant son hôtel. Le jeune homme dit : « Je ne vous connais pas, je ne suis pas X..., je suis M. Sorval. » Un rassemblement se forme devant l'hôtel, on prend fait et cause pour le jeune homme. Le cousin le conduit à la Sûreté ; c'était le lundi 16 novembre, à 9 heures du soir. Là, pressé de questions, il finit par avouer son vrai nom ; mais, au moment où il avoue, il est pris d'une crise nerveuse convulsive tellement violente que quatre hommes ne peuvent le maîtriser. La crise dure une heure ; puis elle est suivie d'un sommeil qui dure depuis le lundi soir jusqu'au vendredi suivant à 4 heures. On l'a transporté chez son cousin : il prend des aliments pendant ce sommeil. Les médecins de Marseille appelés en consultation, tout en ne méconnaissant pas la névrose, pensent cependant, dit le père, qu'il y a beaucoup de malice dans tout cela ; l'enfant leur paraît faire tout ce qu'il peut pour ne pas se réveiller, par honte de ce qu'il a fait. Le lundi soir, à 4 heures, il se réveille enfin, sans souvenir aucun de tout ce qui s'est passé depuis le moment où il a quitté le Crédit Lyonnais. Tout le reste est lettre morte pour lui.

Ajoutons que le jeune homme n'avait dépensé des 1200 francs emportés que la somme nécessaire à ses frais de voyage.

Le père est très perplexe. Les médecins de Marseille inclinent à croire à la culpabilité. Le médecin de la famille, à Besançon, croit au contraire qu'il a agi d'un façon inconsciente. Le père, en raison des excellents antécédents de son fils, nature douce et honnête, franche et nullement vicieuse, serait aussi de cet avis, s'il n'avait trouvé dans une poche d'un pantalon de son fils un petit chiffon de papier sur lequel étaient écrits au crayon les mots suivants :

« MADEMOISELLE A...,

« Si vous m'aimez, trouvez-vous samedi prochain matin, à « onze heures, à la gare Viotte ; j'aurai beaucoup d'argent et nous « fuirons ensemble à Paris et où vous voudrez. Répondez en « vous trouvant chaque jour, à onze heures, à votre fenêtre don- « nant sur la rue X...

« Je vous assure que je ferai... »

Il y avait certainement préméditation. Le père s'étant rendu à l'adresse indiquée trouva la jeune fille demeurant chez ses parents. Elle affirma, avec une apparence complète de franchise, ne connaître nullement ce jeune homme et n'avoir reçu aucune lettre.

J'interrogeai le petit héros de l'aventure ; il déclara sincèrement ne rien se rappeler, et paraissait de très bonne foi. Sa face pâle, son expression vague, ses grands yeux fixes accusaient le nervosisme psychique. Je le pris seul, son père s'étant retiré ; je lui demandai s'il connaissait Mlle A..., s'il avait eu de l'affection pour elle, l'engageant à me le dire confidentiellement, sans fausse honte. Il me dit simplement : « Je vous assure que je ne lui ai jamais parlé, et que je n'ai jamais eu aucune affection pour elle. Nous avons causé d'elle entre jeunes gens, mais je ne la connais pas autrement. » Je lui demandai des explications sur le nom de Sorval et lui suggérai de se souvenir. Il finit par se rappeler que ce nom se trouvait dans un ancien roman du *Petit Journal* dont il avait lu les feuilletons ; mais il ne put se rappeler aucun détail du roman. Il eut d'ailleurs, pendant cet examen, des secousses nerveuses et des tics faciaux indiquant une diathèse hystérique. Il s'agit certainement d'un cas d'automatisme somnambulique.

Mais je suppose que le jeune homme, au lieu de soustraire la somme à son père, l'ait soustraite à un autre patron ! une plainte eût été déposée, l'affaire aurait paru devant les tribunaux. Les médecins experts n'eussent pas été d'accord. Le tribunal aurait peut-être condamné. D'une part les médecins de Marseille ont pensé que le sommeil après la crise était volontairement entretenu par la honte du petit malfaiteur obligé d'avouer sa culpabilité. D'autre part, la lettre trouvée indiquait la préméditation, le dessein arrêté de fuir avec l'argent qu'il devait toucher au Crédit Lyonnais : le mensonge fait à la gare à l'ami de son père indique bien qu'il avait son sang-froid et sa raison, qu'il n'était pas un simple automate impulsif.

Les arguments médicaux et rationnels auraient sans doute entraîné le tribunal à condamner, avec application de la loi Béranger, car c'était la première faute. Toutes les dénégations de l'enfant eussent été considérées comme de mauvaise foi.

On se serait trompé. L'enfant, certainement, a agi en état de somnambulisme, de condition seconde. La crise d'hystérie et le sommeil consécutif ont signé la fin de l'accès. Ce sommeil n'était pas simulé : Les médecins qui ont bien étudié les crises de sommeil hystérique ou de léthargie savent que, souvent, le sujet entend tout, mais résiste *en apparence volontairement* à toutes les tentatives faites pour le réveiller. Plus on s'ingénie à le faire, plus il serre les paupières ; il est dominé par l'idée fixe involontaire qu'il ne peut se réveiller, et, précisément, cette apparence de simulation grossière, qu'un simulateur sérieux ne prendra pas, a quelque chose de caractéristique ; les observateurs inexpérimentés croient volontiers à la simulation, aussitôt qu'ils surprennent quelques signes de conscience et de volonté, car ils s'attendent à trouver dans la léthargie un état d'inertie totale du cerveau, d'impassibilité absolue. Cela n'est pas exact ; la conscience existe dans cette forme du sommeil hystérique (*léthargie lucide*) : il y a auto-suggestion.

La préméditation établie, le mensonge fait à l'ami rencontré à la gare, ne prouvent pas non plus contre le somnambulisme. *Le somnambulisme n'est pas un état automa-*

tique impulsif; le mot *automatisme ambulatoire* n'est pas exact; le sujet agit en connaissance de cause, il a sa conscience, il peut combiner avec intelligence et habileté tous les ressorts de l'action qu'il médite. Le somnambule agit en vertu d'une obsession, d'une idée fixe qui le domine, en raison de laquelle il est déterminé, mûrit ses projets et les réalise avec logique. L'idée génératrice seule est morbide, elle crée un état psychique spécial, un état de conscience seconde.

Notre jeune nerveux, qui avait eu, plusieurs mois auparavant, une crise nerveuse, avait été vivement impressionné par le roman du *Petit Journal*. Avait-il des moments de condition seconde où il s'identifiait avec le nommé Sorval, héros de cette histoire? Son cerveau fasciné par ce roman a-t-il voulu, dans un rêve actif, le transporter dans la réalité? Est-ce dans un de ces moments de concentration d'esprit somnambulique, qu'il a griffonné, sur un chiffon de papier trouvé dans une de ses poches, une lettre inachevée qui ne paraît pas avoir été ni copiée, ni adressée à sa destinataire? La carte postale envoyée de Dijon à son père et dans laquelle il dit être emmené par des brigands en Allemagne n'est pas l'œuvre d'un simulateur, mais d'un halluciné. Enfin l'amnésie nette à partir d'un moment donné est caractéristique; elle se retrouve avec les mêmes caractères dans tous les faits dits d'automatisme somnambulique. Notre enfant n'avait certes pas les connaissances médicales nécessaires pour reproduire avec tant de perfection et de naïveté à la fois tous les phénomènes habituels de cet état morbide. Ajoutons que ce jeune homme n'a plus rien présenté d'anormal depuis cette aventure.

Ces états variables de conscience, je l'ai dit ailleurs, sont peut-être plus fréquents qu'on ne se l'imagine. Ils peuvent être méconnus. Ils ne sont reconnus comme anomalie pathologique que lorsqu'il y a amnésie complète de l'un à l'autre, lorsque le sujet ignore ce qu'il a fait pendant une certaine période de son existence. Mais l'amnésie est-elle constante? Nous savons que les faits de la vie somnambulique provoquée ne sont pas toujours effacés du souvenir; l'amnésie peut être incomplète ou passagère, elle peut faire défaut. N'en peut-il être de même pour les faits de la vie somnambulique spontanée ou condition seconde? Et si le souvenir est conservé, le diagnostic est difficile. Nous connaissons tous des personnes dont la vie est pleine d'inconséquences et de contradictions. Tel est, par exemple, d'une conduite irréprochable, caractère timide, réservé dans ses allures, sensé et ordonné dans ses actes : tout paraît démontrer chez lui un équilibre moral et intellectuel parfait. Puis, de temps en temps, l'humeur se modifie : il devient capricieux, extravagant, se laisse aller au gré de ses instincts, commet des actes répréhensibles. Cela dure un certain temps, puis l'état normal reparaît. C'est un vicieux par intermittences.

Tous les degrés d'ailleurs peuvent exister de conscience modifiée, depuis un simple changement d'humeur, perceptible seulement pour l'entourage intime, jusqu'à la transformation complète de l'être moral. Cette transformation peut constituer une vraie maladie mentale : la mélancolie périodique, la dipsomanie intermittente, la folie circulaire, toutes les maladies mentales à répétitions ne sont en réalité que des états de conscience modifiée. Les degrés extrêmes seulement frappent notre attention; les degrés légers nous échappent et nous attribuons à l'humeur capricieuse des sujets ce qui est dû à un état maladif de la conscience.

Avec quelle facilité la suggestion réalise chez certains ces états multiples de conscience, détermine la joie ou la tristesse, l'affection ou la haine, et conforme aux penchants psychiques suggérés les actes et les allures du sujet, je n'ai pas besoin de le répéter. Elle crée une véritable vie somnambulique, faussée par des idées ou impressions artificielles qu'elle greffe sur le sujet, et elle peut entretenir cette vie chez quelques-uns pendant un temps très long ou reconstituer à volonté l'état normal.

Un publiciste distingué, M. Henri de Parville, auquel nulle question scientifique n'est étrangère, a compris ce sujet avec sa sagacité habituelle : « L'état spontané d'automatisme et de dédoublement de conscience, dit-il, n'est sans doute pas aussi rare que l'on serait tenté de le penser tout d'abord. En cherchant bien, on en trouverait des traces dans beaucoup de circonstances. Quelquefois il finit par se produire par entraînement hypnotique. En tous cas, il est assez facile à déterminer artificiellement chez les personnes prédisposées. Ainsi, nous suivons depuis près de trois ans deux sujets, un jeune homme et une femme, chez lesquels l'état de conscience varie avec une rapidité vraiment incroyable.

Le jeune homme a vingt-cinq ans : il suffit d'un coup d'œil pour le transformer complètement. D'habitude il est triste, doux, calme, tendre, impressionnable, au point de ne pouvoir prendre dans ses mains un poisson vivant ou ramasser un ver de terre ; subitement il devient gai, hardi, entreprenant. On lui présente un ver : il le saisit, le regarde avec complaisance, etc. On le ramène dans le premier état en lui touchant le front. Il voit le ver et s'en écarte : « Mais vous l'avez eu dans votre main, il y a un instant, » lui dit-on. Il réplique : « Quelle plaisanterie ! Je les ai en horreur et je n'y toucherais pas pour tout l'or du monde. » Il a tout oublié. Un regard et il ramasse le ver librement, sans aucune suggestion.

La femme est voisine de la quarantaine, intelligente et forte, mais très hypnotisable. Élevée dans un milieu honnête et très respectable, elle est ordinairement très réservée et presque prude. On appuie sur les globes oculaires : immédiatement se révèle une toute autre personnalité. On peut parler librement devant elle, sans qu'elle se formalise ; elle rit, répond aux plaisanteries et ne s'en émeut pas.

Une seconde après, dans sa condition normale, elle se fâcherait très sérieusement. Le curieux, c'est qu'avec un peu d'entraînement, je suis arrivé à la faire passer d'un état dans l'autre, successivement, un nombre indéterminé de fois en moins d'un quart d'heure, de sorte que l'on peut suivre une conversation entière comme avec deux personnes distinctes. En quelques secondes, les personnalités se succèdent sans qu'elles en aient la moindre conscience. Mme X... se double d'une Mme Y..., et Mme X... et Y... soutiennent la conversation chacune pour leur compte comme si elles existaient séparément, l'une ignorant complètement l'existence de l'autre. Il en résulte une discussion à bâtons rompus souvent fort amusante. Chacune conserve nettement son indépendance et malgré le changement d'état ne perd pas le fil de la conversation, tout se suit et s'enchaîne sans lacune, sans la plus petite absence de mémoire et sans que le sujet manifeste le moindre étonnement. Ces transformations rapides et successives sont extrêmement saisissantes.

Ces expériences sont faciles à répéter chez beaucoup de somnambules ; elles réalisent artificiellement ce qui se fait spontanément dans les faits relatés de double conscience ou double personnalité. La suggestion ne crée rien de nouveau, elle démontre les phénomènes psychologiques, tels qu'ils peuvent spontanément se produire.

Des suggestions criminelles peuvent-elles naître ou être provoquées à la faveur de l'état de conscience modifiée ? Cela ne me paraît pas douteux.

L'affaire Chambige qui a vivement ému l'opinion publique, il y a quelques années, s'explique, il me semble, à la lumière de ces faits.

Une jeune femme du meilleur monde et d'une moralité parfaite, adorant son mari et ses enfants, recevait chez elle un jeune homme, ami de sa famille, nommé Chambige. Un jour, on la trouve dans un pavillon isolé de son jardin, tuée

par une balle, le corps souillé par un attentat. Chambige
était à ses côtés, évanoui, blessé par un coup de pistolet.
Revenu à lui, il raconta que la jeune femme, éperdument
amoureuse, s'était donnée à lui à condition qu'ils ne sur-
vivraient ni l'un, ni l'autre, à son déshonneur. Il avait juré
de la tuer et de se tuer ensuite.

Ce récit était-il vrai? Chambige l'affirmait avec un grand
accent de franchise qui a impressionné même ceux qui ne
voulaient voir en lui qu'un vulgaire assassin. Beaucoup de
personnes n'ont vu dans ce drame qu'un acte de folie
amoureuse. On sait combien la passion peut égarer les natures les plus honnêtes.

Mon impression n'a pas été la même. Immédiatement
avant ce drame terrible, alors que, suivant Chambige, le
projet était convenu entre eux, la pauvre femme écrivait à
je ne sais quelle personne de sa famille une lettre calme et
sérieuse, elle y parlait de son intérieur, de ses enfants,
même, je crois, de Chambige, en termes si simples, si naturels, qu'ils indiquaient une tranquillité d'esprit parfaite.
La femme qui écrivait ainsi ne pouvait avoir conscience des
événements qui se préparaient. Elle ne songeait ni à manquer à ses devoirs, ni à se faire tuer.

De l'avis de tous ceux qui l'ont connue, Mme Grille était
la candeur même. Élevée dans des principes sévères de moralité dont sa famille lui donnait l'exemple, c'était la femme
du devoir, dévouée à son mari et à ses enfants, douce,
timide, bonne, affectueuse, nullement passionnée. Elle
était suggestible. Un jour, en fixant une cuillère, elle était
tombée en extase hypnotique. Comment donc expliquer ce
drame mystérieux? Chambige est-il un vulgaire assassin,
doublé d'un imposteur, qui après avoir lâchement violé et
assassiné cette femme qui lui refusait ses faveurs, aurait inventé cette histoire pour attacher son nom à un roman conçu
par son imagination malsaine et poser devant ses contemporains en héros de tragédie amoureuse? Je ne le pense pas.

Chambige était, il est vrai, une imagination pervertie à l'école de ces jeunes décadents qui substituent les sensations au sentiment. Doué d'une intelligence vive, en imposant à ses camarades comme un esprit supérieur, pénétré lui-même de sa supériorité, avec cela peu ou point de sens moral, Chambige avait soif de sensations et buvait sans scrupules à toutes les sources qui pouvaient l'assouvir. Mais il paraissait avoir la franchise de ses convictions ; il raconta le drame avec une apparence de vérité et de sincérité, il produisit devant le jury, non l'impression d'un imposteur qui viole, tue et calomnie une femme innocente, mais l'impression d'un homme franc, sans cœur et sans préjugés, étranger à toute sensibilité morale, suivant avec audace les impulsions de ses suggestions instinctives.

Il vit Mme Grille : il désira la posséder. Habitué à dominer parce qu'il avait de l'intelligence, de la volonté et de la décision, il ne tarda pas à prendre sur cet esprit faible un ascendant étrange. La pauvre femme l'aimait-elle ? Ou était-elle seulement dominée et fascinée par lui ? En sa présence, elle ressentait je ne sais quel malaise indéfinissable, une vague terreur. De même qu'un jour, en regardant une cuillère, elle était tombée en extase hypnotique, de même, en présence de Chambige, troublée profondément par son regard, ses allures, ses déclarations peut-être, elle tombait en extase somnambulique, elle perdait sa personnalité, elle était en condition seconde. Chambige agissait vivement sur cette imagination facile, lui imposait à son insu cette nouvelle conscience, à la faveur de laquelle la suggestibilité s'exaltait. Alors il lui suggérait une passion malsaine, il lui suggérait de l'excitation sensuelle ; la raison alors chez elle faisait défaut, la capacité de résistance était insuffisante. Chambige faisait de la suggestion sans le savoir, il pouvait croire qu'elle l'aimait de bonne foi, il ne savait pas que cette folie amoureuse suggestive n'existait peut-être que dans cet état de conscience nouveau, que son ascendant provoquait sur cette imagination délirante. L'être conscient normal ne l'aimait peut-être pas ou pouvait résister à l'impulsion, bridée par la raison ; l'être subconscient faussé l'aimait et ne pouvait résister.

Revenue à sa conscience normale, Mme Grille ne se souvenait de rien. Ainsi, le matin du crime, quand elle écrivait sa lettre, elle ne savait pas ce qui allait se passer, son esprit était calme. Un instant après, la présence seule de Chambige a pu la suggestionner : il l'entraîne au pavillon ; dans son imagination est une passion folle, dans ses sens une excitation irrésistible. Si la pauvre femme a fait promettre à son séducteur de la tuer, pour qu'elle ne survécût pas à son déshonneur, c'est le sens moral persistant encore dans son nouvel état de conscience, comme une suggestion ancienne native ou par éducation, qui ne pouvait être détruite ; c'est sa vraie conscience morale indestructible qui pouvait être dominée, mais non éteinte, dans son état somnambulique.

Cette interprétation que j'ai donnée des faits, concordante avec toutes les données de l'observation et de l'expérimentation, dissipe les obscurités de ce procès. Quand on a vu avec quelle facilité certains sujets, par une impression vive, sont mis dans un état de conscience nouveau et n'en conservent pas le souvenir, cette explication s'impose à l'esprit.

CHAPITRE XII

Des faux témoignages de bonne foi. — Exemples d'hallucinations rétro-actives ou souvenirs illusoires créés par suggestion ou développés par auto-suggestion.

La justice peut être égarée par de faux témoignages. Mais tous les faux témoignages ne sont pas l'œuvre de faussaires. Les suggestibles mentent parfois parce qu'ils sont les premiers dupes de leur imagination. Ils ajoutent à la vérité de leur propre cru ou en retranchent. Ce que l'imagination mue par l'intérêt, l'impression du moment, l'interrogatoire, leur suggère, ils le prennent pour des réalités. Une rixe se passe dans la rue, à laquelle six témoins assistent. Interrogez-les séparément, il est rare que les témoignages concordent ; chacun, de bonne foi, pourra travestir les faits avec les yeux de son imagination. Il est possible aussi que l'interrogatoire, dirigé dans un sens ou dans un autre, crée dans l'esprit des suggestibles des *souvenirs illusoires* qui s'imposent comme si c'était arrivé ; certains sujets ajoutent ainsi du faux au vrai et ne savent plus démêler la vérité vécue d'avec la vérité créée ou falsifiée par leur imagination.

Ceci n'est pas une vue de l'esprit. J'ai démontré expérimentalement qu'on peut créer chez tous les sujets très suggestibles, très hallucinables, des hallucinations rétroactives, ou souvenirs illusoires de faits qui n'ont jamais existé.

Ces souvenirs, on les crée par simple affirmation, à l'état

de veille. Je dis à tel sujet : « Je vous ai rencontré hier, à neuf heures, dans telle rue, on vous avait volé votre porte-monnaie ; vous êtes allé faire votre déclaration à la police, etc., etc. » Le sujet est d'abord étonné et nie. J'insiste : après quelques instants de concentration il peut être convaincu, raconte le fait dans tous ses détails, avec une sincérité parfaite, est disposé à prêter serment devant la justice ; l'hallucination rétro-active s'impose à lui comme une vérité.

J'ai relaté longuement une série d'expériences de ce genre [1]. On est effrayé de la facilité avec laquelle elles se réalisent chez beaucoup de personnes.

C'est le fameux procès de Tisza-Eslar en Hongrie qui m'a donné l'idée de ces expériences [2].

Le Dr Motet [3] a relaté quelques faits de faux témoignages des enfants devant la justice. Je rappelle le suivant :

Lasègue racontait qu'un jour il avait eu à intervenir dans une affaire grave : un négociant chemisier est appelé chez un juge d'instruction sous l'inculpation d'attentat à la pudeur sur un enfant de dix ans. Il proteste en termes indignés : il affirme qu'il n'a pas quitté sa maison de commerce à l'heure où aurait été commis l'attentat dont on l'accuse. Voici comment avait pris naissance cette fable : l'enfant avait fait l'école buissonnière et il était rentré à la maison, longtemps après l'heure habituelle. A son arrivée, sa mère, inquiète, lui demande d'où il vient : il balbutie ; elle le presse de questions ; elle s'imagine qu'il a pu être victime d'un attentat à la pudeur ; et lancée sur cette piste, on ne sait pourquoi, elle interroge en ce sens ; elle prépare à son fils les réponses, et quand le père arrive, c'est elle qui, devant l'enfant, raconte l'histoire telle qu'elle l'a créée. L'enfant la retient, la sait par cœur ; et, quand on lui demande s'il reconnaîtrait la maison où il a été conduit par ce mon-

1. *De la suggestion et de ses applications à la thérapeutique*, 2e éd., p. 232.
2. *Ibid.*, p. 236.
3. *Revue de l'hypnotisme*, 1887.

sieur, il désigne la demeure du négociant : et l'histoire ainsi complétée est acceptée jusqu'au jour où il a été possible de reconstituer l'escapade et de réduire à néant une fable dont les conséquences auraient été si graves.

N'est-elle pas curieuse, cette histoire écrite par Lasègue à une époque où ces phénomènes de suggestion n'étaient pas encore connus ?

M. Liégeois relate le fait suivant[1] :

Une jeune fille comparait en novembre 1868 devant le tribunal correctionnel de Vic, sous la prévention d'avoir supprimé l'enfant dont elle était accouchée. La sage-femme avait affirmé qu'elle était accouchée. L'accusée nia d'abord ; mais le commissaire de police, procédant à son interrogatoire, lui demanda « si elle n'aurait pas placé son enfant dans le réduit à porcs de la maison où elle habitait ». Après bien des hésitations, elle a fini par dire qu'elle l'y avait mis. La sage-femme, entendue par le juge d'instruction, dit bien que c'est elle qui lui a fourni cette explication : « Je lui ai demandé si elle n'avait pas déposé son enfant dans le réduit à porcs. Elle repoussa d'abord bien loin cette pensée que j'avais ; puis elle finit par avouer que j'avais bien deviné. » Interrogée une seconde fois par le juge d'instruction, elle renouvelle ses aveux en les précisant : « J'ai pris mon enfant, j'ai ouvert la porte de la loge des porcs et je l'ai lancé au fond de cette loge. Je ne crois pas qu'il ait crié et je ne l'ai pas vu remuer. »

Le médecin cantonal de Dieuze visita la prévenue, conclut qu'elle avait accouché et que l'accouchement datait d'environ vingt-quatre heures. La prévenue fut condamnée à six mois de prison.

Quand, peu de temps après, elle se présenta à la prison, on reconnut qu'elle était dans un état de grossesse avan-

---

1. *De la suggestion et du somnambulisme dans leurs rapports avec la jurisprudence et la médecine légale.*

cée ; elle accoucha le 25 décembre 1868 d'une fille bien constituée, à terme.

Le jugement fut naturellement réformé.

La fille B..., interrogée, déclara que ses parents et la sage-femme l'avaient obsédée pour la déterminer à faire des aveux, lui répétant que « si elle ne disait pas ce qu'était devenu son enfant, elle serait condamnée à quinze ou vingt ans de galère ». Est-il croyable que cette suggestion seule la détermina à s'accuser ? Ou fut-elle victime d'une hallucination rétro-active, d'un souvenir fictif ? Cela me paraît plus vraisemblable. Les sujets expérimentaux auxquels on a donné ces sortes d'hallucinations, quand, plus tard, on leur montre la vérité vraie, ne se rappellent souvent pas avoir eu cette hallucination et se retranchent derrière une explication plus simple. Ils se comportent dans leurs dires absolument comme le sujet de cette observation.

Voici un fait analogue qui m'a été communiqué par mon collègue, le Dr Pierre Parisot :

J'ai été commis par la justice, en août 1896, à l'effet de constater si une nommée L..., fille soumise, inculpée d'avortement, avait accouché, et si elle pouvait être considérée comme jouissant de la plénitude de ses facultés mentales.

Cette fille me déclare avoir accouché d'un enfant du sexe féminin trois semaines avant ; cet enfant, à terme, aurait crié une fois, aurait respiré pendant vingt minutes environ avant de succomber. Elle dit avoir accouché seule dans un bois, après quarante-huit heures de douleurs, serait restée sans soins ni nourriture pendant deux jours. Le cinquième jour, elle aurait fait une course de 6 kilomètres.

La tête de son enfant, d'après son dire, avait la grosseur du poignet, le corps avait la longueur d'un avant-bras d'adulte ; les cheveux, noirs, mesuraient 8 centimètres. Le cordon, qu'elle aurait déchiré, elle le compare à un boyau de poule que l'enfant avait au nombril.

Dans son interrogatoire, elle avait prétendu une première fois avoir caché le corps de son enfant dans la mousse, et, une seconde fois, l'avoir jeté au canal

Comme, à juste titre, on s'étonnait de ces deux versions contraires, et qu'on lui reprochait d'avoir inventé les faits, elle répondit qu'elle n'était pas assez bête pour se faire punir en racontant des faits qu'elle n'aurait pas commis, d'autant plus que si elle ne l'avait pas dit, personne ne l'aurait su.

Avant mon examen, la nommée L... me déclare nettement qu'elle a accouché. Après avoir procédé à un examen complet, j'ai la certitude qu'elle ne présente aucun signe d'accouchement récent ou ancien. Je ne fais pas part à l'inculpée du résultat de mon examen, et je lui demande si elle s'ennuie en prison : « Je vous le promets, répond-elle, que je m'ennuie dans ce bordel. » J'ajoute : « Cela dépendait de vous de ne pas y venir. » — « Je le sais bien ; j'ai commis une faute et il faut que j'en subisse la punition. » Mon rapport conclut donc à l'absence de grossesse et d'accouchement.

Devant le juge, elle maintient ses dires antérieurs ; et comme le juge lui faisait remarquer la gravité de sa situation et la conjurait de dire la vérité, elle répondit : « Eh bien ! je subirai la peine, puisque j'ai commis la faute. »

Le juge lui dit alors d'une voix ferme : « Nous savons que vous n'avez pas accouché. » Elle répond : « Demandez-le au docteur qui est là. » Et comme je lui déclarai qu'elle n'avait pas accouché, elle dit : « Eh bien ! oui, je n'ai pas accouché ! » et elle se mit à sangloter.

Au moment où le juge lui déclara qu'elle n'avait pas accouché, j'ai remarqué un changement complet dans sa physionomie, son expression changea brusquement, comme au réveil, me suis-je dit, de certains états hypnotiques.

Je me suis demandé comment avait pu naître en elle l'idée de s'accuser d'avoir accouché et d'avoir jeté le corps de son enfant dans le canal. Voici, je pense, comment cette idée avait pu naître et se développer dans son cerveau, et était devenue pour cette hystérique l'expression de la vérité, comment en un mot elle s'était suggestionnée. Cette fille était allée dans un village voir une femme et lui avait annoncé, histoire inventée de toutes pièces, de la part d'un respectable fonctionnaire, le placement d'un nourrisson illégitime ; elle avait pris un repas chez cette femme, y avait passé la nuit, puis était partie emportant à son doigt une bague, que la femme l'accuse de lui avoir volée ; tandis qu'elle prétend que la femme la lui avait essayée au doigt pour rire, et qu'elle avait oublié de la rendre ou croyait que l'autre la lui laissait. Quoi qu'il en soit, quand, deux jours après, elle fut arrêtée dans un autre village, elle ne pensait plus, d'après son propre aveu, à la bague soustraite. Elle se rappela seulement avoir laissé chez elle une chemise et un pantalon tachés de sang. « C'est pour cela, dit-elle, qu'elle a dû me dénoncer à la gendarmerie comme m'étant fait avorter. » En voyant les gendarmes qui viennent l'arrêter, une première idée s'empare donc de son cerveau, celle de culpabilité. Le souvenir du détail indiqué éveille la seconde idée d'avortement.

Dominé par ces deux idées, elle rassemble des souvenirs épars d'accouchement, de placenta, etc., et spontanément édifie tout un système de culpabilité qu'elle regarde comme vrai, en l'exposant, car, dans toutes ses réponses, elle paraissait sincère. Elle se plaignait d'être en prison et elle continuait à soutenir qu'elle avait accouché, alors qu'il lui eût été si facile d'en sortir, en disant la vérité.

Signalons encore ce fait :

En lui demandant comment elle avait avorté, elle répond d'abord : « Un faux pas suffit. » J'insiste en lui disant qu'elle a introduit une sonde, que cette sonde a été fournie par une sage-femme. Après une certaine hésitation, elle finit par dire : « Eh bien ! oui, c'est une sage-femme (qu'elle désigne). Elle m'a vendu une sonde et me l'a placée. »

C'est donc une fille suggestible et à laquelle on peut suggérer des souvenirs fictifs.

Comme symptômes d'hystérie présentés par la malade, je relève : céphalée au sommet de la tête, sensation de boule allant de l'épigastre à la gorge, zones d'anesthésie sur diverses parties du corps, tendance dans ses récits à l'exagération, penchant sexuel prononcé.

Le Dr Parisot et le juge d'instruction, d'après la manière d'être de cette fille, ont eu l'impression très nette que ses faux témoignages étaient faits de bonne foi par auto-suggestion.

CHAPITRE XIII

Ces faits expérimentaux et d'observation glanés dans le vaste champ de la médecine légale dans ses rapports avec la suggestion montrent l'importance extrême trop méconnue de la question.

Sans doute, nous n'avons pas démontré qu'il y a des crimes commis délibérément par des *manœuvres hypnotiques*. Ce n'est là qu'un très petit côté du sujet. La vérité est que la suggestion consciente ou inconsciente de celui qui la fait ou de celui qui la reçoit joue un rôle considérable. La question s'élargit singulièrement, si on l'envisage dans toute sa sincérité : car la suggestion, c'est l'idée avec toutes ses conséquences qui s'impose au cerveau. Elle n'est pas seulement dans le suggestionneur qui capte l'esprit ; elle est dans les idées courantes dont on se pénètre, dans les incidents de la vie qui suggèrent, dans l'éducation, dans le milieu, dans les lectures ; elle est avant tout dans l'atavisme et l'innéité créant le terrain psychique du sujet qui accepte et féconde à sa façon certaines idées.

J'ai dit que l'enfant naît avec un fonds de *suggestions innées*, son avenir est en grande partie dans son organisation. L'éducation peut perfectionner ce qui est ; elle ne crée pas ce qui n'est pas un germe. Les cerveaux d'enfants ne sont pas des cerveaux vierges qu'une direction habile pourrait façonner et pétrir à sa guise.

Les parents finissent bien par s'en apercevoir. Tel enfant est rebelle dès l'origine à la direction qu'on veut lui imprimer, si elle n'est pas conforme à ses penchants. Tel autre peut être docile et soumis ; sa mère le suggestionne à son gré, le fait à son image, lui inculque ses idées religieuses, mondaines et autres. Puis la maturité arrive ; l'enfant commence à vivre par son propre cerveau. Et voilà que l'empreinte maternelle peut disparaître plus ou moins ; la mère parfois ne reconnaît plus son enfant ; il n'est plus tel qu'elle l'avait fait, qu'elle l'avait rêvé. Ce n'est plus lui ; c'est lui, tel que son évolution psychique et morale le prédestinait à être. Et il continuera à évoluer en raison de son organisation native, dirigée et modifiée par les circonstances extérieures.

Tous nos actes sont déterminés. Une personne éclairée, connaissant de quelqu'un ses instincts, ses habitudes d'esprit, son être psychique et moral, pourra dire comment il se comportera dans une circonstance donnée. Chacun est l'esclave de son organisation : le libre arbitre absolu est une illusion.

Sans doute la plupart des hommes ont le *sens moral,* le *sens esthétique,* le *sentiment* du *vrai et du juste,* qui les sollicitent vers le bien et les aident à réagir contre les impulsions mauvaises. Mais ces sens sont plus ou moins parfaits et les impulsions plus ou moins impérieuses ! Qui saura doser la capacité de résistance et la part qui reste au libre arbitre relatif ? Et quand le sens moral n'existe pas, absent de naissance ou oblitéré par une passion violente qui aveugle la raison, que reste-t-il de liberté ?

Pour juger en connaissance de cause l'auteur d'un crime, il faut connaître la conformation native de son être moral. Est-il responsable, s'il est né vicieux, instinctif, suggestible, sans contrepoids moral ? Il nous faut connaître l'éducation qu'il a reçue dans sa famille, dans le milieu social où il a vécu. Est-il responsable des suggestions malfaisantes qu'il a puisées autour de lui ? Il nous faut connaître ses qualités psychiques, sa suggestibilité, la force de résistance que sa raison pouvait opposer à certains instincts ! Il faut connaître les germes ataviques moraux que son cerveau recèle et qui peuvent éclore un jour, au choc des événements, comme éclosent les maladies physiques et mentales !

Il est de bon ton de croire et de prêcher que tout homme a devant lui le chemin du bien et le chemin du mal ; il est libre de choisir l'un ou l'autre ; il doit être puni ou récompensé suivant ses actes. Doctrine ingénue et simpliste, professée par toutes les religions, à l'usage des âmes candides et honnêtes qui voient les choses à travers leurs conceptions. Soutenir le contraire, mettre en doute le libre arbitre, c'est arborer une doctrine pernicieuse et malfaisante, c'est saper les fondements de la justice sur lesquels repose l'ordre social.

Faut-il cependant nier la vérité, parce qu'elle ne concorde pas avec notre conception *a priori* des choses ? Aucun observateur sérieux, aucun psychologue n'admettra de bonne foi la liberté morale absolue ! C'est mentir à la vérité et à soi-même que de l'établir comme axiome et de baser sur cet axiome conventionnel, mais faux, l'ordre et la justice. Dieu seul, est-il écrit, peut sonder les reins et les cœurs, et l'homme qui s'adjuge ce droit ou ce pouvoir pèche par candeur ou par infatuation.

Puis-je analyser les éléments suggestifs divers, innés et acquis, qui ont évoqué l'idée du crime, l'ont implantée dans un cerveau, paralysé la résistance morale, armé le bras de l'assassin ? Que sais-je ? L'aliéniste qui a constaté l'absence de maladie mentale ne peut que dire : Il n'y a pas de maladie mentale. Il ne peut pas ajouter : L'accusé est moralement responsable. Il y a des aberrations passagères telles que la suggestion expérimentale les produit, telles que la suggestion accidentelle peut les faire, et qui échappent à la science de l'aliéniste.

Que faire alors, dira-t-on ? Si vous ne pouvez coter la responsabilité morale, ne faut-il pas condamner ? Faut-il laisser sans châtiment les délits et les crimes ? Faut-il laisser en liberté les malfaiteurs ou simplement les enfermer comme aliénés ? Ni l'un ni l'autre ! La société a un droit et un devoir de défense et de protection sociale. Elle enferme ou supprime les êtres malfaisants ou dangereux, qu'ils soient ou non moralement responsables. Elle fait ainsi de la suggestion prophylactique, en terrorisant par la crainte du châtiment ceux qui seraient tentés de les imiter. Tout tort fait à la société ou à un de ses membres doit être réparé ou compensé : il y a responsabilité légale là où la responsabilité morale est douteuse.

La société n'est pas sapée sur ses bases, parce qu'on substitue la vérité à la fiction. Les fondements de la justice ne seront pas ébranlés, lorsqu'on ne posera plus au jury, comme on le fait aujourd'hui en France, la question : L'accusé est-il coupable ? Si coupable veut-il dire moralement responsable, un juré, s'il veut pénétrer au fond de sa conscience et s'avouer les scrupules qui l'inquiètent, sera très souvent obligé de dire qu'il n'en sait rien. Il ne peut sonder la psychologie complexe de ce crime.

Mais que la question soit posée au jury dans ces termes.

1º L'accusé a-t-il commis tel acte ? Il répondra oui ou non.

2º L'acte, tel qu'il a été commis, doit-il encourir les peines édictées par la loi ?

Le jury alors se prononcera en toute conscience. Il dira oui, parce qu'il croit réellement à la responsabilité morale. Il dira oui, parce que tout en ne pouvant coter cette responsabilité, il pense qu'il y a intérêt social à ce que l'acte ne reste pas impuni.

3º Y a-t-il des circonstances atténuantes ?

Avec les questions ainsi posées, le jury ne serait pas sollicité entre sa conscience et son devoir social, il ferait de la justice relative, la seule que l'homme puisse faire, et resterait dans son rôle de défense et de protection.

J'entends encore dire : Avec vos idées, tout est suggestion, déterminisme, libre arbitre douteux, responsabilité morale douteuse, où allons-nous ? Si l'homme évolue de par son organisation, pourquoi lutter ? Il se démène, Dieu et le diable le mènent ! C'est le fatalisme ! *C'est la négation de la volonté et de la dignité humaine.*

Ils ont mal conçu notre doctrine, ceux qui en déduiraient cette conclusion. Certes, qui oserait le nier ? nous avons des instincts et des tendances innées, des suggestions ataviques. Mais la suggestion vient aussi du dehors, par les sollicitations du monde extérieur, par l'éducation. Et c'est pour cela que l'éducation doit intervenir pour neutraliser dans la mesure du possible les germes vicieux, pour opposer aux impulsions natives un *contrepoids de suggestions coercitives*, pour augmenter la liberté morale en supprimant les entraves psychiques qui l'asservissent. Combien cette éducation doit être variée pour s'adapter à chaque individualité, les maîtres intelligents le savent !

Un mot seulement sur l'éducation morale. Le sens moral natif suffit à ceux qui l'ont robuste. Ils sont honnêtes nés. N'est pas malhonnête qui veut. Mais certains ont ce sens peu développé ; ils n'ont que peu ou point de sensibilité morale, leur être ne frissonne pas à l'aspect des souffrances d'autrui, leur cœur ne s'émeut pas à la vue du sang qui coule, ils ne sentent pas le mouvement de l'âme, répugnance, horreur ou pitié, que soulève un acte indigne. Ceux-là, cependant, peuvent rester honnêtes, s'ils ont, de naissance ou par suggestion, le sens du juste et de l'injuste, du vrai et du faux, *la notion, sinon le sentiment du devoir.*

A d'autres, il faut le *sentiment religieux.* Le mystère de l'inconnu, la peur du châtiment futur, la discipline sévère que la suggestion religieuse impose aux esprits, peuvent servir de frein aux impulsions mauvaises, alors que le sens moral natif n'est pas assez robuste pour les réprimer. Car l'idée religieuse n'est pas forcément liée à une grande sensibilité morale ; la foi la plus vive, l'austérité de vie et de mœurs la plus respectable peuvent s'allier à une grande sécheresse de cœur, à une âme très dure.

D'autre part, le sentiment moral, dans ce qu'il a de plus pur, je dirai même de plus évangélique, peut exister sans idée religieuse ; il y a des saints laïques.

Mais si l'idéal philosophique et moral pur suffit aux âmes privilégiées, il ne suffit pas toujours à diriger les masses incultes. Une éducation trop positive, une morale rationnelle sèche ne satisfait pas toujours leurs aspirations vagues ; elle crée parfois dans les esprits trop peu cultivés un scepticisme étroit, qui peut devenir dangereux. Certaines âmes ont soif d'idéal. La *religiosité* est inhérente au cœur de l'humanité ; la religiosité, c'est l'aspiration de notre être vers l'inconnu, avec la conscience de notre fragilité et le besoin instinctif d'épanchement vers un être suprême, d'incliner sa faiblesse devant une force supérieure, sentiment indéfinissable fait de crainte mystérieuse, de respect, de foi, de résignation et d'espérance.

Cette religiosité vague qui est en nous tous, il est dangereux de l'étouffer chez tous, il est utile de la développer chez quelques-uns.

Voyez Henry, l'anarchiste. Il avait le sens moral : il avait, avec exagération peut-être, le sens du juste et de l'injuste, et ces deux armes ne l'ont pas prémuni contre la contagion anarchiste. Aurait-on pu développer dans cette âme généreuse et exaltée un sentiment analogue à la religiosité ? Je ne dis pas la religion avec ses dogmes et ses pratiques : il y eût été, sans doute, rebelle. Il fallait peut-être par une éducation moins rationnelle, moins théorique et plus idéaliste, élever son âme au-dessus des injustices et des misères humaines. Il fallait lui ouvrir les yeux de bonne heure dans la vie et lui dire : « L'état social actuel est la résultante fatale des conflits, des intérêts, des passions bonnes et mauvaises de l'humanité. C'est aussi un déterminisme, vous n'y changerez rien. L'honnêteté ne suffit pas pour réussir ; le monde appartient plus aux habiles qu'aux honnêtes. La justice ne peut exister dans ce monde. La compensation est-elle ailleurs ? Il faut croire à une inconnue, accepter, puisqu'elles sont inhérentes à nos faiblesses humaines, avec indulgence, les iniquités sociales en cherchant à les atténuer, tant que faire se peut ; il faut garder, en dépit de tout, son honnêteté et sa conscience morale, etc. » On aurait montré à cette âme impressionnable l'humanité sous son vrai jour en même temps qu'on eût créé ou développé en elle un sentiment de résignation forte et patiente que ne donne pas la raison pure. Peut-être qu'ainsi suggestionnée d'avance, cette âme ouverte à la lumière trop vive de la réalité n'eût pas souffert cette déception douloureuse qui a constitué un terrain psychique apte à la contagion anarchiste. Il fallait plus que le sens moral, plus que le sens du juste, il fallait un idéal religieux ou philosophique plus élevé, comme tutelle contre les défaillances du cœur et de l'esprit.

Cette religiosité vague et philosophique n'est pas à la portée de tous. L'idée abstraite n'est pas toujours comprise par les masses. Elle ne devient compréhensible et suggestive pour elles qu'à la faveur d'un *emblème,* d'une incarnation, d'un culte pratique ; il leur faut représenter la Divinité en chair et en os. Les religions diverses ne sont que la matérialisation plus ou moins grossière de l'idée religieuse pour la rendre accessible et compréhensible aux masses. Un culte religieux, malgré ses imperfections, est peut-être nécessaire à l'humanité.

Enfin il est des sujets rebelles à toutes les suggestions philosophiques, morales, religieuses, ou du moins qui ne sont pas suffisamment protégés par elles ; ce sont les faibles d'instincts, qui n'ont pas de spontanéité morale, qui ne savent pas se conduire, qui sont conduits par leurs instincts, dont les actes et sentiments extravagants paraissent résulter d'une impulsion automatique et irréfléchie ; s'ils sont, de plus, peu doués au point de vue moral, ils sont déjà dans leur enfance et restent toute leur vie des fléaux de famille. Ils peuvent avoir de l'intelligence et des qualités brillantes susceptibles d'être dirigées dans un but utile. Ces déshérités ont besoin d'une tutelle morale. Abandonnés à eux-mêmes, ils peuvent misérablement échouer dans les prisons ou dans les asiles. Ni l'un ni l'autre ne leur conviennent. Une organisation sociale reste à étudier pour les surveiller, les diriger utilement, les empêcher de dévoyer, pour leur propre sauvegarde et celle de la société.

Les aberrations instinctives suggérées peuvent être collectives. L'anarchisme, le boulangisme, l'antisémitisme, tous les fanatismes religieux, sociaux, politiques, nationaux, antireligieux, toutes les passions populaires soulevées par la presse, les affiches, les réunions, toutes les idées violentes jetées en pâture au peuple, qui se laisse fanatiser et passe de l'idée à l'acte, ne sont-ce pas là des folies instinctives suggérées ? Faut-il que, sous prétexte de liberté, les gouvernements restent désarmés en face de ces prédications suggestives de haine et de violence ?

On s'évertue à garantir l'atmosphère contre les microbes infectieux qui détruisent la santé physique, on laisse se répandre dans les foules des idées malsaines et pernicieuses, microbes moraux qui créent des épidémies de maladies morales.

Signaler aux législateurs ce danger, éclairer ces faits à la lumière de la psychologie médicale, est-ce sortir de mon rôle ? N'est-ce pas de la médecine légale dans ses rapports avec la suggestion ?

CHAPITRE XIV

DE L'HYSTÉRIE

Relations de l'hystérie avec la suggestion. — Des phases classiques de la grande hystérie. — Influence de la suggestion sur l'évolution de la crise. — Suggestibilité des hystériques. — De l'appareil hystérogène. — Causes diverses des crises. — Emotions. — Anxiété native. — Anxiété greffée sur une psychose. — Neurasthénie. — Distinction entre hystérie, neurasthénie, hypocondrie morale. — Association de ces états. — Psychoses juvéniles et hystérie secondaire. — Psychoses séniles et hystérie secondaire. — De l'hystérie dans les maladies du système nerveux. — Association de l'hystérie à la chorée et à l'épilepsie. — De l'hystérie dans les maladies organiques du système nerveux ; tabes, hémiplégie. — Hystéries générales ou locales dans les maladies des divers organes. — Hystéries dites toxiques et infectieuses. — Hystérie passagère, continue ou à répétition.

Après avoir, dans les leçons qui précèdent, essayé de donner une conception aussi nette que possible de l'hypnotisme et de la suggestion, après avoir décrit succinctement les principaux phénomènes qu'on peut réaliser dans cet état, je veux aborder une dernière question : celle des prétendues relations de l'hypnotisme avec l'hystérie.

L'école de la Salpêtrière a cru pouvoir assimiler l'hystérie à l'hypnotisme. Les hystériques seuls ou au moins les candidats à l'hystérie seuls seraient hypnotisables ; l'hypnose ne serait qu'une des formes de l'hystérie ; elle servirait même à déceler l'hystérie latente ; elle pourrait la réveiller. Il existe un grand hypnotisme et de petits états frustes. Avant les travaux de la Salpêtrière, l'hystérie comme l'hypnotisme n'étaient qu'un chaos, amalgame de phénomènes mal étudiés, mal coordonnés. L'école de la Salpêtrière aurait introduit de l'ordre dans ce chaos, créé par une observation rigoureuse la succession et la subordination des divers phénomènes ; elle a établi des phases ou périodes diverses qui se déroulent dans un ordre régulier et dont l'évolution cyclique constitue le tableau de la grande hystérie classique, du grand hypnotisme classique.

Cette conception des phénomènes ne me paraît pas conforme aux faits. Rien n'est moins vrai que cette assertion : les hystériques seuls sont hypnotisables. J'ai montré que dans un service d'hôpital où le médecin a une autorité sur les malades, où ceux-ci peuvent subir plus aisément l'influence de l'atmosphère suggestive, c'est-à-dire être entraînés par l'exemple, presque tous les sujets sont suggestibles, beaucoup avec hallucinabilité et amnésie, les hystériques pas plus que les autres. Sans doute, les hystéries franches, avec strangulation, grandes crises, anesthésies, etc., sont le plus souvent très suggestibles ; mais les neurasthéniques sans crises le sont souvent fort peu. C'est chez eux qu'on trouve le plus d'échecs ; plus la neurasthénie se rapproche de l'hypocondrie, plus l'imagination est obsédée par des sensations et des idées qui s'y sont incarnées de longue date, en d'autres termes, plus l'auto-suggestion domine le cerveau, moins, en général, la suggestion d'autrui a prise sur lui. Si les hystériques franches sont plus impressionnables, c'est peut-être parce que leurs sensations et leurs idées sont en général moins fixes que chez les neurasthéniques ; elles sont mobiles, variables, fugitives ; les hystériques acceptent souvent les impressions suggérées par leur organisme ; elles ne sont pas obsédées par des impressions personnelles aussi persistantes. L'auto-suggestion, chez elles, n'est pas enracinée au point de fermer le sensorium à toute suggestion étrangère.

On peut dire avec le Pr Forel : « C'est avec le cerveau qu'on opère pour réaliser des phénomènes hypnotiques, et les cerveaux sont d'autant plus faciles à impressionner qu'ils sont plus sains. » Les soldats, les ouvriers, les paysans, les gens sérieux qui savent se laisser aller sans résistance, sans esprit d'analyse, sans arrière-pensée de contre-suggestion, sont en général faciles à hypnotiser ; tandis que les raffinés, les nerveux, les femmes qui ne savent pas se concentrer et dont l'esprit est agité, le sont parfois plus difficilement, à moins qu'ils ne soient particulièrement impressionnables, c'est-à-dire susceptibles de recevoir de l'opérateur une impression profonde qui domine et neutralise leur esprit de critique ou de contradiction. Mais cette impressionnabilité psychique n'est pas de l'hystérie. Ou bien il faudrait conclure que tous les malades qui entrent dans mon service sont des hystériques latents.

Nous avons vu que les diverses phases du grand hypnotisme, telles que la Salpêtrière les a décrites, n'existent pas. Ce sont des phases obtenues par suggestion ; c'est une névrose hypnotique suggérée.

L'attaque de grande hystérie comprendrait quatre périodes. La première, quelquefois précédée de prodromes, est la période épileptoïde qui dure deux à cinq minutes : perte de connaissance, phase tonique avec mouvements pendant quinze secondes, phase tonique avec immobilité tétanique pendant quinze secondes, phase clonique avec oscillations rapides et brèves des membres tétanisés pendant trente secondes, puis résolution, stertor pendant un temps variable ; toute cette période simule une attaque d'épilepsie.

La seconde période est celle des contorsions et des grands mouvements, elle dure de une à trois minutes : ce sont des convulsions cloniques avec mouvements très étendus et très désordonnés : flexion, extension, arc de cercle, attitudes illogiques.

La troisième période est celle des attitudes passionnelles ou poses plastiques, elle dure de cinq à quinze minutes. C'est un délire ; le malade vit son délire : le regard fixe exprime tantôt la joie, tantôt la crainte, tantôt le cynisme ;

elle décrit des scènes d'amour, voit des fleurs, raconte une scène d'assassinat ; il y a anesthésie, hallucination ; le souvenir des hallucinations est conservé.

La quatrième période, période de prolongation ou d'hallucinations, peut se prolonger de quelques minutes à quelques heures ou même quelques jours. La malade voit, par exemple, des animaux, rats, serpents, vipères ; elle est gaie, triste, furieuse, religieuse ou obscène ; elle voit et entend ; mais les perceptions du monde extérieur sont mal interprétées, engendrent des illusions qui entretiennent le délire avec des hallucinations.

Tous ces phénomènes, bien observés et bien décrits dans le livre de M. Richer, existent dans l'hystérie et peuvent, par hasard, se succéder dans l'ordre indiqué. Mais cette succession de phénomènes dans un ordre régulier est-elle assez fréquente, assez constante pour constituer le type classique et complet de la grande hystérie ? Certes non. J'ai observé comme tous les médecins toutes ces manifestations diverses, attaques épileptoïdes, grands mouvements, délire, hallucinations, etc., mais je n'ai pas observé cette régularité de phases successives ; et je ne crois pas que, en dehors de la Salpêtrière, on l'ait observée. Quand on a vu combien les hystériques sont suggestibles, même pendant leurs accès, combien elles réalisent facilement les phénomènes qu'on attend ou qu'elles ont vu se produire sur d'autres, on ne peut s'empêcher de penser que l'imitation, agissant par auto-suggestion, joue un grand rôle dans la genèse des manifestations. Une hystérique qui a assisté à de grandes crises développées sur d'autres, répétera avec précision la succession des phénomènes qu'elle a vus, surtout si elle sent l'attention dirigée sur elle, et si elle sait que l'observateur attend ces phénomènes dans un certain ordre. Une fois qu'elle a réalisé sa crise complète, que son système nerveux cérébro-spinal s'est assimilé, si je puis ainsi dire, le mécanisme de cet appareil symptomatique complexe, elle le reproduira volontiers sous l'influence de la moindre excitation physique ou psychique. Je crois donc que l'attaque de grande hystérie que la Salpêtrière donne comme classique, se déroulant en phases nettes et précises, comme un chapelet hystérique, est une hystérie de culture.

Ce que je dis, je le démontre chez beaucoup de nos hystériques. En voici un exemple entre mille : Un jour, pendant la visite, je trouve une jeune fille qui venait d'entrer, hystérique depuis deux ans ; je la trouve en pleine crise, la tête renversée en arrière, le corps incurvé en pleurosthotonos, la contracture alternant avec des contorsions et des grands mouvements, la respiration haletante. Après avoir assisté pendant trois minutes à cette scène, je dis que la malade va entrer dans une nouvelle phase, qu'elle va voir des hommes qui se battent, des brigands qui vont mettre le feu à la maison, etc. C'est une phase d'hallucinations tristes. Bientôt, en effet, sa face exprime la terreur, la malade se cache dans les draps, jette des cris. Alors je dis qu'elle va assister à une scène amusante ; des hommes ivres qui dansent, des diablotins qui vont la chatouiller au cou et la faire rire. En effet, sa figure change d'expression, regarde avec étonnement, est agitée par les grimaces d'un rire provoqué. Cela fait, je provoque par suggestion une nouvelle phase avec contorsions et grands mouvements, au milieu de laquelle j'arrête brusquement la crise en touchant le front et disant : « Il suffit de toucher ce point pour que la malade se réveille. » Elle n'avait souvenir de rien.

Je voyais cette hystérique pour la première fois ; elle ne me connaissait pas ; elle n'avait jamais assisté à aucune expérience de suggestion. Tout cela s'est réalisé de la façon la plus simple, la plus ingénue du monde. J'ai fait évoluer la crise dans le sens que j'ai voulu ; j'ai exécuté sur cet appareil nerveux impressionnable une série de variations psycho et névropathiques, telles que mon esprit les improvisait.

L'hystérique franche est en effet un être éminemment suggestible. On a pas tenu compte de ce fait en l'étudiant ; on a créé ainsi de toutes pièces des symptômes qui n'ont que par suggestion le caractère de précision qu'on leur attribue.

Qu'est-ce que l'hystérie ? « La définition de l'hystérie, a dit Lasègue, n'a jamais été donnée et le sera jamais. » Et Grasset ajoute : « Je ne sais si elle sera jamais donnée ; il ne faut désespérer d'aucun progrès ; mais je sais qu'elle est encore actuellement impossible. »

Je vais essayer d'établir pourquoi l'hystérie, *telle qu'on la conçoit actuellement*, est indéfinissable, et exposer ma conception propre, telle qu'elle m'a été imposée par l'étude des faits, à la lumière de notre doctrine.

A l'origine de la médecine, aux temps d'Hippocrate et de Galien et jusque vers le xviie siècle, le mot hystérie s'appliquait à de violentes crises de nerfs, autres que l'épilepsie, manifestations nerveuses imposantes qui frappaient vivement l'imagination des spectateurs et des médecins. Comme ces crises affectaient presque exclusivement le sexe féminin, comme elles s'accompagnaient souvent d'une sensation de boule remontant de l'hypogastre à l'épigastre et au cou et parfois de projection du ventre en avant, on les considérait comme d'origine utérine. C'était, pensait-on, la matrice elle-même qui bondissait dans le corps ou qui envoyait des vapeurs subtiles au cerveau, convulsionnant tout l'organisme.

Cette *théorie utérine*, conforme aux idées simplistes des anciens dépourvus de toute notion anatomique et physiologique, se perfectionne avec l'évolution de la science. Au siècle dernier, elle devint la doctrine de la névrose utérine qui a continué jusqu'à nos jours. *La crise hystérique serait un syndrome réflexe d'origine* utéro-ovarienne dont l'utérus et les annexes sont le point de départ.

Cependant à partir du xviie siècle, la théorie utérine ne règne plus sans conteste. Avec Lepois, Willès et Sydenham, l'hystérie n'est plus une maladie de l'utérus, mais une *affec-tion cérébrale* ou *générale* qui ne donne pas lieu seulement à des crises, mais à une symptomatologie multiple qui peut affecter diverses fonctions organiques, symptomatologie que l'observation enrichit sans cesse : troubles nerveux sensitifs, anesthésie, hyperesthésie, troubles nerveux sensoriels, amblyopie, rétrécissement du champ visuel, achromatopsie, surdité, perversions gustative et olfactive, troubles nerveux moteurs, paralysies, contractures, tremblements, secousses, aphasie, mutisme, bégaiement, aphonie, troubles respiratoires, dyspnée, polypnée, troubles cardiaques, palpitations, angine de poitrine, troubles digestifs, hoquet, vomissements, gastralgie, éructations, tympanite, constipation, diarrhée, coliques, hématémèse, hémorragies intestinales, troubles génito-urinaires, anurie, polyurie, pseudo-coliques néphrétiques, vésicales, utérines, hépatiques, ménorrhagie, ovarialgie, vaginisme, érotisme, perversion génitale, affections cutanées, troubles trophiques, psychoses, hallucination, somnambulisme, manie, impulsions, etc. On pourrait indéfiniment allonger ce tableau qui comprendrait toute la séméiologie et fait de l'hystérie un vrai chaos protéiforme, une entité morbide gigantesque *qui fait tout, qui simule tout.*

Toutes ces manifestations d'ailleurs peuvent exister indépendamment des crises chez des sujets qui n'en ont jamais eu. Les plus fréquentes d'entre elles, contractures, hémianesthésie, rétrécissement du champ visuel, vomissements nerveux, ovarialgie, paralysies fonctionnelles, par exemple suffiraient, en l'absence de toute crise, à caractériser la maladie hystérie. Celle-ci pourrait se manifester par un seul symptôme, être mono-symptomatique.

Toute contracture dynamique d'un membre, toute anesthésie sans lésion, tout vomissement nerveux, serait de l'hystérie.

On voit combien la conception primitive de l'hystérie

s'est successivement modifiée. Tant que la doctrine utérine dominait son histoire, la crise nerveuse avec ses variantes, convulsive, cataleptique, strangulatoire, dyspnéique, pseudo-syncopale, etc., était la condition sine quâ non de la névrose. Lorsque la doctrine nerveuse ou cérébrale supplanta la doctrine utérine, la crise ne fut plus considérée comme nécessaire, ni fondamentale.

Presque tous les troubles fonctionnels nerveux, sans lésions, qu'on peut rencontrer chez des sujets à crises, mais aussi chez des sujets sans crises pourraient par eux seuls, isolés ou associés en nombre variable, constituer la maladie dite hystérie.

J'ai cherché à rétablir la conception première de ce mot, et à démolir l'édifice laborieusement construit depuis des siècles. En attribuant à une prétendue maladie, dite hystérie, tous les symptômes innombrables et divers, non coordonnés, susceptibles d'accompagner les crises d'hystérie, en faisant graviter tous ces symptômes autour de la crise, en amalgamant avec elle des maladies très diverses, nerveuses, organiques, toxiques, psychiques, des syndromes très variés qui se rencontrent aussi bien chez les sujets sans crises que chez les sujets avec crises, on a fait fausse route, on a créé une *entité morbide artificielle*, indéfinissable, qui n'a pas d'analogie dans le cadre nosologique, *qui n'existe pas*.

Je dis que *la maladie hystérique, telle qu'elle est décrite, n'existe pas*.

Dans la description classique de l'hystérie, il y a deux choses : les crises et les autres manifestations qui s'y associent ou les remplacent ; je demande qu'on réserve le mot d'hystérie aux seules crises.

Ces crises, grandes et petites, dans leurs diverses et nombreuses formes, ne sont que l'exagération d'un phénomène habituel d'ordre psychophysiologique. Sous l'influence de certaines perturbations morales, nous sommes tous susceptibles de crises hystériques dans une certaine mesure. Un tel, par exemple, à la suite d'une colère ou d'une frayeur, sent une violente suffocation à la gorge, la face s'injecte ; la poitrine est serrée dans un étau ; le corps tremble et est agité de petites secousses. Puis tout s'apaise et l'équilibre se rétablit. C'est une crise d'hystérie strangulatoire et convulsive en miniature.

Un autre, sous l'effet d'un choc émotif, reste un instant comme interdit, frappé de stupeur, inerte sans parole et sans mouvement ; c'est une petite crise de défaillance hystérique.

Tel autre tombe en résolution, sans conscience ; c'est de la pseudo-syncope ou sommeil hystérique.

Tel autre reste comme raidi et figé par l'émotion ; c'est la contracture hystérique en miniature.

Tel enfin divague, délire, vocifère, puis se retrouve ; c'est une ébauche de délire hystérique.

Ajoutez à cela les symptômes divers : céphalalgie, anxiété précordiale, oppression, vomissements, douleurs, brisement dans les membres et impotences que les émotions peuvent développer. Ce sont là des psychonévroses émotives que certains appellent hystéries locales.

Ces réactions sont variables suivant les individualités et aussi suivant l'agent émotif. A chaque individualité psychique appartiennent ses modes de réaction à l'égard de certaines émotions spéciales. Chaque instrument vibre à sa façon à l'unisson de certaines influences adéquates.

Lorsque ces réactions ou appareils symptomatiques que nous sommes tous susceptibles de manifester à un certain degré se développent avec plus d'intensité ou plus de durée, quand ce syndrome ainsi produit par une émotion spéciale, au lieu de se résoudre spontanément, comme chez la plupart, dégénère au contraire en crise intense ou prolongée, convulsive, délirante, strangulatoire, cataleptique, etc., cette réaction constitue une crise d'hystérie. *Un hys-*

térique est un sujet qui exagère certaines réactions psycho-dynamiques, qui a un appareil hystérogène actionné par certaines émotions.

Toutes les transitions existent d'ailleurs entre l'ébauche d'hystérie à peine esquissée qu'on peut appeler normale et la grande crise convulsive suffocante constituant la grande hystérie, entre la défaillance momentanée et le sommeil hystérique prolongé, entre la crispation passagère des membres et l'accès de contracture, entre la divagation d'un instant et le délire hystérique prolongé.

De même que cette réaction psycho-dynamique momentanée normale, la réaction exagérée qui constitue la crise d'hystérie reconnaît pour cause une émotion morale ; elle est d'origine psychique. *L'hystérie ne naît pas spontanément ; ce n'est pas une névrose primitive ; elle n'est ni infectieuse, ni microbienne, c'est un réflexe émotif ; une psychonévrose, et rien de plus.*

A l'origine de toute crise d'hystérie on trouve un élément émotif qui actionne l'appareil hystérogène, quand il existe, autrement dit qui développe ce réflexe exagéré chez les sujets hystérisables.

Comme évolution de ces crises, trois espèces de cas peuvent se présenter.

1° Dans le cas le plus simple, une femme, plus rarement un homme, à la suite d'une émotion, frayeur, colère, chagrin, douleur, etc., a une crise de nerfs ; c'est-à-dire un des appareils symptomatiques auxquels on a donné ce nom. Chez les uns, c'est une construction épigastrique, avec sensation de boule, strangulation, suffocation, convulsions cloniques et toniques, mouvements désordonnés, etc. Chez d'autres c'est une perte de connaissance apparente avec contracture des quatre membres et trismus ; chez d'autres c'est l'aspect du sommeil avec résolution complète ; chez d'autres c'est l'agitation mentale, le délire, les hallucinations qui dominent la scène, coexistant ou alternant avec les autres symptômes. Ces crises durent de quelques secondes à quelques heures.

Notre femme qui fait actuellement une vraie crise peut avoir eu antérieurement des ébauches de crise qui n'ont pas abouti. Cette fois, soit que la cause émotive ait été plus intense, soit que l'organisme ait été prédisposé, en raison d'une dépression morale particulière, de la période menstruelle, par exemple, la réaction est exagérée et atteint les proportions d'une crise plus ou moins violente. Puis la crise terminée, tout est fini. *Elle ne se reproduit pas. C'était une simple réaction à la suite d'une émotion spéciale.* Le sujet d'ailleurs n'a aucune autre manifestation.

2° Dans une seconde série de cas, la crise n'est pas unique ; *elle se reproduit chaque fois* qu'une émotion analogue a lieu, ou même par *souvenir émotif de la crise :* par *auto-suggestion.* L'image psychique de la première crise accidentellement provoquée par une émotion reste inscrite dans le cerveau et redevient accès chaque fois qu'elle est évoquée.

Elle se reproduit plus ou moins souvent, suivant que le sujet est plus ou moins hystérisable. Cette *hystérisabilité,* ou *aptitude de l'organisme à réaliser la crise,* augmente et se perfectionne avec l'habitude, comme tous les réflexes, comme toutes les modalités nerveuses qui deviennent des réflexes automatiques, une fois assimilées par le système nerveux. *Une vraie diathèse hystérique* se manifeste, qui peut être considérée comme une maladie.

Chez certains sujets, la moindre émotion, quelle qu'elle soit, déchaîne la réaction psycho-dynamique hystérique. Chez d'autres, il faut une dépression organique préalable, ou une *émotion spéciale, spécifique, adaptée à l'individualité.* Tel ne réagira que par la colère et supportera très bien une douleur ou un chagrin ; tel ne réagira que par une frayeur spéciale, par la vue d'un mort, par exemple, ou par une impression brusque contre laquelle il n'aura pas eu le temps de se cuirasser. Chacun de nous n'a-t-il pas ses émotivités spéciales ? Ne voit-on pas des hommes courageux, peu impressionnables en apparence, être pris de défaillance ou de tremblement nerveux, à la vue d'une vipère, par exemple, alors qu'ils supportent sans broncher des sensations qui devraient être plus impressionnantes ? Chaque individualité a ses impressionnabilités particulières.

L'aptitude hystérique n'est d'ailleurs pas en rapport avec l'impressionnabilité nerveuse générale. La plupart des neurasthéniques ne font pas de crises. Beaucoup d'hystériques ne sont pas neurasthéniques, je ne dis pas qu'elles ne sont pas nerveuses : elles ont une certaine modalité nerveuse. Tel sujet très nerveux, très émotif, d'une sensibilité excessive, ne peut pas faire des crises de nerfs ; il peut, à la suite d'une émotion, avoir une indigestion, un vomissement, une syncope, un battement de cœur, une céphalée, mais il ne réalise pas de crise d'hystérie. *L'hystérabilité n'est pas proportionnelle au nervosisme.* Tel autre, peu impressionnable en général pour beaucoup de choses, réagit, je le répète, par une crise nerveuse à l'égard de certaines émotions spéciales.

On comprend maintenant ce que je veux dire par ces mots : *Pour avoir une crise d'hystérie, il faut être hystérisable, il faut avoir un appareil symptomatique hystérogène,* de même que pour avoir un tic nerveux, des vomissements nerveux, il faut avoir un appareil nerveux susceptible de réaliser ce tic, ce vomissement, ce hoquet spasmodique ; j'exprime simplement un fait d'observation.

Quoi qu'il en soit, les sujets, chez lesquels s'est développée ainsi par émotivité et auto-suggestion la diathèse hystérique, peuvent être bien portants dans l'intervalle de leurs crises ; aucun stigmate, aucune autre manifestation. Chez d'autres, cependant, des symptômes nerveux coexistent, qui peuvent être primitifs ou consécutifs aux crises. L'émotion qui provoque l'accès peut déterminer en même temps, ou avant son explosion, des perturbations nerveuses : anxiété, tremblement, insomnie, cauchemars, dyspepsie, malaises diverses. Quelquefois ce n'est qu'après quelques heures ou quelques jours de ces malaises prolongés, alors que le sujet est devenu plus impressionnable, que l'émotion concentrée réagit par la crise.

D'autres fois ces symptômes nerveux sont *consécutifs* aux crises qui peuvent être la première manifestation de l'émotion. L'image psychique de la crise sans cesse présente peut aussi entretenir de l'anxiété, de la phobie, une sensation presque continue de boule ou d'oppression subjective ; une série de troubles fonctionnels peut être engendrée par l'état psychique créé par l'appréhension des crises. Tous ces symptômes, d'ailleurs purement psychiques ou émotifs, coexistant avec la diathèse hystérique, primitifs ou consécutifs, sont comme les crises elles-mêmes justiciables de la psychothérapie. Car toute la maladie, dans les cas que j'envisage, est constituée par l'émotivité hystérogène ; elle est purement dynamique.

Je n'ai pas rencontré une diathèse hystérique que je n'aie pu guérir rapidement par l'éducation suggestive du sujet.

3° Il y a une troisième catégorie d'hystériques. Dans les deux précédentes, la crise unique ou la diathèse est due à une émotivité produite par des causes extérieures. Dans celle-ci, l'émotion est due à des causes organiques : c'est une *maladie préexistante qui fait l'anxiété hystérogène. La crise est associée à une maladie.*

Telle est d'abord l'anxiété nerveuse native ou *névrose* (je dis plutôt psychose) *d'angoisse.* Certains sujets apportent au monde un fond d'impressionnabilité émotive, constante, avec exacerbations. L'éducation et le traitement moral ou suggestif peuvent augmenter leur force de résistance, mais n'arrivent pas à détruire ce que la nature a fait ; ces sujets restent toute leur vie des anxieux. Sur ce fond anxieux peut se greffer de l'hystérie, chez ceux qui ont la diathèse hystérique ; elle n'existe pas chez tous. Il est des anxieux qui n'ont jamais aucune manifestation hystérique. .

Ainsi peut agir aussi l'anxiété nerveuse non native, mais greffée sur une psychoneurasthénie ou sur une psychose, telle que l'hypocondrie, la mélancolie simple, la mélancolie avec hallucination, la confusion mentale, les phobies. Toutes les impressions déprimantes, qu'elles résultent d'un fond natif, qu'elles soient créées par un incident de la vie, qu'elles soient suggérées par une obsession psychique maladive, peuvent devenir hystérogènes, quand la diathèse existe. On trouvera dans ce livre et dans ma *Suggestion et de ses applications à la thérapeutique,* ainsi que, dans les thèses de mes élèves, Hartenberger, Aimé, Amselle, des exemples à l'appui de ces influences étiologiques.

La neurasthénie générale et les psychonévroses réveillent aussi l'hystérie latente par divers mécanismes ; c'est la douleur créée ou grossie par le sensorium, ce sont les sensations viscérales anxieuses, oppression, cardialgie, crampes, ce sont les obsessions tristes, hypocondriaques, dont ces sensations innombrables forment le substratum qui actionnent le dynamisme hystérogène.

De ce que l'hystérie se greffe souvent sur l'anxiété nerveuse, sur l'hypocondrie morale, sur la neurasthénie, il ne faudrait pas conclure que toutes les hystériques sont des anxieuses ou des neurasthéniques. Autre chose est la neurasthénie, autre chose l'hystérie ; et ceux qui, comme mes élèves et moi, ont manié la suggestion thérapeutique, établissent bien la distinction nosologique entre ces divers états, même lorsqu'ils se compliquent et se combinent.

L'impressionnabilité *spéciale* hystérogène ne doit pas être confondue avec la neurasthénie. Il est beaucoup d'hystériques qui ne sont nullement neurasthéniques, ni anxieux, qui en dehors de leurs crises ou manifestations hystériques spéciales paraissent avoir le système nerveux équilibré et les facultés psychiques normales ; ils n'ont ni casque, ni rachialgie, ni insomnie, ni sensations viscérales, ni obsessions. J'ajoute aussi que ce qu'on a décrit comme le caractère spécial moral et psychique des hystériques est grandement exagéré et romanesque.

Si tous les hystériques ne sont pas neurasthéniques, d'autre part, tous les neurasthéniques ne sont pas hystériques : j'ajoute même que l'immense majorité ne l'est pas ; ceux-là seuls, je le répète, le deviennent qui ont l'appareil hystérogène développé, c'est-à-dire qui sont hystérisables.

Il importe, au point de vue du pronostic et de la thérapeutique, de bien spécifier chaque cas, de ne pas confondre les états neurasthéniques, les états d'anxiété nerveuse ou d'hypocondrie morale, les manifestations hystériques.

Ces états s'associent ; l'hypocondrie morale primitive crée des psychonévroses et peut réveiller de l'hystérie. D'autre part, la neurasthénie primitive engendre des conceptions hypocondriaques, et devient hystérogène. Enfin, l'hystérie primitive peut affecter par l'émotion qu'elle détermine le cerveau psychique et le système nerveux, créer des obsessions tristes et des perturbations nerveuses fonctionnelles. Le clinicien saura par une étude approfondie démêler cet écheveau symptomatique complexe et savoir ce qui est primitif, ce qui est consécutif. Il n'attribuera pas à l'hystérie tout l'ensemble des manifestations présentées par un hystérique. Tel sujet peut avoir des douleurs, des crampes, de la céphalée, de l'angoisse, de la mélancolie, des crises nerveuses hystériques. Dire que l'hystérie est génératrice de tout ce complexus symptomatique serait faire fausse route. L'hystérie peut n'être qu'une manifestation secondaire greffée sur la neurasthénie primitive, sur la mélancolie primitive, ou sur une autre des causes que nous avons encore à signaler. Les accès d'hystérie peuvent n'être dans tout ce drame complexe que des épisodes secondaires suggérés par l'exacerbation des sensations nerveuses ou des impressions psy-chiques que la maladie initiale détermine.

Voici, par exemple, un jeune homme de vingt et un ans, vigoureux, intelligent, qui, à l'âge de dix-sept ans, fut sujet à des crises violentes d'hystérie ; elles durèrent deux mois et reparurent à l'âge de vingt et un ans.

Mais avant ces crises d'hystérie, depuis l'âge de douze ans déjà, l'enfant avait par périodes des tourments d'esprit, de la tristesse, des pleurs sans motifs, de l'inertie physique et morale ; c'étaient des crises de psychoneurasthénie avec aboulie procédant par accès, séparés par des périodes de calme relatif. L'hystérie venait de temps en temps se greffer sur l'anxiété nerveuse hypocondriaque primitive (De la suggestion et de ses applications à la thérapeutique, obs. 26).

Les *neurasthénies ou psychoses juvéniles* sont particulièrement instructives à ce point de vue. Un jeune homme ou une jeune fille de quatorze à dix-huit ans tombe graduellement dans un état singulier ; il s'isole, se concentre, ne travaille plus, ne s'amuse plus, triste, irritable, volontaire. Sur ce changement d'humeur et de caractère se greffent des symptômes divers, de l'inappétence, de la gastralgie, des vomissements incoercibles, ou un refus d'alimentation constituant l'*anorexie nerveuse*, rebelle souvent à toute suggestion.

A cette anorexie nerveuse peut s'associer une autre impotence fonctionnelle : refus de marcher. Le malade ne peut pas ou ne veut pas marcher. De vrais symptômes d'hystérie avec grandes crises, des contractures, de la paraplégie rigide, de l'anesthésie, des hallucinations, peuvent compliquer ce tableau. Peuvent encore s'y ajouter des symptômes variables de neurasthénie, céphalée, rachialgie, douleurs viscérales et périphériques, etc., et même des symptômes de psychoses ou de myélite passagère ou persistante.

Une des manifestations peut dominer la scène : ce sont des crises nerveuses, ce sont les vomissements nerveux ;

c'est la paraplégie, c'est l'anorexie nerveuse. Mais chacun de ces symptômes est rarement isolé ; il prédomine seulement au milieu des autres manifestations plus ou moins accentuées et attire particulièrement l'attention de l'entourage et du médecin.

Telle est, par exemple, l'anorexie nerveuse. Ce n'est pas, je pense, une entité morbide, ni même une entité symptomatique, existant par elle-même, ce peut être le symptôme prédominant, le seul qui frappe le médecin, lorsque les autres manifestations hystériques et neurasthéniques sont atténuées. Mais si on étudie le malade dans tous ses détails, on trouve un état plus complexe, souvent un état général d'inertie, d'impuissance physique et morale, d'irritabilité nerveuse et psychique spéciale, d'idées fixes.

Cet état général, dont je viens de retracer en gros traits les symptômes principaux, n'est pas une névrose simple, c'est souvent une psychose ou psychoneurasthénie toxique qui se développe pendant la croissance, pendant la puberté liée à *l'évolution*, que je crois toxi-infectieuse, comme d'autres maladies d'évolution, la chlorose, l'ostéomyélite, la chorée. Elle dure au moins des mois, souvent des années, avec des alternatives de rémission et d'exacerbation, en dépit de toutes les médications pharmaceutiques, hygiéniques et morales.

Le fond de la maladie est toxique. La suggestion arrive souvent à en détacher ce qui est hystérique et purement nerveux surajouté ; elle supprime les crises presque toujours, souvent les contractures, les paralysies, les vomissements nerveux, c'est-à-dire les psychonévroses ; elle ne supprime pas l'anorexie, bien qu'on puisse en violentant le malade arriver à le faire manger à contre-cœur, par raison, en dépit de l'anorexie qui subsiste ; car cette anorexie n'est pas, à mon avis, un symptôme hystérique, mais une obsession psychique d'origine autotoxique, contre laquelle le sujet ne peut réagir.

La suggestion, tout en imposant silence momentané à

l'orchestre nerveux et hystérique qui accompagne la psychose, ne peut entamer celle-ci ; l'inertie morale avec ses obsessions persiste jusqu'à ce que l'évolution cyclique de cette psychose juvénile infectieuse, auto-infectieuse, soit terminée.

Sans doute, certains troubles psychiques sont justiciables de la suggestion ; ceux qui sont secondaires, dus à l'écho cérébral de sensations physiques. Quand un trouble fonctionnel d'origine organique ou neurasthénique, douleur, impotence, vomissements, céphalée persistante, etc., est mûri et analysé par l'imagination du malade, il lui suggère des erreurs d'appréciation inquiétantes, démoralisantes qui engendrent ces conceptions hypocondriaques. Celles-ci, quand elles ne sont pas trop incarnées, la suggestion peut les déraciner et dégageant l'élément psychique, auto-suggestif, ramener la maladie à ce qu'elle est réellement. Mais quand cet élément psychique est fondamental, comme dans les maladies mentales, quand il résulte d'une lésion macroscopique ou microscopique des centres nerveux, ou d'une infection, ou d'une intoxication, quand il y a dans les cellules cérébrales une évolution connue ou inconnue de biologie pathologique qui commande et reproduit sans cesse les perturbations psychiques, alors, au contraire, celles-ci sont rebelles à la psychothérapie. Seul le dynamisme nerveux surajouté peut être éliminé.

Je devais insister sur cette distinction capitale, dont la méconnaissance est grosse de déceptions pour ceux qui manient la thérapeutique suggestive. Dans ce grand complexus de symptômes psychiques, organiques, dynamiques, primitifs, secondaires, qui constituent la plupart des maladies et s'associent aux psycho-neuroses, il importe de trouver le fil d'Ariane et la suggestion elle-même sera une méthode efficace pour le découvrir [1].

---

1. Ces idées seront plus claires pour le lecteur, quand il aura lu les chapitres Psychonévroses et Neurasthénies.

Aux névroses et psychoses juvéniles, on peut opposer les *névroses et psychoses hystérogènes* séniles.

Voici une femme de mon service clinique qui a pour la première fois, à l'âge de soixante-sept ans, des crises d'hystérie avec constriction, étouffement et grands mouvements. Elle est émotive et impressionnable ; on peut par pression suggestive d'un point quelconque du corps provoquer chez elle une crise. Elle a de l'artério-sclérose, des signes d'insuffisance aortique, de légers accès d'angine et d'asthme aortique, de la dyspepsie acide. Autrefois, son nervosisme natif n'était pas hystérogène ; aujourd'hui, l'anxiété nerveuse et émotive accrue par l'involution sénile, par les sensations dues aux altérations vasculaires et nerveuses, greffée sur l'anxiété cardiaque et respiratoire organique, actionne plus facilement l'appareil hystérogène plus impressionnable. L'hystérie n'est pas créée par l'artériosclérose ; mais la diathèse hystérique latente est réveillée par elle, la capacité de résistance organique étant diminuée. D'ailleurs, des manifestations neurasthéniques et hypocondriaques peuvent s'associer à l'hystérie sénile, ou exister chez le vieillard sans hystérie, créées aussi par les impressions physiques et les réactions psychiques que les lésions d'involution envoient et réalisent dans le sensorium.

Ce ne sont pas seulement les émotions morales, les neurasthénies et les psychoses anxieuses qui donnent l'hystérie. On peut dire que *toutes les maladies peuvent devenir hystérogènes*. Et d'abord, celles du système nerveux. On comprend facilement que la chorée, par exemple, par l'irritabilité psychique, l'émotivité, l'agitation musculaire qu'elle détermine, mette en jeu l'appareil hystérogène. Au moment où j'écris ces lignes, j'ai dans mon service trois associations de chorée et d'hystérie. L'une, jeune couturière de dix-sept ans, a une chorée datant de six semaines plus marquée à gauche. A cette chorée s'ajoutent des idées noires, des rires et pleurs, de l'agitation, des douleurs qu'on peut provoquer *ad libitum* par une pression légère, de la constriction thoracique et une sensation de boule ; elle n'a cependant pas de crises ; tous ces phénomènes nerveux qui pourraient aboutir à l'hystérie, sont calmés par suggestion, à l'exclusion des mouvements choréiques.

Une autre fillette de dix ans, entrée au service avec une hémichorée droite greffée sur un rhumatisme articulaire guéri, est prise, trois à quatre semaines après le début, de troubles psychiques et hystériques, idées de persécution, refus de manger, sensation d'étouffement, pleurs, torsion des mains, convulsions oculaires, tremblement général et secousses. Ces symptômes durent deux jours, paraissent céder à la suggestion ; l'hémichorée seule continue.

La troisième malade, âgée de vingt ans, arrivée à la clinique avec de grandes crises d'hystérie journalières datant de un mois. L'hystérie fut enrayée en deux à trois jours par la suggestion. Alors seulement on s'aperçut que l'hystérie masquait une hémichorée gauche qui continua son évolution, absolument dégagée de son addition hystérique. En interrogeant la malade, on apprit que les mouvements choréiques existaient quelque temps déjà avant les crises.

Ces observations montrent que la *chorée n'est pas hystérique, mais hystérogène* ; l'hystérie est un épiphénomène qui peut être appelé par la chorée comme par d'autres maladies.

Elle s'associe assez souvent à l'épilepsie. Les cas ne sont pas rares à ma clinique. Actuellement, j'ai deux cas de ce genre : une jeune fille de dix-neuf ans qui depuis quatre ans a des accès d'épilepsie bien caractérisés avec chute, morsure de la langue, incontinence d'urine ; elle a été traitée à l'asile de Mareville. Pendant son séjour à la clinique, elle a, outre les nombreuses crises de petit et grand mal épileptique, de vraies crises d'hystérie avec contorsions et grands mouvements ; nous provoquons artificiellement une de ces crises.

Une autre malade, âgée de trente-sept ans, que je suis depuis dix ans a, depuis cette époque, des crises d'épilepsie (une à deux par mois) que nous n'avons pu enrayer ni par le bromure, ni par la suggestion. Trois mois après son entrée dans notre service, neuf à dix mois après le début de l'épilepsie, nous constatons chez la malade de grandes crises d'hystérie qu'il est facile de reproduire chez elle et d'enrayer par suggestion. Nous soupçonnons que quelques-unes des crises qualifiées épileptiques antérieurement auraient pu être hystériques. Quoi qu'il en soit, cette hystérie secondaire put être guérie radicalement par suggestion et, depuis l'automne 1894, la malade n'a plus eu aucune manifestation hystérique ; elle conserve son épilepsie.

Deux autres observations prises dans mon service sont relatées dans la thèse de M. Aimé : et je pourrais y ajouter nombre d'autres.

Chaque fois, *l'épilepsie a précédé l'hystérie; c'est l'épilepsie qui est hystérogène* ; tandis que je n'ai pas d'observation précise qui me démontre que l'hystérie puisse être épileptogène.

Quand l'association existe, chaque crise conserve son individualité ; les deux accès ne se confondent pas. Ce qu'on a décrit sous la domination mauvaise de hystéro-épilepsie n'est, en réalité, que de l'hystérie curable et justiciable de la suggestion ; le type hybride qui résulterait d'une crise à la fois épileptique et hystérique ne me paraît pas exister. Les sœurs et infirmières de mon service instruites à cet égard peuvent, en général, quand un sujet a les deux sortes de crises alternativement, les différencier l'une de l'autre.

Comment l'épilepsie devient-elle hystérogène ; Ce peut être par l'émotivité accrue et la résistance organique diminuée à la suite du choc cérébral épileptique. Cela peut être aussi par une sorte d'auto-suggestion. L'aura épileptique, souvent consciente, souvent semblable à l'aura hystérique, sensation de constriction, de corps étranger, remontant à la gorge ou autre sensation périphérique ou viscérale, qui prélude à la chute, ou qui constitue tout l'accès quand il est avorté ou petit mal, cette aura reste dans la mémoire du malade, comme image psychique. Cette image renaissant parfois ou réveillée par certaines impressions suggère une crise, mais cette suggestion actionne la diathèse hystérogène et non la diathèse épileptogène. Car, et j'insiste sur ce fait, lorsqu'on cherche à suggérer à un épileptique, une crise d'épilepsie, on ne réussit jamais ; l'épilepsie se fait en dehors du domaine de la conscience, c'est un processus cérébral qui est indépendant de la volonté ou de l'idée ; tandis qu'on réussit dans l'immense majorité des cas, comme nous verrons, à provoquer les crises d'hystérie.

Si l'épileptique est en même temps hystérique ou s'il a la diathèse hystérogène, la suggestion d'une crise d'épilepsie, par la parole, accompagnée d'une pression sur une région sensible du corps, arrivera souvent à provoquer une crise non d'épilepsie, mais d'hystérie. L'appareil épileptogène n'est pas suggestible, comme l'appareil hystérogène. Voilà un premier point.

En second lieu, la crise d'hystérie est facile à provoquer et aussi dans la grande majorité des cas (avec un peu d'expérience), facile à enrayer à toutes les périodes ; la crise d'épilepsie, une fois déchaînée au delà de la période d'aura, ne peut plus être arrêtée.

Dans les cas douteux, j'établis le diagnostic différentiel sur ce fait. Exemple : Un jeune homme se présente à mon service avec des accès qui, d'après les renseignements, paraissaient à mon chef de clinique de nature épileptique ; c'était un jeune homme, par conséquent moins disposé à l'hystérie qu'à l'épilepsie ; la perte de connaissance était absolue avec amnésie ; les crises étaient courtes ; on ne trouve pas de stigmates hystériques. Pour m'éclairer, je suggère une crise en affirmant qu'elle se produirait par compression d'un point *ad libitum* de l'abdomen. La crise a lieu ; ce sont manifestement des mouvements hystériques ; je l'arrête à volonté ; et j'ajoute que je préviens par suggestion le retour de ces crises ; je fais en même temps le diagnostic et la guérison.

Une fillette de dix ans, pour laquelle j'ai été récemment consulté, est traitée depuis dix-huit mois successivement par deux médecins distingués des hôpitaux de Paris pour du petit mal épileptique, elle prend 4 grammes de bromure par jour. La nature épileptique de la maladie n'avait pas été mise en doute. J'apprends que les crises très fréquentes débutaient par un malaise, avec angoisse, céphalée, vertiges, suivis presque immédiatement de perte de connaissance avec résolution, sans convulsions notables ; le tout durait quelques minutes. Depuis quelques semaines, les crises ont changé de caractère, elles durent quelquefois une demi-heure et plus, avec de grandes secousses et des contorsions, avec conservation de la conscience.

Ces dernières crises, d'après leur description, avaient bien le caractère hystériforme. Mais cette hystérie n'est-elle pas venue se greffer secondairement sur un petit mal épileptique ?

J'arrivai par suggestion à provoquer une crise convulsive que je pus arrêter de même ; il y avait donc certainement de l'hystérie. N'y avait-il que cela ? J'inclinai à le croire, après plus ample examen ; la petite malade, malgré d'innombrables crises, n'ayant jamais eu ni morsure de la langue, ni incontinence d'urine, ni blessure, ni coma consécutif. Je continuai le traitement psychique pendant deux mois en supprimant le bromure, et j'eus le bonheur de guérir complètement cette enfant que l'abus du bromure mettait dans un état de dépression psychique inquiétant.

Je pourrais multiplier les observations analogues.

Les maladies organiques du système nerveux peuvent se compliquer de manifestations hystériques ; on les observe, par exemple, dans le tabes. Une tabétique de mon service qui a des douleurs fulgurantes et de l'ataxie depuis plus de deux ans, est sujette depuis lors à des crises d'hystérie ; une fois, ce sont des convulsions avec étouffement : une autre fois, c'est une dyspnée nerveuse, précédée de pleurs, avec hoquets et laryngisme, 100 respirations par minute, 140 pulsations, le tout arrêté par suggestion. Enfin, une autre crise est caractérisée à la suite de contrariétés, par des palpitations de cœur, des mouvements désordonnés du bras droit, de la céphalée, du spasme de la glotte.

On comprend d'ailleurs que le tabes, avec ses nombreuses manifestations, ses douleurs fulgurantes, ses crises viscérales, ses névralgies, ses anesthésies, ses troubles moteurs, son retentissement psychique, soit de nature à perfectionner et à réveiller les divers appareils hystérogènes.

Ainsi en est-il aussi des autres maladies de la moelle, du cerveau et des nerfs. Je citerai comme exemple une de mes clientes que je suis depuis une dizaine d'années, elle est hémiplégique avec contracture et exagération des réflexes tendineux, qui ne l'empêche pas de marcher mais en fauchant ; l'attaque d'hémiplégie due à un foyer cérébral se produisit chez elle à l'âge de seize ans. Au début, Charcot pensait à une hémiplégie hystérique ; en effet, la malade avait des manifestations hystériques, constriction laryngée, sensation de boule. Il arrive que, sous l'influence émotive, le bras gauche, paralysé semi-contracturé se met en contracture totale, les doigts infléchis dans la paume de la main fermée irrésistiblement, et tout le membre anesthésique. Cette hystérie locale ou psychonévrose greffée sur l'hémiplégie cède toujours à la suggestion ; la sensibilité se restaure, la main se rouvre et reprend l'attitude de demi-flexion que commande la lésion. La paralysie réelle se dégage de son addition hystérique ou psychonerveuse.

Les maladies des autres organes sont aussi hystérogènes

que celles du système nerveux, parce que toutes les maladies comportent un élément nerveux.

Les crises se greffent souvent sur une douleur, quelles qu'en soient la nature et la cause. Névralgies, douleurs musculaires, arthritiques, céphalée, gastralgie, douleurs abdominales, coliques utérine, hépatique, néphrétique, ovarialgie, douleurs provoquées ou spontanées, organiques ou psychiques peuvent être hystérogènes. En général, chaque sujet ne réagit qu'à certaines douleurs d'élection, comme a certaines émotions. Chez un tel, une migraine, une névralgie sciatique restent sans écho, tandis qu'une douleur abdominale réveille le réflexe ; chez un autre, c'est une douleur précordiale seulement qui crée l'anxiété hystérogène ; chez certaines femmes, c'est la période menstruelle qui exagérant l'émotivité rend certaines douleurs plus hystérogènes. Peut-être l'auto-suggestion a-t-elle communiqué à certaines catégories de douleurs l'habitude d'un réflexe psycho-moteur, une sorte d'automatisme hystérogène. Chaque système nerveux a ses affinités et ses répulsions ; il est froissé par certaines impressions auxquelles d'autres restent indifférents ; il subit au contraire impunément des impressions beaucoup plus vives que d'autres ne sauraient éprouver sans réagir.

Les crises se greffent sur les maladies de cœur, des voies respiratoires, des voies digestives, de l'appareil génito-urinaire, et autres, soit par l'intermédiaire de douleurs, soit par les sensations émotives créées par ces maladies.

L'hystéro-traumatisme est dû au choc émotif, à la douleur, à une psychonévrose ou à une neurasthénie survivant au traumatisme. Nous verrons d'ailleurs que les psychonévroses autres que l'hystérie sont plus fréquentes que celle-ci à la suite des traumatismes.

Les maladies organiques du cerveau, la céphalée, le délire, le vertige cérébelleux, le méningisme, la migraine ophtalmique, la maladie de Ménière, la maladie de Basedow, l'angine de poitrine, les sensations réflexes d'origine utéro-ovarienne, etc., *toute la pathologie en un mot* peut se compliquer de crises d'hystérie, qui se greffent sur elle à titre d'*épiphénomène* surajouté à la faveur d'une anxiété hystérogène.

Un mot encore sur les hystéries dites toxiques et infectieuses. Voici, par exemple, un peintre en bâtiments, âgé de cinquante-sept ans, sujet aux coliques saturnines depuis quinze ans, qui, depuis huit jours, a des douleurs atroces dans les jambes, avec élancements et crampes, et en même temps des douleurs abdominales vives avec respiration haletante, sensation d'un corps étranger qui remonte à la gorge, étouffements ; il a dans la nuit cinq à six crises, de neuf à dix minutes chacune, avec perte de connaissance et tremblement, etc.

C'est une hystérie dite saturnine. Est-ce une hystérie toxique ? Non. Ce sont les coliques saturnines, ce sont les douleurs saturnines des membres, exagérées par l'impressionnabilité nerveuse du sujet qui sont devenues hystérogènes.

Existe-t-il une hystérie alcoolique ? Ce n'est pas en intoxiquant les centres nerveux que l'alcool fait directement l'hystérie ; mais l'alcool fait de l'angoisse, des hallucinations, des cauchemars, des névrites douloureuses, et autres symptômes qui peuvent devenir hystérogènes.

Ainsi en est-il aussi des manifestations hystériques, dans les maladies infectieuses, par exemple, la fièvre typhoïde et l'influenza. Une jeune fille de vingt-trois ans fait à ma clinique une fièvre typhoïde bénigne. Le premier jour de sa maladie, alors qu'elle n'avait encore que de la céphalée et travaillait à l'atelier, elle fut prise de nausées, et tombe sans connaissance agitée de tremblements convulsifs ; puis elle resta huit jours, vomissant tout ; la suggestion mit fin à ces vomissements et la fièvre continua son évolution, débarrassée de cette complication.

Cette jeune fille était sujette depuis l'âge de huit ans et demi à des crises de nerfs fréquentes provoquées par les émotions. Il est évident que le malaise initial de la fièvre typhoïde a réveillé sa diathèse hystérogène ; elle n'a pas créé l'hystérie.

L'influenza laisse souvent à sa suite de la neurasthénie avec anxiété, inertie physique et morale ; cette neurasthénie plus ou moins accusée qui peut s'accompagner d'une vraie psychose dépressive paraît bien liée à l'infection grippale, car elle se prolonge souvent des mois ou même des années, rebelle à tout traitement.

Sur ce fond neurasthénique et anxieux, d'origine infectieuse, peuvent se greffer des crises d'hystérie. Tous les praticiens certainement ont observé des faits de ce genre depuis le règne de l'influenza. C'est par l'intermédiaire des troubles nerveux et psychiques que l'influenza devient hystérogène ; et cela est vrai pour toutes les maladies infectieuses et toxiques. L'hystérie n'est pas fonction de toxique, ni de toxine ; ce n'est pas non plus une maladie autonome ; c'est un appareil symptomatique dû à l'émotivité qui peut se greffer sur des états morbides divers. C'est ce que j'ai cherché à établir dans cet aperçu rapide.

On a eu le tort d'englober sous le nom d'hystérie non seulement tous les troubles fonctionnels dus à l'émotion qui les a provoqués en même temps que la crise, mais encore presque toute la symptomatologie des maladies diverses sur lesquelles l'hystérie est venue se greffer. C'est ainsi que l'hystérie est devenue une maladie polymorphe extraordinaire qui fait et simule tout. Symptôme tapageur et impressionnante, la crise a frappé l'imagination des médecins et en a imposé comme une entité morbide, dominant les symptômes concomitants qu'on lui a subordonnés et qui lui sont seulement associés ; et cependant cette crise n'est qu'un incident, une réaction individuelle.

Et la preuve irréfragable de ce que j'avance, c'est que cette réaction, quelque terrible qu'elle apparaisse, *je puis toujours la supprimer*, c'est-à-dire apprendre au sujet à l'inhiber, comme je l'indiquerai plus loin. Quand elle existe seule, due à une émotion accidentelle, je guéris tout. Quand elle est associée à une autre maladie, je puis *toujours* par la méthode suggestive la détacher de la maladie fondamentale. Celle-ci continue, débarrassée de ses crises d'hystérie surajoutées, affirmant ainsi son essence organique ou toxique. Le traitement moral ne guérit pas les neurasthénies vraies, celles qui sont infectieuses ou cytotoxiques, il ne guérit pas la mélancolie, la psychose anxieuse, la chorée, les coliques hépatiques, saturnines, utérines, le vertige de Ménière ou cérébelleux; il leur enlève seulement les crises d'hystérie qui peuvent s'y ajouter par un mécanisme psycho-dynamique. Tel est le fait que mes observations établissent et qui est la démonstration irréfutable de ma doctrine.

CHAPITRE XV

Étudions maintenant le rôle de l'influence psychique
dans quelques manifestations de l'hystérie.

On décrit des zones hystérogènes. La région ovarienne
est considérée comme la zone de prédilection : elle serait
souvent le point de départ de l'aura. En pressant cette
région, un point déterminé par l'intersection de la ligne
horizontale des épines iliaques antérieures et supérieures
et de la ligne perpendiculaire qui limite latéralement l'épigastre, on déterminerait une vive douleur avec irradiations
vers le creux épigastrique, quelquefois avec sensation de
boule épigastrique et strangulation qui peut dégénérer en
vraie attaque convulsive.

Certainement le fait est exact, mais la localisation précise
à la région ovarique de l'aura douloureuse ne l'est pas.
M. Féré aurait même constaté deux fois pendant la grossesse un déplacement des points douloureux dits ovariens
qui subissaient un mouvement d'ascension proportionnel au
développement de l'utérus gravide et, après l'accouchement,
il aurait constaté la descente des mêmes points douloureux
encore proportionnelle à l'involution utérine.

Voici ce que j'ai toujours observé chez les hystériques.
Elles présentent en général une douleur abdominale très

vive spontanée ou à la pression, soit d'un côté, soit des deux,
ordinairement prédominante d'un côté. Cette douleur est
en effet souvent plus vive à la partie inférieure de l'abdomen. D'autres fois, au contraire, c'est à la partie supérieure
et même au niveau des dernières côtes qu'elle a son maximum d'intensité. Elle est d'ordinaire assez diffuse dans
l'abdomen et rarement localisée dans un point. Si on comprime légèrement cette région douloureuse, la douleur
s'exagère et peut engendrer les phénomènes de l'aura plus
ou moins développés jusqu'à l'attaque complète. Quelle
que soit la partie de la région douloureuse qu'on comprime,
les mêmes phénomènes se manifestent ; je n'ai pas constaté
que le point ovarique fût plus hystérogène que les régions
avoisinantes. Pour peu que l'abdomen soit un peu sensible
chez les hystériques, et alors même qu'il ne l'est pas spontanément, on peut chez la plupart créer des points hystérogènes *ad libitum*. Je fais toujours l'expérience suivante sur
les hystériques qui entrent dans mon service ; elles se plai-
gnent d'une douleur abdominale. Je leur dis : « Je vais
toucher l'endroit qui vous fait mal. » et je comprime la
région sus-ombilicale en disant : « Là est la douleur. »
Le sujet en effet pousse des cris, accuse une sensation
très vive avec irradiations épigastriques, oppression, injection de la face. Si j'insiste, une ébauche de crise ou une
crise complète peut éclater. Je touche alors le point ovarique en disant aux assistants : « Ici je peux presser aussi
fort que je veux : voyez ; il n'y a pas de douleur. » Et, en
effet, je comprime profondément ; le sujet ne manifeste
rien. D'autres fois, c'est au niveau des derniers espaces
intercostaux que je crée la zone hystérogène. Enfin chez
les hommes hystériques ou névropathes, j'ai l'habitude de
créer aussi par suggestion une pseudo-ovarialgie qui éveille
par compression une série de symptômes hystériformes. Je
ne voudrais pas conclure que l'ovaire ne puisse être le point
de départ de l'hystérie, ni que la région ovarique ne puisse

être particulièrement douloureuse et hystérogène, j'affirme seulement que son rôle a été exagéré et que l'ovarialgie nettement localisée est certainement presque toujours un phénomène de suggestion médicale.

Outre l'ovaire, on a décrit d'autres zones hystérogènes, sur le tronc, au niveau du sternum, vers l'un des espaces intercostaux, au voisinage du sternum, au-dessous de l'extrémité externe de la clavicule, au-dessous des seins, dans les glandes mammaires, sur certaines apophyses épineuses cervicales et dorsales, à la partie centrale des flancs, au pli de l'aine, sur la tête, aux membres, au pli du coude, au creux poplité, aux malléoles, etc. Ces zones, variables chez les divers individus, sont, comme on voit, excessivement nombreuses. La vérité est qu'elles n'ont rien de précis. Les hystériques ont des points douloureux ou des hyperesthésies diffuses ; et la pression de toute région douloureuse chez les hystériques peut réveiller des manifestations hystériques. De plus, on peut chez la plupart créer des points douloureux à volonté. Je presse un point quelconque du corps en disant : « Ici vous n'avez pas mal. » Le sujet n'exprime rien. Je presse un autre point en disant : « Ici vous avez très mal. » Le sujet pousse un cri, se renverse en arrière et peut réaliser l'aura, la constriction épigastrique, la boule, et quelquefois la crise complète. On peut créer chez beaucoup d'hystériques des zones hystérogènes suggestives, comme on peut créer chez les hypnotisables des zones hypnogènes suggestives.

La zone hystérogène ovarique peut réveiller par sa compression des crises hystériques ; elle peut aussi, d'après les auteurs, lorsqu'on la comprime pendant la crise, enrayer celle-ci. La compression de l'ovaire arrête parfois l'hystérie. Cependant cela ne réussit pas toujours. J'ai eu souvent recours à ce procédé sans succès ; je suis convaincu que la suggestion joue un rôle dans les résultats heureux de cette compression ; elle réussit lorsque le sujet sait pour

l'avoir entendu dire ou lorsqu'il devine qu'elle doit avoir
pour but d'enrayer la convulsion. Ce que je puis affirmer c'est
que les crises d'hystérie les plus violentes peuvent toujours
ou presque toujours être arrêtées par la simple suggestion
verbale ; car les hystériques ne perdent jamais ou presque
jamais conscience ; ils sont, comme les hypnotisés, toujours
en rapport avec le monde extérieur ; ils restent suggestibles
pendant leurs crises. Même pendant l'attaque dite à tort
épileptoïde, alors qu'ils ressemblent à de vrais épileptiques,
leur conscience n'est pas abolie. Ils ne se mordent pas la
langue ; ils ne se blessent pas en tombant, ils ne se laissent
pas brûler par le feu, en convulsionnant devant une chemi-
née, comme les vrais épileptiques. Alors même que, l'accès terminé, ils disent n'avoir aucun souvenir de ce qui
s'est passé, j'arrive en général, sans les endormir, par
simple suggestion, à l'état de veille, en concentrant leur
attention pendant quelques minutes, à réveiller en eux le
souvenir de tous les incidents de l'accès. Voici un exemple :
une femme avait des crises mal définies. Un jour, elle en
eut une dans la salle que la sœur et les personnes présentes crurent être épileptiforme : aura prémonitoire caractérisée par une douleur s'irradiant de la main à l'épaule,
puis convulsions cloniques : après quelques minutes, perte
de connaissance, continuation des convulsions pendant
plusieurs minutes, écume à la bouche. La malade dit
n'avoir gardé aucun souvenir de ce qui s'était passé à partir
de l'aura et des convulsions initiales. Elle avait, dit-elle,
perdu complètement connaissance. Quelques élèves pen-
saient que l'attaque, bien que ne constituant pas l'accès
d'épilepsie classique, avait cependant un caractère épileptiforme : la perte complète du sensorium, l'écume à la
bouche pouvaient le faire penser.

Alors, j'eus l'idée de chercher à évoquer le souvenir de
ce qu'elle avait fait pendant la période de soi-disant inconscience, comme je le fais pour évoquer le souvenir des faits

accomplis en état somnambulique. Je mis la main sur le front de notre malade et j'affirmai qu'elle allait se rappeler tout ce qui s'était passé pendant l'attaque. Elle se concentra pendant quelques minutes et peu à peu la mémoire se réveilla de tous les détails de sa crise : de grands mouvements cloniques des bras et des jambes, une douleur intense au creux épigastre ; elle s'est tournée sur son côté gauche. Caroline, l'infirmière, lui a serré la main : elle a crié tout le temps : « Que je souffre, que j'ai mal. » Tout cela est confirmé exact. Donc il n'y avait pas eu inconscience pendant la crise, pas plus qu'il n'y en a chez les hypnotisés ; il y avait seulement amnésie au réveil et cette amnésie n'était pas absolue, les souvenirs pouvant être ranimés par suggestion. C'était de l'hystérie. Dans l'épilepsie au contraire, je le répète, il y a inconscience ; les phénomènes de la période inconsciente ne peuvent jamais être rappelés à la conscience.

Ce fait étant bien établi pour moi, par de nombreuses observations, que les hystériques ont toujours ou presque toujours leur conscience pendant leur crise et restent en relation avec le monde extérieur, étant donné d'autre part que les hystériques sont excessivement suggestibles, j'ai eu l'idée d'arrêter net par simple suggestion l'évolution des crises d'hystérie et j'ai réussi dans l'immense majorité des cas.

La première fois, c'était en août 1887, on m'appela pour un jeune homme tombé tout d'un coup dans la rue et qu'on avait transporté au poste de police. Il y était depuis une demi-heure ; et quand j'arrivai, je le trouvai couché à terre, les quatre membres contracturés, les mains fermées, les mâchoires serrées, les yeux clos, analgésique, insensible en apparence à tout ce qui se passait. On l'avait frictionné et aspergé d'eau froide inutilement ; on croyait à une attaque d'épilepsie. La contracture persistante depuis une demi-heure me fit penser que c'était une crise de contracture hystérique. J'essayai de le réveiller par suggestion malgré son inconscience apparente. Je lui dis : « Vous pouvez ouvrir les mains ; tenez ! je les ouvre, et elles restent ouvertes. Maintenant j'ouvre votre bouche, et les mâchoires ne sont plus serrées. » Tout en disant cela, je desserre sans difficulté les mains et les mâchoires ; j'imprime de même des mouvements aux jambes ; et je termine en disant : « Maintenant, vous allez ouvrir les yeux et vous réveiller. À votre réveil, vous serez tout à fait bien, comme si vous n'aviez rien eu. » En moins de trois minutes le sujet ouvre les yeux et regarde l'air étonné autour de lui. Je le fais se lever ; il est tout à fait réveillé et ne se rappelle rien de ce qui s'est passé ; il ne me connaissait pas et ne m'avait jamais vu ; il ne m'avait pas entendu parler pendant son sommeil hystérique. — Il m'avait certainement entendu, puisque j'avais pu le réveiller par suggestion verbale. Comme les hypnotisés en sommeil profond, il était seulement dans un autre état de conscience avec amnésie apparente au réveil.

Le lendemain, ce jeune homme vint à ma consultation et en présence de mon ami, le Dr Auguste Ollivier, médecin des hôpitaux de Paris, je le mis d'emblée en somnambulisme avec amnésie au réveil.

Je l'avais perdu de vue, lorsque, dix-huit mois plus tard, on me manda dans une pharmacie où on venait de transporter un soldat qui venait de tomber dans la rue, en proie, disait-on, à une attaque d'épilepsie. Je le trouvai à terre, insensible, raide des quatre membres ; on le frictionnait, on lui faisait respirer des odeurs fortes sans résultat. Je dis au pharmacien : « Ce n'est pas de l'épilepsie, c'est une contracture hystérique ressemblant à celle que j'ai vue il y a dix-huit mois. » Je lui raconte le fait et j'ajoute : « Je vais essayer de le réveiller par suggestion comme l'autre. Je procède de la même manière beaucoup plus vite que la première fois. Je dis simplement : « Dans trois minutes, vous allez vous réveiller et vous lever, bien à votre aise. » Je lui enlève la contracture par suggestion. Après trois minutes, il ouvrait les yeux et comme ses camarades voulaient le soutenir, j'ajoute : « C'est inutile. Il se tient très bien seul, comme si rien n'était arrivé ! » En effet, il se tenait debout, très étonné de se trouver là et ne sachant pas ce qui s'était passé. Je lui demande si c'est la première fois qu'il était tombé. Il me rappelle alors que, il y a plus d'un an, il était tombé à la Pépinière et que le Dr Bernheim (il ne me reconnaissait pas plus que je ne le reconnaissais sous son uniforme) l'avait réveillé.

Une autre fois, on m'appelle chez une de mes clientes, une demoiselle que j'avais traitée déjà pour des accidents hystériques ; elle était en pleine crise, la face vultueuse, le corps agité par de grands mouvements cloniques, la respiration haletante, avec violente constriction laryngée, les yeux clos, en apparence inconsciente. Je l'avais déjà hypnotisée antérieurement à plusieurs reprises. Je lui dis : « Je vais vous endormir pour arrêter cette crise ; vous n'avez plus de douleur, vous n'étouffez plus, vous respirez bien. Vous dormez profondément. » En deux minutes, les convulsions cessent et la malade dort d'un sommeil calme. Alors je dis : « Dans cinq minutes, vous vous réveillerez, comme du sommeil naturel, vous ne serez nullement fatiguée et vous ne vous souviendrez même pas que vous avez eu une crise. » Au bout de quelques minutes, en effet, ses yeux s'ouvrent ; et elle est toue surprise de me voir, sans aucun souvenir de sa crise.

Il m'arrive souvent d'enrayer ainsi instantanément ou en peu de minutes, les crises d'hystérie qui se développent en ma présence dans mon service d'hôpital ; il me suffit en général de dire : « C'est fini. La crise s'arrête. Réveillez-vous. » Ou bien je dis aux personnes présentes : « Vous allez voir comme elle va se réveiller. » S'il y a douleur épigastrique ou constriction laryngée, j'applique la main sur la région douloureuse et je dis : « J'enlève la douleur ; vous respirez bien. C'est tout à fait fini. » Il est rare que la suggestion n'arrive pas à mettre fin très rapidement à la crise. Quand on a réussi une première fois à l'enrayer, avec plus ou moins de facilité, on réussit en général beaucoup plus vite et plus aisément à chaque accès ultérieur.

Un jour, je faisais avec quelques confrères de l'Hôtel-Dieu, à Paris, quelques expériences qui ont eu dans la presse politique un trop grand retentissement. Une hystérique du service de M. Mesnet, à la suite d'une discussion avec une autre hystérique, fut prise d'un accès intense, se roulant à terre, se débattant dans les grandes convulsions. Les élèves présents n'arrivaient pas à la maintenir. J'eus peine à l'approcher, tant elle s'agitait avec violence. Je dis à haute voix : « Dans une minute elle se réveillera et tout sera fini. Elle sera très bien. » Au bout d'une minute, en effet, elle était debout. L'accès était coupé. Une autre malade ayant eu par imitation une crise de sommeil hystérique fut réveillée de même par simple affirmation par le Dr Dumont-pallier. Cette pratique est devenue usuelle dans mon service. Mes internes et même les sœurs arrêtent par suggestion les crises hystériques qui se développent dans mes salles.

Un de mes confrères de l'armée, qui avait assisté à une leçon où j'exposais ces faits, vint me raconter que le lendemain même il avait réussi par le même procédé dans un cas absolument semblable au premier que j'ai mentionné. Voici le fait, tel qu'il m'a été communiqué par mon confrère. X..., âgé de vingt-deux ans, est entré au service militaire le 13 novembre 1889. De bonne constitution, d'un tempérament nerveux, X..., raconte qu'il a joui d'une bonne santé jusqu'à l'âge de dix ans, époque à laquelle il eut la danse de Saint-Guy, limitée au membre supérieur gauche, et caractérisée par des sautillements et des mouvements bizarres qui durèrent trois mois environ. Peintre en bâtiments, il eut à trois reprises, en trois ans, des coliques de plomb, chaque atteinte exigeant un traitement de près de quatre semaines sans accidents consécutifs. Sa mère, morte en 1885, était d'un tempérament nerveux et aurait même eu quelques accès francs d'hystérie.

Le jour du tirage au sort, le 13 janvier 1889, à dix heures du soir, alors qu'il était à table et dînait paisiblement en famille, il se sentit indisposé subitement. Il ressentit une constriction vive dans tout l'abdomen, fut pris de convulsions, perdit connaissance, son corps devenant alors et restant raide. L'accès dura une heure. Au conseil de revision, il ne présenta aucune réclamation, d'abord parce qu'il ne se croyait pas malade, n'ayant eu qu'un accès qu'il taxa de crise nerveuse ; de plus, il pensait être exempté du service militaire et classé dans la disponibilité, comme ayant un frère présent sous les drapeaux. Il n'en fut rien : enfant naturel, son frère ne pouvait lui procurer l'exemption.

Il fut vivement contrarié ; il se marie le 1ᵉʳ juin ; les crises réapparaissaient ; il eut cinq crises jusqu'à son entrée au corps, tantôt le jour, tantôt la nuit. Les dernières seraient passées inaperçues si sa femme ne le lui avait dit à son réveil.

Il est très intelligent ; il a fréquenté l'école primaire jusqu'à dix ans, et à sa sortie obtenu son certificat d'études primaire. Son capitaine donne d'excellents renseignements sur son compte et n'hésite pas à dire qu'il est le meilleur troupier de sa compagnie : c'est un garçon sur qui on fonde des espérances et qui est destiné à devenir un sous-officier aussitôt que possible.

Le premier accès constaté au corps se produit le 6 février 1890 ; après trois mois de service, il venait de se lever et avait été chargé de balayer la chambre. Tout d'un coup le balai lui échappe des mains ; ses doigts sont pris de mouvements de flexion et d'extension involontaires sur lesquels il appelle l'attention de ses camarades auxquels il dit : « Voyez donc ce qui m'arrive », puis au même moment on s'aperçoit qu'il se raidit et chancelle. On le soutient et on le porte sur son lit. Vers neuf heures et demie, appelé par un de ses camarades, j'arrive près de lui. Il est couché dans la position horizontale, les membres immobiles, dans un état de raideur absolue, la face pâle, les paupières fermées, l'œil insensible à la lumière, la physionomie d'un dormeur calme, étranger à tout ce qui se passe autour de lui : la sensibilité a disparu. Voyant X... pour la première fois, ses camarades me donnent quelques renseignements sur la modalité de l'accès, qui me permirent de porter le diagnostic de contracture hystérique. Je résolus de réveiller le malade par simple suggestion, d'après la pratique que j'avais entendu exposer la veille à M. le Pr Bernheim. « Je suis, lui dis-je, le médecin de votre régiment qui vous porte intérêt et qui vient vous donner des soins, car vous avez eu une défaillance.; vos mains sont fermées ; vos bras sont raidis ; je les frictionne pour leur rendre leur jeu normal. Vous allez déjà mieux ; j'ouvre vos doigts ; je puis fléchir les poignets, ployer le coude, la jambe, la cuisse ; vous allez bien. Toute trace de raideur a disparu. » Puis je terminai en m'adressant à ses camarades de chambre : « Vous allez voir, il se réveille. » Ce qui fut dit, fut fait, au grand étonnement des personnes qui m'entouraient ; les paupières commencent à être agitées de mouvements fibrillaires, elles clignotent, s'entr'ouvrent et le malade est réveillé. Il est très étonné de voir tant de monde près de lui, se demande pourquoi il est couché : il y a amnésie complète. Je lui adresse quelques questions auxquelles il ne répond pas, tant son effarement est grand et ce n'est que quand je lui dis qu'il avait été indisposé, que maintenant il allait bien et pouvait me répondre, que j'obtins de lui quelques renseignements.

Le lendemain, je le vis après l'exercice et il me raconta ce que j'ai rapporté plus haut.

Le 15 février, nouvel accès auquel je n'assistai pas. Le 19, nouvel accès caractérisé par une simple défaillance sans convulsion. Le malade fut envoyé à l'hôpital sur l'avis du médecin en chef, en vue d'une réforme.

Telle est l'observation qu'a bien voulu me communiquer mon confrère. Je l'ai relatée avec des détails précis. Vous voyez que le réveil par suggestion des hystériques peut être obtenu aisément par tous ceux qui savent manier la suggestion. Ce que je fais, tout le monde peut le faire.

On ne fit pas chez ce soldat de tentative de suggestion, pour prévenir le retour des crises, ce qui eût été sans doute facile. Mais une circulaire ministérielle interdit aux médecins de l'armée les pratiques dites hypnotiques, eussent-elles un but thérapeutique et mon confrère désire que je ne donne pas son nom.

Il y a cependant des sujets qui par esprit de contradiction, ou dominés par des impressions d'auto-suggestion trop intenses, n'obéissent pas à la suggestion du réveil. Un jour, me trouvant à Reims, on me prie de voir une jeune femme affectée depuis plusieurs années de troubles hystériques divers greffés sur des accès d'asthme. Elle avait l'habitude de se faire trois injections de morphine par jour. Chaque matin, elle avait une crise hystérique avec contracture et pseudo-asthme, qui durait jusqu'à ce que son mari lui eut fait une injection ; jamais elle ne se réveillait avant. Je trouvais la malade, qui ne me connaissait pas, en pleine crise, le matin de bonne heure ; je lui suggère de se réveiller sans morphine, j'insiste, j'ordonne. Elle reste rebelle et en apparence sourde à mes insinuations et à mes ordres. Au bout d'un quart d'heure d'essais infructueux, je dis : « Maintenant, vous savez que vous n'aurez pas votre injection de morphine ; vous vous réveillerez tout de même. » Et je ne m'occupe plus d'elle. Je croyais avoir échoué et je continuais à causer à son mari, quand au bout de cinq minutes brusquement la malade ouvrit les yeux, étonnée de voir quelqu'un qu'elle ne connaissait pas. Son mari me présente à elle ; elle ne m'avait jamais vu. Quelque temps après, elle vint en traitement à Nancy et en quelques séances fut guérie de son hystérie et de son goût pour la morphine, datant de huit ans ; l'asthme seul resta rebelle à la suggestion.

Voici, par exemple, deux cas où je ne pus enrayer la crise par suggestion. La première fois, c'était chez une jeune fille de Bruxelles, dont je relaterai l'observation et qui avait des crises hystériques singulières au nombre de trois par jour, survenant régulièrement, durant de une à deux heures chacune. J'essayai en vain par suggestion de couper court à la crise ; plus je lui suggérai d'ouvrir ses yeux, plus elle s'obstinait à les serrer opiniâtrément. Cette jeune fille avait un esprit de contradiction instinctif et involontaire ; elle n'était cependant pas rebelle à la suggestion ; elle était docile ; mais son premier mouvement de contre-suggestion dominait sa propre volonté. J'arrivai facilement par un mode spécial de suggestion à la guérir de ses crises d'hystérie, bien que je n'eusse pu les enrayer directement.

La seconde fois, ce fut chez la jeune femme d'un médecin qui avait depuis trois à quatre ans une douleur excessive à la région précordiale, sur laquelle venait se greffer des crises hystériformes durant trois à quatre heures avec exacerbation douloureuse atroce, dyspnée épouvantable, accélération du cœur, idées délirantes. J'essayai en vain de faire avorter la crise par suggestion. Les sensations douloureuses et l'angoisse respiratoire l'obsédaient au point de la rendre rebelle à ma suggestion. Mais j'arrivai après quelques essais et tâtonnements infructueux à l'hypnotiser en sommeil profond dans l'intervalle de ces crises, à prévenir leur retour, à annihiler la douleur fixe précordiale et à la guérir radicalement en quelques semaines.

Je pourrais multiplier le nombre de ces observations.

On voit combien la suggestion joue un grand rôle dans

les manifestations de l'hystérie et combien beaucoup d'elles sont éclairées à la lumière de la doctrine suggestive. L'ovarialgie, les zones hystérogènes, les phases classiques de la grande hystérie, l'enraiement des accès par la compression des ovaires, leur arrêt par la simple affirmation, tout s'explique, quand on connaît la suggestibilité des hystériques.

Et ceci me conduit directement à la psychothérapie.

CHAPITRE XVI

Rien n'est plus facile que de guérir par le seul traitement moral l'hystérie et la diathèse hystérique, c'est-à-dire les crises de nerfs et la disposition à en avoir. C'est cela seulement, je le rappelle, que je désigne par ces mots ; je ne parle pas des symptômes ou syndromes auxquels les crises s'associent ou sur lesquels elles se greffent.

Avant tout, il faut faire le diagnostic, facile quand ce sont de grandes crises classiques auxquelles on assiste, difficile parfois quand les renseignements précis font défaut, et que la crise n'a pas, ce qui est fréquent, l'évolution classique.

C'est surtout avec l'épilepsie que la confusion est possible. Le mot hystéro-épilepsie devrait être supprimé, comme je l'ai dit, car il semble dire association des deux maladies ou des deux syndromes. Or, il n'y a pas de type hybride. Aucune analogie, aucune parenté n'existe entre l'épilepsie, accès indépendant de la volonté, qui frappe brutalement, anéantit la conscience quand elle est complète, est rebelle à toute suggestion, rarement curable, liée à une maladie toxique ou organique du cerveau, et l'hystérie, simple réaction émotive, toujours consciente, toujours curable, toujours suggestible.

Je signale simplement quelques caractères différentiels qui peuvent servir au diagnostic. Quand la crise dure assez longtemps, plusieurs minutes au moins, sans interruption, que ce soient de grands mouvements convulsifs ou une simple contracture, ou un simple sommeil prolongé, c'est de l'hystérie ; l'accès d'épilepsie est toujours court et sa période convulsive ne dépasse pas deux minutes. Quand le sujet se mord la langue, quand il se blesse en tombant, c'est de l'épilepsie ; l'hystérique qui garde toujours sa conscience ne se mord pas la langue et ne se blesse pas sérieusement.

Une crise qui a lieu pendant le sommeil est en général de l'épilepsie. Quand l'accès convulsif se termine en deux minutes, est suivi de stertor et d'hébétude au réveil, c'est toujours de l'épilepsie.

La crise d'hystérie se déclare rarement dans la rue ou en public, à moins d'être provoquée par une émotion vive directe, qui surprend le sujet et l'empêche de faire instinctivement l'inhibition. La crise d'épilepsie, indépendante de toute émotion, vient inopinément et partout.

D'autres diagnostics différentiels peuvent se poser ; car la crise qu'on appelle hystérie, peut affecter des symptomatologies prédominantes variables, douleurs, cris, anxiété, dypsnée, etc.

Une personne sujette aux coliques hépatiques, néphrétiques, aux douleurs névralgiques, aux accès d'oppression, à la cardialgie, peut avoir par auto-suggestion émotive ou par exacerbation de douleurs réelles, une pseudo-colique hépatique, néphrétique, une dyspnée nerveuse, une pseudo-angine de poitrine, avec agitation, convulsions, etc. Toute cette symptomatologie, réminiscence ou exacerbation autosuggestive de symptômes réels, peut constituer une vraie crise nerveuse. Et il est parfois difficile dans ces cas de différencier la crise avec une vraie colique hépatique ou néphrétique, avec une vraie angine de poitrine, d'autant plus que sur ces syndromes vrais, l'anxiété inhérente peut greffer des réactions hystériformes.

L'étude attentive de chaque cas par le médecin prévenu

et sachant manier la suggestion, permettra toujours de discerner ce qui est organique réel et ce qui est réaction
dynamique, question capitale pour le traitement.

Quand je suis dans le doute, soit que les personnes qui
ont assisté aux crises me donnent des renseignements insuf-
fisants, soit que les crises aient un caractère mal défini,
j'ai recours à un moyen de diagnostic qui réussit dans l'immense majorité des cas ; ce moyen consiste à *provoquer
une crise*. Cette provocation, plus ou moins facile, me ren-
seigne d'abord sur l'hystérabilité du sujet, c'est-à-dire son
aptitude plus ou moins grande à réaliser les crises, et ensuite sur la nature spéciale de celles-ci.

La crise d'hystérie peut presque toujours être créée artificiellement, la vraie crise d'épilepsie ne le peut jamais. Le
fait même que je peux créer une crise chez un sujet me fait
dire : c'est de l'hystérie.

Je commence donc par fabriquer une crise ; et pour ce
faire, il est inutile de comprimer l'ovaire comme on le fait
généralement. Chez la plupart des sujets, surtout chez ceux
qui ont l'aura abdominale ou la boule épigastrique, il suffit
de toucher un point quelconque de l'abdomen, de préfé-
rence l'épigastre plus sensible, ou même chez certains, un
point quelconque du corps qui devient sensible et hystérogène par affirmation ; il suffit de dire en même temps :
« Voici la douleur, la boule monte au cou, la crise vient »
pour que celle-ci éclate. La simple affirmation de la crise
suffit chez quelques-uns. Si l'aura hystérogène part d'une
autre région, comme le thorax ou la tête, si elle consiste
par exemple dans une anxiété précordiale ou une céphalée
vertigineuse, je touche ces régions en affirmant ces symptômes initiaux et la crise éclate. Elle évolue plus ou moins
complète et peut être perfectionnée par suggestion ; elle est
en général identique à la crise spontanée : contracture,
sommeil apparent, grands mouvements, constriction thoracique et strangulation, etc.

Dans la grande majorité des cas, ai-je dit, la crise peut être ainsi réalisée expérimentalement. Cependant, il est des sujets chez lesquels on ne réussit pas ; ce sont des sujets peu hystérisables qui n'ont que des crises rares, qui ne les réalisent que par des conditions spéciales, par des émotions insolites, par une impression morale intense subite, mort d'un enfant, d'un père, par exemple, ou dans un état de réceptivité nerveuse spéciale, telle que la fait chez certaines la période menstruelle, conditions qu'on ne peut pas toujours reproduire par simple affirmation, tous les sujets ne recevant pas par suggestion la même émotivité que par la réalité. Le fait même que telle personne, qui a eu quelques crises nerveuses, ne peut être facilement hystérisée par suggestion, montre sa faible hystérabilité ; c'est une hystérique accidentelle, d'occasion.

Quand j'ai réussi à produire la crise et que le diagnostic est ainsi confirmé, je considère le malade comme devant certainement guérir, et dans mon service clinique j'affirme catégoriquement devant le malade et les élèves que la guérison est assurée.

Cette crise, une fois déchaînée, je puis la laisser évoluer, je peux souvent la modifier dans ses allures, je peux aussi l'arrêter à volonté par la suggestion, comme je l'ai établi antérieurement.

Il en est de même de la crise spontanée que je peux, dans le plus grand nombre des cas, arrêter dans son évolution comme je l'ai dit.

Je suis appelé auprès d'un malade que je n'ai jamais vu, en pleine crise. Qu'il soit en sommeil nerveux, avec résolution et catalepsie, qu'il soit en contracture avec trismus et occlusion des yeux, qu'il soit en agitation convulsive désordonnée avec strangulation, alors même qu'il paraît inconscient, il ne l'est jamais, presque toujours je réussis à couper la crise, souvent par la simple parole. Si la crise a l'apparence de sommeil (faussement dit léthargie), je dis au sujet qu'il va se réveiller : au besoin je lui ouvre les yeux, en lui disant qu'il peut et doit se réveiller. S'il est contracturé, j'écarte doucement, progressivement, les mâchoires serrées, en disant : « Vous pouvez ouvrir la bouche » ; je décontracture les membres en disant : « Voyez, j'ouvre votre main, je fléchis votre coude ; vous pouvez maintenant remuer les membres, ouvrir vos yeux, faire tous les mouvements, vous lever » ; et je l'excite et l'aide à le faire.

Si c'est un convulsionnaire à strangulation, oppression et grands mouvements, je dis : « L'oppression disparaît. Vous n'étoufferez plus. Les mouvements nerveux vont s'arrêter et la crise va être finie. » Quelquefois je provoque le sommeil en disant : « Vous allez devenir calme et vous endormir. » Le sommeil calme obtenu, je réveille le malade.

Il est rare que 1 à 3 minutes se passent sans que l'accès soit enrayé. Chez quelques-uns la simple parole suffit en quelques secondes. Et ce n'est pas, je le dis, parce que le sujet me connaît de réputation qu'il est influencé par ma parole. Je réussis aussi bien chez ceux que je ne connais pas, que je vois et qui me voient pour la première fois, sans me connaître, et les élèves et les sœurs de mon service réussissent comme moi.

Ce n'est cependant pas infaillible, je le répète. De même qu'on n'arrive pas toujours à provoquer la crise, on n'arrive pas toujours à la couper. Il y a des sommeils hystériques qui résistent à l'injonction du réveil ; il y a des sujets en proie à des convulsions désordonnées irrésistibles, à la constriction thoracique, avec agitation violente, qui s'y abandonnent avec une sorte de frénésie ; leur cerveau, surexcité, monodynamisé par la passion nerveuse, est indocile, comme celui d'un sujet dominé par une émotion intense, colère, douleur, l'auto-suggestion convulsive est plus forte que toute suggestion contraire.

Celle-ci cependant réussit, mais il ne faut pas s'acharner

à lui demander un résultat immédiat. Tel un enfant qui a des sanglots irrésistibles et que les parents ont tort de vouloir réprimer du coup par une suggestion vigoureuse. Des paroles calmantes arrêtent au bout d'un certain temps seulement ce flux émotif lacrymatoire.

Lors donc que le médecin se trouve en face d'une crise nerveuse, quelle que soit sa nature, qu'il ne peut enrayer tout de suite, soit en raison de l'impétuosité irrésistible de la crise, soit en raison du caractère indiscipliné, volontaire ou involontaire, du sujet, il ne s'entêtera pas dans une suggestion directe, qui restera inefficace, parce qu'elle provoque la contre-suggestion. Dans ce cas, je me contente de dire au malade : « Je vois que votre crise ne peut pas s'arrêter immédiatement. Mais rassurez-vous ; elle va s'arrêter spontanément au bout d'un certain temps. » Et je prie l'entourage d'abandonner le malade, sans s'occuper de lui, affirmant que tout cela n'est rien et ne tardera pas à se calmer. Cela suffit souvent pour que cette crise et les subséquentes, s'il y en a, soient diminuées en durée et en intensité.

Quand j'ai ainsi réussi à donner une crise à un sujet, puis à l'enrayer, et même alors que je n'ai pas pu l'enrayer, ni même la donner, je commence l'éducation suggestive, qui a pour but d'apprendre au malade à faire l'inhibition de ses crises.

Si j'ai pu en provoquer une, je dis : « Vous voyez que j'ai pu produire une crise et l'arrêter. Je puis donc vous empêcher d'en avoir. Et la preuve, c'est que je vais presser cette même région, ventre, thorax, tête, dont la pression l'a provoquée tout à l'heure, et la crise ne viendra pas. Vous sentirez peut-être quelque chose comme si elle voulait venir ; mais elle ne viendra pas. » Si je n'ai pas pu produire la crise, je dis simplement : « Je n'ai pas pu vous donner la crise, parce que vous ne pouvez plus en avoir. »

Ce disant, je touche et presse légèrement, puis graduellement plus fort, la région que j'avais rendue hystérogène. Souvent le sujet ressent une impression émotive ; sa respiration devient haletante, la boule épigastrique monte au cou ; la crise est imminente. Mais je dis au sujet, en riant doucement : « Rassurez-vous ; cela ne vient pas. Vous restez maître de vous, personne ne pourra plus vous donner de crise. » Et presque toujours, rassuré par cette suggestion calmante, dominé par mon assurance, il fait inhibition. Souvent alors, je l'aide à réprimer son émotivité hystérogène, en le faisant rire ; je lui montre que c'est de la fantasmagorie nerveuse à laquelle il ne se laissera plus prendre. C'est une éducation que je fais ; je l'exerce à maîtriser l'émotivité d'une imminence de crise, je lui apprends à affronter son image psychique. Je fais mine de lui suggérer une crise, je lui dis en pressant l'épigastre : « Vous sentez la boule, la gorge qui se serre ; voilà la crise qui vient. » Et j'ajoute doucement : « Non, cela ne peut plus venir. » Le sujet, un moment impressionné devant l'imminence de la crise, se ressaisit, sourit avec moi et la crise ne vient pas. Souvent, cette seule suggestion suffit pour guérir une diathèse hystérique invétérée.

Cette leçon suggestive, je la répète tous les jours ; j'apprends au malade d'abord à sentir les sensations prémonitoires : boule, douleur, anxiété, parfois vertiges qui préludent habituellement à ces crises, et cela sans que la crise éclate ; je l'habitue ensuite à subir la pression des régions hystérogènes, sans que ces sensations se manifestent ; il arrive ainsi vite à neutraliser la suggestion expérimentale de la crise et l'auto-suggestion hystérogène.

Je lui démontre tous les jours qu'il est guéri, que je puis le tourmenter, l'émotionner, lui provoquer une douleur, lui suggérer même une crise sans qu'elle éclate ; il reste maître de lui-même.

Il est rare que trois jours se passent sans que la guérison définitive soit constatée ; il est exceptionnel qu'il faille plus de dix jours pour achever cette éducation inhibitoire.

Et bientôt, délivrés de ce cauchemar obsédant, confiants en eux-mêmes, ils retrouvent leur santé physique et morale, s'ils n'ont pas d'autre maladie que l'aptitude aux crises.

Si plus tard, après quelques mois, des années, de nouvelles émotions venaient à surprendre le psychisme et à renouveler l'émotivité hystérogène, ce qui peut arriver, une nouvelle éducation suggestive réussirait, comme la première fois, à faire l'inhibition définitive.

Certains cas cependant, ils ne sont pas très fréquents, paraissent au premier abord rebelles à la suggestion directe. Nous avons vu que, chez quelques-uns, des crises spontanées ou provoquées ne peuvent être inhibées directement. De même il en est qui résistent à la suggestion faite pour conjurer les crises imminentes, réveillées, par exemple, par la pression d'une région hystérogène. L'hystérabilité est telle que l'auto-suggestion provocatrice l'emporte sur la suggestion inhibitoire.

Voici, par exemple, une jeune fille qui a, depuis des années, de grandes crises convulsives liées à de l'anxiété nerveuse ; elles se répètent une ou plusieurs fois par jour. Il est facile de les produire, mais difficile de les empêcher. Elle est tellement impressionnable que le moindre attouchement les provoque, même si on lui suggère d'avance par une insinuation douce et persuasive qu'elle n'aura ni douleur, ni crise. Il suffit même de s'approcher d'elle et de faire mine de la toucher pour déchaîner l'orage qui évolue, rebelle à la suggestion.

Le cas, cependant, n'est pas rebelle, tant s'en faut. Mais ce serait une erreur que de s'entêter dans une suggestion directe, forcément inefficace, lorsque, au lieu d'être inhibitoire, elle appelle instinctivement une contre-suggestion provocatrice.

Qu'ai-je fait, alors ? J'ai procédé comme tout à l'heure,

quand je n'ai pas pu arrêter une crise en évolution. J'ai dit à la jeune fille : « Rassurez-vous, mon enfant, ce n'est pas votre faute. Je sais que vous avez bonne volonté ; mais c'est plus fort que vous. La suggestion va faire son effet, puisqu'elle guérit toujours les crises. On ne vous tourmentera plus ; on ne vous touchera plus ; et vous arriverez par vous-même à dominer votre émotion et à garder votre calme dans le corps et l'esprit. » Je recommande aux élèves ou à l'entourage de ne plus s'occuper de la malade. Je passe tous les jours devant son lit, évitant de la toucher, de l'impressionner : je la suggestionne indirectement en disant : « Vous voyez que cela va mieux ; vous n'avez plus peur ; vous n'avez ou n'aurez plus de crises. » Au bout de quelques jours, la malade était guérie.

Je pus graduellement explorer le ventre, comprimer la région hystérogène, défier directement les crises sans les produire ; la malade sait faire l'inhibition. Depuis quatre ans, malgré son anxiété native, elle n'en a plus eu.

L'observation suivante est encore bien démonstrative.

Une jeune fille de 19 ans, en condition à Nancy, bien portante d'habitude, est envoyée à l'hôpital pour des crises d'hystérie. Elle a toujours été irritable, sujette à des mouvements de colère qu'elle ne peut pas maîtriser ; malgré cela, sa maîtresse tient beaucoup à elle, car elle est docile, honnête et fait bien son service.

A la suite de contrariétés de famille prolongées, elle est prise de psycho-neurasthénie, irritabilité exagérée, douleurs de tête avec exacerbations lancinantes, insomnies, cauchemars, vertiges, inappétence, impossibilité de lire et de faire des ouvrages fins, comme par exemple de broder, en raison d'un brouillard devant les yeux.

Cette neurasthénie durait depuis environ cinq semaines, lorsqu'à la suite d'une remontrance méritée faite par sa maîtresse, elle eut une violente colère, cassa un verre, pleura, puis fit une crise de nerfs avec constriction à la gorge, cris, mouvements désordonnés pendant un quart d'heure. Ces crises se répètent, augmentent de fréquence, surviennent presque tous les jours ; une vraie diathèse hystérique se constitue. Cela durait depuis quatre semaines, quand elle vint à la clinique.

Parmi ces crises, les unes sont convulsives ; mais les plus fréquentes sont constituées par un état vertigineux, exagération de son vertige neurasthénique, suivi d'obnubilation visuelle, de chute avec résolution musculaire, et apparence de sommeil pendant quelques minutes, quelquefois de légers mouvements, souvent inertie complète, réveil avec amnésie. Quelquefois ces crises ne duraient que dix secondes, ressemblant à de véritables absences épileptiques.

On pouvait se demander si c'était de l'épilepsie. Mais ce qui démontrait leur nature hystérique, c'est qu'elles se produisaient à la suite de la plus légère contrariété et qu'on pouvait les créer artificiellement. Il suffisait de prononcer le mot de crise. Immédiatement son regard devient fixe, rigide, ses yeux se ferment, elle semble perdre connaissance et tombe comme une masse. Au bout de quelques secondes elle revient à elle et se relève sans se souvenir de rien. Le spectacle est vraiment impressionnant. La malade semble avoir perdu toute conscience, ne plus rien voir, ne plus rien entendre, ne recevoir aucune impression ; le pouls reste normal. Cependant la conscience n'est pas abolie, car on peut la réveiller instantanément par suggestion. Même avant qu'elle ne soit tombée, alors que le regard déjà fixe et les yeux clos, elle est tombante, si on lui dit : « Vous ne tombez pas. Réveillez-vous, » elle rouvre les yeux à l'instant même et se ressaisit. Malgré cette singulière facilité qu'on a à couper la crise commencée, la suggestion directe inhibitoire ne les empêche pas, au contraire elle les provoque. Je mets la main sur son front, en disant : « Je ne vous endors pas ; je veux seulement vous enlever le mal de tête et le vertige. » Immédiatement, l'impression produite par ma main et ma parole provoque la crise, et elle commence à tomber et tomberait comme une masse, si je ne faisais alors l'inhibition avant que la chute ne soit consommée.

Je procède chez cette malade comme chez la précédente. Je ne la touche plus, et je recommande qu'on la laisse tranquille; je ne mets plus la main sur son front, je ne fixe plus son regard, je ne parle plus de crise, j'évite tout ce qui peut l'impressionner et provoquer l'auto-suggestion hystérogène. Je lui dis : « Tout cela se dissipera spontané- ment, si on ne vous tourmente pas. D'ailleurs, si on veut vous contrarier, cela ne prendra plus; vous en rirez et n'aurez plus d'émotion. Il est possible que vous restiez encore nerveuse pendant un certain temps, c'est votre maladie; mais des crises, vous n'en aurez plus. Si vous avez du vertige, si vos yeux se brouillent, n'ayez pas peur; gardez les yeux ouverts ou fermez-les, si vous voulez, mais vous ne perdrez plus connaissance et vous ne tomberez plus, car vous resterez maîtresse de vous. » Cela fait, je ne m'occupe plus de la malade que pour lui dire : « Cela va bien ; vous êtes encore un peu nerveuse, mais vous n'aurez plus de crise. »

Elle n'en eut plus depuis. Les troubles nerveux, céphalal- gie avec élancements, obnubilation visuelle, impossibilité de travailler, tous ces symptômes dus à la neurasthénie, rebelles à la suggestion, comme beaucoup de neurasthénies toxi-infectieuses, durèrent encore pendant trois semaines, et se dissipèrent à la suite d'une grippe fébrile intercur- rente ; mais cette neurasthénie reste pendant ces trois se- maines débarrassée des crises nerveuses surajoutées.

Ces deux observations que j'ai choisies comme exemples montrent comment je procède dans les cas en apparence rebelles. La psychothérapie est toujours efficace, mais elle doit être adaptée à chaque individualité. Éducation sugges- tive qui rend au sujet sa confiance, refait son dynamisme moral et lui permet d'inhiber la réaction psychonerveuse qui constitue la. crise, inhibition et dynamogénie psychique, tel est le traitement moral curatif de la diathèse hystérique.

Si l'hystérie est pure, ne consiste qu'en crises, tout guérit par cette thérapeutique suggestive. Si des troubles nerveux et autres leurs sont associés, les uns simplement émotifs, auto-suggestifs, dynamiques peuvent être plus ou moins facilement justiciables de la même psychothérapie. D'autres, au contraire, toxiques, infectieux ou organiques, n'en sont pas justiciables et continuent leur évolution. Mais toujours la suggestion supprime la crise et dégage ce qui est purement dynamique de ce qui est organique.

Depuis plus de quinze ans, je guéris tous mes hystériques sans hypnotisme par la méthode que je viens d'exposer et que j'applique avec des variantes que suggère chaque cas et chaque individualité, à tous les troubles nerveux auto-suggestifs et émotifs qui relèvent du traitement moral.

La thèse de mon interne Amselle (*Conception de l'hystérie*, Nancy, 1907) contient 86 observations prises à ma clinique qui confirment toutes les idées que je viens de formuler sur la pathogénie et la psychothérapie de l'hystérie

CHAPITRE XVII

Les partisans de l'hystérie classique, envisagée comme maladie, me diront : Nous savons bien que la crise d'hystérie peut être curable ; nous savons aussi que cette crise peut être greffée sur une psychose, une névrose, une intoxication, une maladie organique. Il en est d'elle comme des autres maladies, pneumonie, pleurésie, méningite, neurasthénie, etc., qui elles aussi peuvent être secondaires. Il n'en est pas moins une hystérie primitive qui existe par elle-même, qui outre ses crises a ses symptômes, ses stigmates multiples, lesquels lui appartiennent en propre et la caractérisent ; ces stigmates sont la signature de la maladie au même titre que la crise.

Parmi ces stigmates les plus fréquents seraient les stigmates sensitivo-sensoriels et surtout l'anesthésie. C'est cette anesthésie dite hystérique que je veux examiner d'une façon spéciale dans ce chapitre.

J'ai le premier démontré que l'anesthésie des hystériques se comporte comme l'anesthésie suggérée, c'est-à-dire qu'elle est purement psychique. Une hystérique avec une anesthésie totale d'une main pourra se servir de cette main, coudre, tricoter, écrire, ramasser une épingle ; une mère tenant son enfant dans ses mains privées de sensibilité, sans le regarder, ne le laissera pas tomber comme une anesthésique ordinaire. Une hystérique avec la plante des pieds complètement anesthésiée marchera sans regarder le sol, comme si elle le sentait : elle le sent sans savoir qu'elle le sent. La sensation est perçue ; mais le cerveau la neutralise et crée ce que j'ai appelé une illusion négative. Cela est vrai pour l'anesthésie tactile et les anesthésies sensorielles. L'amaurotique d'un œil, par exemple, qui croit ne pas voir de cet œil, voit et perçoit de cet œil, il agit comme s'il simulait, et cependant il ne simule pas. J'ai établi ce fait par les expériences du prisme et de l'appareil de Snellen ; des expériences analogues avaient été mal interprétées par Parinaud et l'école de la Salpêtrière. Personne ne soupçonnait le mécanisme psychique de l'amaurose et des autres anesthésies sensorielles hystériques, lorsqu'en 1886, je fis à l'association pour l'avancement des sciences à Nancy une communication où je conclus : « L'amaurose hystérique n'a aucune localisation anatomique ; elle ne réside ni dans la rétine, ni dans le nerf optique, ni dans le centre cortical visuel ; elle est localisée uniquement dans l'imagination du sujet. Je pourrais démontrer facilement que toute l'hémianesthésie hystérique est un phénomène du même ordre, purement psychique [1]. »

M. Pierre Janet, en 1889 (*Automatisme psychologique*. Paris, 1889), émet la même opinion après moi.

Lasègue (*Archives de médecine*, 1864) et avant lui Mesnet (thèse de Paris, 1852) avaient signalé ce fait peu compréhensible pour eux et d'apparence paradoxale, que souvent les hystériques anesthésiques peuvent se servir de la main

---

1. Voir mon livre : *De la suggestion et de ses applications à la thérapeutique*, page 66, 2ᵉ édition, Paris, 1888.

insensible, qu'elles ignorent parfois leur anesthésie et sont toutes surprises, quand on la leur démontre. J'ajoute que d'autres hystériques la connaissent si bien que leur imagination logique superpose une parésie motrice ou une impotence fonctionnelle à l'altération de la sensibilité.

Ces faits sont mal interprétés dans les traités contemporains sur l'hystérie et les livres classiques ; mes idées n'ont pas été suffisamment comprises et sont inexactement rapportées. Aussi je reviens sur la question, dans l'espoir que ces nouvelles considérations, avec observations de psychothérapie, serviront à mieux élucider le mécanisme psychique de l'anesthésie suggestive.

Depuis Gendrin (lettre à l'Académie de médecine de Paris, 1846) et Henrot (thèse de Paris, 1847), les auteurs signalent l'extrême fréquence de l'anesthésie dans l'hystérie. Pour ces auteurs, ce symptôme serait constant et nécessaire. Briquet la rencontre dans 84 pour 100 des cas. Sur 235 observations d'anesthésie hystérique, il trouva 4 cas d'anesthésie générale, 93 cas d'anesthésie hémilatérale et 198 cas d'anesthésie en îlots.

Pitres, qui relate ces chiffres, analysant 30 observations personnelles, trouve l'anesthésie dans la plupart des cas (95 pour 100) ; elle est très limitée dans 5 pour 100 des cas, mais dans 90 pour 100 des cas elle est étendue et profonde. L'anesthésie était générale dans 20 pour 100 de la totalité des cas d'hystérie, hémilatérale dans 45 pour 100, disposée en îlots dans 25 pour 100.

Si je ne considère que l'hémianesthésie, elle existerait donc, d'après Briquet, chez un peu moins du quart des hystériques, d'après Pitres, dans un peu moins de la moitié. Or, d'après mon observation, l'anesthésie en général est beaucoup moins fréquente dans l'hystérie qu'on ne le dit, elle n'existe certainement que dans une petite minorité des cas ; l'hémianesthésie bien que la plus fréquente des variétés est encore exceptionnelle. Je ne ne la rencontre que rarement et, en comparant ce que je constate avec ce que constatent les autres observateurs, je ne puis m'empêcher de penser que cette anesthésie est souvent créée de toutes pièces par suggestion médicale.

Dans les services d'hôpitaux où sont réunies plusieurs hystériques, il arrive que si on cherche et trouve l'hémianesthésie chez une, les autres, qui assistent à l'exploration de ce symptôme, le copient et se l'assimilent par suggestion inconsciente. Il faut éviter, quand on examine un de ces sujets éminemment suggestibles, d'appeler son attention sur l'anesthésie ; car, la signaler ou la rechercher d'une certaine façon, c'est parfois la provoquer. J'en ai fait souvent l'expérience devant les élèves. Voici une hystérique, je m'assure rapidement avec l'épingle qu'elle n'a pas d'analgésie dans les mains. Alors, sans rien suggérer directement au sujet, je dis devant les élèves : « Nous allons explorer la sensibilité dans la moitié droite et la moitié gauche du corps. » Je pique la main droite. Elle sent. Je dis : « A droite elle sent ; c'est la moitié gauche qui est souvent insensible chez les hystériques. » Cette assertion peut suffire au sujet pour qu'il se suggère l'hémianesthésie gauche. J'aurais pu faire cette suggestion involontairement à mon insu.

D'autres fois avant de piquer la main gauche je dis : « Cette main, avec tout le côté, est insensible ; vous allez voir que je vais toucher le sujet sans qu'il le sente. » Certains, dociles à mon affirmation, ne sentent pas. Ici j'ai fait la suggestion volontairement ; l'auditoire ne s'en est pas aperçu ; il croit à la spontanéité du phénomène. Mais, je le répète, c'est surtout dans les services où on a l'habitude de faire cette recherche, et où les hystériques connaissent, de visu et auditu, l'existence de ce symptôme, qu'on peut le réaliser facilement, volontairement ou involontairement.

Avec quelle inconscience le médecin le plus familiarisé

avec la suggestion peut réaliser cette hémianesthésie, voici qui le démontre. Dans mon premier livre : *De la suggestion et de ses applications à la thérapeutique,* je relate 16 observations recueillies de 1883 à 1887. Sur ces 16 cas, il y avait 11 fois de l'hémianesthésie. Dans la seconde édition de ce livre je relate 14 observations recueillies la plupart après 1889. Sur ces 14 observations, il y avait 3 fois seulement de l'hémianesthésie.

La thèse de mon interne Amselle contient 86 observations la plupart nouvelles et datant de 1904 à 1907 ; il n'y a pas un seul cas d'hémianesthésie.

Je puis dire que depuis l'année 1900, je n'observe plus, un seul cas d'hémianesthésie chez les sujets vierges d'exploration antérieure.

Que conclure ? Je faisais encore autrefois sans m'en douter de la suggestion médicale inconsciente qui créait l'anesthésie. Je croyais alors qu'elle existait souvent, et j'explorais avec l'idée de la trouver. Aujourd'hui j'explore avec l'idée qu'elle n'existe pas ; et cette idée suffit à modifier mon procédé d'exploration, et à éliminer son caractère suggestif.

Les auteurs décrivent et représentent sur des figures la configuration des diverses formes d'anesthésie : l'hémianesthésie exactement limitée à la ligne médiane ; l'anesthésie partielle d'un membre ou d'un segment de membre exactement circonscrite en haut par une ligne circulaire, en manche de veste, en gigot ; enfin l'anesthésie disséminée en îlots irréguliers. Or, contrairement à l'assertion des auteurs, l'anesthésie hystérique ou psychique, spontanée en apparence, ou créée par suggestion, n'a jamais de frontière précise ; l'hémianesthésie n'est jamais délimitée par une ligne droite ; les anesthésies des membres n'ont pas une frontière circulaire nette en manche de veste ou en gigot, les îlots disséminés irréguliers varient à chaque exploration. Les frontières, le sujet les crée. Sachant que son corps est insensible dans sa moitié gauche, il cesse de faire l'inhibition aussitôt qu'il voit l'épingle dépasser la ligne médiane à droite. Sachant que la main seule, le bras ou le membre inférieur sont insensibles, il se suggère le retour de la sensibilité au poignet, ou à la racine des membres, sur une section bien nette. Le médecin lui-même, par la façon dont il interroge la sensibilité, contribue à son insu à tracer cette frontière précise qu'il conçoit et extériorise sur le sujet.

Que l'on procède de la façon suivante, et on s'assurera que la topographie n'a rien de fixe. Empêchez le sujet de voir en lui fermant les yeux ou en faisant l'expérience sur le dos. S'il y a hémianesthésie gauche, par exemple, touchez avec l'épingle le côté gauche du dos, en allant progressivement de gauche à droite et priez le sujet d'indiquer le moment où il commence à sentir l'épingle. Marquez alors le point touché par l'épingle avec un crayon coloré ; continuez ainsi de haut en bas de la région dorsale et tracez la frontière. Celle-ci tracée, répétez la même exploration pour voir si elle est constante, répétez à plusieurs reprises, sans fournir aucune indication au sujet ; et pour cela le mieux est de ne pas regarder soi-même la ligne colorée, pour ne pas la trahir par une pression plus forte ou un arrêt involontaire de l'épingle. Vous constaterez que la frontière est variable, irrégulière, subordonnée aux caprices d'imagination du sujet. Vous verrez qu'il en est de même pour les anesthésies des membres, elles aussi à frontières mobiles et capricieuses.

Voici une autre expérience qui démontre nettement combien le facteur psychique domine ce phénomène. L'hémianesthésique peut avoir la perte de la notion de la position du membre. Je tiens ses yeux clos et déplace son bras anesthésique ; elle ne sait pas où il est, au lit ou en l'air. Invitée à chercher la main gauche insensible avec sa main droite, elle ne la trouve pas ou la trouve difficilement en suivant la poitrine et la racine du membre jusqu'à la main.

Quelquefois, si je mets sur son chemin ma main, elle la prend, croyant toucher la sienne. Ainsi cela se passe également dans l'anesthésie organique. Mais dans l'anesthésie psychique on voit quelquefois plus. Non seulement la main droite sensible ne trouve pas la main gauche anesthésique ; mais elle *évite de la trouver* ; elle tourne autour d'elle ; elle la fuit. C'est ce que j'appelle plaisamment dans mon service l'expérience d'Arton (que la police fila en Italie de façon à ne pas le rencontrer). Je place la main gauche en face de la main droite, de façon que celle-ci ne puisse pas ne pas la toucher ; le sujet ne la touche pas ; actionné par l'idée qu'il ne doit pas savoir où elle est, il se comporte avec une ingénuité naïve.

Si alors je dis devant les élèves, le sujet ayant toujours les yeux clos : « maintenant je magnétise la main gauche et alors vous verrez la main droite attirée par la gauche qui est insensible.», je fais un simulacre d'aimantation. Le sujet manque rarement de tomber dans le piège. Soit d'emblée, soit avec un peu d'insistance si le sujet hésite, la main droite va toucher la main gauche, montrant ainsi que le sujet sait et sent où elle est, que la notion de la position du membre est conservée, que le phénomène est purement psychique.

Ceci étant bien établi, que l'anesthésie nerveuse sensitive ou sensorielle est une illusion de l'esprit, créée par le cerveau comme beaucoup des manifestations de l'hystérie et des autres pycho-névroses, on conçoit que c'est la psycho-thérapie seule qui peut la guérir. Quelquefois l'esprit obéit à la première réquisition. Une simple suggestion verbale ou plusieurs répétées suffisent. D'autrefois la parole est insuffisante ; elle a besoin d'être renforcée par une pratique matérielle impressionnante, friction, électrisation, aimant, etc. Mais il est des psychonerveux, tous ceux qui les ont maniés le savent, qui ne capitulent pas aussi aisément. Ils maintiennent leur manifestation, leur anesthésie par exemple, avec une ténacité incroyable. La suggestion, même en somnambulisme provoqué, même matérialisée, peut échouer contre l'auto-suggestion morbide. Le symptôme est retenu avec une force et une volonté inconsciente irréductible, pendant des mois et des années ; puis un beau jour, le cerveau capitule devant un nouveau procédé qui impressionne sa raison et son émotivité.

Les deux observations suivantes sont instructives à cet égard.

OBSERVATION I. — L. G..., âgée de dix-huit ans, entre à la clinique le 7 mai 1897, venant de Thann (Alsace) où elle est ouvrière de fabrique. Le 25 février 1896, elle eut la main prise dans une courroie de transmission ; contusion simple avec gonflement notable. Application de compresses froides pendant huit jours ; puis frictions et massage pendant quatre semaines. Le gonflement persiste, avec impossibilité de se servir de la main : douleurs légères.

On constate de l'anesthésie avec paralysie, et on l'envoie le 5 juin, dans un établissement électrothérapique à Mannheim, où la main fut électrisée pendant deux mois sans aucun résultat. Elle prit ensuite des bains de camomille pendant quatre semaines, avec le même insuccès.

La main reste invariablement dans l'état où elle est aujourd'hui : de temps en temps légères douleurs au poignet.

D'ailleurs aucune maladie antérieure ; aucun symptôme nerveux. Pas d'antécédents héréditaires. Mère bien portante, père mort tuberculeux, cinq frères et sœurs bien portants. Elle-même est peu impressionnable.

Etat actuel. — 8 mai 1897. Constitution bonne ; tempérament lymphatique. A la main droite, on constate : gonflement assez notable occupant le poignet, le dos de la main et un peu les doigts. Ceux-ci sont infléchis dans toutes leurs phalanges, à angles obtus, de façon que la main est fermée au quart. La malade ne peut l'ouvrir, ni la fermer complètement ; pendant les efforts pour le faire, la main est agitée de tremblement. L'abduction et l'adduction du pouce sont impossibles. Quand on cherche à étendre les doigts et à ouvrir complètement ou fermer la main, on sent une certaine résistance, qui disparaît pendant quelques instants, si on détourne l'attention du sujet : on arrive cependant assez aisément à étendre et à fléchir les doigts ; mais aussitôt que la main est abandonnée à elle-même et cesse d'être maintenue, elle reprend sa position infléchie. Elle peut n'être mise qu'en demi-supination, en pronation à peu près complète ; les mouvements d'extension et de flexion du poignet sont exécutés avec un peu d'hésitation ; tous les mouvements volontaires s'accompagnent de tremblement. Le pouce et l'index ne peuvent saisir aucun objet. — Il n'y a pas d'épanchement dans les gaines séreuses ; mais un certain degré d'œdème de la main.

En outre, anesthésie complète, dans tous ses modes, avec analgésie, de toute la main jusqu'au poignet. Perte du sens musculaire. Le malade ne sait où est sa main et ne peut la trouver sans s'aider de la vue. Invitée à la chercher les yeux fermés, elle touche avec la main gauche l'épaule, le bras et l'avant-bras, mais elle *n'ose pas* aller jusqu'à la main. Quand on place la main gauche un peu au-dessous de la main droite, toujours les yeux clos, et qu'on dit à la malade de prendre celle-ci, elle arrive à son contact, mais elle *n'ose pas* la saisir.

D'ailleurs, ni engourdissement ni fourmillement. La malade ne présente aucun autre stigmate de neurasthénie ni d'hystérie.

En résumé, névrose traumatique localisée à la main, paralysie avec contracture et anesthésie.

Du 8 au 11 mai j'essaie la suggestion ; la malade est mise facilement en apparence de sommeil, mais, en dépit de mes affirmations énergiques réitérées, l'état persiste le même.

Après ce premier insuccès, j'essaie de renforcer la suggestion par la comédie du transfert suggestif. Je place un aimant ou pseudo-aimant entre sa main et celle d'une somnambule que j'endors et qui est habituée à ces expériences. Au bout de quelques minutes je réveille les deux sujets : le transfert s'est opéré ; la somnambule a la main droite paralysée, fermée au quart et anesthésique. Notre malade voit cela. Je lui dis : « Votre paralysie est guérie ; je l'ai transférée à cette personne. » Mais elle conserve son flegme et sa paralysie. Je renouvelle l'expérience le 12 et le 13 mai avec le même insuccès.

Je songeais à renvoyer ma malade, abandonnant la solution à la nature, quand une idée me vint. Je lui dis : « Certainement vous n'êtes pas guérie ; votre main est insensible. Mais je crois qu'il y a cependant une certaine amélioration. Nous allons voir. Je vais piquer la main depuis l'extrémité du doigt jusqu'à l'avant-bras et vous me direz quand vous commencerez à sentir. » Fermant alors les yeux de la malade, je piquai avec l'épingle depuis les doigts jusqu'au poignet ; elle commence à sentir au niveau de la ligne radio-carpienne ; je marquai la frontière avec un crayon rouge, mais en l'avançant frauduleusement de 1 centimètre et demi ; puis la malade ouvrant les yeux, je lui dis : « J'avais raison de dire qu'il y avait un peu de mieux. Vous sentez jusqu'à cette ligne. » La malade, les yeux ouverts, sentit en effet l'épingle avec précision juste à partir de cette ligne. Je fis un second simulacre d'aimantation simple, en disant que cela suffirait ; puis usant du même artifice, j'étendis encore la frontière de 1 centimètre et demi ; ce que la malade confirme avec ses yeux. Elle était tombée ingénument dans le piège. J'avais ainsi rétabli sur les faces palmaire et dorsale de la main une zone de sensibilité de 3 centimètres. J'eus soin de dire que la vie revenait dans la main et qu'avec elle la motilité reviendrait de concert avec la sensibilité.

Le lendemain 14 mai, la frontière s'était maintenue. La malade pouvait ouvrir sa main aux quatre cinquièmes et la fermer complètement. Par un simulacre d'aimantation et une nouvelle notation frauduleuse, j'avançai la sensibilité jusqu'à 5 centimètres et demi en avant de la ligne radio-carpienne. Je recommençai la manœuvre, après laquelle la malade, les yeux ouverts, accusa elle-même la sensibilité jusqu'au niveau de la racine des doigts. Elle put écrire son nom ; l'écriture était tremblée, irrégulière, mais très lisible. Le 15 mai, la sensibilité se maintient jusqu'à la racine des doigts. La malade peut fermer la main presque complètement, et l'ouvrir avec un peu d'incurvation des dernières phalanges. L'œdème diminue. Hier la malade a pu faire quelques points de couture. Le dynamomètre donne 25 de la main gauche et encore 0 à droite. Le sens musculaire revient aussi. Les yeux clos, la main gauche trouve d'emblée toute la région redevenue sensible de la main droite, mais ne touche pas encore les doigts restés anesthésiques. Continuant le même modus faciendi, aimant et crayon rouge, je restaure la sensibilité des premières phalanges.

Le 16 mai, je rétablis la sensibilité dans les deux dernières phalanges par la pseudo-aimantation ; mais, après l'opération, elle n'existe plus que dans les deux premières.

Le 17 mai, elle existe un peu en avant de la seconde phalange. Je la restaure jusqu'au milieu de la dernière. La malade a pu coudre hier pendant une demi-heure.

Le 18, elle n'a pu coudre à cause du tremblement : les deux

dernières phalanges sont encore légèrement incurvées La sensibilité existe jusqu'à la racine des ongles ; la malade peut, sans voir, mettre l'index gauche sur un point déterminé des phalanges droites. Je restaure la sensibilité jusqu'à l'extrémité des doigts. Le dynamomètre donne encore o de la main droite. Je continue à affirmer que la vie revient et avec elle la force musculaire.

Le 19 mai, la sensibilité reste complète dans la main ; la force dynamométrique est 3.

Le 20 mai, le tremblement tend à disparaître ; la guérison se maintient et se confirme. La force dynamométrique de la main est 5 ; en stimulant, elle est de 10. Après un simulacre d'aimantation, elle est de 12, puis 15.

Le 21 mai, au dynamomètre, la main arrive à 29, puis les jours suivants à 24 et 28, la main gauche arrivant à 30.

La malade rentre chez elle le 29 mai, totalement guérie. La main, encore plus faible que l'autre, continue graduellement à recouvrer toute sa force musculaire, et la guérison reste définitive.

En résumé, une jeune fille atteinte de paralysie avec anesthésie de la main droite, d'origine traumatique, résiste pendant plus de quatorze mois à toutes les médications. La suggestion hypnotique avec le transfert suggestif échouent.

Elle guérit en quelque jours par un simple artifice grossier qui trouble son cerveau et l'oblige à faire le mécanisme dynamogénique curateur.

Cette jeune fille n'avait jamais eu aucun symptôme d'hystérie.

Obs. II résumée brièvement.

Une hytérique, âgée de vingt-trois ans, entre dans mon service, en novembre 1899. C'est une impulsive qui a successivement toutes les manifestations somatiques et psychiques qu'on rapporte à l'hystérie, crises convulsives, accès de somnambulisme, hématémèse, pseudo-tympanite nerveuse, polyurie. L'observation est relatée en détails dans la thèse de M. Kaplan (*De la pseudo-tympanite nerveuse ou ventre en accordéon*, thèse de Nancy, 1900). Je ne veux parler ici que du symptôme hémianesthésie avec hémiplégie. La malade avait quitté le service le 1er avril, débarrassée de ses crises, ayant comme symptôme dominant une pseudo-tympanite réductible par la suggestion, mais se reproduisant sans cesse.

Elle se présente à ma consultation le 5 mai, avec de l'anesthésie et de la parésie localisée dans la main gauche. Le 9 mai, elle revient ; l'anesthésie s'est étendue à tout le membre supérieur gauche et au thorax du même côté ; tous les modes de sensibilité sont abolis, y compris le sens musculaire. La malade, les yeux fermés, ne trouve pas sa main gauche et évite même ostensiblement de la rencontrer.

Le 16 mai, elle se décide à rentrer à l'hôpital. L'hémianesthésie occupe toute la moitié gauche du corps avec hémiparésie et anesthésies sensorielles ; cécité et surdité presque totales du même côté. On constate aussi que le pied et la main gauches sont notablement plus froids que les doigts. La dynamomètre donne 37 pour la main droite et 2 pour la gauche.

Les mouvements sont très limités.

A partir du 22 mai la malade ne peut plus se tenir debout.

Cet état persiste les jours suivants, associés à de la polyurie et des hématémèses. Les mouvements commandés aux membres gauches n'existent presque pas, mais la malade exécute parfois des mouvements automatiques. Le 23, pendant que je tiens sa main paralysée, elle la retire.

L'abaissement thermique persiste à la main et au pied. Le 25, je constate 32°,2, à la main droite, 23° à gauche.

Le 28, à trois heures, quelques mouvements convulsifs de la main gauche, à la suite desquels la main s'est chauffée et présente la même température que la droite, tandis que le pied reste froid.

Le 29, à midi, on constate 33°,2 à la main droite, et 31°,9 à la gauche.

Le 30, cette dernière est redevenue froide, mais n'est plus cyanosée comme auparavant.

La situation reste la même ; l'hémianesthésie avec hémiplégie persiste ; on constate que la malade remue souvent comme automatiquement le bras gauche, quand on ne fait pas attention à elle. J'essaie en vain de restaurer la sensibilité et le mouvement par suggestion, friction, électrisation, etc. Rien n'y fait.

Le 13 juin, j'essaie une nouvelle tactique. Je dis à la malade : « Maintenant que votre système nerveux est plus calme, que vous êtes moins agitée, je puis guérir votre paralysie. Je m'y suis mal pris jusqu'à présent. Je vais avec l'épingle chercher la sensibilité sur le côté droit et la ramener à gauche. » « Fermez les yeux. » Touchant alors avec l'épingle le côté droit du thorax, je dis : « Ici vous sentez ; je cherche la sensibilité et vais la ramener à gauche ; vous me direz quand vous cesserez de sentir l'épingle. » Je promène l'épingle de droite à gauche. Quand elle arrive au niveau du sternum, la malade dit ne plus sentir.

Avec le crayon rouge, je marque frauduleusement la limite à deux travers de doigt à gauche de la ligne médiane.

Puis, ouvrant les yeux à la malade, je lui dis : « A la bonne heure, c'est comme cela qu'il fallait opérer. Votre sensibilité est reconnue jusqu'à cette ligne. » Et en effet la malade sent l'épingle en avant et en arrière jusqu'à deux travers de doigt de la ligne médiane.

Le lendemain 14, le résultat s'est maintenu. De plus, la malade remue mieux les doigts, fait les mouvements de pronation et de supination, lève bien l'avant-bras.

Je continue la même tactique au crayon rouge. Dans une première opération, je gagne encore deux travers de doigt. Dans une seconde je rétablis la sensibilité jusqu'au bord antérieur de l'aisselle, et sur l'abdomen jusqu'à une ligne passant par l'épine illiaque antérieure ; à la face jusqu'au niveau de la tempe.

Dans une troisième, procédant toujours de la même façon, ayant l'air de chercher la sensibilité dans la région sensible et la ramenant du haut en bas, je la restaure jusqu'au pli du coude ; et puis dans le membre inférieur jusqu'au genou. Le sens musculaire est revenu, ainsi que la sensibilité sensorielle, sans suggestion spéciale.

Le 15 juin, la sensibilité restaurée s'est maintenue ; l'anesthésie n'existe plus qu'au-dessous du coude et du genou, la malade remue bien le bras, mais accuse de la lourdeur de l'avant-bras. Par le même procédé, je ramène la sensibilité jusqu'au poignet.

Dans l'après-midi, pendant le sommeil, l'anesthésie se reproduit spontanément et persiste dans toute la moitié gauche le lendemain et le surlendemain. Je ne m'en occupe pas, laissant la malade sans traitement.

Le 17, dans l'après-midi, la malade ayant l'idée d'aller au jardin, la sensibilité perdue se restaure spontanément ainsi que la mobilité sauf dans la main.

Le 18, même état. Avec le crayon, je restaure la sensibilité dans la main jusqu'à la racine des doigts.

Le 19, je la restaure dans une première épreuve jusqu'au milieu des doigts, dans une seconde jusqu'à l'extrémité. L'anesthésie a tout à fait disparu au membre supérieur, le dynamomètre donne 38 à la main droite, 15 à gauche. Puis, après friction suggestive de quelques secondes sur la main et l'avant-bras, la main gauche donne 28.

Dans le membre inférieur gauche, la sensibilité s'est maintenue jusqu'au genou. Je la ramène lestement en une épreuve dans toute la jambe et le pied. La malade peut alors lever le pied en l'air, faire tous les mouvements. Je la fais se lever, et avec un peu d'entraînement suggestif j'arrive rapidement à la faire marcher et courir !

Le lendemain, je constate que la température est redevenue égale dans les deux mains et les deux pieds. La guérison est complète, la malade a pu sortir en ville.

En résumé, hémianesthésie avec hémiplégie chez une hystérique, datant de quarante jours, résistant à la suggestion verbale rapidement guérie en quelques jours par notre procédé suggestif au crayon coloré.

Ces deux observations, choisies entre beaucoup, éclairent bien le mécanisme de l'anesthésie hystérique ; elles montrent combien elle est **subordonnée au cerveau psychique**. Il la guérit, comme il la produit ; il én crée l'image et l'extériorise à la périphérie. Pour détruire cette image, il faut actionner le cerveau. C'est cette action sur le cerveau qui constitue la médication suggestive, la psychothérapie.

Le cerveau des hystériques peut maintenir l'anesthésie envers et contre toutes les suggestions. Les malades résistent au feu, à l'électricité, à l'aimant, à certaines influences émotives. Elles paraissent avec une volonté de fer se cristalliser dans leur illusion. Et voilà qu'une ruse grossière surprend leur raison et brise comme du roseau peint en fer cette irréductible ténacité !

Une question se pose encore. Par quel mécanisme le cerveau des hystériques produit-il cette anesthésie qui a tous les caractères de l'anesthésie suggérée ? Pourquoi dans notre première observation, un traumatisme sans lésion grave a-t-il déterminé une anesthésie psychique de la main ? Pourquoi, dans la seconde, est-il survenu une anesthésie psychique de la main et du pied, laquelle s'est propagée les jours suivants à tout le côté gauche, devenant hémi-anesthésie ? Il est possible que cette propagation soit le fait de la suggestion produite par nos paroles et nos recherches ; la malade voyant que nous explorions tous les jours le côté gauche, a créé l'hémianesthésie que nous cherchions. Nos observations ultérieures confirment absolument cette assertion. Mais l'anesthésie limitée du début, quelle est son origine ? Ce n'est pas une simple fantaisie de l'imagination, sans lésion provocatrice, le sujet ne pouvant pas se suggérer un phénomène dont rien ne lui donnait l'idée. Il faut admettre, je pense, quelque chose de réel, d'organique, qui crée dans le cerveau l'image de l'anesthésie.

Dans notre première observation on note un gonflement avec rougeur de la main insensible, dans la seconde un refroidissement marqué avec pâleur de la main et du pied. Chez un autre de mes malades atteint d'hémianesthésie gauche, j'ai constaté une teinte bleuâtre avec abaissement de la température très net dans la main et l'avant-bras anesthésié (Voir *Revue de l'hypnotisme*, 1893, page 230). Ce fait, abaissement de la température locale, ralentissement de la circulation capillaire, sensation de froid, dans l'anesthésie hystérique, avait été signalé déjà par Briquet ; Pitres explique par l'hyperexcitabilité vasculaire l'absence d'hémorragie parfois observée après les piqûres.

Ces troubles de circulation locale, phénomènes dus à la constriction ou à la dilatation vasomotrice, sont-ils primitifs ou consécutifs à l'anesthésie ? Chez certains sujets, la suggestion peut réaliser des réactions vasomotrices, congestion, pâleur, abaissement et élévation de température, voire même vésication et stigmatisation. Mais il faut le dire, pareilles suggestions réussissent rarement, chez fort peu de sujets. L'anesthésie suggérée même prolongée, ne détermine pas par elle-même, au moins je ne les ai jamais constatés, ces phénomènes vasomoteurs, qui, au contraire, existent souvent avec l'anesthésie psychique spontanée dite nerveuse. Je pense donc que ces troubles sont primitifs, que le psychisme peut créer de la vaso-dilatation ou constriction dans une région du corps ; notre seconde malade avait en même temps de la polyurie, de l'hématémèse, de la sialorrhée, phénomènes vasculaires de même nature, comme aussi l'ischurie, la ménorrhagie nerveuse, l'œsophagisme.

Or, un trouble subit de la circulation locale périphérique, ischémie ou stase paralytique, agissant sur les nerfs sensitifs, peut déterminer une sensation d'anesthésie ou au moins d'hypoesthésie. Chez les nerveux souvent les impressions perçues sont exagérées ; une petite douleur devient chez elles une douleur excessive, même hystérogène : une diminution de la sensibilité peut, amplifiée par le cerveau, devenir une abolition de la sensibilité. On conçoit aussi que pareille constriction ou dilatation vasomotrice puisse chez les hystériques se produire dans l'encéphale, dans une hémisphère ou dans un territoire vasculaire limité, et réaliser de l'anesthésie totale, de l'hémianesthésie ou des anesthésies partielles d'origine centrale, s'il est vrai que ces anesthésies existent sans intervention suggestive. Enfin, chez le sujet de la première observation, le traumatisme a pu déterminer un engourdissement de la main par choc nerveux. Quoi qu'il en soit, voici donc une anesthésie primitive due à une cause organique.

Chez un individu normal, cette anesthésie est passagère ; elle disparaît avec le phénomène vasomoteur ou le choc nerveux qui l'a provoqué. Chez certains nerveux, au contraire, il se peut que l'anesthésie survive à sa cause organique génératrice ; elle persiste par auto-suggestion. Ceci est un phénomène fréquent. Les douleurs, les spasmes, les vomissements, les crises convulsives, les paralysies fonctionnelles, etc., une fois assimilés par les centres nerveux ont de la tendance à être conservés par lui, alors que la cause initiale n'existe plus. De même, l'anesthésie des hystériques, après avoir eu un point de départ vasculaire ou nerveux devient une anesthésie auto-suggestive ; l'image cérébrale du phénomène toujours présente continue à actionner le cerveau qui en est dupe et fait inhibition à la sensation perçue.

Mais cette théorie est-elle applicable à tous les cas ? Il y a des hystériques qui n'ont jamais présenté de troubles vasomoteurs dans les régions anesthésiques ; il en est qui ont de l'anesthésie unilatérale ou partielle, sans le savoir ; ils sont tout étonnés quand le médecin la leur démontre. Où est dans ce cas l'auto-suggestion ?

Je n'affirme pas que mon explication s'adapte à tous les cas. Rappelons cependant pour diminuer la portée de ce dernier argument que l'anesthésie est souvent créée à l'insu du médecin par imitation ou par l'exploration médicale, que l'hémianesthésie est très rare dans mon service et, dans ma pratique chez les sujets vierges de toute exploration antérieure, que le médecin est exposé à la créer quand il croit la découvrir. Je crois que l'anesthésie sans le savoir est plus rare qu'on ne l'a dit.

Admettons cependant, qu'une hystérique ait une hémianesthésie qu'elle ignore et que le médecin découvre en prenant toute précaution pour ne pas la suggérer, le sujet lui-même ne connaissait pas, de visu et auditu chez les autres, l'existence de ce phénomène. Ici toute idée de suggestion, soit spontanée, soit venant d'un autre, semble devoir être éliminée.

Par quel étrange mécanisme cette anesthésie, qui paraît créée de toute pièce par l'hystérie, offre-t-elle tous les caractères de l'anesthésie suggérée, que nous avons définie par l'apparence d'une anesthésie simulée, sans qu'elle soit simulée ? Ce qui complète la similitude, c'est que l'anesthésie suggérée dans le sommeil profond peut, comme celle de l'hystérique, être ignorée du sujet, qui, lui aussi, ne la manifeste que quand on la recherche. Voici un sujet que je mets en sommeil profond ; je lui suggère une hémianesthésie persistante. Je le réveille, il ne se souvient de rien ; il se sert de sa main insensible, écrit, travaille, marche, ramasse une épingle, comme si de rien n'était. Il est tout étonné, quand je le touche et le pique du côté gauche, de ne rien sentir ; quand je ferme son œil droit, de ne rien voir ; quand je bouche son oreille droite, de ne rien entendre. L'hémianesthésie n'existe pour lui que quand je la démontre.

Frappé de cette ressemblance parfaite entre l'anesthésie créée par suggestion hypnotique et celle créée spontanément par l'hystérie, je me demande si, malgré toutes les apparences, le mécanisme suggestif ne peut être invoqué dans cette dernière, si l'expérience que j'ai réalisée d'anesthésie inconnue de lui, suggérée à un sujet, ne peut pas se réaliser spontanément chez l'hystérique. Celui-ci est sujet, on le sait, à des états variables de conscience ; les crises de convulsions, de contracture, de sommeil, sont conscientes bien qu'elles ne laissent aucun souvenir de ce qui s'est passé. Je suppose que dans un de ces états, une contracture vasculaire locale se produise, comme il se produit du laryngisme avec congestion de la face, de la contracture musculaire abdominale et des membres : ce spasme vasculaire localisé dans un membre donne lieu à une sensation d'anesthésie locale ; s'il existe dans le cerveau, généralisé ou prédominant dans un hémisphère, il peut créer une sensation d'anesthésie totale ou unilatérale. Pendant la crise, le sujet a conscience de cette anesthésie, car la conscience n'est jamais abolie pendant la crise d'hystérie, pas plus qu'elle ne l'est dans le sommeil dit hypnotique provoqué. L'idée de cette anesthésie reste inscrite dans le cerveau, dans les deux cas. Réveillé, ou revenu de cet état de concentration psychique spéciale, à son état de conscience normal, l'hystérique, comme l'hypnotisé, a perdu le souvenir de l'auto-suggestion et de l'anesthésie. Ce souvenir, comme tous les souvenirs hypnotiques et hystériques, persiste latent. J'ai démontré que tous les états organiques créés dans l'état d'hypnose et qui paraissent oubliés reparaissent quand une impression les évoque[1].

1. *De la suggestion et de ses applications à la thérapeutique*, 2ᵉ édition, page 202.

De même que mon sujet expérimental ignore son hémi-anesthésie suggérée et la manifeste seulement quand je l'explore, de même mon hystérique, qui, pendant une crise, à la faveur d'un trouble vasomoteur, a eu la sensation d'une hémianesthésie et en conserve l'image latente, la revivifie quand je l'explore.

Ainsi s'expliquerait l'identité de caractère entre l'anesthésie hystérique et l'anesthésie suggérée ; la première n'étant en réalité qu'un symptôme provoqué par une cause organique passagère, mais retenu par auto-suggestion.

Si cette conclusion est exacte, ne le fût-elle que dans un certain nombre de cas, une dernière question se présente.

Comment la suggestion produit-elle l'anesthésie psychique ? Est-ce en supprimant la conscience de l'impression, en paralysant la cellule æsthésodique qui rend cette impression consciente. Celle-ci, recueillie par le nerf périphérique, actionnerait la cellule du neurone spinal, aboutirait jusqu'à celle du neurone cérébral ; mais celui-ci refusant d'être actionné, l'impression n'entrerait plus dans le domaine de la conscience ; de là anesthésie psychique.

Cette conception n'est pas exacte. Les expériences que j'ai relatées sur l'anesthésie sensitive et les diverses anesthésies sensorielles montrent en effet que l'impression affecte la cellule corticale et pénètre dans la conscience. L'œil amaurotique voit, comme le démontrent les expériences du prisme et de l'appareil de Snellen, la main insensible sent, comme le montre l'expérience relatée de l'aimant fictif. Le prisme ne donnerait pas une image double, la main sensible ne serait pas attirée par la main insensible et dépourvue de sens musculaire, si la sensibilité visuelle et musculaire n'existaient pas. Nous avons démontré par des subterfuges que l'œil qui ne voit pas, voit, que la main qui ne sent pas, sent, que l'oreille qui n'entend pas, entend.

Pour ce qui est de l'anesthésie artificiellement suggérée,

il est facile de démontrer que la sensation, bien que le sujet ne la manifeste pas, est cependant dans le domaine de la conscience. Rappelons, par exemple, le phénomène que j'ai décrit sous le nom d'illusion ou hallucination négative.

Voici un sujet très suggestible ; je lui suggère que je suis absent, qu'il ne me voit plus, ne m'entend plus, ne me sent plus. Et alors, je puis le torturer, lui appliquer la pointe d'une épingle sur la cornée, la découvrir si c'est une jeune femme pudibonde, lui corner des mots grossiers ou risibles à l'oreille, sans qu'elle sourcille ; elle continue à causer tranquillement avec d'autres personnes, paraissant complètement sourde et insensible à toutes les impressions, paroles, et actions émanant de moi. Puis, cette suggestion effacée, elle ne se souvient de rien. On jurerait que rien n'est entré dans le domaine de la conscience. Et cependant tout y est entré et voici comment je le démontre. J'affirme au sujet qu'il va se souvenir de tout ce que j'ai fait pendant que je n'y étais pas. Après quelques instants de concentration, tous les souvenirs reparaissent ; « je l'ai piquée, j'ai mis une épingle devant son œil, je l'ai découverte (elle rougit en rappelant ce souvenir), j'ai prononcé telle parole, etc. » Donc à chaque moment les impressions ont été conscientes.

Voici une autre expérience plus simple et aussi concluante. Je suggère à un individu de ne pas entendre ; il devient sourd. Je crie dans ses oreilles, je dis des choses risibles ou horribles, il ne manifeste pas, de très bonne foi, il ne m'entend pas. Il suffit alors que je dise : « Maintenant vous entendez de nouveau, » pour que, avec une ingénuité naïve, il réponde à ma question et entende immédiatement. Il a donc, alors qu'il était censé sourd, entendu les mots : « Maintenant vous entendez de nouveau. »

Mais on dira : Ceci est vrai pour la surdité et les anesthésies par vous suggérées. En est-il de même pour la surdité et les anesthésies hystériques ?

Je réponds : « Il en est de même, toutes mes observavations le confirment. » En voici une : Un sujet est affecté d'hémianesthésie sensitivo-sensorielle gauche. Je ne veux relater ici que ce qui a trait à l'ouïe. L'oreille gauche n'entend pas le tic tac de la montre appliquée contre elle. Elle est complètement sourde.

Je vais démontrer qu'elle ne l'est pas. Je bouche l'oreille droite sans affectation avec le doigt, de façon que le bruit de la montre appliquée contre elle ne soit pas perçu ; et tout en la laissant bouchée, je continue à causer au malade à voix basse : Il continue à me répondre, oubliant que l'oreille gauche étant sourde, il ne doit pas m'entendre quand l'oreille droite est bouchée. Si alors je lui fais observer que sa bonne oreille est bouchée, son attention est éveillée, il cesse de m'entendre, de me répondre. Je débouche alors l'oreille droite, et je parle à haute voix, criant et chantant, mais en me plaçant avec affectation devant son oreille gauche et ayant l'air de ne parler que pour elle. Il reste sourd et ne répond pas, bien que l'oreille droite m'ait entendu. Aussitôt que je me place devant celle-ci, il m'entend et me répond. Ici encore il est pris en flagrant délit d'auto-suggestion.

Il est évident qu'un esprit moins simple et plus scientifique n'eût pas été désorienté par ces grossiers subterfuges ; pas plus qu'un physicien atteint d'amaurose psychique unilatérale ne serait dérouté par le prisme ou l'appareil de Snellen. Son cerveau resterait armé contre l'erreur par ses connaissances physiques ; il ne se tromperait pas.

J'ai maintes fois fait des expériences analogues pour tous les modes d'anesthésie hystérique ou psychique, olfactive, gustative, tactile, musculaire. On s'assure facilement, avec un peu d'habileté, que toutes sont purement fictives.

Donc il est bien démontré que dans l'anesthésie hystérique comme dans l'anesthésie suggérée, les sensations aboutissent à la cellule corticale et entrent dans le domaine de la conscience.

Comment expliquer ce singulier paradoxe? Une sensation est perçue, consciente, et cependant le sujet ne la manifeste pas, et n'a pas conscience d'un phénomène conscient; il y a à la fois phénomène de conscience et inhibition de ce phénomène. La cellule æsthésodique ayant livré l'impression perçue à la conscience, l'esprit actionné par la suggestion la neutralise presque en même temps et l'efface du souvenir, aussitôt qu'elle a pénétré dans le champ de la conscience; l'amnésie de la sensation vient se superposer à sa perception; l'esprit détruit la réalité et crée une illusion négative.

En disant amnésie, je ne veux pas dire que le souvenir de la sensation soit aboli, il a seulement quitté le champ de la conscience, il est subconscient, latent.

De l'étude qui précède, on peut conclure définitivement que l'anesthésie nerveuse est purement psychique; ses caractères sont ceux de l'anesthésie créée par suggestion. Elle peut avoir une origine organique, choc nerveux, constriction ou paralysie vasomotrice périphérique ou encéphalique : ce trouble nerveux ou vasculaire disparu, elle peut survivre par auto-suggestion.

Ce fait, survivance des troubles fonctionnels à la lésion, est fréquent en dehors de l'hystérie. On trouvera plus loin de nombreuses observations de parésies, convulsions, douleurs et autres symptômes conservés par le cerveau de lésions organiques guéries, justiciables de la psychothérapie.

J'ai relaté cinq observations d'hémianesthésie sensitivo-sensorielle greffée sur de l'hémiplégie organique par foyer cérébral ; dans l'une l'hémianesthésie était de un an, dans l'autre de quatre ans. Elles guérirent en quelques jours par l'application d'aimants ou par la suggestion [1].

Des faits analogues avaient été rapportés antérieurement

---

1. *Revue médicale de l'Est*, 1881. — *De la suggestibilité et de ses applications à la thérapeutique*, 2ᵉ édition, page 308. Nous reproduirons plus loin quatre de ces observations.

par Landolt et Oulmont, Vigoureux, Dumontpallier, Laboul-
bène, Proust et Ballet, Debove et d'autres.

M. Pitres, qui relate ces faits dans ses leçons cliniques
sur l'hystérie et l'hypnotisme, regrette que l'occasion ne se
soit pas encore présentée de constater, *de visu*, après la
disparition de l'anesthésie, l'existence réelle d'une lésion
capsulaire ; il n'a pas trouvé dans la littérature médicale
une seule autopsie comblant cette lacune.

Elle est comblée dans une de mes observations, publiée
dans mon livre de la suggestion et de ses applications à la
thérapeutique, page 3o8. Voici le résumé : Hémiplégie gauche
avec hémianesthésie sensitivo-sensorielle datant de un an. —
Hémiplégie droite passagère. — Tremblement post-hémi-
plégique bilatéral simulant une sclérose en plaques. — Trépidation réflexe bi-latérale et contracture des membres
gauches. — Guérison de l'hémianesthésie, du tremblement
et de la trépidation par une seule application de l'aimant
à la face. — Retour de la contracture des membres gauches
avec flexion de la main. — Vingt mois plus tard, guérison
de la contracture par suggestion hypnotique, survie de
trois ans. — Autopsie. Petit foyer de ramollissement sur la
convexité du lobe occipital gauche. Grand foyer de ramollissement dans la région opto-striée droite, intéressant le
tiers postérieur de la couche optique et du corps strié, une
partie de la capsule blanche interne, juste à l'origine du
tiers postérieur dans une étendue de 5 millimètres d'avant
en arrière. Intégrité de la plus grande partie du faisceau
pyramidal intracérébral. Absence de sclérose descendante.

Il s'agit dans ce cas d'une anesthésie capsulaire : une
petite partie du carrefour sensitif était détruit.

En 1881, ne connaissant pas encore la suggestion, et
ayant constaté comme d'autres observateurs l'action esthésiogène de l'aimant, je l'expliquais de la façon suivante :
l'aimant déterminerait une augmentation de tension de
l'influx nerveux sensitif. Lorsque le carrefour sensitif de la

capsule blanche est lésé, mais non complètement détruit, les impressions sensitives venant de la périphérie sont arrêtées par la lésion et n'arrivent pas au centre de perception. Or l'aimant ou la suggestion augmente l'activité centripète des impressions sensitives qui finissent par se frayer un passage à travers les voies nerveuses encore indemnes, jusqu'au centre cortical, d'où restauration de la sensibilité.

Aujourd'hui, j'adopte l'interprétation suivante. Le carrefour sensitif étant en partie seulement détruit, les fibres conductrices saines sont en outre frappées dynamiquement par le choc, d'où hémianesthésie totale. Celle-ci peut encore se produire par une simple lésion du voisinage, toute la voie de transmission sensitive étant intacte ; car on sait que la champ fonctionnel dynamique dépasse toujours le champ organique de la lésion, dans les premiers jours. Plus tard le choc ayant disparu, les fibres du carrefour sensitif livrent de nouveau passage aux impressions perçues. Chez le plus grand nombre des sujets, les phénomènes du choc disparaissent. L'hémianesthésie greffée sur l'hémiplégie cesse au bout de quelques jours ; chez quelques-uns, elle persiste retenue par l'auto-suggestion, comme dans l'hystérie.

La dynamogénie psychique, telle que nous l'avons faite, a détruit cette inhibition auto-suggestive qui dominait le champ de la conscience.

On comprend aussi qu'elle puisse guérir ou atténuer certains phénomènes persistants, parésie, contracture, tremblement, lorsque le faisceau pyramidal qui détermine ces phénomènes n'est pas notablement lésé, mais a subi le choc d'une lésion de voisinage ; ces symptômes peuvent, comme l'hémianesthésie, être retenus par auto-suggestion.

Le rôle important que l'élément psychique peut jouer dans l'hémianesthésie organique sans hystérie, les deux observations que je vais relater succinctement le démontrent d'une façon irréfutable.

OBSERVATION I. — Mme X., journalière, âgée de trente-six ans,

entrée à la clinique ophtalmologique de Nancy le 7 janvier 1902,
est soumise à mon examen par mon collègue M. Rohmer le 9.

Mère de dix enfants, dont un seul est vivant, les autres morts
en venant au monde prématurément, de six mois à sept mois et
demi, ayant eu, depuis l'âge de dix-neuf ans, trois ou quatre
atteintes de rhumatisme articulaire de la durée de trois mois,
n'accusant pas d'antécédents spécifiques, elle a depuis six ans
des attaques d'épilepsie, en moyenne deux à trois par mois bien
caractérisées, sans autres symptômes ; elle n'aurait jamais eu de
manifestations hystériques.

Il y a quinze jours, pendant qu'elle poussait une brouette, la
malade tout d'un coup ne la vit plus distinctement, ayant comme
un brouillard devant les yeux. On dut ramener la brouette, et
elle-même suivit la personne qui la ramenait. Le trouble visuel
a persisté depuis avec une céphalalgie frontale gauche continue,
non aiguë, qui a un peu diminué depuis quelques jours. La
malade a continué à faire son ménage, tant bien que mal, jusqu'à

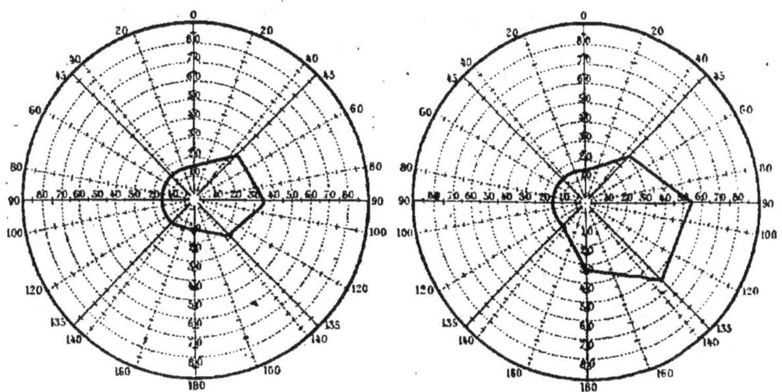

Tracé 1. — Obs. I. Champ visuel du 7 janvier.

son entrée à l'hôpital. Là, on constate, le 7 janvier, une diminution du champ visuel des deux yeux plus marquée à gauche,
avec hémianopsie latérale gauche. L'acuité visuelle est de un
quarantième à gauche, un dixième à droite (voir le tracé périmétrique). Rien d'anormal à l'examen ophtalmologique. De plus,
paralysie des mouvements associés des globes oculaires vers la
gauche.

On constate en outre une diminution de sensibilité, hypoesthésie du côté gauche du corps sans hémiplégie.

J'examine la malade le 9 janvier. Je trouve les traces d'une ancienne bacillose cicatrisée au sommet gauche (matité et expiration soufflée sous la clavicule et dans la fosse sus-épineuse), une très légère hypertrophie du cœur gauche, sans albumine; aucune trace de paralysie motrice.

Je recherche l'hémianesthésie; la malade, les yeux ouverts, affirme bien sentir quand on touche la moitié gauche du corps, mais elle ne réagit pas à la douleur. Je répète l'expérience, les yeux de la malade étant fermés. Alors l'hémianesthésie est complète avec hémianalgésie, à peu près limitée à la ligne médiane, intéressant la face, le tronc et les membres. De plus hémianesthésie olfactive (odeur du vinaigre non perçue dans la narine gauche), gustative (sel non perçu sur la moitié gauche de la langue), diminution de la sensibilité auditive (tic tac de la montre perçu seulement jusqu'à 4 centimètres de l'oreille gauche).

L'hémianesthésie n'ayant pas été constatée si complète à la clinique ophtalmologique, ni à mon premier examen, les yeux de la malade ouverts, on pouvait se demander si cette perception de la sensibilité tactile, les yeux ouverts, n'était pas due à une auto-suggestion de la malade qui, voyant qu'on la touchait, affirmait sentir parce qu'elle croyait sentir.

Je cherchai alors si l'hémianesthésie constatée avait les caractères d'une hémianesthésie organique ou ceux d'une anesthésie psychique.

La ligne frontière entre la moitié sensible et la moitié insensible était-elle très précise et constante? J'ai démontré que dans l'hémianesthésie nerveuse cette frontière est variable et subordonnée à l'imagination capricieuse du sujet.

Cette recherche ne donna pas un résultat bien net; la malade affirmant assez bien la limite à la ligne médiane et ne se laissant pas facilement désorienter.

Je fis alors l'expérience du sens musculaire. La malade paraît avoir perdu complètement la notion de la position des membres anesthésiés, ne trouvant pas la main gauche, les yeux clos, saisissant la mienne à la place de la sienne. Je mettais sa main en l'air, elle affirmait qu'elle était au lit; je la couchais au lit, elle disait qu'elle était en l'air. Déjà cette réponse inspirait des doutes sur la réalité effective du phénomène : car si la malade ne sentait pas sa main, elle ne devait pas savoir, les yeux fermés, si elle était couchée ou levée.

De plus elle indiquait invariablement avec ingénuité la position contraire et ne devinait jamais par hasard la position réelle. Ceci ne laissait plus de doute sur la simulation ou l'auto-suggestion.

Seconde expérience. Je dis à la malade, ses yeux toujours fermés, de chercher la main gauche avec la droite. Elle ne trouve pas. J'ai beau mettre la main gauche sur le trajet que suit la droite ; celle-ci change immédiatement de direction et évolue autour de la gauche qu'elle contourne, en évitant manifestement de la rencontrer.

Troisième expérience. Je fais un simulacre de magnétisation des deux mains et j'affirme qu'elle vont s'attirer et se rencontrer. Cela se fait avec une certaine hésitation, mais cela se fait. Les mouvements destinés à la rencontre des deux mains se font lentement, mais toujours dans la direction nécessaire, indiquant bien que la malade sent où est sa main gauche.

Quatrième expérience, faite par M. Abt, chef de clinique. Les doigts de la main droite étant enchevêtrés avec ceux de la main gauche, si on pique indistinctement les uns et les autres, la malade ayant les yeux clos, elle peut dire chaque fois le nombre des piqûres faites avec l'épingle. Donc les doigts anesthésiés ont senti.

Ce sont bien là les caractères par lesquels, en variant un peu les procédés suivant les sujets, je dépiste l'anesthésie psychique.

J'ajoute d'ailleurs que la malade ne simule pas. Elle est très sensible à la douleur du côté droit ; et du côté gauche, elle se laisse piquer, chatouiller les muqueuses nasale et oculaire sans manifester aucune sensation.

Le 13 janvier, je revois la malade. Même état ; même hémiopie avec hémianesthésie. Les anesthésies sensorielles sont plus parfaites, l'oreille gauche n'entend plus le tic tac de la montre appliquée sur elle. La malade affirme ne rien voir de l'œil gauche.

D'après cet examen, on pourrait se croire autorisé à conclure qu'il s'agit d'une affection purement hystérique ou psychique. Ce serait une erreur. Les attaques d'épilepsie antérieures, le début brusque des troubles oculaires, l'hémianopsie très nette, indiquent évidemment une lésion organique. Cette hémianopsie découverte par l'examen périmétrique, phénomène dont la malade, sans aucune malice, ni connaissance médicale, n'a ni l'idée, ni la notion, ne peut être un symptôme simulé ou auto-suggestif chez elle.

L'hémianopsie latérale est toujours due à une lésion de

la bandelette optique en arrière du chiasma. On sait que cette bandelette résultant de la demi-décussation du nerf optique est en réalité un nerf hémioptique (Grasset) qui contient les fibres de la moitié homonyme des deux rétines et commande la vision du champ latéral opposé.

Cette bandelette optique, après avoir contourné le pédoncule cérébral, se termine dans le corps genouillé externe, le pulvinar et le tubercule quadrijumeau antérieur. De là part le prolongement intracérébral du nerf ou neurone cortical qui passe par le tiers postérieur de la capsule blanche interne, carrefour sensitif, où il s'associe au faisceau de la sensibilité générale et au faisceau auditif[1] ; de là il continue son trajet par les radiations optiques dans l'écorce du lobe occipital où il se termine dans la région de la scissure calcarine.

Toute lésion portant sur un point de ce trajet depuis le chiasma détermine une hémiopie latérale du côté opposé.

Si la bandelette est atteinte dans son trajet à travers la capsule blanche interne, l'hémiopie s'accompagne d'hémianesthésie sensitive ou sensitivo-sensorielle.

Cela posé, il était légitime de supposer que dans notre observation la lésion intéressait dans la région thalamique le segment rétrolenticulaire de la capsule, de façon à entamer le faisceau de la sensibilité générale, le faisceau acoustique, et aussi les fibres olfactives et gustatives dans le pilier postérieur du trigone ; les deux tiers antérieurs de la capsule blanche interne étant indemnes.

Ainsi s'expliquerait organiquement l'hémiopie avec hémianesthésie sensitivo-sensorielle sans hémiplégie.

Nous verrons si, après plus ample observation de la malade, cette topographie doit être maintenue.

---

1. D'après certaines recherches, les fibres olfactives et gustatives ne passeraient pas par la capsule blanche ; mais par le pilier postérieur du trigone. C'est la lésion de ce dernier qui produirait de l'anosmie ou de la surdité passagère.

La légère hypertrophie du cœur gauche est peut-être consécutive à un certain degré d'artériosclérose précoce à laquelle les dix grossesses et les rhumatismes articulaires antérieurs pourraient ne pas être étrangers. Les attaques d'épilepsie datant de six ans seraient explicables par un ancien foyer cortical ; car on sait que toute plaque jaune, quel que soit son siège, même en dehors de la zone corticale motrice, même latente et sans symptômes, peut devenir épileptogène. Quoi qu'il en soit, la symptomatologie actuelle correspondrait à un foyer intéressant partiellement le tiers postérieur de la capsule blanche interne.

Mais si cette hémianesthésie est organique, comment expliquer qu'elle ait les caractères cliniques des anesthésies hystériques ou psychiques ?

J'explique cela par l'hypothèse qu'un élément psychique est venu se greffer sur une hémianesthésie réelle, mais incomplète. Par suite de sa lésion capsulaire notre malade a de l'hémiopie et un certain degré d'hémianesthésie. Elle a la sensibilité diminuée du côté gauche. Or nous savons que certains nerveux, dans certaines circonstances, grossissent par auto-suggestion leurs troubles fonctionnels ; une douleur médiocre devient excessive, une oppression légère devient dyspnée anxieuse, une hypoesthésie se transforme en anesthésie. L'esprit, actionné par l'idée résultant d'une impression réelle, exagère cette impression et perfectionne le symptôme ; un dynamisme psychique s'ajoute à la lésion organique.

Fort de cette idée, j'essaie de détruire cet élément psychique par suggestion ; j'ai recours à mon procédé au crayon coloré ; le sujet ne se laisse pas dérouter et maintient avec entêtement son anesthésie sur la ligne médiane ; j'essaie l'application suggestive d'aimants sur le thorax et la main, en affirmant la restauration *in loco* de la sensibilité ; j'essaie d'endormir le sujet et de faire la suggestion directe dite hypnotique. Le sujet résiste à tout et paraît agacé par toutes mes tentatives. Tous ceux qui ont manié les nerveux et les hystériques savent avec quelle mauvaise grâce ils se prêtent parfois aux manipulations curatives, comme si c'étaient des attentats commis sur leur personnalité auto-suggestive.

Je maintins cependant mon diagnostic et j'affirmai aux élèves que cet élément psychique en apparence irréductible surajouté à l'hémi-hypoesthésie organique disparaîtra spontanément, ou pourra être enlevé un jour par un procédé psychique surprenant l'imagination de la malade.

La malade revenue au service ophtalmologique fatiguée par les essais faits sur elle et sans doute par l'effort inconscient réalisé par elle pour y résister, affirmant qu'elle ne guérirait jamais, eut une petite crise d'hystérie, la première accusée par elle, qui dura vingt minutes et fut arrêtée par suggestion par le Dr Abt. L'hémianesthésie restait la même.

Le 22 janvier survint une crise d'épilepsie suivie de fièvre à 39°. Le lendemain le Dr Abt constata que l'hémianesthésie avait disparu. Je vérifiai le fait. Les anesthésies sensorielles n'existaient plus ; la sensibilité tactile était restaurée à gauche, encore un peu plus faible qu'à droite.

Quant à l'hémiopsie, comme le montre le tracé périmétrique pris le 29 janvier, elle ne s'était nullement modifiée, affirmant ainsi son mécanisme exclusivement organique, tandis que l'hémianesthésie sensitive disparue, avec les autres anesthésies sensorielles, affirmait par là son mécanisme exclusivement ou presque exclusivement psychique.

Cet état se maintint les jours suivants, jusqu'à la sortie de la malade.

D'après cette évolution symptomatique, y a-t-il lieu de maintenir le diagnostic topographique de lésion thalamo-capsulaire ? Un seul symptôme persistant peut être considéré comme sûrement organique : c'est l'hémiopie. Les autres hémianesthésies, par les caractères analysés et leur disparition rapide pourraient être purement dynamiques.

C'est une hémianesthésie psychique sensitivo-sensorielle
qui se serait greffée sur une hémiopie pure. Celle-ci pour-

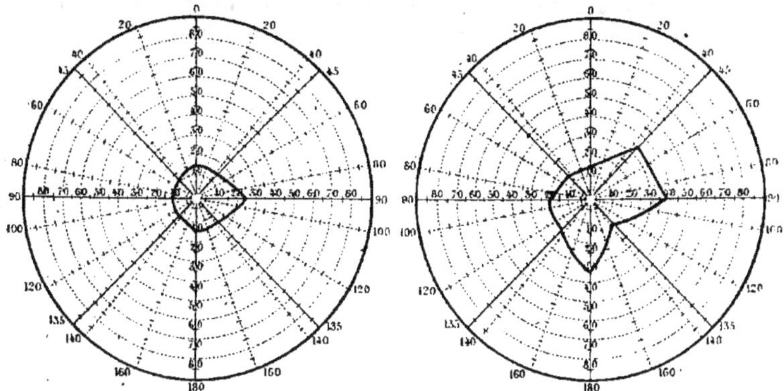

Tracé 2. — Obs. I. Champ visuel du 29 janvier.

rait avoir son siège sur la bandelette avant son entrée dans
la capsule blanche, ou bien dans l'écorce, région de la
scissure calcarine.

Obs. II. — L..., quarante-huit ans, chapelier, entre à la clinique le 25 janvier 1902 pour une hémiplégie avec hémianesthésie

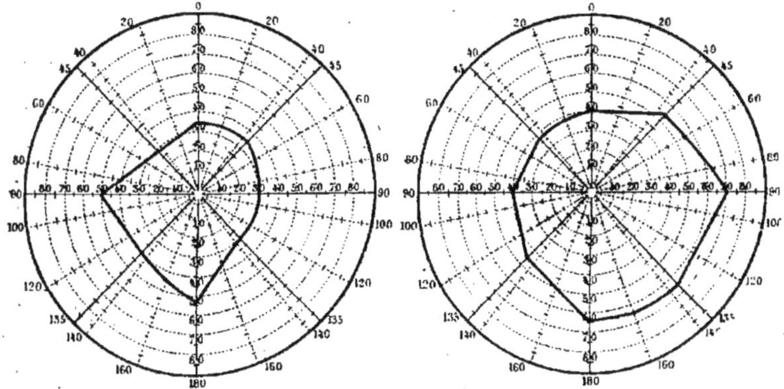

Tracé 3. — Obs. II. Champ visuel du 25 janvier.

gauche datant de sept semaines. Début brusque, sans prodromes,
sans perte de connaissance, le matin en voulant sortir du lit. Il
ne put se lever et marcher avec un bâton que le cinquième jour.

Actuellement le malade marche en fauchant, tenant le genou et le cou-de-pied raides. Il peut fléchir et étendre les orteils gauches, mais ne peut fléchir le cou-de-pied. Couché, il soulève la jambe gauche péniblement jusqu'à 10 centimètres, puis la laisse retomber. Il exécute tous les mouvements de la main et de l'avant-bras gauches, mais il ne lève le bras que jusqu'à l'horizontale et ne l'y maintient que pendant quatre secondes. Le dynamomètre donne 47 de la main droite, o de la main gauche. La face n'est pas déviée. Les réflexes tendineux ne sont pas exagérés. On constate une cicatrice chancreuse sur le gland ; le malade n'accuse pas de manifestations secondaires, ni d'autres antécédents morbides.

Il existe en outre une hémianesthésie gauche complète occupant la face, le tronc et les membres, avec hémianalgésie et anesthésie thermique. La sensibilité des muqueuses nasale, labiale, oculaire, est abolie à gauche. Les sensibilités sensorielles sont en grande partie éteintes. Le malade ne perçoit pas le vinaigre de la narine gauche ; il ne perçoit pas le sel sur le côté gauche de la langue ; il n'entend la montre à gauche qu'à 2 centimètres de l'oreille, à droite à 15 centimètres. La vision de l'œil gauche est brouillée ; il se trompe sur certaines couleurs, ne reconnaît pas les doigts au delà de 50 centimètres ; acuité visuelle de 0,3. L'examen périmétrique montre un rétrécissement notable du champ visuel gauche comme le figure le tracé. L'examen ophtalmoscopique dénote une décoloration manifeste de la pupille gauche sans trace de névrite ancienne.

Il s'agit évidemment d'une lésion organique intéressant la capsule blanche interne.

Et cependant je trouve dans les détails de cette hémianesthésie, en apparence si nette, quelque chose qui me fait soupçonner un élément psychique.

D'abord la ligne frontière n'a rien de fixe ; elle est variable à chaque examen.

En second lieu, la veille au soir, l'interne du service, M. Rueff, avait interrogé la sensibilité et constaté cette hémianesthésie, mais moins accentuée, plus indécise ; le malade sentait parfois la piqûre ; ou bien il ne savait pas trop s'il sentait ou ne sentait pas ; c'était plus vague. Aujourd'hui la réponse est précise ; l'esprit du sujet, actionné par l'idée du symptôme, l'avait perfectionné. La veille, le sens musculaire était parfait. Aujourd'hui il est altéré, mais non aboli. Le malade sent quelquefois, mais pas toujours nettement, la position de sa main gauche.

Du sel appliqué sur le côté gauche de la langue n'est pas perçu, le malade ne sent rien. Alors même que ce sel s'est répandu sur le côté droit sensible de la langue, le sujet ne le perçoit pas. Si alors je mets directement un nouveau grain sur ce côté droit, le sujet perçoit immédiatement. Le défaut de perception était donc purement psychique.

Les indications visuelles fournies par le malade indiquent aussi un état spécial d'imagination créé par auto-suggestion. On lui présente un crayon qu'il ne reconnaît pas. On lui demande combien d'objets il voit, il dit 3.

On lui montre deux doigts, il en voit 4. On lui montre trois doigts, il en voit 2, se trompant ainsi chaque fois avec ingénuité.

Je formule le diagnostic suivant : Foyer hémorragique intéressant le tiers postérieur de la capsule blanche interne (faisceau sensitif) et intéressant aussi directement ou dynamiquement (par voisinage) les deux tiers antérieurs (faisceau pyramidal). Exagération par auto-suggestion de l'hémianesthésie.

Pour dégager cet élément psychique, j'ai recours, le 17, à l'aimantation suggestive. Application d'un pseudo-aimant à la face gauche et de deux autres sur la jambe et la main avec affirmation que la sensibilité va revenir.

Après trois quarts d'heure d'application, la sensibilité est restaurée.

Le malade sent qu'on le touche, indique les points de la peau touchés (ses yeux étant fermés). Le froid et la chaleur sont perçus, la force dynamométrique a aussi augmenté ; la main gauche donne 10 à 12 ; la droite 53. Mais la sensibilité restaurée reste moindre à gauche qu'à droite ; la piqûre d'épingle est perçue comme sensation tactile, non comme douleur. Il reste de l'hypoesthésie avec analgésie.

Le malade reconnaît le nombre des doigts, ne se trompe plus sur les couleurs ; il reconnaît un crayon, mais pas une épingle.

Le sel et le vinaigre sont perçus, mais moins nettement qu'à droite. Le tic tac de la montre est entendu à 5 centimètres, de l'oreille gauche.

En continuant la suggestion magnétique les jours suivants, on obtient encore une certaine amélioration.

Le 2 février, au bout de seize jours, le dynamomètre donne 56 à droite, 20 à gauche. Mais le malade marche toujours en fauchant. L'oreille gauche entend jusqu'à 16 centimètres l'oreille droite à 30.

La sensibilité restaurée se maintient, mais reste toujours diminuée, et l'hémianalgésie persiste, rebelle à la suggestion. A l'esthésiomètre, la main droite sent deux pointes à 11 millimètres de distance, tandis que la main gauche exige une distance de 6 centimètres. Sur le thorax, il faut 3 centimètres à droite, 11 à gauche. Sur le pied 3^{cm},4 à droite, 6^{cm},8 à gauche.

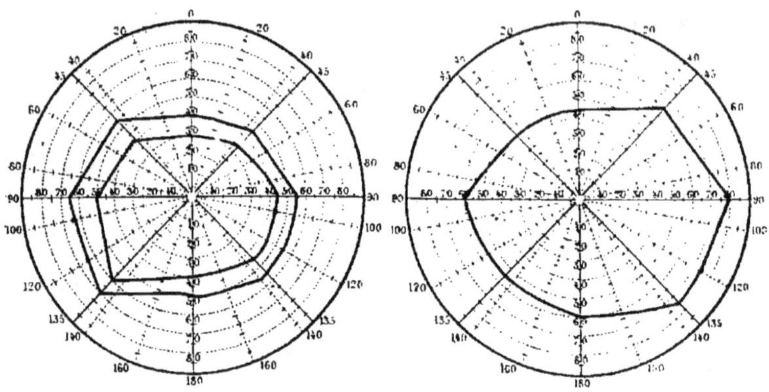

Tracé 4. — Obs. II. Champ visuel du 27 janvier.

L'examen périmétrique de l'œil fait le 27 janvier montre que le rétrécissement concentrique du champ visuel gauche persiste à peu près au même degré ; l'acuité visuelle est à 0,3 ; à droite, champ visuel normal, acuité 0,8.

Un fait montre encore combien l'élément psychique intervient et doit être dégagé quand on prend le périmètre ou même l'acuité visuelle. Cette expérience a été faite avec M. le Dr Abt. En mettant au malade des lunettes avec verres plans et affirmant que ces verres augmentent la vision, le périmètre de l'œil gauche s'élargit de 10° comme on le voit sur le tracé ; l'acuité visuelle qui était de 0,2 devient alors de 0,3. A droite le périmètre n'est pas modifié par cette suggestion ; mais l'acuité visuelle s'élève de 0,5 à 0,8.

Les choses restent dans cet état. La suggestion continuée ne perfectionne plus les sensibilités. Elle n'a fait que dégager ce que le psychisme avait ajouté et remettre les anesthésies sensitive et sensorielle au degré adéquat à la lésion.

La nature organique du syndrome hémiplégie et hémianesthésie dans ce cas est incontestable. La persistance de l'hémiplégie, la survivance de l'hémihypoesthésie avec analgésie affirment que la lésion siège bien dans la région thalamo-capsulaire intéressant le faisceau de la sensibilité générale. Le faisceau visuel ou bandelette optique, nerf hémioptique, n'est pas frappé dans ce cas ; il n'y a pas d'hémiopie. Mais il existe de l'amblyopie croisée ; et cette amblyopie avec rétrécissement du champ visuel, rebelle à la suggestion, paraît bien être de nature organique.

Ce fait appelle un commentaire. Si autrefois on admettait avec Charcot que la lésion du carrefour sensitif produit de l'amblyopie croisée, aujourd'hui on sait que cette lésion, si elle atteint le faisceau optique, produit de l'hémiopie. « Le rétrécissement du champ visuel, dit Déjerine, fait toujours défaut dans l'hémianesthésie organique ; si on l'observe, il dépend d'un trouble fonctionnel surajouté, hystérique.... Une lésion de la partie postérieure de la capsule interne ne produit ni rétrécissement du champ visuel ni amblyopie. »

Notre observation tend à infirmer cette opinion et à montrer que l'amblyopie croisée avec rétrécissement du champ visuel si fréquemment constatée autrefois n'est pas toujours un phénomène hystérique, mais peut être liée à une lésion du carrefour sensitif.

Ce qui découle nettement de ces observations c'est que l'hémianesthésie sensitivo-sensorielle peut s'ajouter directement par pur dynamisme psychique à l'hémiplégie organique ; elle peut être créée de toutes pièces par l'exploration médicale, qui fait de la suggestion inconsciente ; elle peut se greffer par auto-suggestion sur une diminution de la sensibilité de cause organique, grossie par le psychisme et transformée en anesthésie complète ; elle peut avoir une origine réelle organique par retentissement d'une lésion de voisinage sur les voies sensitives intracérébrales ; mais ce trouble fonctionnel, qui devrait être passager, peut survivre au choc, c'est-à-dire à la réalité organique, comme image psychique retenue par auto-suggestion.

Cette anesthésie peut exister sous toutes ses formes, chez des sujets nullement hystériques, comme le démontre notre seconde observation ; l'anesthésie psychique n'est pas toujours hystérique.

On a décrit l'hémianesthésie toxique, saturnine, alcoolique, traumatique. Ce symptôme suffit à la plupart des médecins même en l'absence de crises pour porter le diagnostic d'hystérie toxique, saturnine, alcoolique, traumatique. La vérité est que l'anesthésie qui se réalise facilement par suggestion chez beaucoup de sujets impressionnables, est créée aussi par auto-suggestion dans nombre de maladies diverses.

Aux faits déjà relatés, j'ajoute encore les suivants, un peintre en bâtiment atteint d'intoxication saturnine avec cachexie présente une paralysie des extenseurs de la main droite avec anesthésie complète dans tous ses muscles et anelgésie limitée à la face dorsale de la main depuis la racine des doigts jusqu'au poignet, la face palmaire et les doigts conservant leur sensibilité.

Or cette anesthésie purement auto-suggestive associée par l'imagination du sujet à la paralysie des extenseurs est facilement enlevée par suggestion. C'est la face dorsale de la main et du poignet que le malade a conscience de ne pas pouvoir relever, c'est là aussi au siège de la paralysie motrice périphérique réelle, que l'imagination du malade crée logiquement une paralysie sensitive psychique.

Un tabétique entre dans mon service avec une anesthésie complète des deux jambes, dans tous ses modes, avec analgésie et perte du sens musculaire. Étudiant cette anesthésie, je constate qu'elle présente les caractères d'une anesthésie suggestive. Par suggestion j'arrive en effet à restaurer la sensibilité tactile et le sens musculaire. Mais il persiste invariablement de l'analgésie et une diminution esthésiométrique de la sensibilité tactile dans les deux jambes.

Conclusion : La maladie spinale avait fait une analgésie avec hypoesthésie des deux jambes ; ceci est organique. Mais le sensorium du sujet avait transformé cette hypoesthésie en anesthésie complète psychique. Ce n'était pas un hystérique.

C'en est assez, je pense, pour établir que l'anesthésie sensorielle et sensitive psychique est une psychonévrose que la suggestion ou l'auto-suggestion crée facilement chez beaucoup de sujets impressionnables, et non pas seulement chez les hystériques.

L'observation des faits m'oblige cependant à ajouter un autre mécanisme à cette conception purement psychique de l'anesthésie nerveuse.

Cette anesthésie reste-t-elle toujours une simple psychonévrose, c'est-à-dire une simple image psychique, sans modification anatomique ?

J'ai admis que l'anesthésique nerveux, quand on le pique avec une épingle par exemple, sent en réalité et perçoit la sensation un instant ; mais actionné par l'idée qu'il est insensible, il oublie qu'il a senti et superpose à la sensation perçue l'amnésie de cette perception. Ainsi s'explique ce fait : Si je pique *à l'insu du malade* son membre affecté d'anesthésie nerveuse, il a un mouvement réflexe et trahit dans sa figure la douleur perçue, bien qu'il affirme de bonne foi n'avoir rien senti. Les deux phénomènes, perception et effacement psychique de cette perception, sont donc là bien évidents.

Si je continue ensuite, au su et au vu du sujet, à le piquer, il ne trahit plus aucune réaction et reste impassible, car prévenu de ce qui l'attend, il a le temps de se cuirasser, c'est-à-dire de greffer l'amnésie sur la sensation aussitôt que perçue.

Cette explication cependant suffit-elle ? Je puis continuer indéfiniment à torturer ainsi le sujet prévenu, sans qu'il manifeste aucune douleur.

. Est-il admissible que la sensation douloureuse *perçue* d'une façon continue et prolongée puisse être annihilée à chaque instant, par la simple amnésie, par le simple effacement psychique, alors que cependant elle a été perçue, de façon à donner l'illusion d'une analgésie continue ? L'expérience suivante est démonstrative. Voici un sujet qui a une anesthésie nerveuse bien caractérisée et assimilée, si je puis dire. Je lui cause ; je le fais causer et rire. Pendant ce temps, une personne plonge l'épingle dans la région insensible, sans qu'il s'en doute. Or il continue à causer, à rire, comme si de rien n'était. Aucun geste, aucun mouvement ne trahit la moindre sensation, tandis qu'il pousse un cri aussitôt qu'on pique une autre région sensible. Ici le sujet n'a pas eu le temps de se cuirasser contre la douleur. S'il y avait eu sensation consciente, puis amnésie, les deux phénomènes n'auraient pu se suivre d'assez près pour que la sensation imprévue pût être effacée en même temps qu'elle se produisit. La sensation devait précéder son amnésie et le réflexe douloureux aurait eu le temps de se manifester.

Certains sujets, soumis à ces expériences, déroutent toutes les tentatives qu'on fait pour les prendre en flagrant délit de simulation ou d'auto-suggestion ; et l'impression que j'ai eue nettement dans ces cas est qu'il n'y a en réalité aucune sensation perçue, que certains analgésiques nerveux peuvent devenir, au bout d'un certain temps, ou après un certain nombre d'expérimentations, *réellement,* c'est-à-dire *organiquement* analgésiques. L'anesthésie d'abord purement psychique peut devenir, au moins momentanément, organique.

Ceci n'a rien d'extraordinaire. Nous avons vu que la suggestion ne fait pas que des illusions. Toute idée évoquée par le cerveau tend à devenir acte. La cellule centrale actionnée par une idée actionne les prolongements nerveux du neurone qui doivent le réaliser. L'idée d'une diarrhée peut créer la diarrhée, c'est-à-dire déterminer une congestion active avec catarrhe de la muqueuse intestinale ; l'idée ou image psychique d'une nausée crée un vomissement, l'idée du bâillement produit le bâillement. Certains sujets ont des rougeurs, des éruptions, voire même des stigmates et des vésications par suggestion. J'ai expérimentalement démontré qu'on peut accélérer ou ralentir le pouls par numération accélérée ou ralentie à haute voix et que le mécanisme de ce phénomène de suggestion semble être dans le dynamisme nerveux périphérique du muscle cardiaque (*Revue de médecine*, 1904, p. 912).

Des altérations visibles et tangibles ont été observées sur des mains affectées d'anesthésie nerveuse, dite hystérique : œdème, teinte rouge congestive, ou au contraire pâleur avec ischémie, abaissement de température : phénomènes matériels corrélatifs de l'anesthésie et créés par l'impression psychique.

L'idée de l'anesthésie, son image psychique, ne peut elle créer dans les fibres nerveuses des modifications moléculaires, dynamiques, peu profondes, inaccessibles au microscope, qui ne montre d'ailleurs que le nerf mort, qui ne montre pas la différence entre un nerf qui fonctionne et un nerf qui ne fonctionne pas. Le cerveau pourrait donc réaliser dans les nerfs sensitifs des modifications organiques suffisantes pour empêcher l'impression périphérique de passer. Ces modifications passagères sont toujours susceptibles de résolution ; elles n'aboutissent pas à une lésion profonde dégénérative : je n'ai pas vu d'anesthésie purement suggestive ou nerveuse devenir persistante.

Quoi qu'il en soit, cette altération anatomique dans certaines anesthésies nerveuses où siégerait-elle ? Ce n'est ni dans le cerveau, ni dans la moelle, ni dans les troncs nerveux. Je crois que c'est à la périphérie, dans les filets terminaux cutanés ; là où le phénomène d'analgésie est constaté, là où le psychisme le localise, il semble la réaliser par une modalité organique. L'expérience suivante me paraît le démontrer. Voici un sujet qui a une analgésie complète occupant l'avant-bras gauche, la main au-dessous et le bras au-dessus restant sensibles. L'analgésie est réelle ; une piqûre faite sur l'avant-bras, à l'insu du sujet, ne détermine aucune réaction. Or si je pique avec l'épingle la main, qui n'est pas anesthésiée, le sujet sent parfaitement. Donc l'impression a traversé sans entrave les troncs nerveux de la région anesthésiée restés bons conducteurs, par conséquent indemnes ; elle a traversé les filets sensitifs de la moelle et du cerveau jusqu'à l'écorce où elle a été perçue. Donc ce n'est pas sur ce trajet qu'existe l'obstacle à la transmission ; ce ne peut être que dans les petits filets nerveux périphériques de la peau ; là doit exister la modalité anatomique et fonctionnelle qui empêche la transmission de l'impression jusqu'aux troncs nerveux.

Cette modalité anatomique, cette solution de continuité fonctionnelle périphérique, le cerveau peut la réaliser instantanément. Voici un sujet chez lequel je crée par suggestion une hémianesthésie. Je pique la région anesthésiée ; le sujet présente une réaction douloureuse, mais affirme n'avoir rien senti. L'anesthésie est purement psychique. Je continue à piquer indéfiniment et longtemps ; le sujet ne réagit plus et ne manifeste plus aucune sensation. L'anesthésie est devenue réelle, organique. Or je puis instantanément par suggestion restaurer la sensibilité, ou transférer l'anesthésie d'un côté à l'autre alternativement. Donc la modalité anatomique de la périphérie peut être créée et défaite instantanément ; le sujet a pour ainsi la propriété de boucler ou déboucler instantanément la périphérie nerveuse sensitive.

Chez certains sujets cependant cette anesthésie psychique résiste à la suggestion ; la lésion paraît être plus profonde et plus persistante, le mécanisme organique de déclenchement de la périphérie nerveuse persiste, en dehors de la conscience. La région anesthésiée surprise à l'improviste par une piqûre ne réagit plus ; la modalité anatomique esthésiogène ne se résout pas à volonté par l'imagination actionnée du sujet. Aussi chez ces sujets, la guérison par psychothérapie de ce phénomène est souvent longue à obtenir ; la sensibilité ne se reconstitue que lentement et graduellement, comme on le verra dans nos observations. L'anesthésie diminue peu à peu, mais ne se résout pas brusquement ; il faut des jours et des semaines pour la restauration complète. N'est-ce pas un argument en faveur de la matérialisation de l'anesthésie ? N'en est-il pas de même pour les autres phénomènes de suggestion ou d'auto-suggestion, pour les autres psychonévroses qui n'obéissent souvent que lentement et graduellement à la suggestion thérapeutique.

Je résume mon opinion : L'anesthésie nerveuse, dite hystérique, comme l'anesthésie suggérée est toujours et peut être uniquement une illusion négative. L'esprit actionné par l'idée d'anesthésie efface l'impression perçue et consciente. Ceci est une vérité incontestable et que j'ai scientifiquement démontrée.

Mais l'esprit peut actionner organiquement les nerfs périphériques de la région où il localise l'anesthésie et y créer des modalités anatomiques qui ajoutent à l'anesthésie d'abord purement psychique une anesthésie organique. Ceci semble résulter des faits d'observations ; mais l'altération anatomique n'a pas encore été directement démontrée.

CHAPITRE XVIII

Le rétrécissement concentrique du champ visuel, coexistant souvent avec l'hémianesthésie, est considéré aussi
comme un stigmate fréquent de l'hystérie. Or ce stigmate,
pas plus que l'anesthésie, je ne le constate pas, quand je
ne le crée pas, chez une hystérique. Le champ visuel,
comme la sensibilité cutanée, est très facile à influencer
chez les sujets impressionnables, comme on le verra dans
mes observations. L'examen périmétrique de l'œil suffit à
donner à certains l'idée d'un affaiblissement de la vision et
crée un rétrécissement variable du champ visuel que la
suggestion peut d'ailleurs élargir de nouveau. Voici, par
exemple, un fait que j'ai constaté. A un sujet très impressionnable, je suggère qu'il ne voit pas de l'œil gauche ;
alors j'examine ses deux yeux ; je constate, outre l'amblyopie gauche suggérée, une diminution de l'acuité visuelle
avec rétrécissement du champ visuel de l'œil droit. C'est
un phénomène d'auto-suggestion. Car il suffit, dans ces cas,
d'agir sur le psychisme, en appliquant sur l'œil droit à
champ visuel rétréci un verre simple auquel j'attribue faussement des propriétés grossissantes, pour élargir son champ
et renforcer son acuité.

De tout cela, je conclus que les diverses variétés d'anesthésie sensitive et sensorielle dynamique ne sont pas l'apanage des sujets hystérisables et ne sont pas des stigmates caractéristiques. Le psychisme les surajoute à un grand nombre de maladies ou les crée de toutes pièces.

Il en est de même de la sensibilité exaltée, hyperesthésie ou douleurs. J'ai démontré que l'ovarialgie et les zones douloureuses hystérogènes n'ont pas la précision topographique signalée par les auteurs ; que chez les hystérisables on peut le plus souvent créer des zones hystérogènes sur toutes les régions du corps ; que chez les sujets non hystérisables, mais impressionnables, on peut créer des douleurs à volonté et les localiser sur les régions hypocondriaque, épisgastrique, ovarique, céphalique, thoracique, *ad libitum* ; je montrerai plus loin que certaines douleurs nettement localisées par les auteurs et dont la topographie permettrait de diagnostiquer certaines maladies, telles que les douleurs de l'ulcère rond, les points douloureux de la pleurésie diaphragmatique, le point douloureux de Mac-Burney dans l'appendicite, la sensibilité de la fosse iliaque droite dans la fièvre typhoïde, etc., sont souvent des phénomènes dus à une suggestion médicale inconsciente qui les crée en les cherchant ou qui grossit une sensation réelle, la fixe et l'entretient en actionnant le psychisme du sujet.

De même que l'anesthésie, l'hyperesthésie ou la douleur peut se greffer sur des maladies diverses, exagérant ou élargissant une douleur réelle.

Voici des exemples : Une jeune fille entre dans mon service avec un rhumatisme blennorrhagique du poignet droit. Outre la douleur articulaire, il existe dans tout l'avant-bras gauche une hyperesthésie douloureuse excessive, que la suggestion enlève, ne laissant que la douleur organique articulaire. Aucune crise ni stigmate hystérique n'existait chez cette malade.

Une jeune fille a eu pendant une fièvre typhoïde une coxalgie légère qui est guérie, en laissant une légère ankylose ; la cuisse ne peut être complètement fléchie sur le bassin, ni mise en abduction. Au bout de six mois, la malade ne marche pas encore, malgré la guérison de la coxalgie, parce qu'il reste une hyperesthésie douloureuse de la cuisse qui produit l'impotence fonctionnelle du membre. La suggestion guérit en sept jours cette hyperesthésie purement psychique surajoutée et restaure la marche avec une légère claudication. Aucun symptôme n'autorise le diagnostic hystérie.

Une autre jeune fille de 18 ans m'arrive de Berck-sur-Mer, à cause d'une coxalgie qui, depuis 6 ans, rend la marche impossible. Je reconnais que la coxalgie est guérie avec un certain degré d'ankylose qui ne doit pas empêcher la marche, mais que l'impotence est due à une douleur diffuse dans toute la cuisse, greffée sur la coxalgie et lui survivant. Le traitement psychique arrive en quelques semaines à enlever cette douleur et à restaurer la marche sans béquille et avec peu de claudication. Ici encore l'hystérie n'était pas en jeu.

Que de douleurs d'origine traumatique avec impotence fonctionnelle entretenues par le psychisme, alors que la cause a disparu, et qu'aucune lésion ne les explique, et cela chez des ouvriers nullement entachés d'hystérie, tous les médecins experts le savent ! Car ces cas se multiplent singulièrement depuis la loi sur les accidents du travail. Il s'agit dans la majorité des cas, non de simulation, mais d'auto-suggestion opportuniste, sans doute, le psychisme du blessé étant, de bonne foi, et à son insu, actionné par l'intérêt matériel.

Faut-il donner à ces cas le nom d'hystéro-traumatisme, alors qu'aucune crise ni manifestaton hystérique n'a jamais existé dans le passé, ni se développe dans l'avenir ? Ne vaut-il pas mieux dire psychonévrose traumatique ?

Ceci nous amène aux stigmates moteurs : Amyosthénie,

diathèse de contracture, catalepsie et les accidents moteurs : paralysies flasques ou avec contracture, monoplégie, hémiplégie, paraplégie, chorées et spasmes hystériques, tous ces symptômes se rencontrent avec une grande fréquence, à la suite de maladies ou causes diverses chez des sujets nullement hystérisables.

Exemples : Un surveillant des travaux se fait une blessure à la main droite, au niveau du pisiforme. Immédiatement la main se ferme avec un certain degré d'anesthésie dans la sphère du cubital qui disparaît graduellement. Malgré le retour de la sensibilité et l'absence de lésions, après cicatrisation, il ne peut ni écarter les doigts, ni ouvrir et fermer la main spontanément. En une seule séance, trois mois après l'accident, au bout de 10 minutes, la suggestion restaure le mouvement.

Il y avait eu sans doute lésion ou commotion du cubital, d'où anesthésie et paralysie. Mais la lésion guérie, l'impotence fonctionnelle persistait, entretenue par le psychisme, chez un sujet ne présentant aucune tare hystérique.

Un laboureur, âgé de 48 ans, sans aucun antécédent nerveux, fait dans mon service une fièvre typhoïde. Convalescent depuis longtemps, il reste confiné au lit, les jambes paralysées. Je constate des signes de névrite de la jambe droite ; atrophie assez marquée des muscles et abolition du réflexe patellaire. Il ne peut se tenir debout. Par la stimulation morale, j'arrive au bout d'une demi-heure à le faire se tenir debout, sans s'appuyer. En continuant cet entraînement les jours suivants, j'arrive en quelques semaines à restaurer la marche.

Il n'y avait aucune hystérie. La faiblesse musculaire, due à la névrite, avait donné l'illusion d'une paraplégie. La suggestion a dégagé cette névrite de ce que l'auto-suggestion y avait ajouté.

Une jeune fille de 18 ans, à la suite de fièvre typhoïde suivie d'influenza, est affectée d'une neurasthénie probablement infectieuse, caractérisée par de l'atonie physique et morale, de l'anorexie et de la paraplégie nerveuse. Elle faisait cependant tous les mouvements dans son lit, se tenait debout, mais courbée en deux, et ne pouvant malgré toute sa volonté, faire un pas spontanément. En la stimulant et l'entraînant à la marche tous les jours, faisant ainsi l'éducation de sa volonté, je guéris graduellement et complètement cette paraplégie psychique datant de un an. Cette jeune fille guérie depuis près de 10 ans, est aujourd'hui mariée et n'a jamais eu, ni avant, ni après, de phénomènes qu'on puisse taxer d'hystériques.

Une jeune fille de 16 ans est prise d'élancements douloureux avec fourmillements dans le membre supérieur droit. On pense à une névralgie. Huit jours après le début, contracture douloureuse dans tout le bras ; impossibilité à la malade d'ouvrir ou fermer la main. Pendant 8 mois tous les traitements échouent contre cette contracture douloureuse. Par suggestion et mouvements passifs imprimés au membre, je la guéris complètement en trois jours.

Il s'agissait sans doute d'une névrite passagère qui avait laissé à sa suite, par réaction psychique auto-suggestive, cette impotence chez une fille nullement hystérisable.

Une jeune fille de 26 ans a eu un entorse du pied droit. L'appareil plâtré enlevé, reste une contracture avec hyperesthésie excessive du pied droit. Cette contracture douloureuse résiste à tous les traitements, à la suggestion, aux pointes de feu. A la suite survient une rétraction du tendon d'Achille et un pied-bot équin. Il fallut à plusieurs reprises la chloroformer et sectionner le tendon d'Achille pour redresser le pied. Au bout de 4 ans survint sans cause connue une contracture pareille du pied gauche en extension sans grande douleur. Au bout de 4 ans 1/2 seulement, à la suite d'une émotion morale vive, la malade ayant été renvoyée pour insubordination sortit furieuse et la contracture se dissipa. Depuis, la malade marche bien, bien qu'il reste un certain degré d'atrophie musculaire de la jambe droite. Quinze ans se sont passés depuis, et la malade n'a jamais eu ni avant, ni après, de crise d'hystérie ni de manifestation nerveuse autre.

De nombreux exemples de ce genre se trouvent dans mes observations qui montrent tous ces symptômes ou stigmates moteurs sans crise hystérique, et des hystériques sans stigmates moteurs ; je peux même affirmer que la très grande majorité de ceux-ci n'en ont pas.

On décrit des stigmates mentaux ou psychiques, l'amnésie partielle ou générale, l'aboulie, l'incapacité de fixer l'attention, les perturbations des émotions et du caractère. Ces symptômes sont-ils fréquents, sont-ils constants chez les hystériques qui ne sont pas en même temps neurasthéniques ? Je vois nombre d'hystériques qui ne sont ni amnésiques, ni abouliques. L'hystérique, dit-on encore, est un être spécial, au point de vue moral. Il est menteur, simulateur, impulsif ; ou bien c'est une érotique. Cette assertion est erronée. La plupart ne sont ni rusées, ni simulatrices, ni érotiques ; beaucoup sont douces, dociles, honnêtes ; elles ont une certaine impulsivité ; mais elles ont souvent une grande délicatesse de sensibilité et de cœur. S'il en est de sensuelles, il en est aussi qui ne le sont nullement. Je trouve chez les hystériques, malgré certaines réactions vives exagérées qui constituent leur modalité, les mêmes caractères, les mêmes tempéraments, les mêmes vertus, les mêmes vices que chez celles qui ne le sont pas ! L'hystérique de roman, telle qu'on la représente, même dans les livres de médecine, est parmi les hystériques, je ne crains pas de le dire, un être exceptionnel. À moins qu'on n'appelle systématiquement hystériques toutes les femmes vicieuses, sensuelles, simulatrices, alors même qu'elles n'ont pas de crises !

L'hystérie est-elle caractérisée comme le disent les psychologues modernes par la désagrégation de la synthèse mentale, par l'aboulie, par le dédoublement de la personnalité, par le rétrécissement du champ de la conscience, par le défaut de la régulation dans les processus réflexes élémentaires psychiques ou organiques ? J'avoue ne pas bien concevoir cette savante psychologie pathologique ; mes hystériques ne m'ont pas fourni l'occasion de l'étudier chez elles. Je peux me figurer quelque chose d'analogue dans une certaine mesure chez tout sujet dominé par une émotion vive, colère, douleur, idée fixe, monoidéisé ou monodynamisé par une obsession émotive, sensorielle, psychique. Je ne trouve rien de semblable chez aucune de mes hystériques simples en dehors des crises. Sans doute des troubles psychiques existent quand la crise est greffée sur une psychose ; ils appartiennent à celle-ci et non au phénomène réactionnel hystérie.

En résumé tous ces prétendus stigmates sensitivo-sensoriels, moteurs, mentaux, ne sont pas l'apanage des hystérisables qui en sont le plus souvent exempts, tandis qu'ils peuvent exister chez ceux qui ne le sont pas.

On a décrit aussi comme manifestation de l'hystérie, de nombreux troubles fonctionnels, qu'on appelle parfois hystéries partielles et que j'appelle, comme on le verra au chapitre suivant, psychonévroses. La toux dite nerveuse ou hystérique, l'aphonie nerveuse, le mutisme nerveux, la dyspnée nerveuse, les vomissements nerveux, le hoquet nerveux, les éructations, la pseudo-tympanite nerveuse que je décrirai plus loin, sous le nom de ventre en accordéon, les céphalées, les hallucinations, etc., se rencontrent chez des sujets nerveux ou ayant des impressionnabilités nerveuses spéciales intéressant certains organes, avec ou sans crises d'hystérie. Une personne a une toux laryngée liée à un picotement de la muqueuse pharyngée ou laryngée due à quelques granulations. Cette toux d'abord organique peut se perpétuer par la conservation psychique de la sensation,

par auto-suggestion. Une jeune fille a un léger enrouement
catarrhal ; le psychisme transforme cet enrouement en
aphonie complète qui peut persister des semaines et des
mois et céder rapidement à la psychothérapie. Nombre de
toux et d'aphonies nerveuses se produisent ainsi chez des
sujets à larynx impressionnable, suggestibles, mais qui n'ont
jamais présenté de manifestations hystériques. Faut-il dire :
hystérie laryngée ?

Il en est de même des vomissements nerveux. Voici, par
exemple, une jeune femme entrée dans mon service, qui
vomissait tous ses aliments depuis six mois. Elle me fut envoyée par mon collège de chirurgie, à qui elle fut adressée
par son médecin croyant à la nécessité d'une gastro-entérostomie. Je la guéris rapidement par persuasion. Les vomissements s'étaient greffés sur une dyspepsie nerveuse
consécutive aux mauvais traitements infligés par un mari
alcoolique. Elle n'avait aucun symptôme d'hystérie. Dira-
t-on vomissements hystériques ? Et ces cas sont fréquents.

Ainsi en est-il de toutes les perturbations dynamiques
locales qui peuvent avoir une origine réelle organique ou
fonctionnelle, mais qui survivent à celle-ci, entretenues par
l'auto-suggestion. Leur fréquence chez les hystérisables
s'explique naturellement par leur impressionnabilité, leur
suggestibilité, leurs réactions vives, leur aptitude à évoquer
dans leur système nerveux les impressions diverses, et à en
créer la réalisation extérieure. Mais ces mêmes suggestibilités spéciales existent chez beaucoup de sujets à titre
de phénomènes locaux, sans autres troubles, et notamment
sans crises. Faut-il appeler hystérie, tous les phénomènes
d'auto-suggestion ? On est arrivé à cette conclusion que je
discuterai tout à l'heure.

Ce qui a encombré le champ de l'hystérie, c'est la
donnée d'observation suivante mal interprétée : il existe
chez certains sujets une diathèse native qui pendant toute
leur existence donne lieu à des manifestations variables,

fonctionnelles et organiques : psychonévroses ou toxi-neu-
rasthénies. Ce sont les convulsions de l'enfance, les terreurs nocturnes, la chorée, les phénomènes de dentition et
de croissance, c'est la psychose ou neurasthénie juvénile,
quelquefois avec anorexie nerveuse et impotences ; c'est la
toux nerveuse, le hoquet nerveux, les vomissements nerveux ; ce sont des psycho-neurasthénies à symptômes variables : ce sont des maladies organiques, polynévrites, myélites qui peuvent être appelées par cette diathèse toxique
native.

Si le sujet ajoute à cette diathèse native un appareil
hystérogène, l'émotivité due à ces diverses modalités nerveuses pourra greffer sur elles des crises d'hystérie.
Si le sujet n'a pas cet appareil, c'est-à-dire s'il n'est pas
hystérisable, toutes ces évolutions diverses se dérouleront
pendant l'existence des malades sans concomitance de
crises. Dira-t-on dans le premier cas que la polynévrite,
que la myélite sont de nature hystérique ! Appellera-t-on de
nom tous les phénomènes nerveux et psychiques, même
organiques, que le sujet traversera dans toute sa carrière
pathologique, alors que des évolutions pareilles peuvent
exister sans crises ? La littérature médicale est pleine
d'observations de ce genre décorées du nom d'hystéries.
N'est-il pas certain qu'on a pris la crise, manifestation secondaire, simple réaction réflexe émotive impressionnant
souvent par sa physionomie orageuse qui se greffe sur les
états morbides divers, comme le symptôme fondamental,
comme la maladie elle-même, alors qu'elle n'est qu'un épiphénomène fonctionnel surajouté ?

De cette conception erronée de l'hystérie, une vraie
confusion mentale est née. Car ce ne sont pas seulement
les troubles psychonerveux ou neurasthéniques qu'on a
qualifiés hystérie. Comme la crise, nous l'avons vu, peut
se greffer sur toutes les maladies et s'associer par conséquent à tous les symptômes, on en est arrivé à endosser à

l'hystérie toute cette symptomatologie, et naturellement à prétendre que l'hystérie fait et simule toutes : méningite, rhumatisme, pneumonie, fièvre typhoïde, grossesse, affection cardiaque, apoplexie, myélite, tabes, polynévrite, gastrite, hémorragies.

On a décrit une fièvre hystérique, une hystérie pulmonaire, une pseudo-tuberculose hystérique [1], du méningisme hystérique [2], une fièvre larvée ou intermittente hystérique [3], une hystérie syphilitique [4].

On a décrit un sein hystérique, une maladie de Reynaud hystérique, des affections cutanées, pemphigus aigu, eczéma, vitiligo, etc., hystériques, des ulcérations buccales cutanées, des gangrènes cutanées hystériques, de l'épididymite hystérique [5].

On a dit que la majorité des faits de goitre exophtalmique ne sont pas autre chose que de l'hystérie se présentant sous un aspect spécial [6].

On a dit que le plus souvent l'ictère émotif est une manifestation hystérique. Que n'a-t-on dit encore ?

Depuis un an seulement, la Société de neurologie, revisant la question de l'hystérie, a semblé reconnaître, après moi, qu'on avait fait fausse route en englobant dans l'hystérie une pathologie si complexe ; mais elle n'arrive pas encore à en donner une définition précise ; elle paraît en faire encore une entité morbide qui comprend entre les crises une association de troubles psychiques et nerveux divers mal définis.

1. E. Laurent. De l'hystérie pulmonaire chez l'homme (*L'Encéphale*, 1889). — Tostivent. Contribution à l'étude de l'hystérie pulmonaire. *Thèse de Paris*, 1888. — Debove. Recherches sur l'hystérie fruste et la congestion pulmonaire (*Union médicale*, 1883). — Fabre. *L'hystérie viscérale*, 1893.

2. *Mémoire de la Société médicale des hôpitaux*, 1885. — Fabre. *Thèse de Paris*, 1888.

3. Rineux. *Gazette hebdomadaire*, 1876.

4. Fournier. *Société française de Dermatologie et de Syphiligraphie*, 1895.

5. *Société française de Dermatologie*, 1895.

6. Pater. *Thèse de Paris*, 1898. Études sur les rapports du goitre exophtalmique et de l'hystérie.

Babinski qui m'avait vivement combattu [1], défendant la doctrine de la Salpêtrière, a fait peu à peu une évolution notable vers mes idées. Il reconnaît comme moi la nature suggestive des prétendus stigmates de l'hystérie, et le rôle prépondérant de la suggestion dans ses diverses manifestations et dans leur guérison.

Mais il semble englober encore toutes les psychonévroses dans l'hystérie. « Ce qui caractérise, dit-il, les manifestations hystériques, c'est la possibilité de les reproduire chez certains sujets avec une exactitude rigoureuse par suggestion et d'autre part de les faire disparaître sous l'influence exclusive de la persuasion. Le mot *pithiatisme* fabriqué avec deux mots grecs signifiant « persuasion » et « guérissable » est proposé par l'auteur pour remplacer le mot hystérie.

Sans doute la plupart des symptômes considérés par les auteurs comme stigmates ou manifestations de l'hystérie, anesthésie, contracture, paralysies, psychonévroses viscérales, étant souvent purement psychiques, comme je l'ai démontré, étant créés par suggestion ou auto-suggestion, sont justiciables de la suggestion thérapeutique et peuvent être reproduits par persuasion. Mais peut-on dire que tous les troubles suggestifs susceptibles de guérir par persuasion soient de l'hystérie? C'est détourner singulièrement le mot hystérie de son sens primitif et lui donner une signification inattendue.

Voici un médecin qui en présence d'un malade couvert de poux se figure en avoir attrappé et ressent par auto-suggestion de violentes démangeaisons. Je le persuade qu'il n'a pas de puces ; les démangeaisons disparaissent. Est-ce une démangeaison hystérique ! Produite par auto-suggestion, elle a disparu par persuasion.

Un tel à la suite d'un traumatisme guéri continue à sentir des douleurs dans la région blessée, ou des picotements

1. *Gazette hebdomadaire de médecine*, 1891.

dans l'œil, à la suite d'un grain de poussière enlevée. La douleur, les picotements sont entretenus par auto-suggestion. Je le guéris par persuasion. Est-ce une douleur, sont-ce des picotements hystériques ?

Tel autre a vomi par hasard en mangeant une carotte. Depuis, chaque fois qu'il mange une carotte, l'idée de vomir se présente à son esprit et le fait vomir. Je le guéris par persuasion. Sont-ce des vomissements hystériques ?

Attribuer à l'hystérie tout ce qui relève de la suggestion, conformément à la définition de Babinski, serait attribuer à ce mot toutes les psychonévroses que nous envisagerons dans le chapitre suivant, c'est-à-dire des milliers de troubles dans toutes les sphères motrices, sensitives, sensorielles, viscérales, émotives, purement fonctionnelles que le psychisme crée accidentellement chez nous, qu'il greffe aussi sur des maladies réelles. L'hystérie ne serait plus une maladie, ni un symptôme, mais une classe de symptômes multiples disparates. Et, chose singulière, le phénomène hystérique par excellence, le seul auquel les premiers observateurs ont donné ce nom, le seul qui, suivant nous, doit conserver cette dénomination, la crise d'hystérie ne répondrait plus à cette définition !

La première crise d'hystérie qui se déclare chez un sujet est due à une émotion spéciale ; c'est une réaction psycho-dynamique exagérée. Ce n'est ni une suggestion, ni une auto-suggestion. Doit-on considérer tout symptôme relevant de l'auto-suggestion comme une hystérie mono-symptomatique ? On est allé jusqu'à dire que les hystériques seuls sont suggestibles. Sans doute si on définit hystérie par suggestibilité ! Mais est-on autorisé à dénaturer le sens traditionnel des mots ? Les rêves eux-mêmes ne sont qu'une auto-suggestion hallucinatoire créée par un souvenir qu'une impression fortuite éveille dans un cerveau endormi, dépourvu du contrôle. Sommes-nous hystériques quand nous rêvons ?

De ce que beaucoup d'hystérisables sont suggestibles, il ne résulte pas que tous les phénomènes de suggestion doivent être appelés hystériques, car l'immense majorité des suggestibles n'est pas hystérique, ni hystérisable (dans le sens de crises) ; et l'hystérabilité n'est pas proportionnelle à la suggestibilité. Je n'insiste pas sur l'analogie que Babinski veut établir entre l'hystérie et l'hypnotisme, « les deux étant faits de la même pâte, se confondant l'une avec l'autre, le dernier étant dû à la suggestion, le premier apparaissant spontanément sous l'influence de l'auto-suggestion. »

Rien, absolument rien de ce que j'ai vu ne confirme cette opinion.

Je résume en quelques propositions les conclusions qui se dégagent de cette étude :

1° Les crises d'hystérie constituent une réaction psycho-dynamique exagérée, d'origine émotive ;

2° Elles peuvent être primitives, c'est-à-dire se développer chez un sujet sain, à la suite d'une émotion spéciale, frayeur, colère, chagrin, douleur, variable suivant chaque sujet ;

3° Elles peuvent être secondaires, c'est-à-dire se développer dans le cours d'une maladie, neurasthénie, psychose, névrose, affection organique, toxique ou infectieuse, toujours par le mécanisme d'une cause émotive créée par la maladie ;

4° Ces crises se développent chez les sujets qui ont un mode de réaction spéciale exagérée à l'égard de certaines émotions, c'est-à-dire chez les sujets qui ont un appareil hystérogène, qui sont hystérisables ;

5° Les stigmates sensitivo-sensoriels décrits par les auteurs comme caractéristiques de l'hystérie (anesthésie, rétrécissement du champ visuel, ovarialgie, etc.) n'existent pas chez les hystérisables en dehors de la suggestion médicale qui les produit souvent à son insu par l'exploration du sujet ;

6° Les phénomènes décrits sous le nom d'hystérie viscérale ou mono-symptomatique, toux, aphonie, hoquet, vomissements nerveux, anesthésie, impotences, etc., se rencontrent fréquemment chez des sujets non hystérisables ; ce sont des psychonévroses viscérales qui relèvent aussi du psychisme ;

7° L'hystérie n'est pas une entité morbide. Ce mot ne doit pas être détourné de son sens primitif pour être appliqué aux innombrables psychonévroses d'origine émotive, suggestive ou traumatique, il doit être réservé aux seules crises que certains sujets subissent par certaines causes émotives et qu'ils sont aptes souvent à reproduire par suggestion ou auto-suggestion.

L'hystérie est une psychonévrose se manifestant par les crises auxquelles depuis l'antiquité, on est convenu d'attribuer ce mot. Mais toutes les psychonévroses ne doivent pas être appelées hystérie.

CHAPITRE XIX

J'ai dit que l'hystérie est une psychonévrose. Nous avons vu d'autres psychonévroses lui être associées ou exister sans elles. Qu'est-ce qu'une psychonévrose ? C'est un trouble fonctionnel purement dynamique, sans lésion ni toxine, d'origine émotive ou psychique et qui peut être entretenu ou répété par auto-suggestion. Telles sont les diverses crises d'hystérie. L'émotion qui la produit comme celle des autres psychonévoses peut être due à une cause fortuite accidentelle ; dans ce cas la psychonévrose est simple ; elle peut être consécutive à une maladie organique ou toxi-infectieuse ; dans ce cas elle n'est qu'un épiphénomène. Ce que nous avons dit de l'hystérie se rapporte à toutes les psychonévroses.

Elles sont excessivement fréquentes et variées. On peut dire que presque tous les symptômes dont l'organisme dispose et que les maladies organiques peuvent déterminer, tels que douleur, anesthésie, paralysies, convulsions, dyspnée, vomissements, etc., sont susceptibles d'être créés, à l'état de psychonévroses, sans lésions, par le psychisme émotif ou par auto-suggestion. De plus, quand ces symptômes sont déterminés primitivement par une cause organique, ils peuvent être *entretenus* ou *reproduits* à titre de simples névroses par l'auto-suggestion, quand la cause organique a disparu.

La *sphère de la sensibilité générale* est la plus riche en psychonévroses. Douleurs de toute intensité et de toutes qualités, localisées dans toutes les régions du corps, anesthésies cutanées et profondes, perversions de la sensibilité créant des sensations bizarres, symptômes continus, intermittents, périodiques, avec exacerbations paroxystiques, ou symptômes déterminés seulement par certains actes, tout se réalise par l'imagination, sans substratum anatomique.

Citons, au hasard, quelques exemples ajoutés à ceux déjà relatés précédemment.

Un enfant de neuf ans, entré à la clinique pour une fièvre muqueuse bénigne, présente au niveau de l'ombilic une hyperesthésie douloureuse excessive sur une zone de 5 centimètres : le moindre attouchement de cette région provoque des cris. Cette hyperesthésie, dit la mère, date d'un an, consécutive à une légère excoriation de l'ombilic cicatrisée. L'enfant est rapidement guéri par suggestion et on peut alors toucher la région sans qu'il manifeste aucune douleur.

Il y a eu là exacerbation auto-suggestive d'une douleur réelle et conservation de cette douleur comme image psychique, constituant une psychonévrose de sensibilité. Ces cas sont fréquents chez les sujets impressionnables et ne sauraient échapper à l'interprétation médicale.

D'autres névroses de sensibilité douloureuse sont plus complexes et donnent lieu facilement à des erreurs de diagnostic. Voici un exemple : Un cordonnier, âgé de 53 ans, bien portant auparavant et nullement nerveux, avait depuis quatre mois une douleur excessive à l'occiput et à la nuque, avec des exacerbations lancinantes durant plusieurs heures, lui arrachant des cris, se répétant toutes les nuits et l'empêchant de dormir. Cela devint un gémissement presque continu ; il ne put plus travailler, se tenait la tête dans les mains, marchait sans oser la tourner, de peur d'exagérer ses douleurs. Cette attitude rendait sa démarche un peu irrégulière. Mon chef de clinique et mes élèves avaient accepté le diagnostic du médecin qui adressait le malade, tumeur cérébelleuse ; diagnostic qui paraissait confirmé par quelques vomissements que le malade avait eu en dernier lieu. L'intensité extraordinaire et anormale de ces douleurs subjectives me firent soupçonner un élément psychique, sans substratum organique ; ce que la thérapeutique confirma. Cette douleur était survenue à la suite d'un coryza pour lequel on avait prescrit de renifler par le nez, en la faisant revenir par la gorge et la bouche, de l'eau salée froide ; celle-ci produisait sur le pharynx une impression douloureuse que le malade localisa à la nuque et à l'occiput et qui arriva peu à peu à persister par auto-suggestion. Je le guéris par suggestion verbale et des injections sous-cutanées d'eau simple, lui faisant croire que c'était de la morphine ; ce ne fut pas sans difficulté ; mais en dix jours de traitement, la guérison fut radicale et persistante.

Voilà donc une psychonévrose de sensibilité douloureuse qui en imposa pour une tumeur cérébelleuse. Si le malade avait eu le moindre signe de syphilis antérieure, nul doute qu'on ne lui eût infligé un traitement mercuriel intensif qui aurait peut-être, avec le temps et la suggestion médicale adjuvante, exercé une influence suggestive heureuse et confirmé faussement le diagnostic dans l'esprit du médecin traitant.

Dans ces deux cas, la psychonévrose douloureuse resta localisée. D'autres fois, elle s'étend et se complique par l'addition d'autres symptômes qui déroutent le diagnostic.

Voici par exemple, une femme impressionnable qui, à la suite d'une contusion de l'abdomen, sans lésion sérieuse, accuse des douleurs vives persistantes. La palpation du ventre lui arrache des cris. La malade, convaincue qu'il y a quelque chose de dérangé dans la matrice, ressent des tiraillements, du malaise abdominal, des élancements douloureux qui s'exagèrent quand elle marche. C'est une psychonévrose de sensibilité abdominale. La psychothérapie bien conduite peut la guérir.

Chez telle autre, les mêmes symptômes persistent longtemps, rebelles à la suggestion et appellent à leur suite d'autres manifestations ; les douleurs se propagent aux reins, au dos, dans les membres inférieurs ; la malade devient anxieuse, perd l'appétit et le sommeil. La *psychonévrose abdominale est devenue une psychonévrose générale*. Le médecin qui méconnaît le mécanisme psychique de ces phénomènes examine l'abdomen avec soin, localise et précise les sensations, attache son attention à la rénitence souvent due à la défense musculaire, trouve, parce qu'il la crée en la cherchant, l'ovarialgie, et contribue à son insu à perfectionner l'auto-suggestion morbigène.

Cela arrive d'autant plus fréquemment que ces sensations douloureuses peuvent avoir une origine réelle, un déplacement utérin, quelques adhérences péritonéales, une salpyngite, etc. ; mais ces *sensations réelles, exagérées par l'impressionnabilité nerveuse*, engendrent tout un syndrome abdominal qui peut n'être qu'une psychonévrose auto-suggestive locale ou généralisée.

De plus, s'il existe chez la malade une diathèse nerveuse native disposant à l'auto-intoxication neurasthénique[1], celle-ci peut être éveillée par cette névrose et *l'élément toxique s'ajoute à l'élément simplement psychique*.

La maladie, quelquefois engendrée par suggestion et curable par elle lorsqu'elle est simplement nerveuse, dynamique, est rebelle à la phychothérapie, quand l'infection ou

---

1. Voir le chapitre suivant.

l'hérédité greffe sur elle ses produits de dyscrasie nutritive. De guerre lasse, le médecin impuissant appelle le chirurgien.

Que de neurasthénies abdominales laparotomisées avec ovariotomie et même hystérectomie qui ont conservé leurs souffrances physiques et morales !

Le psychisme au lieu d'exalter la sensibilité, de faire des douleurs et de l'hyperesthésie, peut diminuer la sensibilité et faire des anesthésies sensitives et sensorielles.

Nous avons longuement étudié ces anesthésies nerveuses ou psychiques qui sont des psychonévroses de sensibilité.

Les organes sensoriels peuvent être affectés par le même mécanisme. La cécité et la surdité psychiques, l'anosmie, l'agueusie peuvent exister comme illusions de l'esprit et simuler une réalité.

Une obnubilation visuelle passagère, un bruit acciden- tel, comme tintement d'oreille, une odeur désagréable, une sensation gustative étrange, passagèrement perçus, peuvent persister dans le sensorium comme images psychiques et être rapportés comme si les sensations étaient réelles, aux organes sensoriels. Nous avons tous eu de ces illusions transitoires qui, lorsqu'elles sont durables, deviennent des psychonévroses.

Dans le *domaine de la motilité*, les troubles nerveux créés par le psychisme sont aussi nombreux que dans celui de la sensibilité. Les deux peuvent s'associer comme dans le cas de la jeune ouvrière dont j'ai parlé, affectée de névrose traumatique de la main.

Voici un cas analogue. Un jeune homme se fait une bles- sure légère au niveau du pisiforme droit. La main se ferma tout de suite. Il y eut un certain degré d'engourdissement dans la sphère du cubital, lequel avait disparu quand le malade se présenta à ma consultation. Mais depuis ce mo- ment, il ne peut pas écarter les doigts, ni ouvrir, ni fermer spontanément la main. Le malade, qu'on croyait atteint d'une lésion du nerf cubital, fut guéri par suggestion en une séance ; tandis que chez la jeune fille, la guérison fut très difficile à obtenir.

Il y a eu peut-être une légère lésion du cubital qui produisit la paralysie, mais celle-ci survécut à sa cause, comme psychonévrose d'origine traumatique.

Ces névroses traumatiques avec impotence fonctionnelle ou paralysie complète localisée, sont très fréquentes comme accidents de travail ; elles sont toujours curables, plus ou moins facilement, lorsqu'elles ne donnent pas lieu à de la neurasthénie toxique consécutive, comme dans les cas que nous avons mentionnés.

Mais alors même qu'il ne s'agit que d'une névrose locale du membre traumatisé, douleur, paralysie, contracture, sans toxine, ni lésion, certainement justiciable de la psychothérapie, le malade oppose souvent une résistance très grande et maintient sa névrose envers et contre toutes les thérapeutiques, comme ce fut le cas chez notre jeune fille, bien qu'elle n'eût aucun intérêt à la conserver. C'est surtout lorsqu'un procès est en jeu avec le patron ou la Compagnie d'assurances, qu'une vraie opportunité morbide, souvent favorisée par les suggestions intéressées de l'entourage, entretient l'auto-suggestion quelquefois à l'insu du blessé et de bonne foi, sans simulation ; et ainsi se constitue une psychonévrose de motilité et de sensibilité, chronique et difficilement réductible.

« La prompte solution du procès en question amène souvent une amélioration marquée et dans certains cas, les accidents disparaissent brusquement et complètement aussitôt que le blessé a été indemnisé. Mais cette solution est loin d'être toujours efficace et Francotte a prouvé dans une thèse récente que beaucoup d'hystéro-traumatismes n'ont fait qu'empirer malgré l'indemnité perçue et ont fini par aboutir à la mort, dans le marasme, au bout de deux, trois ou qua-

ans [1] ». Il s'agit dans ces cas de psychoneurasthénies toxi-infectieuses générales qui sont venues se greffer sur le traumatisme. Le médecin devra donc, dans les cas complexes, discerner ce qui est névrose pure, toujours justiciable de la psychothérapie après un temps plus ou moins long, malgré la ténacité de résistance, de ce qui est auto-intoxication nerveuse consécutive, toujours rebelle à la suggestion. Le pronostic dépend du diagnostic.

Sans doute il y a des simulations intéressées ; mais elles sont, d'après mon expérience, plus rares qu'on n'est enclin à le penser. Il ne faut pas confondre simulation avec auto-suggestion, bien que celle-ci ait souvent le caractère d'une simulation inconsciente. Les médecins qui ne connaissent ni la suggestion, ni la psychoneurasthénie toxi-infectieuse telle que je l'ai établie, s'exposent à considérer beaucoup de névroses traumatiques chroniques comme de la simulation et peuvent égarer la justice.

Ce qui est vrai, je le répète, c'est que la loi sur les accidents de travail a multiplié singulièrement les cas de ce qu'on appelle hystéro-traumatisme, en créant une opportunité morbide qui la suggère. Dernièrement, à Nancy, une vingtaine de médecins de réserve, pendant des manœuvres de nuit, versèrent avec leur break dans un fossé. Tous furent plus ou moins sérieusement contusionnés, tous guérirent sans accidents consécutifs. Si les blessés eussent été de simples soldats ou des ouvriers, il y eut eu probablement parmi eux des névroses traumatiques consécutives persistantes.

Outre les traumatismes, des causes nombreuses produisent des impotences fonctionnelles, motrices.

Une jeune fille a quelques douleurs à la cuisse, peut-être

1. P. Reclus. Leçon sur l'hystéro-traumatisme, *Echo de médecine et de chirurgie*, Paris, 1ᵉʳ octobre 1907.

un peu d'ostéite épiphysaire passagère à la partie supérieure du fémur. L'affection est guérie, mais la douleur persiste exagérée ou maintenue par l'impressionnabilité nerveuse ; la malade continue à boiter, évite de fléchir la cuisse, n'ose pas appliquer la plante du pied sur le sol, c'est une *pseudo-coxalgie nerveuse*, psychonévrose de sensibilité et de motilité dont l'éducation suggestive la guérit.

Je vois fréquemment le cas suivant : un de mes malades a eu un rhumatisme articulaire aigu qui est resté longtemps localisé, par exemple à l'articulation scapulo-humérale. L'articulation est guérie ; il n'y a pas d'atrophie musculaire. Mais le malade ne peut élever son bras jusqu'à l'horizontale, sans pousser des cris. L'impression douloureuse paralysante n'est plus que dans son cerveau, car par l'entraînement suggestif, j'arrive en peu de jours à neutraliser la douleur et à restaurer la motilité.

Un vieillard atteint de pneumonie est guéri depuis plusieurs semaines, mais continue à garder le lit. Quand je le fais mettre debout, il chancelle, ne peut se tenir, accuse une très grande faiblesse dans ses jambes, se croit paralysé, et tombe, s'il n'est soutenu. En peu de jours, lui donnant confiance en lui-même, je lui apprends à marcher, et je guéris cette parésie psychique, exagération par le sensorium d'une faiblesse réelle post-pneumonique.

Je viens de traiter deux dames fort intelligentes qui toutes deux, depuis de longues années, ne pouvaient marcher quelques minutes sans ressentir une lassitude extrême qui les obligeait à s'arrêter, sous peine pour l'une d'elle d'agitation nocturne avec insomnie. Cette lassitude avait survécu à d'anciens troubles nerveux guéris ; elle ne paraissait plus avoir de raison d'être organique, bien qu'elle eût résisté à tous les traitements. Je les guéris en une quinzaine de jours en les faisant marcher graduellement un peu plus tous les jours et leur prêchant de l'assurance, de façon à inhiber cette sensation psychique paralysante.

Ce sont là des *impotences motrices auto-suggestives ;* d'autres fois ce sont des paralysies complètes d'un ou plusieurs membres, qui se manifestent à la suite d'une émotion, d'une sensation, d'un traumatisme.

Un malade impressionné par une peur subite sent ses jambes qui se dérobent et s'engourdissent. L'impression de paralysie se présente à son esprit ; l'idée devient acte ; la paraplégie psychique existe.

D'autres fois elle se fait graduellement. Une nerveuse sent ses jambes faibles ; elle craint d'être paralysée, et hantée par cette idée, elle constate que la faiblesse tous les jours augmente, jusqu'à ce que la paralysie soit complète. Cette paralysie auto-sugestive, greffée sur une sensation trompeuse, peut s'accompagner d'anesthésie, elle peut être flasque ou rigide.

La *contracture* d'un ou plusieurs membres, avec ou sans anesthésie, s'établit quelquefois brusquement, à la suite d'un traumatisme, d'une douleur, d'une émotion, d'une crise nerveuse ; ces contractures nerveuses, dites hystériques, peuvent être passagères, ou continues et se prolonger des années, très rebelles à la suggestion. J'ai relaté l'histoire d'un malade qui, à la suite d'une entorse traitée par un appareil plâtré, eut une contracture des deux jambes qui dura pendant cinq ans, irréductible, et finit par guérir.

Si le mécanisme psychique de la paralysie flasque s'explique facilement, car on conçoit l'inhibition motrice par la peur, par la douleur, par une sensation de faiblesse ou d'engourdissement, il semble plus difficile d'expliquer le mécanisme de la *contracture psychique.*

Pour le comprendre aisément, il suffit de constater la facilité avec laquelle on peut réaliser la contracture expérimentale, ce que je montre tous les jours à mes élèves. Chez certains sujets, si j'étends l'avant-bras sur le bras, je sens une certaine rigidité, si bien que si je veux alors de nouveau fléchir l'avant-bras, le sujet résiste ; quelques-uns résistent au point que la flexion est impossible, ils y opposent une contracture irrésistible. L'extension que je fais de l'avant-bras sur le bras suffit à donner au sujet la suggestion d'immobilisation dans cette attitude qu'il réalise inconsciemment par la contracture.

Chez d'autres, qui ne réalisent qu'une contracture moindre, il suffit que je dise aux élèves : « Voyez, le bras est raide ; je ne peux plus fléchir », pour que la contracture se perfectionne, devienne complète et irréductible.

Cette contracture expérimentale est d'ailleurs facile à résoudre par la simple affirmation que le bras peut de nouveau se fléchir.

Cette manipulation me sert souvent à la clinique pour apprécier la suggestibilité des malades ; elle peut même servir à dégager certains dynamismes psychiques. J'ai actuellement dans mon service clinique un jeune homme affecté de paralysie saturnine des extenseurs de la main qui n'obéissent plus à l'électricité. Ce jeune homme uon seulement ne peut pas étendre ses mains et ses doigts, mais il ne fait presque aucun mouvement avec les bras et les avant-bras qu'il ne peut pas lever en l'air. Il paraît avoir une paralysie totale des membres supérieurs. Cependant il n'en est rien. Car je puis réaliser chez lui, par l'extension suggestive des avant-bras sur le bras, la contracture telle qu'il est impossible de les fléchir. Il est donc certain que les muscles des bras et avant-bras ne sont pas paralysés, ils obéissent d'ailleurs à l'électricité.

Le malade a une simple paralysie des extenseurs de la main par névrite dégénérative saturnine. Sur cette paralysie organique, le psychisme greffe une psychonévrose auto-suggestive de paralysie totale du membre, et sur les deux je greffe expérimentalement une psychonévrose de contracture des extenseurs de l'avant-bras sur le bras, que je ne pourrais pas produire si ces muscles étaient réellement paralysés.

Cette facilité à réaliser des contractures, constatée par Charcot, a été appelée par lui diathèse de contracture.

Elle peut se manifester spontanément chez certains malades. Tel, par exemple, a un membre immobilisé par une douleur, un traumatisme, une arthrite ; on lui applique un appareil inamovible. On enlève l'appareil ; la douleur, l'arthrite ont disparu. Mais l'immobilisation en extension a déterminé une certaine raideur qui, chez la plupart, est légère et passagère. Chez lui, à la faveur d'une impressionnabilité nerveuse spéciale, cette raideur s'exagère par le sensorium et devient contracture permanente, contre laquelle le sujet lutte en vain, une fois que l'auto-suggestion de cette contracture est ancrée comme image psychique dans le cerveau.

Une sensation brusque de douleur dans une jambe produit souvent une crampe passagère, vrai réflexe de contracture. Chez certains sujets, cette contracture peut persister ; ce réflexe psychodynamique local peut être considéré comme une sorte d'hystérie locale. Quelquefois, au lieu d'une contracture, ou convulsion tonique des membres, c'est un tremblement convulsif, ce sont des convulsions cloniques, passagères ou persistantes plus ou moins longtemps, qui constituent cette psychonévrose ou hystérie locale, déterminée par une émotion, dans le membre. De même une émotion cérébrale vive peut déterminer une réaction psychodynamique de convulsions toniques, contracture, ou des mouvements convulsifs, cloniques, *généralisés*, constituant une vraie crise d'hystérie. La contracture localisée dans un membre comme la contracture généralisée hystérique sont des réactions émotives réflexes qui peuvent être conservées par auto-suggestion. La crise d'hystérie n'est au fond, on le voit, qu'une psychonévrose généralisée toujours consécutive à une émotion, souvent entretenue et reproduite par le psychisme auto-suggestif.

Ces phénomènes de contracture locale émotive sont très

fréquents. Je connais une jeune femme nerveuse, impressionnable, qui fait facilement de l'aphonie nerveuse ; elle a une légère arthrite sèche temporo-maxillaire droite. Or, il lui arrive fréquemment, à la suite d'émotion, d'être prise de trismus complet qui se greffe sur la sensation déterminée par l'arthrite. Ce trismus peut durer plusieurs jours et cède en quelques secondes à la manipulation douce suggestive que je fais pour ouvrir sa bouche.

Une autre cliente, affectée d'hémiplégie organique avec l'attitude caractéristique de la main, du poignet, des doigts un peu infléchis, greffe parfois sur cette raideur paralytique, à la suite d'émotion, une contracture brusque complète de tout le membre avec occlusion forcée de la main et anesthésie, que je résous facilement par le même procédé.

Nombreuses sont les *psychonévroses de stabilité et de motilité,* consistant en mouvements involontaires, coordonnés ou désordonnés, tics, clignement de paupières, mâchonnement, mouvements choréiformes ou fausses chorées, vibratoire, malléatoire, saltatoire, salutatoire, paramyoclonus multipex, astasie, abasie, tous souvent phénomènes auto-suggestifs qui ne constituent que des symptômes et non des maladies, entités morbides. Tels encore le tremblement nerveux, la crampe des écrivains et d'autres crampes professionnelles, une série de grimaces, gesticulations, impulsions motrices, variées, bizarres ; tous ces phénomènes correspondent souvent à des représentations mentales que l'organisme exécute par auto-suggestion, qui cèdent souvent à la psychothérapie, mais résistent aussi souvent, lorsque l'habitude nerveuse acquise en a fait une sorte d'automatisme réflexe.

Le bégaiement nerveux rentre aussi dans cette catégorie de phénomènes. En voici un exemple. J'ai vu récemment un jeune homme de 14 ans qui depuis sept ans bégaie horriblement. Quand il veut parler, la bouche et la langue sont agitées de contractures spasmodiques qu'il ne peut maîtriser ; il est intelligent, d'une impressionnabilité nerveuse moyenne, n'a jamais eu d'autre manifestation nerveuse ou hystérique. Voici comment le bégaiement s'est déclaré. Une armoire s'était renversée en l'effleurant, sans le blesser ; le choc émotif produisit le bégaiement spasmodique qui a continué depuis. Au lycée, ses maîtres ne peuvent l'interroger.

L'année dernière, il est venu me voir ; je l'ai guéri en quelques jours, avec la plus grande facilité par l'éducation suggestive, en le faisant parler et lire à haute voix et lui inspirant confiance en lui-même. Après quelques mois de guérison complète, il s'est remis à bégayer à la suite d'une nouvelle émotion peut-être favorisée par l'évolution de croissance. Il est revenu me voir et j'ai essayé de nouveau le même procédé sans réussir ; l'auto-suggestion spasmodique bucco-lingual résiste actuellement. Et cependant il n'y a que de l'auto-suggestion, car quelquefois le jeune malade répond pendant un certain temps très bien à toutes mes questions sans le moindre bégaiement. C'est surtout lorsque je veux le faire lire à haute voix que ce bégaiement se manifeste sans que je puisse le maîtriser.

Cette observation montre combien la même psychonévrose peut être chez le même malade, tantôt facile à déraciner par la psychothérapie, tantôt difficile ou même irréductible, sans qu'on puisse toujours déterminer les conditions qui font cette docilité ou cette résistance psychique. C'est chose complexe que le psychisme.

Voyons rapidement ce qu'il produit dans les autres domaines. Dans *celui des voies digestives,* de nombreux troubles fonctionnels sont créés par lui. Un corps étranger retenu un instant dans le pharynx peut laisser à sa suite une sensation persistante avec pharyngisme. Tics de déglutition ou aérophagique, œsophagisme, hoquet, éructations, régurgitations, peuvent, une fois provoqués par une cause réelle créant ce réflexe, se continuer ou se répéter par une sensation imaginaire auto-suggestive, et constituer une sorte d'automatisme.

Tels sont encore les vomissements nerveux. Une personne ayant vomi par hasard, après avoir mangé un aliment inoffensif, des carottes par exemple, conserve l'idée qu'elle ne tolère pas ce légume, et vomira chaque fois qu'elle en mangera ; alors même qu'elle n'a aucune aversion pour elles.

Une autre ayant une dyspepsie réelle, hyperchlorhydrique par exemple, ne se contente pas de vomir de temps à autre, quand ses aliments ont séjourné longtemps dans l'estomac, sans être convenablement digérés ; elle finit après un certain temps de dyspepsie par exagérer ses vomissements au point qu'elle ne tolère plus rien, et rejette tout, aussitôt après avoir ingurgité. On croit à un rétrécissement cancéreux ou cicatriciel du pylore. Si aucun autre symptôme ne confirme ce diagnostic, on imagine un spasme pylorique, une maladie de Reichmann. J'ai eu beaucoup de cas de ce genre ; un récemment a été adressé à mon collègue Weiss pour subir la gastro-entérostomie. Mon collègue, mettant en doute ce diagnoctic, l'a envoyé dans mon service, où j'ai fait rapidement son éducation en le faisant manger devant moi et en lui apprenant à inhiber sa sensation réflexe vomitoire.

Chacun de nous a senti combien l'idée de nausées et de vomissements se présentant à l'esprit, produit une tendance au vomissement, comme l'idée de bâillement produit le bâillement. L'un et l'autre ont lieu par imitation. Telle personne qui a vomi une fois ou deux fois après un repas, peut conserver cette impression inscrite dans son cerveau, laquelle à chaque repas suggère le même acte.

Ce mécanisme intervient aussi dans la genèse des *vomissements incoercibles de la grossesse*. Sans doute les vomissements du début de la grossesse sont réflexes ou plutôt toxiques, associés aux autres symptômes de l'intoxication gravidique. Mais à mesure que la grossesse avance, chez la plupart, ils deviennent plus rares et disparaissent. Quand au contraire ils persistent et que la malade rejette tout ce qu'elle avale, il y a lieu de penser qu'un élément auto-suggestif s'est ajouté à l'intoxication. Ce qui le démontre, c'est que plusieurs fois j'ai enrayé ces vomissements incoercibles gravidiques par l'éducation suggestive.

Dans l'abdomen, ce sont surtout des phénomènes douloureux que le psychisme détermine, créés de toutes pièces ou exagération de sensations réelles ; tiraillements, douleurs sourdes ou coliques excessives, simulant les coliques hépatiques, néphrétiques, appendiculaires, quelquefois avec rénitence ou contracture des muscles abdominaux pouvant faire croire à des tumeurs, ou à une péritonite localisée ou diffuse, ténesme rectal, pseudo-tympanite pouvant donner l'illusion d'une grossesse, etc., voilà une série de symptômes sans lésion organique suffisante à les expliquer, que le psychisme peut créer ou dans lesquels il joue un rôle.

Comme exemple de psychonévrose abdominale, d'origine appendiculaire, je relate l'observation suivante :

Un commerçant, âgé de 42 ans, avait depuis un an des crises excessivement douloureuses avec contracture dans la région iléo-cæcale ; ces crises se répétaient presque tous les jours et duraient de une heure à une heure et demie. Elles s'étaient développées à la suite d'une appendicite avec fièvre, qu'il avait eu en juillet 1888, mais qui était guérie ; il lui restait une certaine constipation et l'examen du ventre, après chloroformisation, me permit de constater aucune lésion. Malgré tous les traitements, les crises devinrent de plus en plus fréquentes et tellement atroces que le malade, qui n'était pas neurasthénique ni sensible, bien que nerveux et impulsif, dut s'injecter de la morphine et arrive en mars 1889 à la dose de 10 centigrammes par jour. En dehors des accès, le ventre était souple et nullement douloureux ; ces accès continuaient à se répéter tous les jours une ou deux fois.

Je pensai à une névrose douloureuse spasmodique greffée sur une appendicite guérie, et ce diagnostic fut confirmé par Kœberlé, de Strasbourg. A cette époque, on n'opérait pas encore les appendicites aussi facilement qu'aujourd'hui.

Un an après le début, le malade vint de Lunéville à Nancy se faire traiter par moi. Les crises avaient alors une périodicité régulière et apparaissaient à 8 heures du matin. Aussitôt que cette heure approchait, la région iliaque devenait douloureuse, la face commençait à se gripper, la région douloureuse se contracturait, la crise commençait. J'arrivais alors par simple affirmation à enlever la douleur, à résoudre la contracture, si bien que j'enfonçais le poing dans la profondeur du ventre, sans douleur.

Quand j'étais là avant l'heure fatale, j'empêchais par suggestion la crise de venir. En procédant ainsi pendant 8 jours, le malade n'eut plus de crises pendant ce temps et put être sevré de sa morphine ; il rentra chez lui ; je ne pus le suivre, allant en vacances. Trois ou quatre jours après son retour, les crises revinrent irrégulièrement, purent d'abord être conjurées par sa femme, à qui j'avais appris à faire la suggestion inhibitoire. Mais le malade était souvent à son bureau à un kilomètre de son logement, quand les crises commençaient, et avec elles revint l'habitude de la morphine. Je ne pus le faire revenir à Nancy et rester le temps nécessaire pour la guérison complète ; car la suggestion ne paraissait avoir qu'une action inhibitoire instantanée, sans prévenir toujours le retour des crises ; il aurait fallu un temps assez long et une inhibition journalière de chaque crise imminente, pour déshabituer l'organisme à en faire. Le malade continua à abuser de la morphine et mourut de pneumonie.

Voilà donc une névrose douloureuse spasmodique iléocæcale qui se greffa sur une appendicite guérie. La survenance des accès à heure fixe, leur inhibition immédiate par la suggestion montre certainement qu'il s'agit d'une psychonévrose auto-suggestive.

Elle était peut-être entretenue par une lésion appendiculaire ou péri-appendiculaire, reliquat de l'appendicite ancienne. Aujourd'hui certainement, malgré le résultat heureux, mais passager, de la suggestion, je n'eusse pas hésité à conseiller la laparotomie pour enlever la cause organique qui avait créé et entretenait cette auto-suggestion de contracture douloureuse.

Dans le domaine des *voies génito-urinaires*, ce sont les pseudo-coliques néphrétiques, le ténesme vésical et urétral, l'incontinence d'urine, la rétention, l'anesthésie de la vessie et de l'urètre, le besoin fréquent d'uriner, les mictions douloureuses, etc., qui peuvent exister, sans lésion.

L'impuissance génitale peut être émotive ; certains sujets ont des érections et des éjaculations normales, mais ont une inhibition psychique en présence d'une femme. Un de mes clients était inhibé par sa femme qu'il aimait, et ne l'était pas par d'autres femmes ; c'est le cheval qui se cabre toujours par souvenir auto-suggestif devant une certaine porte.

Chez la femme, l'utérus, les ovaires, les annexes créent surtout des sensations douloureuses qui engendrent des neurasthénies locales, comme nous l'avons vu, non justifiées par les altérations organiques qui peuvent être nulles ou légères. Le vaginisme survit quelquefois à la douleur des premières approches et peut devenir une phobie douloureuse.

Dans le *domaine des voies respiratoires et cardiaques*, les troubles fonctionnels psychiques sont très fréquents, greffés souvent sur l'anxiété émotive. Dans le nez, c'est un besoin de reniflement fréquent qui devient un tic ; dans le larynx, c'est l'aphonie nerveuse, souvent liée à une laryngite catarrhale avec raucité de la voie, que le sensorium grossit et transforme en aphonie complète, c'est la toux nerveuse produite par un picotement du larynx ou de la trachée qui se continue indéfiniment c'est l'aboiement nerveux qui répond à une représentation mentale. Dans le thorax, c'est la constriction thoracique, la strangulation, la boule rétrosternale, telles qu'on les observe dans la crise d'hystérie, la sensation subjective d'oppression sans manifestation extérieure ; les malades se plaignant d'étouffer, alors que la respiration est parfaite ; d'autres fois c'est la dyspnée avec respiration haletante et anxieuse, c'est la respiration irrégulière, saccadée avec pauses, c'est la polypnée par accès, avec respiration accélérée jusqu'à 200 respirations par minute ; c'est la sensation d'oppression cardiaque, c'est la pseudo-angine de poitrine greffée sur l'anxiété précordiale, etc.

Le *domaine cérébral* fait aussi souvent des psychonévrosès. Voici des exemples. Un homme d'une trentaine d'années, marié, ayant eu la faiblesse d'avoir des relations avec sa bonne, bien que pardonné par sa femme, en eut une vive impression. Depuis ce temps-là, il y a un an, il ressent une douleur dans sa tête et a l'idée fixe que le choc moral a produit une fêlure dans son cerveau, il croit avoir perdu la mémoire. Cependant son intelligence est nette, et il n'a aucun autre symptôme que l'anxiété due à cette impression. Bien que cette obsession ait été difficile à déraciner, cependant elle n'était due qu'à une auto-suggestion créée par une sensation d'origine émotive.

Un jeune homme de 25 ans, intelligent, laborieux, ayant fait d'excellentes études, contrarié dans ses aspirations, d'une nature un peu hésitante, se démoralise, se croit déclassé, perd tout goût pour le travail, ne peut plus appliquer son esprit, reste vague et irrésolu, se croit entaché d'un vice héréditaire incurable, parce que sa mère est neurasthénique, se dit condamné à l'ennui et au désœuvrement perpétuel. Ce n'est cependant pas un mélancolique ni un hypocondriaque.

Ce n'était qu'une psychonévrose cérébrale auto-suggestive greffée sur une nature anxieuse ; je dis auto-suggestive et par conséquent psychonévrose, puisque, après 15 jours de persuasion morale, j'arrivai à lui rendre sa santé morale d'autrefois et son goût pour les études, malgré sa nature anxieuse.

Tel autre, habituellement rêveur, artiste, après avoir fourni une grande somme de travail, à la suite d'ennuis quelquefois légers grossis par son imagination, ne peut plus fixer son attention, croit avoir perdu sa faculté de production, éprouve des sensations de vide ou de lourdeur dans le cerveau, sent son imagination obsédée et flotter dans les chimères, avec des aspirations idéales vagues qui le rendent inapte à toute concentration d'esprit active. La psychothérapie arrive aussi à dissiper toute cette fantasmagorie auto-suggestive, et à rétablir la discipline intellectuelle, affirmant ainsi qu'aucune lésion ni intoxication n'étaient en jeu, que l'élément dynamique psychique jouait le rôle principal dans cette psychose cérébrale.

Mais il n'en est pas toujours ainsi. Ces mêmes symptômes se rencontrent, comme nous le verrons, dans la psycho-neurasthénie non justiciable de la suggestion.

J'ai signalé quelques-unes des innombrables psychonévroses dans toutes les sphères fonctionnelles qui peuvent affecter l'espèce humaine. Toutes les observations relatées dans ce livre se rapportent aux psychonévroses.

Elles sont toutes, on le voit, dominées par une émotion qui les crée et une auto-suggestion qui les entretient.

L'origine émotive d'un trouble fonctionnel ne suffit pas à en faire une psychonévrose. Quand une émotion produit un battement de cœur en actionnant l'innervation cardiaque, quand elle produit une dyspepsie, en actionnant l'innervation gastrique et modifiant les sécrétions de l'estomac, quand elle produit l'ictère dit catarrhal ou spasmodique, considéré aujourd'hui comme un ictère infectieux, ce ne sont pas là des psychonévroses ; car ces symptômes ne sont pas entretenus par auto-suggestion, et ils ne peuvent pas être créés par la suggestion. Les battements de cœur émotifs ne survivent pas au choc moral ; la dyspepsie et l'ictère ne sont plus commandés par le cerveau, mais par la dyscrasie nutritive, par le catarrhe gastrique ou du canal cholédoque que l'émotion a provoqués. Les psychonévroses d'origine émotive sont uniquement commandées par le psychisme.

La polyurie et l'anurie dites nerveuses ou hystériques ne me paraissent pas être des névroses. Beaucoup de sujets nerveux ont souvent de la polyurie, rendent une quantité excessive d'urine claire comme de l'eau ; mais ce processus n'a rien de psychique ; l'influence nerveuse peut s'exercer par une paralysie vasomotrice rénale ou une action sur la sécrétion. Je n'ai pu réaliser la polyurie, pas plus que l'anurie, par la suggestion expérimentale.

L'anurie dite nerveuse ne me paraît pas non plus subordonnée au psychisme, mais à une influence auto-toxique agissant sur la circulation du rein en déterminant un spasme vasculaire, ou sur les cellules sécrétoires du rein, dont elle paralyse la fonction. J'ai eu récemment dans mon service une jeune fille sans impressionnabilité nerveuse excessive, à l'âge de la croissance, qui avait souvent pendant plusieurs jours de l'anurie ; elle n'urinait qu'une centaine de grammes ou moins encore par jour d'une eau très claire, presque sans urée, ni acide urique ; elle n'avait aucun symptôme d'urémie, mais des douleurs vives dans le bas-ventre, les aines, les cuisses, de l'irritabilité nerveuse, de l'asthénie musculaire, de la dyspepsie ; je rattachai tous ces symptômes à une auto-intoxication ou dyscrasie nutritive due à l'évolution de croissance.

De même d'autres sécrétions sont influencées par certaines toxi-infections : la salivation excessive pendant la grossesse est un symptôme d'intoxication gravidique ; les sueurs fréquentes se rencontrent souvent dans l'influenza, alors qu'il n'y a pas de fièvre. Les sueurs critiques qui succèdent souvent, comme aussi la polyurie à la défervescence des maladies fébriles, semblent dues à l'élimination des toxines par les glandes sudoripares ou les reins, ou à l'augmentation de la pression vasculaire qui succède à l'hypotension fébrile.

Les mêmes considérations s'appliquent à l'œdème dit nerveux ou hystérique qu'on attribue à une névrose angioparalytique, manifestation de l'hystérie. J'ai vu une de mes clientes, à la suite d'une psychonévrose traumatique, avoir successivement toutes les manifestations nerveuses possibles pendant une série d'années : crises de nerfs, vomissements, anorexie, anurie, obsession du suicide sans délire. Elle a eu aussi pendant une dizaine de jours, alors qu'elle n'avait plus ni anurie, ni vomissements, ni anorexie, de l'œdème généralisé, sans albuminurie, qui a disparu spontanément comme tous les autres symptômes. Elle n'avait aucun trouble de la circulation ; certainement elle n'avait pas de paralysie vasomotrice généralisée. Cet œdème n'était pas commandé par le psychisme, aucune auto-suggestion n'entrait en jeu. J'incline plutôt à admettre une influence toxique présidant à ce phénomène comme aux autres, sans en comprendre le mécanisme.

L'anasarque d'emblée, qui est souvent le premier symptôme de la maladie de Bright *a frigore* ou scarlatineuse, qui est contemporaine de l'albuminurie, qui n'est pas due à la pléthore aqueuse du sang, puisque la sécrétion urinaire a été suffisante jusque-là, n'est-elle pas directement liée à la dyscrasie sanguine d'origine toxi-infectieuse qui fait l'œdème, comme elle fait l'albuminurie ?

L'œdème dit hystérique, comme d'autres manifestations

cutanées et autres, dites névropathiques ou hystériques, ne serait-il pas lié aussi à l'auto-toxi-infection qui constitue ces formes de neurasthénies ?

L'œdème, comme aussi l'anurie, la polyurie, l'hypéridrose, ne peut être produit par suggestion ; il est indépendant du psychisme qui entretient toutes les psychonévroses.

Je le répète pour être bien compris. Quand le psychisme produit de l'ictère, de la diarrhée, des sueurs, de la polyurie, des battements de cœur, ce sont des processus organiques qui se font par une action du système nerveux sur la digestion, la sécrétion biliaire, urinaire, sudorale, les mouvements du cœur ; ce ne sont pas des névroses. Quand le psychisme fait une anesthésie, une hyperesthésie, une paralysie, des vomissements, une crise d'hystérie, sans lésion, sans toxine, susceptibles d'être guéris parfois instantanément par suggestion, ces symptômes répondent à une image psychique ; ce sont des psychonévroses simples ou greffées sur une maladie organique.

Cet aperçu rapide, qui sera complété par nos observations, montre qu'elles sont innombrables les psychonévroses, simples dynamismes psychiques, bien différenciées de ce que nous allons décrire sous le nom de psychoneurasthénies, processus toxi-infectieux. Les psychonévroses légères et passagères, simples jeux de l'imagination, existent chez nous tous et se font jour souvent dans notre horizon psychique ; notre cerveau évoque à chaque instant des impressions, des sensations, des émotions, des mouvements involontaires fugitifs, des dynamismes variés ; nous sommes tous dans une certaine mesure et pour certains actes auto-suggestibles. Tous les phénomènes provoqués par suggestion expérimentale, analgésie, catalepsie, contracture, douleurs, mouvements automatiques, hallucinations, illusions, crises de nerfs, impulsions plus ou moins irrésistibles, ne sont en réalité que des psychonévroses expérimentales.

On pourrait presque dire que les rêves hallucinatoires du sommeil sont des psychonévroses cérébrales passagères physiologiques ; ils deviennent pathologiques lorsque ces rêves devenus actifs constituent le somnambulisme, ou lorsque ces rêves particulièrement angoissants et répétés créent des désordres fonctionnels.

Si j'ai insisté quelque peu sur les psychonévroses, c'est que leur chapitre domine toute l'histoire de la suggestion et toute la psychothérapie. On peut dire que celle-ci ne s'adresse qu'aux psychonévroses.

Autre chose est la neurasthénie ou psychoneurasthénie dont nous allons parler maintenant.

CHAPITRE XX

Conception pathogénique des états dits neurasthéniques, psychasthéniques, psychoneurasthéniques. — Leur résistance à la suggestion. — Elles sont dues à la dyscrasie constitutionnelle souvent native et toxique. — Psychoneurasthénie d'évolution. — Psychoneurasthénie grippale. — Symptômes organiques : gastrite, entérite, exagération des réflexes tendineux du pied et du genou, myélites, névrites. — Troubles d'équilibration : mouvement de rétropulsion. — Psychonévroses associées à la neurasthénie. — Psychonévrose avec psychoneurasthénie traumatique. — Neurasthénies locales. — Anxiété nerveuse. — Phobies. — Douleurs dites nerveuses, ou arthritiques.

Il y a vingt-cinq ans[1], quand je commençai à m'occuper de suggestion et de psychothérapie, je me disais : Voici une thérapeutique efficace appliquée à la neurasthénie. Cette maladie avec sa céphalée et ses multiples douleurs, son asthénie physique et psychique, son aboulie, son anxiété, ses nombreuses manifestations variables et diffuses, m'apparaissait ainsi qu'elle apparaît encore à beaucoup de médecins, comme une simple modalité nerveuse, comme un simple appareil dynamique de troubles fonctionnels sans lésion, comme une psychonévrose, créée par le surmenage ou les émotions morales vives et prolongées. La suggestion bien maniée devait, ce semble, rapidement rectifier ce dynamisme nerveux que n'entretenait aucune altération notable et restaurer l'équilibre normal.

Je m'appliquai donc à suggestionner les nombreux malades qui m'arrivaient, taxés de neurasthéniques. Je pus constater bientôt qu'ils sont de deux espèces : ceux qu'on guérit et ceux qu'on ne guérit pas.

1. Ce chapitre et le précédent n'existaient pas dans les éditions antérieures.

Les premiers sont ceux qui à la suite du surmenage, d'émotions, de déceptions ont subi une violente perturbation nerveuse ; ils sont déprimés, tristes, découragés, ne dorment plus, ne digèrent plus, en proie à un profond malaise physique et moral. Ceux-ci la psychothérapie, les distractions, les diversions, les remettent facilement d'aplomb. Nous avons tous dans la vie de ces périodes de dépression nerveuse, quand un chagrin nous accable ou que des préoccupations nous obsèdent. Mais ces impressions passagères s'effacent spontanément et le naturel revient. Ce sont des *psychonévroses émotives ; ce ne sont pas de vraies neurasthénies.*

Les seconds, les vrais neurasthéniques, sont ceux surtout qui viennent me consulter, précisément parce que leur état se prolonge et ne guérit pas rapidement ; et je ne les guéris pas non plus. A eux seuls j'applique le mot de neurasthénie qui implique une maladie réelle ; les autres, perturbation nerveuse passagère émotive qui se résout seule, ne méritent pas ce nom, ils n'ont pas d'histoire pathologique.

Donc ceux-là, les vrais neurasthéniques qui ne retrouvent pas au bout de quelques jours leur équilibre physique et moral, je m'évertuai dès le début de mes études sur la suggestion et je m'évertue encore à les traiter par les différents procédés de la psychothérapie. L'hypnotisme, la persuasion à l'état de veille, la distraction, la diversion, tout fut essayé consciencieusement avec la conviction, souvent partagée par beaucoup de sujets dociles et croyants, que j'allais balayer toute cette fantasmagorie nerveuse.

Mais je dus me convaincre que la psychothérapie, si efficace souvent contre des symptômes en apparence plus sérieux, échoue dans la neurasthénie. Sans doute elle peut enlever quelques manifestations, ranimer la confiance de quelques-uns momentanément ; ceux-ci reviennent tous les jours avec une persévérance digne d'un meilleur sort, faire appel à ma psychothérapie, ils en tirent au moins de la résignation et un soulagement passager. Mais la maladie dans son ensemble continue inexorable. Pas plus que les autres thérapeutiques, l'isolement, la suralimentation, l'hydrothérapie, l'électrisation, les injections de sérum, de plasmine, de cérébrine, de cacodylate, de glycéro-phosphate, etc., la psychothérapie ne peut enrayer la maladie dite neurasthénie. Il est de celle-ci comme des psychoses, mélancolies, phobies, obsessions, anxiété du doute, etc., qui semblent aussi de simples modalités psychiques, et qui restent le plus souvent rebelles à toute suggestion.

Sans doute toutes ces thérapeutiques affirment des succès, lorsqu'elles sont prolongées assez longtemps ou qu'elles sont instituées en temps opportun, c'est-à-dire alors que la maladie commence à suivre son évolution régressive spontanée. Car beaucoup de ces neurasthénies ou psychoneurasthénies, de même que beaucoup de psychoses ont une évolution cyclique ; elles sont passagères et guérissent quelquefois après un certain nombre de jours déjà, dans beaucoup de cas après de nombreux mois seulement ; souvent elles sont périodiques, reviennent à des échéances variables, ordinairement d'une ou plusieurs années, séparées par des périodes de santé plus ou moins parfaite ; et alors on comprend que l'isolement, les autres traitements et aussi la psychothérapie coïncident avec l'amélioration progressive : *post hoc, non propter hoc.* Mais aucun traitement n'en prévient le retour. On peut tout au plus chercher à supprimer quelques-unes des influences qui peuvent réveiller cette diathèse neurasthénigène ; telles que surmenage, émotions, grippe, grossesse, etc. Mais elle peut se réveiller spontanément et sans cause, ainsi que nous le verrons.

Elle peut aussi ne pas être intermittente, mais continue pendant toute la vie, avec des alternatives d'exacerbations et de rémissions, rebelle à la bonne parole, comme aux autres médications. Tous ces états neurasthéniques variables, continus, périodiques à courte ou longue échéance, poursuivent leur évolution, un peu soulagés parfois, mais nullement enrayés, ni abrégés par les diverses thérapeutiques. Et j'ai pu m'assurer que ceux qui sont abandonnés à euxmêmes, sans autre traitement que l'hygiène et les soins de la famille, guérissent aussi vite, lorsqu'ils guérissent, que ceux confiés aux spécialistes et aux cliniques. Cela je l'affirme de la façon la plus formelle, fort d'une expérience de vingt-cinq ans.

De cela déjà j'ai pu conclure que les neurasthénies vraies ne sont pas de simples troubles fonctionnels dus au surmenage physique ou aux émotions morales, ni de simples psychonévroses, comme certaines douleurs, les anesthésies nerveuses, les impotences fonctionnelles, les paralysies psychiques, les contractures nerveuses, les vomissements incoercibles, la toux et l'aphonie nerveuses, certains tics, les crises d'hystérie, tous symptômes souvent justiciables de la psychothérapie et qui peuvent n'être que des représentations mentales extériorisées, c'est-à-dire des autosuggestions. Certains de ces symptômes peuvent à la vérité se greffer sur la neurasthénie à titre de psychonévroses surajoutées, telles sont par exemple les crises d'hystérie. Mais celle-ci peut être, comme les autres psychonévroses, détachée par la suggestion de la neurasthénie qui n'en continue pas moins son évolution débarrassée des crises d'hystérie concomitantes.

La neurasthénie est indépendante de la volonté ; elle existe chez des sujets qui ne s'en font pas accroire, qui ont de la force de caractère et de l'énergie morale. Si cette énergie est brisée, ce n'est pas de leur faute : c'est la maladie qui le veut. Cette maladie est auto-toxique ou toxiinfectieuse. Il en est d'elle comme des psychoses ; et parmi celles-ci, c'est surtout la mélancolie simple, sans délire, l'hypocondrie morale qui se rapproche le plus de la psychoneurasthénie, je dirais même qu'elle s'identifie avec sa forme la plus fréquente.

La plupart des neurasthéniques qui m'arrivent, souvent adressés par des confrères, sont des mélancoliques, tristes, déprimés, sans volonté, n'ayant plus aucun goût, aucune affection, désespérant de guérir, tout entiers dominés par la sensation obsédante de leur impuissance physique et morale ; ils sentent eux-mêmes qu'ils ne sont plus les mêmes ; ils ont beau faire appel à toute leur énergie, on a beau la leur suggérer ; leur volonté et la suggestion se brisent contre un cerveau figé, intoxiqué, narcotisé, sécrétant sans cesse, pour ainsi dire, des toxines noires et paralysantes.

Quand cet état cérébral existe seul, avec peu ou point d'autres symptômes, ce qui domine la scène, c'est la *psychasthénie* dépressive ou mélancolie. Mais chez la plupart de ces mélancoliques simples et lucides, se trouvent d'autres symptômes : sensation de lourdeur, de vide, de vague, de douleurs dans la tête, douleurs diffuses ou circonscrites, vertiges, obnubilation visuelle, bourdonnement d'oreilles, lassitude, fourmillement, engourdissement, dyspepsies, flatulences, constipation, oppression, etc., symptômes diffus, variables, psychiques et nerveux qui justifient le nom de *psychoneurasthénie*.

Quelquefois ces symptômes (non psychiques) sont prédominants, ce sont ceux que le malade accuse particulièrement. La dépression psychique existe cependant, assez accentuée, bien qu'elle ne domine pas l'appareil symptomatique. C'est ce que j'appelle la *neuropsychasthénie*.

Chez d'autres enfin, il n'y a aucun trouble psychique ; le cerveau reste complètement ou presque complètement indemne ; les autres symptômes, douleurs, vertiges, faiblesse, obnubilation visuelle, troubles digestifs, lassitude et impotence physique, etc., existent seuls. C'est alors de la *neurasthénie* pure. Elle a d'ailleurs la même évolution que les variétés précédentes, cyclique, périodique ou continue avec exacerbations et rémissions, rebelle à la psychothérapie. La psychoneurasthénie et la neuropsychasthénie peuvent aussi après un certain temps d'évolution perdre leurs troubles psychiques et se continuer sous forme de neurasthénies pures, et réciproquement, ce qui prouve bien qu'il s'agit de la même entité morbide. Ce mot de neurasthénie d'ailleurs ne définit peut-être pas exactement la nature de la maladie, qui n'est pas purement nerveuse. L'intoxication qui semble présider à sa pathogénie n'affecte pas exclusivement le système nerveux. L'asthénie musculaire, les troubles digestifs, flatulences, hyperchlorhydrie, entérite mucomembraneuse, la suppression menstruelle, les troubles cardiaques, les dermatoses, etc. ; rien ne démontre que ces manifestations soient sous la dépendance des fonctions nerveuses et que les toxines n'affectent pas directement les muscles, le tube digestif, le cœur, la peau, les organes utéro-ovariens, etc. Conservons cependant cette dénomination de psychoneurasthénie, en raison de la prédominance symptomatique sur la sphère psychique et nerveuse.

En tout cas, la multiplicité des symptômes, intéressant toutes les fonctions, l'absence de lésion organique visible pour les expliquer, l'évolution continue ou cyclique, la résistance à la suggestion et aux autres traitements montrent que ces syndromes sont dus à un agent nuisible, c'est-à-dire toxique, circulant dans tout l'organisme, ayant une affinité spéciale pour certains départements nerveux, que ce toxique vienne du dehors ou qu'il soit élaboré par l'organisme.

Beaucoup de maladies constitutionnelles, rhumatisme, arthritisme, herpétisme, goutte, migraine, diabète, etc., sont comme la neurasthénie, dues à une dyscrasie toxique et ce mot comprend tous les agents créés par l'organisme, qui lui sont nuisibles.

L'étiologie des neurathénies confirme cette conception. Sans doute les émotions morales, le surmenage peuvent intervenir et créer, non seulement de simples névroses, mais de vraies neurasthénies ; c'est en réveillant la disposition native. Beaucoup, sans aucune cause physique ni morale, par le seul fait de cette diathèse nerveuse innée, deviennent neurasthéniques périodiquement ou le restent toute leur vie. La neurasthénie n'est pas l'apanage des classes raffinées qui se surmènent et détraquent leur cerveau. J'en trouve autant chez les ouvriers, chez les paysans, dans la population hospitalière, et cela chez ceux qui sont exempts de soucis, qui n'ont pas à soutenir la lutte pénible pour la vie. Il y a des neurasthéniques, comme il y a des migraineux, des arthritiques, des dyspeptiques, des aliénés, etc., par droit de naissance, par ce que j'appelle le microbisme latent de l'hérédité se développant à un moment donné de la vie. Voilà un premier fait : neurasthénie par diathèse native qui peut être actionnée par le surmenage physique et moral, ou éclore spontanément.

En second lieu, y a des psychoneurasthénies d'évolution. Tous les grands mouvements biologiques inhérents à la physiologie de l'organisme peuvent déterminer des perturbations fonctionnelles nerveuses ou autres, éphémères ou très prolongées. La dentition, les poussées de croissance, la puberté, la menstruation, la grossesse, l'état puerpéral, la ménopause, et jusqu'à l'involution sénile créent des états psychoneurasthéniques d'intensité variable. Certaines femmes sont neurasthéniques à chaque époque menstruelle. La puberté surtout est féconde en manifestations diverses : impressionnabilité psychique, asthénie physique et morale, troubles dits hystériformes, impotences, contracture, anorexie nerveuse, troubles digestifs, psychoses, n'est-ce pas là une psychoneurasthénie toxique liée à l'évolution, due à une dyscrasie nutritive créant directement des toxines ou supprimant des sécrétions internes destinées à les neutraliser ? Je ne m'aventure pas dans le champ des hypothèses ; on sait le rôle que les remarquables travaux de M. Léopold Lévi et Henri de Rothschild font jouer à la sécrétion thyroïdienne dans la production de la neurasthénie.

En troisième lieu, certaines maladies toxiques ou infectieuses peuvent créer un appareil neurasthénique. On a décrit une neurasthénie syphilitique, saturnine, alcoolique : on pourrait parler aussi d'une neurasthénie typhoïde, parce que les signes du début de la fièvre typhoïde, céphalée, vertige, bourdonnement d'oreille, asthénie physique et morale sont comparables à ceux de la neurasthénie. Cette dénomination est-elle cependant exacte ? C'est une question de définition. Tout ce qu'on peut dire, c'est que toutes les maladies toxiques ou infectieuses créant une intoxication diffuse, sans localisation organique nette, ou avant cette localisation, donnent lieu à des manifestations générales qui peuvent simuler un état neurasthénique.

Mais parmi ces maladies, il en est une qui crée certainement souvent une neurasthénie vraie : c'est la grippe[1]. A la suite d'une grippe qui peut être légère, coryza, trachéobronchite qui peut être rapidement guérie, le malade est pris de lassitude extrême avec céphalée, malaise, douleurs dans les membres ; on dit infection grippale. Mais la symptomatologie peut être plus complexe et réaliser tout le tableau avec l'évolution de la psychoneurasthénie : céphalée, vide, vague, battement dans la tête, douleurs variables, vertiges, bruits subjectifs dans les oreilles, fourmillements, inaptitude au travail, aboulie, impossibilité de fixer l'attention, d'élaborer des idées, mélancolie dépressive, même idées de suicide, exagération des réflexes tendineux, etc., et ce syndrome continuant la grippe peut durer pendant plusieurs mois.

On peut se demander si cet appareil est réalisé par les toxines de la maladie grippale ; ou si celle-ci n'a fait que réveiller la diathèse neurasthénique latente, si elle a actionné le mécanisme toxique de cette diathèse, greffé sur l'intoxication grippale elle-même. J'incline volontiers vers

---

1. Voir la thèse de mon élève Jeandidier. *Des états neurasthéniques postgrippaux*, Nancy, 1909.

cette dernière opinion ; car la psychoneurasthénie grippale ressemble par ses symptômes et son évolution à la neurasthénie primitive d'une façon si frappante qu'elle implique une pathogénie identique ; et cette neurasthénie survit, alors que tous les symptômes proprement dits de la grippe ont depuis longtemps achevé leur évolution. On sait d'ailleurs que l'influenza a le fâcheux privilège de rendre virulents les microbes qui séjournent inertes dans l'organisme, de réveiller tous les levains, toutes les diathèses organiques, elle crée de la pneumonie, des rhumatismes, des appendicites, de la fièvre typhoïde, des tubercules, en stimulant l'action pathogène des germes silencieux. Aussi fait-elle aussi de la neurasthénie.

Nous avons dit que la symptomatologie des états psychoneurasthéniques, la multiplicité des troubles fonctionnels, leur fixité, leur résistance aux traitements divers, y comprise la suggestion, leur évolution cyclique plaident en face de leur nature toxi-infectieuse ou dyscrasique. Certains de ces troubles, tels que la dyspepsie, l'hyperchlorhydrie, l'entérite muco-membraneuse, par exemple constituent des affections organiques. Mais on dira que ces affections peuvent être secondaires, dues à une perturbation nerveuse dynamique qui peut altérer les organes ou créer elle-même secondairement des dyscrasies toxiques. Telles les émotions qui font de la gastrite, de l'entérite, de l'ictère, des congestions utéro-ovariennes, etc.

Cela est vrai. Mais parmi les troubles nerveux qui devraient caractériser primitivement la neurasthénie, on en trouve qui ne s'expliquent pas par un pur dynamisme fonctionnel sans lésion, qui impliquent l'idée d'une *altération organique ou toxique*. Telle est *l'exagération des réflexes tendineux, phénomène du pied et du genou* sur lequel je veux appeler l'attention, parce qu'il n'a pas été signalé par les auteurs. Il est fréquent chez les divers psychoneurasthéniques, et cela même chez ceux qui marchent bien et n'accusent aucun trouble dans la locomotion. L'exagération du réflexe patellaire peut exister seule ; elle a moins de signification que celle du pied, laquelle ne se trouve jamais à l'état normal. Tantôt elle ne se manifeste que par trois ou quatre trépidations ; d'autres fois c'est une trépidation indéfinie ; j'ai vu des cas où le choc du tendon rotulien en même temps qu'il projetait la jambe en avant suffisait à déchaîner la trépidation spinale. Ce phénomène peut se produire dès le début de la neurasthénie, et dans la très grande majorité des cas, disparaît avec elle ; quelquefois avant, d'autrefois après les autres manifestations.

Or ce phénomène accuse toujours une irritation toxique ou organique des faisceaux pyramidaux de la moelle épinière. L'excitation dynamique simple, les émotions morales, l'hystérie, l'épilepsie, la chorée, l'agitation maniaque, le delirium tremens, le tremblement alcoolique, ne le produisent pas. On ne peut pas le créer par suggestion. Il est déterminé par les myélites, par les lésions irritatives des faisceaux pyramidaux dans leur trajet intrarachidien ou intracrânien : on le constate dans certaines maladies infectieuses aiguës, la granulie, l'influenza, la septicémie et surtout dans la fièvre typhoïde ; il n'est pas subordonné aux autres manifestations nerveuses de celle-ci ; il est aussi fréquent dans les formes non nerveuses de cette fièvre que dans la forme ataxo-adynamique. Il s'agit sans doute d'une localisation typhique médullaire, d'une infection spinale qui se résout avec l'évolution régressive de la maladie, comme se résolvent les autres déterminations typhiques, musculaires, hépatique, splénique, myocardique, etc. De même que tous ces organes se dégagent et ne conservent pas de lésions post-typhiques, de même aussi la moelle se dégage ; les myélites persistantes avec paralysie sont rares, bien qu'elles existent. Ainsi en est-il aussi de la neurasthénie. L'irritation toxique des cylindres-axes pyramidaux qui peut

être produite par elle se traduit par l'exagération des réflexes tendineux, phénomène qu'on constate souvent, mais
qu'il faut chercher pour le trouver. Si j'insiste, c'est parce
que ce phénomène indique que la moelle n'est pas seulement dynamiquement, mais qu'elle est *organiquement* touchée par la neurasthénie. Et c'est la fréquente constatation
de ce symptôme qui a confirmé dans mon esprit l'hypothèse
d'une auto-intoxication, hypothèse qu'avait déjà éveillée chez
moi l'impuissance de la psychothérapie.

Si dans l'immense majorité des cas, la neurasthénie ne
fait pas d'altération profonde persistante dans la moelle et
les nerfs, pas plus que la fièvre typhoïde, cependant il
existe, je le répète, des myélites et des névrites neurasthéniques, comme il existe des myélites et des névrites typhiques. L'intoxication ne se borne pas à créer des lésions
passagères, peu profondes, se traduisant par de la faiblesse
et de l'exagération des réflexes tendineux ; elle fait de la
myélite plus accentuée avec parésie ou paralysie plus ou
moins rigide, indiquant un début de tabes spasmodique, qui
peut guérir complètement, ou s'arrêter seulement en laissant une infirmité persistante, ou même peut-être aboutir à
l'évolution complète du tabes spasmodique progressif ou de
la sclérose latérale amyotrophique. La neurasthénie d'apparence purement fonctionnelle paraît avoir été le prélude
d'affections spinales persistantes, comme elle est parfois le
prélude de psychoses chroniques, ou même de la méningo-
encéphalite diffuse, sur un terrain syphilitique, si j'en crois
quelques faits de mon observation personnelle. Cette question reste à l'étude. Dans ma brochure *Neurasthénie et Psychonévroses* (O. Doin, 1908), et dans la thèse de mon interne
Stouff, *Contribution à l'étude de la Pathologie et les Évolutions cliniques diverses des myélites* (Nancy, 1908), je relate
des exemples de ce genre et je montre la neurasthénie infec-
tant la moelle à divers degrés depuis la simple irritation
exagérant les réflexes tendineux sans autres symptômes,

jusqu'à la myélite accentuée progressive avec paralysie et contracture.

Je signale aussi des cas de névrites périphériques d'origine neurasthénique. Un de mes amis eut pendant le cours d'une psychoneurasthénie dépressive qui dura un an, de la diplopie avec strabisme qui ne se dissipa que graduellement au bout de plusieurs mois. J'ai observé le même phénomène chez une jeune fille affectée de neurasthénie compliquée d'hystérie.

J'ai vu récemment un confrère qui eut une troisième crise de psychoneurasthénie dépressive ; il vint effaré chez moi, convaincu qu'il avait une paralysie générale, parce qu'il présentait une dilatation inégale des pupilles très manifeste. Ce phénomène disparut d'ailleurs au bout de plusieurs semaines, avec les autres symptômes de la neurasthénie. Voilà donc des stigmates organiques qui infirment la conception de névrose fonctionnelle simple.

Cette année j'ai eu l'occasion d'observer trois fois au cours de la neurasthénie une manifestation nerveuse qui n'a pas encore été signalée que je sache ; je veux parler d'un trouble d'équilibration, consistant dans la rétropulsion.

La première concerne une blanchisseuse âgée de quarante et un ans, mère de deux enfants, entrée dans mon service d'hôpital le 21 janvier. Elle ne marchait plus depuis 15 jours, faisant cependant tous les mouvements dans son lit et sur sa chaise. Quand je fais lever la malade pour voir comment elle se tient debout et marche, elle tombe immédiatement en arrière. Même si je la fais pencher en avant, en l'invitant à bien se tenir dans cette attitude, son corps se redresse et tombe en arrière. La suggestion ne peut pas empêcher cette tendance irrésistible. La malade ne peut faire un seul pas ; la chute en arrière est immédiate.

Trois jours plus tard, la malade fait trois ou quatre pas en avant ; puis commence un mouvement de recul qui s'arrête et se termine au bout de six à huit pas par une chute en arrière, si on ne la soutient pas.

Voici comment la maladie a débuté. Habituellement sensible

et émotive, mais sans exagération, sans maladie antérieure, cette femme fut prise il y a 2 mois de grippe, trachéite, toux légère. Pendant cette grippe, la tête était déjà entournée et elle avait de la peine à se diriger dans la rue. Au bout de huit jours, aggravation des symptômes, anorexie, douleurs frontales continues avec exacerbations fréquentes, vertiges violents, non au repos, mais quand elle essaie de marcher, ou quand elle a mangé ; les objets tournent autour d'elle. Ce n'est pas cependant ce vertige qui cause actuellement la rétropulsion ; car elle peut se faire alors qu'il n'y a pas de vertige. Sensation de bruissement dans l'oreille gauche, comme si elle entendait couler une rivière, quand elle a mangé, quand elle a fait quelque pas, ou la nuit au réveil ; sensation qui s'accompagne souvent la nuit de battements de cœur. Depuis 15 jours, obnubilation visuelle, qui augmente quand elle est debout. Cauchemars fréquents la nuit. Anorexie. La malade est affectée par la moindre contrariété, indifférente à tout, sans goût pour rien, incapable de travailler : le moindre effort augmente son vertige. Sentiment de vague dans la tête. Souvent quand elle parlait, elle se figurait que ce n'était pas elle ; ses voisins étaient obligés de la rassurer, de lui dire qu'elle ne devenait pas folle : ce symptôme a diminué. Ajoutons qu'elle présente une exagération considérable des réflexes patellaires et le phénomène du pied, six à dix trépidations réflexes.

Au bout d'une dizaine de jours, la marche s'améliore ; la malade peut se tenir debout, adossée contre le lit ; elle avance lentement, avec précaution, perdant quelquefois l'équilibre, si on ne la tient pas. Il n'y a plus de rétropulsion irrésistible, mais cependant encore une certaine tendance à tomber en arrière et à droite de temps en temps. La céphalée disparaît, mais la tête reste faible et vague, comme si la malade avait bu, comme si elle était dans un rêve. Les idées noires se sont dissipées, il reste encore de l'appréhension.

La malade continue à mieux marcher, mais elle met souvent un pied devant l'autre. Ce n'est qu'en juin, au bout de six mois, que la locomotion est complètement restaurée à l'état normal.

En juillet elle est à peu près guérie ; l'appétit est revenu. Le vertige et le bruissement d'oreilles ont à peu près disparu ; l'obnubilation visuelle quand elle est debout est moindre, mais existe encore. Reste un sentiment de vague dans la tête, l'impossibilité de travailler ; l'exagération des réflexes tendineux persiste encore.

Il s'agit, on le voit, d'une psychoneurasthénie d'origine grippale dont l'évolution a duré plus de six mois. La rétropulsion avec chute en arrière, les vertiges, le bruissement de l'oreille gauche, l'obnubilation visuelle, ces symptômes pouvaient en imposer pour un syndrome cérébelleux ; les vomissements faisaient défaut. La disparition graduelle de tous les symptômes a montré qu'il s'agissait sans doute d'une évolution toxique affectant entre autres les régions cérébelleuses ou pédonculaires qui président à l'équilibration. Les nerfs optiques, l'auditif gauche, les faisceaux pyramidaux, le cerveau psychique ont accusé des localisations toxiques.

Peu de temps après, le 24 mars, est entrée dans mon service une femme de vingt-deux ans, mariée sans enfants, qui présentait le même syndrome cérébelleux greffé sur une neurasthénie d'origine probablement grippale, mais compliquée de syphilis secondaire. L'affection avait commencé 5 semaines avant son entrée par de la toux avec expectoration qui dura 15 jours. En même temps douleurs généralisées avec faiblesse, surtout dans les jambes ; au bout de quelques jours, point de côté à gauche qui dure 8 jours. On diagnostique une grippe. Puis l'épaule gauche devient douloureuse, empêchant la malade de remuer le bras pendant 2 jours. La grippe semblait avoir réveillé de l'arthritisme.

A son entrée, la malade accusait depuis quinze jours une douleur de tête s'irradiant du synciput à l'occiput et sur la branche verticale du maxillaire droit, douleur continue avec exacerbations très intenses ; bourdonnements d'oreilles, surtout la nuit. Amygdales enflées avec enduit blanchâtre. Température légèrement fébrile 37,5, qui ne persista pas. L'intelligence était nette sans dépression morale. Une éruption papuleuse avec quelques vésicules, la chute des cheveux, de l'adénite inguinale, ne laissaient pas de doute sur l'existence d'une syphilis. La céphalée et l'angine étaient-elles syphilitiques ou grippales ? Les réflexes rotuliens et du pied sont diminués.

La malade se plaignant de faiblesse dans les jambes, je la fais lever ; mais elle ne peut se tenir debout et tombe en arrière. Si je la fais pencher la tête en avant en lui tenant les deux mains, elle se tient debout. Mais aussitôt que je lâche ses deux mains, elle se redresse et tombe en arrière. Elle arrive, si je l'invite à le faire, en l'encourageant, à faire trois ou quatre pas, puis retombe en arrière. Ce symptôme n'avait pas existé la veille de son entrée à l'hôpital.

La malade n'a pas de vertige habituel : quelquefois cependant, étant couchée, il lui semble que le lit tourne ; elle accuse un peu d'obnubilation visuelle. Depuis 15 jours, elle vomit assez souvent et a des nausés quand elle a mangé ; la veille de son entrée, elle a beaucoup vomi. Depuis son entrée, elle a cessé de vomir.

Les jours suivants, persistance de douleurs excessives frontales, maxillaire droite, parfois aussi temporale, syncipitale. Elle accuse encore une douleur dans le sterno-mastoïdien droit, et de la sensibilité dans le gastrocnémien gauche. Le troisième jour, elle se tient debout, en écartant les bras pour ne pas tomber, elle marche, mais en déviant tous les 5 ou 6 pas, avec une tendance à se renverser en arrière. Quelquefois elle tourne à droite et en arrière parcourant un cercle presque complet, sans vertige.

Le quatrième jour, elle marche bien, n'ayant plus qu'une légère déviation à droite ou à gauche, tous les quelques pas. Encore des douleurs variables, céphaliques, dans la fosse sus-épineuse, dans la région acromio-claviculaire, sur la tête humérale, toutes seulement du côté droit.

La malade quitte l'hôpital le 3 avril, n'accusant plus que des douleurs de tête. Le syndrome cérébelleux, vertiges, trouble de l'équilibration, vomissements, a disparu spontanément sans traitement mercuriel.

Au bout d'un mois, elle vient se montrer ; accusant toujours des douleurs fronto-temporale et pariétale droites, avec bourdonnements dans l'oreille gauche sans surdité, des douleurs lancinantes dans les bras, les avant-bras, vers l'angle de l'omoplate droite, quelquefois tous les deux ou trois jours des douleurs dans la cuisse droite durant toute la journée. Mais elle marche bien.

Nous la revoyons au début de juillet. Toute la symptomatologie nervo-arthritique a à peu près disparu. Elle vient au service pour des crêtes de coq. à l'anus ; on institue un traitement mercuriel.

Cette malade a donc présenté des symptômes de neurasthénie sans psychasthénie, avec un syndrome cérébelleux (rétropulsion et chute en arrière, douleur de tête, bourdonnements d'oreille, vertige, vomissements) qui n'a duré que quelques jours : elle a guéri sans traitement mercuriel. En présence de symptômes syphilitiques on pouvait craindre une localisation spécifique cérébelleuse. Que tout cet appareil symptomatique d'ailleurs, soit d'origine syphilitique ou d'origine grippale, ou dû à ces deux intoxications associées, il n'en constitue pas moins une neurasthénie toxi-infectieuse avec localisation cérébelleuse qui s'est résolue spontanément. Nous avons évité à dessein tout traitement spécifique, pour voir si comme dans l'observation précédente ce syndrome se dissiperait sans traitement, ce qui est arrivé, et ce qui paraît bien démontrer une intoxication grippale. Ajoutons que dans ce cas, les réflexes du pied et du genou n'étaient pas exagérés, ce qui montre bien que les troubles de l'équilibration n'étaient pas dus à la moelle.

Par une singulière coïncidence, vers la même époque où j'observai ces deux malades, en juin, se présenta à la consultation une malade qui avait accusé le même phénomène, mais que je n'ai pas observé moi-même. Agée de vingt-neuf ans, cultivatrice, elle avait depuis neuf mois de la psycho-neurasthénie : céphalée frontale et occipitale gravative, peur, idées de mort au début, insomnie pendant un mois, impossibilité de travailler qui existait encore ; quand elle veut lire, vertiges, tremblement, fourmillement et engourdissement dans le bras droit, douleurs au côté. Pendant 2 mois, du 4e au 6e mois de sa maladie, aussitôt qu'elle voulait marcher, la tête lui tournait et elle dut rester toujours assise. Quand elle se levait et voulait marcher, elle avait de la tendance à tomber en arrière ; elle est tombée deux fois. Cette tendance au recul a duré plus de deux mois.

Ainsi ce curieux phénomène que nous n'avions jamais observé dans la neurasthénie s'est présenté à nous trois fois dans l'année. Peut-être le trouverait-on plus souvent si on le cherchait ; car le neurasthénique ne l'accuse pas toujours spontanément. Absorbé par ses douleurs, ses obsessions, il se plaint de faiblesse, de vertige, d'impotence, il sent qu'il manque d'assurance et reste assis sans se douter qu'il y a de la rétropulsion ; ce symptôme peut rester perdu dans l'appareil symptomatologique général.

Ce phénomène n'est pas banal; il implique une localisation organique ou toxique sur la partie de l'encéphale qui commande l'équilibration, comme le phénomène du pied implique une localisation sur le faisceau pyramidal. L'excitation ou la dépression fonctionnelle générale du système nerveux ne peut les réaliser. Et ceci confirme la conception qui se dégage, je pense, de cette étude.

Les états neurasthéniques, psychoneurasthéniques, psychasthéniques sont des états toxi-infectieux, liés le plus souvent à une dyscrasie auto-toxique constitutionnelle, greffés sur une diathèse héréditaire native qui suffit à les réaliser, qui peut être actionnée par des causes morales, par le choc émotif ou traumatique, par les évolutions physiologiques de l'organisme, par diverses maladies infectieuses, surtout la grippe. Cette intoxication affecte surtout le système nerveux, soit dans son organe psychique, soit dans ses organes sensitivo-moteurs : elle affecte souvent les faisceaux pyramidaux, quelquefois le cervelet, les centres d'équilibration, les nerfs moteurs, sensitifs, sensoriels, viscéraux ; elle peut affecter aussi les autres tissus, fibreux musculaire, peau et les diverses fonctions digestive, cardiaque, utérine, etc. Les altérations organiques qu'elle constitue sont d'ordinaire assez légères pour être difficilement accessibles à nos moyens d'investigation organique : elles peuvent être passagères et se résoudre complètement (neurasthénies passagères ou périodiques); elles peuvent être persistantes (états psychoneurasthéniques chroniques continus), sans aboutir pour cela à des lésions profondes ; elles peuvent cependant engendrer de vraies maladies organiques constatables, curables ou incurables (névrites, myélites, entérite muco-membraneuse, psychoses). Les troubles fonctionnels, même sans lésion déterminée apparente, ne sont pas justiciables de la psychothérapie et ont une évolution souvent cyclique qui ne peut être enrayée par les médications.

La psychoneurasthénie n'est pas une maladie d'imagination ; ce n'est pas une auto-suggestion ; ce n'est pas une psychonévrose.

Mais les psychonévroses peuvent se greffer sur les psychoneurasthénies toxi-infectieuses.

Un neurasthénique anxieux qui a une faiblesse musculaire réelle par toxines peut exagérer ce symptôme et en faire une paralysie, psychonévrose motrice. Un autre greffe sur les sensations dues à la gastrite des vomissements nerveux ; l'anxiété de cause toxique peut devenir hystérogène.

La psychothérapie peut intervenir utilement dans ces cas, faisant le diagnostic en même temps que la cure, en éliminant de la maladie organique ou toxi-infectieuse fondamentale les symptômes de psychonévrose que le psychisme auto-suggestif ajoute.

Si la psychoneurasthénie toxique peut se compliquer de psychonévrose, réciproquement, comme nous l'avons vu, celle-ci primitive peut appeler à sa suite une intoxication psychoneurasthénique.

De cela les exemples abondent surtout dans l'histoire des névroses et neurasthénies traumatiques dans lesquelles on peut suivre l'évolution des symptômes.

Un homme a reçu au bras une contusion qui produit de l'engourdissement, de l'impotence fonctionnelle, de la douleur. La contusion guérit sans traces. Mais l'engourdissement, entretenu et grossi par le psychisme, devient anesthésie et persiste avec les douleurs et l'impotence. *C'est de la psychonévrose localisée dans le membre traumatisé.*

L'anesthésie douloureuse se propage du bras à l'épaule, au thorax, à la nuque ; l'impotence se change en paralysie complète. La suggestion peut parfois dissiper ce syndrome. C'est encore la *psychonévrose qui s'est propagée.*

Elle peut se généraliser par extension de l'anesthésie et de l'impotence au dos, à l'autre bras, aux jambes, par des symptômes de dépression, de démoralisation, tous symptômes encore justiciables de la psychothérapie.

Mais à ces symptômes peuvent s'ajouter de la céphalée, de l'impuissance cérébrale, de l'aboulie, des vertiges, des cauchemars, de l'inertie psychique, de la mélancolie, de l'oppression, de la dyspepsie, de l'exagération des réflexes tendineux avec trépidation spinale indéfinie, etc., symptômes qui, malgré la bonne volonté du sujet, résistent à la suggestion. C'est une *psychoneurasthénie toxi-infectieuse* réveillée par le choc traumatique et moral ; c'est la dyscrasie cytotoxique de l'organisme qui a été actionnée par lui. Chose singulière ! ce drame morbide complexe peut être évoqué par des traumatisme peu intenses, alors que les traumatismes chirurgicaux plus intenses n'évoquent que rarement ces manifestations dites à tort hystéro-traumatiques. Et cependant l'anxiété nerveuse qui précède une opération est plus intense que celle qui suit un traumatisme. Il semble que ce soit plutôt la brusquerie, l'instantanéité du choc émotif que l'intensité de l'émotion qui réveille la réaction nerveuse et à sa suite parfois la dyscrasie cytotoxique, qui font la psychonévrose et la neurasthénie traumatique. Le *traumatisme opératoire* n'est pas une surprise ; il a été précédé d'une émotion préalable à laquelle l'organisme a eu le temps de s'adapter ; *l'accident traumatique imprévu* surprend l'organisme et bouleverse sa modalité fonctionnelle nerveuse et nutritive. Ce n'est là d'ailleurs qu'une hypothèse.

On comprend maintenant que si la suggestion peut atténuer les troubles purement fonctionnels que l'émotivité greffe sur la neurasthénie ou si elle modère les symptômes que le sensorium exagère par auto-suggestion, la maladie elle-même due à une évolution toxique ne soit pas justiciable de la psychothérapie. On suggestionne ou plutôt on désuggestionne souvent les troubles fonctionnels purement dynamiques, c'est-à-dire les psychonévroses. Mais on ne persuade pas au cerveau de débarrasser l'organisme des toxines élaborées par les microbes ou créées par une dyscrasie nutritive.

Sans doute le diagnostic est souvent difficile. La psychonévrose au lieu de se localiser à un organe peut affecter divers organes et fonctions, être diffuse et généralisée, ressembler à une psychoneurasthénie ; la thérapeutique suggestive seule fait le diagnostic différentiel.

Les syndromes créés par les psychonévroses peuvent être déterminés aussi par les évolutions organiques ou toxiques. Que des vomissements soient provoqués par le psy-chisme, par une intoxication, par une maladie d'estomac, ce sont toujours des vomissements. Qu'une paraplégie sensitive et motrice soit psychique ou organique, le trouble fonctionnel est à première vue le même. Qu'une respiration laborieuse et haletante soit due à de l'anxiété nerveuse, à une affection cardiaque ou pulmonaire, à une intoxication méningée, c'est toujours le symptôme dypsnée. L'examen physique et psychique de chaque cas montrera s'il y a lésion, maladie organique, intoxication ou simple dynamisme psychonerveux.

D'autre part, il existe des toxi-infections locales qu'on pourrait appeler psychonévroses toxi-infectieuses locales, mais le mot n'est pas exact, parce qu'il ne s'agit pas de névrose (*sine materia*) ; nous préférons dire neurasthénie locale, ce mot n'impliquant plus l'idée de névrose mais d'intoxication.

Prenons un exemple. J'ai décrit la psychoneurasthénie d'évolution, toxi-infection créée par le travail organique de la croissance, donnant lieu à des symptômes multiples généraux. D'autres fois cette toxi-infection, au lieu d'être diffuse, n'affecte qu'une seule fonction. Tel enfant à chaque poussée de croissance n'a que des vomissements ; c'est une *neurasthénie gastrique*. Encore ce mot peut être critiqué à bon droit ; car rien ne dit que la toxine a besoin d'un intermédiaire nerveux pour agir sur l'estomac. Telle jeune fille, au moment de la puberté, au lieu de faire la maladie générale que nous avons décrite, a seulement un changement de caractère et de sensibilité morale, irritabilité, anxiété, insomnie, inaptitude au travail ; ou du moins c'est la localisation fonctionnelle prédominante ; nous ne dirons pas, psychonévrose cérébrale, mais *neurasthénie cérébrale autotoxique* d'évolution.

Nous avons parlé de troubles cérébraux sans lésion, constituant une psychonévrose cérébrale. Les mêmes symptômes peuvent se produire, non seulement par la toxi-infection de

croissance, mais à la suite de la grippe, de la fièvre typhoïde, dans la chlorose, ou même à la suite de préoccupations morales chez les sujets prédisposés : sensation de
vide ou de vague ou de douleur dans la tête, céphalée,
inaptitude au travail, aboulie, anxiété, insomnie, dépression, etc. C'est le *même syndrome* que celui de la psychonévrose cérébrale par auto-suggestion émotive ; mais ce *n'est
pas la même maladie*; il n'est pas justiciable de la suggestion ; on ne peut pas par la dynamogénie morale rendre au
cerveau sa discipline et son équilibre ; c'est une évolution
qui a sa durée cyclique ; la restauration fonctionnelle cérébrale se fait graduellement à mesure que le cerveau se dé-
sintoxique. Il ne s'agit pas d'une névrose, mais d'une *céré-
bropathie* ou *psychasthénie toxique*.

Telle est aussi, sans doute, l'*anxiété nerveuse native* qualifiée de névrose d'angoisse, que j'ai qualifiée moi-même de
psychonévrose d'angoisse. Ces mots ne me paraissent pas
exacts.

Elle se développe sur un fond natif héréditaire. Certains
sont anxieux dès l'enfance ; leur esprit toujours inquiet se
tourmente de tout et de rien ; cette anxiété peut rester
modérée, ou bien ne vient que par périodes ; elle n'empêche pas l'action et reste compatible avec une vie normale,
malgré certaines impuissances passagères. Chez d'autres,
elle s'exagère, obsède le cerveau, enlève toute initiative,
crée des malaises, de l'insomnie, des cauchemars, de
l'aboulie, un état permanent de doute et d'inquiétude. Sur
cette anxiété peuvent d'ailleurs se développer des phobies,
peur de la solitude, peur des microbes, phobies respiratoire, cardiaque, etc., etc.

Quand cette anxiété est simple, sans complication, il
semble que la suggestion doive facilement la dissiper,
qu'elle doive chasser ces fantômes imaginaires et remonter
le moral. Le plus souvent il n'en est rien. La persuasion
peut apprendre au malade à lutter contre certaines auto-

suggestions secondaires greffées sur son anxiété native ; mais celle-ci même n'est pas une auto-suggestion ; elle est constitutionnelle, fonction de l'organisation nerveuse du sujet, engendrée par sa dyscrasie nutritive. C'est une psychasthénie auto-toxique ; ce n'est pas une psychonévrose.

Quelquefois l'anxiété est localisée à certaines choses ; anxiété d'être seul, de traverser une rue, de rencontrer un chien, d'avoir un anévrisme, etc. ; c'est une *obsession anxieuse*, une *phobie*. Ces anxiétés partielles peuvent être passagères, de nature auto-suggestive. Une dame ayant eu un vertige dans la rue n'ose plus la traverser seule, sous peine d'anxiété vertigineuse. Un sujet ayant failli être mordu par un chien n'a pu se corriger de la peur d'en rencontrer.

Ces phobies, simplement auto-suggestives, peuvent être considérées comme des psychonévroses que l'éducation peut réprimer, comme elle réprime chez les enfants la peur des croquemitaines, parfois non sans difficulté.

Mais la plupart de ces phobies, agarophobie, claustrophobie, microbophobies, peur des poisons, peur des couteaux, nosophobies et autres, même alors qu'elles existent à titre de manifestations isolées, avec peu ou point d'anxiété générale, ne sont pas des suggestions accidentelles ; ce sont de vraies *psychoses partielles*, d'origine native, bien qu'elles ne puissent surgir qu'à un certain âge, constitutionnelles, qui entretiennent l'obsession ou l'auto-suggestion : le sujet est obligé de s'y adapter, car elles défient souvent toute thérapeutique. Ce sont des psychasthénies ou neurasthénies cérébrales.

Un mot encore sur certaines douleurs qu'on qualifie tantôt de neurasthéniques, tantôt de neuro-arthritiques, tantôt de rhumatisme musculaire erratique, tantôt de psychonévroses, c'est-à-dire imaginaires. Certaines personnes ont toute leur vie des douleurs, sans cause apparente, inoffensives, mais tenaces, tantôt dans une région du corps, tantôt dans une autre, à la région précordiale, à l'épaule, aux reins, dans une jambe ou ailleurs, douleurs venant par accès, durant un temps variable, plusieurs jours ou plusieurs mois, faibles ou intenses, souvent subjectives, non déterminées par la pression, tantôt fibreuses, tantôt musculaires, rarement bien localisées dans un nerf. Si le sujet est migraineux, s'il a de l'acide urique en excès, on appellera cela de l'arthritisme. S'il est impressionnable, on dira névrose de sensibilité. Mais beaucoup de ces sujets n'ont ni rhumatisme articulaire, ni migraine, ni diathèse urique, ni impressionnabilité nerveuse excessive..

Cette diathèse douloureuse résiste souvent à tous les traitements généraux ; les douleurs, quelquefois tenaces, restent rebelles aux médications diverses, aux frictions, au massage, à l'électricité, à l'hydrothérapie, à la suggestion, à moins que ces interventions thérapeutiques ne coïncident avec la résolution spontanée des crises douloureuses.

Ces douleurs ne sont-elles pas analogues à celles que produisent certaines maladies toxiques ou infectieuses, les douleurs grippales, saturnines, alcooliques, tuberculeuses, cancéreuses, syphilitiques et autres, créées par les toxines microbiennes ? Leur persistance, leur résistance aux médications, leur fréquent retour pendant toute la vie, tout cela n'indique-t-il pas des douleurs constitutionnelles, cytotoxiques, liées à une disposition native ? N'avons-nous pas tous nos dispositions natives, j'allais dire notre microbisme latent ? L'un a ses migraines, l'autre a ses dyspepsies, le troisième sa migraine ophtalmique, le quatrième ce qu'il appelle ses rhumatismes, mot vague qu'on attribue un peu à toutes les douleurs que le malade ne comprend pas, ni le médecin non plus ; et tous ces symptômes surviennent spontanément ou par une cause fortuite qui actionne la diathèse native.

Ces déterminations auto-toxiques, quand elles se tra-

duisent par des douleurs ou d'autres manifestations nerveuses, peuvent être considérées comme des neurasthénies
générales ou partielles ; ce ne sont pas des psychonévroses.

Le champ des psychonévroses est assez vaste pour qu'on
ne l'étende pas outre mesure à toutes les manifestations
qui nous apparaissent sans lésion et que nous ne pouvons
pas expliquer. Le mot « c'est nerveux » satisfait quelquefois les médecins et les malades, s'il ne les guérit pas.
Mais je suis enclin à suspecter autre chose que le psychisme pur, quand je constate des troubles fonctionnels,
sans substratum organique apparent, mais opiniâtres et
rebelles à la thérapeutique.

CHAPITRE XXI

Parmi les phsychonévroses, il en est une, que je veux étudier encore ; elle est peu ou point mentionnée par les auteurs ; elle donne lieu à de fréquentes erreurs. Il s'agit du phénomène que j'appelle *pseudo-tympanite nerveuse* ou *ventre en accordéon*.

Certains nerveux, hystériques ou non, ont de vraies tympanites par distension gazeuse, soit totale occupant tout le ventre, soit partielle, n'occupant que l'estomac ou une partie de l'intestin.

D'autres ont des pseudo-tympanites ; le ventre est ballonné, sonore, augmenté de volume uniformément ou dans une partie seulement ; on croit à une distension gazeuse, quelquefois à une tumeur. Or dans l'anesthésie chloroformique, ce ventre s'affaisse sans aucune émission gazeuse ; l'anesthésie terminée, il se gonfle de nouveau. Par la simple suggestion comme nous le verrons, ces ventres énormes peuvent, comme des ballons, se gonfler et se dégonfler alternativement, par un simple jeu de la musculature abdominale et diaphragmatique, d'où le nom de *ventre en accordéon* que je propose de donner à cette variété spéciale de pseudo-tympanite nerveuse, remarquable par la facilité avec laquelle le ventre se ballonne et se déballonne.

Voici quelques observations démonstratives :

Marie X..., cuisinière, âgée de vingt-cinq ans, est entrée au service le 20 octobre 1897. Elle avait de grandes crises d'hystérie, depuis le mois de février 1884. La première se serait déclarée à la suite d'une émotion morale ; depuis, la moindre contrariété les provoquait, surtout avant les époques menstruelles. Il y a quatre ans, elle devint enceinte, eut des crises tous les jours pendant sa grossesse, fut accouchée au forceps. Le lendemain de l'accouchement, elle se leva ; mais après deux ou trois jours, elle eut des douleurs abdominales, des crevasses au sein, et des crises hystériques plus nombreuses, deux ou trois par jour. Une de ces crises dura trois heures. Depuis, elle continua à en avoir au moins trois ou quatre par semaine. Très impressionnable, tremblant et s'emportant au moindre motif, X... représente le type de l'hystérique.

Actuellement 27 décembre, depuis plus d'un mois, Marie X... n'a plus de crises d'hystérie, tandis que depuis près de quatre ans, elle n'était pas restée une semaine, sans en avoir.

Ce résultat est dû à la suggestion hypnotique répétée depuis le 1er novembre. Marie X... est très hypnotisable en sommeil profond. Dans les premières séances, la malade, vivement impressionnée par les tentatives d'hypnotisme, tremblait, s'agitait, avait de la tendance à convulsionner dès qu'on la touchait pour l'endormir et aussitôt après son réveil, la palpation de l'abdomen déterminait des douleurs et agissait comme hystérogène. Par suggestion douce et répétée, toutes ces manifestations disparurent en quelques séances et aujourd'hui Marie X... s'endort et se réveille, sans troubles émotionnels ; la palpation de l'abdomen ne détermine aucune douleur.

La malade est devenue docile, douce, laborieuse, elle travaille dans la salle, elle a encore quelques velléités d'emportement que la suggestion réprime immédiatement. Elle n'a plus de crises ; la dernière a eu lieu il y a environ cinq semaines, avec délire violent et hallucinations, pendant lesquelles la malade a voulu se jeter par la fenêtre. Depuis, plus rien.

Après cette dernière forte crise, elle eut une ménorrhagie assez abondante qui dura quinze jours, qui fut modérée, mais non arrêtée par la suggestion. Depuis une dizaine de jours, elle ne perd plus. Le toucher vaginal ne démontre rien d'anormal.

Mais depuis ce temps elle sentit son ventre grossir et se tympaniser; de plus, douleur à la pression vers les régions sus-inguinales, hypogastrique et au creux épigastrique. Le tympanisme ne s'accompagne pas de constipation, ni de vomissements, il persiste même pendant le sommeil. La malade ne se plaint que d'une certaine oppression, de malaise abdominal avec douleurs; l'appétit est faible, mais les digestions sont bonnes.

La suggestion fait disparaître ce tympanisme rapidement sans émission de gaz. J'hypnotise la malade et je lui dis: « Votre ventre s'affaisse. » En quelques secondes, le ventre s'affaisse et redevient souple. Je puis de même par suggestion le tympaniser de nouveau en quelques secondes.

Le 12 décembre, par exemple, la malade étant hypnotisée, je lui dis: « En touchant le rebord costal gauche (je lui indique la région), le ventre désenfle. En touchant le même point du côté opposé au rebord costal droit, le ventre se gonfle. » J'opère ainsi en quelques secondes la tympanisation et la détympanisation du ventre. La malade étant réveillée ne se souvient plus de ce que je lui ai dit, ni de ce que j'ai fait sur elle. Et cependant la mémoire organique est conservée, car à l'état de veille, aussitôt que je touche le rebord costal droit, sans rien dire, le ventre se tympanise. Si je touche le rebord costal gauche, il se dégonfle. J'ai créé ainsi une zone tympanogène et une zone détympanogène.

Le tympanisme n'est pas dû à une cambrure lombaire; car le sujet, couché sur un plan horizontal ou debout appuyé contre un mur de façon à maintenir le rachis immobile, le réalise aussi bien.

D'ailleurs la mensuration montre l'augmentation de la circonférence abdominale. Ainsi le 15 décembre, le ventre étant tympanisé, la circonférence mesurée en passant par la crête iliaque et l'ombilic marque 95 centimètres; au niveau du rebord costal, elle est de 79 centimètres. Je dégonfle le ventre par suggestion: la circonférence au niveau de l'ombilic est de 81 centimètres, au niveau du rebord costal de 76 centimètres. Je le gonfle de nouveau: la première circonférence est de 93, la seconde de 77. Donc il y a 12 et 14 centimètres de circonférence de plus autour de l'ombilic pendant le tympanisme. Le ventre est sonore à la percussion; on le dirait distendu par des gaz.

Le pouls et la respiration sont accélérés pendant le tympanisme. Ainsi le 15 décembre, pouls 140, respiration 48; après le dégonflement, pouls 112, respiration 36.

Le 16 décembre, pendant le gonflement, pouls 96, respiration 36. Après le dégonflement, pouls 80, respiration 28.

Le 22. — Ventre gonflé, pouls 112, respiration 40. Ventre dégonflé, pouls 95, respiration 36.

Le 28. — Ventre gonflé : immédiatement après le tympanisme produit, pouls 94, respiration 36 ; après quelques minutes, pouls 84, respiration 32 ; immédiatement après le dégonflement, pouls 72, respiration 32 ; quelques minutes après, pouls 68, respiration 32.

Le 30 décembre, le ventre, spontanément gonflé, mesure 88 centimètres de circonférence. Par suggestion, il augmente encore et mesure 91 centimètres. Après dégonflement, il mesure 78 centimètres.

Le 31 décembre, il mesure 98 centimètres de circonférence : il est sonore et très dur, globuleux, énorme ; la face est congestionnée et la malade se plaint de douleurs ; le pouls est à 108, la respiration est à 52, elle est costale ; le son thoracique est ample et tympanique.

Dégonflé par suggestion, le ventre ne mesure plus que 89 centimètres de circonférence, le pouls est à 84, la respiration à 28 ; elle redevient costo-abdominale ; le son thoracique est aussi moins tympanique. La percussion thoracique pratiquée pendant le gonflement et après le dégonflement du ventre, montre que le diaphragme et le bord inférieur du poumon sont beaucoup plus bas sur la ligne axillaire pendant la tympanite. La matité commence à la huitième côte à droite, à la neuvième côte à gauche. Le dégonflement opéré, la matité est remontée de 5 centimètres. Donc le diaphragme s'abaisse quand le ventre augmente, et remonte quand le ventre s'affaisse. — Le pseudo-tympanisme se reproduit encore spontanément malgré la suggestion pendant une quinzaine de jours, puis il finit par disparaître, et la malade quitte l'hôpital complètement guérie le 10 février.

Il s'agit donc là d'une fausse tympanite sans gaz ; le gonflement de l'abdomen est dû à l'abaissement du diaphragme. La suggestion peut par un simple jeu musculaire augmenter et diminuer successivement le volume de l'abdomen.

Nous discuterons plus loin le mécanisme de ce gonflement. Constatons seulement pour le moment que cette pseudo-tympanite n'est pas due à une distension gazeuse, car le gonflement et l'affaissement s'opèrent instantanément sans la moindre émission de gaz.

Obs. II. — Une jeune fille de vingt-trois ans, hystérique, impulsive, entre dans mon service en novembre 1899. Elle a toutes les manifestations qu'on attribue à l'hystérie, crises de toute espèce, somnambulisme, hématémèse, polyurie, hémines- thésie (probablement suggérée) avec hémiplégie, etc., je n'extrais de cette observation que ce qui a trait à sa pseudo-tympanite.

Le 19 décembre, subitement à 2 heures de l'après-midi, ce symptôme apparut. — Le lendemain à la visite, on m'en rendit compte ; mais le ventre était redevenu normal. Par suggestion à l'état de veille, appliquant la main sur l'abdomen, je le fis gonfler en quelques secondes, augmentant sa circonférence de 12 centi- mètres, et faisant descendre le foie et le diaphragme de deux travers de doigt. Ce phénomène persiste environ cinq mois jus- qu'en mai 1900. Chaque matin, je réduisais le ventre par sugges- tion ; mais la réduction ne se maintenait pas. Vers midi, le ventre commençait à grossir, atteignait son maximum vers 5 heures du soir jusqu'à 108 centimètres de circonférence, puis recommençait à diminuer jusque vers 7 heures du soir, tout en restant encore gros le lendemain matin. Au maximum de son développement, le ventre était celui d'une femme au terme de sa grossesse. Pendant le gonflement, le pouls s'accélérait de 80 à 120 ou 130 ; et la respiration superficielle s'accélérait jusqu'à 40 et plus ; la malade n'accusait que de la gêne, mais pas de douleur.

Le ventre en accordéon susceptible par simple affirmation de se gonfler et de se dégonfler, ce que la malade ne pouvait faire spontanément, resta cependant rebelle à toutes les suggestions. Il finit par disparaître en mai, alors que de nouvelles manifesta- tions, hématémèses, hémiplégie, firent une dérivation psychique dont je profitai pour renforcer la suggestion ; j'affirmai devant les élèves que ces phénomènes auraient pour résultat de résoudre le gros ventre ; ce qui ne tarda pas à arriver graduellement ; le pseudo-tympanisme devint de moins en moins intense et disparut enfin, après quinze jours à trois semaines d'alternatives décrois- santes.

Obs. III. — Elle concerne une fillette de treize ans, orpheline à l'hospice de Mattaincourt (Vosges) qui, fin mai 1899, eut une affection mal déterminée, fièvre pendant quinze jours avec gon- flement et douleurs du ventre.

Elle resta alitée pendant six mois avec son gros ventre, se levant parfois pendant une demi-heure, accusant alors des tirail- lements dans l'abdomen, surtout dans le côté droit ; quelquefois douleurs vives diffuses dans le ventre, deux ou trois fois par jour pendant une demi-heure.

Nous apprenons encore que ce ventre s'affaissait par moments pour se gonfler de nouveau.

Le médecin croyant à une affection organique, après avoir eu recours aux purgatifs, diurétiques, pointes de feu, etc., s'arrêtant en dernier lieu à l'idée d'une tumeur abdominale, l'envoya à la clinique chirurgicale, d'où elle fut adressée à notre service le 7 février.

L'enfant est assez bien constituée ; intelligence nette, mais impulsive, agitée ; appétit capricieux, digestion assez bonne, constipation assez fréquente ; on ne constate d'ailleurs aucune manifestation hystérique.

Le ventre est très ballonné avec une forte ensellure lombaire, et si on ne m'avait pas dit que le ventre revient quelquefois spontanément à son volume normal, je n'aurais jamais songé à un pseudo-tympanisme nerveux.

J'obtiens d'ailleurs facilement l'affaissement du ventre par suggestion ; mais il a de la tendance à se gonfler de nouveau spontanément aussitôt après la suggestion. Gonflé, il mesure 29 centimètres d'une épine iliaque à l'autre en passant par l'ombilic ; affaissé il n'a plus que 25 centimètres, il n'est pas immobile, mais change de capacité pendant qu'on l'examine. La matité hépatique qui commence au 8ᵉ espace quand le ventre est gros, remonte au 6ᵉ, quand il est aplati. Pour gonfler le ventre, elle fait de fortes inspirations et peu d'expirations jusqu'à ce que le diaphragme soit à la limite inférieure. La cambrure lombaire augmente pendant le pseudo-tympanisme, mais ne disparaît jamais complètement. Le pouls est de 100 à 108, régulier, égal ; la respiration est costo-abdominale, superficielle, irrégulière ; la malade n'accuse d'ailleurs pas de malaise notable.

Elle reste au service jusqu'au 24 mars sans changement notable dans son abdomen qui conserve le même aspect ; les sensations douloureuses seules disparaissent par suggestion.

Mais le pseudo-tympanisme résiste. A partir du 20 février, il n'obéit plus du tout à la suggestion et ne peut plus être réduit. Le ventre reste toujours gros, si bien que je me demande s'il n'y a pas quelque lésion organique cachée par ce pseudo-tympanisme, ou si je ne me suis pas trompé, si mon diagnostic est exact.

Pour m'en assurer, je chloroforme la malade, le 4 mars : je constate qu'aussitôt chloroformée, le ventre s'aplatit complètement et redevient dépressible jusqu'au rachis ; on ne perçoit aucune tumeur ni lésion. Sous le chloroforme, l'abdomen mesure 22 centimètres entre les épines iliaques antérieures, et 27 centimètres de l'appendice xiphoïde au pubis. La malade réveillée, et le gros ventre reconstitué, il mesure 28 centimètres entre les épines iliaques et 33 du pubis à l'appendice xiphoïde.

Obs. IV. — Cette quatrième observation a été recueillie par mon ancien interne, le Dr Thiry, dans sa clientèle privée.

Mme X..., cinquante ans, aurait été toujours nerveuse.

Il y a vingt ans, étant jeune fille, elle a déjà été soignée par la suggestion pour des crises d'hystérie. Il y a quelques années elle aurait été traitée dans un hôpital pour la même affection et dans un service de la maternité où une opération chirurgicale aurait été pratiquée ; d'après son dire elle aurait déjà présenté à cette époque du tympanisme. La malade est une alcoolique invétérée. Les périodes d'ivresse à laquelle elle se livre alternent avec des périodes de sobriété relative. Elle boit quand elle est entraînée par les mauvaises compagnies et alors elle absorbe des doses d'alcool énormes pendant un jour ou deux, jusqu'à ce qu'elle tombe ivre-morte : souvent la police la ramasse et l'incarcère. Pendant ces périodes elle boit de tous les excitants : alcool, vinaigre, éther, café, etc. Après cette folie alcoolique, elle redevient sobre, ordonnée et propre.

Les crises d'hystérie accompagnées de tympanisme remontent à de longues années, actuellement elles deviennent de plus en plus fréquentes. Elles se produisent à l'occasion d'une contrariété, d'une émotion ou d'une fatigue, mais surtout après les excès alcooliques.

Cette malade est d'une constitution primitivement robuste. Actuellement elle est considérablement affaiblie.

C'est un type bien marqué de femme alcoolique, les chairs sont molles, bouffies ; la peau parsemée de sinuosités veineuses, les traits de la face sont inertes, les joues pendantes contrastent avec les plis du front, le regard est fixe, les pupilles dilatées sont presque toujours inégales et cette inégalité change de côté d'un moment à l'autre d'une même journée. La parole est chantante, hésitante, monotone. L'intelligence est affaiblie ; la mémoire est assez bien conservée, la volonté presque nulle, dépend de toutes les suggestions que la malade reçoit. Pendant les périodes d'alcoolisme et des crises la malade est dans un véritable état de démence passagère.

La sensibilité est normale. Les différents appareils sont normaux, sauf l'estomac qui est atteint de gastrite avec pituites matinales.

La malade a été observée par nous à son domicile, plusieurs fois pendant ses crises (cet examen ayant eu lieu dans un milieu peu favorable, nous n'avons pas pu nous livrer à des investigations aussi complètes que dans une clinique). La malade sent sa crise approcher, elle devient excitée, cherche à s'asseoir, porte les deux mains sur son ventre, ses yeux sont hagards, sa voix altérée, sa respiration haletante ; elle se raidit, se renverse en arrière et le ventre commence à gonfler lentement et progressivement comme un ballon de caoutchouc. Alors elle crie, se place en opistotonos et le ventre atteint son volume maximum ; nous avons trouvé une circonférence, passant par l'ombilic, de 98 centimètres à l'état de tympanisme, et 84 à l'état normal. A ces moments la malade présente une attitude spéciale ; elle est cambrée, cherchant à faire proéminer son abdomen, le bassin est soulevé, les bras prennent appui sur le sol, la respiration est haletante, superficielle, costale-supérieure, la voix brève, saccadée, le pouls accéléré.

A la percussion nous avons un son tympanique dans toute l'étendue de l'abdomen et un abaissement notable de la matité hépatique.

D'après le dire de la famille, cet état durerait parfois pendant plusieurs heures. Nous n'avons pu observer une durée aussi longue, n'ayant vu la malade que par intervalles ; en notre présence nous avons remarqué que le tympanisme passait par des alternatives de gonflement et d'affaissement.

Nous avons dès le début tenté de modifier cet état par la suggestion. Mais la malade se montrait très récalcitrante, affirmant que sa maladie datait de longtemps, qu'on l'avait déjà traitée, opérée, etc., qu'elle ne guérirait pas.

Au début il était absolument impossible de modifier l'état de l'abdomen. Nous avons alors employé une méthode indirecte. Nous avons endormi la malade et placé son bras en catalepsie, affirmant qu'à son réveil elle ne pourrait plus le rabaisser « parce qu'il était magnétisé ».

Cette première expérience ayant réussi à frapper l'imagination de la malade, dès lors nous avons pu influencer le tympanisme. Il nous a été possible par la suggestion de dégonfler et regonfler le ventre à volonté. Nous avons matérialisé la suggestion : actuellement quand nous levons le bras de la malade le ventre se gonfle instantanément, et quand nous le baissons il s'affaisse (véritable ventre en accordéon du Pr Bernheim).

La malade actuellement a des crises fréquentes entretenues par l'alcoolisme qui est devenu chez elle permanent. A cet état s'ajoutent d'autres phénomènes hystériques : crises convulsives, surdité, etc. ; mais en notre présence elle n'a plus de tympanisme, tandis qu'autrefois elle le produisait invariablement en notre présence. Par la suggestion, à l'état de veille on fait avorter les crises ; elle est très docile à la suggestion maintenant et il est certain que si on pouvait la maintenir dans un service d'hôpital on arriverait à enrayer cette pseudo-tympanite nerveuse.

A ces observations, j'ajouterai l'une des quatre publiées par Talma d'Utrecht (Berliner Klinisch Wochenschrifft, 1886), parce que c'est la première observation qui relate le mécanisme du phénomène par abaissement du diaphragme.

Obs. V. — Il s'agit d'une jeune fille de vingt-trois ans qui pendant des mois présentait un gonflement de ventre. Un chirurgien avait cru à une tumeur et chloroforma la malade pour l'opérer. Or, pendant l'anesthésie, le gros ventre disparut et reparut au réveil. Talma trouva le ventre considérablement et uniformément tuméfié, dur, tympanique. La malade avait souvent, pendant des heures, des hoquets violents et très douloureux. A chaque secousse, l'abdomen était plus fortement distendu et on percevait un bruit laryngé intense ; il n'y avait pas d'ingurgitation d'air ; la respiration était presque exclusivement costale. L'état général était satisfaisant. Pendant le sommeil, le ventre était encore tendu, mais moins. Durant la journée aussi, le volume du ventre était variable. Le cathétérisme stomacal n'évacue que peu de gaz. La respiration, presque costale pure pendant le tympanisme, devient costo-abdominale pendant l'anesthésie. Lorsque après l'anesthésie, le ventre se tympanise de nouveau, on constate trois, quatre ou cinq inspirations exclusivement abdominales, sans expiration. Cette inspiration abdominale, sans relâchement expiratoire persiste jusqu'à ce que le ventre ait de nouveau acquis son volume primitif. Alors les mouvements abdominaux pendant l'inspiration et l'expiration devenaient à peu près nuls, c'est-à-dire que le diaphragme ne se relâchait plus ; la respiration était purement costale. De plus, pendant la tympanite, le diaphragme et le bord inférieur du poumon étaient très bas, sur la ligne axil laire, au niveau de la dixième côte. Aussitôt le ventre affaissé par le chloroforme, cette ligne de niveau remontait jusqu'au bord inférieur de la septième côte.

Ce résultat concorde avec ce que nous avons observé chez nos malades. Talma, dont je ne connaissais pas le travail, quand j'observai mon premier cas, conclut comme moi que la tympanite était due à la contraction du diaphragme. Cette contraction, dit-il, n'est pas permanente, aussi le ventre est-il moins gros pendant le sommeil et présente-t-il pendant la journée des alternatives d'affaissement et de gonflement.

La pseudo-tympanite, on le voit par ces observations, peut s'associer à d'autres psychonévroses ou constituer le seul phénomène chez des sujets simplement nerveux. Elle peut être occasionnée par des troubles menstruels, suppression ou ménorrhagie ; elle peut se déclarer brusquement ou se constituer progressivement, avec ou sans troubles de sensibilité abdominale, avec ou sans troubles digestifs. Elle peut se greffer sur une lésion organique abdominale, tumeur utérine ou ovarique, salpingite, dilatation d'estomac. Elle peut être d'origine essentiellement psychique, auto-suggestive et constitue le mécanisme de la grossesse nerveuse.

Une femme qui se croit enceinte, qui croit sentir dans son ventre la matrice se développer, se suggère inconsciemment un développement progressif de l'abdomen ; elle réalise le mécanisme musculaire qui détermine ce gonflement. A mesure que la grossesse avance, le ventre grossit par abaissement du diaphragme et relâchement des parois abdominales. A mi-terme, la femme sent par auto-suggestion les mouvements du fœtus. Les exemples ne sont pas rares de médecins qui ont partagé cette erreur.

Les deux suivants sont empruntés à la thèse de Dubruel, de Bordeaux, 1896.

Obs. VI. — Mme B..., âgée de vingt-six ans et mariée depuis quatre ans ; elle n'a jamais eu d'enfants ni de fausse couche. Elle jouit d'une bonne santé, ses règles sont régulières et normales.

En décembre 1884, ses règles, sans disparaître complètement, deviennent irrégulières et moins abondantes. En même temps, elle ressent des troubles digestifs marqués et son ventre augmente de volume. Elle se croit enceinte et consulte une sage-femme qui confirme sa croyance.

Le ventre devient bientôt aussi gros que celui d'une femme à terme et au neuvième mois on fait tous les préparatifs nécessaires pour l'accouchement. Mais celui-ci ne se produit pas. On attend ainsi pendant deux mois. Inquiets à la fin de ce long délai, on se décide à faire appeler le Dr Rivière. Le ventre est très gros et rappelle bien celui des femmes enceintes : il est marqué de vergetures. Les seins sont volumineux, mais ne contiennent pas de colostrum ; le palper abdominal ne décèle la présence d'aucune tumeur. Le toucher permet de reconnaître la vacuité de l'utérus.

Le diagnostic de pseudo-grossesse est alors porté et cette seule affirmation suffit pour faire revenir rapidement le ventre à son volume normal. Le traitement excitant et tonique ramène la santé et fait reparaître les règles normales en peu de jours.

Obs. VII. — Mme de la P..., âgée de quarante-deux ans, a déjà eu cinq grossesses, la dernière remontant à onze ans. Toujours bien réglée, elle a vu ses règles disparaître en janvier 1846. La pensée d'une grossesse lui vient aussitôt à l'esprit et la préoccupe fort. Bientôt tout semble confirmer ses inquiétudes ; le ventre augmente progressivement de volume. Des troubles multiples se manifestent, les mouvements actifs de l'enfant sont même nettement perçus ; une sage-femme et un médecin consultés confirment le diagnostic de grossesse. Au neuvième mois, Mme de la P... éprouve les premières douleurs ; la sage-femme et le médecin appelés annoncent l'accouchement pour la fin du jour et s'installent près de la patiente ; mais rien ne vient, pas plus ce jour-là que le lendemain. On pense alors à une erreur de date et on patiente ainsi plus d'un mois. Définitivement le Dr Rivière est appelé et constate qu'il n'y a pas trace de grossesse. Sur son affirmation, tous les phénomènes disparaissent rapidement et la santé redevient parfaite.

D'autres erreurs de diagnostic résultent de ce fait que la

pseudo-tympanite, au lieu de produire l'ampliation uniforme totale, en ballon, du ventre, peut être partielle, c'est-à-dire n'occuper qu'une portion de l'abdomen, soit l'un des côtés, soit la région épigastrique et hypocondriaque, la région sous-ombilicale restant rétractée ; ou au contraire c'est la région sous-ombilicale qui seule forme voussure, comme une tumeur ovarienne. Les voussures abdominales partielles peuvent en imposer pour des tumeurs ; le chloroforme fait le diagnostic.

L'influence du chloroforme sur ce phénomène a été démontrée par Luton, Spencer Wells et Talma. « Le chloroforme, dit Luton, fait disparaître instantanément le plus volumineux ballonnement qu'on puisse voir chez les hystériques. Nous avons été témoins pour notre part d'un pareil fait ; nous avons été bien surpris de voir le ventre s'affaisser à l'instant sans émission d'aucun gaz ni par en haut, ni par en bas. La difficulté d'expliquer ce phénomène n'empêche pas sa réalité. D'ailleurs aussitôt le malade réveillé, le météorisme reparaissait[1]. »

Spencer Wells signale différentes variétés d'abdomen volumineux chez les hystériques. Tantôt il est uniformément distendu, globuleux et dur, ressemblant à une grossesse avancée. Par l'anesthésie chloroformique, le ventre s'affaisse, il peut être palpé jusqu'à la colonne vertébrale. D'autres fois c'est un gonflement circonscrit qui peut simuler une tumeur, sutout si l'intestin sous-jacent contient des masses fécales dures. L'examen répété, l'administration d'un purgatif, le chloroforme aident à résoudre le diagnostic. C'est parfois une tumeur ovarique latente qui détermine la pseudo-tympanite localisée, en même temps que l'hystérie. D'autres fois c'est un fibrome, un déplacement de l'utérus. Le chirurgien anglais reproduit l'image d'un ventre qui rappelle une tumeur ovarique ou utérine ; l'abdomen

---

1. In Dictionnaire de Jaccoud. Article *Tympanite*.

était dur, résistant, sonore ; les muscles se contractaient spasmodiquement et irrégulièrement au point de donner l'illusion d'une tumeur avec mouvements fœtaux. Le chloroforme produisant l'affaissement du ventre qui se gonfla de nouveau après le réveil, montrant que c'était simplement une fausse tympanite.

Chez une autre femme, la voussure simule un kyste ovarique double ; les muscles droits de l'abdomen établissent une ligne de démarcation nette entre les deux moitiés de l'abdomen. Le chloroforme rétablit la forme naturelle.

Une troisième femme arrive à l'hôpital avec le diagnostic de tumeur ovarique ; le son était tympanique ; au-dessus du pubis on percevait une induration ; au toucher une grossesse peu avancée. Par le chloroforme le ventre redevint souple et l'on put sentir l'utérus.

Relatons encore le fait suivant :

Une hystérique, du service de M. Potain, présentait une tuméfaction globuleuse qui occupait l'hypocondre droit et l'épigastre. On croyait à l'existence d'un énorme kyste hydatique du foie ; deux ponctions avaient déjà été pratiquées sans résultat avant l'entrée de la malade au service. On remarque que la limite supérieure du foie commence très bas, de sorte que la hauteur totale de l'organe ne semble pas accrue, bien que la matité s'étende au-dessous des côtes. Pendant l'anesthésie chloroformique, la tension et la tumeur du ventre disparaissent, et celui-ci devient assez souple pour qu'il soit permis de l'explorer et de constater l'absence de toute tumeur et l'étendue normale de la matité hépatique. Mais, dès que l'anesthésie cesse d'être complète, la tumeur globuleuse réapparaît en même temps que le foie s'abaisse, refoulé par le diaphragme qui se déforme et devient immobile, la respiration reprenant le type costal supérieur (*France médicale*, 1879).

M. Potain, qui ne connaissait pas le pseudo-tympanisme, croyait dans ce cas à un météorisme de l'estomac et de l'intestin formant une projection de l'abdomen en avant, vers la région des muscles grands droits, relâchés au niveau de la région épigastrique et hypocondriaque droite,

tandis que les autres muscles abdominaux étaient contracturés.

Mais le météorisme stomacal et intestinal, loin de produire l'abaissement du diaphragme, comme cela est spé-
cifié dans cette observation, le refoule au contraire de bas
en haut ; et nous savons aujourd'hui que la pneumatose n'est
pas nécessaire pour produire le gonflement total ou partiel
du ventre.

Cherchons maintenant à interpréter le mécanisme pathogénique de ce phénomène.

L'examen radiographique fait par le Dr Guilloz, agrégé à
la Faculté de médecine de Nancy, chez la seconde de nos
malades a montré que lorsqu'elle a son gros ventre, le
diaphragme est abaissé, en inspiration forcée, ne subissant
alors que de faibles oscillations de 1 à 2 millimètres. Lorsque par suggestion on diminue le volume du ventre, on
voit le diaphragme remonter graduellement et prendre une
part de plus en plus active à la respiration. Lorsque le
ventre est aplati, la malade exagère même à ce moment en
sens inverse la position de son diaphragme qui se rapproche alors de la position du diaphragme en expiration forcée.

Si l'on fait directement l'évaluation du volume compris
entre les positions extrêmes du diaphragme en tenant
compte des diamètres thoraciques du sujet et de l'agrandis-
sement que les rayons X donnent à l'excursion du diaphragme
sur le calque, on arrive de 3 litres à 3,250 litres.

Lorsque le ventre est ballonné, la respiration s'accélère,
et son rythme atteint rapidement plus de 60 respirations
par minute. Le spiromètre donne alors une moyenne de
0,15 à 0,20 litre comme évaluation de la capacité respiratoire, au lieu du chiffre normal 0,50 litre. Le coefficient de
ventilation pulmonaire est très mauvais, d'où l'accélération
rapide de la respiration.

Je croyais, ajoute M. Guilloz, pouvoir étudier la respiration costale chez la malade, puisque lorsque le ventre est ballonné, la respiration diaphragmatique est presque nulle. J'ai dû y renoncer, car l'examen fluoroscopique m'a montré que de temps en temps par un brusque relâchement du diaphragme ne durant qu'une fraction de seconde, la malade ventilait mieux son poumon.

Mais l'abaissement du diaphragme démontré par la percussion et la radiographie suffit-il à faire un pseudo-tympanisme ? Nous le trouvons souvent fortement abaissé par le gonflement du poumon ou un épanchement pleural, sans que le ventre soit ballonné.

J'ai consulté à ce sujet mon collègue, le D\[r\] Meyer, professeur de physiologie, qui m'a remis une note, dont j'extrais ce qui suit :

« Dans les conditions normales de tonicité des muscles abdominaux, la contraction même maxima du diaphragme n'amènerait pas une projection aussi exagérée du ventre, les muscles de la paroi faisant obstacle à la fois par leur élasticité et leur tonicité.

« L'expérimentation montre que chez les animaux l'inspiration même forcée (soit par l'excitation des phréniques, soit par la respiration artificielle) ne produit une procidence abdominale semblable à celle de la femme L... qu'à condition que les muscles abdominaux ne fonctionnent plus d'une façon normale (section de la moelle dorso-lombaire, curarisation, etc.).

« Enfin les expériences décisives de Hering et Breuer montrent que lorsque le poumon se trouve distendu par l'inspiration, la paroi abdominale réagit par une contraction et par une expiration active.

« Il faut donc, pour que le pseudo-tympanisme se produise en même temps que l'abaissement du diaphragme, une diminution de la tonicité des muscles abdominaux qui, relâchés, ne font plus obstacle à la procidence. Pour expliquer ce relâchement on ne peut faire que des hypothèses. On peut songer à une rupture de la synergie fonctionnelle normale ; la même cause qui met le diaphragme en état d'inspiration profonde pourrait produire en même temps une inhibition momentanée de l'innervation motrice de la paroi abdominale, qui alors se laisse distendre par les viscères refoulés.

« Peut-être aussi cette perte de tonicité chez les pseudo-tympaniques est-elle permanente ? Elle pourrait être, par exemple, le résultat d'une influence réflexe, dont le point de départ se trouverait dans l'appareil utéro-ovarien. N'observe-t-on pas le ballonnement abdominal, sans pneumatose, chez les femmes, au moment de l'ovulation ? Cet état, passager dans l'état de santé, ne pourrait-il pas devenir plus ou moins permanent, sous l'influence d'un état pathologique nerveux ?

« L'accélération du cœur, pendant l'abaissement du diaphragme, s'expliquerait par l'association que les physiologistes (Burdon-Sanderson, Fredericq, Wertheimer, E. Meyer) ont démontrée entre les centres bulbaires cardiaque et respiratoire. Au maximum d'activité du centre respiratoire (inspiration) correspond un minimum d'activité du centre cardio-modérateur. Le minimum d'activité équivaut au relâchement du frein du cœur, par conséquent, à son accélération. »

J'ajouterai toutefois que cette accélération du cœur n'existe pas dans tous les cas. Dans quatre, sur dix-huit observations réunies dans la thèse de M. Kaplan[1], on n'a constaté aucune accélération du cœur ni de la respiration.

Pour entrevoir l'influence psychique de la suggestion sur le pseudo-tympanisme, mon collègue Meyer relate quelques expériences qui établissent l'influence de l'encéphale sur les mouvements du diaphragme.

1. Kaplan. *De la tympanite nerveuse.* Thèse de Nancy, 1900.

L'excitation de la partie interne de la couche optique provoque l'arrêt, le spasme inspiratoire du diaphragme.

Si on sectionne (Marckwald) la moelle allongée au niveau des tubercules quadrijumeaux, au-dessus du centre respiratoire bulbaire, de façon à mettre hors de cause l'influence encéphalique, la respiration chez l'animal prend précisément la forme de *convulsions respiratoires* caractérisées par des contractions du diaphragme qui peuvent se prolonger pendant près de deux minutes.

L'influence de l'encéphale peut donc se faire sentir à distance sur la mécanique respiratoire.

Il s'agirait donc suivant mon collègue « d'une névrose intéressant les zones d'innervation centrale de la respiration avec retentissement sur le centre cardio-modérateur fonctionnellement associée dans le bulbe avec le centre respiratoire ».

On conçoit aussi que lorsque la diminution de la tonicité au lieu de porter sur toute la sangle musculaire abdominale est localisée à certaines régions qui seules se laissent distendre, la pseudo-tympanite puisse être partielle, comme dans l'observation de M. Potain.

Quel que soit d'ailleurs le mécanisme neuro-musculaire du ventre en accordéon, on voit que le mécanisme peut être actionné par des causes diverses, crises d'hystérie, troubles menstruels, digestifs, tumeurs abdominales, idée de grossesse, etc. Chez certains sujets, il peut y être actionné directement par la volonté. Un jeune homme de vingt-deux ans observé par M. le P^r agrégé Étienne avait la propriété de pouvoir dilater et rétracter tout son abdomen avec les caractères de la pseudo-tympanite ; et cela sans se rendre compte du procédé qu'il employait pour y arriver.

En réunissant ces observations j'ai voulu établir cliniquement et interpréter le syndrome de la pseudo-tympanite nerveuse encore aujourd'hui à peu près inconnue par la plupart des cliniciens. Ni les livres classiques, ni les monographies sur l'hystérie ne mentionnent ce phénomène. Pour tous les auteurs, le tympanisme nerveux est un vrai tympanisme justiciable des lavements purgatifs et même des ponctions capillaires intestinales. On en est encore à la thèse que Cadet publiait à Paris en 1871 sous la rubrique de *Pneumatose gastro-intestinale des hystériques*. L'auteur ne soupçonne pas le mécanisme, et cependant il constate que ces tympanites peuvent disparaître sans émission de gaz et que les alternatives d'expansion et d'affaissement subit dans la masse intestinale constituent un des caractères les plus curieux de la maladie.

Les deux observations suivantes que j'emprunte à cette thèse, en les résumant succinctement, montrent combien cette pseudo-tympanite peut être tenace et aussi combien le médecin est exposé à la traiter d'une façon irrationnelle, alors qu'il n'en soupçonne pas la vraie nature :

La première observation concerne une jeune fille de dix-sept ans, hystérique. Le 22 avril 1870, après une crise nerveuse précédée d'un arrêt subit d'écoulement menstruel, le ventre augmente de volume sans douleur. Quelques jours après, elle a quelques vomissements et entre au service de M. Potain. Tous les traitements employés, sangsues, fer, bromure, valériane, vésicatoires, échouent. La digestion est normale ; il n'y a pas de constipation ; toux et coxalgie hystérique passagères. En janvier 1871, elle entre au service de M. Desnos et fut observée longtemps. Je lis dans l'observation : « Souvent l'abdomen diminuait de volume, sans cause appréciable et sans qu'il se fît aucune émission de gaz par l'anus. Alors les parois abdominales plus souples, plus dépressibles permettaient de constater par la pression profonde l'absence de toute tumeur. Quelque temps après, l'abdomen ne tardait pas à reprendre son volume. » — Ce fait est consigné à plusieurs reprises. Le 18 juillet 1871, je lis : le *ventre s'affaisse par moments pour se gonfler de nouveau bientôt après*. La malade accuse une sensation de pesanteur, une douleur constrictive qui s'étend jusqu'aux reins et au creux épigastrique ; elle ne peut se tenir debout.

Tous les traitements, absorbants, narcotiques, noix vomique, hydrothérapie, électricité, purgatifs, restèrent inefficaces. La malade quitte l'hôpital le 8 août dans le même état.

La seconde observation concerne une jeune fille de dix-neuf ans, lingère entrée au service de M. Hérard. Quelques crises de nerfs en juillet 1870. Suppression brusque des règles en novembre. Douleurs abdominales intenses vers le mois d'avril 1871 ; puis tympanite subite dans les premiers jours de mai. Entrée à l'hôpital le 11 juin, on constate de l'anesthésie, surtout du côté gauche, quelques mouvements convulsifs. Pendant l'accès, le ventre diminue souvent rapidement de volume au point de se rapprocher de la surface plane pour reprendre avec rapidité son volume primitif, lorsque les contractions musculaires commençaient à perdre de leur intensité. Le ventre tympanisé mesurait 90 centimètres de circonférence. Vomissements persistants pendant la pneumatose. Le 30 juin, M. Desnos pratique la ponction de l'intestin au moyen d'un petit trocart capillaire avec la seringue de Dieulafoy ; aucun gaz ne sort. L'abdomen avait, les jours suivants, un peu diminué de volume sous l'influence probable d'une excitation produite par le trocart ; il mesurait 82 centimètres. Les jours suivants, il revient à sa première dimension, de 88 à 90 centimètres.

Le 20 juillet, même état. On pratique une ponction dans la région de l'estomac qui offrait une distension considérable : aspiration avec la seringue de Dieulafoy ; le corps de pompe fut rempli cinq fois de gaz. La tumeur épigastrique avait beaucoup diminué de volume ; mais l'abdomen n'avait pas changé, et quelques jours après, l'épigastre était de nouveau gonflé et douloureux.

Cadet pense que dans ces cas il s'agit moins d'une production plus considérable de gaz que d'une accumulation et diffusion de ces fluides sous l'influence de la paralysie intestinale. « Si le ventre s'affaisse subitement, dit-il, ce sont les contractions des muscles de l'abdomen et de l'intestin qui triomphent un moment de la force expansive des gaz, les condensent et réduisent le volume qu'ils occupaient primitivement. Un moment après, les mêmes muscles se relâchent et laissent de nouveau les intestins se distendre. »

Cette explication n'est pas plausible. Elle est infirmée par tout ce qui précède.

On voit à quelle singulière thérapeutique conduit la méconnaissance du phénomène. Ceci nous invite à dire quelques mots sur le traitement.

Quelquefois c'est un accident passager qui se résout spontanément et sans traitement. D'autres fois la pseudo-tympanite se reproduit souvent, à intervalles plus ou moins éloignés. Enfin elle peut se prolonger pendant des mois et des années avec des alternatives d'exacerbation et de rémission.

Les observations montrent avec quelle opiniâtreté le phénomène résiste aux traitements les plus rationnels, hydrothérapie, électricité, anesthésie par le chloroforme et même suggestion.

Alors même, comme dans plusieurs de nos observations, que la suggestion réussit instantanément à dégonfler le ventre, souvent elle ne suffit pas à le maintenir à l'état normal ; elle se brise contre la ténacité auto-suggestive du mécanisme tympanogène. Du moins, en cas d'insuccès, n'est-on pas exposé à purger et à ponctionner à outrance, et peut-on suspendre tout traitement. Car, et cela est vrai pour beaucoup de symptômes rebelles auto-suggestifs ou psychonerveux, les médications diverses, même la suggestion, peuvent entretenir le mal, quand elles ne guérissent pas, car la suggestion provoque la contre-suggestion du sujet. En ne faisant plus rien que de maintenir la malade dans l'idée que le gros ventre guérira spontanément, en affectant de n'attacher aucune importance à ce symptôme, en faisant en outre de la dérivation psychique consistant à fixer l'esprit du malade sur d'autres manifestations que l'on suggère au besoin, telles que crises, paralysie, contracture, etc., on détourne pour ainsi dire le cerveau psychique du mécanisme auto-suggestif de la pseudo-tympanite. On profite aussi des autres manifestations qui peuvent surgir spontanément chez les nerveux pour appeler sur elles l'attention et provoquer l'idée que cette nouvelle manifestation peut remplacer le pseudo-tympanisme.

C'est ainsi que chez une de mes malades (2ᵉ observation) la suggestion si efficace pour dégonfler le ventre, insuffisante pour prévenir le regonflement, avait échoué. Un jour la patiente fut prise d'hémiplégie avec hémianesthésie psychique. J'exploitai ce nouveau symptôme, en affirmant aux élèves devant la malade, que cette nouvelle complication allait mettre fin graduellement à la tympanite : ce qui ne manqua pas de se réaliser au bout d'un certain temps assez court.

CHAPITRE XXII

Ce n'est pas seulement dans le domaine de l'hystérie et
des névroses que la méconnaissance de la suggestion peut
conduire à des erreurs. Pour appuyer cette assertion, qu'il
me soit permis de faire une digression sur un autre chapitre
de la pathologie. Lisez cette observation clinique.

Le malade dont je veux vous entretenir est entré au service le
27 février 1890. C'est un jeune homme bien constitué, un peu
lymphatique, sans antécédents morbides ; il n'a pas de fièvre ; son
pouls est régulier à 76 ; ses muqueuses sont un peu décolorées.

Il y a quinze jours, il a été pris subitement de coliques avec
diarrhée, cinq selles par jour. Cette diarrhée qu'il ne traita ni
par les médicaments, ni par un régime spécial, dura d'abord trois
jours, puis s'arrêta deux jours, pour reparaître de nouveau avec
quatre selles par jour. Il y a trois jours, il a eu trois selles sanguinolentes, toutes de sang pur qu'il estime à environ 1 litre (?).
A la suite, il se sentit très faible, dut cesser son travail et s'aliter.
Les selles sanguinolentes ne se sont pas renouvelées, mais la
diarrhée continua, avec coliques. Cette nuit, il a dormi seulement
jusqu'à une heure du matin ; il n'a pu se rendormir à cause de la
douleur du ventre.

L'appétit est bon ; mais quand il a mangé, il sent que la nourriture ne passe pas bien, bien qu'il n'ait ni renvois, ni aigreurs ;
il accuse toujours une certaine douleur épigastrique et les coliques le prennent cinq à dix minutes après les repas.

Tels sont les renseignements fournis par le malade. Avant de procéder à l'examen objectif, l'idée première qui se présentait à l'esprit était celle d'un ulcère de l'estomac ou du duodénum qui a pu verser son sang dans l'intestin. Notre chef de clinique et notre interne inclinaient vers ce diagnostic. Pour le confirmer, nous interrogeons la région épigastrique où le malade accuse de la douleur et nous cherchons la douleur xiphoïdienne caractéristique de l'ulcère rond.

On sait, en effet, que l'ulcère rond donne lieu dans cette région à une douleur intense, nettement circonscrite, réveillée par la pression, à laquelle peut correspondre une douleur rachialgique dans le point correspondant. Le ventre est plat. En l'explorant, on détermine à 3 centimètres au-dessous de l'appendice xiphoïde une douleur vive que nous délimitons exactement avec le crayon dermographique et qui couvre un espace circulaire du diamètre d'une pièce de 2 francs, douleur aigüe lancinante. Explorant ensuite le rachis, de haut en bas, aussitôt que je presse l'apophyse épineuse vis-à-vis la douleur épigastrique, le malade accuse une sensibilité très vive. Tous les autres points de l'abdomen et du dos sont indolores à la pression.

L'examen direct confirmait donc le diagnostic : digestion difficile, coliques cinq à dix minutes après le repas, mélœna, point douloureux xiphoïdien et rachidien. Il semblait rationnel d'admettre que le sang était fourni par un ulcère rond gastrique ou duodénal.

Les élèves étaient convaincus. Alors, je priai le malade de se coucher sur le côté pour examiner l'anus. Et on voyait à l'entrée du rectum un bourrelet hémorrhoïdal, comme une noisette, avec un orifice recouvert d'un caillot. C'est l'hémorroïde, ce n'était pas l'estomac, ni le duodénum qui avait fourni le sang.

Achevons l'observation. Le malade accusait outre la douleur xiphoïdienne et rachidienne un autre point douloureux, une sensation de piqûre à l'extrémité de la onzième côte gauche, à la pression et quand il respire. Une potion thébaïque avec un régime convenable (lait, riz, œufs), arrête la diarrhée dès le premier jour. Le 1er mai, la douleur épigastrique et celle de l'extrémité de la onzième côte gauche persistent ; le point rachialgique a disparu. J'endors facilement le malade en sommeil profond avec amnésie au réveil. Le 2 mai, la douleur xiphoïdienne a disparu par suggestion de la veille ; le point thoracique seul persiste. Une nouvelle suggestion l'enlève. Le lendemain, 3 mai, le malade, complètement guéri de ses points, de sa diarrhée, et digérant bien, demande sa sortie.

Il s'agissait donc de simples coliques intestinales avec diarrhée liées à une hémorroïde ; il n'y avait pas d'ulcère. Pourquoi donc la douleur trompeuse si caractéristique de l'ulcère rond ? Pourquoi ? Je l'avais produite, je l'avais suggérée consciemment devant les élèves. C'était pour leur instruction ; pour leur éviter de faire cette même suggestion inconsciemment. Je voyais que j'avais affaire à un sujet impressionnable ; tous les malades qui ont perdu du sang, qui sont anémiques, sont impressionnables ; le point douloureux thoracique (l'examen de la poitrine démontrait une respiration parfaite) accusait cette impressionnabilité nerveuse ; et l'on sait que les névralgies se greffent souvent sur l'anémie.

Avant d'explorer la région sous-xiphoïdienne avec méthode, j'avais rapidement palpé l'abdomen et constaté qu'il n'était pas sensible. J'eus l'idée alors de créer de toutes pièces cette douleur ; je montrai la région précise où l'ulcère de l'estomac localise sa douleur, et je dis : nous allons voir si elle existe. Le malade en effet la sentit très nettement comme je l'avais décrite ; son cerveau, influencé par l'idée émise, projeta sur la région indiquée la douleur que je suggérai. Je créai de même la douleur rachidienne. Ce que j'ai suggéré consciemment, j'aurais pu le suggérer inconsciemment. Certainement je ne savais pas alors qu'il y avait une hémorroïde donnant la clef du diagnostic. Mais je ne croyais pas à un ulcère rond, en raison de la qualité de *sang pur,* qui n'existe pas d'ordinaire quand ce sang a traversé tout le tube intestinal ; le sang est alors en partie digéré et ressemble à du goudron. Avant de désillusionner mon entourage, j'ai voulu un instant confirmer son diagnostic en créant un signe dit pathognomonique. Je ne savais pas qu'une hémorroïde saignante rendrait aussi nette la démonstration de l'erreur et confirmerait les doutes que je veux exposer sur la valeur de la douleur épigastrique et rachidienne au point de vue du diagnostic de l'ulcère rond.

La douleur de l'ulcère rond a été décrite surtout par Cruveilhier et après lui par Brinton.

Voici ce que dit Cruveilhier : « C'est d'abord un malaise, une douleur sourde à l'épigastre, puis arrive un moment où au malaise épigastrique commun à toutes les dyspepsies se joignent des crises de douleurs qui présentent un caractère particulier. Ce caractère, c'est la circonscription de la douleur à une petite région, celle de l'appendice xiphoïde : c'est le genre de douleur qui est tantôt une sensation de brûlure, tantôt celle d'une plaie vive ou bien d'un pincement, d'un animal qui ronge ou qui mord, celle des coups de canif qui se succèdent (Quelques malades m'ont parlé d'une sensation de vésicatoire intérieur).

« Cette douleur survient quelquefois immédiatement après l'ingestion des aliments, d'autres fois un quart d'heure, une demi-heure, une à quatre heures après, et dure jusqu'à ce que la digestion stomacale soit achevée.

« Lorsque cette douleur qu'on peut appeler point épigastrique ou xiphoïdien acquiert un haut degré, elle s'accompagne d'un *point rachidien* aussi nettement circonscrit. Ces deux points douloureux qui augmentent considérablement par la pression prédominent alternativement l'un sur l'autre ; il semble quelquefois au malade que la douleur traverse comme un poignard la région épigastrique d'avant en arrière. »

Voici maintenant la description de Brinton que je résume. La douleur présente un caractère particulier. Il est rare, si cela a jamais lieu, que la douleur soit lancinante ou piquante ; c'est d'abord une sensation sourde continue de pesanteur ou de constriction épigastrique qui se transforme peu à peu en douleur brûlante, rongeante. Elle commence deux à dix minutes après la déglutition, dure une heure ou deux ; parfois elle se manifeste une demi-heure à une heure après le repas. Enfin elle devient continue et dure des jours et des semaines. Elle siège d'abord au centre de l'épigastre ou au-dessous de l'appendice xiphoïde, occupant un espace circulaire de un à deux pouces de diamètre. Brinton parle ensuite des déviations de cette douleur qui occupe la région ombilicale, quand l'ulcère siège sur la grande courbure, l'hypocondre gauche quand il siège vers le cardia, l'hypocondre droit quand il siège vers le pylore ; bien que ce ne soit pas absolu. Il décrit aussi le *point spinal* entre la huitième dorsale et la deuxième lombaire ; la pression épigastrique réveille parfois le point spinal.

La description de Brinton a servi à tous les auteurs classiques qui ont traité de l'ulcère rond ; tous ont rendu hommage, en se l'appropriant, à cette description précise qui met si bien en relief ce symptôme capital ! Personne cependant n'a relevé le désaccord, quant à la nature de cette douleur, qui existe entre Curveilhier et Brinton ; l'un disant que cette douleur peut être « celle de coups de canif qui se succèdent », l'autre disant « qu'il est rare, si cela a jamais lieu, que la douleur soit lancinante ou piquante ». Les deux, il est vrai, parlent de sensation de brûlure, de douleur qui ronge. Il s'agit en effet d'un ulcère qui ronge, ce qui peut donner l'idée d'une douleur rongeante, au moins au médecin et par suite, comme nous le verrons, au malade.

Sans doute, il peut y avoir dans l'ulcère rond, comme dans toutes les affections de l'estomac, des sensations douloureuses épigastriques. Mais cette sensation, est-elle aussi nette, aussi précise et localisée que l'affirment les auteurs ? Avant de connaître la suggestion, j'avais bien constaté cette douleur, je la trouve notée dans mes observations, mais elle ne m'avait jamais paru assez caractéristique pour servir à elle seule au diagnostic différentiel. L'ulcère rond est une lésion passive, une nécrobiose agrandie par l'action non corrosive, mais digestive du suc gastrique ; ce n'est pas une lésion inflammatoire, aucune congestion n'existe autour de l'ulcère ; la séreuse de l'estomac est intacte, tant que l'ulcère n'arrive pas jusqu'à elle. Théoriquement l'ulcère ne doit pas être douloureux. Pourquoi d'ailleurs cet ulcère projetterait-il une douleur sur la paroi abdominale, et une autre, sur la colonne vertébrale, alors que l'estomac n'a avec ces deux régions aucune connexion vasculaire ni nerveuse ? Soit encore pour l'épigastre dont la pression peut retentir sur l'ulcère ! mais à travers le rachis, la transmission n'est pas possible. La théorie commode des réflexes explique tout, il est vrai ! Et puis, si le fait existe cliniquement, peu importe la théorie ; il faut bien l'admettre.

Mais le fait lui-même me paraît douteux. Voici en effet ce que nous observons toujours. La région xiphoïdienne est la plus sensible de tout l'abdomen. Chez tous les sujets impressionnables la pression même légère de cette région détermine une sensibilité plus ou moins vive. Les malades affectés de gastrite, de gastralgie, d'ulcère rond, sont tous impressionnables ; la sensibilité de cette région se transforme très facilement chez eux en douleur ; et le fait d'explorer pour la rechercher constitue souvent une suggestion suffisante pour l'exagérer ; l'attention du malade appelée sur cette région l'exalte ou la crée de toutes pièces. Mes élèves savent avec quelle facilité chez tous les sujets je ne dis pas hystériques, je ne dis même pas neurasthéniques, mais simplement impressionnables, nous créons cette douleur xiphoïdienne, avec tous les caractères que nous voulons, réalisant ainsi sur nos malades l'idée préconçue que nous avons. Il suffit ensuite que je parle devant le malade du point rachidien vis-à-vis du point xiphoïdien et que j'explore la région rachidienne, sans affectation, pour que, arrivé sur la vertèbre correspondante, le malade réagisse douloureusement. Ils savent avec quelle précision mathématique, pour ainsi dire, nous obtenons ce fait curieux chez tous nos neurasthéniques. C'est même un des procédés dont je me sers d'habitude à la clinique pour reconnaître l'impressionnabilité nerveuse et dépister l'origine auto-sug-

gestive ou psychonerveuse des douleurs. Je rappellerai seu
lement le cas suivant.

Une femme, âgée de soixante-douze ans, bien conservée, entre
au service le 22 avril dernier, pour une hyperesthésie douloureuse avec crampes dans le membre inférieur gauche ; depuis
quinze mois elle ne pouvait marcher qu'en s'aidant d'une crosse
et d'un bâton. Nous l'avons guérie en quelques jours par suggestion hypnotique ou du moins nous avons rendu la marche possible momentanément et calmé ses douleurs.

A son entrée, la cuisse et la jambe droites étaient par tout
douloureuses à la pression. Ces douleurs n'avaient pas de localisation précise ; nous pouvions les localiser à volonté sur n'importe quel point. Alors j'eus l'idée de provoquer chez elle, rien
qu'en la cherchant, la douleur de l'ulcère rond. En touchant la
région xiphoïdienne et lui demandant si elle avait mal, elle y
accuse une douleur intense, lancinante, qu'elle compare à des
coups de canif. En disant que cette douleur occupe ordinairement une zone de l'étendue d'une pièce de 2 francs, je délimite
au crayon dermographique cette zone très nette qui manifeste
une douleur aiguë. Dans le point vis-à-vis de la région vertébrale, je crée, rien qu'en la cherchant, une aire douloureuse
analogue. En disant ensuite devant elle que cette douleur est
habituellement réveillée par la digestion, elle affirme en effet,
que, un quart d'heure après le repas, elle sent dans ces deux
endroits des élancements douloureux.

Le lendemain, la malade accusait spontanément ces douleurs
qu'elle disait avoir eu le soir, de cinq heures à neuf heures et
demie, à l'épigastre et dans le dos, au niveau des zones suggestionnées. Si on presse au niveau du point xiphoïdien, elle contracte douloureusement ses traits. Cette douleur continue les
jours suivants, bien localisée ; elle survient spontanément un
quart d'heure après chaque repas ; — et ce n'est qu'à grand'peine
que j'ai pu déraciner cette auto-suggestion douloureuse.

Je pourrais relater nombre de faits analogues. Ils m'ont
imposé plus qu'un doute quant à la valeur réelle de la douleur dite si caractéristique de l'ulcère rond. Ne suis-je pas
autorisé à me demander jusqu'à quel point l'imagination du
médecin ou du malade n'est pas pour quelque chose dans la
spécificatiom et la *localisation si précise* de cette douleur

rongeante ou brûlante projetée par l'ulcère sur la peau de l'abdomen et du dos en face de lui ?

Cet exemple ne serait pas le seul des erreurs médicales entretenues à la faveur d'une suggestion inconsciente.

Tous les auteurs parlent de la sensibilité à la pression de la fosse iliaque droite dans la fièvre typhoïde. Or j'ai pu m'assurer que cette sensibilité, lorsqu'elle existe, n'est qu'un phénomène de suggestion médicale, qu'on peut aussi bien localiser dans la fosse iliaque gauche, qu'on peut aussi bien créer chez les sujets impressionnables qui n'ont pas la fièvre typhoïde. Le processus dothiénentérique est indolore ; tant que la séreuse péritonéale n'est pas prise.

Dans l'appendicite, on décrit avec Mac-Burney un point fixe d'une sensibilité extrême qui serait situé à quatre travers de doigt en dedans et au-dessus de l'épine iliaque antéro-supérieure. Pourquoi cette localisation si précise, alors que l'appendice a des topographies si variables. Je crois qu'il serait facile aussi dans la zone de la sensibilité douloureuse de l'appendicite de créer ailleurs le point maximum de la douleur.

Tous les auteurs décrivent aussi, avec N. Gueneau de Mussy, les points douloureux de la pleurésie diaphragmatique, la sensibilité des nerfs phréniques à la pression entre les deux faisceaux inférieurs du sterno-mastoïdien, le bouton diaphragmatique à l'intersection de deux lignes qui prolongent l'une le bord externe du sternum, l'autre la partie osseuse de la 10e côte, le point douloureux au voisinage de la vertèbre dorsale, à la hauteur du dernier espace intercostal. J'ai souvent observé des pleurésies diaphragmatiques plus ou moins douloureuses, mais sans cette précision topographique ; j'ai souvent chez les sujets sensibles pu greffer sur une douleur thoracique diffuse ces points douloureux précis marqués au crayon, par une exploration suggestive, et je conclus que la suggestion médicale intervient encore ici dans la pleurésie diaphragmatique pour reproduire le syndrome douloureux de Gueneau de Mussy.

Beaucoup de malades nous arrivent sous la rubrique de sciatique chez lesquels je suis obligé d'infirmer ce diagnostic. Sans doute, si l'on n'y prend garde, il est facile chez eux de localiser par suggestion inconsciente la douleur sur le trajet du nerf incriminé. Mais si j'examine tout le membre, sans rien dire, sans trahir une idée préconçue, sans appuyer sur la chanterelle, je constate que la douleur est diffuse, et mal précise, qu'elle existe aussi bien sur la région antérieure, par exemple, sur le fascia lata, sur l'os et que je peux ensuite localiser *ad libitum* des points douloureux. Une affection rhumatismale, une douleur neurasthénique, une coxalgie, peuvent à ceux qui méconnaissent la suggestion en imposer pour une vraie sciatique.

Je dis plus. L'idée préconçue me paraît avoir joué un rôle suggestif dans la description si précise des points douloureux signalés par Valleix pour la sciatique. Voici un malade qui a bien une sciatique non douteuse. La douleur s'irradie de la région fessière à la plante du pied le long de la face postérieure du membre ; elle est lancinante, s'accompagne d'engourdissement vers le mollet, de fourmillements dans les orteils. Cependant si je cherche les divers points douloureux, en procédant sans appeler l'attention du malade, je ne les constate pas : je presse le point fessier, le point trochantérien, les points poplité, rotulien, péronéo-tibial, sans déterminer la douleur particulièrement intense. Seul, derrière la malléole externe, je la réveille ; mais je la réveille aussi bien derrière la malléole interne. Si maintenant je procède en appelant l'attention du malade, je crée un point douloureux très intense et qui fait pousser des cris, sur le trochanter, sur la face externe de la cuisse, sur l'os tibia, etc., dans des régions qui ne correspondent pas au trajet du nerf ; ces points, je les crée *ad libitum* ; ils ne correspondent pas non plus au trajet des branches émanant du sciatique. Sans doute, d'autres fois, quelques-uns de ces points existent ; mais je n'ai jamais constaté la précision classique, telle qu'elle figure dans les livres. Il m'a semblé que la sciatique, plus peut-être que les autres névralgies, crée autour d'elle par une sorte d'auto-suggestion douloureuse, un champ diffus et mal délimité de douleurs purement dynamiques au milieu duquel la douleur organique correspondant au nerf sciatique lui-même n'est pas toujours facile à démêler.

Voici, d'autre part, une jeune fille qui avait depuis huit mois une contracture douloureuse du bras droit consécutive à un abcès douloureux de la bouche. Son médecin ayant essayé en vain tous les traitements possibles, ayant constaté que le nerf brachial était particulièrement sensible à la pression, l'avait adressée à mon collège Gross pour demander son avis sur l'opportunité d'une élongation du nerf, dans l'hypothèse d'une névrite. Mon collègue jugea après examen qu'il s'agissait d'une simple névrose, et me l'adressa. Je constatai en effet chez elle que la localisation de la douleur sur les nerfs du plexus brachial était un pur effet de suggestion médicale. Je pus presser vivement les nerfs en affirmant au préalable à la malade que la région que je touchais n'était pas douloureuse. Je pus, d'autre part, en touchant le pectoral ou les musles de la nuque, localiser la douleur à volonté, par affirmation. Je touchais tel point arbitraire en dehors de la sphère du plexus brachial ou cervical et faisait pousser des cris à la malade, en disant : « Voici le nerf douloureux. » Si je pressais au contraire les nerfs brachiaux et disais : « Ici, il n'y a pas de douleur », la malade ne réagissait pas. C'était une névrose douloureuse que la suggestion guérit en trois jours.

Je ne multiplierai pas les exemples, ils se trouvent dans nos observations. On ne saurait croire combien chez les nerveux et les névropathes, on est exposé à faire de la suggestion inconsciente, on crée des névralgies, ou on les perfectionne, on transforme une douleur quelconque de tête

en casque neurasthénique, on fait de la rachialgie, de l'épigastralgie, de l'anesthésie, on crée même par l'interrogatoire suggestif des antécédents morbides illusoires, on extériorise sur le malade ses propres conceptions, on fabrique
une observation avec les idées préconçues qu'on a dans
l'esprit, car le cerveau des névropathes souvent suggestible
et malléable à l'excès traduit en sensations réelles ou en
souvenirs toutes les impressions qu'on y dépose. Ce sont
des psychonévroses suggérées.

CHAPITRE XXIII

Nous voici arrivés dans le domaine de la thérapeutique.
Déjà, dans les chapitres précédents, nous avons vu que le
médecin peut utiliser la suggestion dans un but curatif : il
peut, en s'adressant à l'organe psychique, centre moteur de
tous les organes, de toutes les fonctions, modifier ces organes et ses fonctions dans un sens utile au malade. De
même que sur l'organisme sain, on peut produire par suggestion de la douleur, de l'anesthésie, de la contracture, de
la paralysie, de la toux, de l'éternuement, des nausées, du
sommeil, on peut augmenter, diminuer, pervertir les diverses fonctions, de même on peut souvent sur l'organisme
malade supprimer la douleur, augmenter la force musculaire, résoudre la contracture, dissiper les nausées et les
vomissements, calmer la toux, remplacer l'insomnie par le
sommeil.

C'est, dira-t-on, une médication purement fonctionnelle.
Supprimer une douleur, calmer une toux, ce n'est pas supprimer la maladie qui engendre ces symptômes. Vous

donnez au malade l'illusion d'une guérison, comme vous lui donnez des illusions sensorielles ; vous le trompez ; mais la réalité, plus forte que l'apparence se chargera de le désillusionner ; vous n'avez aucune action directe sur la maladie.

Il est vrai que la suggestion est une thérapeutique presque exclusivement fonctionnelle. Mais le champ est vaste des maladies purement fonctionnelles, dans lesquelles l'altération organique n'existe pas ou du moins est dominée par le désordre purement fonctionnel. Les névroses de toute espèce, l'hystérie, les crampes, la toux nerveuse, les vomissements nerveux, la gastralgie, beaucoup de douleurs, l'insomnie, etc., ne reconnaissent pas de lésion appréciable ; si une lésion existe, comme cela est probable, cette lésion est souvent compatible avec un fonctionnement normal de l'organe. Une frayeur qui donne lieu à un tremblement ou à une névrose, une émotion morale qui produit de l'insomnie et des vomissements, un traumatisme léger qui détermine une contracture, ont agi sur la fonction avant d'agir sur l'organe. Une thérapeutique assez puissante pour restaurer la fonction, en neutralisant le choc psychique ou la sensation douloureuse périphérique locale qui entretient le désordre, sera par cela même une thérapeutique efficace ; la plupart des psychonévroses sont justiciables de la psychothérapeutique. Un malade, à la suite d'une chute, a une douleur dans la jambe ; cette douleur, perçue par le sensorium, réagit par un acte réflexe cérébral ou cérébro-spinal sur les nerfs moteurs de la jambe et détermine une contracture. La suggestion annihile la douleur ou l'empêche d'être perçue : on conçoit qu'elle puisse ainsi empêcher la contracture réflexe de se produire. Sans doute la contracture peut persister alors même que la douleur a disparu ; elle peut être entretenue par un réflexe purement spinal. L'élément excito-moteur de la moelle, impressionné par le traumatisme, conserve sa modalité fonctionnelle pervertie.

Ou bien c'est le nerf moteur périphérique dont la fonction surexcitée ne retrouve plus sa façon d'être normale. D'autres fois, le traumatisme produit une paralysie motrice ou sensitive, d'origine cérébrale, spinale ou périphérique. C'est le centre moteur ou sensoriel cortical du cerveau qui, actionné par l'impression centripète du traumatisme, reste frappé d'inertie ; ce sont les cellules des cornes grises de la moelle, ou c'est le nerf périphérique engourdi qui ne livre plus passage à l'incitation motrice ou aux impressions sensitives. Dans ce cas, la suggestion peut intervenir. L'organe psychique, actionné par elle, fait œuvre d'inhibition ou de dynamogénie ; il inhibe l'activité exagérée des cellules excito-motrices de la moelle qui fait la contracture et rétablit à son état normal le tonus musculaire ; il stimule l'activité défaillante du centre moteur cérébral spinal ou du nerf périphérique ; il envoie aux muscles l'influx moteur nécessaire pour retrouver les mouvements perdus ; il accroît ou rétablit l'impressionnabilité de la substance grise esthésiogène cérébrale ou spinale et régénère ainsi la sensibilité. Tout le dynamisme fonctionnel de l'organisme commandé par les cellules nerveuses, transmis par les fibres conductrices aux organes, est subordonné, dans une certaine mesure, à l'action consciente ou inconsciente des cellules psychiques : l'esprit gouverne, le corps obéit.

On comprend donc que dans les névroses, lorsque l'organe est succeptible de remplir sa fonction physiologique, et que celle-ci est troublée dans son jeu par un mécanisme purement dynamique, l'influence de l'esprit puisse lever l'obstacle. La psycho-thérapeutique peut intervenir utilement dans les maladies purement fonctionnelles. Son rôle est-il circonscrit à ce champ déjà si vaste ? Est-il nul dans les maladies organiques ?

Sans doute, la suggestion ne peut réduire un membre luxé, dégonfler une articulation gonflée par le rhumatisme, restaurer la substance cérébrale détruite. Un foyer hémorragique a détruit la capsule blanche interne du cerveau, une sclérose a atrophié les cellules motrices de la moelle, la suggestion est impuissante à restaurer la fonction dont l'organe indispensable n'existe plus ; la suggestion, pas plus que les autres agents de la matière médicale. Il semble donc, au premier abord, que la suggestion n'ait aucune utilité contre les maladies des organes. Mais la clinique nous apprend ce fait d'une importance trop méconnue : c'est que la lésion fonctionnelle peut survivre à la lésion organique, c'est que le champ des troubles fonctionnels peut dépasser le champ de la lésion organique.

Voici un exemple du premier cas : une contusion ou un rhumatisme affecte les muscles ou les nerfs de la cuisse ; la douleur immobilise le membre. Le fait organique, dû à la contusion ou au rhumatisme, infiltration sanguine, myosite ou névrite, a disparu, grâce aux lois de l'évolution biologique qui, aidée par un traitement rationnel, a restauré la structure anatomique normale. La douleur peut survivre entretenue chez certains sujets par une impressionnabilité nerveuse spéciale ; le système nerveux tend chez eux à conserver la modalité acquise ; il continue, par une sorte d'auto-suggestion inconsciente, à faire de la douleur, du tremblement, de la contracture. Le membre immobilisé crée un raccourcissement musculaire, une ankylose par rétraction fibreuse ; une coxalgie nerveuse se constitue qui peut devenir incurable ; c'est alors une lésion organique secondaire greffée sur un trouble fonctionnel. La suggestion annihilant la douleur, modifiant le dynamisme nerveux, rendant au membre sa mobilité, pouvait prévenir ce résultat. Nous relaterons des observations qui démontrent cette influence bienfaisante.

Voici un exemple du second cas. Un foyer d'hémorragie cérébrale a détruit une partie du corps opto-strié ; il en résulte une hémiplégie avec hémianesthésie sensitivo-sensorielle ; l'hémianesthésie persiste encore au bout d'un an ; la suggestion guérit en quelques jours cette hémianesthésie. La lésion n'avait pas détruit le tiers postérieur de la capsule blanche interne, le carrefour sensitif qui livre passage aux conducteurs de la sensibilité ; mais cet organe était dynamiquement frappé par lésion de voisinage ; le choc traumatique avait déterminé un ébranlement nerveux autour de la lésion, dépassant le champ de l'altération organique, comme une pierre jetée dans l'eau ébranle les molécules voisines dans une série de cercles concentriques. La stupeur fonctionnelle contiguë au traumatisme avait persisté, entretenant l'hémianesthésie : la suggestion, appelant l'influx nerveux à travers les fibres nerveuses inertes, a permis aux impressions centripètes de se frayer de nouveau leur voie jusqu'aux centres de la perception. Nous avons admis un autre mécanisme, avec observations à l'appui. L'hémianesthésie survit sans lésion comme illusion de l'esprit, comme image psychique retenue par auto-suggestion. C'est cette image que le médecin peut effacer.

Une sclérose en plaques produit un tremblement caractéristique dans les membres ; une ataxie locomotrice crée une incoordination motrice. Ici encore le trouble fonctionnel peut dépasser le champ de la lésion organique. Les fibres spinales non détruites subissent le contre-coup des lésions avoisinantes ; elles sont frappées dynamiquement avant de l'être organiquement. La suggestion peut encore réveiller leur activité et restaurer la fonction. Le tremblement peut disparaître, l'incoordination motrice des jambes peut faire place à une démarche parfaite ou convenable, la maladie est susceptible d'une rémission fonctionnelle, tant que l'évolution organique inexorable n'a pas achevé son œuvre. C'est ainsi que les maladies organiques du système nerveux peuvent être guéries, si la lésion le permet, ou momentanément amendées, si elles sont de leur nature incurables.

Que de troubles nerveux viennent se greffer sur les maladies organiques les plus diverses, troubles réflexes, sympathiques liés à l'impressionnabilité nerveuse générale d'un organisme dont toutes les fonctions sont solidaires, si bien que l'irritation d'un filet nerveux retentit douloureusement sur les fibres nerveuses lointaines ! Les vomissements incoercibles de la grossesse, la névropathie consécutive aux déplacements utérins, l'hystérie traumatique, le nervosisme arthritique, la fausse angine de poitrine, le vertige stomacal, les convulsions dues aux vers intestinaux, la chorée vermineuse, l'éclampsie par frayeur, les paralysies sympathiques, les palpitations nerveuses du cœur engendrées par la dyspepsie, la migraine liée à la menstruation, les mille et une douleurs, sensations, manifestations diverses, névroses et hystéries locales qui gravitent autour des lésions, déroutent le diagnostic, déconcertent la thérapeutique, tout cela ne montre-t-il pas que le dynamisme nerveux, venant s'ajouter à la lésion primordiale, joue dans la séméiologie un rôle immense et ouvre à la suggestion un champ d'intervention plus vaste que ne semble le comporter l'organe lésé ? Voici, par exemple, une légère rétroversion utérine qui ne gêne en rien les fonctions vésicale et rectale, mais qui suscite par le mécanisme des actions réflexes toute une pathologie, névralgies, suffocation, battements de cœur, vomissements, dyspepsie, vertiges, hypocondrie, convulsions. La lésion n'est rien ; la réaction fonctionnelle est tout. Qu'importe que je ne puisse remédier à la lésion, si la suggestion peut faire appel à l'organe psychique pour faire acte d'inhibition sur toutes ses manifestations symptomatiques secondaires, si elle peut mettre un frein à toutes ses transmissions nerveuses.

Contre la maladie organique elle-même la suggestion ne peut-elle rien ? On sait que le système nerveux agit sur la nutrition des organes par l'intermédiaire des nerfs trophiques et vasomoteurs. On sait, d'autre part, que la suggestion peut réaliser des modifications organiques ; nous avons vu de la rougeur, des vésications, de la diarrhée, des hémorragies se produire par la suggestion ; la stigmatisation est un phénomène d'auto-suggestion. J'ai vu un eczéma chronique rebelle, entretenu peut-être par un état nerveux, guérir par suggestion hypnotique. Sans doute, il ne faut pas exagérer ; le rôle direct de la psychothérapie contre les lésions organiques est restreint. On ne peut ni résoudre une inflammation ni arrêter l'évolution d'une tumeur ou d'un processus de sclérose. La suggestion ne tue pas les microbes, elle ne cicatrise pas l'ulcère rond de l'estomac. « Vous endormez les tuberculeux, me disait au congrès de l'hypnotisme M. Gilles de la Tourette. Je prends acte de ce nouveau traitement de la tuberculose. » « J'endors quelquefois les tuberculeux, ai-je répondu, non pas pour suggérer au tubercule de disparaître ; mais pour suggérer au malade de dormir la nuit, quand il a de l'insomnie ; je restaure son appétit, je calme sa toux, je dissipe son angoisse, je supprime ses points de côté ; et, cela faisant, je crois lui faire du bien ; je le soulage, si je ne le guéris pas. Quelquefois même, modifiant le terrain, j'accrois sa force de résistance contre le microbe envahisseur et ainsi je ralentis, si je n'arrête pas l'évolution morbide. » Et les médicaments font-ils plus ? En connaissons-nous beaucoup de médicaments qui tuent le bacille et arrêtent le mal ? Combien existe-t-il de médications spécifiques ? Que faisons-nous dans la plupart des maladies ? Est-ce à l'entité morbide que nous nous adressons ? Nous faisons modestement la médecine des éléments, comme disait mon maître Forget, c'est-à-dire de la médecine symptomatique ; nous donnons de l'opium pour calmer la toux, la douleur et l'insomnie, des antithermiques contre la fièvre, des astringents contre la diarrhée, des toniques contre l'hyposthénie. La maladie elle-même nous échappe ; nous l'attaquons dans ses éléments fonctionnels, quand nous le pouvons. Sans doute la suggestion ne saurait à elle seule remplir toutes les indications. Elle ne saurait remplacer à elle seule l'arsenal thérapeutique : elle réussit quelquefois, quand les médicaments ne réussissent pas ; souvent mieux qu'eux, elle relève l'appétit, enlève les douleurs, restaure le sommeil, tonifie le système nerveux déprimé. Mais les médicaments font aussi ce que ne fait pas la suggestion ; celle-ci ne peut abattre la fièvre, elle ne calme pas toujours la sueur, elle ne facilite pas toujours l'expectoration ; elle ne remplace pas l'antifébrine, l'atropine, le kermès ; pas plus que ces agents ne peuvent la remplacer. Chaque arme fait ce qu'elle peut ; c'est au médecin à savoir l'utiliser, là où elle a chance d'être efficace.

Si la suggestion n'a pas une action directe sur la lésion organique, elle peut cependant la modifier souvent indirectement en modifiant la fonction ; car la fonction fait l'organe, et l'altération de la fonction fait l'altération de l'organe. Des palpitations nerveuses du cœur peuvent amener son hypertrophie ; des vomissements nerveux fatiguent l'estomac et altèrent la nutrition des tissus ; une contracture prolongée produit une rétraction et des déformations ; l'immobilisation prolongée d'une articulation produit de l'arthrite et de l'ankylose. Voici une femme forte et vigoureuse qui travaille à la cuisine de l'hôpital ; il y a quelques mois, elle était dans nos salles, marchant aux crosses depuis trois ans, le genou droit gonflé douloureux, et immobilisé par une arthrite rhumatismale chronique traitée en vain par des révulsifs divers. On l'avait crue incurable. La suggestion hypnotique en sommeil profond l'a guérie en quelques semaines : son genou n'est plus ni gonflé, ni sensible ; il n'y a plus la moindre claudication. Sans doute nous n'avons pas suggéré au gonflement péri-articulaire de se résoudre, aux capsules cartilagineuses de se reconstituer à l'état normal, au tissu fibreux de reprendre sa souplesse, aux capillaires sanguins de se dégorger. Nous avons suggéré à la malade de ne plus ressentir de douleur et de mouvoir l'articulation dans tous les sens. La douleur entretenue non par la lésion, mais par l'auto-suggestion, étant supprimée, les mouvements articulaires paralysés par elle se sont restaurés progressivement ; les ligaments fibreux par suite de ces mouvements ont repris leur souplesse, la synoviale, retrouvant ses alternatives de tension et de relâchement, a retrouvé son élasticité et sécrété une synovie normale ; les surfaces cartilagineuses, retrouvant leur frottement doux, ont repris leur aspect lisse et poli ; les stases capillaires et l'engorgement des tissus dus à l'immobilisation ont été balayés par le travail mécanique activant la circulation ; les muscles amaigris se sont reconstitués par le retour de la contraction ; et ainsi en quelques semaines la restauration fonctionnelle a eu pour conséquence la restauration de l'organe.

Voici une autre jeune fille qui marche bien et se porte bien. Il y a trois mois, elle était couchée percluse dans son lit qu'elle n'avait pas quitté depuis trois ans. A la suite d'un rhumatisme articulaire aigu, étaient survenues de la contracture des membres douloureuse, de l'anesthésie, de la trépidation réflexe, si bien que nous pensions à une méningo-myélite rhumatismale. Le séjour au lit dans une salle d'hôpital, les douleurs persistantes, l'insomnie avaient ouvert la porte au bacille de la tuberculose ; cette jeune fille était devenue tuberculeuse ; elle avait de la fièvre, des sueurs nocturnes, de l'anorexie, des digestions mauvaises, de la toux, de l'expiration soufflée dans les sommets. La suggestion à l'état de veille et l'entraînement suggestif fait par la sœur ont guéri en quelques semaines cette contracture ; le malade a pu graduellement soulever ses bras jusqu'à la verticale, se tenir sur ses jambes ; son corps, courbé sur le bassin pendant la station debout, s'est redressé progressivement sous l'influence d'une suggestion active patiente et prolongée. En quelques semaines, notre jeune fille a recouvré la souplesse parfaite de tous ses membres ; les douleurs ont disparu ; il faut croire que la myélite était guérie en tant que lésion organique, mais qu'elle avait laissé à sa suite des perturbations dynamiques, contracture douloureuse, anesthésie, etc., justiciables de la suggestion. La malade, pouvant marcher, cessant d'être internée et immobilisée, tonifiée physiquement et moralement, a retrouvé sa santé générale : la fièvre est tombée ; l'appétit est revenu superbe, le sommeil est parfait la nuit ; c'est une résurrection, presque un miracle pour ceux qui l'ont vue ! L'évolution tuberculeuse est arrêtée.

La suggestion n'a pas guéri directement le tubercule ; elle a guéri la malade, en supprimant les conditions de misère physiologique et psychologique qui lui avaient donné naissance. Les médicaments antithermiques, toniques, antispasmodiques étaient restés impuissants. Le traitement psychique seul a pu la guérir.

Voici un journalier âgé de trente-sept ans qui, bien portant jusque-là, a été, il y a deux ans, saisi à la ceinture par une courroie qui l'entraîna à six mètres de haut. On le dégagea ; il avait perdu connaissance. Revenu à lui, il n'avait aucune lésion ; mais depuis ce moment il accuse une sensation douloureuse à l'épigastre, qui persiste, qui l'empêche de travailler ; il digère mal ; il a des régurgitations aqueuses ; son estomac est dilaté, il n'a pu reprendre son travail ; sa femme a dû l'entretenir, lui et ses trois enfants. La nutrition s'est altérée, le moral s'est déprimé, et sur ce terrain débilité est éclos aussi le germe de la tuberculose, s'annonçant par une toux quinteuse, des sueurs nocturnes, un mouvement fébrile, une expiration soufflée au sommet. Le traumatisme seul agissant sur une nature impressionnable a amené cette évolution. La douleur épigastrique, sans lésion, a été retenue par le système nerveux ; l'estomac gêné par la douleur, et par l'attention du malade concentrée sur la région épigastrique, a rempli avec lenteur ses fonctions ; l'atonie de l'organe a créé ou augmenté la dilatation ; la sensation de clapotement dans l'estomac, obsédant le sensorium du malade, est devenue douleur, par suite de l'impressionnabilité nerveuse. L'inaction, la concentration triste ont appelé la tuberculose. Un traitement suggestif psychique, dès le début, eût sans doute prévenu ce résultat. Après deux ans de durée, nous avons vu la suggestion en quelques jours enlever à peu près les sensations douloureuses épigastriques et rendre la digestion facile. L'évolution tuberculeuse est enrayée et le malade a essayé de reprendre son travail, notamment amélioré, sinon guéri.

Dans les observations que nous relatons, on verra combien l'élément nerveux, l'élément psychique, joue un rôle impor tant dans la genèse et l'évolution des maladies diverses et combien la méconnaissance de ce fait expose le médecin à des erreurs thérapeutiques.

Après avoir, par les considérations qui précèdent, mon tré comment la suggestion peut être utile, non seulement dans les maladies *sine materiá,* mais encore dans les maladies organiques diverses, nous allons jeter un coup d'œil rapide sur le cadre nosologique, et, faisant appel à notre expérience, dire quelles sont, parmi les affections, celles qui sont plus particulièrement justiciables de la psychothérapeutique.

Et d'abord les psychonévroses, parmi lesquelles l'hystérie que nous avons longuement étudiée. Si la psychonévrose est récente, si elle est acquise à la suite d'une émotion morale, une seule ou un petit nombre de séances suffisent pour obtenir une guérison définitive. Si elle est ancienne, profondément enracinée dans les habitudes nerveuses, la guérison est plus longue à obtenir. Il faut plusieurs semaines, plusieurs mois de traitement ; l'auto-suggestion éveillée par des impressions diverses, par des associations fortuites d'idées ou de sensations, tend à régénérer sans cesse les désordres fonctionnels ; les rechutes sont fréquentes. En poursuivant avec opiniâtreté, avec patience, sans brusquerie, la lutte, on arrive en général à modifier cette modalité pathologique, à dissiper toutes ou presque toutes les manifestations, sauf celles qui, associées à la psychonévrose, ne sont pas de nature purement dynamique ou psychique.

La suggestion doit être adaptée à chaque individualité. L'injonction vigoureuse faite d'un ton de commandement, même avec menace, convient à quelques natures rebelles et rudes. On sait l'histoire des attaques d'hystérie réprimées par la peur du fer rouge déjà du temps de Boerhaave, ou des épidémies de convulsionnaires arrêtées par la peur salutaire des gendarmes. J'ai mis fin à des vomissements nerveux par la menace du cathétérisme stomacal ; j'ai réussi parfois, avec ou sans hypnose, par une admonestation énergique, avec intimidation, alors que l'affirmation calme ne suffit pas. Mais aucun procédé ne réussit toujours. Ce n'est pas la parole de l'opérateur qui fait la guérison ; c'est l'influence produite sur le cerveau de l'opéré. Si la parole ne suffit pas à impressionner, c'est-à-dire à modifier l'état psychique inconscient qui entretient le phénomène, contracture, convulsions ou autre, quelquefois l'émotion réussit à réaliser cette impression ; elle engourdit l'être psychique qui résiste et laisse l'automatisme cérébral résoudre la contracture.

La brusquerie ne convient pas à la plupart des psychonerveux, l'insinuation douce réussit d'ordinaire mieux. La peur, l'intimidation, les émotions fortes peuvent agir comme contre-suggestions, et susciter des crises ou autres manifestations nerveuses. Les sujets très impressionnables, quand on leur suggère le sommeil pour la première fois, peuvent avoir un accès ; cet accès peut se répéter à chaque tentative d'hypnotisation. On a conclu de quelques faits de ce genre que l'hypnotisme développe l'hystérie ; c'est une erreur, l'inexpérience seule de l'opérateur doit être accusée. Ce n'est pas l'hypnotisme, en tant qu'hypnotisme, qui a fait l'attaque, c'est l'émotion du sujet. Il m'est arrivé chez certaines hystériques de ne pouvoir réprimer cette émotion dans le premier ou le second essai et de ne pouvoir conjurer cette crise, d'ailleurs facile à arrêter par la suggestion même ; mais il ne m'est jamais arrivé de ne pouvoir la prévenir à la troisième ou à la quatrième séance en calmant le sujet, en éloignant de son esprit toute anxiété, en l'invitant à dormir tranquillement, sans émotion, comme du sommeil naturel[1]. Je ne fais pas fixer de point brillant, je ne fais pas de fascination, je ne terrorise pas de la voix et du geste, je ne représente pas le sommeil provoqué comme un état magnétique extraordinaire, effrayant ; j'endors en quelques secondes par simple occlusion des yeux, par l'insinuation douce, suggérant en même temps au sujet qu'il est bien à son aise, qu'il respire bien, qu'il est calme, qu'il est content de dormir doucement comme un enfant qui a sommeil : et, ce faisant, j'arrive d'emblée ou en quelques séances chez les plus impressionnables à dégager l'hypnose de l'élément émotif ; je ne vois plus la respiration devenir haletante, la face se congestionner, le pouls se précipiter, la gorge se serrer ; je vois au contraire une face calme exprimant le repos du corps et de l'esprit.

Il faut témoigner de l'intérêt au malade, le capter pour ainsi dire, sans le violenter, agir avec douceur, tact et patience ; il faut accepter leurs doléances, ne pas leur dire que leurs sensations sont imaginaires, car ils les sentent ; et si on les taxe de malades imaginaires, ils peuvent perdre confiance et se suggérer à eux-mêmes que le

---

1. On sait qu'aujourd'hui je fais presque toujours la suggestion à l'état de veille.

médecin ne les comprend pas et qu'il ne peut les guérir, puisque sa suggestion ne s'adresse qu'à un mal imaginaire et non à un mal réel. Car la parole seule ne suffit pas à guérir, il faut que cette parole soit suggestive, c'est-à-dire qu'elle fasse impression, qu'elle soit acceptée sans méfiance, sans contre-suggestion. C'est pour cela qu'il est bon parfois, comme nous l'avons vu, de renforcer la parole par quelque pratique matérielle, friction, massage, application prolongée de la main, etc. Il ne faut pas non plus par quelque manœuvre intempestive ou prématurée réveiller une douleur, qui, obsédant le sujet, le rend sourd à la suggestion. Si on ne parvient pas à neutraliser une douleur dès la première séance, il faut patienter, recommencer, suggérer son atténuation progressive et ne pas vouloir imposer de force ce que la suggestion ne peut produire. Alors même qu'une vive douleur hystérogène est neutralisée, ou à peu près, il faut s'attacher à ne pas la réveiller, ne palper qu'à coup sûr et avec précaution, car la peur du mal engendre le mal, et la peur est le plus grand ennemi de la suggestion. Voici, comme exemple, une jeune fille qui, immobilisée pendant trois ans par une contracture d'origine névro-arthritique, a été guérie en quelques semaines par une suggestion patiente et douce due à la sœur du service.

Je l'avais dès le début hypnotisée nombre de fois pour résoudre cette contracture douloureuse ; je constatais à chaque séance que la raideur diminuait, que les mouvements du coude et de l'épaule se faisaient beaucoup mieux ; que le malade qui pouvait à peine détacher le bras du corps, le soulevait à angle droit et même au delà. Convaincu que la suggestion pouvait et devait réussir, je voulus aller trop vite ; je brusquai le sujet, je l'obligeai à lever le bras jusqu'à la verticale, j'insistai trop pour restaurer immédiatement la motilité ; la douleur n'était pas suffisamment neutralisée ; la malade eut peur. A chaque séance, la peur que je lui fisse mal paralysait ma suggestion ; je n'obtins plus rien ; je crus à une myélite incurable. La sœur agissant doucement, laissant la malade déraidir elle-même ses muscles et l'encourageant sans la violenter, fit ce que je n'avais pu faire.

Il est rare, je le répète, que la suggestion hypnotique n'arrive pas à débarrasser les malades des principales manifestations rapportées à l'hystérie. Les grandes crises cèdent quelquefois, comme par enchantement, à un petit nombre de séances ; si elles résistent quelque temps, avec de la persévérance, on en vient toujours à bout, surtout si on peut suivre les sujets, diminuer leur impressionnabilité nerveuse, réprimer des crises imminentes, au moment où elles veulent se produire. J'ai entendu dire à un de nos jeunes psychologues les plus distingués de l'école de Paris : « Vous ne guérissez pas l'hystérie ; vous substituez à la crise de convulsion hystérique la crise de névrose hypnotique. Mais aussitôt que vous cessez de provoquer celle-ci, la première reparaît. » Ceci est une vue de l'esprit, créée par l'idée préconçue que l'hypnose est une manifestation de l'hystérie. Je suis depuis vingt-cinq ans nombre de grandes hystériques qui sont restées guéries bien que je cesse de les soumettre à l'hypnotisme, et même à la suggestion.

D'ailleurs, depuis que ceci était écrit dans ma précédente édition, on a vu que je n'attache plus d'importance à l'hypnotisme, c'est-à-dire à la provocation du sommeil. J'arrive à enrayer les crises sans chercher à endormir le malade.

Ceci nous amène à la neurasthénie. On peut dire que l'hystérie est d'autant plus docile à la suggestion, d'autant plus facile à guérir qu'elle est plus franche, plus classique.

Il en est autrement des symptômes neurasthéniques[1] greffés sur l'hystérie ou des neurasthénies sans hystérie. Ici, il

---

1. Je laisse ces considérations sur la neurasthénie telles qu'elles étaient dans l'édition de 1890. Je n'établissais pas alors la distinction entre psycho-névroses et neurasthénie ; mais la différenciation clinique est déjà en germe dans ces lignes.

importe d'établir des distinctions. La neurasthénie est acquise ou héréditaire, locale ou diffuse. Acquise et locale, c'est par exemple une douleur, une oppression, une céphalée, un trouble fonctionnel quelconque, greffé sur une lésion organique guérie ou légère, ou sur une cause fortuite dont le retentissement nerveux psychique seul persiste. Un choc sur l'épigastre peut, sans lésion, laisser à sa suite une douleur, une constriction, de la dyspepsie. Une angine et laryngite granuleuse légère engendrent une sensation de gêne, de picotement, de strangulation, d'étouffement, permanente et obsédante. Une blessure au bras, guérie sans trace, entraine de la parésie, de la douleur persistantes. Une douleur thoracique provoque des battements de cœur, de l'anxiété. Sur cette neurasthénie locale viennent se greffer souvent des symptômes nouveaux, des réactions lointaines ; la névrose se diffuse. C'est de la neurasthénie locale acquise, généralisée ; vertiges, obnubilations, points et irradiations douloureuses, troubles gastro-intestinaux, concentration triste, etc.

D'autres fois, cette neurasthénie acquise est d'emblée diffuse et générale. Les émotions morales, la fatigue intellectuelle, l'anémie, la dyspepsie, les maladies de l'utérus, de la vessie, de l'estomac, le saturnisme, l'alcoolisme, l'arthritisme, la fièvre typhoïde, l'influenza, etc., peuvent être le point de départ de ces troubles nerveux généraux. Sans doute, alors même que ces neurasthénies sont acquises et non héréditaires, elles se développent sur un terrain d'une impressionnabilité native spéciale. Si la suggestion ne peut modifier complètement cette impressionnabilité, elle peut cependant, le plus souvent, en réprimer les écarts morbides ; nous verrons, dans nos observations, de nombreux cas de guérison de névropathies locales ou diffuses, acquises, guérisons ou améliorations, rapides ou progressives, à condition que la maladie ne soit pas trop invétérée, qu'elle ne soit pas devenue par l'habitude une modalité incarnée dans les centres nerveux, à condition qu'elle ne soit pas liée à une évolution infectieuse. Il est nécessaire que le clinicien sache discerner de bonne heure dans le cortège des maladies diverses ce qui est perturbation nerveuse dynamique et ne la laisse pas s'enraciner dans l'organisme. Ceci ressortira avec évidence de la lecture de nos observations.

La neurasthénie peut être fatale, si je puis dire, héréditaire et diffuse. Ils sont innombrables ces malheureux martyrs de leur système nerveux, dont la vie est un long supplice. On a décrit une névropathie cérébro-cardiaque, une faiblesse irritable, une irritation spinale, etc. En réalité, chaque malade constitue un type morbide, ou plutôt plusieurs types morbides, car sa physionomie varie chaque jour. Troubles cérébraux : vertiges, migraine, photophobie, obnubilation visuelle, bruits subjectifs dans les oreilles, apathie, excitation, céphalée ; troubles spinaux : rachialgie, douleurs fulgurantes, fourmillements, engourdissement, sensation de froid, de chaud, de picotement, indéfinissables, parésie, tremblements, secousses, soubresauts ; troubles nerveux périphériques : névralgies, points douloureux, crampes musculaires, sueurs locales, congestions et éruptions cutanées ; troubles viscéraux : dyspepsie, pneumatose, dilatation d'estomac, gastéro-entéroptose de Glénard, troubles cardiaques et respiratoires, battements de cœur, syncope, oppression, respiration haletante, pseudo-asthme, pseudo-angine de poitrine ; troubles menstruels : dysménorrhée, aménorrhée, métrorrhagies ; troubles psychiques, peurs, obsessions, difficulté de penser, agarophobie, cauchemars nocturnes, etc. La liste est inépuisable des manifestations multiples, complexes, variables qui s'acharnent avec plus ou moins d'intensité sur ces malheureuses victimes, au désespoir de leur famille et de leurs médecins. Chez quelques-uns, le tableau est moins chargé ; tous les degrés existent. Les manifestations sont limitées à quelques régions du domaine nerveux ; elles sont supportables, elles laissent des moments de répit.

Quand cette neurasthénie est héréditaire, quand elle est due à une conformation vicieuse native du système nerveux, alors, il faut avoir le courage de le dire, elle est le plus souvent incurable. Les malades sont quelquefois difficiles à suggestionner. Leur cerveau est obsédé par des impressions si nombreuses ou si tenaces, psychiques, sensitives, sensorielles et viscérales, qu'il est souvent rebelle à toute suggestion, malgré leur docilité, leur bonne volonté, leur désir de se laisser endormir et de guérir ; leur système nerveux peut offrir une résistance invincible à toutes les tentatives pour l'influencer. Il en est qui sont impressionnables à l'hypnose et, cependant, bien que tombés en hypnose profonde, ils ne sont pas toujours dociles à la suggestion thérapeutique. Quelquefois, on arrive à calmer momentanément leurs manifestations ; on supprime les douleurs et divers troubles nerveux. Il y a une amélioration notable ; on a l'espoir d'une guérison plus ou moins complète. Cette amélioration peut être durable, entretenue par une suggestion prolongée ou répétée. C'est beaucoup. Chez d'autres le soulagement n'est que momentané. Bientôt l'auto-suggestion reprend tout son empire, le mal reparaît dans toute son intensité, les malades et le médecin perdent confiance dans le traitement suggestif ; les malheureux courent d'un spécialiste à l'autre, promènent leur misère dans toutes les eaux minérales, vont de l'hydrothérapie au massage, de l'homéopathie à la dosimétrie ou aux granules Mattei. Une amélioration passagère se produit parfois sous l'influence d'un de ces traitements ; une rémission plus ou moins longue se manifeste, *post hoc* ou *propter hoc*, suivie d'une rechute ! Voilà la triste odyssée de nombreux névropathes, de par la loi fatale de l'hérédité ! La seule chose que je constate, hélas ! c'est que, quand la suggestion est impuissante, tout est impuissant.

De la neurasthénie à l'hypocondrie, il n'y a qu'un pas ; l'une peut engendrer l'autre. Le neurasthénique conserve son intelligence intacte, en dépit des sensations qui l'obsèdent et la voilent ; il sait que ces troubles sont purement nerveux, il ne peut les secouer. L'hypocondriaque a l'intelligence atteinte ; il a des conceptions erronées, il rattache ses sensations à des lésions organiques et il ne peut être détrompé.

Il est difficile parfois de différencier la neurasthénie d'avec l'hypocondrie. Il est des cas intermédiaires ; il n'y a pas toujours de démarcation absolue. Voici un homme de quarante ans impressionnable, qui s'est bien porté jusqu'il y a quatre mois. Alors, peut-être sous l'influence du tabac qu'il est habitué à chiquer, il ressentit une sensation de gêne laryngée. Cette gêne augmenta progressivement et dégénéra en sensation d'étouffement. Lorsqu'il nous arriva, cet homme ne pouvait plus faire quelques pas sans être obligé de s'arrêter et de se recoucher. Il croyait avoir un corps étranger dans le larynx ; il tousse et avale sa salive pour le faire descendre ; il a en même temps des sensations douloureuses vers les muscles sterno-mastoïdiens avec coups de marteau vers la nuque et de l'anxiété précordiale. C'est une véritable obsession qui empoisonne son existence : il ne pense qu'à sa gorge ; sa main et sa pensée s'y dirigent sans cesse. Il ne peut plus manger ; tout reste accroché, dit-il. C'est une psychonévrose laryngée, ou une hypocondrie liée à une sensation laryngée, peut-être à quelques granulations de la muqueuse. Tous les autres organes fonctionnent bien. Cet homme arrive facilement en hypnose profonde avec amnésie au réveil. En continuant avec patience la suggestion hypnotique pendant quatre semaines, nous sommes arrivés à modifier très favorablement son état : il reste levé plusieurs heures, cinq à six par jour ; il peut manger, il n'accuse plus qu'une certaine gêne vers le sterno-mastoïdien gauche ; il n'a plus d'anxiété précordiale, mais il ne pourrait pas encore travailler ; la strangulation le guette toujours ; il est obligé, après avoir marché quelque temps, de s'asseoir ; mais il reconnaît lui-même qu'il n'y a plus aucune comparaison entre l'état actuel et celui qu'il présentait à son entrée à l'hôpital. Il est en voie de guérison. Mais vous voyez avec quelle ténacité ces impressions nerveuses, purement nerveuses, s'imposent au sensorium. Plusieurs semaines sans doute ou plusieurs mois seront nécessaires pour les déraciner complètement. Les faits de ce genre sont excessivement nombreux dans la clientèle. Quand ce sont des ouvriers ou des soldats qui les accusent, on est enclin volontiers à les traiter de paresseux, de carottiers ; on les malmène ou on les abandonne. Avec beaucoup de patience et de suggestion on les guérit souvent.

Autre chose est l'hypocondrie invétérée, incontestable, qui rentre dans le domaine de l'aliénation mentale, domaine le plus rebelle à la suggestion. J'ai vu, par exemple, un jeune homme âgé de quinze ans, fort intelligent, qui sentait depuis plus d'un an des douleurs stomacales et des battements de cœur ; ces sensations étaient purement suggestives ; il portait constamment la main sur son épigastre et sur son cœur, c'était une gêne continuelle et qui ne le quittait pas. Je l'hypnotisai facilement ; je le mis en somnambulisme, je l'enlevai à lui-même, le changeai de personnalité ; je pus ainsi momentanément le soustraire à la conscience de ses sensations imaginaires, le rendre gai et heureux pendant tout le temps que durait cette diversion psychique suggestive. Mais même en cet état, on voyait que *cela le recherchait* ; sa vraie conscience tendait à le ramener vers son cœur et son estomac. Après quelques minutes d'oubli, il y revenait sans cesse. Au réveil il était parfois bien pendant un certain temps, heureux et confiant, se disant à lui-même et cherchant à se le suggérer : « Je suis guéri, je n'ai plus mal. » Mais au bout d'un quart d'heure environ, le mal reparaissait : l'obsession était plus forte que l'impression provoquée.

Il semble, de prime d'abord, que la suggestion qui s'adresse à l'esprit doive guérir facilement les maladies de l'esprit. C'est une erreur ! Une idée fixe est souvent plus difficile à déraciner qu'une sensation douloureuse. J'ai essayé bien des fois de guérir la mélancolie, l'hypocondrie, la maladie des obsessions, la manie, le délire de persécution, j'ai toujours échoué. Pendant leurs crises les aliénés sont en général difficiles, sinon impossibles à hypnotiser. Certains maniaques ont pu, il est vrai, être calmés par suggestion vigoureuse pendant leurs accès. Mais la maladie elle-même et son évolution ne sont pas influencées. Alors même qu'on arrive à hypnotiser les aliénés, dans l'intervalle des crises, je ne crois pas qu'on puisse en prévenir le retour. J'ai traité, par exemple, une jeune fille américaine, atteinte de stupeur lypémaniaque intermittente procédant alors par accès de dix à quinze jours, avec intervalles de trois semaines pendant lesquelles la gaîté était revenue et l'intelligence remarquable : la maladie était héréditaire. Je pus hypnotiser la malade ; elle était très docile à la suggestion ; pleine d'espoir et de confiance, elle se croyait guérie. La crise réapparut, comme d'habitude, sans que l'esprit sollicité par la suggestion eût pu la conjurer.

Les aliénés vrais ne sont pas curables par la suggestion : car ce qui domine chez eux, c'est l'auto-suggestion. S'ils étaient suggestibles, ils ne seraient pas aliénés. L'organe de la pensée doit être sain pour que la psychothérapie agisse efficacement sur lui. Il y a dans le système nerveux cérébro-spinal des neurasthéniques héréditaires, il y a dans le cerveau des aliénés quelque chose[1] que nous ne connaissons pas, qui en trouble fatalement la modalité, chose contre laquelle tous nos moyens d'action restent impuissants.

---

1. Ce quelque chose, dans les neurasthénies comme dans les maladies mentales, je l'appelle aujourd'hui une auto-intoxication.

L'épilepsie essentielle résiste à l'hypnose dans le plus grand nombre des cas. J'ai réussi à guérir un cas d'épilepsie par traumatisme du crâne, dans lequel les attaques étaient précédées de prodromes. Quand ces prodromes existent, on peut encore faire de l'inhibition et arrêter l'accès. Une jeune fille a des crises d'épilepsie souvent précédées d'un malaise précurseur : quand ce malaise dure assez longtemps et que je suis là, au moment où elle le sent, je l'hypnotise facilement, et dissipant les symptômes prodromaux, j'empêche souvent l'accès d'éclater, mais d'autres fois les prodromes sont très courts ou n'existent pas ; l'attaque vient brusquement, la malade frappée comme d'un coup de massue ne peut réagir. J'ai essayé l'hypnose chez un assez grand nombre d'épilepsie ou de simples vertiges épileptiques et je n'ai pas obtenu de résultats notables ou durables.

Cependant le fait suivant m'a laissé cette impression que certaines formes de crises épileptiformes sont peut-être curables par le traitement psychique. Une jeune fille d'une vingtaine d'années avait des symptômes hystériformes liés à une métro-salpingite. Après quelques semaines de suggestion, ces troubles disparurent ; mais plusieurs mois après la jeune fille revint pour des crises d'épilepsie bien caractérisées, trois au moins par jour. Ces crises débutaient sans prodromes et offraient le tableau classique de l'épilepsie : inconscience absolue pendant l'accès ; seulement après la période clonique la malade revenait tout de suite à elle sans coma consécutif, ni torpeur intellectuelle.

Je ne pus déterminer de crise chez elle. J'essayai la suggestion, sans espoir ; il n'y avait pas d'aura précurseur ni de symptômes prémonitoires pouvant servir d'appui à l'inhibition. Je suggérai le sommeil avec disparition des crises ; la malade n'arrivait qu'en somnolence. Après quelques séances, je remarquai que pendant six heures après la suggestion, il n'y avait pas de crises. Cependant celles-ci conti-

nuaient tous les jours, au nombre de une à deux, au lieu de
trois ou quatre. La malade obstinée et confiante m'obligea
pour ainsi dire malgré mon scepticisme à la guérir. Je fis
la suggestion deux fois par jour ; elle resta deux ans à
Nancy, à la fin elle vint se loger dans mon voisinage pour
que je puisse faire la suggestion trois fois dans les vingt-
quatre heures. Au bout de deux ans, alors que j'attaquai
ces crises ainsi trois fois par jour, elles disparurent ; j'eus
le bonheur d'obtenir une guérison radicale qui ne s'est pas
démentie depuis plusieurs années. C'est le seul cas certain
de guérison que j'ai obtenu. Était-ce une épilepsie vraie ?
N'était-ce pas de l'hystérie épileptiforme ?

La chorée, je parle de la vraie chorée, n'est pas curable
par la suggestion, tandis que la fausse chorée, par imitation, lui obéit facilement. Cette résistance peut même servir
au diagnostic différentiel ; elle m'a donné la conviction que
la chorée n'est pas une névrose, mais une évolution infectieuse dans certains centres nerveux, qui a une durée cyclique fatale de deux à trois mois, quel que soit le traitement qu'on lui oppose. Mais la suggestion, pas plus que
les autres médications, ne peut faire avorter une danse de
Saint-Guy à son début. Ce n'est pas qu'elle ne puisse être
utile, en atténuant, comme nous l'avons vu, certains symptômes nerveux ou hystériformes ou même psychiques, que
la chorée s'associe. Elle peut diminuer la folie musculaire
lorsqu'elle est excessive, elle peut refréner l'agitation psychique, atténuer l'impulsivité, restaurer le sommeil, produire une amélioration notable de l'état général, physique
ou moral ; mais la maladie, bien que dégagée en partie de
son cortège symptomatique, modérée dans son expression,
continue son évolution jusqu'à la fin de son cycle.

Il semble que dans les premières séances, quand la chorée
est violente, quand la face et les globes oculaires sont agités
de mouvements désordonnés incessants, et que l'esprit

aussi agité que le corps ne peut s'attacher à aucune idée fixe, les enfants soient peu suggestibles, parce qu'ils ne peuvent concentrer leur attention. Cependant, l'enfant s'habitue en quelques séances et devient plus docile. Souvent, quoi qu'il ne puisse tenir les yeux clos, ni le corps au repos, quoique la face reste grimaçante, il est cependant influencé ; le cerveau éminemment réceptif de l'enfant garde l'empreinte, alors que sur le moment même il paraisse rebelle ; le sommeil devient plus calme en quelques séances et l'agitation générale s'atténue. Le caractère se modifie soit rapidement, soit graduellement ; l'enfant redevient plus docile, obéit mieux, retrouve son équilibre moral, bien que, je le répète, la chorée continue son évolution.

Enfin les petites secousses nerveuses, les tics partiels, qui survivent souvent à la chorée, guérissent fréquemment et souvent complètement quand ils ne sont pas invétérés depuis des années. J'ai guéri des tics convulsifs datant de plusieurs mois et même d'une année. Quand l'affection est très ancienne et que le système nerveux en a contracté l'habitude invincible, alors la suggestion peut échouer.

Le tétanos au contraire résiste, commandé qu'il est, par une lésion infectieuse microbienne profonde et invincible des centres nerveux.

Les névralgies sont ordinairement rebelles à la suggestion. Chez certains sujets très impressionnables la douleur vraie est exagérée par l'auto-suggestion et peut être atténuée ou enlevée momentanément. Mais elle reparaît, en général, tant que l'évolution de la névrite qui la détermine n'est pas terminée. Quand la névrite est chronique ou incurable, la suggestion ne peut que modérer la douleur. Quelquefois l'évolution organique est terminée, la douleur seule survit comme auto-suggestion, comme psychonévrose consécutive à la névrite, que la suggestion peut guérir.

J'ai réussi dans quelques cas de crampe des écrivains,

datant de plusieurs années chez l'un, de plusieurs mois chez l'autre, et qui avaient résisté à de nombreuses médications, à obtenir en quelques semaines un succès complet et définitif.

Mais dans cette maladie, la suggestion verbale seule ne suffit pas : il faut faire écrire le malade en sa présence en suggérant l'inhibition des mouvements ou contractions involontaires et continuer pendant quelque temps cet apprentissage suggestif. Ainsi en est-il aussi de toutes les crampes professionnelles.

Les troubles sympathiques douloureux, malaises, viscéralgies, vomissements, etc., liés aux affections utérines ou stomacales sont souvent promptement soulagés, quelquefois guéris, par la suggestion ; toutefois il y a des rechutes ; mais la suggestion répétée, prolongée avec patience et persévérance pendant des semaines et des mois, peut réussir parfois, non toujours, à déraciner ces troubles. J'ai obtenu des guérisons ou des soulagements notables dans des cas où il était question de pratiquer la laparotomie pour remédier à des souffrances réellement insupportables. Mais souvent aussi la suggestion reste impuissante contre ces malaises entretenus par des lésions organiques ou des névrites greffées sur elles.

Les tremblements nerveux, saturnins, mercuriels, alcooliques peuvent s'amender ou guérir par un nombre variable de suggestions, s'ils ne sont pas trop invétérés. Il n'en est pas de même de la paralysie agitante. Bien que l'anatomie pathologique soit encore muette sur le siège et la nature de cette maladie, il s'agit là certainement d'une affection organique à évolution fatale, incurable. Elle n'offre aucune prise à la suggestion, alors même qu'elle est à son début, qu'elle est fruste et n'a pas encore créé la trémulence caractéristique. J'ai soigné il y a quelques années une dame que je croyais d'abord affectée d'une simple neurasthénie duc à des chagrins prolongés ; son facies était déprimé, atone, ses mouvements lents ; son corps un peu courbé, sa démarche comme ankylosée ; elle n'écrivait que par tous petits caractères ; les nuits étaient agitées par un besoin incessant de remuer, de changer de place, de se lever, avec sensation de chaleur, et trémulence passagère par accès. La suggestion resta impuissante, comme tous les autres traitements antérieurs et postérieurs : il s'agissait d'une forme fruste de maladie de Parkinson, diagnostic qui fut d'ailleurs confirmé par nos collègues de Paris.

Outre les névroses nettement spécifiées dans le cadre nosologique, il existe une foule de manifestations nerveuses, névroses mal définies, contre lesquelles la suggestion est souvent efficace : hyperesthésie cutanée, anesthésies partielles, viscéralgies, etc. L'alcoolisme, l'arthritisme, la diathèse urique, le saturnisme, à côté des lésions organiques qu'ils déterminent, créent aussi de simples psychonévroses qui peuvent céder à la suggestion. J'ai guéri des douleurs musculaires et nerveuses dues à l'alcoolisme ou au saturnisme ; j'ai vu une paralysie des extenseurs de la main d'origine saturnine avec anesthésie disparaître en quelques séances par suggestion ; certainement il n'y avait qu'une simple psychonévrose greffée sur une névrite guérie ; il n'y avait pas de névrite dégénératrice. Car dans ce cas, qui est le plus fréquent, la suggestion reste lettre morte.

La morphinomanie qu'on peut ranger dans les psychonévroses artificielles est quelquefois facile, quelquefois difficile à influencer par suggestion. J'ai réussi rapidement dans plusieurs cas, où les sujets ne dépassaient pas la dose de 3 à 4 seringues par jour ; les malades, étant suggestibles, purent être sevrés très rapidement, en quelques jours. A quelques-uns, je pus suggérer un véritable dégoût de la morphine, si bien qu'ils supportèrent, l'un des accès violents d'asthme, l'autre des douleurs névralgiques, sans aucune tentation de recourir à l'injection. A d'autres on n'arrive pas à suggérer le dégoût, mais on les déshabitue de la morphine ; il faut avoir la précaution de ne pas leur laisser la seringue et de les faire surveiller rigoureusement pour leur enlever la tentation de recommencer, souvent plus forte que la suggestion. D'autres morphinomanes qui se font 5, 6, 12 injections ou plus par jour, sont très difficilement suggestibles ; le malaise par suppression de morphine est intolérable ; ils deviennent fous de douleur, d'angoisse, de sensations diverses. Ce sont de vrais aliénés que l'on ne peut influencer facilement. S'ils ont l'énergie nécessaire pour se laisser traiter jusqu'au bout, ou si leur entourage seconde bien le médecin, on arrive à les guérir, sinon par la suggestion seule qui peut ne pas réussir, du moins par une suggestion morale prolongée, associée à un internement avec surveillance sévère. Je ne les sèvre pas brusquement, mais rapidement, en quelques jours, je diminue graduellement le nombre et la quantité de liquide injecté ; à leur insu, si c'est possible, en ajoutant de l'eau, à la solution ; je les encourage, je suggère soit à l'état de sommeil, plus ou moins profond, s'il peut être obtenu, soit à l'état de veille, la disparition du malaise. Quand on sait influencer et capter son malade, on réussit souvent par la simple parole, au besoin aidée de quelques pratiques telles que pulvérisation d'éther, hydrothérapie, à stimuler le système nerveux et à calmer l'angoisse. J'ai vu de ces malades agités, poussant des cris féroces, se jetant de côté et d'autres, disant souffrir martyre, croyant mourir, ou voulant se suicider si on ne leur rendait pas la seringue. Souvent les médecins prennent peur eux-mêmes et leur confient de nouveau la morphine. J'ai pu, dans des cas de ce genre, par ma présence, par mon autorité, par la suggestion douce et calmante, restaurer un calme parfait, sans injection ; et en persévérant avec patience, en ne ménageant ni mon temps, ni ma peine, venir à bout de cette terrible morphinomanie.

C'est dans un établissement spécial où les malades peuvent être incessamment surveillés, isolés de parents ou serviteurs complaisants qui n'ont pas d'autorité sur eux, sous l'influence suggestive permanente du médecin et d'un personnel intelligent et expérimenté, que les guérisons peuvent toujours se faire en quelques semaines. Abandonnés à eux-mêmes, dans leur famille, les vrais morphinomanes invétérés ne guérissent pas. La tentation est plus forte que leur volonté, la simple suggestion faite par le médecin une ou deux fois par jour ne suffit pas. Il faut, je le répète, une autorité ferme qui domine les malades et un entraînement suggestif incessant.

Les habitudes alcooliques sont, en général, difficiles à réprimer ; cependant les alcoolisés sont plus suggestibles que les morphinomanes. A quelques-uns, on suggère rapidement le dégoût pour le vin et l'eau-de-vie ; d'autres n'acceptent pas ce dégoût, mais obéissent à la suggestion de ne plus en boire ; d'autres nombreux résistent à la suggestion. Il faut toujours une surveillance prolongée et des suggestions répétées pour prévenir les rechutes chez ceux qui n'ont pas une volonté assez forte pour lutter contre leur penchant. Mon ami, le Pr Forel de Zurich, a fondé une société de tempérance dont les adeptes s'engagent à ne plus boire que de l'eau ; il est arrivé par la suggestion hypnotique et la surveillance à guérir des buveurs émérites et invétérés qui depuis des années sont restés fidèles à leur engagement.

La psychothérapie est-elle efficace dans les impotences et anomalies fonctionnelles génésiques ? La question est très complexe. A côté de quelques succès, je pourrais relater beaucoup plus d'insuccès. Voici en quelques mots le résultat de mon expérience personnelle.

L'impotence peut être organique ; les érections sont faibles ou nulles ; la sécrétion spermatique est peu abondante ; il y a faiblesse congénitale, soit dans l'appareil sécrétoire, soit dans l'appareil érectile. Le sujet peut avoir des appétits, mais qui n'aboutissent pas. Ces appétits sont ordinairement peu violents ; ils sont moins suggérés par un besoin réel que par l'amour-propre ou le désir de satisfaire sa femme et de lui donner un enfant.

Dans ce cas la suggestion n'est que peu ou point efficace. Elle ne peut pas créer un sens qui n'existe pas, ni même développer un sens ou un appareil sensuel naturellement faible. Tout au plus l'hygiène physique et morale, la modération dans l'exercice peuvent-elles permettre au sujet en évitant le surmenage, et ne violentant pas la nature, à tirer parti de la force génitale existante. J'ai connu un homme encore jeune, très intelligent, affecté de cette impotence physique et psychique, n'ayant ni appétit sexuel, ni érection. Son amour-propre en souffrit tellement que, alors qu'il était dans une grande école du gouvernement, il se faisait passer pour débauché. Il tomba par dépit dans une dépression nerveuse intense d'où j'arrivai à le tirer, mais sans lui donner ce qui lui manquait.

L'impotence peut être purement psychique, en ce sens que l'organe et la fonction existent ; le sujet a des érections, des pertes nocturnes, il peut se satisfaire par l'onanisme ; mais il n'a *aucun désir sexuel* ; il ne souffre pas et ne consulte pas le médecin ; il n'est d'ailleurs pas impuissant physiquement.

L'inappétence peut s'accompagner *d'aversion ou répugnance* ; cette répugnance est instinctive ou provoquée par une première impression de dégoût. Ceci arrive parfois chez le jeune homme, plus souvent chez la jeune fille timide, non préparée, et à qui ce spectacle est offert sans ménagement, alors que la réalité brutale vient frapper une imagination délicate.

Beaucoup de malentendus entre jeunes mariés naissent de cette déception grosse de conséquences. Ici le médecin consulté remplit un rôle utile ; il peut par ses conseils et ses suggestions habiles intervenir et apprendre au sujet réfractaire à dominer son impression de peur ou de répugnance.

L'impotence peut être psychique en ce sens que, l'organe et la fonction existant, le sujet ayant des désirs et des érections, celle-ci est entravée par une émotion inhibitoire. Voici un jeune homme possédé de désirs violents en proie à une surexcitation excessive. Au moment de remplir l'acte, il est paralysé par l'émotion. C'est une paralysie psychique ; celle de l'amoureux qui reste interdit devant l'objet de ses rêves, celle du chanteur qui reste muet devant le public : *vox faucibus haesit.* — D'autres fois l'excitation trop vive amène une éjaculation précoce, phénomène ordinaire, mais qui chez la plupart ne se répète pas aux essais suivants, l'érection persiste : chez certains nerveux au contraire, ce fait se répète chaque fois par auto-suggestion émotive : l'érection cesse ou l'éjaculation est précipitée à chaque essai. Ainsi le cheval se cabre ou se bute toujours au même endroit. C'est l'aiguillette nouée par la suggestion des anciens sorciers.

Un homme encore jeune me consultait, parce que marié depuis trois ans, il n'avait jamais pu avoir de rapports avec sa femme qu'il aimait et désirait. Cependant il n'était pas impuissant, capable même, il avait essayé pour juger sa capacité, de remplir l'acte jusque trois fois dans une nuit avec une autre femme. Le cheval ne se cabrait que devant sa propre maison.

Cette variété d'impotence par auto-suggestion est curable et justiciable de la suggestion. Mais la lutte peut être longue et difficile ; on sait combien les auto-suggestions par phobies ou émotions peuvent être tenaces.

Un mot encore sur l'inversion ou perversion du sens génésique.

L'onanisme peut être acquis ou instinctif. Quand il est

acquis par imitation, mauvaise fréquentation, il est d'ordinaire curable par le traitement moral. Mais encore faut-il savoir le faire, je relaterai des exemples.

Mais il peut être instinctif ; l'instinct se développe spontanément dès l'enfance ou la première jeunesse, quelquefois héréditaire, greffé d'ordinaire sur un fond neurasthénique. J'ai vu des adultes, des hommes mariés, onanistes depuis l'enfance et qui malgré leur bonne volonté n'ont pu dominer leur instinct. Ils arrivent, en faisant appel à leur énergie stimulée par de bonnes suggestions médicales, à se maîtriser pendant un certain temps ; puis un moment vient où l'auto-suggestion instinctive accumulée pour ainsi dire déborde ; et ils se livrent à leur passion. La suggestion continue peut réussir à refréner le besoin, à le régulariser, à allonger l'intervalle ; mais elle ne peut pas guérir radicalement l'onanisme héréditaire.

Ainsi en est-il aussi de l'inversion génitale ou pédérastie, celle-ci peut être acquise, suggérée, et devenir une habitude vicieuse. Alors elle est susceptible d'être réprimée plus ou moins facilement, suivant la volonté, la force d'âme et l'individualité psychique. Cependant les pédérastes par perversion viennent rarement consulter le médecin.

Mais l'inversion génitale est souvent native, les idées contre nature sont alors instinctives ; elles existent dans l'œuf et se développent fatalement chez certains sujets, en l'absence de toute cause, de toute imitation, sans entraînement, spontanément. J'ai vu nombre d'exemples de cette disposition native qui ne m'ont laissé aucun doute à cet égard ; j'ai eu plusieurs fois les confidences de personnes d'une grande honorabilité, et je dirai même, d'un très grand sens moral qui m'ont avoué avoir cette obsession depuis l'enfance, sans cause déterminante, et n'y avoir résisté que par un extraordinaire effet de volonté. Un homme de grande valeur, ayant dépassé quarante-cinq ans, m'écrivait en termes touchants toutes les souffrances que cette obsession permanente lui avait imposées dans sa vie, et craignant que le progrès de l'âge venant à diminuer sa capacité de résistance, il ne succombât à la tentation, il faisait appel à ma science.

Je citerai encore le cas d'une jeune fille de vingt-cinq ans qui me fut adressée pour des symptômes hystériformes liés à une métro-salpingite catarrhale avec entérite muco-membraneuse. Je gagnai sa confiance ; elle finit par m'avouer qu'elle avait, depuis l'enfance, par instinct natif, des obsessions contre nature qui avaient trouvé une satisfaction dans l'entéroclyse faite par les médecins pour son entérite. Cette entéroclyse développait chez elle des sensations voluptueuses, si bien qu'après avoir lutté pendant une huitaine de jours, elle était obligée, sous menace de crises hystériformes d'y recourir et de s'injecter plusieurs litres d'eau jusqu'à ce que le paroxysme s'en suivît. Cette jeune fille intelligente, vierge, de sentiments très religieux, m'avouait que l'idée *a tergo* avait toujours existé chez elle sans qu'elle pût en indiquer l'origine ; elle n'avait jamais eu aucun instinct naturel, aucun désir de rapprochement *per vaginam*, aucune sensation de ce côté. Elle était très malheureuse et pensait au suicide. Ses idées religieuses seules l'empêchaient d'en finir.

C'est le seul exemple d'inversion de cette nature dont j'aie eu la confidence dans le sexe féminin.

Ces inversions génésiques natives sont, je le crains, incurables. Tout au plus, la suggestion, l'éducation de la volonté peuvent-ils aider le sujet à résister à l'obsession. Mais celle-ci ne peut être déracinée.

Les instincts contre nature, il faut le dire, n'indiquent pas toujours une nature perverse, ils peuvent être indépendants de la volonté, et compatibles avec un sens moral parfait. Peut-être convient-il de jeter un voile discret sur certains scandales dont la responsabilité incombe moins à l'individu qu'à l'individualité, c'est-à-dire à la loi fatale et inéluctable de l'innéité.

Un mot sur la psychothérapie appliquée aux maladies organiques. On ne peut guérir que ce qui est curable ; on peut soulager et souvent améliorer ce qui n'est pas curable. Les hémiplégies rigides avec sclérose secondaire liées à une destruction de la capsule blanche interne ou des circonvolutions fronto-pariétales échappent à la suggestion qui ne peut restaurer ce qui est détruit. Mais quand la lésion n'affecte pas directement les régions susdites, quand le prolongement intra-cérébral du faisceau pyramidal n'est affecté que dynamiquement par une lésion du voisinage, et que l'inertie motrice survit au choc, la suggestion peut intervenir efficacement et restaurer la motilité. Les hémianesthésies datant de plusieurs années ont pu ainsi être enlevées par la suggestion simple ou liée à l'application d'un aimant, ainsi qu'on le verra dans nos observations ; il est probable que dans ces cas le faisceau sensitif de la capsule n'était pas entièrement détruit. Nous avons enlevé ainsi de l'hémichorée, de l'hémiathétose et même de la contracture datant de plusieurs mois, quand ces symptômes n'étaient pas directement sous la dépendance de la lésion. Dans ce dernier cas, au contraire, s'il y a sclérose pyramidale descendante, la suggestion ne peut rien ; elle peut tout au plus diminuer la contracture, momentanément ou dans une certaine mesure, mais son action est très limitée. J'ai relaté l'exemple d'une fille de trente ans qui depuis l'âge de seize ans a une hémiplégie incomplète gauche avec quelques symptômes dits hystériques ; elle a eu quelques crises, de l'anesthésie, une douleur abdominale ; quelquefois sa main est complètement fermée en contracture et ne peut s'ouvrir ; ceci arrive surtout à la suite des émotions. Après quelques jours, elle se rouvre spontanément, mais reste toujours incomplètement ouverte ; l'extension complète des doigts est impossible. Les nombreux médecins qui ont vu la maladie se sont laissé tromper par des manifestations dites hystériques au point de tout attribuer à l'hystérie. Or, j'ai constaté que son hémiplégie est en réalité organique : il y a exagération des réflexes tendineux du genou et du pied ; il y a cette raideur caractéristique du membre supérieur toujours en demi-flexion et offrant une résistance tant à la flexion qu'à l'extension ; il y a la contracture hémiplégique du côté gauche de la face primitivement paralysée, qu'on n'observe jamais dans la paralysie hystérique. La suggestion hypnotique a restauré la sensibilité, a enlevé la douleur abdominale, a supprimé les crises d'hystérie, elle résout la contracture intercurrente qui ferme la main complètement comme cela arrive parfois à la suite d'une contrariété ; elle supprime tout ce qui est dynamique, mais elle laisse subsister l'attitude hémiplégique du membre, son augmentation de tonicité musculaire et l'exagération des réflexes tendineux ; elle rétablit la maladie dans les limites que lui assigne la lésion cérébrale. La suggestion devient ainsi une méthode de diagnostic.

Les vertiges, la titubation, la céphalalgie liés aux affections intra-crâniennes, la maladie de Ménière peuvent, suivant le siège de l'affection, être supprimés parfois ou bien seulement atténués. J'ai eu longtemps dans mon service un homme affecté d'otite moyenne et interne avec vertige auditif, titubation, céphalalgie occipitale et symptômes hypocondriaques, réalisant le type classique de la maladie de Ménière. Il était hypnotisable en sommeil profond : la suggestion en une à trois séances enlevait tous ces symptômes, ne laissant subsister, en les atténuant, que les bruits subjectifs dans les oreilles, et alors cet homme restait soulagé et pouvait travailler à l'hôpital ; cela durait une quinzaine de jours ; les symptômes reparaissaient alors et étaient de nouveau supprimés par la suggestion. La maladie n'était pas guérie ; mais pendant un an que cet homme est resté à l'hôpital, nous lui avons fait une existence convenable, en l'affranchissant de ses tortures. N'est-ce rien ?

Des résultats analogues s'obtiennent dans les affections de la moelle. Il y a des myélites curables qui peuvent être amendées par la suggestion rapidement ; j'ai eu à la clinique un enfant qui, à la suite d'une pneumonie datant de quinze jours, était devenu paraplégique avec exagération des réflexes tendineux. Il pouvait remuer les jambes dans son lit, mais ne pouvait se tenir debout seul, ni avancer les membres quand on le soutenait. Après une seule séance de suggestion, il pouvait un peu se tenir debout et faire quelques pas, étant légèrement soutenu. En quatre jours, il était presque guéri. Sans doute le malade eut guéri spontanément : j'ai supprimé un trouble fonctionnel d'origine organique, mais grossi par le psychisme.

La plupart des myélites malheureusement sont incurables ; quand la lésion est trop avancée ou a envahi une trop grande étendue, la suggestion n'y peut rien. Quand elle est moins avancée, la suggestion produit parfois des résultats remarquables ; nous avons fait marcher à peu près convenablement des ataxiques qui ne pouvaient plus se tenir debout. Nous avons enlevé des douleurs fulgurantes, du ténesme vésical et rectal tabétique. Ainsi fait aussi la suspension des ataxiques. Nous avons supprimé le tremblement et la titubation de la sclérose en plaques. MM. Fontan et Ségard ont publié aussi un cas remarquable de ce genre. Mais il faut bien le dire, les résultats obtenus sont passagers : la suggestion peut restaurer la fonction, tant que la lésion ne l'a pas encore définitivement abolie, tant que le trouble de cette fonction n'est qu'un trouble dynamique dépassant le champ de la lésion ; la suggestion n'enraie pas l'évolution organique de la maladie : trop souvent elle ne produit qu'une amélioration transitoire ; les maladies de leur nature progressives et envahissantes, telles que l'ataxie locomotrice, la sclérose en plaque, etc., continuent leur marche inexorable, et il arrive un moment où la suggestion ne peut plus rien.

Dans les maladies des voies digestives, elle trouve de fréquentes applications. On sait combien l'élément nerveux joue un rôle important comme cause ou résultat des troubles digestifs. Il existe une névropathie gastrique et gastro-intestinale. Les émotions morales, la concentration de l'esprit retentissent sur la digestion et vice versa. L'atonie du tube digestif, les crampes, les douleurs, les vomissements, la pneumatose, le hoquet sont des symptômes nerveux qui sont parfois justiciables de la suggestion. Souvent elle restaure l'appétit, régularise les selles, enlève ou modère les douleurs, le ténesme, les coliques, etc., atténue les symptômes névropathiques et intervient comme adjuvant utile dans la thérapeutique.

Dans les affections des voies respiratoires et du cœur, la suggestion peut avoir des effets salutaires, diminuant les quintes de toux, calmant l'oppression, supprimant parfois les accès d'asthme liés à l'emphysème pulmonaire, rendant le sommeil et l'appétit aux tuberculeux, atténuant l'anxiété précordiale. La suggestion ne réussit pas à supprimer les accès d'asthme nerveux ; elle ne guérit pas l'asystolie des maladies cardiaques, elle ne calme pas la fièvre, elle ne ralentit pas notablement le pouls, elle ne tarit pas en général les sueurs des phtisiques ; elle ne saurait, je le répète, à elle seule, remplir toutes les indications thérapeutiques ; mais elle a son utilité réelle, incontestable. Une simple médication inerte, simplement suggestive, m'a parfois, je ne dis pas toujours, réussi contre l'insomnie rebelle combattue vainement par une médication plus active, mais non accompagnée de suggestion.

Les fonctions menstruelles aussi lui obéissent quelquefois. J'ai relaté et d'autres observateurs aussi ont relaté des faits de menstruation diminuée comme abondance, comme durée, et rendue régulière, quelquefois même suggérée à jour fixe. Les douleurs de la dysménorrhée sont parfois heureusement combattues, ainsi que les troubles nerveux consécutifs.

Dans les pyrexies à évolution cyclique, sans doute la suggestion ne peut intervenir, ni comme abortive, ni comme abrégeant la durée. Mais elle intervient en enlevant parfois la céphalalgie, diminuant l'angoisse et l'impressionnabilité nerveuse souvent liée à la fièvre, restaurant le sommeil, modérant les douleurs, et tonifiant l'organisme pour lui permettre de résister à l'influence morbifique.

Chez les sujets très suggestibles, elle peut calmer momentanément les douleurs du rhumatisme articulaire aigu ; elle enlève parfois, en une ou plusieurs séances, les douleurs survivant à la fluxion inflammatoire, et met fin à une maladie qui se prolongeait par de simples troubles fonctionnels, troubles qui peuvent, par eux seuls, condamner l'articulation à l'immobilité, entretenir la raideur articulaire.

Je ne poursuivrai pas plus loin cet aperçu très sommaire sur les indications de l'utilité de la psycho-thérapeutique. Les observations déjà publiées et celles que j'ajouterai à la suite de ce chapitre, montreront mieux que de simples assertions le parti que le médecin peut tirer de cette médication.

En résumé, la psychothérapie n'agit que contre l'élément psychonerveux ; elle échoue contre l'élément organique ou toxique. Mais le diagnostic différentiel est souvent difficile ; car les syndromes créés par les psychonévroses peuvent être déterminés aussi par des évolutions organiques ou toxiques. Que des vomissements soient provoqués par le psychisme, par une intoxication, par une maladie d'estomac, ce sont toujours des vomissements. Qu'une paraplégie soit psychique ou organique, le trouble fonctionnel est à première vue le même. Qu'une dyspnée soit due à de l'anxiété respiratoire, à une affection cardiaque et pulmonaire, c'est toujours le symptôme dyspnée. L'examen physique et psychique de chaque cas montrera s'il y a lésion, maladie organique, intoxication, ou simple dynamisme psychonerveux.

On guérit souvent, on ne guérit pas tout ; on soulage souvent, on ne soulage pas toujours. Les cas les plus simples, ceux qui paraissent le mieux devoir obéir à la thérapeutique suggestive, résistent parfois. Cela tient à la maladie dont quelques éléments nous échappent ; cela tient à l'individualité psychique qui, elle aussi, a des secrets qu'elle nous dérobe.

A côté de la suggestion du médecin, il y a la suggestion du malade qui raisonne, qui n'accepte pas, qui est dominé par ses impressions auto-suggestives conscientes ou inconscientes ; le médecin est là une demi-heure au plus par jour pour suggérer ; l'imagination du sujet reste toute la journée seule pour suggérer à son tour et défaire parfois ce que le médecin a fait. Il faut, chez quelques-uns, un entraînement suggestif, un milieu suggestif qu'on ne trouve pas toujours.

L'œuvre du médecin peut être contrariée par un entourage peu intelligent, par des contre-suggestions venant d'autres personnes. Avec le temps, de la patience, de la sagacité et la connaissance du terrain, qui ne s'acquiert que par l'expérience, on réussit souvent, à travers des tâtonnements, dans les cas les plus difficiles, malgré les éléments contraires. La suggestion est une science et un art qui exige une grande expérience, un long apprentissage ; et c'est faute d'avoir voulu persévérer pour acquérir cette expérience que beaucoup de médecins échouent.

La suggestion trouve encore dans beaucoup de milieux médicaux et autres une hostilité considérable. On a commencé par nier les faits ; on ne les nie plus, mais on dit qu'ils n'ont pas d'utilité pratique ; on ajoute même que c'est dangereux. On prononce les mots d'hystérie, de suppression du libre arbitre, de dérangement des facultés intellectuelles ; on terrorise les familles, on désuggestionne les malades.

Quand je ne suis pas sûr de mon terrain, quand je crains les influences contre-suggestives, et que je crois cependant que la suggestion peut être utile, je la fais sans hypnotisme[1], je la cache dans une pratique inoffensive, dans l'électricité, dans le massage, dans une friction, dans un médicament.

L'électricité surtout, quand elle n'a pas été employée déjà dans la maladie en cause, convient merveilleusement ; j'ai enlevé des douleurs, des névralgies, des spasmes, de l'aphonie nerveuse, de l'impotence fonctionnelle par l'électrisation suggestive en affirmant au malade que cela va le guérir, et en concentrant, pendant l'application de l'appareil, son attention sur les effets curateurs qu'il éprouve, en lui expliquant le mécanisme de la guérison, de façon à fixer l'idée de sa guérison dans son esprit et à faire ainsi, par voie détournée, de la psychothérapie suggestive.

1. Aujourd'hui je fais presque toujours la suggestion à l'état de veille.

OBSERVATIONS CLINIQUES

I

OBSERVATIONS DE PSYCHONÉVROSES TRAUMATIQUES

C'est dans le champ des névroses que la psychothérapie trouve surtout son application. Nous allons relater d'abord quelques faits de psychonévroses d'origine traumatique.

Nous avons vu que le traumatisme agit comme toutes les causes occasionnelles qui font éclore sur un terrain favorable des manifestations diverses, locales ou générales, en rapport avec la modalité particulière à chaque système nerveux. C'est ce qui ressortira, je pense, de la lecture des observations.

La névrose peut être caractérisée par une simple douleur. Une lésion peu importante détermine une douleur excesssive qu'elle ne justifie pas ; ou bien une douleur qui, sans être excessive, survit à la lésion, retenue pour ainsi dire par le système nerveux qui ne peut plus s'en débarrasser. A cette douleur peuvent s'associer des troubles fonctionnels locaux de l'organe auquel est rapportée la douleur (Obs. 5 et 7) ; ou bien des symptômes de neurasthénie générale qui viennent tôt ou tard se greffer sur elle ainsi qu'on le verra dans les observations suivantes.

Dans les quatre premières, la névrose douloureuse, de

date relativement récente, a pu être enlevée rapidement par suggestion.

Dans la cinquième, datant de deux ans, elle n'a pu en dix jours de traitement, qu'être améliorée très notablement.

Dans les trois autres, datant de vingt à vingt-cinq ans, la suggestion n'a eu qu'une efficacité incomplète ou passagère. Prolongée pendant un temps plus long, aurait-elle réussi à déraciner des sensations aussi invétérées ?

Observation I. — *Contusion épigastrique: accès de douleurs lancinantes dans la région ombilicale; vertiges. — Points douloureux xiphoïdien et rachidien et hémianesthésie sensitivo-sensorielle par suggestion. — Guérison des accès douloureux en trois jours, des vertiges en six jours, par suggestion hypnotique.*

B..., âgée de vingt et un ans, journalière, entre à l'hôpital le 22 avril 1890. Le 19 avril, au soir, à la tuilerie de Villers, elle fut atteinte, à la région ombilicale, par un wagonnet circulant sur des rails. Elle ressentit une violente douleur et vomit; une demi-heure après, elle aurait eu des selles de sang pur, la valeur d'un demi-verre environ. Depuis ce moment, elle accuse des douleurs lancinantes dans l'abdomen, douleurs durant une heure, séparées par des intervalles d'une demi-heure, qu'elle localise surtout vers la région ombilicale. Le 21, elle aurait vomi de la bile, deux fois dans la journée, et aurait eu une dizaine de selles diarrhéiques, ne contenant plus de sang; elle n'a plus vomi depuis, cette nuit, elle a eu encore trois selles diarrhéiques.

La malade a accouché il y a 8 mois d'un enfant qu'elle a nourri jusqu'à ce jour. Pendant sa grossesse, elle a vomi tous les jours trois fois jusqu'au moment de l'accouchement. Comme maladie antérieure, elle accuse une fièvre typhoïde il y a deux ans qui a duré deux mois et a été traitée à l'hôpital; elle a prolongé son séjour à l'hôpital de deux mois encore comme infirmière auxiliaire. Pendant ces deux mois, elle eut, dit-elle, des étourdissements ou vertiges qui se seraient répétés deux fois par jour, chaque fois pendant une heure. Depuis elle a été bien portante; elle est mariée et n'a pas eu de contrariétés conjugales. Elle n'a pas connu sa mère; elle a une sœur hystérique qui a une crise à peu près tous les huit jours. Elle-même n'a jamais eu d'antécédents nerveux.

État actuel (13 avril). — Constitution moyenne, tempérament lymphatique. Température 38°. Pouls 74, régulier, égal. Langue très peu chargée. L'examen du thorax ne démontre rien d'anormal. A l'examen du ventre, on ne constate pas d'altération ; ventre souple, dépressible sans ecchymose, sans douleur à la palpation. Mais si j'insiste en disant : vous avez mal en ce point ou en tel autre, j'arrive à localiser à volonté des points douloureux. Je crée ainsi très facilement une zone douloureuse au-dessous de l'appendice xiphoïde et une autre à la région rachidienne correspondante. Je reconnais ainsi que la malade est très suggestible et je lui fais dire qu'après avoir mangé, elle ressent au-dessous de l'appendice xiphoïde une sensation de brûlure et la même douleur à la région correspondante du dos. Aussitôt qu'explorant le rachis j'arrive en face de l'appendice xiphoïde, la malade pousse un cri et accuse des élancements douloureux. Enfin elle a, depuis son choc, des étourdissements ou vertiges continus. Après avoir rapidement constaté, sans appeler l'attention sur ce fait, que la sensibilité existe partout, je dis devant les élèves : « Il arrive souvent, à la suite de ces accidents, que la sensibilité est abolie dans toute la moitié gauche du corps, à un tel point qu'on peut piquer les malades sans qu'ils le sentent. Alors aussi les malades n'entendent pas de l'oreille gauche, ne sentent pas de la narine gauche, ne voient pas de cet œil, etc. » Cela dit, j'explore la sensibilité et à la grande surprise des élèves, je constate une hémianesthésie avec hémianalgésie gauche très bien caractérisée. Aussitôt que l'épingle arrive vers la ligne médiane, à un centimètre environ à gauche de cette ligne, elle sent vivement. Le sens musculaire aussi est aboli à gauche. L'hémianesthésie est aussi sensorielle. La narine gauche ne sent rien ; un flacon d'acide acétique placé devant elle ne produit pas de réaction et elle dit ne rien sentir. Si je le mets devant l'orifice nasal droit, elle recule vivement et dit : c'est du vinaigre. Elle affirme ne pas entendre le tic tac de la montre devant l'oreille gauche. — Je mets du sel sur le bord gauche de la langue, en lui disant : c'est du sucre, elle ne perçoit rien. Je le place sur le droit, elle perçoit et reconnaît que c'est du sel. L'hémianesthésie visuelle est moins nette ; si je ferme l'œil droit, elle dit d'abord ne rien voir de l'œil gauche, si j'approche une épingle de la cornée, elle ne la perçoit pas d'abord ; puis, si je la tiens quelque temps devant elle, elle la voit. — Il n'y a pas d'ovarialgie. — L'appétit est assez bon ; la

digestion est normale (Potion avec extrait thébaïque, 5 centigrammes).

La malade semble avoir une intelligence assez moyenne, bien
que son esprit soit peu cultivé ; elle n'a pas appris à écrire, mais
elle lit très bien et fait bien ses comptes.

27. — Elle a eu une seule selle assez épaisse la nuit. Dans la
journée elle n'aurait eu qu'une seule douleur lancinante de deux
à trois heures de l'après-midi. Ce matin elle aurait déjà eu six
accès de cinq à dix heures, chacun d'une demi-heure à une heure
de durée ; ces douleurs sont très violentes, et ressemblent, dit-
elle, à des piqûres d'aiguille ; elles existent dans la région sous-
ombilicale. La nuit, elle a passablement dormi. Par la pression
je détermine une douleur aiguë suggestive au-dessous de l'appendice xiphoïde occupant l'aire d'une pièce de deux francs et une
douleur correspondante dans le dos. Fermant les yeux à la malade
pour explorer la sensibilité, je constate que l'hémianesthésie
sensitivo-sensorielle est très nette comme hier ; elle ne trouve pas
son bras gauche, ne sait pas s'il est couché ou en l'air et cherche
longtemps avant de la trouver sa main gauche avec la main droite
(sans que je fasse la suggestion précise pour cela). — En ce
moment la malade accuse sa douleur lancinante. La sensation de
vertige existe toujours. J'endors la malade par simple affirmation ;
en trois secondes elle est en hypnose profonde avec amnésie au réveil (je n'avais endormi aucune malade devant elle). — Je suggère
le retour de la sensibilité et la disparition de la douleur. *Au réveil,
après trois minutes, celle-ci a disparu ; la sensibilité est restaurée, mais ne
se maintient pas ;* après une minute, elle est de nouveau perdue.

Je l'endors une seconde fois et je suggère de nouveau, en insistant, le retour définitif de la sensibilité. *Au réveil, celle-ci est définitivement restaurée pour le tact, et les organes sensoriels.*

25. — La malade a encore eu deux selles diarrhéiques, malgré la suggestion. Elle a encore eu ses douleurs abdominales
toute la journée, revenant régulièrement toutes les demi-heures
et durant une heure chaque fois. En même temps étourdissements,
tout tourne autour d'elle. Elle s'est endormie à sept heures du
soir, s'est réveillée à une heure, s'est rendormie et réveillée
encore deux fois jusqu'à cinq heures. Ce matin elle se sent un
peu mieux, elle a un peu mangé hier. On constate : de l'anesthésie avec analgésie dans la cuisse gauche ; la jambe est sensible ; de
l'anesthésie avec analgésie dans le membre supérieur gauche ; le
côté gauche de l'abdomen est sensible ; celui de la face et du
thorax ne le sont pas. Les organes sensoriels sont sensibles.

Suggestion. — Au réveil, la sensibilité est revenue partout.

26. — La malade n'a plus eu de douleurs du tout. A dormi, comme cela avait été suggéré, de sept heures du soir à cinq heures du matin. N'a eu de vertiges hier que dans l'après-midi. Les points épigastrique et xiphoïdien ont disparu par suggestion. La sensibilité restaurée s'est maintenue. A de l'appétit et a mangé assez bien hier. Suggestion.

27. — Continue à bien aller. Mange bien, digère bien ; n'accuse plus que des étourdissements moins fréquents. Suggestion.

29. — Va bien. N'a eu que deux fois des étourdissements chaque fois une demi-heure.—Suggestion pour la cessation complète des étourdissements. — Les seins sont gonflés et sensibles.

3o. — La malade a pris 3o grammes de sulfate de soude ce matin. On lui a tiré son lait. Elle n'a pas eu d'étourdissements du tout depuis la suggestion d'hier.

1er mai. — A eu une dizaine de selles à la suite de sa purgation. Les seins sont dégorgés et ne sont plus sensibles. N'a plus ni vertiges ni douleurs aucunes. La sensibilité est partout normale. L'appétit est excellent ; la digestion parfaite. La malade se sent tout à fait bien et demande sa sortie.

Il s'agit d'une femme, qui sans maladie nerveuse jusquelà, mais d'une impressionnabilité spéciale, a reçu une contusion à l'épigastre. Les douleurs lancinantes consécutives, les vomissements bilieux, les selles diarrhéiques et sanguinolentes pouvaient faire craindre quelque lésion interne. D'autre part la nature de ces douleurs survenant par accès réguliers durant une heure, séparés par des intervalles d'une demi-heure, n'affectant pas la forme de coliques, non exaspérées par l'ingestion des aliments, la digestion restant normale, l'existence des vertiges, me donnèrent l'impression d'un élément nerveux ou neurasthénique greffée sur la contusion légère, malgré les selles sanguinolentes. La palpation de l'abdomen souple et indolore, l'absence d'ecchymose confirmèrent cette opinion. Je créai instantanément et consciemment un point douloureux xiphoïdien et rachidien que j'aurais pu créer par suggestion inconsciente et interpréter comme dénotant un ulcère de l'estomac. Je produisis de même une hémianesthésie sensitivo-sensorielle des plus nettes que j'aurais pu créer aussi inconsciemment de la façon la plus simple, la plus ingénue du monde.

La disparition instantanée des douleurs et de l'hémianesthésie, la guérison complète en quelques séances, même s'il y a eu des retours offensifs, confirmèrent le diagnostic. Rien n'eût été plus facile que de maintenir la douleur, les vertiges, le point xiphoïden, l'hémianesthésie et de créer ainsi artificiellement, inconsciemment une névrose opiniâtre et de longue portée, qui, incarnée dans le système nerveux, aurait pu devenir plus rebelle à la suggestion. On verra dans d'autres observations que ce fait peut se réaliser.

OBSERVATION II. — *Névrose traumatique douloureuse thoracique et hypocondriaque. Guérison par suggestion.*

L... (Pierre), cinquante-six ans, journalier, entré le 12 juin 1890 à l'hôpital pour une douleur abdominale d'origine traumatique.

Il y a quinze jours, il fit un effort en portant une charge et ressentit immédiatement une vive douleur au rebord costal axillaire droit, qui l'obligea à arrêter son travail pendant une heure. Il put cependant le reprendre jusqu'à il y a huit jours, époque à laquelle il dut s'arrêter définitivement. Le lendemain de l'effort, il vint à la consultation ; on lui fit mettre un vésicatoire. La douleur parut se propager vers l'ombilic. Elle revient régulièrement tous les jours vers dix heures du matin et dure toute la journée, s'irradiant du rebord costal droit à l'appendice xiphoïde, avec des alternatives de rémission et d'exacerbation ; le malade accuse en outre un sensation de brûlure qui coupe la respiration et remonte même jusqu'à la gorge ; cette sensation accompagnerait les exacerbations de la douleur costo-xiphoïdienne.

L... est marié, père de deux enfants ; il ne fait pas d'excès alcooliques. Comme antécédents, il signale une fièvre typhoïde avec dysenterie qui a duré dix mois, en Afrique, en 1858. Depuis santé très bonne.

État actuel. — Constitution assez bonne. Tempérament mixte. Artères athéromateuses.

Actuellement le malade accuse la sensation d'un corps étranger dans la région laryngée, du manubrium au cartilage thyroïde ; une douleur, à droite de la ligne blanche sur l'épigastre, qui le prend chaque fois qu'il veut faire son travail. Cette douleur le prend aussi spontanément à dix heures du matin et dure jusqu'à cinq heures du soir; elle est la même, qu'il ait ou qu'il n'ait pas mangé; après les repas, il a, depuis son accident, des éructations pendant cinq à six minutes seulement, à la suite desquelles les douleurs se calment pendant quelques minutes, puis reparaissent. D'ailleurs l'appétit est bon; pas de pituite ni de nausées; selles régulières. L'examen de la poitrine démontre un état normal du cœur et des poumons. La pression à droite détermine une sensibilité assez vive au niveau du cinquième espace intercostal, du sixième, du septième, jusqu'au rebord costal; cette sensibilité vive à la pression se continue sur la région épigastrique et hypocondriaque à droite seulement de la ligne blanche jusqu'à la hauteur de l'ombilic. Le ventre est d'ailleurs mou, excavé; le foie ne dépasse pas; l'estomac n'est pas dilaté; rien d'anormal.

Le malade présente un tremblement marqué dans la main, qui s'exagère par les mouvements voulus. Il dit avoir toujours été nerveux, impressionnable, se mettre en colère pour rien; on crée facilement un point douloureux rachidien par affirmation.

14 juin. — Même état, douleur thoracique inférieure et hypocondriaque droite. Persistance de la douleur rachidienne d'origine suggestive.

Le malade est mis facilement en sommeil profond avec amnésie au réveil. *Les douleurs sont complètement enlevées par suggestion.*

16. — Depuis la suggestion d'avant-hier, répétée hier, le malade n'a rien ressenti jusqu'à hier soir à trois heures; alors il a eu de nouveau une légère sensation douloureuse à l'hypocondre droit. N'a plus eu de renvois, ni de sensation de corps étranger vers la région laryngée. Suggestion.

17. — N'a plus ressenti aucune douleur. On peut toucher toute la région thoracique et hypocondriaque sans réveiller de sensibilité. Digestion bonne.

18. — Va tout à fait bien. Sent que les forces reviennent. Peut faire des efforts sans réveiller de douleur. Sort guéri.

En résumé une douleur vive thoracique et abdominale consécutive à un effort, sans lésion, existe depuis quinze jours entretenue par un système nerveux impressionnable. Elle est enlevée en trois jours par suggestion sans autre traitement. Nous verrons dans plusieurs observations au contraire des douleurs de ce genre, traitées vigoureusement par des vésicatoires, des pointes de feu, et autres moyens puissants, sans suggestion, s'enraciner pendant des mois, et même des années, parce que le médecin n'a pas su reconnaître et neutraliser la cause psychique qui entretenait le mal.

OBSERVATION. III. — *Douleurs dorso-lombaires consécutives à des efforts musculaires, guérison presque totale par suggestion.*

S... (Célina), domestique, entre à l'hôpital le 16 mai 1889 pour des douleurs dorso-lombaires. En novembre dernier après avoir soulevé des gerbes et fait de grands efforts, elle ressentit des douleurs assez aiguës dans tout le dos. Après plusieurs jours le bras droit devient douloureux; puis les reins. La douleur se localisa définitivement et se fixa dans les reins, lancinante, continue, s'exaspérant par les mouvements, et s'irradiant dans la cuisse droite jusqu'au genou, ne suivant pas un trajet déterminé, sans d'ailleurs empêcher la marche.

La malade est impressionnable, et n'a cependant eu aucune maladie nerveuse. Elle accuse depuis plusieurs années une douleur au creux épigastrique; elle digère bien. Sa menstruation est régulière, abondante, durant quatre à cinq jours; elle a souvent de la leucorrhée. Elle a eu, comme maladie antérieure, une fièvre typhoïde, il y a quatre ans. On constate le 19 mai : constitution bonne; tempérament mixte. Apyrexie. Pas de douleur à la pression de la région lombaire, ni de la cuisse. La malade marche bien. La respiration est normale, ainsi que les autres fonctions. La malade n'a ni anesthésie, ni ovarialgie, ni engourdissements, ni fourmillements. Elle n'accuse que le seul phénomène subjectif, élancements douloureux dans les reins se propageant pendant la marche à la cuisse droite. Elle dort mal la nuit.

La malade est facilement hypnotisable au sommeil profond. *Dès la première séance, la douleur a diminué et le sommeil a été meilleur la nuit.* En continuant la suggestion tous les jours pendant une quinzaine, puis de temps en temps, l'amélioration augmente tous les jours; la malade reste encore à l'hôpital, où elle aide les infirmières à faire le service jusqu'au 10 juillet. Il ne lui restait plus qu'une sensation obtuse mal définie aux reins, mais elle n'accusait plus de douleur.

Est-ce bien une névrose traumatique ? Si nous admettons qu'un effort musculaire est un traumatisme, nous pouvons ranger notre cas dans cette catégorie. En tous cas, il s'agit je pense d'une névrose. La douleur n'existe pas à la pression, mais seulement par les mouvements ; elle est d'abord dans tout le dos, puis dans le bras droit, puis elle se fixe dans les reins. Cette propagation de la douleur après l'effort musculaire, en dehors de tout rhumatisme, de toute lésion, n'est pas en rapport avec une lésion purement locale. Sa persistance pendant plus de six mois sans aucun autre symptôme et sa guérison par suggestion justifie bien l'idée de névrose.

OBSERVATION IV. — *Hyperesthésie péri-ombilicale consécutive à une excoriation, datant de un an. — Guérison par une seule suggestion.*

Emile L..., âgé de neuf ans, entré le 31 octobre 1889, dans mon service pour une fièvre typhoïde qui a débuté il y a huit jours. En l'examinant je constate au niveau de l'ombilic une sensibilité douloureuse excessive. Dès que je touche cette région, l'enfant pleure et crie. Cette douleur est continue, dans une zone d'environ 5 centimètres autour de l'ombilic ; elle existe depuis un an. A son entrée, au moment où mon chef de clinique l'examinait, la mère l'a prévenu pour qu'il ne touche pas cette région où l'enfant ne supporte pas le moindre attouchement. L'apparition de cette douleur il y a un an a eu pour cause une légère excoration de l'ombilic qui existe encore recouverte d'une toute petite croûte. L'enfant est d'ailleurs bien constitué et n'a jamais été malade.

J'hypnotise aussitôt l'enfant ; je le mets instantanément en sommeil profond et je lui suggère la disparition de sa douleur ; je lui montre en touchant la région qu'elle n'existe plus ; et peu à peu, je presse plus profondément, quand je vois bien que l'enfant ne réagit pas, que la suggestion prend bien ; et je lui démontre ainsi par pression profonde que la douleur est déracinée, ce que j'affirme pendant que j'exerce la pression. *Au réveil, l'enfant ne sent plus rien,* n'a plus peur quand j'approche la main avec précaution pour ne pas réveiller cette peur ; et j'arrive à comprimer l'ombilic sans douleur.

Une seconde suggestion hypnotique fait de même disparaître

une légère céphalalgie frontale et une sensibilité exagérée des muscles du cou, existant depuis huit jours due à la fièvre continue.

La guérison se maintient. Les jours suivants l'enfant montre lui-même en triomphant et en riant qu'il n'a plus mal.

La fièvre typhoïde continue son cours, bénigne, abortive (ce qui n'est pas dû à la suggestion); elle se termine le 6 novembre.

Ainsi une petite excoriation de l'ombilic produit une douleur; l'impressionnabilité nerveuse de l'enfant grossit cette douleur : la peur d'un attouchement l'entretient ; il en résulte une zone d'hyperesthésie de nature purement psychique. La suggestion la guérit. Elle durait depuis un an. Combien de temps eût-elle duré sans traitement suggestif ?

OBSERVATION V. — *Traumatisme sur la région épigastrique, il y a deux ans. Dilatation d'estomac consécutive : sensations douloureuses ; état hypocondriaque. Tuberculose pulmonaire secondaire. Amélioration par la suggestion.*

Pierre S..., âgé de trente-sept ans, journalier, entre à l'hôpital le 19 mai 1890. Il y a deux ans, il a été saisi à la ceinture par une courroie qui l'entraîna à 6 mètres de haut. On coupa la courroie pour le dégager et on le transporta sans connaissance à l'hôpital de Saint-Nicolas. Au bout de trois quarts d'heure, il revint à lui, mais avait une sensation douloureuse à l'épigastre qui a persisté depuis. C'est une gêne continue dans cette région qui lui coupe la respiration surtout quand il se baisse et veut lever une charge. Depuis ce moment il sentirait aussi comme un clapotement stomacal. Quand il mange, sensation de gêne épigastrique, par moment des régurgitations aqueuses, sans pyrosis. D'ailleurs pas de crampes d'estomac, pas de nausée après le repas. Quelquefois seulement, deux ou trois fois par semaine, environ, il a après les repas une sensation de constriction qui dure une heure. Le malade n'a pu travailler depuis deux ans ; marié, père de trois enfants, sa femme est obligée de l'entretenir, car au moindre effort pour soulever une charge, la douleur vive existe à l'estomac. Il est tombé dans un état de dépression morale très grande.

Depuis quinze jours il tousse ; la toux est quinteuse ; il a de l'expectoration séro-spumeuse visqueuse ; il a maigri notablement ; il sue abondamment la nuit, cinq ou six chemises chaque nuit.

Marié depuis onze ans, il a une femme bien portante ; il a lui-même été toujours bien portant avant son accident ; il a fait deux ans de service militaire.

État actuel (20 mai). — Constitution moyenne débilitée. Amaigrissement notable depuis l'accident. Tempérament lymphatico-nerveux. La température était de 37°,4 le 19 au soir, de 37°,6 le 20 au matin, le pouls à 88 ample, régulier ; le thorax est bien conformé, la respiration costo-abdominale. Sonorité thoracique normale ; à l'auscultation, respiration vésiculaire, sauf dans la fosse sus-épineuse gauche où la respiration est très rude avec retentissement de la voix ; elle est un peu soufflée à droite. A l'examen de l'abdomen on constate une sensibilité à la pression depuis l'appendice xiphoïde jusqu'à deux travers de doigt au-dessus de l'ombilic, dans un espace transversal de quatre travers de doigt. Sonorité stomacale, et clapotement jusqu'à l'ombilic (dilatation d'estomac). Le foie ne déborde pas. Les autres fonctions sont normales. Le malade n'accuse que ces sensations épigastriques ; le clapotement l'obsède ; quand il marche, dit-il, cela va mieux ; il lui semble que l'eau descend et que le poids disparaît. Cette sensation permanente semble dégénérer en vraie hypocondrie ; son facies est triste, préoccupé, concentré.

Avant son accident, il n'avait jamais souffert. Diagnostic : *Névrose traumatique épigastrique. Dilatation de l'estomac. Tuberculose pulmonaire récente.* Prescription. Phénacétine, 1 gramme. Potion avec 5 centigrammes d'extrait thébaïque pour arrêter la fièvre et combattre la toux. J'essaie la suggestion hypnotique qui est difficile ; car aussitôt les yeux fermés, survient une petite toux quinteuse incessante qui continue tant qu'on observe le malade. J'affirme nonobstant que cette toux ne signifie rien, que la douleur épigastrique disparaît, etc.

La phénacétine est supprimée le 23, l'extrait thébaïque le 21, la température est redevenue normale depuis ce jour ; la suggestion est continuée tous les jours ; la petite toux nerveuse se reproduit encore pendant la seconde et la troisième séances ; puis elle disparaît à peu près, et le sommeil provoqué devient plus profond. — Le 22 mai le malade dit manger mieux, sans douleur ; la nourriture passe bien ; le pain sec, dit-il, s'arrête encore un peu. La sueur diminue aussi. Dans la nuit du 22, il ne sue qu'une chemise. Les régurgitations aqueuses disparaissent à partir du 20.

Bien que le malade mange bien et dorme bien, cependant la

sensation de clapotement d'eau dans l'estomac l'obsède toujours ; sa pensée ne peut pas s'en détacher. Je lui fis un lavage d'estomac ; il contient le café au lait pris le matin. Malgré ce lavage il se plaint toujours.

Dans la nuit du 26 au 27, il dit avoir grelotté toute la nuit ; ce matin il va mieux ; la température est normale ; mais le 27 au soir elle est 38°,5 et le 28 au matin à 38°,2. Il se plaint toujours de sa douleur à l'épigastre. Il ne tousse plus d'ailleurs ou presque plus et dort bien. Je continue la suggestion.

Le 29, la température est redevenue normale ; le malade se trouve mieux, l'estomac est moins sensible ; il a eu quelques filets de sang dans son expectoration ; le soir la température est à 37°,6. — Suggestion (3e degré). Le 30, la température 37 ; le malade se trouve bien, et fait moins attention à son estomac. — Soir température 37°,5.

Le 31, température 37 ; le malade ne tousse plus, n'a plus de sueurs nocturnes ; reste encore de la respiration rude et légèrement soufflée dans les sommets. L'estomac va mieux ; les digestions sont bonnes. Il dit que cela « hoche » encore un peu dans son estomac, mais moins et cela ne le préoccupe plus autant. Il a essayé hier de soulever une charge en se penchant le corps en avant et se redressant, il a encore eu une légère sensation épigastrique ; mais ce n'est plus la douleur vive qu'il avait ; et il croit pouvoir reprendre son travail, pour nourrir ses enfants, ce à quoi il n'avait pas songé depuis deux ans. Il demande sa sortie.

En résumé, un homme bien portant, jusque-là, est pris, à la suite d'un traumatisme à l'épigastre qui n'a pas laissé de trace, d'une sensation douloureuse, permanente, obsédante. La digestion n'est que peu troublée. Cet homme ne peut pas travailler à cause de cette douleur. La nutrition s'altère profondément ; le moral se déprime et, finalement, cette misère physiologique et psychologique crée un terrain favorable sur lequel éclôt une tuberculose.

Les sensations épigastriques ne sont pas purement subjectives ; on constate une dilatation d'estomac avec clapotement. Cette dilatation a-t-elle un rapport avec le traumatisme. Il n'y a pas de déplacement de viscère. Il n'y a pas d'ulcère rond de l'estomac. Il est possible que l'attention concentrée sur la région épigastrique, devenue sensible, ait troublé la digestion stomacle, et produit une dilatation par atonie et séjour prolongé des aliments. Ou bien cette dilatation qui n'est peut-être qu'un gros estomac a-t-elle existé antérieurement et le traumatisme n'a-t-il fait qu'appeler l'attention du malade sur les symptômes gastriques, notamment sur le clapotement qu'il n'écoutait pas avant? Le malade dit avoir perçu ce clapotement aussitôt après l'accident, et jamais avant. Il ne me paraît guère admissible que celui-ci ait pu créer d'emblée cette dilatation ; bien que cependant j'ai vu celle-ci se produire rapidement, dans la grossesse, dans un cas de hernie épiploïque engouée, par exemple. Quoi qu'il en soit, c'est cette sensation de clapotement qui, obsédant le sensorium du malade, devenant douloureuse par suite de son impressionnabilité nerveuse, le condamnant à l'inaction, a créé indirectement la tuberculose.

Un traitement suggestif institué dès le début eût sans doute prévenu ce résultat. Actuellement, en une dizaine de jours, l'état du malade s'est amélioré notablement au point qu'il a conçu spontanément l'idée de reprendre son travail. Un traitement psychique plus long serait nécessaire pour obtenir une guérison complète, le faire vivre en paix avec son clapotement, déraciner totalement la douleur qui l'empêchait de travailler, restaurer le physique et le moral et enrayer l'évolution tuberculeuse.

OBSERVATION VI. — *Douleur dorsale rachidienne sans lésion d'origine traumatique datant de vingt ans. — Pseudo-ovarialgie suggestive.*

Mme L. P..., âgée de quarante-huit ans, célibataire, entre le 15 mai 1890 à l'hôpital, venant de la Haute-Saône, pour une douleur rachidienne consécutive à une chute datant de vingt ans. Elle est malade depuis vingt-cinq ans. A cette époque, elle fut prise de vomissements abondants, survenant immédiatement après les repas ; aliments solides et liquides étaient rejetés. Cela dura cinq années ; tous les remèdes restaient impuissants. Au bout de ce temps, elle fut guérie graduellement par le café noir. Elle avait beaucoup maigri.

Elle avait repris ses travaux, dans les champs, lorsqu'un jour, en descendant de son lit, le plancher s'effondra, et elle tomba sur le dos dans la chambre au-dessous. Elle ne perdit pas connaissance et n'eut aucune douleur sur le moment même. Pendant les trois semaines qui suivirent, elle eut la sensation d'un bouleversement général, sans douleur ; peu d'appétit, digestion difficile ; pas de sommeil. Survint alors une douleur à la partie inférieure de la région dorsale, douleur contusive intense. Cette douleur a persisté depuis : elle est plus intense au moment des époques ; elle existe surtout quand la malade veut faire un effort, se coucher sur un côté : elle est continue, n'empêche pas la marche. La malade dort peu, quelquefois seulement deux heures, en moyenne cinq heures par nuit. Elle a été traitée par les pointes de feu, l'application de deux cautères, des emplâtres ; il y a deux ans, on a fait pendant huit jours des injections de morphine ; elle a eu des ventouses, des douches ; elle a fait une saison à Luxeuil. La douleur est restée localisée à la partie inférieure de la région dorsale ; elle est plus vive depuis deux ans.

Depuis l'année dernière, elle accuse de plus une douleur au-dessus de l'aine gauche ; elle dit que l'ovaire est gonflé. En l'interrogeant nous apprenons que cette douleur existe surtout depuis que son médecin l'a recherchée par la pression et a constaté le gonflement de l'ovaire. Toutefois, elle prétend qu'elle souffrait déjà un peu antérieurement de ce côté en marchant.

Depuis cinq ans aussi elle ressentait vers le rebord costal gauche une constriction douloureuse ; cette douleur est intermittente, survient environ tous les trois à cinq jours, quand elle fait un effort, et dure une heure. La malade ne peut se coucher sur le côté gauche.

En 1864, la malade a eu, dit-elle, un spasme occasionné par un incendie, dans la même soirée : ce spasme consistait en un hoquet qui dura douze heures, avec renvois, sans vomissements, avec anurie. Le lendemain, nouveau hoquet avec anurie pendant huit heures. Le surlendemain, nouvel accès pendant six heures. Les accès se répétèrent ainsi pendant huit jours, en diminuant chaque fois de longueur, le dernier dura une heure. Puis pendant deux ans les accès de hoquet revinrent tous les trois, puis tous les six mois. Depuis elle n'en a plus eu ; elle n'a jamais eu d'autres crises nerveuses.

La malade est habituellement constipée et ne va à la selle que tous les trois ou quatre jours. Ses époques sont irrégulières ; depuis novembre dernier, elle ne les a que tous les deux mois ; elles sont très peu abondantes.

Etat actuel. — Constitution moyenne, tempérament mixte ; la malade est impressionnable. Son intelligence est nette ; elle sait lire et écrire. Sa mère est morte à quatre-vingt-sept ans ; elle a un frère et des sœurs bien portants.

Apyrexie. Les fonctions respiratoire et cardiaque sont normales. L'appétit est assez bon ; la digestion est un peu laborieuse ; les liquides passent bien, mais les potages, les aliments solides passent moins bien et déterminent des renvois et des aigreurs ; il n'y a pas de dilatation d'estomac ; le foie a son volume normal.

On constate une sensibilité dans toute la région abdominale gauche, sans rénitence ni gonflement. J'explique à haute voix devant les élèves que la douleur existe dans tout le côté, mais qu'elle n'est aiguë que dans la région de l'ovaire ; je montre la région que je localise faussement à deux travers de doigt au-dessous et à gauche de l'ombilic. Cela fait, je palpe successivement tout les points de l'abdomen. Partout elle accuse une douleur sourde ; mais aussitôt que j'arrive sur le point que j'ai qualifié arbitrairement de point ovarique (j'aurais pu le localiser n'importe où) la malade pousse un cri et contracte douloureusement ses traits ; la douleur est aiguë. Mon collègue Gross, à qui la malade avait été adressée, l'avait touchée et n'avait rien constaté d'anormal. La douleur dorsale datant de quinze ans est localisée au niveau de la onzième et de la douzième vertèbre dans l'étendue d'une pièce de deux francs. La pression détermine là de la sensibilité ; mais ce n'est pas une douleur aiguë. Celle-ci ne se manifeste qu'à l'occasion des mouvements du tronc. Je suggère facilement une douleur xiphoïdienne, très nette, analogue à celle de l'ulcère rond.

Il n'y a pas de troubles de sensibilité, ni sensoriels.

Le 15 mai, après l'avoir examinée, j'essaie un traitement suggestif. La malade n'ayant jamais été électrisée, j'affirme que l'électrisation seule peut la guérir. Avec un appareil à induction, j'électrise les points douloureux, en concentrant son attention sur l'effet produit, expliquant que la douleur nerveuse disparaît par l'action de l'électricité.

Le 16, même état. La douleur ovarique persiste à la pression au point où je l'ai localisée la veille. Partout ailleurs, c'est une douleur obtuse. Continuation de l'électrisation suggestive tous les jours.

Le 17, même état. Le 18, la malade annonce qu'elle va mieux ; elle a bien dormi la nuit.

Le 19, elle se trouve beaucoup mieux. Je fais la suggestion hypnotique (2ᵉ degré) à la suite de l'électrisation.

Le 20 ; hier la malade a eu quelques douleurs légères ; l'électrisation de ce matin les a enlevées complètement.

Le 21, la malade se plaint de douleurs plus vives intercostales ; elle a eu hier la digestion plus laborieuse et passablement de renvois. Les douleurs intercostales sont enlevées par suggestion. — Électrisation.

Le 23. La digestion se fait mieux ; les douleurs intercostales ont disparu.

Le 24. La malade se plaint toujours ; cependant elle affirme qu'il y a du mieux. Je constate que le point douloureux pseudo-ovarique existe toujours.

La malade désire retourner chez elle ; je l'engage à continuer l'électrisation pendant quelques temps jusqu'à guérison complète.

Voici donc une personne qui fait une chute inoffensive sans lésion. Cette chute occasionne une douleur dorsale qui devient persistante, depuis vingt ans résiste à toutes les médications, empêche la malade de se livrer au moindre effort, et reste pour elle un tourment, une obsession continue jusqu'à la fin de ses jours. C'est là une psychonévrose douloureuse d'origine traumatique. Aucune lésion ne la justifie. Seule l'impressionnabilité nerveuse du sujet explique pourquoi le système nerveux a retenu cette douleur. Elle avait eu antérieurement, pendant cinq ans, des vomissements nerveux rebelles à toutes les médications sérieuses et que seul le café noir, recommandé sans doute avec force suggestion à l'appui, est arrivé à guérir. Plus tard, elle a eu, à la suite d'une frayeur causée par un incendie, des crises de hoquet spasmodique qui se sont répétées pendant deux ans. Ces phénomènes prouvent que le système nerveux de notre malade a de la tendance à conserver les modalités imprimées, à créer des psychonévroses. Est-ce le traumatisme en tant que traumatisme qui a provoqué la douleur dorsale ? N'est-ce pas plutôt l'émotion consécutive à la chute ? Pendant trois semaines, en effet, la malade n'a ressenti qu'un malaise nerveux général ; et c'est au bout de ce temps seulement que la douleur dorsale s'est manifestée et qu'elle s'est fixée, entretenue par une auto-suggestion inconsciente.

Voilà, de plus, depuis un an, une douleur abdominale du côté gauche qui peut avoir été créée, ou du moins fixée, à son insu, par le médecin cherchant l'ovarialgie. Nous avons créé de toutes pièces un point douloureux pseudo-ovarique que nous avons localisé à volonté ; si bien que plusieurs jours après, la compression de ce point réveillait toujours une douleur aiguë. Cette douleur, née par la suggestion dans le sensorium, était projetée par lui sur la région prétendue ovarique. N'est-ce pas la démonstration palpable de la nature auto-suggestive de la douleur rachidienne ? Et ce fait n'est-il pas, au point de vue thérapeutique, gros d'enseignement ? La maladie a été rigoureusement combattue dès le début : pointes de feu, cautère, emplâtres, douches, morphine, tout a été mis en œuvre ; tout, sauf le traitement psychique. On ne connaissait pas à cette époque le rôle de l'auto-suggestion dans les maladies, le rôle de la suggestion en thérapeutique. Plus on s'acharnait par des médicaments énergiques contre le mal, plus on enracinait peut-être dans l'esprit de la malade l'idée que ce mal était opiniâtre. La psycho-thérapeutique eût sans doute déraciné la douleur à l'origine. Peut-elle réussir encore aujourd'hui que cette douleur a vingt ans d'âge et est devenue une habitude organique ?

OBSERVATION VII. — *Hyperesthésie dans la jambe gauche datant de vingt-six ans, consécutive à une chute. Nouveau traumatisme en août 1889 : hygroma gauche consécutif. Impotence fonctionnelle, depuis. — Restauration de la marche par suggestion, en janvier 1890. Persistance de la douleur.*

S... (Eugénie), âgée de cinquante ans, cuisinière, entre à l'hôpital le 20 janvier 1890, pour une névrose traumatique des membres inférieurs. A l'âge de vingt-quatre ans, elle tomba d'une échelle, perdit connaissance, resta trois quarts d'heure sur place ; elle conserva la jambe gauche ecchymosée pendant plusieurs jours. A la suite de cette chute elle ressentit pendant deux ans des douleurs spontanées dans le membre inférieur gauche, plus particulièrement dans le talon, de sorte que pendant la nuit, elle était obligée pour dormir de placer sa jambe en dehors du lit sur une chaise, afin que le talon n'appuyât pas sur le lit. Elle continua néanmoins à faire son service, mais elle ne marchait que sur la pointe du pied, et souvent elle descendait les escaliers en s'asseyant sur les marches. La douleur du talon disparut, mais depuis ce moment la marche est restée difficile ; elle boite légèrement, et a conservé à la jambe une hyperesthésie surtout vers la moitié inférieure du tibia, qu'on ne peut toucher sans déterminer une vive douleur. La jambe est restée faible et se fatigue rapidement. Depuis ce temps aussi le bras gauche est resté beaucoup plus faible que l'autre.

En outre, à la suite de cette chute, elle eut une suppression presque complète des règles qui persista pendant deux ans ; tous les mois cependant elle perdait un peu ; mais le linge était à peine marqué. Au bout de deux ans environ, une religieuse lui fit prendre du vin de gentiane et après trois mois de ce traitement, les règles reparurent assez abondantes. A cette époque, les douleurs dans la jambe étaient moins intenses et moins continues ; mais elle avait toujours l'hyperesthésie à la pression ; et de plus, quand elle avait trop marché le jour, les pieds étaient enflés. Au mois d'août dernier, la malade étant domestique chez le Dr Andreux, à Pont-Saint-Vincent, appelée par un coup de sonnette, se pressant pour aller ouvrir la porte, trébucha sur son genou gauche et tomba, la tête portant sur une caisse à charbon. Elle se fit deux blessures au côté gauche de la tête et perdit beaucoup de sang. Deux jours après, dit-elle, elle s'aperçut d'un gonflement sous la clavicule gauche qui n'eut pas de suite. Dix jours après, ce gonflement se porta au genou gauche ; il se produisit là probablement un hygroma de la grosseur d'une orange, qui fut ponctionné par le Dr Andreux avec un appareil aspirateur. Elle resta cinq jours au lit ; à la suite de cette chute et de la frayeur qu'elle éprouva, ses règles se supprimèrent de nouveau.

Dans le courant de novembre les douleurs qui, depuis l'âge de vingt-quatre ans, n'avaient jamais abandonné la jambe, devinrent plus intenses ; une douleur vive spontanée se manifeste d'abord en un point situé au tiers inférieur et interne de la jambe, puis envahit le cou-de-pied, puis, sous l'influence de la fatigue, se généralisa à la jambe tout entière. Depuis deux ans déjà l'autre jambe, la droite, était aussi devenue douloureuse, ce qu'elle attribue à la fatigue éprouvée par cette jambe qui supportait presque seule le poids du corps. Les temps pluvieux exaspéraient cette douleur. Elle ne put depuis le dernier accident que faire de la couture, c'est à peine si elle pouvait se tenir debout.

Elle se présenta à la consultation de l'hôpital, mais ne put être admise faute de place ; elle se logea dans une chambre en ville. Elle revint le 20 janvier, se fit aider pour monter en tramway ; puis vient à pied depuis la place du Marché, en se tenant contre les murs et s'appuyant sur une canne ; elle mit trois quarts d'heure pour faire ce trajet d'environ cinq cents mètres. Cette femme n'a jamais eu de maladies antérieures.

État actuel. — Constitution moyenne. Tempérament un peu lymphatique. Apyrexie. La malade se tient debout, le corps incliné du côté droit, le bassin abaissé du même côté. Elle ne peut marcher qu'en se cramponnant aux montants des lits qu'elle ne quitte pas ; et en marchant, elle s'incline très fortement en avant et sur le côté gauche ; elle marche, les jambes raides, presque sans mouvements dans les jointures.

Depuis deux mois l'état est resté stationnaire ; l'insomnie est devenue une règle générale : à peine a-t-elle eu depuis cette époque quatre ou cinq nuits passables.

On détermine par la pression des douleurs très vives qu'on peut localiser sur des points spéciaux à volonté, surtout sur le trajet des veines, car la malade prétend que ce sont ces veines, qui sont chez elle assez apparentes, qui sont la cause de ses souffrances. Cependant la douleur paraît être particulièrement intense le long du bord antérieur et de la face interne des tibias. Les jambes sont légèrement œdématiées. — Les autres organes fonctionnent normalement. Pas de douleur abdominale ; pas d'anesthésie ; aucun autre symptôme hystérique.

La malade est mise facilement en sommeil profond. Je la fais marcher pendant son sommeil et lui suggère la disparition des douleurs. Au réveil la malade marche mieux ; elle se tient plus droite ; elle n'a plus besoin de se cramponner aux montants des lits. Elle reconnaît que depuis quatre mois elle n'a pas marché aussi bien.

21. — La malade continue à marcher assez bien ; ce qu'elle ne

pouvait faire auparavant. Mais elle a mal dormi la nuit; deuxième suggestion.

22. — N'a presque pas ressenti de douleurs pendant la nuit et se sent bien mieux en marchant; l'allure est assez rapide. Continuation de la suggestion.

25. — La malade dort bien, ne souffre plus et continue à marcher d'une façon satisfaisante.

31. — Les suggestions ont été supprimées depuis le 26 janvier. La malade se plaint aujourd'hui d'une sensation de fièvre avec douleurs dans les jambes, comme si on les brûlait avec des charbons. Suggestion.

1er février. — S'est bien trouvée hier dans l'après-midi et la nuit.

3. — La malade a de nouveau ressenti ses douleurs et a mal dormi. Cependant elle marche bien.

4. — Se plaint encore. On prescrit une couche de collodion sur les jambes, en suggérant que cela achèvera de dissiper la douleur.

6. — N'a plus eu de douleurs depuis l'application de collodion. A eu son époque hier entre six et sept heures du soir : elle était supprimée depuis sa chute.

7. — On entretient le collodion. Va bien; n'a plus de douleur; dort presque toute la nuit.

1er mai. — La malade reste au service. On ne s'occupe plus d'elle. Elle continue à marcher très bien; mais se fatigue rapidement quand elle a marché pendant un quart d'heure. L'état actuel est redevenu ce qu'il était au mois d'août, avant sa dernière chute; il reste la fatigue rapide, l'hyperesthésie de la jambe gauche à la pression du tibia; et de plus, l'hyperesthésie de la jambe droite symétrique développée par fatigue, dit-elle, depuis deux ans. Je fais appliquer de nouveau, le 15 mai, du collodion, promettant à la malade que cette application enlèvera complètement la douleur au moins du côté droit où elle est plus récente. En effet, les jours suivants, la douleur à la pression a diminué; mais elle ne disparaît pas complètement, malgré la suggestion. Elle existe, cette douleur, depuis vingt-six ans; la malade est absolument convaincue qu'on ne peut pas la lui enlever; elle fait partie d'elle-même. Peut-être pourra-t-on l'enlever à droite? De même la sensation de faiblesse du bras gauche persiste; la malade serre le dynamomètre jusqu'à 11 à gauche, jusqu'à 41 à droite.

Elle n'a plus d'ailleurs aucune douleur spontanée aux membres; elle marche très bien, mais ne supporte pas la fatigue.

En résumé, hyperesthésie dans la jambe gauche, consécutive à une chute, sans lésion, datant de vingt-six ans, avec faiblesse musculaire du bras. A la suite d'une nouvelle chute et d'un hygroma consécutif du même côté, exacerbation de la douleur de la jambe gauche ; depuis deux ans, hyperesthésie symétrique de la jambe droite. La malade marche très difficilement pendant trois mois, depuis l'accident, et ne peut le faire sans s'appuyer contre un objet. La fonction de locomotion est rapidement restaurée par la suggestion ; l'hyperesthésie à la pression des jambes persiste.

Voici donc une simple contusion qui guérit et laisse après elle une hyperesthésie du tibia gauche, une sensation de fatigue dans le membre et un affaiblissement musculaire du bras gauche. Aucune lésion ne justifie cette hyperesthésie persistante, ni cette sensation musculaire qui subsiste depuis vingt-six ans. Le sensorium a retenu ces impressions, les a incarnées en lui, les extériorise sur le tibia, et ces impressions purement subjectives, purement psychiques, sont si enracinées que la suggestion n'y peut plus rien. La malade ne se laisse pas désuggestionner cette hyperesthésie ; elle a son siège fait ; on a beau lui dire : elle sait bien que cette douleur ne peut pas disparaître, elle se la suggère inconsciemment depuis vingt-cinq ans.

Ce qui montre bien la tendance de son système nerveux à fixer certaines impressions qu'il perçoit, c'est la nouvelle névrose traumatique datant d'août 1890. A la suite d'un simple hygroma traumatique, la douleur de la jambe s'exacerbe, la malade ne peut plus marcher qu'en se cramponnant et en se traînant douloureusement et très lentement ; une hyperesthésie s'est développée dans l'autre jambe. La suggestion restaure vite la marche. Les douleurs restent rebelles.

Il est possible que la psychothérapie instituée il y a vingt-six ans eût prévenu ce résultat, enlevé l'hyperesthésie, restauré la force musculaire, déraciné du sensorium les impressions qui s'y sont localisées depuis, et une lésion insignifiante qui a guéri n'eût pas engendré une infirmité incurabe.

OBSERVATION VIII. — *Névrose traumatique du membre supérieur avec symptômes de neurasthénie diffuse datant de vingt ans. — Action momentanée de la suggestion.*

Charles Ch…, âgé de quarante-deux ans, journalier, entre à l'hôpital le 18 juin 1890, pour une névrose traumatique d'un membre supérieur gauche.

Pendant la guerre de 1870, il reçut une balle en seton à travers les parties molles du bras gauche ; on voit les cicatrices à la face interne du bras vers son tiers inférieur. Il ne peut donner aucun renseignement sur ce qui s'est passé ; il aurait perdu beaucoup de sang et a conservé le bras en écharpe pendant deux ans, bien que la cicatrisation fût rapide. Traité en Prusse, il revient au régiment où il resta jusqu'en 1874, comme tailleur, mais faisant peu de chose, car il a toujours conservé depuis une douleur dans le bras et l'épaule. Sorti du régiment, il cassa des pierres sur les routes, métier qu'il a conservé jusqu'à présent ; mais ne pouvait faire de grands travaux à cause d'une sensation de fatigue très douloureuse qu'il rapporte vers la face antéro-interne de l'avant-bras. De plus, douleur vive dans la fosse sus et sous-épineuse. Il était souvent obligé d'arrêter son travail, quelquefois même de suspendre pendant un mois. L'année dernière, par exemple, il essaya de travailler à Jarville du 1er octobre au 1er mars. Vers le mois de janvier, il dut s'arrêter pendant six semaines. Quand il travaillait, il était forcé de mettre une moufle dans la main droite ; cette main est souvent glacée, dit-il, et il ne parvient pas à la réchauffer, malgré les moufles et les mouvements. Depuis le mois de mars il est arrêté définitivement.

État actuel. — Constitution primitivement bonne, tempérament nerveux. N'a pas eu de maladies antérieures, si ce n'est une bronchite en 1879, pendant un mois. Au repos complet, il ne sent pas de douleur. S'il respire fort, il sent « quelque chose » sur le dos de la main, au petit doigt, au niveau du radius, sensation douloureuse, comme rhumatismale, dit-il. A la pression on détermine une sensibilité au-dessus du poignet ; vers la partie supérieure du radius, cette sensibilité est plus vive ; le malade pousse des cris si on insiste. Sensibilité le long du bord externe du biceps, vers la tête de l'humérus, très vive dans la fosse sus-

épineuse, surtout vers sa partie interne jusqu'à la colonne vertébrale. Il peut d'ailleurs exécuter tous les mouvements.

Il accuse en outre la sensation d'un morceau qui monte de
l'épigastre au larynx ; cette sensation se répète souvent. Depuis
plus de sept ans, la digestion se fait mal ; aigreurs, souvent
bouche mauvaise. Diarrhée habituelle, dit-il, quatre à six selles
par jour, avec coliques ; depuis son entrée à l'hôpital il n'a pas
eu de selles.

Il a souvent des douleurs dans la tête, le front et les tempes
avec irradiation à l'occiput, douleur pulsatile l'empêchant de
marcher. Il avait cette sensation hier, il ne l'a pas aujourd'hui.
Il l'a quelquefois pendant huit jours de suite ; d'autres fois il reste
quinze jours sans la sentir. C'est surtout quand il se baisse
qu'elle se manifeste.

Souvent aussi, il a une sensation de fatigue à la face interne des
jambes ; il respire bien ; n'a pas de battements de cœur.

Dit avoir des fourmillements, surtout quand il fait froid, dans
les deux tiers inférieurs de l'avant-bras droit.

On détermine très facilement par affirmation chez lui un point
xiphoïdien et un point rachidien. On détermine aussi une pseudo-ovarialgie par pression sur l'abdomen ; le malade pousse un
cri et se tord.

Il n'y a pas d'anesthésie. Au dynamomètre la main gauche
presse 37, la main droite 7.

La nuit pendant son sommeil, il dit avoir des cauchemars, des
visions de bêtes dans des pays inconnus.

Marié en 1874, il a cinq enfants, il ne fait pas d'excès alcooliques. L'examen des organes ne dénote rien d'anormal.

J'endors le malade facilement en sommeil profond et je lui fais
la suggestion pendant cinq minutes. Au réveil, amnésie : il est
tout étonné au premier moment de n'avoir plus de douleur et
cherche dans la fosse sus-épineuse, comme si quelque chose lui
manquait. Il pense tout de même que cela ne peut pas partir
comme cela, que cela reviendra. Au dynamomètre la main gauche
donne 37, la droite 23.

20 juin. — Le mal est en effet revenu, surtout vers l'échine
du dos, dit-il, en dedans de la fosse sus-épineuse. Cependant
la douleur est moins forte. Le dynamomètre donne encore 30 à
gauche, 27 à droite.

Il dit avoir mal en faisant l'effort pour pousser l'aiguille ; suggestion hypnotique. Au réveil, il n'a plus de douleur, je prescris
l'électrisation du bras et de l'épaule, affirmant que cela le guérira.

21. — N'a plus eu mal dans la journée ; le soir, la douleur est revenue moins intense. Se dit beaucoup mieux ce matin. Au dynamomètre 32 à droite. Le malade demande sa sortie.

Voici donc une simple plaie du bras, n'ayant traversé que les parties molles, parfaitement cicatrisée, qui laisse à sa suite, depuis vingt ans, une douleur avec faiblesse dans le bras, dans l'épaule, dans l'avant-bras, puis des douleurs dans la tête, une sensation de fatigue dans les jambes, des troubles digestifs, c'est-à-dire une névrose traumatique locale sur laquelle se greffent des symptômes de psycho-neurasthénie diffuse. La facilité avec laquelle on détermine chez lui artificiellement une douleur xiphoïdienne, une rachialgie, une pseudo-ovarialgie, montre l'impressionnabilité nerveuse du sujet, la nature auto-suggestive de la douleur et de l'impotence fonctionnelle du bras. La suggestion a momentanément enlevé les douleurs et accru considérablement la force musculaire. Mais l'imagination régénère ces sensations, et, pour amener une guérison persistante, il faudrait sans doute, si elle est possible, un traitement suggestif très prolongé.

Aurait-on pu dès le début prévenir ce résultat ? Peut-être la psycho-neurasthénie consécutive à la psychonévrose ne se serait-elle pas développée ? Le fait d'avoir laissé le bras en écharpe pendant deux ans constituait déjà pour le malade une auto-suggestion. A cette époque, il fallait faire de la psychothérapeutique, déraciner de l'esprit du malade l'idée de douleur et la sensation engendrée par l'idée.

La douleur de la névrose traumatique peut s'accompagner de parésie ou d'impotence fonctionnelle du membre sans contracture comme dans les faits suivants :

OBSERVATION IX. — *Douleurs et impotence fonctionnelle du membre inférieur droit, suite de chute. Guérison par suggestion en quelques jours.*

Ch... Augustine, trente-trois ans, lingère, célibataire, entre à l'hôpital le 9 mars 1889, pour une douleur avec paralysie du membre supérieur droit. A l'âge de seize ans elle a eu un rhumatisme articulaire aigu qui l'a tenue alitée pendant quatre mois, avec battements de cœur. Depuis ce moment elle serait sujette à de l'essoufflement et à des palpitations. En 1884 elle a eu une jaunisse avec fièvre typhoïde qui aurait duré quatre mois. En décembre, à la suite d'une frayeur, elle a eu une crise de nerfs qui dura un quart d'heure avec strangulation, sans perte de connaissance.

Il y a onze jours, elle tomba de l'escalier, d'une hauteur de dix-sept marches, sans se faire de mal, car elle put seule remonter et redescendre l'escalier. La chute eut lieu vers six heures du soir. A onze heures les douleurs commencèrent dans le genou et le mollet ; puis se propagèrent à la cuisse et aux reins, sans gagner le pied. Le lendemain elle ne pouvait remuer cette jambe droite sur laquelle elle était tombée ; elle ne put se lever ; les voisins durent s'occuper d'elle et lui donner à manger. Cet état persistant, on se décida à la transporter à l'hôpital.

État actuel (12 mars). — Constitution bonne ; tempérament nervo-arthritique. Pouls 80, régulier, égal. Langue un peu chargée. Peu d'appétit. Elle est habituellement constipée, et a après ses repas quelques renvois et aigreurs sans régurgitations. La pointe du cœur bat au cinquième espace sur le bord axillaire antérieur (hypertrophie) ; on perçoit un souffle présystolique et systolique mitral. A l'examen de la poitrine on constate une sonorité normale, à l'auscultation, de l'inspiration rude avec expiration soufflée dans la fosse sus-épineuse droite. La malade est d'ordinaire bien réglée, pas très abondamment ; elle a eu cependant parfois de l'aménorrhée pendant deux ou trois mois.

Les douleurs dans la jambe et la cuisse n'affectent pas un trajet ni une localisation précise, mais sont généralisées ; elles ne s'accompagnent pas d'engourdissement et de fourmillements ; elles n'existent pas au repos, mais se produisent au moindre mouvement et à la pression dans tous les membres.

Le 10 et le 11 mars, avant que la malade n'eût été complètement examinée, j'essaie de l'hypnotiser. Elle est très impressionnable, mais très méfiante ; le sommeil est douteux dans les deux premières séances. Cependant les douleurs diminuèrent beaucoup à la suite de la suggestion.

Le 12. — La malade soulève spontanément le pied à environ

cinq centimètres du lit, ce qu'elle ne pouvait faire à son entrée. Elle plie bien les orteils, fléchit et étend bien le pied ; mais ne peut plier que très peu le genou, et en se tenant le jarret. En ce faisant elle ressent une douleur très vive et la respiration devient hatelante. Elle ne peut fléchir la cuisse. Depuis la suggestion d'avant-hier, la jambe n'est plus douloureuse. Mais quand on touche n'importe quel point du jarret, la malade ressent une douleur qui remonte le long de la cuisse sans propagation vers la jambe ou le pied. De plus, hyperesthésie à la pression sur toute la face postérieure de la cuisse, dans la légion lombaire, dans l'aine droite, sur la partie gauche du thorax, dans tout le ventre. On remarque deux petites ecchymoses sur le tiers inférieur de la jambe droite. Pendant l'examen, la respiration de la malade est haletante : sa face est anxieuse : sa jambe tremble. Je l'hypnotise en sommeil profond avec amnésie au réveil.

13. — Même état. N'a pas dormi de la nuit. Continuation de la même suggestion tous les jours.

14. — A passé une bonne nuit. L'hyperesthésie existe encore.

16. — L'hyperesthésie a disparu hier après la suggestion, la malade a pu un peu marcher. Le sommeil de la nuit est toujours entrecoupé. L'amélioration continue les jours suivants à la suite de chaque suggestion.

21. — La malade va bien, marche bien, dort bien. N'a plus aucune douleur. Ne se plaint plus que des sueurs nocturnes qu'elle avait déjà avant sa chute.

3 mai. — La guérison se maintient.

La malade dont il s'agit était une névro-arthritique ayant une lésion mitrale d'origine rhumatismale, ayant eu, d'autre part, à la suite de frayeur, une crise d'hystérie.

Cinq heures seulement après la chute, les douleurs se manifestèrent dans les membres avec la parésie. En quelques séances la suggestion rétablit le mouvement en supprimant la douleur.

La névrose traumatique peut réaliser une contracture persistante : comme dans les faits suivants :

Observation X. — *Contracture douloureuse du membre inférieur droit suite d'entorse. — Insuccès de la suggestion. — Trois mois*

*plus tard rétention d'urine qui persiste plus de deux ans. — Con-
tracture du membre inférieur gauche la quatrième année. — Guérison à la suite d'émotions morales après quatre ans et sept mois de
durée.*

Jeune fille de vingt-six ans entre, vers le mois de novembre
1884, à la clinique chirurgicale pour une entorse tibio-tarsienne
droite. M. le Pr Weis lui appliqua un appareil inamovible. Au bout de quelques semaines, ayant enlevé l'appareil,
il constata que le pied était désenflé, mais tout le membre était
rigide et douloureux. Il me pria de la voir ; il y avait contracture et hyperesthésie excessive au moindre toucher. Nous dia-
gnostiquâmes contracture dite hystérique développée par le traumatisme. Elle ne présentait d'ailleurs et n'avait jamais présenté
aucune autre manifestation hystérique, ni anesthésie, ni ovarialgie, ni crises. J'essayai de l'hypnotiser ; elle s'y prêta de
mauvaise grâce, disant que cela ne servirait à rien : j'arrivai
cependant à l'endormir deux ou trois fois en sommeil assez
profond. Mais la contracture douloureuse persistait ; la malade
semblait mettre une certaine malice à démontrer devant les
malades du service que cela ne servirait à rien, qu'elle avait
toujours mal. Puis après quelques séances, je ne pus plus
l'hypnotiser. On lui remit un appareil. Trois mois plus tard
sans aucune cause, comme pour affirmer le diagnostic, elle eut
une rétention d'urine, et, depuis ce moment la rétention persiste avec la contracture : il faut la sonder régulièrement trois
fois par jour. J'essayai de l'hypnotiser de nouveau ; pour
échapper à mes suggestions, elle simula le sommeil.

Cependant, la contracture persistante amena une rétraction
du tendon d'Achille et un pied bot équin ; à plusieurs reprises
il fallut la chloroformer pour redresser le pied et finalement
sectionner le tendon d'Achille. La contracture du genou finit
par céder spontanément : celle de la jambe et du pied persiste
et un appareil inamovible maintient constamment son pied
fléchi.

Contre la rétention d'urine, j'essayai en vain l'intimidation,
l'électrisation, les moyens les plus variés. Rien n'y fit. Dans ces
derniers temps, j'ai procédé par voie de douceur ; je l'ai hypnotisée de nouveau, elle s'y prêtait bien et entrait en sommeil
profond sans simulation. Elle est désolée de sa situation, elle
voudrait certainement guérir et s'irrite quand on l'accuse d'y
mettre de la mauvaise volonté. Au mois de mars de cette année

(1886) après que je l'eus plusieurs fois hypnotisée, en cherchant à lui inculper l'idée qu'elle guérirait bientôt, elle a paru accepter cette idée ; elle a même fixé dans son sommeil le jour précis où elle urinerait spontanément, dans quinze jours, un mercredi. La prédiction ne s'est pas réalisée : la rétention d'urine a persisté.

Il s'agit là certainement d'une contracture et d'une paralysie psychiques. L'idée enracinée, l'auto-suggestion inconsciente, est telle que rien n'a encore pu la déraciner. Au début du traitement, la malade paraît s'être affirmée que l'hypnotismene la guérirait pas. Est-ce cette idée fortement ancrée dans son cerveau qui paralyse nos efforts et son propre désir de guérir ?

Les symptômes persistèrent à peu près les mêmes : rétention d'urine et contracture du membre inférieur droit. On dut sonder la malade deux ou trois fois par jour ; en vain on voulut l'obliger à se sonder elle-même avec une sonde en verre, elle déclara ne pas pouvoir le faire.

En mai 1887, je laisse à la malade une sonde et je lui dis d'essayer de s'en servir. Je défends qu'on appelle l'interne de garde. Puis je ne lui dis rien ; mais j'apprends qu'elle arrive à se sonder elle-même et cinq ou six mois après j'apprends qu'elle ne se sonde plus, qu'elle urine seule. Quant à la contracture du membre inférieur droit, elle persiste en dépit de tout ; le membre continue à s'atrophier et garde l'attitude du pied bot équin. L'appareil est renouvelé de temps en temps.

Un beau jour, vers janvier 1888, je trouve l'autre jambe (gauche) contracturée en extension, et cette contracture, sans grande douleur, devient aussi permanente.

Devant l'insuccès de tous les traitements, pensant que l'affection céderait peut-être au temps ou à l'indifférence, je cessai de m'occuper de la malade, la traitant pour ainsi dire par le mépris. Je passai devant son lit, sans m'y arrêter, sans vouloir l'examiner, haussant les épaules quand elle faisait mine de me demander quelque chose.

La malade devint acariâtre, indocile, se croyant tout permis. La contracture double persistait plus marquée à droite qu'à gauche.

Vers juin 1888, la malade de plus en plus indocile eut une discussion violente avec la sœur : j'ordonnai qu'on l'envoyât dans la salle des incurables. Elle entra dans une violente colère, alla spontanément au service de chirurgie prier l'interne de lui enlever son appareil, et, à mon insu, quitta l'hôpital, se traîna avec ses membres contracturés chez sa sœur qui refusa de l'accepter.

Elle voulut rentrer à l'hôpital ; je ne la reçus pas. Elle continua dès lors à rouler en ville ; mes élèves la rencontrèrent quelques jours après marchant bien et sans contracture. Quelques mois plus tard elle revint au service pour une grossesse ; nous l'avons conservée deux mois jusqu'à la veille de son accouchement. La contracture avait complètement disparu. Il ne restait qu'une atrophie musculaire notable du membre inférieur droit et de l'équinisme, sans raideur, ni douleur. Depuis, la malade a accouché et je l'ai rencontrée encore en ville en juillet 1890 marchant très bien sans la moindre claudication.

La première partie de cette observation est relatée dans mon livre de la suggestion. Une contracture douloureuse de la jambe consécutive à une entorse et à l'application d'un appareil inamovible persiste, s'accompagne au bout de trois mois de rétention d'urine. La suggestion resta impuissante, soit que la malade ne l'accepta pas par esprit de contradiction, soit que l'auto-suggestion douloureuse et spasmodique fût plus forte que la suggestion. Les opérations, la chloroformisation, les menaces, l'électrisation, rien ne sert. Cependant, après plus de vingt-huit mois, la rétention d'urine finit par céder, quand on abandonne la malade à elle-même avec une sonde.

Après plus de trois ans, l'autre jambe se contracture spontanément. Je ne m'occupe plus de la malade pendant plusieurs mois, dans l'espoir que cette sorte de suggestion par l'indifférence réussirait pour la contracture comme elle avait réussi pour la rétention d'urine. Rien n'y fit. L'auto-suggestion persistait. Il fallut plus que l'indifférence et le mépris pour la neutraliser. Il a fallu la mettre à la porte de l'hôpital. Comment cette expulsion a-t-elle agi sur le centre psychique qui réalisait la contracture ? Est-ce la colère violente qui a modifié cette modalité nerveuse et opiniâtre ? Est-ce la nécessité de marcher et de vagabonder à travers la ville qui a créé la diversion psychique curatrice contre laquelle la malade se raidissait inconsciemment depuis des années ?

Observation XI. — *Contracture douloureuse du bras droit datant de huit mois (suite de fluxion buccale). — Guérison en trois jours par suggestion.*

Julie G..., âgée de seize ans, a toujours été un peu souffreteuse depuis son enfance, au dire de sa mère. Celle-ci ainsi qu'une autre de ses filles sont névropathes, sans être hystériques. La malade a eu à l'âge de deux ans une scarlatine suivie d'otite suppurée ; les oreilles coulent encore par moments et l'ouïe serait parfois dure.

A l'âge de huit ans, elle eut une fièvre typhoïde pour laquelle elle serait restée malade pendant cinq mois. Depuis, elle aurait une céphalalgie persistante ; l'humeur assez sombre, l'appétit un peu capricieux, en général bon. Assez intelligente, laborieuse, d'un caractère doux, elle est impressionnable et peureuse ; elle dort bien en général la nuit. Elle est bien constituée, lymphatique ; elle n'est pas anémique.

Le 3 janvier 1889 elle eut un gonflement de la bouche qui parut être un abcès qui guérit laissant une dépression cicatricielle linéaire visible derrière l'angle de la mâchoire droite, mesurant 3 centimètres de longueur. Le gonflement a duré cinq ou six semaines, ou du moins la malade serait restée alitée cinq ou six semaines avec des douleurs atroces, malgré le traitement : cataplasmes en permanence, sulfate de quinine, antipyrine, etc., la mère dut la veiller pendant douze nuits consécutives, tant la malade gémissait.

Enfin, vers la fin de février, elle put reprendre son état de couturière, elle travailla pendant treize jours, se plaignant toujours de douleurs dans la tête et à la face, au siège de l'abcès.

Le 20 mars pendant qu'elle cousait, elle ressentit des douleurs dans la main droite ; c'étaient des fourmillements, souvent avec élancements douloureux dans le membre. Au bout de huit jours la malade ne pouvait plus fermer la main : presque en même temps le bras se contractura et elle ne pouvait plus plier le coude ; la douleur était vive dans tout le membre. Cette douleur et cette contracture persistèrent jusqu'à ce que la malade fût amenée à la consultation par le Dr X... On appliqua huit vésicatoires ; on électrisa pendant quatre mois, tous les deux jours, le membre contracturé et douloureux ; on lui fit prendre des bains de Barèges, deux par semaine ; on administra le fer, le bromure, le quinquina, sans résultat. En août, à la suite de l'électrisation on arrivait à fléchir et étendre la main ; mais spontanément la malade ne pouvait le faire.

Le mal de tête disparut presque aussitôt que la contracture des membres se produisit et ne revint plus. Dans les deux derniers mois, les douleurs augmentèrent d'intensité et s'accompagnèrent d'insomnie.

Le Dr X..., pensant à une névrite, montra la malade à mon collègue, M. Gross, qui diagnostiqua une névrose et me l'adressa.

Je constatai une contracture douloureuse dans tout le membre en extension, la flexion spontanée des articulations était impossible ; on arrivait lentement à fermer la main, mais elle se rouvrait spontanément comme un ressort. L'élévation du bras déterminait des douleurs intenses.

Je constatai qu'il ne s'agissait pas d'une névrite, la douleur n'étant pas localisée sur les nerfs du plexus brachial. Je pus même presser vivement ces nerfs en affirmant, au préalable, à la malade que la région que je touchais n'était pas douloureuse. Je pus d'autre part, en touchant le pectoral ou les muscles de la nuque, localiser la douleur à volonté, par affirmation. Je touchais tel point arbitraire, en dehors de la sphère du plexus brachial ou cervical et faisais pousser des cris à la malade en disant : voici le nerf douloureux. Si je pressais au contraire les nerfs brachiaux et disais : « ici, il n'y a pas de douleur », la malade ne réagissait pas.

Je vis la malade le 11 novembre ; je l'hypnotisai facilement ; elle arriva en sommeil profond, bien que se souvenant de tout au réveil. Je lui suggérai la disparition de la contracture et des douleurs : je lui fis pendant l'hypnose ouvrir et fermer la main ; je lui fis élever le bras presque verticalement en neutralisant par suggestion vigoureuse, la raideur que la malade tendait à opposer aux mouvements passifs provoqués ou actifs suggérés. Réveillée au bout de dix minutes environ, elle put d'abord sur mon injonction ouvrir et fermer la main, et lever le bras sans manifester de douleur. Mais bientôt, après peu de minutes, son auto-suggestion reprenant le dessus, elle raidit son membre, reconstitua la douleur et trouva que c'était toujours la même chose.

Elle revint le lendemain, obligée pour ainsi dire par le Dr X..., car la malade ne voulait pas revenir, disant que je n'avais pu rien faire, que j'avais dit qu'elle n'avait plus mal et que cependant elle avait toujours mal. Je l'hypnotisai une seconde fois ; et cette fois le sommeil fut plus profond, la malade n'eut au réveil qu'un souvenir incomplet de ce qui s'était passé. Je neutralisai de nouveau la raideur et la douleur par suggestion. L'effet fut plus persistant au réveil et la malade eut quelque confiance. Cependant la raideur ne disparut pas complètement; la malade pouvait et put encore le lendemain spontanément fléchir et étendre ses doigts, fléchir et étendre lentement le coude.

Le surlendemain, troisième séance. Je conduisis cette fois-ci la malade dans les salles de l'hôpital et la fis assister à l'hypnotisation de plusieurs autres personnes : je lui montrai en particulier une femme qui avait aussi une paralysie douloureuse d'un bras, guérie par suggestion. Quand son esprit fut bien impressionné par ce qu'elle avait vu, je l'hypnotisai et cette fois elle tomba en sommeil profond avec amnésie complète au réveil. La résolution fut complète : il n'y eut plus de tendance au retour de la contracture : la malade hésitant encore à fléchir et à étendre le poignet et faisant tous les mouvements de la main avec les doigts seuls, je lui affirmai à l'état de veille qu'elle pouvait remuer le poignet comme avant : ce qu'elle fit en effet sans difficulté. Le lendemain elle revint radieuse montrer que la guérison était totale et s'était maintenue. Il ne restait plus qu'un certain degré d'atrophie musculaire consécutive à l'inertie prolongée.

La guérison ne s'est pas démentie.

Voilà donc une contracture douloureuse d'un membre datant de plus de huit mois, ayant résisté à toutes les médications, guérie en trois jours par simple suggestion, en hypnose; aujourd'hui j'aurais réalisé la même cure sans hypnose. Déjà l'intensité insolite de la douleur accompagnant une fluxion buccale, la durée de cette douleur pendant cinq ou six semaines, l'insomnie complète indiquaient un état psychonerveux, greffé sur une affection légère. L'action de coudre appela la diathèse nerveuse éclose par l'affection faciale, sur le bras droit sous forme de contracture douloureuse.

Bien qu'il s'agisse d'une affection chirurgicale qui a donné lieu à la contracture, nous avons cru cependant pouvoir ranger ce cas dans le cadre des névroses traumatiques.

OBSERVATION XII. — *Hyperesthésie du membre inférieur droit avec contracture musculaire, suite de chute. — Guérison de l'hyperesthésie par suggestion, de la déviation due à la contracture musculaire par chloroformisation et appareil plâtré* (Observation recueillie par M. le Pr agrégé Vautrin).

E... François, dix-huit ans. Père très nerveux, non alcoolique ; ses grands parents paternels également nerveux. Mère bien portante. Antécédents personnels : pas de maladies antérieures. Le malade est d'un tempérament lymphatique, a toujours été très impressionnable, et pouvait à peine modérer son émotion. Cependant il n'aurait jamais eu d'accidents nerveux. Il se souvient qu'un jour, dans son enfance, s'étant frappé le dos de la main droite contre les barreaux d'un escalier, sa main resta raide pendant un mois.

Quinze jours avant son entrée à l'hôpital, étant dans la cour du petit séminaire de Pont-à-Mousson, où il était élève, en train de jouer avec ses camarades, il trébucha contre une pierre et tomba sur le genou droit. Il ressentit une vive douleur sur-le-champ. Mais ce ne fut que deux jours après que, pendant la promenade, il remarqua qu'il traînait la jambe, que cette jambe était plus faible et qu'en même temps il avait des douleurs dans le genou et la hanche ; il se mit alors à s'appuyer sur l'épaule d'un de ses camarades. La faiblesse du membre augmenta et cinq jours après l'accident E... entra à l'hôpital de l'établissement, où on lui mit un vésicatoire sur le genou. Le mal ne fait qu'empirer, et la cuisse et la jambe se contracturèrent. C'est en cet état que, ne pouvant marcher, on l'apporta dans le service de chirurgie de M. le Pr Gross.

État au 28 mai 1888. — Ce jeune homme accuse surtout de vives douleurs dans le genou droit avec lancées dans la cuisse et la jambe.

Au lit, le membre repose sur sa face externe, dans la flexion de la cuisse sur le bassin et de la jambe sur la cuisse. Le plus léger attouchement détermine de la douleur et des soubresauts impossibles à localiser. E... crie dès qu'on l'approche. L'hyperesthésie est très prononcée, au point que la couverture du lit même cause des douleurs. On ne constate cependant aucun gonflement de l'articulation, ni des os, pas de fièvre, l'appétit est conservé. Il n'y a donc pas d'ostéomyélite. D'ailleurs la jambe et la cuisse participent à l'affection.

Si on fait lever le malade, on constate qu'il quitte le lit avec les

plus grandes précautions et qu'une fois à terre, il porte le poids
du corps sur le membre inférieur gauche. Faisons-le marcher ;
il pose le pied en valgus, tandis que le genou est en valgus aussi,
c'est-à-dire forme un angle ouvert en dehors et en avant. Douleurs vives pendant la marche.

Pour s'assurer qu'il n'y avait pas d'affection de la hanche dont
la douleur du genou serait symptomatique, M. le Pr Gross fit
endormir le malade au chloroforme. La résolution fut complète
et l'on ne constata rien d'anormal dans le fonctionnement de la
cuisse.

On essaya pendant quelques jours des applications de pointes
de feu sur les trajets nerveux et aussi sur le genou, sans résultat.

C'est alors que M. le Pr Bernheim endort le malade asséz facilement ; et dès la première séance enlève l'hyperesthésie.

La contracture et les déviations résistèrent aux suggestions.
On endormit alors E... au chloroforme et on lui mit un appareil
plâtré pour redresser son membre et le maintenir dans une
bonne position. Le malade supporta l'appareil sans douleurs, et
il sortit ainsi quelques jours après (11 juillet 1888) pouvant marcher et regrettant même une guérison trop complète qui l'expo-
sait à devenir soldat plus tard. Au bout d'un mois et demi, il
enlève l'appareil qui lui emboîte le pied, la jambe et la cuisse, et
comme son membre avait encore une tendance à la raideur, il va,
sur le conseil de M. le P^r agrégé Vautrin, trouver M. le Pr Bernheim. En deux séances de suggestion cette opportunité de contracture disparaît et depuis le malade n'a pas eu de rechute.

Nous l'avons vu ces jours derniers ; il ne se plaint plus que de
quelques douleurs vagues, en rapport, dit-il, avec la température.

La névrose traumatique peut être convulsive et affecter
une allure plus nettement hystérique. Dans les deux observations suivantes, il s'agit de secousses hystériques partielles et intermittentes ; ce n'est pas encore la grande hystérie convulsive.

OBSERVATION XIII. — *Secousses nerveuses consécutives à un choc
sur la téte. — Guérison par la suggestion.*

Mlle X... (de Châlons), âgée de vingt ans, m'est adressée par
son médecin et vient me voir le 12 septembre 1889, pour des
symptômes hystériques d'origine traumatique.

Sa mère, morte depuis plusieurs années, était névropathe, sans particularité spéciale. A part une implantation vicieuse et des malformations de certaines dents, Mlle X... est bien constituée et assez intelligente. Vers l'âge de dix ans elle fut atteinte d'un rhumatisme articulaire grave. Mais depuis elle s'est bien portée jusqu'au mois de novembre 1886 (vers le 10) où en ouvrant une huche à pain elle laissa retomber le couvercle sur sa tête. Depuis ce temps elle se plaint d'une douleur de tête continue, contusive, sur le crâne avec exacerbations. Le 4 décembre, dit-elle, elle commença à avoir des secousses convulsives des plus variées. Presque tous ses muscles entrent alternativement en jeu agités comme par un tic convulsif. C'était d'abord la bouche qui était tirée d'un côté : après les yeux ont commencé à clignoter. Au bout de quelques jours le front se plissait, puis le nez : les oreilles étaient tiraillées en divers sens ; des grincements de dents ; le cou était convulsivement porté en arrière, ou des deux côtés ; les mains, les jambes, la langue, l'estomac, le ventre aussi prenaient part à ces mouvements convulsifs. Ces contractures duraient deux minutes ; elles n'étaient jamais généralisées. Tantôt c'étaient les muscles de la bouche, tantôt ceux des yeux, jamais les deux groupes ensemble. De même les membres supérieurs et infé-rieurs ne se contractaient jamais simultanément ; tantôt les uns, tantôt les deux autres, soit les deux mains ou l'une seulement, soit les deux pieds ou l'un isolément.

Les contractures duraient environ deux minutes et se répétaient dix à quinze fois par jour. Jamais de perte de connaissance, pas de sensation de boule ni de strangulation.

Au moment où les contractures commençaient ou un peu aupa-ravant la malade devenait triste, anxieuse : j'avais peur, dit-elle, d'avoir fait du mal à tout le monde, je me trouvais tout à fait drôle, jusqu'à ce que c'était en train.

Tous les traitements antispasmodiques, bromure, etc., échouè-rent successivement. L'hypnotisation fut essayée à Châlons, et malgré plusieurs séances, l'hypnose étant profonde, il n'y eut pas de modification persistante. Nous ne savons si la suggestion a été faite convenablement.

Le 12 septembre, j'endors Mlle X... Elle s'endort instantané-ment au simple mot : Dormez. Elle est en sommeil profond, cataleptisable, hallucinable, amnésique au réveil. Je suggère la disparition des contractures, le retour du sommeil, etc.

Le 13, elle me dit avoir bien dormi la nuit ; elle n'a plus eu de douleurs de tête. Le matin seulement, elle a eu quelques mouvements des yeux et de la bouche; toute la journée d'hier elle n'a rien ressenti.

Ajoutons que depuis le début de l'affection, la malade avait de l'insomnie fréquente; elle ne dormait que deux nuits par semaine, en moyenne.

Après trois séances, les mouvements anormaux ont totalement disparu, si bien que je n'ai pas eu occasion de les constater moi-même. Le sommeil est parfait toutes les nuits. La douleur de tête a aussi disparu. Mlle X... se sent mieux moralement, plus forte de caractère. Elle a hâte de rentrer chez elle. J'ai grand'peine à la retenir jusqu'au 19, jour où je l'hypnotise pour la huitième et dernière fois.

A la date du 25 octobre, une lettre de son médecin m'apprend que la guérison ne s'est pas démentie.

A la suite d'un coup sur la tête, douleur contusive sur le crâne. Quatre semaines plus tard survinrent les mouvements convulsifs localisés, soit sous forme de secousses choréiques, soit sous forme de contracture spasmodique passagère.

Au bout de dix mois, la suggestion hypnotique réussit en trois séances à supprimer la douleur de tête et les secousses hystériques.

Observation XIV. — *Secousses de tremblement convulsif du membre supérieur droit par accès, consécutives à une écorchure de l'index. — Amélioration par suggestion.*

E. T..., clerc de notaire, âgée de trente-deux ans, entre dans mon service le 26 avril 1890, pour une névrose du membre supérieur droit.

Il y a quatorze mois, il se fit une écorchure à la face palmaire de la dernière phalange de l'index droit, en lavant son vélocipède. Cette écorchure insignifiante guérit en trois jours. Le même jour, en se lavant les mains au savon, il ressentit un léger picotement et immédiatement des secousses dans tout le côté droit, secousses convulsives continues de flexion et d'extension du bras et de la jambe droits. Ces mouvements plus marqués dans le membre supérieur ne purent être arrêtés en contenant le membre, et durèrent une demi-heure. Il ne se rappelle que le début de l'accès et resta inconscient pendant assez longtemps. Revenu à lui, une idée impulsive le prit d'aller à l'école où il fit des problèmes avec les élèves. Pendant plusieurs jours après cette crise, il allait bien, mais avait peur d'en avoir de nouvelles et n'osait pas marcher seul. Un mois s'écoula sans nouvelle crise ; le sommeil était bon. Au bout de ce temps, seconde crise moins forte, localisée dans le bras qu'il se faisait tenir. La crise finie, il sentit comme un choc et resta comme paralysé pendant deux minutes. Il ne perdit pas connaissance cette fois.

Des crises pareilles se succédèrent à des intervalles irréguliers, sans qu'il puisse rien préciser. Il restait quelquefois un mois sans en avoir, tandis que dans d'autres moments, il en avait deux ou trois par jour.

Ainsi, il y a trois mois, les crises revenaient pendant huit jours de suite, une ou deux par jour. En outre, il avait toujours eu dans l'intervalle de ces grandes crises, de petites caractérisées par un simple tremblement assez marqué qu'il arrêtait en tenant le bras avec la main.

Il aurait eu aussi, il y a trois mois environ, un rhumatisme caractérisé par une douleur à la région scapulaire droite et précordiale, avec fièvre et battements de cœur ; on songea à une endocardite. Pendant ces quinze jours, il eut sept ou huit crises fortes ; rarement le membre inférieur y participait. La dernière forte crise date de trois semaines ; elle dura dix minutes, s'accompagna de perte de connaissance pendant une minute et se termina comme les autres par une sensation de choc dans les deux bras. Depuis ces trois semaines, le malade ne peut plus écrire convenablement. Il entre au service de mon collègue Gross le 6 avril. Il a eu depuis ce moment trois crises, peu intenses. Quand la crise doit venir, il a une sensation vertigineuse qu'il définit mal et une sorte d'engourdissement du bras.

Comme antécédents, il relate une fièvre muqueuse à l'âge de huit ans, une bronchite et une variole pendant son service militaire de dix-huit à vingt et un ans, une gastrite avec dyspepsie qui dura sept ans, après sa sortie du service militaire. Il a toujours été nerveux et impressionnable depuis son enfance. Sa dyspepsie l'a rendu plus nerveux et anxieux. — Il n'aurait pas eu de syphilis, mais deux urétrites. Sa mère est un peu nerveuse, dit-il. Il n'aurait pas fait d'onanisme ; il nie tout excès vénérien et alcoolique. Mais nous apprenons qu'il fait des excès alcooliques habituels et que sa conduite laisse à désirer.

État actuel. — Constitution assez débilitée ; il a toujours été faible. Tempérament nervo-arthritique. Appétit faible ; les digestions sont bonnes. L'examen des organes ne dénote rien d'anormal ; les bruits du cœur sont nets, sans souffle. La sensibilité est partout normale. Tous les mouvements s'exécutent bien. Il lève bien ses deux bras verticalement ; mais le bras droit commence au bout de trois secondes par tomber graduellement. Il n'accuse ni fourmillement ni engourdissement, mais une sensation de froid dans tout le membre supérieur droit. Au dynamomètre, la force musculaire est conservée ; la main gauche donne 28 ; la main droite 40. Il écrit difficilement son nom ; les lettres sont mal assurées et offrent parfois des jambages involontaires.

Première suggestion le 17 avril. — Le malade arrive au second degré (catalepsie suggestive ; souvenir conservé au réveil).

18. — La sensation de froid a diminué dans l'épaule et le bras, elle existe encore dans la main. Le malade écrit plus vite ; les lettres sont plus assurées. Il tient le bras en l'air pendant vingt secondes sans trop de fatigue. — Continuation de la suggestion tous les jours.

19. — Se trouve mieux ; a bien dormi la nuit, n'a pas eu de secousses ; la main seule est toujours fraîche. Tient le bras assez longtemps en l'air, encore avec une certaine tendance à tomber, même pendant l'hypnose. La contracture suggestive s'obtient dans le bras gauche, non dans le bras droit. Le malade peut soulever avec la main droite un pot de tisane, ce qu'il ne pouvait faire avant ; mais il ne le tient que pendant trois secondes.

21. — Continue à se trouver mieux ; la main est plus chaude Avant-hier, il craignit une crise parce qu'il avait de petits tremblements ; mais la crise n'est pas venue. Le sommeil est bon. Il a moins d'anxiété. Le bras se tient bien en l'air.

22. — Va bien ; n'accuse que de la pesanteur dans le bras droit. A de nouveau quelques aigreurs après le repas. Écrit bien ; mais quand il veut écrire vite, il tend à perdre la ligne droite et les lettres sont mal assurées. Il peut tenir un pot de tisane pendant quelques secondes sans trembler. Le bras peut rester en l'air indéfiniment. Au dynamomètre, la main droite donne 48, la main gauche 43.

24. — Le malade a eu hier une petite crise caractérisée par des mouvements dans le bras. Il a mis la main dans sa poche et a serré le coude pour l'arrêter. Il a bien dormi. La digestion est meilleure. Au dynamomètre, la main droite donne 39, la main gauche 36.

24. — Le malade a eu de nouveau une crise à six heures du matin, durant une demi-heure, caractérisée par une sensation de fourmillements dans le côté droit de la face et des soubresauts dans la partie droite du thorax ; en même temps sensation d'étouffement, mais pas de mouvements dans le bras. Actuellement il va bien. J'apprends que le malade continue à faire des excès de boisson. Je lui fais une admonestation vigoureuse pendant l'hypnose.

26. — Le malade n'a plus eu de secousses ; il sent la chaleur revenue dans le bras. Au dynamomètre 51 à droite, 56 à gauche ; il tient le bras en l'air sans fatigue et écrit bien.

29. — Le malade s'est absenté pendant deux jours ; il n'a plus eu de crise depuis le 25 et va bien. Au dynamomètre 42 à droite et à gauche. Il a pu écrire hier une lettre, mettant encore, il est vrai, une demi-heure à la faire, plus que d'habitude, mais ne pouvait faire cela depuis deux mois.

30. — Va bien. Plus de crises.

3 mai. — Idem. Au dynamomètre 48 à droite, 50 à gauche.

7. — Idem. Au dynamomètre 47 à droite, 41 à gauche. Depuis huit jours, il peut écrire ses lettres seul, y mettant encore plus de temps qu'auparavant. Il n'a plus de secousses et demande à rentrer chez lui.

Dans une lettre qu'il m'écrit huit jours après sa sortie, il me dit que l'amélioration continue à se maintenir.

Une légère écorchure de l'index a été le point de départ d'une névrose caractérisée par des crises de secousses convulsives dans le bras du même côté, quelquefois avec sensation de picotement, d'engourdissement, crises précédées de sensations vertigineuses mal définies, quelquefois accompagnées de perte de connaissance.

La suggestion au bout de trois semaines a produit une amélioration notable. Une suggestion prolongée avec surveillance serait nécessaire pour déraciner les habitudes qui sont peut-être pour quelque chose dans cette psychonévrose greffée sur des lésions de névrites périphériques alcooliques.

La grande hystérie convulsive peut être d'origine traumatique. Dans les deux cas suivants, cette étiologie est

douteuse, d'autres circonstances, insolation, émotion morale pouvant être invoquées comme causes productrices des
accès.

OBSERVATION XV. — *Crises convulsives consécutives à une pression
dans la foule. — Guérison par suggestion.*

L... (Gustave), vingt et un ans, cordonnier. Entre à l'hôpital
le 17 juillet, sort le 20 juillet 1886. Habituellement bien portant;
pas de maladie antérieure. — Le 14 juillet, après avoir été exposé
au soleil, il fut serré dans la foule, à la revue, et ressentit des
frissons avec tremblement et claquements de dents. Rentré chez
lui, il eut des étourdissements avec sensation de malaise jusqu'au
soir; mais pourtant il déjeuna comme d'habitude. Le soir, il alla
voir le feu d'artifice; en revenant il fut pris de vertiges et de
battements de cœur qui durèrent deux heures. Puis il tomba à la
renverse avec convulsions dans les mains et les jambes, trismus
et écume à la bouche. Les battements de cœur furent suivis de
strangulation. Il se débattait, était contracturé et ne pouvait crier.
On le coucha à une heure du matin. — La chute avait été précédée de douleurs lancinantes s'irradiant jusque vers le rebord costal
axillaire : ces douleurs durèrent jusqu'à trois heures du matin,
puis le malade s'endormit. Le lendemain il ressentait encore des
élancements douloureux, avec battements de cœur, céphalalgie
frontale et occipitale gravative très forte. Bourdonnements
d'oreilles à gauche. N'a rien mangé; n'a pas dormi; pas de selles.
Il avait encore des vertiges, et dut plusieurs fois s'approcher du
mur pour ne pas tomber. — La nuit du 16 au 17 fut bonne. Depuis
les symptômes vont s'améliorant.

Auparavant L... était sujet aux crispations de nerfs, irritable;
quand il ne pouvait passer sa colère, il avait une sensation de
strangulation. Il y a deux ans, à la suite d'une colère, il tomba.
— Sujet aux migraines (une fois par semaine, céphalalgie frontale). Pas d'excès habituels. Parmi ses antécédents de famille
nous relevons que sa mère aurait des crises de nerfs. — Il a eu
un frère qui est mort, à quatre ans, d'une méningite.

État au 19 juillet; constitution délicate. Tempérament lymphatico-nerveux. Apyrexie. — Pouls : 80, régulier, égal. Rien d'anormal au cœur. Langue un peu blanche. Pas d'appétit, pas de selles
depuis trois jours. Habituellement digestion bonne. — Respiration nette.

On constate une hyperesthésie douloureuse à la pression dans les cinquième, sixième, septième espaces intercostaux gauches, et à la région hypocondriaque gauche. — La sensibilité à la piqûre est *moins marquée à gauche* qu'à droite. — Pied bot varus congénital à droite.

Le malade a encore par moment des vertiges.

Hypnotisé, pour la première fois, par simple occlusion des yeux, il entre en somnambulisme (catalepsie, contracture, transfert suggestif). *Au réveil, après suggestion, il n'a plus de douleurs à la pression et la sensibilité est égale des deux côtés.*

Le 20, le malade a bien dormi, n'accuse plus de vertiges, ni de douleurs. L'appétit est revenu. Il demande sa sortie.

Dans cette observation, le diagnostic hystéro-traumatisme est douteux ; il y a eu pression dans la foule, sans contusion, et émotion produite par cette pression ; il y a eu de plus exposition au soleil. Ces divers facteurs ont pu agir sur une personne impressionnable, sujette à la strangulation et aux crispations nerveuses sous l'influence des émotions morales.

OBSERVATION XVI. — *Crises convulsives hystériques avec anesthésie sensitivo-sensorielles, suite de coups. — Guérison rapide par suggestion.*

M... (Victorine), dix-huit ans, repasseuse, est entrée à l'hôpital dans la nuit du 6 au 7 juillet 1889. Vers huit heures du soir, elle avait été battue sur l'escalier de sa maison par une femme habitant la même maison, sans cause connue, cette femme étant, suppose-t-elle, ivre. Elle fut prise immédiatement de convulsions hystériques qui se répétèrent coup sur coup, avec strangulation, cris, grands mouvements. On ne put les arrêter et on l'amena à l'hôpital vers minuit. Elle n'a jamais eu de maladie antérieure. Elle est habituellement bien réglée. C'est une fille forte, grosse, bien constituée, d'une intelligence faible, d'un tempérament nerveux, très irritable. Je constate le 20 juin : de l'anesthésie, avec analgésie générale ; absence de sens musculaire. La pression de la région abdominale seule détermine de la douleur partout. L'odorat est aboli ; la vision est conservée, mais il y a dyschromatopsie ; le rouge est vu jaune ; le violet, foncé gris ; le bleu,

jaune ; le blanc, bleu [1]. De temps en temps la malade a un certain
degré de contracture dans les membres. Depuis une heure du
matin, elle n'a pas eu de crise ; elle n'accuse ni strangulation, ni
douleur, toutes les fonctions respiratoire, cardiaque, digestive,
sont normales. On ne constate aucune trace de contusion sur le
corps.

J'applique, sans rien dire, une pièce d'or sur le pied gauche ;
au bout de dix minutes, la sensibilité n'est pas revenue. Je remets
la même pièce au même endroit, en prévenant la malade que la
sensibilité va revenir sur toute la moitié gauche du corps. Au
bout de dix minutes, je constate en effet *que toute la moitié gauche
du corps exactement a recouvré la sensibilité tactile et à la douleur et le
sens musculaire* ; la moitié droite reste insensible. La dyschromatopsie persiste.

27. — Dans la journée d'hier, la malade accusait une douleur
vers la région axillaire droite, douleur qui l'a empêchée de dormir. La sensibilité tactile et à la douleur existe sur le membre
inférieur gauche. Une piqûre d'épingle ou une pression légère
sont bien ressenties au membre inférieur droit, moins distinctement au membre supérieur ; le côté droit de la face reste analgésique. La dyschromatopsie persiste ; les odeurs ne sont pas
perçues ; le sel mis sur la langue n'est pas perçu. L'oreille gauche
n'entend pas le tic tac de la montre ; l'oreille droite le perçoit à
3o centimètres.

J'hypnotise la malade qui entre facilement en somnambulisme
et je suggère le retour de la sensibilité. Immédiatement après le
réveil, elle existe partout, mais quelques instants après, explorant
de nouveau, je constate une hémianesthésie complète. La douleur
du côté a disparu.

Je continue les jours suivants à faire la suggestion hypnotique.
*La sensibilité reparaît nette et définitive dès la seconde séance ; la dys-
chromatopsie a disparu définitivement ; l'olfaction est restaurée. L'ouïe
est rétablie après la troisième séance.*

Le 6 juillet la malade complètement guérie, quitte l'hôpital.

Le traumatisme a été léger. Les coups reçus n'ont pas
laissé de traces sur le corps. N'est-ce pas plutôt l'émotion

---

1. Ces troubles anesthésiques sensitivo-sensoriels notés dans beaucoup de
mes observations anciennes, je ne les constate plus depuis nombre d'années,
c'est-à-dire depuis que j'évite de les produire ou de les exagérer, de les préciser par suggestion inconsciente.

vive, la colère qui agissant sur une nature impressionnable et irritable a créé cette hystérie passagère qui a cédé rapidement à la suggestion ?

OBSERVATION XVII. — *Névrose spasmodique locale consécutive à une appendicite. Inhibition des accès par suggestion.*

M. Edmond X..., âgé de quarante-deux ans, commerçant habitant Lunéville, est habituellement bien portant. Le seul inconvénient qu'il accuse, depuis son enfance, ce sont de petites selles diarrhéiques venant régulièrement après chaque repas et de plus dans la journée de fréquentes petites selles sans coliques ; il ne se rappelle pas avoir eu de selles moulées. Il n'a jamais eu d'accidents nerveux, mais j'ai traité une de ses sœurs et une nièce pour des troubles hystériques. M. V... paraissait énergique, dur pour lui-même, et n'accusait aucun trouble, bien qu'ayant les attributs du tempérament lymphatico-nerveux.

Étant à Lille pour affaires, le 12 juillet 1888, il contracte une appendicite avec douleur vive iléo-cæcale, fièvre intense, constipation ; cette maladie fut combattue par les purgatifs et l'application de deux vésicatoires. Il resta alité pendant dix-sept jours, puis resta encore douze jours à achever sa convalescence à Lille, n'ayant de selles qu'avec des purgatifs. Rentré à Lunéville, il vit se confirmer sa guérison, il n'accusait plus aucune douleur, mais toujours de la constipation, et de plus rendait les aliments aussitôt après les repas. — Tout d'un coup, quinze jours après, survint vers la région abdominale inférieure droite une douleur atroce, comme une crampe, comparable en intensité à une colique hépatique ou néphrétique des plus violentes ; cette douleur dura de une heure à une heure et demie et se dissipa à la suite de cataplasmes et de lavements laudanisés. Après cet accès, V... resta alité, avec de l'anorexie, mais sans aucune douleur, ni spontanée, ni à la pression. Trois jours plus tard survint un accès pareil au premier.

Puis les accès se répétèrent presque tous les jours, à heures variables, durant une demi-heure à une heure, rarement la nuit ; il aurait été réveillé trois ou quatre fois seulement dans son sommeil par la douleur. En même temps, outre ces accès de coliques, constipation opiniâtre : il n'allait à la selle que par lavement et ne rendait que de petites chiques ou des rubans tout minces et plats, dit-il, ayant cependant la longueur d'un doigt.

Les médecins de Lunéville, qui le virent, pensèrent naturellement qu'il s'agissait d'un obstacle intestinal consécutif au processus de la typhlite, par bride cicatricielle, péritonite chronique, épaississement inflammatoire du cæcum, etc. — Appelé à voir le malade en octobre 1888, je ne pus que me ranger à l'avis de mes confrères. En dehors des crises, on ne constatait rien de bien net à la palpation profonde de la région iléo-cæcale, qui n'était pas douloureuse; parfois on croyait sentir une rénitence, mais peu distincte. Pendant les crises douloureuses, on constatait une contracture avec gonflement de la paroi abdominale du côté droit et des anses intestinales sous-jacentes. On continua à essayer les révulsifs, vésicatoires, et les purgatifs divers, huile de ricin, séné, eau hongroise, pilules, etc., contre la constipation opiniâtre. Rien n'y fit.

En novembre, les douleurs devenaient intolérables au malade : il dut avoir recours aux injections de morphine, et commença par la dose de 1 centigramme qu'il dut augmenter progressivement pour arriver en mars 1889 à la dose de 10 centigrammes par jour. Depuis cette époque, il dut régulièrement chaque jour, aussitôt l'accès développé, injecter cette dose en une fois ; une dose inférieure ne suffit pas à enlever la douleur. Il lui est même arrivé une fois de s'injecter 16 centigrammes d'un coup.

Je le vis une seconde fois à la fin de janvier 1889. A cette époque déjà, frappé de l'intensité des douleurs, qui étaient hors de proportion avec une simple constipation due à un rétrécissement, apprenant que le malade avait eu, il y avait quelques jours, une petite selle moulée du calibre du petit doigt, connaissant d'ailleurs les antécédents nerveux de la famille, ne trouvant à la palpation profonde, en dehors des accès, aucune douleur, aucune rénitence bien nette, j'exprimai à mes confrères l'idée que l'élément nerveux pourrait être pour quelque chose dans ces accès si douloureux ; qu'une névrose spasmodique douloureuse greffée sur une lésion légère pourrait expliquer cet appareil symptomatique, et je prononçai le mot de suggestion ; — je dis que si rien ne réussissait, le malade pourrait venir essayer ce traitement à Nancy, et qu'en cas d'échec, cela n'aggraverait en rien son état. Je rappelai à mes confrères un cas de névrose douloureuse précordiale, datant de quatre ans, ayant défié toutes les médications, chez la femme d'un confrère, que j'avais récemment guérie par suggestion. — Nous instituâmes un traitement par la belladone conjointement avec des purgatifs et des injections de morphine dont le malade ne peut plus se passer.

Les choses restèrent dans le même état. Vers la fin de février, cependant, le malade resta huit à dix jours sans douleur, et l'espoir renaissait dans la famille. Mais les accès reparurent plus douloureux et la dose de dix centigrammes de morphine par jour devint nécessaire. La santé générale périclitait. Le malade maigrit et s'anémia. Rien n'arrêtait les accès ; l'idée d'une lésion organique grave s'imposait. Il était question de consulter un de nos collègues en chirurgie sur l'opportunité d'une laparotomie. Avant de se décider pour cette extrémité, le malade alla consulter le Pr Naunyn (de Strasbourg), qui, après l'avoir chloroformé et examiné, pensa comme tous les médecins à un rétrécissement, et institua un traitement par les lavements forcés. Le malade passa quinze jours à la maison de la Toussaint, à Strasbourg, et reçut pendant ce temps dix injections d'eau froide de un litre et demi par le rectum. Le traitement resta sans résultat ; les lavements déterminaient souvent des crises ; et à leur suite, celles-ci devinrent plus nombreuses et plus fréquentes ; une à deux tous les jours, durant trois quarts d'heure à une heure et demie.

Mme V... consulta alors le Pr Kœberlé, qui avait déjà vu le malade en novembre 1888. Notre collègue et ancien maître ne constata aucune lésion à l'examen du ventre et pensa qu'il s'agissait d'une simple contracture musculaire, d'une névrose spasmodique greffée sur une typhlite ; l'appendicite était peu connue alors. Il conseilla de continuer la belladone et les injections de morphine.

D'après ce diagnostic, confirmant l'idée que j'avais exprimée antérieurement, la famille du malade pensant que la suggestion hypnotique pourrait être tentée, le malade vint me revoir le 20 juillet dernier.

Après l'avoir examiné de nouveau et après avoir constaté que le ventre était souple et nullement douloureux à la pression profonde, en dehors des accès, j'essayai l'hypnotisation, et en moins d'une minute M. V... était en sommeil presque complet (catalepsie, mouvements automatiques, analgésie) avec souvenir conservé au réveil. Je suggérai la disparition des accès de douleur et de contracture. Au réveil, j'engageai le malade à venir passer plusieurs jours à Nancy, pour se soumettre au traitement suggestif.

Malgré la suggestion, M. V... eut un accès le lendemain 21, et revint le 22 juillet s'installer à Nancy. Ce jour, je fis deux séances ; le malade arriva depuis la troisième en sommeil profond avec amnésie au réveil. Les crises depuis quelques jours venaient surtout vers huit heures du matin. Le 23 juillet à huit heures, je me rendis chez le malade, je le trouvai la main appuyée sur la région iliaque droite, la face commençant à se gripper ; l'accès commençait : je constatai que toute la paroi abdominale surtout à droite était contracturée. Je provoque immédiatement l'hypnose et je dis au malade : « Dans une minute vous ne sentirez plus rien et le ventre sera relâché complètement. » J'affirme la chose avec assurance parfaite. Et *une minute après, la douleur avait disparu, la contracture avait cédé* et j'enfonçais mon poing dans la profondeur, sans aucune douleur.

Je fis une nouvelle suggestion à deux heures. — Le 24, à huit heures du matin, je me trouvais chez le malade. Il attendait sa crise ; elle n'était pas encore déclarée, mais les phénomènes précurseurs étaient là. La main se portait vers la région malade. Je l'hypnotise immédiatement et je lui dis : « La crise, elle ne viendra pas ; vous n'aurez rien. — J'enfonce mon poing dans le ventre qui est mou et insensible. Et demain matin, vous aurez beau attendre la crise, elle ne viendra pas. » En effet, rien ne se manifesta. La crise ne vint pas, et le lendemain, le malade n'en eut pas le moindre symptôme précurseur. M. V... resta encore à Nancy jusqu'au 31, jour où je dus le renvoyer, car je partis en vacances. Il n'eut plus de crise. — Le sevrage de la morphine, qu'il avait dû continuer jusqu'au 22 juillet, donna lieu à quelques symptômes : lassitude, vertige, malaise, selles diarrhéiques, insomnie ; ces symptômes disparurent progressivement par la suggestion en quatre ou cinq jours.

Avant son départ, j'appris à Mme V... à hypnotiser elle-même son mari, je l'engageai à continuer à le faire deux fois par jour.

Mais trois ou quatre jours après le retour à Lunéville, les accès revinrent irrégulièrement. D'abord Mme V... ou le Dr X... arrivaient à les arrêter net par suggestion. Mais souvent M. V... se trouvait à son bureau à un kilomètre de distance de son logement, quand l'accès commençait : on allait chercher Mme V..., elle arrivait trop tard ; l'accès était dans tout son plein ; le malade souffrait comme un damné, se crispait et restait rebelle à la suggestion. La morphine redevint nécessaire à la dose de 8 à 10 centigrammes par jour. Cela continua ainsi, malgré les suggestions faites en dehors des accès, deux fois par jour.

M. V... revint à Nancy, à mon retour de vacances, le 18 septembre. Il essaya d'abord de se traiter en restant à Lunéville, et venant deux fois par semaine à Nancy, mais les séances des 18, 22, 25 et 30 septembre restèrent infructueuses. Bien que le malade fût en hypnose profonde, chaque fois, la suggestion était impuissante à prévenir le retour des crises qui se répétaient chaque jour. Je décidai le malade à faire un nouveau séjour à Nancy, plus prolongé. Il revint le 20 octobre. Je lui fis deux suggestions vigoureuses par jour : l'une à huit heures du matin, l'autre à deux heures. Les crises venaient à peu près à heure fixe, à quatre heures de l'après-midi, depuis quelque temps : elles semblaient s'être régularisées depuis la suggestion.

Les deux premiers jours, l'accès revint le soir, malgré la suggestion, mais moins douloureux et moins long. — Le troisième jour au dire du malade la douleur n'était presque plus rien. — Les jours suivants, le malade dit que la crise n'était pas venue et parut enchanté. Je le crus débarrassé par la suggestion ; mais j'appris le 9 octobre par sa femme qu'il se faisait une injection de morphine tous les soirs vers trois heures au moment où la crise commençait. Il m'avait trompé.

Je l'admonestai vivement ; je supprimai la morphine et je le priai de m'attendre chez lui tous les soirs ; à quatre heures, je devais venir arrêter la crise au moment où elle tendait à se montrer. — A quatre heures moins dix minutes, je fus chez lui. Il ne ressentait absolument rien. « Vous voyez, lui dis-je, la crise ne peut pas venir quand je suis là. » Mais, aussitôt que quatre heures allaient sonner, la figure du malade commençait à se contracter. Alors je lui dis : « Croyez-vous que je vais vous endormir pour empêcher la crise ? Ce n'est pas nécessaire. Tenez je mets la main sur votre ventre. Dans deux minutes je l'enfoncerai jusqu'à la colonne vertébrale et vous ne sentirez rien. » Le malade parut douter ; la crise était imminente. Je laissai la main sur la région douloureuse, en riant, et au bout de une à deux minutes : « Tiens, c'est vrai, dit-il, il n'y a plus rien. » Et l'accès ne vint pas. *Ma main seule avait conjuré en une minute une crise que 10 centigrammes de morphine seulement arrivaient à calmer.*

Je savais, en effet, que M. V... était suggestible à l'état de veille : catalepsie, contracture, paralysie, analgésie complète, tout pouvait être réalisé chez lui, comme chez la plupart des bons somnambules, sans sommeil provoqué préalable. Le lendemain l'accès ne chercha pas à venir. Je fis rester le malade ici jusqu'au 28 octobre, et à partir du 9 aucune crise ne s'est plus manifestée ; M. V... n'a plus eu recours à la morphine.

Chose singulière, avant et depuis la maladie, M. V... avait toujours des selles diarrhéiques après chaque repas et dans le courant de la journée : il ne se rappelle presque pas avoir eu de selles moulées. Le 18 octobre je lui suggère d'avoir une selle moulée régulière tous les jours vers dix heures du matin, et je répète la suggestion tous les jours. La suggestion réussit, les selles deviennent moulées et ont lieu entre neuf et dix heures du matin ; dans les premiers jours, il y en a deux dans la matinée. Puis après quatre ou cinq jours de cette suggestion, il n'y a plus qu'une seule selle moulée du calibre d'un doigt, entre neuf et dix heures du matin.

M. V... va d'ailleurs très bien, l'appétit est bon, la digestion parfaite, le sommeil de la nuit excellent.

Il retourne chez lui le 28. Il est possible qu'une impression quelconque, effort, indigestion, etc..., ramène de nouveau une crise et que la suggestion de la douleur soit plus forte que le souvenir de la contre-suggestion thérapeutique. Mais il est certain que la maladie guérira et restera guérie, à condition que, en cas de rechute, la suggestion puisse être faite au moment même où la douleur voudra éclater.

Cette observation a été publiée dans la thèse de M. Cosserat (sur *l'hystéro-traumatisme*, Nancy, 1890).

Voici la suite : quelques jours après son retour à Lunéville, le malade fut atteint d'une nouvelle crise qui ne put être conjurée tout de suite et qui nécessita une nouvelle injection de morphine. Il eut ainsi, en trois semaines, trois ou quatre crises. Il se disposait à revenir à Nancy pour recommencer le traitement suggestif, lorsqu'il contracta une pneumonie qui l'enleva en huit jours.

Cette observation, des plus intéressantes, se place à côté de celles de névrose traumatique. C'est un traumatisme pathologique, une appendicite qui a laissé à sa suite des accès de contracture excessivement douloureuse des muscles abdominaux et du cæcum, accès simulant un étranglement intestinal ; c'étaient peut-être des accès de pseudo-coliques appendiculaires succédant comme images psychiques à des accès de vraies coliques. Toutes les médications échouèrent contre ces crises singulières. La question de laparotomie avait été posée ; 8 à 10 centigrammes de morphine en injection sous-cutanée étaient nécessaires pour combattre chaque crise.

C'était une simple névrose ; le malade était d'un tempérament nerveux ; je connais deux de ses sœurs : l'une est morte d'accidents d'origine hystérique et a une fille hystérique, affectée souvent d'œsophagisme ; l'autre sœur est très impressionnable et névropathe.

La typhlite ou appendicite avait appelé la diathèse nerveuse préexistante sur le cæcum et la paroi abdominale susjacente. C'étaient des crises viscérales nerveuses.

La suggestion hypnotique, et plus tard la suggestion à l'état de veille arrêtaient instantanément la crise que 8 à 10 centigrammes de morphine conjuraient à peine. Mais la suggestion n'agissait pas, ou pas suffisamment, sur l'échéance éloignée de ces crises. J'eus beau suggérer que les crises ne reviendraient pas. Aussitôt qu'une impression quelconque réveillait la douleur et le spasme de la région iléo-cæcale, l'auto-suggestion déterminée par ces sensations était trop intense pour que le malade, obéissant à la suggestion faite antérieurement, pût faire inhibition. Il fallait être là pour arrêter la crise déjà déclarée ou s'annonçant imminente. Alors, invariablement, l'application seule de ma main l'empêchait de venir ou la coupait instantanément. Il paraît certain que si j'avais pu dresser une personne, ne le quittant jamais, à faire la suggestion comme je la faisais, le malade eût fini par guérir. Toutes les crises eussent été arrêtées, et, peu à peu, le système nerveux discipliné eût désappris cette modalité fonctionnelle. C'est là une des difficultés de la thérapeutique suggestive. Tous les malades n'obéissent pas à la suggestion à échéance ; la maladie, elle-même, constitue une suggestion qui peut dominer celle faite antérieurement. Dans ce cas, il faut une action psychique suggestive au moment même des accidents qu'on veut enrayer ; quelquefois on peut la confier à une pratique médicamenteuse, en laquelle le malade a confiance. Cela ne réussit pas toujours. Il faut, dans ce cas, que le malade soit dans une clinique spéciale, entouré des personnes exercées qui sachent manier la suggestion, et la faire chaque fois qu'elle est nécessaire. Malheureusement, les malades ne se soumettent pas volontiers à cette surveillance continue, quand les manifestations douloureuses ou autres sont intermittentes. Aussitôt l'accès passé ils réclament leur liberté et oublient leur maladie, plus soucieux de leurs intérêts que de leur santé. Ils se soumettent bien à une opération ou à un appareil qui les laisse couchés plusieurs semaines dans l'immobilité ; mais ils ne comprennent pas aussi bien qu'un traitement suggestif continu de plusieurs semaines ou de plusieurs mois puisse être nécessaire pour déraciner une affection invétérée [1].

L'observation suivante peut aussi se ranger à côté des faits de névrose traumatique. Le mécanisme psychique n'est pas douteux.

OBSERVATION XVIII. — *Vomissement de lombric dans le cours d'une fièvre typhoïde. — Douleur abdominale consécutive enlevée par suggestion. — Sensation de ver qui remonte, enlevée par action suggestive de la santonine.*

R... (Félicie), âgée de dix-sept ans, est entrée à l'hôpital le 2 novembre 1889, pour une fièvre typhoïde bénigne qui suit son cours normal et dont je n'ai pas à retracer l'évolution. L'affection était arrivée vers sa fin, en voie de défervescence, le 24 novembre au soir, vingt-neuvième jour, lorsque la malade vomit un lombric. A la suite de ce vomissement, elle ressentit un point qu'elle accusa le lendemain matin à la visite, au-dessus et en dedans de l'épine iliaque antérieure et supérieure droite. Ce point douloureux fixe n'existe que pendant les mouvements de la malade. Dans la soirée, elle ressentit de plus un chatouillement le long de l'œsophage : elle prétend que c'est un autre ver qui remonte de l'abdomen à la gorge. Elle a des envies de vomir quand elle boit. L'abdomen était le soir très douloureux au niveau du point indi-

---

1. A l'époque où je traitai ce malade, la laparotomie n'était pas une opération aussi usuelle qu'aujourd'hui. Il est certain que actuellement, en présence du résultat seulement passager de cette suggestion, je n'aurais pas hésité devant l'intervention chirurgicale pour enlever les brides ou adhérences probables, substratum organique de cette psychonévrose.

qué, et à la pression on déterminait une douleur très vive à la région hépatique. Le matin, 25, on produit par suggestion à l'état de veille une douleur intense dans toute la région de l'abdomen.

Je mets la malade facilement en sommeil profond, avec amnésie au réveil et je suggère la disparition de la douleur. Au réveil, elle ne ressent plus en effet aucune douleur ni spontanée, ni à la pression. Mais elle a toujours la sensation d'un ver qui remonte vers la gorge. Pour tuer le lombric ou déraciner l'idée du lombric et la sensation qui est attachée, je prescris comme contre-vers six pilules de santonine de 5 centigrammes dont elle prendra trois dans l'après-midi, trois le lendemain matin. A la suite de cette ingestion, la sensation se dissipe, sans qu'aucun ver soit rendu par les selles. La défervescence continue, sans douleur et sans aucun trouble.

II

OBSERVATIONS D'HYSTÉRIE CONVULSIVE

J'arrive maintenant aux observations de grande hystérie non traumatique traitée par la suggestion.

OBSERVATION XIX. — *Hystérie convulsive à la suite d'une frayeur.* — *Guérison par la suggestion.* — *Récidive à la suite d'une frayeur.* — *Nouvelle guérison par la suggestion à distance.*

Une jeune dame de vingt-trois ans, habitant Rio-Janeiro, vint me consulter le 23 juin 1893 pour des crises d'hystérie datant de dix-huit mois, développées à la suite d'une frayeur due à un accident de voiture, les chevaux s'étaient emportés ; la dame ne fut pas blessée, mais effrayée. Immédiatement elle eut une névralgie faciale droite à laquelle elle était sujette et deux heures après, une grande crise d'hystérie ; pendant un an, elle eut sept à huit crises par jour. A partir de la première, la névralgie est accompagnée d'un tic facial convulsif contenu.

Au bout de six mois, un médecin du Brésil essaya l'hypnotisme et parvint dès la seconde séance à guérir le tic facial. Mais les crises continuèrent malgré l'hypnotisme, en diminuant un peu de fréquence et d'intensité. Le mari emmène sa femme en Europe continuant lui-même à l'hypnotiser avec la plus grande facilité. Les crises étaient plus courtes, mais persistaient. La malade avait un minimum de quatre crises par jour, *survenant régulière-ment à chaque repas*, toujours au second plat, de plus la moindre émotion en ramenait une.

Toutes les médications furent essayées : l'hydrothérapie, trois cents douches froides et chaudes, l'électricité statique, tous les bromures ; je fus le dix-neuvième médecin consulté. Charcot l'avait été avant moi.

Le 21 juin la malade vint chez moi. Dans mon cabinet, elle eut une crise durant une minute avec perte de connaissance, secousses des quatre membres. Pendant cette crise, je lui dis doucement : « Vous savez, cela est votre dernière crise. »

Revenue à elle, je l'endormis instantanément en lui disant sim-plement : « dormez ! » Son mari et le médecin brésilien l'avaient endormie comme moi. Elle était très docile, très suggestible.

Quand elle fut endormie, je vis sa respiration devenir hale-tante et sa face s'injecter. Alors je lui dis : « Vous ne devez avoir aucune émotion, aucune peur ; vous respirez bien ; vous êtes bien à votre aise, comme quand vous êtes éveillée. D'ailleurs vous pouvez me parler en dormant. Comment vous trouvez-vous ? » — « Bien. » — « Vous n'avez plus peur ? » — « Non. » — « Et maintenant vous sentez que vous êtes guérie. » — Elle dit : « oui » d'une voix brève et assurée. — « Vous mangerez avec plaisir, et après le premier plat, vous serez très gaie, parce que vous sentez que vous ne pouvez plus avoir de crise. » — Elle dit « oui ». — « Et, quoiqu'il arrive, vos chevaux prendraient de nouveau le mors aux dents, vous serez calme, vous n'aurez plus jamais de crise ». — Elle répond avec assurance : « Jamais. » Au réveil elle était convaincue de sa guérison. Elle resta encore six jours à Nancy et je répétai la suggestion chaque jour. Elle n'a plus eu une seule crise depuis la première séance et me l'a confirmé par lettre.

Le 12 janvier 1895, dix-huit mois plus tard, une lettre m'an-nonce qu'elle avait été admirablement guérie, mais qu'il y a quel-ques jours à la suite d'une grande fatigue et d'assez grandes contrariétés, les crises sont revenues. Dans cette lettre, cette dame me prie de lui envoyer une réponse suggestive au Brésil. Je lui ai écrit qu'au reçu de ma lettre, après l'avoir lue, elle se coucherait sur un fauteuil et s'endormirait. Pendant le sommeil la même suggestion se ferait que jadis dans mon cabinet. Elle m'entendra lui dire que maintenant aucune frayeur ni contrariété ne lui feront quelque chose. J'ajoute que tous les jours à dix heures du matin, elle s'endormira sur le même fauteuil avec la même suggestion, cela pendant dix jours, puis qu'elle attendra dix autres jours et m'annoncera sa guérison.

Le 9 mars 1895, je reçois la lettre suivante :

« Cher docteur et ami, c'est une lettre de remerciement et d'admiration pour vous que je vous écris aujourd'hui. Je suis guérie, et j'en suis convaincue, guérie pour toujours. J'ai reçu votre lettre contenant la suggestion que vous me faisiez de Nancy à Rio, le 22 février ; j'ai suivi immédiatement et à la lettre vos conseils ; je me suis mise dans un fauteuil, j'ai lu votre lettre, je me suis endormie d'un très bon sommeil très calme, et après un quart d'heure de ce sommeil si bon, je me suis réveillée. Dès le premier jour, mes crises ont cessé, et depuis, elles n'ont plus jamais reparu. Je ne sais pas vraiment, cher docteur, comment vous remercier de m'avoir rendu la santé, etc. »

J'ai eu depuis, tous les ans, des nouvelles de ma malade qui est demeurée guérie.

Pourquoi ai-je pu guérir en une séance cette malade que les autres médecins, même l'hypnotisant, n'avaient pas pu guérir ? Je l'aurais aussi bien fait à l'état de veille.

Pendant le sommeil provoqué, je constatai chez elle une respiration haletante, une concentration émotive qui maîtrisait sa conscience et l'empêchait sans doute de se donner à la suggestion de l'opérateur. J'ai calmé cette émotivité, j'ai empêché la malade de se concentrer sur ses impressions personnelles, j'ai dérivé son attention en dehors d'elle, je l'ai fait converser avec moi pour être sûr qu'elle était tout entière à ce que je lui disais, pour neutraliser aussi cette tendance à l'extase ou à l'auto-suggestion émotive qui neutralisait dans une certaine mesure l'hétéro-suggestion. Comme un cheval qui se cabre toujours au même endroit, la malade faisait toujours une crise après le premier plat du repas. Je lui ai suggéré pour ce moment une impression de gaîté et d'assurance inhibitoire des crises. Et ce faisant, j'ai fait l'éducation de sa volonté, j'ai fait de la suggestion rationnelle, là où les autres se contentaient de l'hypnotisme ; et j'ai réussi là où ils avaient échoué.

OBSERVATION XX. — *Hystérie convulsive depuis deux ans. — Influence de la suggestion sur l'évolution des crises, leur production et
leur inhibition.*

Marie-Emilie F..., âgée de dix-huit ans, entre à l'hôpital le
10 juin 1890 pour une hystérie datant de deux ans. Rentrant chez
elle un dimanche, elle rencontra devant la maison cinq hommes
qui se battaient. Elle fut effrayée et sentit une douleur dans les
deux bras et au creux épigastrique. Cette douleur persista sans
crises ; elle dut rester alitée pendant deux mois, avec un malaise
nerveux dont elle ne peut donner aucun détail, si ce n'est qu'elle
dormait beaucoup et ne mangeait pas. Au bout de ce temps, elle
commença à se lever, mais ne put reprendre son travail, elle était
ouvrière en chaussures, se sentant trop faible. Trois mois après
ce début, environ, elle aurait eu, si ses souvenirs sont précis, la
première crise d'hystérie, à la suite d'une dispute avec sa
sœur. Cette crise débuta par de sensations d'angoisse et de constriction quelle ne put dominer, puis elle tomba à la renverse et
resta deux heures sans connaissance. Au bout de deux à trois
mois, seconde crise moins longue, mais plus intense que la première. Dans l'intervalle douleur épigastrique continue.

Huit mois après le début, elle put reprendre son travail, mais
dut bientôt le quitter, car elle eut trois crises dans l'atelier. Puis
celles-ci devinrent fréquentes, surtout au moment des époques,
irrégulières, sans qu'elle puisse préciser leur fréquence. Obligée
de quitter l'atelier, elle vendit des laines sur la place du marché,
mais depuis six mois elle ne travaille plus et garde la maison.
La semaine dernière elle se rappelle deux grandes crises. Elle
s'est présentée à la consultation le 9 juin et y eut deux crises.
Depuis son entrée à l'hôpital le 9 jusqu'à ce matin (10 juin), elle
en a eu deux d'un quart d'heure chaque, avec grands mouvements et perte de connaissance.

Le 10 juin au matin je la trouvai en pleine crise, la tête renversée en arrière, en pleurosthotonos avec grands mouvements
et contorsions ; cela durait depuis un quart d'heure quand *je
l'arrêtai en quelques secondes par suggestion*. Elle ne se souvenait
de rien. Alors je pus l'interroger et obtenir d'elle les renseignements qui précèdent, renseignements incomplets, car la malade
n'a pas souvenir de la plupart de ses crises. C'est une jeune fille
bien constituée, sans maladies antérieures, d'intelligence moyenne,
assez docile de caractère. L'examen des organes ne démontre rien
d'anormal. Elle n'a pas d'anesthésie, ni d'ovarialgie, mais une

douleur vive, spontanée et à la pression, à la région épigastrique, et une autre dans le tiers supérieur du sternum ; l'attouchement de ces régions détermine une contraction douloureuse des traits de la face. Celle-ci est toujours anxieuse, mobile ; les muscles frontaux se contractent souvent, dénotant des impressions pénibles ou douloureuses qu'elle rapporte surtout à l'estomac. Cependant les digestions sont bonnes, la malade a bien mangé hier.

Pendant que je l'examinai le 10 juin, la malade, très impressionnable, a une nouvelle crise qui débute toujours par des contorsions et des grands mouvements avec occlusion des yeux et arc de cercle sur le côté gauche. Pendant la crise, j'affirme qu'il y a un point sur la région frontale dont la compression arrête la crise. Je presse ce point arbitraire et la crise en effet s'arrête instantanément ; la malade ouvre les yeux sans se souvenir de rien. J'affirme alors que la compression d'un point sur l'occiput réveille la crise. Je comprime cette région, aussitôt survient une angoisse douloureuse, une constriction épigastrique et laryngée ; les yeux se ferment ; le corps se renverse en arrière, puis sur le côté gauche, avec de grands mouvements cloniques. Après trois minutes de convulsions, je dis que la malade va entrer dans une nouvelle phase, qu'elle voit des hommes qui se battent, un incendie qui éclate autour d'elle. Bientôt en effet, la face exprime la terreur, elle se cache sous les draps, jette des cris. Alors je dis qu'elle va avoir des hallucinations gaies ; elle va voir des hommes qui dansent et des diablotins qui la chatouillent au cou et qui la font rire. En effet, sa face change d'expression et est agitée par les grimaces d'un rire provoqué. Cela fait, je provoque par suggestion une nouvelle phase avec contracture et grands mouvements, au milieu de laquelle, après deux minutes de contorsions, j'arrête brusquement la crise par l'attouchement du point frontal.

Au réveil la malade se souvient de ses hallucinations. Je l'endors ensuite, en sommeil profond avec amnésie au réveil et je lui suggère de ne plus avoir de crise.

11 juin. — La journée et la nuit ont été bonnes, sans nouvelle crise. Ce matin la malade est assez bien, mais porte sa main à l'épigastre qui est douloureux. Elle répond bien aux questions ; l'intelligence est nette, surtout quand on fixe son attention et qu'on la détache de ses sensations. Abandonnée à elle-même, elle a de la tendance à s'assoupir.

12. — A été bien hier. La pression du point occipital produit une respiration haletante ; la face se renverse en arrière, les yeux

se convulsent ; de grands mouvements irréguliers surviennent, elle se jette de côté et d'autre, la contracture alterne avec ces mouvements ; les bras se crispent. Je cesse la pression du point occipital. La raideur du corps et des bras disparaît après une demi-minute et fait place à une résolution complète avec persistance de la contracture en extension des membres inférieurs et apparence de sommeil. Je touche le point frontal ; la malade se réveille — Suggestion de guérison.

13. — La malade a eu hier une crise de dix minutes. Je produis toujours les mêmes phénomènes par attouchement du point hystérogène suggéré, je provoque une phase de grandes convulsions, une phase d'hallucinations tristes, puis gaies, une nouvelle phase de grandes convulsions et le réveil par attouchement du point frontal. — Suggestion et sommeil provoqué de une heure.

16. — La malade n'a plus eu de crises, mange bien, digère bien ; la douleur épigastrique existe toujours, mais atténuée. La respiration est toujours haletante, à 70 mouvements par minute et ne peut être ralentie immédiatement par suggestion.

17. — Va bien ; n'a plus de crises. Respiration moins haletante, 56.

La malade continue à bien aller ; n'a plus de nouvelles crises. Le 19, elle accuse de la douleur à la région de l'hypocondre droit : cette douleur est enlevée par suggestion, mais il faut éviter d'explorer la région abdominale en général avec trop d'insistance pour ne pas la réveiller. La respiration, moins haletante, est encore accélérée, à 44.

La malade va bien jusqu'au 25 juin ; ce jour à cinq heures du soir, elle a une crise spontanée qui est arrêtée par suggestion.

Le 27 juin, elle accuse des douleurs dans le cou depuis plusieurs jours. — Elles disparaissent par suggestion hypnotique.

Elle va bien, sans crises les jours suivants. Le 2 juillet, elle accuse une difficulté pour avaler les aliments, même la salive. La pression sur le cartilage thyroïde détermine une vive douleur qui est enlevée par le sommeil provoqué. À l'examen de la gorge, le pharynx est un peu rouge.

Le 3. — Accuse une sensibilité douloureuse à l'occiput, qui est enlevée facilement.

La malade continue à bien aller. Elle est en voie de guérison. Mais l'impressionnabilité nerveuse n'a pas encore suffisamment disparu pour qu'on puisse l'abandonner déjà à elle-même. Il est certain qu'en continuant la suggestion, on arriverait à la guérison complète. Mais dans la journée du 5, la malade, avec deux autres

de la salle, a une altercation avec la sœur, qui leur défendait
d'aller au jardin potager, et les trois malades, se suggestionnant
réciproquement, quittent l'hôpital.

Cette observation montre le rôle que la suggestion consciente ou inconsciente peut jouer dans la phénoménologie
de l'hystérie et aussi son influence thérapeutique. Ajoutons
qu'à cette époque je ne maniais pas comme aujourd'hui la
suggestion à l'état de veille dans l'hystérie.

OBSERVATION XXI. — *Hystérie convulsive ancienne.* — *Suppression
des crises par suggestion et intimidation.*

D... (Constance), âgée de vingt et un ans, habitant Bruyères
(Vosges) avec ses parents, m'est adressée le 7 juillet 1890, à
l'hôpital, par le Dr Marlier, pour une hystérie opiniâtre datant
de cinq ans et demi. Elle rencontra, dit-elle, à la tombée de la
nuit, un homme dans un chemin, prit peur, poussa un cri et se
sauva. Les jours suivants, elle n'eut que des battements de cœur
sans autres symptômes. Au bout de quatre jours, le souvenir de
l'homme se présente à son esprit, et elle eut une crise ou une
série de crises avec convulsions, pendant trois jours ; elle ne se
rappelle pas ce qui s'est passé pendant ce temps.

La seconde crise, dit-elle, eut lieu au bout d'un mois et dura
une heure : huit jours après, vint la troisième crise. Depuis, elle
a des crises variables d'intensité et revenant à des intervalles
variables. La seconde année, elle resta trois mois sans en avoir.
Elle ne peut, d'ailleurs, donner de renseignements précis sur ce
qu'elle a présenté pendant ces années. Tout ce qu'elle peut dire,
c'est que, depuis quinze jours, les crises reviennent presque tous
les jours. Elles débutent par une sensation de chatouillement à
la partie supérieure du sternum, et une forte douleur au synciput.
Au bout de une à deux minutes, elle tombe, se débat ou reste
dans le sommeil ; ces crises durent plus ou moins, de un quart
d'heure à une heure.

Comme antécédents, elle accuse, vers l'âge de dix-neuf ans,
des coliques fréquentes sans diarrhée. Elle est réglée assez
régulièrement pendant trois jours chaque mois ; les crises sont
plus fréquentes au moment des époques. Nous ne pouvons savoir
s'il y a des antécédents nerveux héréditaires.

Assez bien constituée, lymphatico-nerveuse, elle ne présente aucune altération organique.

Le jour de son arrivée, à onze heures du matin, la malade s'endort, sans secousses ; pendant ce sommeil, elle se raidit trois ou quatre fois pendant quelques secondes ; les yeux entr'ouverts, la face sans expression, pâle, la respiration faible, le pouls petit. La sœur effrayée m'appelle. Je reconnais une crise de sommeil hystérique avec contracture, durant depuis trois quarts d'heure. Je la réveille rapidement par affirmation suggestive. Elle n'a aucun souvenir au réveil. Toute la journée, elle a des frissons, mais pas de crises. La nuit, elle a mal aux dents et ne peut dormir.

Le lendemain 8, elle présente une forte fluxion buccale avec commencement d'abcès sur la joue droite ; elle a des dents cariées et une douleur vive au niveau de la première molaire gauche.

La sensibilité tactile est partout intacte ; celle à la douleur partout obtuse. Pas d'ovarialgie, pas de douleurs à la pression du ventre. On peut d'ailleurs, par affirmation suggestive, provoquer partout, à volonté, une douleur vive.

En pressant sur la partie supérieure du sternum, je détermine, par suggestion, une crise. Les yeux se convulsent en haut, les paupières se ferment d'abord ; puis le corps reste immobile, les yeux sont de nouveau entr'ouverts ; l'expression faciale est inerte ; les membres supérieurs sont contracturés, le bras gauche en flexion, le droit en demi-flexion ; les jambes sont contracturées. Il y a de la catalepsie. Quand on met la jambe gauche en l'air, elle y reste. La malade ne répond pas aux questions. Je cherche à abaisser la jambe gauche sans y arriver, elle est en catalepsie rigide.

Je touche alors le sternum en affirmant que la malade va avoir des convulsions. Bientôt en effet, elle plie les jambes, lève les bras, les abaisse, tord le tronc. Je dis : « Ces mouvements s'arrêtent. » La malade reste rigide au travers du lit en opisthotonos.

Je détermine ensuite une phase hallucinatoire pénible : « un chien la mord, etc. » Bientôt elle raidit en opisthotonos, crie, agite son bras droit, fait des efforts pour chasser un chien imaginaire.

Je suggère ensuite une phase d'hallucinations gaies ; « vue de petits anges, prière, etc. » La malade s'asseoit, le regard en l'air, les mains jointes, en extase, elle prie : « Je vous salue, Marie, pleine de grâces, etc. »

Je dis qu'il va de nouveau se produire une crise avec secousses.

Les yeux se convulsent en haut, le corps se cambre en arrière, en opisthotonos, la tête en bas du lit; aussitôt que je parle de secousses ou de mouvements, des secousses se produisent dans tous les membres, mais ne se continuent pas; elle revient en état rigide, avec tendance naturelle pour cet état.

Pendant cette crise d'opisthotonos, la malade est réveillée en un quart de minute par affirmation suggestive en touchant le front. Au réveil, elle répond immédiatement à toutes les questions et ne se souvient de rien.

Je provoque alors le sommeil calme et profond.

9 juillet. — A été bien dans l'après-midi, sans crises. Ce matin, elle est tombée spontanément en catalepsie rigide; elle semble se complaire dans cet état d'où je ne la réveille que difficilement : elle cherche à y revenir instinctivement.

10. — A son époque depuis hier soir. Accuse une constriction épigastrique. La respiration est haletante, 64 par minute. — Suggestion.

La fluxion buccale est guérie.

11. — Pas de crise hier. On a voulu la faire lever et marcher, comme je l'avais prescrit. Mais elle s'est recouchée tout de suite, dans un état de somnolence avec rêvasserie qu'elle recherche volontiers, en dehors de ses crises. Elle mange assez bien, mais présente encore cet état d'atonie physique et morale. — Suggestion.

12. — Même état. Hier soir, à 5 heures et demie, crise convulsive spontanée, avec grands mouvements, qui a duré pendant vingt minutes et s'est dissipée spontanément. Pendant la nuit, au dire des voisines, elle aurait eu une crise.

Ce matin, pendant la visite, elle riait; mais aussitôt qu'elle m'entendit de loin parler d'elle, elle tomba en catalepsie rigide. Je la réveille facilement en lui tapant sur la joue. Mais sitôt qu'elle est livrée à elle-même, sa face reprend un air rêveur, extatique, béat; et le corps s'immobilise de nouveau en catalepsie rigide. J'ai beau la suggestionner, affirmer qu'elle va se réveiller, marcher, elle reste dans cet état où elle se complaît. On dirait que familière avec la suggestion, elle s'habitue à résister, dominée par ses sensations préférées d'auto-suggestion involontaire.

Alors je fais de la suggestion par intimidation; je fais chauffer le thermocautère : j'affirme que si dans dix minutes, elle n'est pas levée, on lui mettra des raies de feu sur l'estomac. Quand le thermocautère arrive, elle se réveille, puis se lève et marche; tout cela se fait avec une certaine ingénuité; il n'y a ni simulation, ni mauvaise volonté consciente. C'est un état de catalepsie avec extase involontaire dans lequel elle se complaît, que ses instincts provoquent; que la suggestion simple n'a pu réprimer, que la suggestion avec crainte du fer rouge a pu rompre.

14. — La malade a été bien pendant ces trois jours, elle est restée levée et s'est occupée dans la salle. Hier, cependant, elle ne voulait pas se lever. Ce n'est qu'après suggestion et admonestation qu'elle s'est décidée à le faire.

Ce matin, elle a peu travaillé; mais, à 10 heures, elle se met de nouveau sur sa chaise, reste immobile, rêveuse, cherchant son extase cataleptique. La respiration est haletante, etc. Le pouls est à 92. Constipation depuis cinq jours. Hier soir n'a pas mangé. A voulu jeter son dîner par la fenêtre. — Suggestion.

15. — Pour la sortir de cet état d'atonie où elle se complaît, je provoque une crise convulsive avec contracture, hallucinations gaies et tristes; puis je la réveille par suggestion. Mais aussitôt réveillée, elle retombe en extase cataleptique. Je la menace du fer rouge, puis je l'électrise vivement pour la faire sortir de cet état, la menaçant de recommencer si elle se rendort.

16. — La malade a été très bien hier à la suite de cette suggestion par intimidation; elle s'est levée, a travaillé toute la journée. Je l'encourage dans cette bonne voie Je la suggestionne à l'état de veille.

17. — A continué à être très bien. Elle est très active, n'accuse plus aucune douleur, se lève même de bonne heure pour travailler.

Cet état continue les jours suivants; la malade est toute transformée. Dans la nuit du 20 au 21, elle a comme une velléité de crise qui n'aboutit pas. Se réveillant tout d'un coup pendant son sommeil, elle s'est levée sur son lit et s'est raidie un instant; mais tout s'est vite dissipé.

Elle va, le 23 juillet, à la recherche d'une place, et l'ayant trouvée dans une ferme à Pixerecourt, près de Nancy, elle sort, le 24 juillet, se sentant tout à fait bien; la malade était, à l'hôpital, reçue aux frais de la subvention départementale : celle-ci étant épuisée, elle n'a pas pu être conservée plus longtemps. Le traitement n'a pas été prolongé assez pour que nous espérions une guérison sans rechute.

Nous avons vu, dans ce cas comme dans d'autres, la crise d'hystérie évoluer en diverses phases provoquées par suggestion.

Nous avons vu aussi que les moyens d'action suggestive doivent varier. L'auto-suggestion peut être plus forte que la suggestion purement verbale. La crainte salutaire du fer rouge, déjà utilisée par Boerhave, peut être nécessaire. La simulation des hystériques n'est pas absolument volontaire : notre malade n'avait ni malice, ni rouerie : les lettres qu'elle écrivait à sa famille dénotaient une pauvre fille, naïve, ingénue, sans perversité, sans ruse. Elle se mettait en extase hystérique, parce qu'elle y trouvait un certain charme, parce que ses instincts modifiés par la maladie l'y poussaient et tendaient à l'y maintenir. L'intimidation seule rompait ce charme et permettait au cerveau l'action dynamogénique nécessaire pour rentrer dans l'état normal. C'est d'une observation superficielle que de prétendre tout expliquer par une banale simulation. J'ajoute la même remarque que pour l'observation précédente.

OBSERVATION XXII. — *Crises hystériques depuis plusieurs mois, avec paraplégie complète. — Guérison des crises en trois semaines, de la paraplégie en un an par suggestion.*

Mlle X..., âgée de treize ans, habitant Bruxelles, est atteinte depuis quatre à cinq mois de crises hystériques avec paraplégie. L'affection a commencé sans cause par la paralysie de la jambe droite suivie en peu de jours de celle de la jambe gauche ; et depuis la paraplégie est complète. Quelques jours après ce début survinrent des crises hystériques, caractérisées par du sommeil, de l'oppression, de la strangulation, de la respiration haletante, de la contracture, crises durant environ une heure et demie chacune et se répétant deux à trois fois par jour. La valériane, le bromure, la quinine, l'hydrothérapie faite dans un établissement spécial, n'ont pas amené de modification notable. La paraplégie a persisté. Les crises après avoir changé plusieurs fois dans leurs allures affectent maintenant un caractère régulier. Elles se répètent, trois fois par jour, à peu près à la même heure ; chacune ayant une modalité différente quant à la succession des symptômes. Mais celles qui se reproduisent, chaque jour à la même heure, ont la même évolution : la céphalée, les mouvements convulsifs, la contracture, le rythme haletant de la respiration, le mode de réveil, tout se déroule chaque fois dans le même ordre.

Son oncle me l'amène le 1er juillet 1887. C'est une très grande fille pour son âge, treize ans, actuellement assez anémique, bien constituée, sans antécédents nerveux, sans maladie antérieure, remarquablement précoce, comme intelligence. Son père est très impressionnable, sa mère, autrefois hystérique, est depuis des années affectée de myélite chronique.

Je ne constate rien de particulier aux allures de la jeune fille. D'un caractère doux, elle est, malgré son aspect souffreteux actuel, bien équilibrée intellectuellement et moralement ; elle n'a rien de ce qu'on décrit comme caractère psychique des hystériques. Toutes les fonctions sont normales ; époques régulières depuis plusieurs mois.

Les membres inférieurs sont complètement paralysés ; la malade fléchit les diverses articulations, mais ne peut tenir la jambe en l'air. Si on la met debout, ce qu'elle ne peut faire seule, elle ne peut se soutenir seule, ni faire un pas sans être tenue par deux personnes. Alors même qu'elle s'appuie, elle ne peut pas marcher et fléchit sur ses membres. Il n'y a pas de contracture. Le réflexe tendineux des pieds est normal ; ceux des genoux sont singulièrement exagérés ; un coup sur le tendon rotulien provoque une trajectoire excessive de un demi-mètre environ décrite par le pied ; cette trajectoire débute même rien que par l'attente du coup, par l'idée du choc qu'on veut produire.

La sensibilité est partout normale. Il n'y a ni anesthésie, ni ovarialgie, pas de sensation de boule, ni de strangulation. D'ailleurs, pas de fourmillements, ni d'engourdissement, ni de rachialgie, ni de douleur en ceinture. La paraplégie paraît être simplement nerveuse. Cependant l'exagération du réflexe rotulien peut donner l'idée d'une lésion organique, ou au moins d'une irritation dynamique des faisceaux pyramidaux de la moelle.

Je propose à Mlle X... de l'endormir pour la guérir par suggestion. Elle accepte volontiers. J'arrive facilement à la mettre au premier degré : occlusion des paupières, résolution des membres, immobilité. Je ne parviens pas à maintenir l'attitude cataleptiforme. Je mets ses bras en l'air. Aussitôt que je dis qu'ils doivent y rester, la malade les baisse. Au réveil cependant, elle avoue avoir eu la sensation très nette d'assoupissement et avoir senti l'influence, par exemple la chaleur suggérée.

Je continue les jours suivants. Après trois ou quatre séances, aucun résultat n'est obtenu. Les crises restent les mêmes : la paraplégie aussi. Je viens la voir pendant une crise : les yeux sont clos, les membres contracturés, la peau insensible ; la malade ne répond à aucune question. J'essaie de la réveiller par suggestion ; je dis qu'elle va ouvrir ses yeux et remuer ses membres : elle ferme ses yeux davantage et les serre convulsivement avec plus de force, témoignant ainsi qu'elle m'entend ; mais qu'elle ne veut ou qu'elle ne peut pas vouloir obéir à la suggestion directe. Après plusieurs essais de ce genre, j'arrive à me convaincre qu'il existe chez cette jeune fille un esprit de contradiction, de contre-suggestion instinctive contre lequel sa volonté est impuissante à lutter. Son oncle confirme cette idée : très docile, elle a cependant une tendance *première* constante à prendre le contre-pied de ce qu'on lui dit. La suggestion appelle chez elle la contre-suggestion.

Le second mouvement est bon. Ainsi la jeune fille étant endormie, j'avais remarqué que si je mettais les bras en l'air, ils avaient bien de la tendance à y rester. Mais aussitôt que je lui dis qu'ils devaient y rester, elle les baisse. Alors je lui dis : « Laissez-les en l'air ou baissez-les ; cela m'est égal. Vous êtes tout de même sous l'influence de la suggestion. » Elle hésite et ne sait si elle doit les laisser ou les abaisser.

Cet état d'esprit constaté, je recommande à l'entourage de la malade de ne pas me parler devant elle de ses crises, de ne pas me dire s'il y a du mieux ou non, et de n'avoir même pas l'air d'y faire attention.

Je continue à l'endormir tous les jours et je lui dis : « Je considère que votre état nerveux est en voie de guérison. Que vous ayez encore ou que vous n'ayez plus de crises, cela ne fait rien ; je ne vous en parle pas, car elles sont destinées à disparaître. Elles peuvent encore durer quelque temps par suite de l'habitude acquise par le système nerveux. Mais la maladie elle-même est guérie. »

Je continue ainsi. Après deux ou trois nouvelles séances, j'apprends, à l'insu de la malade, que les crises diminuent d'intensité et de durée : au lieu d'une heure et demie, elles ne durent plus que trois quarts d'heure.

J'ai l'air de ne pas le savoir. Je continue à lui dire : « Vous avez toujours vos crises, je le sais ; mais la maladie est certainement guérie ; les crises disparaîtront certainement, comme elles voudront. »

Continuant ainsi pendant environ quinze jours, les crises ont au bout de ce temps, trois semaines environ après le début du traitement, complètement cessé et n'ont plus jamais reparu depuis cette époque.

Je procède d'une façon analogue pour la paraplégie. Je suggère la restauration de la motilité, j'affirme la guérison. « Elle est en train ; elle se fera forcément. » Quand je fais mine de toucher le tendon rotulien, grand réflexe, grand écart de la jambe. Je lui dis : « Cela ne fait rien ! Que votre jambe soit lancée ou non en avant, la paralysie est en voie de guérison. »

Après chaque suggestion, on essaie de lever la malade et de la faire tenir debout. Dans les premières séances, elle s'affaisse immédiatement. Peu à peu elle se tient mieux. Au bout d'un mois, elle commence, étant tenue par les deux bras, par avancer les jambes, en les lançant en avant avec un grand écart. Vers le commencement d'août, l'amélioration est notable ; elle se tient seule debout avec une canne et s'appuyant avec l'autre main ; elle fait cinq ou six pas, en s'appuyant moins sur les bras qui la soutiennent. La projection des jambes est moins prononcée ; le réflexe rotulien tend à diminuer. Mais ni la station debout seule et sans appui, ni la marche, seule, ne sont encore possibles.

J'apprends à l'oncle de la jeune fille, très intelligent et très observateur, à faire la suggestion. Il l'emmène chez lui dans le Nord, le 5 août, et continue le traitement suivant les instructions reçues, l'endormant tous les jours, lui suggérant la guérison progressive, la faisant marcher deux fois par jour.

L'amélioration alla progressive. Il fallut un an pour achever la cure. En juillet 1888, elle était terminée. Depuis, la malade marche, court, saute, n'a plus absolument aucun symptôme de paralysie ni de manifestation nerveuse. La guérison s'est maintenue parfaite. La jeune fille s'est développée : elle est méconnaissable. Elle a eu la douleur de perdre sa mère et une sœur ; elle a supporté vaillamment ces émotions. Elle m'écrit une lettre pleine de reconnaissance et témoignant d'un excellent cœur. — J'ajoute que 22 ans plus tard, en 1909, j'ai rencontré en Suisse mon ancienne cliente, mariée et mère de trois enfants, alpiniste intrépide.

Cette observation montre combien la suggestion doit être modifiée pour s'adapter à l'individualité psychique. En attaquant les crises de front, on n'arrivait pas. En laissant la malade elle-même prendre son temps et inconsciemment faire l'inhibition de ses crises, sous l'influence de la suggestion, le résultat a été obtenu.

La paraplégie a mis un an à faire sa guérison complète. Y avait-il lésion organique ? Cela est possible : l'exagération des réflexes tendineux, la lenteur de la guérison procédant graduellement peuvent le faire penser. Je crois que la diathèse hystérique, la paraplégie, l'anorexie, l'anémie, l'irritabilité spéciale de la malade étaient liées à une psychoneurasthénie d'évolution, avec localisation toxique spinale.

OBSERVATION XXIII. — *Sommeil hystérique. — Crises d'hystérie provoquées. — Guérison par suggestion. — Fièvre continue intercurrente.*

Joséphine R..., âgée de dix-huit ans, piqueuse de chaussures, entre à la clinique le 3 juillet 1890, pour des symptômes d'hystérie. Elle habite avec sa mère. Elle raconte qu'il y a huit jours, pendant son travail, elle tomba en sommeil. Depuis, à chaque instant elle a envie de dormir, ce sommeil s'accompagne de mal de tête et de picotement dans les yeux ; il dure quelques minutes sans souvenir, mais la somnolence persiste dans l'intervalle. Elle se plaint aussi depuis le début d'envies de vomir, de douleurs d'estomac, d'inappétence, elle n'a pas eu de selles depuis trois jours. Réglée peu abondamment, toujours de quelques jours en retard, elle n'a jamais eu de maladie antérieure ; elle n'a pas eu ou ne se souvient pas avoir eu de crises de nerfs. Elle n'a pas connu son père ; sa mère se plaint de rhumatisme et a des crises de nerfs, deux frères sont morts de la poitrine, deux autres se portent bien, une sœur se plaint de l'estomac.

Constitution assez bonne, tempérament lymphatico-nerveux.

L'examen des organes thoraciques et abdominaux ne fournit aucun symptôme anormal. Sensibilité normale partout.

La température est de 37,8. Le pouls à 92.

Pendant l'examen, la malade semble tomber en sommeil ; ses paupières tombent ; les yeux sont vagues ; elle répond fort mal aux questions ; souvent elle ne répond pas. Je mets ses deux bras en l'air ; ils y restent en catalepsie. En même temps les yeux se ferment à moitié, l'aspect devient hypnotique. Si je presse un peu le ventre, la malade gémit, se jette de côté et d'autre, ébauche une crise qui cependant n'aboutit pas.

Je réveille la malade par suggestion ; je lui suggère fortement de rester éveillée toute la journée, de ne dormir que le soir.

5 juillet. — La malade a dormi dans la journée seulement de deux heures et demie à trois heures et demie. Pendant la nuit, elle a bien dormi. Elle accuse toujours des douleurs abdominales qui existént depuis le début, continues, comme des coups d'épingles.

La malade répond bien aux questions, quand on l'interroge. Cependant, si on l'abandonne à elle-même, la face prend un aspect inerte. La main placée en l'air s'y maintient avec un certain tremblement. J'abaisse le bras qui continue à être agité de tremblements réguliers assez étendus. Pendant cet examen la face reste inerte ; les globes oculaires immobiles ; la malade n'a plus la force de parler. La respiration devient haletante, à 70 par minute, laborieuse. Au bout de trois minutes, angoisse, gémissements, face injectée, mouvements dans les bras, puis dans les jambes. Elle crie : « maman, maman », se met sur le côté droit, avec de grands mouvements du tronc et des membres ; cris plaintifs ; aspect de terreur ; yeux entr'ouverts. L'angoisse douloureuse est si vive que j'arrive difficilement à fixer l'attention de la malade. Je dis à plusieurs reprises : « Tout est fini ; le calme revient. » La malade semble obsédée par ses sensations et accepte difficilement la suggestion que je répète énergiquement. Au bout de trois minutes je continue la suggestion très doucement, je mets la main sur son front. Enfin après cinq minutes de suggestion, la malade redevient calme. Je suggère la vue d'anges volant autour d'elle. Ensuite je la réveille facilement. Elle dit être très bien. Je l'interroge ; elle ne se souvient pas d'abord. J'insiste : elle dit avoir eu mal dans les membres. J'arrive à lui faire dire qu'elle voyait sa mère, et qu'elle étouffait. Elle ajoute : « Elle est partie maintenant. »

Si je presse sur le ventre, elle se renverse douloureusement en arrière. Je lui fais une suggestion vigoureuse à l'état de veille et lui affirme qu'elle n'aura pas sommeil pendant la journée.

7. — Va bien depuis avant-hier. A dormi une heure dans l'après-midi seulement. N'a plus le besoin continuel de sommeil. Les douleurs abdominales n'existent pas ce matin. Les règles ont apparu aujourd'hui.

8. — A dormi dans l'après-midi une demi-heure environ. Du reste va bien. Les règles continuent ; sensibilité dans le ventre. Accuse une légère douleur dans les yeux, et un point au-dessous du rebord axillaire gauche. Suggestion hypnotique. Au réveil n'a plus de sensations douloureuses.

10. — Va bien. N'a eu que quelques douleurs dans les tempes le soir. Suggestion.

11. — N'a plus de mal de tête. L'époque menstruelle est terminée.

15. — Se plaint d'une douleur au-dessous du rebord costal droit qui est enlevée par suggestion.

18. — Plus de crises, ni de sommeil nerveux. Présente seulement une certaine torpeur ; depuis quelques jours, petits mouvements choréiques dans les bras.

21. — Accuse encore des douleurs dans la tête. Par suggestion on fait disparaître les mouvements choréiques des bras. La sœur dit que la malade a voulu se lever hier ; mais elle a dû se recoucher, car elle est très pâle étant levée et tombe en torpeur. — Par affirmation, je détermine de nouveau en pressant au-dessous du rebord costal une douleur vive. La malade pleure, pousse des cris, ébauche une crise. Je touche le point symétrique de l'autre côté en disant que tout rentre dans l'ordre ; les pleurs cessent et la malade redevient calme. Je touche le front en disant : « Elle s'endort », elle ferme les yeux et tombe en hypnose. Je suggère la guérison.

23. — A été calme hier, mais n'a pu rester levée à cause de la pâleur. La joue gauche est gonflée ; la fluxion est due à l'évolution de la dent de sagesse et disparaît en deux jours. La fièvre se déclare ; la température monte à 40° ; la langue est blanche. Il s'agit d'une fièvre continue qui évolue favorablement, sans aucun symptôme nerveux et se termine en dix jours, d'une façon abortive. Pendant le cours de cette fièvre, il n'y a ni stupeur, ni somnambulisme, ni douleur abdominale. L'affection hystérique semble guérie.

L'hystérie chez cette jeune fille coexistait avec l'incubation d'une fièvre typhoïde ; mais elle a précédé le début de cette fièvre de près d'un mois, de trop longtemps pour qu'on puisse établir entre les deux maladies autre chose qu'une coïncidence. Je crois plutôt que dans ce cas, comme dans le précédent, l'hystérie était greffée sur des troubles psychoneurasthéniques liés à l'évolution. Le germe de la fièvre a sans doute été contracté à l'hôpital ; il y en avait dans la salle. L'hystérie revêtait la forme de sommeil. On a vu combien la malade était influencée, comme toutes les hystériques, par suggestion. On a pu la réveiller. On aurait aussi pu prolonger ce sommeil, faire de cette malade une de ces dormeuses prolongées dont les journaux nous entretiennent de temps en temps et qui prolongent leur sommeil d'autant plus longtemps que l'attention et la curiosité des assistants étudiant ce sommeil constituent pour elles une véritable suggestion à le continuer. Des crises convulsives ont succédé au sommeil. La suggestion avait mis fin à toutes ces manifestations quand la fièvre continue a débuté, et évolué sans aucun trouble nerveux.

OBSERVATION XXIV. — *Grandes crises d'hystérie arrêtées par suggestion. — Vomissements incoercibles datant de quatorze mois. — Aphonie nerveuse datant de onze mois. — Guérison en quelques jours par suggestion à l'état de veille.*

X..., âgée de vingt-six ans, travaillant à la campagne, entre dans mon service le 12 décembre 1901, envoyée par mon élève le Dr Voinot, de Haroué (M.-et-M.) ; c'est une hystérique avec aphonie et vomissements.

Elle n'a pas d'antécédents héréditaires. Vers l'âge de treize ans, elle a eu pendant trois mois des abcès aux jambes. L'affection actuelle a commencé il y a seize à dix-sept mois, en juillet 1899. Elle se serait refroidie en courant après une vache ; elle avait ses règles depuis deux jours ; ses règles se suspendirent pendant deux mois. Depuis ce moment, elle se sentit faible et ressentait des douleurs d'estomac après avoir mangé, douleurs qui allèrent en augmentant ; elle ne pouvait plus supporter le vin qui lui donnait alors des crises de nerf légères. Les règles reparues, elle se trouve un peu mieux, mais reste faible. En septembre 1900, elle a commencé à vomir, à la suite d'épouvante, immédiatement après les repas ; le lait seul passe à condition qu'il soit pris par petites gorgées.

Le 20 octobre, elle eut la première grande crise d'hystérie. « La première fois que je l'ai vue, m'écrit le Dr Voinot, elle avait une crise épouvantable qui durait depuis deux heures de l'après-midi ; elle ressentait alors de très vives douleurs au niveau de l'estomac, et ses parents réunis autour d'elle croyaient qu'elle allait mourir. Je suis arrivé auprès d'elle à neuf heures du soir et lui fis aussitôt la suggestion à l'état de veille d'après les principes que j'ai eu l'honneur d'apprendre auprès de vous, et j'eus le bonheur de voir cette crise cesser aussitôt. Les douleurs avaient disparu complètement et comme par enchantement. A partir de ce moment, elle alla un peu mieux et put digérer le lait et les aliments très légers que je lui ordonnais et qu'elle vomissait jusqu'alors.

« Ce mieux dura environ un mois ; puis elle eut mal de nouveau. Alors comme je ne pouvais aller lui faire la suggestion assez souvent, car je n'habite pas dans son village, je remis à ses parents un simple morceau de papier blanc. Dès que la crise venait et qu'on lui appliquait le papier venant de moi, la crise se calmait ; mais les vomissements revinrent très tenaces et je ne pus les arrêter qu'avec quelques gouttes de laudanum. Maintenant (6 mars 1901), ils continuent encore. Voilà environ un mois et demi que je ne l'ai pas revue ; et son père m'ayant consulté aujourd'hui j'ai pensé qu'elle ne pouvait être mieux soignée que dans votre service à l'hôpital où je vous ai vu opérer déjà tant de guérisons extraordinaires. C'est une hystérique éminemment suggestible dont les crises sont caractérisées par une douleur vive au niveau de l'estomac et qui vomit tout ce qu'elle prend. »

Les crises d'hystérie continuèrent jusqu'en mars 1901, durant une à deux heures, se répétant pendant une demi-journée ou une journée. Une fois la série des crises a continué pendant trois jours. D'octobre à février, elle a subi dix à douze fois la suggestion. Le Dr Voinot les arrêtait chaque fois quand il était présent. Elles allèrent en diminuant d'intensité et de fréquence ; et depuis mars elle n'a plus eu de grandes crises, mais seulement des crampes dans les bras.

Les vomissements alimentaires persistèrent ; ils avaient commencé un mois avant la première crise avec douleur au creux épigastrique. Il y a deux mois, elle a vomi pendant un mois de petits caillots de sang avec les aliments ; ces hématémèses peu importantes ont cessé spontanément.

Enfin, il y a onze mois, en janvier dernier, la voix s'est affaiblie un jour sans cause, et depuis ce jour elle est restée à peu près aphone, malgré les frictions de cocaïne sur le larynx et le palais.

Depuis le mois d'avril, toux, très violente au début, qu'elle attribue à un refroidissement et qui a diminué depuis.

Ajoutons que la malade a souvent des maux de tête, quelquefois des vertiges, parfois aussi des palpitations, qu'elle dort peu, trois heures au plus par nuit, et qu'elle a des cauchemars. Les époques sont irrégulières, très pâles, variables de fréquence, elle a des pertes blanches.

Le 14 décembre, je vois la malade. Bien constituée, elle présente quelques symptômes de chlorose ; pâleur des lèvres contrastant avec des joues fortement colorées ; souffle veineux continu avec renforcement, et souffle carotidien ; roséole émotive. On constate un peu d'expiration soufflée au sommet gauche ; la malade tousse encore, mais ne crache pas. Le pouls très émotif varie dans une minute de 60 à 90. Les urines très peu abondantes, sont très denses ; ce qui est en rapport avec les vomissements. On constate de la douleur au creux épigastrique, sans dilatation d'estomac ; peu d'appétit. Constipation. D'ailleurs la sensibilité existe partout, à la pression.

La veille au soir, la malade a eu une petite crise de nerfs, caractérisée par des douleurs dans les membres, des gémissements, un léger tremblement pendant quelques minutes ; elle n'a plus de grandes crises.

En pressant l'épigastre et suggérant une crise, on ne détermine qu'une respiration un peu haletante, et une légère sensation de constriction à la gorge ; la crise n'aboutit plus.

La malade est d'ailleurs très suggestible, cataleptisable, avec automatisme rotatoire ; elle est susceptible d'être endormie, non hallucinable.

Je commence par guérir son aphonie datant de onze mois par suggestion à l'état de veille. Je fais quelques frictions suggestives sur le larynx et l'excite à lire à haute voix. En quelques minutes la voix est restaurée.

Je fais la suggestion contre les vomissements et pour le sommeil.

16 décembre. — La malade a eu de petites crises courtes ; douleurs, gémissements. Elle ne vomit plus. Sa voix est restée bonne. Continuation de la suggestion à l'état de veille.

17. — La malade mange de tout. Hier elle a eu quelques envies de vomir, mais elle a pu faire l'inhibition, s'affirmant qu'elle ne vomirait pas. Elle a dormi plus que la nuit précédente, s'est endormie à neuf heures, réveillée à dix heures et demie ; et rendormie de deux à cinq heures. Depuis quinze mois, elle dormait au plus trois heures. — Suggestion spéciale pour le sommeil : elle devra se rendormir immédiatement si elle se réveille.

18. — Se trouve bien, mange des œufs, ne vomit pas. S'est réveillée et rendormie immédiatement.

20. — Céphalée frontale qui est enlevée en une minute par suggestion, et cause encore par moment une sensation dans la gorge.

23. — La céphalée enlevée le 20 a reparu hier ; a eu peu de sommeil, des cauchemars. — Suggestion.

24. — Va bien et continue à aller bien ; ni vomissements, ni insomnie. La voix restaurée se maintient. La malade ne ressent plus qu'un certain degré de faiblesse naturelle après quatorze mois de vomissements.

Le 28, elle demande à rentrer chez elle. Le Dr Voinot m'a appris que la guérison s'est maintenue radicale.

En résumé, une jeune fille impressionnable est prise, après une suspension de règles, de gastralgie, suivie de vomissements nerveux, avec maux de tête, cauchemars, vertiges, symptômes indiquant une psychoneurasthénie. Sur ces symptômes se greffent au bout de trois mois des accès de grande hystérie que la suggestion à l'état de veille enraie et qui finissent par disparaître.

Les vomissements nerveux continuent pendant quatorze mois, avec insomnie, céphalalgie ; l'aphonie nerveuse, nouvelle psychonévrose, s'y ajoute et dure onze mois. Le tout cède rapidement et radicalement à la psychothérapie à l'état de veille.

OBSERVATION XXV. — *Crises d'hystérie infantile due à une frayeur avec tristesse et cauchemars, datant de dix-huit mois. — Guérison de l'hystérie dès la première séance suggestive et de l'état nerveux en quelques jours.*

Lucie L... est âgée de onze ans. Elle m'est amenée de Charleville, par son père, le 7 mars 1890. Cet enfant, d'un tempérament impressionnable, née d'un père nerveux, a toujours été bien portante avant la maladie actuelle. Il y a dix-huit mois, le domestique de la maison, accusé à tort par la presse locale d'être un espion allemand, dut être congédié par le père et de désespoir alla se pendre. La petite fille qui lui était très attachée, il la conduisait à l'école, en fut vivement affectée. Pendant quatre mois, elle ne présenta rien d'anormal que de la tristesse, et de l'agitation : l'appétit se perdit ; le sommeil fut agité par des rêves et des cauchemars pendant lesquels elle voyait toujours ce pauvre jeune homme en imagination ; elle y pensait sans cesse. Chose singulière ! Un mois après ce suicide, un petit garçon de seize ans, fils d'un ami, garçon très nerveux, frappé par ce triste événement, se pendit à l'espagnolette d'une fenêtre par une sorte d'auto-suggestion.

Trois mois plus tard Lucie L... après son dîner fut prise tout à coup d'une crise violente ; douleurs abdominales intenses remontant vers l'épigastre et la gorge, suffocation, face injectée, yeux blêmes, grands mouvements convulsifs, cris, agitation extrême. Elle appelle : « Louis, Louis (c'est le nom du domestique), je vais te rejoindre », et cherche à se suicider. Elle se jette à terre, se frappe, se roule, mord, veut tout briser, étouffe, etc. Cet accès dure trois heures. Depuis ce jour, elle a deux ou trois crises pareilles, en moyenne, par semaine ; elle en a eu jusqu'à cinq. Dans l'intervalle des crises, elle est triste, inabordable, dit son père, facile à énerver : la moindre excitation amènerait la crise ; la nuit pendant son sommeil, elle a des cauchemars et parle. De plus elle a une douleur continue dans l'abdomen et dans les reins ; on ne peut toucher la région abdominale, surtout à droite. L'idée seul qu'on va toucher cette région la fait crier.

En octobre dernier, à la suite d'un traitement par le bromure, la malade est restée six semaines sans crise, mais restant toujours énervée, agitée par des cauchemars nocturnes. Puis les crises revinrent, malgré le bromure, aussi violentes qu'auparavant, deux ou trois fois par semaine.

Le 31 janvier dernier, elle eut une crise très violente durant deux à trois heures, pendant laquelle elle souleva son lit, et brisa un cadre dans lequel elle croyait voir le pendu. Quatre jours auparavant, pendant une crise analogue, elle appela son père assassin.

Le 2 février, elle eut une crise plus courte, moins violente. Quelquefois, elle la sent venir, devient anxieuse, se jette aux genoux de sa mère en disant : « Déshabille-moi vite, je m'en vais. » Et tout se borne à de l'anxiété, de la suffocation, un sentiment de défaillance. — Un professeur de Paris, consulté, conseilla l'isolement dans un établissement hydrothérapique. Avant de le faire, le père désira me consulter. Je l'engage à mettre l'enfant dans mon service d'hôpital et je la fais coucher dans une chambre attenante à celle des malades. J'affirme qu'elle va être

guérie et avant de l'endormir, je cherche à capter sa petite imagination, à lui donner confiance. Je la fais assister au sommeil
provoqué chez d'autres malades.

Le 9, je l'endors facilement par insinuation douce, d'un sommeil profond : je lui suggère de n'avoir aucune émotion ; de ne
plus penser au domestique pendu, de dormir la nuit sans peur
ni agitation, de ne plus avoir de crises.

Le 10, elle me dit qu'elle n'y pense plus tant ; elle mange avec
plus d'appétit. Continuation des suggestions tous les jours. L'enfant va tous les jours mieux.

Le 18, on note : l'agitation nocturne qu'elle avait a complètement disparu ; elle ne se sent plus nerveuse ; elle dit même qu'elle
ne pense plus à l'événement qui avait causé sa maladie, que son
imagination n'est plus obsédée ; elle mange bien, dort bien ; elle
demande à coucher seule dans sa chambre, n'ayant plus aucune
peur pour la nuit, ce qu'elle avait eu jusque-là.

La guérison se maintient, l'énervement disparaît graduellement, il n'y a plus aucune tendance aux crises. Le 30 mars, l'enfant rentre dans sa famille.

Le 1er avril, le père m'écrit qu'elle est rentrée au lycée, heureuse de se remettre à ses études et continue à aller très bien.
La guérison s'est maintenue.

C'est un cas d'hystérie psychique. Comme parfois dans
l'hystérie traumatique, la première crise convulsive ne se
manifeste qu'au bout d'un certain temps après la cause,
quatre mois après la frayeur déterminante. Cette crise avait
été précédée d'un état nerveux, tristesse, cauchemars, agitation. L'impression morale vive qui avait créé cet état se
manifestait dans ces crises par des hallucinations réveillant
le souvenir du drame effrayant qui s'imposait à cette imagination. En quelques jours la suggestion a rétabli un calme
définitif, alors que, depuis dix-huit mois, tous les autres
traitements avaient échoué.

OBSERVATION XXVI. — *Hystérie infantile.* — *Impotence fonctionnelle
des membres.* — *Guérison par suggestion et entraînement.*

Alice F. D..., onze ans, est amenée de Delle au service le
23 mars 1892. Pas de maladie antérieure.

Historique. — La nuit d'avant Noël, elle tomba sans connaissance à l'église. Elle ne revint à elle qu'au bout de trois heures.
Elle se rappelle cependant qu'on l'a frictionnée et qu'on lui a fait
boire de l'eau-de-vie. Depuis lors, elle a toujours été malade.
Elle se plaint d'une douleur constrictive qu'elle indique autour
de la ceinture ; ses épaules sont la proie de tiraillements pénibles.
Ces douleurs ne durent pas d'une façon constante ; elles reviennent environ tous les trois jours, et durent quatre à cinq heures.

Au commencement, les crises venaient tous les deux jours. La
crise débute par une douleur autour de la ceinture, montant sous
les aisselles, par une constriction pongitive accompagnée de
tiraillements douloureux dans le thorax, et de deux points traversant la poitrine au niveau du sein gauche et l'empêchant de
respirer. Pas de sensation de boule ni de constriction laryngée.
En même temps agitation très vive avec tremblements, mouvements désordonnés, secousses convulsives des bras et des jambes ;
elle porte la main sur la poitrine comme pour arracher le mal.

Depuis six jours n'a plus eu de crises ; la dernière avait duré
cinq heures et demie ; depuis deux mois les crises sont plus
espacées et ne viennent à peu près que tous les huit jours. Dans
l'intervalle des crises, elle ne peut plus marcher.

Au dire de son médecin, les premières crises étaient principalement nocturnes, caractérisées par des plaintes bruyantes, des
cris, des grimaces, des convulsions, des terreurs et du délire ;
elle-même dit que les crises étaient déterminées par la douleur.

Pendant cette période qui, d'après le médecin, a persisté
deux mois avec rémission de quelques jours, l'anorexie était
absolue ; l'enfant refusait à peu près toute nourriture ; l'habitus
extérieur demeurait néanmoins satisfaisant ; le caractère était
très mélancolique.

Les crises avaient disparu vers le 20 février, pendant environ
trois semaines ; l'appétit était revenu ; mais la malade, qui depuis
la première crise se tenait difficilement debout, ne le put plus
du tout. La paraplégie a persisté.

L'enfant dort assez bien la nuit. La maladie paraît donc ne
reconnaître aucune cause apparente. Le père et la mère sont bien
portants.

État actuel. — Constitution primitive bonne. L'enfant est intelligente, docile, et a fait de bonnes études. Apyrexie. Les mains
présentent un petit tremblement irrégulier qui, au moindre bruit,
se transforme en mouvements désordonnés ; les bras se soulèvent,
le corps est projeté en avant, les jambes s'agitent.

Ce tremblement est toujours latéral droit. Le malade écrit son nom d'une écriture tremblotante.

La sensibilité est normale, sauf réaction faible à la piqûre. Pas de douleurs actuellement. Le ventre n'est pas sensible ; on peut le déprimer. La malade s'assied bien dans son lit. Les jambes sont immobiles, les cuisses et les jambes rapprochées, en extension ; le pied gauche est en extension dorsale (équin) ; toute la jambe est couchée sur sa face interne. La malade peut d'ailleurs plier les pieds, les orteils ; elle arrive à soulever le pied gauche et à le tenir en l'air avec un certain tremblement ; idem pour le pied droit. Les réflexes tendineux ne sont pas exagérés. Le malade peut tourner la jambe gauche en dehors, mais a toujours de la tendance à la ramener en dedans, sur sa face interne. Quand on veut la mettre debout, les jambes, les cuisses fléchissent et elle tombe.

Ni urines, ni selles involontaires. La sensibilité à la douleur, à la température, est conservée. Cette enfant accuse des céphalées frontales gravatives, presque quotidiennes. Depuis plusieurs années, elle aurait parfois des fourmillements dans les membres inférieurs.

Au dynamomètre, les deux mains donnent o.

Alice F... fut soumise à la suggestion d'une façon patiente et continue, ainsi qu'à une sorte d'entraînement et de gymnastique. A la première séance, elle tombe en hypnose profonde, avec catalepsie provoquée, hallucinabilité, automatisme rotatoire. On lui suggère de ne plus trembler. Au réveil le tremblement avait disparu.

J'alliai à l'hypnose la suggestion active. Je lui mis une plume dans la main et lui dis : « Allons, écris, mon enfant. Tu le peux, sans trembler. » Je répétai cette suggestion pendant le sommeil. Au réveil l'enfant écrit bien son nom. La différence est frappante entre deux spécimens d'écriture, avant et après la suggestion.

Je procédai de même pour restaurer la marche ; je l'endormis, lui suggérai de pouvoir se tenir debout, de marcher sans peur, sans tremblement, d'être solide sur ses jambes ; en même temps, je lui frictionnai les jambes pour augmenter son assurance.

Après deux séances, elle pouvait se lever, se tenir droite sans tomber.

Le 29 mars, elle n'avait plus de douleurs, plus de secousses et pouvait marcher seule, avec lenteur et précaution.

Les exercices furent répétés. On lui fit dans le même ordre d'idées tenir un verre rempli d'eau : « Tu peux le boire sans ver-

ser une goutte, tu ne trembles plus, ta main est forte et ferme. »
Elle put ainsi porter le verre à sa bouche et le vider sans le laisser échapper.

De plus, elle retrouve son appétit et la gaieté de son âge.

Dès les premiers jours d'avril, elle descendit au jardin de l'hôpital. Le 6, elle put courir. Enfin le 9, elle sortit complètement
guérie à la plus grande joie et à la plus grande surprise des siens
qui croyaient à un miracle.

Il s'agit là d'une hystérie infantile avec impotence fonctionnelle et paraplégie psychique. Cette hystérie est-elle
venue se greffer sur une neurasthénie infectieuse infantile,
telle que la croissance peut la créer ? Notre attention, quand
j'observai cette malade, n'était pas encore appelée sur ce
point. L'anorexie, la mélancolie notée dans l'observation
semblent composer cette idée.

Quand l'enfant vint à notre service, l'impotence fonctionnelle seule survivait aux autres symptômes. La guérison
par entraînement suggestif montra bien que cette impotence
n'était plus déterminée ni par une lésion, ni par une infection des centres nerveux, mais retenue par auto-suggestion
émotive dans l'esprit de la jeune malade.

OBSERVATION XXVII. — *Hyperesthésie circonscrite en un point de la
région précordiale. — Pseudo-angine de poitrine. — Crises d'hystérie respiratoire et cardiaque. — Affaiblissement progressif. —
Insuccès de toutes les médications instituées depuis trois ans. — Apparence de mort prochaine. — Guérison par suggestion.*

Mme M..., âgée de vingt-six ans en janvier 1889, mariée avec
un médecin de la région, un de mes anciens élèves, est née de
parents bien portants ; elle-même est d'une bonne constitution,
d'un tempérament lymphatico-nerveux, sans maladies antérieures.
Réglée à douze ans, régulièrement, mariée à dix-sept ans, mère
à dix-huit ans, elle nourrit elle-même son enfant. A vingt et un
ans, elle eut un second enfant qu'elle nourrit pendant dix mois.
Cet allaitement amena un certain degré d'épuisement. Peu de
temps après surviennent des troubles menstruels pendant plusieurs mois. Vers cette époque (janvier 1886), cette jeune femme

eut plusieurs émotions extrêmement vives, à la suite d'accidents survenus aux enfants. Au mois d'avril 1886, alors âgée de vingt-trois ans, elle fut prise subitement, sans cause appréciable, pendant une promenade, d'une grande faiblesse, avec un sentiment de douleur, d'étouffement et d'anxiété à la région précordiale, qui ne lui permit plus de marcher. Après quelques heures de repos, la malade reprit son état habituel; mais, à partir de ce moment, elle accuse constamment une gêne, parfois une douleur vive limitée au même point vers le quatrième espace intercostal de la région précordiale, douleur l'empêchant de se redresser.

Au mois de mai de la même année, elle fut prise d'une seconde crise, beaucoup plus intense que la première, caractérisée par un sentiment extrêmement pénible d'étouffement, d'angoisse, semblable, écrit son mari, à une crise d'angine de poitrine qui dura plus d'une heure; le pouls était petit et fréquent : à peine pouvait-on le compter; la respiration était accélérée et spasmodique; le visage pâle exprimait une angoisse mortelle; la malade croyait étouffer à chaque instant.

A la suite de cette crise, engourdissement considérable dans le bras gauche, au point qu'elle ne pouvait plus le remuer, accompagné d'une douleur s'irradiant tout le long du nerf cubital, principalement dans le petit doigt et l'annulaire. Au cinquième espace intercostal, sur la ligne mamillaire existait d'une façon constante un point douloureux, de l'étendue d'une pièce de deux francs, qui ne pouvait supporter, sans faire pousser des cris, le moindre attouchement.

Pendant cette période, survenaient souvent sans cause apparente des vomissements. Des crises semblables se renouvelaient chaque vingt ou trente jours environ, sans régularité.

La malade vint me consulter à cette époque. Après un examen détaillé, je conclus qu'il n'y avait aucune lésion organique et qu'il s'agissait d'une simple névrose hystérique, d'une pseudo-angine de poitrine hystérique. Je fis une tentative d'hypnotisation, mais la malade, dominée par des sensations douloureuses, et peu confiante, ne se laissa pas aller à la suggestion, qui échoua. Son mari n'ayant jamais constaté de symptômes hystériques ne pouvait croire à une simple névrose et inclinait vers l'idée d'une angine de poitrine organique. Je prescrivis l'iodure de potassium, les inhalations de nitrite d'amyle, les pulvérisations d'éther sur la région douloureuse : ce traitement resta inefficace.

Au mois de mars de la seconde année, c'est-à-dire dix mois environ après le début de la maladie, cette jeune femme devint de nouveau enceinte. Pendant les quatre premiers mois, les vomissements étaient extrêmement fréquents ; la douleur précordiale était plus vive ; il ne se passait guère de jour sans crise ; mais à mesure que leur fréquence augmentait, leur intensité diminuait. La malade ne quittait plus le lit. Au mois de juillet, vers le cinquième mois de sa grossesse, une amélioration notable se produisit qui dura près de deux mois. En septembre, les crises reparurent toujours plus fréquentes jusqu'au moment de l'accouchement qui eut lieu au commencement de décembre, sans accident. Pendant les deux premiers jours qui suivirent l'accouchement la malade n'eut ni douleur, ni crise ; la faiblesse était trop grande pour songer à l'allaitement. Après cette courte éclaircie, les crises et les douleurs reparurent comme avant.

Au mois de mai 1888, la malade consulta à Paris plusieurs professeurs qui furent unanimes à défendre l'hydrothérapie dont il était question alors : l'un croyait à une affection rhumatismale du cœur, l'autre à une myocardite, à cause de la douleur très vive siégeant au niveau du cinquième espace intercostal. Le traitement par la valériane, qui fut conseillé, n'amena aucun résultat ; la situation resta la même jusqu'au 15 août. Il fallut recourir aux injections de morphine.

Le 15 août, se déclara un violent frisson extrêmement douloureux qui dura une heure, suivi de chaleur et de sueurs abondantes ; la température monta jusqu'à 41°. Trois semaines plus tard, second frisson. Dans l'intervalle, la température revint à la normale. Un troisième frisson suivit bientôt, puis un quatrième. A partir du mois d'octobre, la température ne descend plus audessous de 38° ; l'appétit disparaît ; l'amaigrissement fait des progrès ; les frissons se renouvellent chaque deux ou trois jours sans régularité. Cet état se continue en novembre. Les crises prennent un nouveau caractère. A la douleur d'une acuité excessive, à la respiration spasmodique et accélérée, à la fréquence et à la faiblesse extrême du pouls, s'ajoutent des troubles cérébraux : la malade enlève ses oreillers, exécute des mouvements avec ses mains comme pour arracher la douleur qui l'étreint au cœur ; la dyspnée devient extraordinaire, les muscles du cou se contractent énergiquement et se gonflent ; la face, pâle, est couverte de sueurs froides. La malade, qui ne perd pas connaissance, ne voit plus et n'entend plus. Cela dure plusieurs heures.

Dans les derniers jours de novembre et dans les premiers de décembre, les crises se répètent avec une violence progressive et une durée plus longue qui va jusqu'à cinq heures. A partir de ce moment, l'état général s'aggrave ; la fièvre, les sueurs sont permanentes ; la malade ne mange plus, n'a plus de sommeil, ne peut plus faire le moindre mouvement sans provoquer aussitôt une vive douleur au niveau du cœur. L'amaigrissement et l'anémie font des progrès rapides. Tout espoir semble perdu aux deux médecins qui la soignent.

Pendant les trois années qu'a duré cette maladie, tous les traitements internes, antispasmodiques, tous les anti-névralgiques, tous les révulsifs, l'électrisation à courants continus ont été employés sans résultat. Les injections de morphine pouvaient seules atténuer les crises. Peu à peu la malade en prit l'habitude et il fallut en augmenter le nombre. On se servit d'une solution très faible, 1 gramme pour 125, dont il fallut faire, pendant près de deux ans, au moins dix injections par jour. Au mois d'août 1888, la morphine fut remplacée par la cocaïne, qui sembla d'abord donner de meilleurs résultats contre les douleurs et les étouffements. La malade en prit vite l'habitude ; le mari diminua la force de la solution à mesure que la malade réclamait des injections de plus en plus nombreuses. Dans les derniers mois, la solution employée était de 1 gramme sur 200 ; mais il dut rester constamment au chevet de sa malade et faire 30 injections (seringue complète) par jour, c'est-à-dire 15 centigrammes de cocaïne par jour.

La malade revint me voir vers le 27 novembre ; elle entra au pensionnat de l'hôpital civil, elle était pâle, anémique, maigre ; sa température était de 38°,5 ; le pouls à 90. La région précordiale gauche était criblée par les injections de cocaïne, au point que le sein ratatiné et induré ressemblait presque à un squirrhe atrophique.

La douleur à la pression du cinquième espace était excessive ; c'était un gémissement continu. J'assistai à une crise, avec mon collègue le Dr Vautrin, qui était à l'hôpital et avait été appelé en toute hâte.

Le spectacle était effrayant. La respiration était courte, fréquente, suspirieuse, spasmodique, régulière, comptant plus de 100 par minute ; la face horriblement pâle et anxieuse ; le pouls devint de plus en plus fréquent et faible, plus de 150 par minute, la douleur intolérable. Je fus convaincu qu'il ne s'agissait que d'une hystérie locale, avis qui fut partagé par mon collègue M. Vautrin ; il n'y avait aucune sibilance trachéale, aucun râle pulmonaire ; la face restait pâle, mais non asphyctique, comme dans l'asthme. La fréquence extrême et la régularité de la respiration indiquaient un état spasmodique, nerveux. J'essayai d'arrêter la crise, comme je le fais d'habitude pour les crises d'hystérie, en suggérant vivement à la malade que tout aller se passer, que c'était purement nerveux, que la douleur se dissipait, que la respiration devenait plus lente et plus calme ; j'essayai de brusquer la malade. Rien n'y fit ; la crise continua, inexorable. Au bout de deux heures environ, la malade tout d'un coup exprima une terreur singulière et dit avec anxiété et surprise : « Quel silence ! Je n'entends plus rien ! » C'était plus que de la surdité, c'était une impression comme le *silence de la mort*. Puis après quelques minutes : « Je ne vois plus rien ! Quelle obscurité ! » C'était plus que de la cécité, c'était une *impression de noir lugubre* qui s'associait à ce silence solennel.

Cet état avec respiration et pouls accéléré dura encore près de deux heures. Puis la crise cesse brusquement, après quatre à cinq heures de durée. La douleur précordiale seule persistait. Le mari était obligé d'injecter tous les quarts d'heure au moins une seringue de cocaïne.

Une seconde crise semblable se déclara dans la soirée. Le lendemain la malade voulut rentrer chez elle ; elle n'avait aucune confiance dans le traitement. Ma tentative brusque pour arrêter la crise l'avait indisposée contre moi.

En se rendant à la gare, le lendemain, elle fut prise en route d'un nouvel accès qui dura cinq heures ; elle dut passer encore une nuit dans un hôtel près de la gare. M. Vautrin qui la revit, la dissuada de partir, lui affirmant que je la guérirais. Elle partit impressionnée par ces paroles et promit de revenir.

Elle revint en effet à Nancy, le 18 janvier. Elle était profondément déprimée physiquement et moralement, minée par la fièvre et la douleur, allant vers une mort certaine. Les crises avaient continué ; une ou deux par jour ; elle ne mangeait presque plus. Son mari s'attendait à une mort prochaine. Depuis dix-huit mois, la malade n'avait presque pas marché, le moindre mouvement exaspérant ses douleurs.

Je procédai par insinuation douce, pour effacer l'impression première que ma brusquerie lui avait causée ; je lui affirmai que son affection était purement nerveuse et pouvait guérir par la suggestion, je tâchai de la capter, pour ainsi dire, et d'éloigner d'elle toute peur et toute émotion ; je la traitai comme un enfant, en lui disant : « Maintenant, écoutez-moi. Vous allez vous endormir tout doucement. » Je tins ses yeux clos quelques instants et elle s'endormit en effet en sommeil profond. Alors j'affirmai avec conviction la disparition des douleurs et des crises, etc. Au bout de un quart d'heure de suggestion continue, je la réveillai ; elle n'avait pas conservé le souvenir ; et je lui dis immédiatement : « Vous voyez bien que la douleur est partie. Vous ne sentez plus plus rien. Vous n'aurez plus de crise. » Elle ne ressentit plus de douleur ; je touchai avec une certaine précaution la zone douloureuse pour lui démontrer que la douleur n'existait plus, en évitant toutefois de la réveiller par une pression trop forte.

Dans la soirée nouvelle séance. Je continuai ainsi tous les jours pendant quatre semaines. Dès la première séance, les crises de douleur avec étouffements avaient définitivement disparu, sans tendance au retour. La douleur continue de la région précordiale aussi n'existait plus. Pendant les huit premiers jours, il y eut encore quelques élancements passagers ; la malade portait sa main sur la région et avait un moment d'anxiété, mais cela n'aboutissait pas. Je lui affirmai que cela ne pouvait pas aboutir ; je lui montrai que l'application de ma main à l'état de veille suffisait à enlever toute sensibilité douloureuse. J'apprends à son mari à l'endormir à la moindre velléité de retour offensif.

La maladie était guérie ; mais l'habitude de la cocaïne persistait. Elle réclamait encore une ou deux injections dans la nuit, pour dormir. Je luttai pendant quinze jours par la suggestion contre cette cocaïnomanie ; je lui affirmai que la guérison ne se ferait pas tant qu'elle n'y renoncerait pas. Enfin, après une longue résistance, elle finit un jour par dire à son mari d'emporter la seringue ; elle n'en voulait plus. De ce jour, trois semaines environ après le début du traitement, elle ne parla plus jamais de cocaïne. Douleur et crises étaient guéries définitivement, mais la malade restait anémiée ; l'appétit était faible ; le pouls était fréquent, de 90 à 110 ; la température toujours fébrile, de 38 à 39°. Je l'examinai avec soin et je découvris que le bras était couvert d'abcès, consécutifs aux injections ; j'en ouvris huit à dix qui furent pansés. La fièvre disparut ; l'appétit se restaura. La malade put se promener seule en ville dès le troisième septénaire ; elle resta encore une quinzaine au pensionnat de l'hôpital et partit chez elle en mars 1889, heureuse, radicalement et définitivement guérie, à la grande surprise de sa famille et des médecins qui l'avaient traitée. Je l'ai revue à plusieurs reprises. La guérison ne s'est pas démentie jusqu'à ce jour.

C'est le cas de dire : *naturam morborum ostendunt curationes*. En résumé une jeune femme est prise d'une douleur aiguë, vive et continue à la région précordiale : des crises excessivement violentes d'hystérie respiratoire et cardiaque se greffent sur cette douleur. Toutes les médications échouent. La santé générale s'altère ; un dénouement fatal semble certain par septicémie dû aux abcès produits par les injections. La suggestion hypnotique seule a enlevé douleurs et crises dès la première séance et achevé la guérison en trois à quatre semaines. Ce que la suggestion a fait après trois ans de souffrances continues et indescriptibles, elle aurait pu le faire dès le début, si la malade s'y était prêtée ; car sans aucun doute, avec un peu de persévérance et de tact, on aurait trouvé alors comme plus tard la fibre suggestive de son individualité psychique.

Est-il besoin d'autres commentaires ?

III

TROUBLES PSYCHONERVEUX DIVERS

OBSERVATION XXVIII. — *Crises d'épilepsie jaksonnienne. — Depuis trois ans, fourmillements dans tout le côté gauche du corps. — Depuis treize jours secousses de chorée nerveuse dans le membre supérieur gauche. — Amélioration notable en sept jours. — Disparition presque complète des fourmillements, diminution des mouvements choréiques. — Augmentation de la force musculaire.*

M... (Joseph), cultivateur, âgé de quarante-cinq ans, entre à l'hôpital le 27 février 1890 pour une névrose. L'affection a commencé, sans cause connue, il y a trois ans, pendant son travail, par une sensation de crampe dans le mollet gauche ; il pouvait encore marcher. La crampe avec sensation de fourmillements remonta insensiblement dans le bras gauche qui fut paralysé et insensible ; il put marcher, sentant bien sa jambe, et fit 4 kilomètres pour rentrer chez lui, touchant son bras avec l'autre main pour constater sa présence. Rentré chez lui, il se coucha ; la crampe s'accentua et s'accompagna de tremblements convulsifs tels qu'il fallut deux hommes pour le tenir. Le tremblement existait dans la tête et les membres du côté gauche. Il perdit connaissance pendant sept heures ; il fut administré. A 5 heures du soir, il revint graduellement à lui ; les crampes avaient cessé ; mais il ne sentit pas encore le bras. Au bout de deux à trois jours la sensibilité revint dans ce membre. Mais depuis ce moment, une sensation continue de fourmillements persiste dans le membre inférieur gauche, la moitié du tronc, le bras et l'épaule gauches. Pendant la crise de tremblement convulsif, la bouche était très déviée d'après ce qu'on lui a dit. Le malade qui n'avait jamais eu antérieurement ni maux de tête, ni autre symptôme nerveux, se remit petit à petit et redevint très bien portant

Le 24 janvier dernier, pendant son repas, nouvelle crise ; les fourmillements du côté gauche augmentaient d'intensité ; en même temps tremblement généralisé de tout le côté, avec insensibilité du bras, sans perte de connaissance : on fut encore obligé de le tenir et d'ouvrir sa main de force. Ce tremblement se dissipa au bout de deux heures et demie ; il sentit de nouveau son bras, mais ne put faire de mouvements ni reprendre son travail. Au bout de trois jours, nouvel accès qui dura quatre à cinq heures, sans perte de connaissance. Il y a treize jours, quatrième accès après son dîner, sans cause ; pendant deux heures et demie, four-millements, perte de la sensation du bras, tremblements, sans perte de connaissance. Depuis n'a plus eu d'accès nouveau, mais il a conservé un tremblement dans le bras, et quelquefois dans la tête, quand il est assis. Jamais ce tremblement n'a gagné le côté droit.

État actuel. — Constitution bonne ; tempérament mixte. Marié, père de famille, le malade n'a pas fait d'excès alcooliques, n'a pas eu la syphilis ; il dit se mettre facilement en colère, mais n'a pas été autrement nerveux.

On constate dans le bras des secousses musculaires donnant lieu à des oscillations irrégulières ressemblant à des mouvements choréiques ; contractions brusques fréquentes des muscles grand supinateur, biceps, triceps, qu'on voit se soulever en partie, comme des palpitations musculaires. Le malade peut tenir un bras en l'air, mais agité de tremblements à oscillations petites et irré-gulières. Il peut tenir un verre en main, mais ne peut le porter à la bouche, s'il contient du liquide, sans le verser ; les doigts s'étendent et se fléchissent alternativement. Il exécute d'ailleurs tous les mouvements ; au dynamomètre la main gauche donne 22, la droite 47°. Sensibilité conservée normale partout ; réflexes tendineux normaux. Les autres membres fonctionnent bien. Le malade marche bien, se tient droit ; quand il est assis et qu'on

l'observe, la tête commence à trembler; il y a des contractions
énergiques continues et répétées des muscles trapèze et sterno-
mastoïdien.

Le malade ne peut tracer une ligne droite et ne réussit qu'à
faire un gribouillage en zigzag; il peut ramasser un objet avec
deux doigts de la main. Fonctions digestive, cardiaque, respiratoire normales. — A été traité par le bromure.

Suggestion. — Sommeil profond le 28 février.

1er mars. — Dit que le pied et la jambe sont moins engourdis
que la veille. — Il trace mieux une ligne droite; les zigzags sont
beaucoup moindres. — Suggestion.

2. — Le malade trouve qu'il va mieux et tremble moins. —
Suggestion.

3 mars. — Est resté hier pendant six heures presque sans
trembler. Nuit très bonne. Les fourmillements que le malade avait
continuellement depuis trois ans dans le côté gauche sont beaucoup moins forts; de plus ils ne sont plus généralisés à tout le
côté, mais localisés tantôt à l'épaule, tantôt au bras. Le bras étant
couché ne tremble plus; levé en l'air il ne présente qu'un tremblement très léger, mais plus de contractions musculaires. Étant
assis le malade tient la tête droite, sans tremblement, ni contraction des muscles du cou. Il trace presque une ligne droite,
mais ne peut encore écrire, n'arrive pas à coordonner les mouvements avec la précision nécessaire.

4 mars. — Dit aller beaucoup mieux; les fourmillements ont
en partie disparu; il les ressent encore dans le pied gauche. La
main devient forte, il a pu porter sa chaise sans trembler ce qu'il
ne pouvait faire avant. Depuis un mois, dit-il, il ne pouvait même
allumer sa pipe de la main gauche, ce qu'il fait très bien maintenant. — Suggestion.

5 mars. — Hier matin avait encore une douleur légère à
l'épaule qui a cédé à la suggestion. Encore quelques fourmillements dans les trois derniers orteils, pas ailleurs. Il porte un
verre plein à sa bouche, avec quelques tremblements, mais sans
verser le contenu. Au dynamomètre, 38 pour la main gauche, 62
pour la droite. — Suggestion.

6 mars. — La main ne tremble que peu. Sensation fugitive
dans la fosse sous-épineuse gauche. N'a senti de fourmillements
que dans les deux derniers orteils gauches. Dit se servir souvent
de la main gauche depuis hier. — Le malade peut tracer une
ligne droite sans trop de sinuosités, mais ne peut pas encore
écrire, l'association des mouvements délicats n'étant pas encore

rétablie. — Il se sent bien et demande à rentrer chez lui, avant que la guérison ne soit complète.

Le diagnostic de ce cas est assez obscur. Les crises localisées du côté gauche avec monoplégie et anesthésie brachiale pourraient être considérées comme de l'épilepsie jaksonnienne liée à une lésion de l'hémisphère droit. Sur ces crises se grefferaient des troubles nerveux dynamiques, seuls justiciables de la suggestion. Mais l'épilepsie elle-même resterait rebelle. C'est le diagnostic qui me paraît le plus vraisemblable.

OBSERVATION XXIX. — *Hystérie.* — *Douleurs abdominales.* — *Crises de contracture hystérique.* — *Amélioration par suggestion.*

G. Mélanie, quarante et un ans, vigneronne, entre à l'hôpital le 14 février 1887, pour des symptômes névropathiques. Mère de trois enfants, dont le plus jeune a quinze ans, elle se dit malade depuis six semaines. L'affection a commencé par une indigestion, vomissements et douleurs épigastriques. Les vomissements ont continué jusqu'il y a cinq jours. Elle vomissait tout ce qu'elle prenait, deux à trois minutes après l'avoir ingéré ; l'eau seule et la glace passaient ; le lait et le bouillon étaient vomis.

D'ailleurs elle ne vomissait pas entre les repas ; rien que les aliments. Le quatrième jour après le début, a vomi du sang, sept ou huit fois par jour, par gorgées, sang pur, de la contenance d'un demi-verre. Quinze jours après ce vomissement de sang, elle aurait saigné du nez très abondamment. Sept ou huit jours après elle aurait encore rendu du sang par gorgées. A encore saigné du nez il y a six jours. Cela fait penser que les vomissements de sang étaient dus aux épistaxis avalées. A eu ses règles pour la dernière fois le 20 janvier. Il y a quinze jours aurait eu un frisson avec point derrière l'épaule gauche, avec fièvre et délire pendant trois jours. — Avant cette maladie, digérait bien ; mais n'allait à la selle que tous les deux ou trois jours, par lavements.

En 1871, trois jours après la dernière couche, elle aurait eu une crise de nerfs qui aurait duré six heures. Depuis elle en a eu très souvent, la dernière en décembre. La malade a souvent plusieurs fois par jour la sensation d'un nœud remontant de l'épigastre à l'appendice xiphoïde : elle accuse aussi souvent une sensation de strangulation, environ deux à trois fois par semaine et durant environ cinq minutes.

État actuel (16 février). — Face pâle, constitution affaiblie; tempérament lymphatique. Apyrexie. Pouls régulier égal. Anorexie. Ne prend que du bouillon. Accuse des renvois tant qu'elle n'a pas digéré, pendant deux heures, avec aigreurs; pyrosis du creux épigastrique jusqu'à la gorge, bâillements, vertiges lorsqu'elle est levée, bourdonnements d'oreilles. Accuse des *douleurs de l'appendice xiphoïde jusqu'au pubis, au milieu du ventre et sur les côtes, non continues, revenant à chaque instant.* — Insomnie depuis le début de la maladie, voussure épigastrique constituée par l'estomac et descendant jusqu'à l'ombillic.

L'examen du poumon, du cœur, de l'utérus ne dénote rien d'anormal. — Suggestion le 15 février : sommeil profond. Elle dort deux heures dans la nuit, et s'est sentie un peu mieux le jour.

17 février. — Hier matin, à la suite de la suggestion, la douleur épigastrique a disparu et n'a reparu qu'à huit heures du soir : la malade n'a pas eu de renvois ; mais n'a pas dormi la nuit ; la douleur revenue existait dans tout l'abdomen. — Suggestion.

18. — Les douleurs ont disparu ; n'en a eu que de légères la nuit ; cependant a peu dormi. — Va bien ce matin.

20. — A la suite de suggestion, pas de douleurs le jour ; mais la nuit, douleurs très intenses. — Suggestion.

21. — A été bien jusqu'à 5 heures et demie, puis la douleur est revenue. A pu dormir de 8 heures à 9 heures et demie du soir seulement. — Suggestion, ce matin. Pendant le sommeil provoqué la malade est prise de contracture tétanique des quatre membres avec secousses intermittentes. — Tout disparaît par suggestion.

22. — La douleur, disparue par suggestion hier, est revenue vers trois heures, très vive, du pubis à l'épigastre. On l'enlève de nouveau par suggestion.

23. — La douleur est revenue vers deux heures de l'après-midi ; à six heures elle est enlevée de nouveau par suggestion. — La malade dort jusqu'à huit heures. — Dans la nuit, douleurs, mais moins fortes.

Continuation de la suggestion. Dans la nuit du 26 au 27, la malade a pour la première fois bien dormi, n'ayant que des douleurs très faibles.

28. — Hier pendant son sommeil provoqué, subitement tympanite avec contracture des quatre membres. — Celle-ci disparaît par suggestion. — La tympanite persiste encore ce matin. La journée a été bonne. A un peu dormi la nuit.

1er mars. — La douleur est reparue hier, à 1 heure de l'après-midi.

3. Suggestion hier matin. Va bien, a dormi deux heures. Pas de douleurs ce matin.

4. — N'a pas eu de douleurs ; va mieux ; n'a pas dormi la nuit, dit-elle.

6. — A pour la première fois dormi la nuit, n'a plus eu de douleur.

7. — Idem. Les douleurs ont disparu. — Pas de suggestion.

8. — A été bien toute la journée et la nuit. — Ce matin nous la trouvons en sommeil hystérique avec sa contracture des quatre membres, et tympanite.

La malade est réveillée par suggestion en trois minutes ; la contracture est enlevée. A son réveil elle ne se souvient de rien. Je la rendors. Pendant son sommeil elle dit que la crise durait depuis trois quarts d'heure et serait survenue à la suite d'une douleur au niveau du cœur qui aurait duré dix minutes.

15 mars. — La malade qui a été bien depuis le 8, n'ayant plus accusé que peu de douleurs, et chez laquelle nous avions suspendu la suggestion, est de nouveau ce matin en sommeil profond avec contracture des quatre membres, précédée de douleurs épigastriques. Elle est réveillée rapidement et décontracturée par suggestion ; va très bien et ne se souvient de rien au réveil.

16. — A eu des douleurs épigastriques depuis hier 2 heures. — Insomnie.

17. — Les douleurs disparues par suggestion ont reparu le soir.

Continuation de la suggestion, jusque vers la fin de mars. Les douleurs sont chaque fois enlevées, pour reparaître dans la journée et le soir.

Il n'y a plus de crises de contracture hystérique. A partir des premiers jours d'avril, j'affecte de passer devant la malade sans m'occuper d'elle, affirmant qu'elle va bien. Les douleurs épigastriques semblent disparaître ; l'état général est bon. Elle mange bien ; la digestion est assez bonne. Le 14 avril, elle quitte l'hôpital n'accusant plus de douleurs, sans que je puisse affirmer la guérison définitive.

Cette malade paraît avoir eu une neurasthénie primitive

caractérisée par des troubles gastriques, des vomissements, peut-être les épistaxis, du vertige, des bourdonnements d'oreille. Sur cet état d'intoxication neurasthénique, non justiciable de la suggestion, se sont greffées des psycho-névroses, contracture tétanique des quatre membres, avec secousses nerveuses, sommeil hystérique, tympanite qui ont cédé à la suggestion.

OBSERVATION XXX. — *Secousses nerveuses datant de quinze jours guéries en deux séances de suggestion hypnotique.*

X..., âgée de dix-neuf ans, vint me consulter pour des secousses nerveuses datant du 5 mai. Elle était bien portante habituelle-ment. Dans son enfance de trois à sept ans, dit sa mère, elle avait fréquemment de la diarrhée ; mais depuis elle n'a pas eu de maladie ni d'accidents nerveux. Sa sœur avait des crises de som-meil hystérique ; elle mourut le 4 mai, après huit jours d'une maladie, que le médecin dit avoir été une méningite.

Elle-même ressentit le même jour un malaise intérieur, une profonde dépression morale, et le soir de l'enterrement, elle eut des secousses dans les bras et les jambes qui ont persisté depuis. En même temps, inappétence, tristesse, sommeil difficile à cause des secousses.

Ces secousses sont brusques, brèves, et se répètent dans les deux bras une ou deux fois par minute, sans discontinuer. La malade accuse de plus une douleur continue dans les deux poignets.

Elle a en outre assez souvent des mouvements de paupières qui se ferment et s'ouvrent alternativement et rapidement, et des plissements du front fréquents, comme dans la chorée.

Je ne constate aucun trouble sensitif ; la sensibilité est intacte ; il n'a pas d'ovarialgie, ni de strangulation, les règles sont nor-males. L'intelligence est parfaite.

Le 20 mai, j'endors la malade avec la plus grande facilité, dès la première fois en sommeil profond avec amnésie au réveil. Je suggère la disparition des secousses et de la douleur des poignets ; le sommeil la nuit, l'appétit, la gaîté.

Pendant le sommeil les secousses continuent d'abord, puis, s'éloignent progressivement. Au réveil elle va bien et n'a pres-que plus de secousses.

Revenue le 22, la malade dit être presque guérie ; de temps en temps une légère secousse, mais rare : plus de douleurs dans le poignet. Sommeil et appétit bons. Deuxième suggestion.

La malade revint le 29, elle est parfaitement guérie et n'a plus aucune tendance aux secousses. Elle a repris son état moral habituel. Je lui fais encore une suggestion et je la renvoie radicalement guérie.

La guérison s'est maintenue.

OBSERVATION XXXI. — *Névropathie depuis cinq ans. — Tic nerveux facial. — Guérison par suggestion hypnotique en sept séances.*

Mlle X..., professeur de musique, originaire de la Hongrie. vient me consulter le 2 août 1890, pour un tic nerveux de la face. C'est une jeune fille âgée de vingt-trois ans, orpheline, très instruite et intelligente, très impressionnable, hypnotisable en sommeil profond. Voici son observation rédigée par elle-même.

« Il y a cinq ans maintenant que j'ai passé en Suisse mes examens d'institutrice, dans une langue qui m'était étrangère, après un travail de quelques mois seulement. A la suite de ce surmenage intellectuel je fus affectée de fièvre typhoïde cérébrale, qui dura deux mois. Quand elle fut guérie, il me resta une migraine revenant chaque semaine, une fatigue continuelle dans la tête, et bientôt se manifesta ce qu'on a appelé un tic nerveux dans les muscles du front et de la tête ; ce tic était d'abord peu marqué et seulement à de rares intervalles. Le médecin me conseilla avec insistance de m'abstenir de tout travail intellectuel. Cependant je ne tins pas compte de cet avis, et à peine guérie de ma fièvre, je cédai au puissant désir que j'avais de perfectionner mon éducation musicale. Je fréquentai pendant plusieurs années le Conservatoire et travaillai 6 à 8 heures par jour. Cinq mois avant la fin de mes études, il y a un an, je me trouvais si malade et si épuisée que je dus plusieurs fois consulter le médecin. Il trouva que je souffrais d'un ébranlement nerveux complet (neurasthénie) et me recommanda de laisser la musique et toute occupation intellectuelle. Cette prescription me rendit malheureuse et je serais sans doute devenue plus souffrante, si j'avais abandonné mes études. Je continuai donc jusqu'à la fin. Mais alors mes forces étaient à bout. J'avais le temps de me reposer, mais le repos me fuyait. J'étais en agitation perpétuelle, je ne pouvais ni manger, ni boire, je pleurais souvent des heures sans motifs sérieux. Quand je jouai du piano ou que je chantais, je sentais dans tout le corps une fièvre tantôt avec froid, tantôt avec chaleur. Je ne pouvais tenir en place. Quand je me promenais dans la forêt, par exemple, j'avais besoin de me remuer, d'arracher des herbes, etc. Le tic nerveux du front et les douleurs de tête devinrent plus intenses. Le séjour à la campagne, les bains, les bromures et autres médicaments dont je ne me faisais pas faute, n'apportèrent aucun soulagement. Après une grande douleur morale, je fus un jour brusquement prise d'un second tic autour de la bouche et dans les muscles du cou. Ce tic était caractérisé par de violentes contractions des muscles du front qui se plissait et se déplissait alternativement, et par des contorsions de la bouche dont les commissures étaient fortement tirées dans un sens ou dans l'autre. Il n'existait pas pendant la nuit, ni au repos complet ; mais se manifestait aussitôt que je voulais parler, aussitôt que ma face voulait volontairement ou involontairement exprimer le moindre sentiment. Alors ce tic double était continu et ma face devenait grimaçante.

« Le tic de la bouche et du cou durait depuis trois à quatre mois, quand on me conseilla de m'adresser à vous, monsieur le Docteur, et vous savez, c'est pour moi une satisfaction de pouvoir le redire avec le sentiment de la plus profonde gratitude, que après huit jours de traitement, non seulement vous m'avez débarrassée de mes crampes nerveuses, mais de plus, vous avez eu l'influence la plus heureuse sur ma disposition d'esprit, au point que moi-même, de même que les personnes qui m'avaient connue avant votre traitement, j'en suis tout étonnée. »

Après la première séance, il y eut déjà une grande amélioration ; le tic du front avait presque disparu, celui de la bouche ne disparut qu'après quatre ou cinq séances. Après la septième, la guérison était parfaite.

OBSERVATION XXXII. — *Symptômes de névrite cubitale chez une ouvrière hystérique avec impotence fonctionnelle de la main droite. — Guérison rapide et raccourcissement de la période menstruelle par suggestion.*

Mme Camille G..., âgée de vingt-cinq ans, couturière, vient me consulter le 18 juillet 1890, pour des troubles nerveux dans l'avant-bras et la main droite. Veuve, mère d'un enfant de huit ans, elle a eu à l'âge de quinze ans un rhumatisme articulée localisé au poignet et au coude droit qui a nécessité l'application d'un appareil plâtré pendant six semaines. Pendant trois ans ce rhumatisme a récidivé tous les ans à la même époque, durant chaque fois de six semaines à deux mois. Depuis son accouchement, elle n'en a plus eu. Après celui-ci, elle eut des pertes pendant trois jours, devint anémique, put cependant nourrir son enfant; elle prit deux fois par semaine un grand verre de sang de bœuf.

Il y a cinq ans, elle alla habiter Paris; là elle devint anémique et impressionnable, ayant des secousses musculaires au moindre bruit et des crises de sommeil hystérique avec contracture durant de dix minutes à deux heures, avec oppression, et strangulation. Ces crises furent très fréquentes pendant huit mois. Elle consulta Charcot, prit de la valériane, du bromure et des douches.

Elle revint habiter la campagne à Pont-Saint-Vincent; il ne lui resta depuis que de l'impressionnabilité sans crises. Il y a un an, les règles devinrent très abondantes, durant quinze jours, pendant six mois. Depuis elles sont encore abondantes, mais ne durent que sept à huit jours.

Il y a trois mois, elle ressentit sans cause une sensation de faiblesse dans la moitié interne de la main droite. Depuis trois semaines, elle accuse de plus des douleurs comme rhumatismales limitées aux doigts annulaire et petit doigt, avec sensation de fatigue dans tout le bras.

Depuis trois mois, elle se fatiguait vite en travaillant. Depuis trois semaines, elle ne peut plus se servir de la main.

Constitution bonne, tempérament nerveux. On ne constate aucune altération organique. L'avant-bras ne peut s'étendre complètement sur le bras, il est resté un peu d'ankylose, à la suite de l'arthrite traitée par l'appareil inamovible. La main droite exécute tous les mouvements, mais au dynamomètre, elle ne peut serrer que jusqu'à 12. La moitié interne de l'avant-bras et les deux doigts sont très sensibles à la pression; c'est une sensation de fatigue douloureuse.

Je propose à la malade de l'hypnotiser. Elle dit qu'on a essayé plusieurs fois à Paris sans succès. J'arrive rapidement par suggestion à produire le sommeil avec catalepsie, contracture et anesthésie. Je suggère la disparition des douleurs et l'augmentation de la force musculaire. Au réveil, la main donne 14 au dynamomètre. Elle se souvient de tout et croit n'avoir pas dormi. Je l'endors une seconde fois, et cette fois-ci en sommeil profond avec hallucinabilité hypnotique et post-hypnotique; amnésie au réveil. Le dynamomètre donne 19.

19. — La malade dit ne pas sentir les dernières phalanges de l'annulaire et du petit doigt ; je constate, en effet, qu'il y a là de l'anesthésie avec analgésie. *Par suggestion je restaure la sensibilité complètement, et la sensation de fourmillements que la malade accusait a disparu.* — La force musculaire est à 24.

20. — Persistance de la sensibilité. La malade peut se servir de la main ; elle n'y ressent plus que de la fatigue. Une nouvelle suggestion élève la force dynamométrique à 30.

21. — Après suggestion, le dynamomètre donne 33 à droite, 43 à gauche.

22. — La malade a pu travailler hier l'après-midi sans fatigue. Elle a une certaine toux nerveuse. Après suggestion, le dynamomètre donne 36 à droite, 42 à gauche.

24. — A été très bien avant-hier et hier. Plus de toux nerveuse. Hier soir à 9 heures, elle a senti des fourmillements dans tout l'avant-bras, du coude jusqu'au bout des doigts, avec douleur lancinante ; ces symptômes ont duré jusqu'à minuit.

Le dynamomètre donne 27 à droite avant la suggestion ; 36 après.

29. — La malade est revenue à la consultation le 24 et le 29, conformément à la suggestion faite pendant le sommeil. Elle va tout à fait bien, a pu coudre et travailler toute la journée sans aucune fatigue ni douleur. Le dynamomètre donne 40 à droite avant la suggestion, 48 après. Elle est tout à fait guérie.

Ajoutons que le 18, jour de son arrivée, la malade était au second jour de son époque qui durait d'habitude de sept à huit jours : je lui suggérai que l'époque ne durerait que quatre jours et qu'elle serait très peu abondante. La suggestion a été efficace.

Le 21 au matin, la malade ne perdait presque plus rien.

Cette malade était très hypnotisable. A Paris on avait essayé de l'hypnotiser il y a quelques années sans succès. On avait procédé par fixation du regard et non par suggestion vocale. L'émotion qu'on produisait chez la malade l'empêchait de se laisser aller. A notre première tentative, la malade ressentit aussi cette émotion et aurait eu facilement une crise hystériforme qui préludait par quelques secousses musculaires, si nous n'avions pas arrêté ces symptômes émotifs par une suggestion douce et calmante. Dès la première séance, nous pûmes lui donner une hallucination post-hypnotique. Nous lui avions suggéré une rose à son corsage. Au réveil elle ne dit rien ; son attention ne s'étant pas portée sur le corsage. Mais quand elle revint le lendemain, elle me pria de ne plus lui suggérer d'hallucination ; car rentrée chez elle, elle fut en butte aux plaisanteries de son entourage, lorsqu'elle montra la rose que personne ne vit qu'elle. — La guérison s'est maintenue. Je ne crois pas avoir guérie une névrite cubitale par suggestion, mais j'ai enlevé les symptômes, impotence, anesthésie, fourmillement, survivant comme image psychique à une névrite guérie.

OBSERVATION XXVIII. — *Vomissements nerveux incoercibles depuis dix mois. — Depuis trois mois, ne conserve que l'eau et le sucre. — Cessation des vomissements par suggestion hypnotique en sept jours.*

Sidonie B..., âgée de seize ans, entre à l'hôpital le 2 février 1889, pour des vomissements nerveux. Il y a onze mois, la malade contracta une angine simple qui dura quinze jours. — Cinq à six semaines après, elle commença à vomir tous les aliments ingérés ; le lait seul était conservé au début. Depuis trois à quatre mois, le lait aussi était vomi. Et depuis, elle ne conserve que l'eau de Seltz, l'eau sucrée, le sucre et les bonbons. Elle vomit la pâtisserie et tous les aliments ingérés, presque immédiatement après leur ingestion ; elle vomit les potions et les médicaments. Elle n'a pas de vomissements bilieux, ni glaireux. — Elle n'a pas de douleurs en vomissant, mais presque continuellement des crampes d'estomac qui l'empêchent de dormir. — Anorexie depuis le début des vomissements. Depuis dix mois, elle n'a plus eu ses époques, qu'elle avait régulièrement depuis l'âge de douze ans et demi.

La malade a eu trois crises d'hystérie en mai, août et octobre ; elles ont duré chaque fois plusieurs heures avec raideur, convulsions, strangulation, sans perte absolue de connaissance. Aucune cause connue. La maladie avait une certaine tendance à la mélancolie. Elle n'accuse pas d'antécédents héréditaires.

Depuis trois mois, elle n'a pris que de l'eau et du sucre.

La malade avait consulté six médecins, a pris des potions de toute espèce, des pilules, les trois bromures, des toniques amers.

Les potions ont été vomies ; trois mois après le début, elle a pris du phosphure de zinc, de la belladone, de la gentiane, de la digitale, etc. Elle a pris, dit-elle, au moins pour 400 francs de médicaments ; on lui a fait des lotions froides.

État actuel. — Constitution bonne. Tempérament nerveux. Amaigrissement notable ; muqueuses peu colorées. Apyrexie. L'examen des organes ne révèle rien d'anormal. L'estomac ne dépasse pas le rebord costal. Tout l'abdomen est sensible à la pression sans grande douleur. Accuse parfois des battements de cœur.

Suggestion le 13 février ; sommeil profond avec amnésie au réveil.

14. — A dormi une heure et demie cette nuit. Persistance de la douleur, surtout au creux épigastrique. N'a pris que deux litres d'eau hier ; prend environ quinze morceaux de sucre par jour ou plus d'un quart de dragées. N'a pas eu de selle depuis quatre jours. — Suggestion tous les jours.

15. — A dormi cette nuit de 9 heures du soir à 3 heures du matin, ce qu'elle n'avait pas fait depuis quatre mois. — A bu deux cruches d'eau ; n'a eu que 900 centimètres d'urine, densité 1008. N'a eu mal à l'estomac que ce matin à son réveil.

16. — A dormi une heure et demie seulement cette nuit. A pris du lait hier matin et l'a vomi malgré la suggestion. Un peu de lait ingéré pendant le sommeil a été vomi au réveil.

18. — Hier matin elle a pris une demi-tasse de lait sans vomir ; de même la nuit. J'interdis le sucre qu'elle ne prend plus. A pris hier soir un œuf avec du pain et l'a vomi. Ce matin a pris du café au lait. A bien dormi cette nuit et s'est réveillée pour prendre du lait.

19. — Urines : 1,400. Densité 1000. Elle a essayé de manger un peu de viande hier matin et l'a vomie. Hier soir, a pris du café au lait avec du pain et ne l'a pas vomi. A dormi depuis dix heures du soir jusqu'au matin. N'a plus de douleur à l'estomac qu'au moment de la digestion.

20. — Urine 2,100. Densité 1009. A pris du café au lait hier matin ; à midi, a pris de la semoule avec du pain ; a vomi fort peu. Le soir, a pris un œuf à la coque ; n'a vomi que d'une façon insignifiante. Encore un peu de douleur pendant la digestion. A dormi, comme on lui avait suggéré, de 9 heures du soir à 6 heures du matin. A pris ce matin du café au lait sans vomir.

21. — A mangé à midi de la semoule et du pain ; le soir une boulette de viande hachée ; dans la journée, du lait coupé d'eau. A dormi de 8 heures et demie à 6 heures. N'a plus eu aucune douleur depuis la suggestion. L'après-midi, avait eu de la cépha-

lalgie que la suggestion dissipa le soir. — A du dégoût pour le sucre, suggéré.

22. — A pris du café au lait le matin ; à midi, un peu de viande, dont la digestion a produit une sensation de douleur à l'estomac pendant deux heures. Le soir a pris du bouillon. A dormi de 9 heures du soir à 7 heures du matin. Urine 1,000. Densité 1,008.

23. — Hier matin a pris de la viande ; le soir, la moitié d'un œuf ; n'a pas vomi. N'a eu que très peu de douleur pendant une demi-heure : sommeil toute la nuit.

26. — A mangé matin et soir du bouillon et de la viande, plus que les jours précédents. Dort régulièrement jusqu'à 6 heures du matin.

27. — Idem.

28. — A mangé un œuf à midi, presque pas de pain ; un peu de viande le soir, sans vomir. A eu un point douloureux pendant une demi-heure. Elle dort toujours bien de 9 heures et demie à 6 heures du matin.

Continue à manger les jours suivants, mais très peu, l'appétit est toujours faible, malgré la suggestion ; n'a pas de douleurs. — Elle va à la selle tous les deux ou trois jours.

11 mars. — Mange un peu plus.

14. — Poids : 88^{kgr},400 au lieu de 88 kilogrammes à son entrée. Elle mange toujours peu, mais digère sans douleur et sans vomir.

15. — A eu hier une petite crise hystérique sans convulsions, mais avec étouffement.

Les 15, 16, 17, mange avec plus d'appétit.

18. — A eu froid cet après-midi ; elle se plaint de mal de gorge. On constate un dépôt pultacé sur les amygdales. Les règles se montrent dans la journée du 19.

21. — A transpiré toute la nuit. L'angine a à peu près disparu. A depuis deux jours quelques plaques d'urticaire le soir pendant une heure. Pas d'albuminurie.

22. — A un peu dormi cette nuit ; elle dormait mal depuis le 18. Elle ressent encore un peu de mal de gorge. On ne constate plus d'éruption à la gorge. Quand elle se lève, la tête tourne : céphalalgie frontale ; langue un peu jaunâtre. — Sensation de fatigue (Continuation de la suggestion).

23. — Elle ne se plaint pas de la gorge, mais a un mouvement fébrile. T. 38°,4 le soir ; pouls 120. Ce matin, 38°,2, pouls 112. Langue jaune. N'a pas dormi de la nuit à cause de la fièvre et de la sueur. Vertiges et bourdonnements d'oreille, céphalalgie frontale. Pas de taches rosées (Il y avait un cas d'angine couenneuse dans la salle.)

26. — Va bien. La fièvre est tombée. N'a plus de mal de tête, ni de vertiges. Ne vomit pas.

29. — Va bien. A un peu mangé ce matin. A un peu mieux dormi cette nuit.

2 avril. — La malade mange bien et dort bien.

Elle continue à aller bien ; mais elle s'ennuie à l'hôpital et rentre chez elle le 11 avril ; elle est guérie de ses vomissements, elle mange de la viande ; mais l'appétit est encore médiocre.

En résumé, une jeune fille est prise de vomissements nerveux, qui durent depuis onze mois ; elle vomit tous ses aliments ; le lait seul est conservé d'abord ; mais depuis trois à quatre mois, le lait aussi est vomi ; l'eau et le sucre seuls conservés constituent toute l'alimentation. Trois crises d'hystérie accusent la nature psychonerveuse de la maladie. Il y a d'ailleurs une anorexie complète, avec douleur au creux épigastrique, sensibilité abdominale, battements de cœur ; tendance à la mélancolie ; symptômes dus peut-être à une psychoneurasthénie infectieuse d'évolution.

La suggestion hypnotique arrive en sept jours à arrêter complètement la tendance aux vomissements ; la malade mange un œuf, un peu de viande, du lait.

L'appétit commençait à se relever après cinq semaines de traitement, quand survint une angine couenneuse intercurrente qui la tint alitée pendant une semaine. Cependant les vomissements et autres symptômes nerveux associés à la maladie infectieuse ont cédé à la suggestion.

IV

OBSERVATIONS DE CHORÉE

OBSERVATION XXXIV. — *Chorée depuis quinze jours, suite de frayeur chez un enfant arthritique. — Amélioration rapide. — Guérison en vingt jours par suggestion hypnotique.*

Robert Ernest, âgé de dix ans et demi, entre à l'hôpital le 12 novembre 1887, affecté de chorée. Au mois d'août, il aurait eu des douleurs dans les bras et les jambes, avec gonflement des genoux. Il reste alité pendant trois semaines. Depuis, il s'est bien porté, lorsque, il y a environ une quinzaine de jours, il fut pris de mouvements choréiques dans les bras ; ces mouvements étaient involontaires et continus. Ils furent déterminés par une frayeur : un enfant le frappa brusquement sur le dos. Immédiatement après, il se mit à trembler des membres inférieurs. Quelques jours après, les mêmes mouvements coexistaient dans la jambe.

Pas d'antécédents héréditaires ; les frères et sœurs bien portants.

État actuel. — Constitution bonne. Tempérament un peu lymphatique. Température normale. Pouls régulier, 88.

La tête ne présente pas de mouvements notables, mais une tendance à se dévier à droite. Le bras droit présente des mouvements continuels, alors qu'il est au repos ; mouvements d'adduction : il se rapproche souvent du corps ; l'avant-bras se fléchit sur le bras ; la main s'étend et se fléchit alternativement sur l'avant-bras ; les doigts s'écartent et se rapprochent irrégulièrement avec extension et flexion alternative des phalanges. — Le membre inférieur droit présente des mouvements irréguliers de rotation en dedans et en dehors ; de flexion et extension de la jambe avec contraction du muscle droit antérieur. Le pied montre des mouvements de flexion et d'extension des orteils ; quelquefois, il est renversé en dedans. Du côté gauche, on ne constate que des contractions dans le muscle droit et le triceps fémoral, mais pas de déplacement du membre.

Sensibilité également conservée des deux côtés. Intelligence nette. Souffle systolique mitral avec frémissement cataire à la pointe du cœur, sans hypertrophie ni trouble fonctionnel. Le malade n'a jamais accusé de battements de cœur. La respiration est nette. Le malade marche d'ailleurs bien et écrit bien son nom ; les mouvements choréiques semblent moindres quand il marche ou écrit.

12 novembre. — Suggestion : sommeil très profond. Les mouvements diminuent pendant le sommeil dans le bras et la jambe. Ils cessent même par moments tout à fait durant une dizaine de secondes.

13. — Même état des mouvements choréiques. — Suggestion tous les jours.

Le 18, les mouvements paraissent moindres. — Continuation des suggestions.

Le 19, le malade va décidément mieux ; les mouvements sont

moins fréquents et moins étendus ; amélioration notable. — La tête n'a plus de tendance à se dévier.

Le 1er décembre, les mouvements dans le bras et la jambe droite ont totalement disparu. L'enfant quitte l'hôpital guéri.

OBSERVATION XXXV. — *Chorée depuis quinze jours. — Céphalalgie, incontinence d'urines dans la position debout. — Guérison de l'incontinence d'urines en six jours, de la chorée en treize jours par suggestion hypnotique.*

Marie R..., âgée de quatorze ans, ouvrière en parapluie, entre à l'hôpital le 4 février 1890.

Elle a des mouvements choréiques depuis une quinzaine de jours. Depuis longtemps elle est sujette au mal de tête, quatre ou cinq fois par mois en moyenne ; cette céphalalgie dure un ou deux jours ; elle ne l'empêche cependant pas de dormir. La nuit, quand elle ouvre les yeux, elle a des sensations lumineuses. L'année dernière, elle a eu mal au dos pendant dix jours. Depuis cinq jours, elle perd ses urines souvent quand elle est debout : la nuit elle n'urine pas au lit.

État actuel. — Constitution moyenne, tempérament lymphatique. N'accuse pas d'antécédents héréditaires. On constate quelques mouvements choréiques dans les doigts, les épaules et les jambes, pas très intenses. L'enfant marche bien, en s'inclinant un peu du côté droit : de temps en temps les pieds se rapprochent ainsi que les genoux. Pas de complication cardiaque. Intelligence nette.

Première suggestion le 5 février : 3e degré (catalepsie, automatisme rotatoire ; souvenir au réveil).

6 février. — L'enfant a été calme. A perdu ses urines encore plusieurs fois dans la journée. Suggestion.

7. — A eu des douleurs pendant une demi-heure hier soir dans le bas-ventre. Mêmes mouvements choréiques dans les bras et dans les jambes. A perdu ses urines. Suggestion.

8. — N'a perdu ses urines que deux fois hier. Suggestion.

9. — A encore un peu perdu ses urines, mais moins. Les mouvements choréiques, au dire de la religieuse, sont moins forts. — Suggestion : sommeil profond, amnésie au réveil.

10. — N'a perdu que peu d'urines. Les mouvements choréiques ont beaucoup diminué. Elle marche aussi beaucoup mieux et ne s'incline plus vers le côté droit. Suggestion.

11. — La malade n'a plus perdu ses urines ; a travaillé hier

et n'a que peu de mouvements. Les doigts ont encore de la peine à se tenir calmes. On constate encore quelques impatiences musculaires, parfois un soulèvement des épaules ; mais cela est beaucoup moins marqué. Elle marche beaucoup mieux, les pieds ne s'enchevêtrent plus. Sommeil bon. Suggestion tous les jours.

18. — L'enfant ne perd plus ses urines ; ne fait plus de mouvements du tout et va très bien.

Le 28 elle accuse une douleur dans le ventre depuis quelques jours : elle a des coliques, surtout du côté droit ; elle accuse de plus un sentiment de constriction à la région précordiale : éruption de varioloïde légère datant du 27.

Le 1ᵉʳ mars la température est à 38°,6, le pouls 114 ; la langue est nette ; la face est rouge ; quelques douleurs dans les tempes ; quelques bourdonnements dans les oreilles. L'enfant n'a aucun mouvement choréique. Elle est transférée au pavillon des contagieux. La varioloïde suit son cours régulier et guérit ; les symptômes choréiques ont complètement disparu, sans rechute.

Il ne faudrait pas conclure de ces deux observations que la chorée cède toujours rapidement à la suggestion. Nous avons eu affaire à des cas bénins. La chorée vraie, comme je l'ai dit, est une maladie infectieuse qui dure fatalement plusieurs semaines, d'ordinaire rebelle à la suggestion, qui ne réussit souvent qu'à diminuer l'intensité des mouvements et certains symptômes que l'impressionnabilité nerveuse du sujet greffe sur la chorée.

V

OBSERVATION DE TÉTANIE

OBSERVATION XXXVI. — *Tétanie des membres supérieurs, suite d'influenza depuis un mois. — Insomnie ; agitation. — Guérison complète en huit jours par suggestion hypnotique.*

Berthe Martin, âgée de dix-sept ans, ouvrière en chaussures, entre à l'hôpital le 1ᵉʳ février 1890 pour une tétanie. Habituellement bien portante, sans maladies nerveuses antérieures, elle a été prise le 23 décembre dernier de l'influenza régnante, caractérisée par des frissons, de l'anorexie, de la courbature, de la céphalalgie. Ces symptômes durèrent trois jours, et la malade put reprendre son ouvrage le 3o décembre, accusant encore un malaise général avec énervement. Le lendemain, 31 décembre, elle dut quitter l'atelier vers 8 heures du matin, à cause d'une crampe survenue dans les mains ; et depuis ce moment, les mains et les avant-bras conservaient cette raideur plus ou moins marquée, sans douleur.

Il y a quatorze jours, ayant été grondée par ses parents, elle fut prise de sensation d'étouffement, avec raideur dans les membres, et impossibilité de parler, sans perte de connaissance. Cette crise sans douleur dura une heure et ne s'est pas reproduite.

État actuel. — Constitution délicate ; tempérament lymphatico-nerveux. Apyrexie. La malade n'a pas d'appétit, elle ne dort pas la nuit, agitée et se retournant sans cesse dans son lit. Les mains actuellement ne sont pas contracturées notablement ; elles ont seulement de la tendance à se fermer en flexion : de plus les pouces sont en adduction, les premiers métacarpiens plus en dedans vers la paume de la main et les deux bords de la main rapprochés l'un de l'autre de façon à augmenter la concavité de la paume. Habituellement c'est vers 3 heures du soir que la crampe augmente, et les mains se ferment davantage spontanément ; la malade ne peut plus les ouvrir pendant quelques heures. Actuellement elle peut exécuter tous les mouvements avec les mains, mais avec lenteur et raideur. Elle accuse un tremblement, quand elle veut travailler. Au dynamomètre, la main gauche donne 18, la main droite 12.

1er février. — Suggestion hypnotique : sommeil profond, avec amnésie au réveil. Après le réveil, la main gauche donne 19 au dynamomètre ; la main droite 21. Dans la journée, elle a peu de raideur ; le soir seulement elle en a, comme d'habitude.

2. — La malade ne peut ouvrir convenablement les mains qui sont en forme de cône. Après suggestion et mouvements imprimés aux doigts pendant le sommeil, elle les ouvre mieux. Dans l'après-midi, elle accuse une sensation de raideur plus marquée dans les poignets, mais sans occlusion complète.

3. — Va bien ce matin. Dit trembler encore quand elle travaille. — Suggestion. Je lui fais écrire son nom sans trembler et plus rapidement qu'avant. Le soir, crampe habituelle de quatre à six heures. Suggestion tous les jours.

Le 4 elle n'a qu'une légère crampe dans le pouce droit.

5. — A essayé hier de tricoter ; elle fut reprise à ce moment de contracture dans les mains. — Suggestion.

6. — La malade a bien dormi ; n'a pas eu de crampes hier ; elle ouvre et ferme bien les deux mains ; il ne reste plus qu'une crampe au niveau de l'éminence thénar droite, avec rapprochement du premier métacarpien vers la paume de la main. — Suggestion.

7. — La malade se trouve beaucoup mieux ; dort bien. — A 4 heures du soir hier, elle n'a eu qu'une légère crampe pendant dix minutes. Ce matin, elle peut écarter les doigts et coudre pour la première fois ; elle n'accuse plus qu'une sensation de tension.

8. — Sommeil bon. A pu coudre hier dans l'après-midi. Le pouce et le métacarpien correspondant sont toujours en adduction. — Suggestion.

9. — La guérison est complète ; l'éminence thénar fonctionne normalement ; le pouce et son métacarpien sont libres ; la sensation de *bouillonnement* que la malade accusait à ce niveau, comme elle dit, a complètement disparu. L'appétit est normal. Le dynamomètre donne 24 pour la main droite, 19 pour la main gauche. Elle quitte l'hôpital le 10 février et la guérison se maintient.

L'influenza a créé chez cette jeune fille une neurasthénie caractérisée par une apparence de tétanie, de l'insomnie, de l'énervement ; une crise hystériforme intercurrente a montré qu'il s'agissait bien d'une névrose ; on sait que l'influenza a réveillé beaucoup de diathèses nerveuses. La suggestion hypnotique a supprimé en quelques jours toutes ces manifestations.

VI

OBSERVATIONS DE NÉVROSE GÉNITALE

Habitudes d'onanisme depuis trois ans chez un enfant de huit ans. — Insuccès des moyens thérapeutiques ordinaires. — Guérison par suggestion.

L'enfant âgé de huit ans m'est amené par son père le 9 avril 1891, de Bar-le-Duc, envoyé par son médecin, avec prière d'essayer la suggestion pour déraciner des habitudes d'onanisme datant de trois ans. Ses parents s'en sont aperçus il y a sept mois ; l'enfant maigrissait, pâlissait, avait les yeux cernés. Ils le surveillèrent et le surprirent en flagrant délit. L'enfant fit des aveux. Un grand garçon lui avait appris la chose. Il avoue avoir pratiqué l'onanisme jusqu'à cinq fois la nuit.

Aujourd'hui c'est encore trois ou quatre fois la nuit, et deux ou trois fois le jour qu'il le fait. Depuis le mois d'octobre dernier seulement il y a écoulement de sperme.

L'enfant n'a jamais eu de maladie autre que la rougeole et des angines. Depuis l'âge de dix-huit mois, il a une hernie inguinale droite maintenue par un bandage.

L'enfant est intelligent, laborieux, docile, n'a pas d'antécédents héréditaires. Depuis deux mois on constate seulement que sa mémoire baissait.

Depuis sept mois qu'on a découvert les habitudes vicieuses de l'enfant, on a essayé tous les traitements : bromure de camphre, bromure de potassium ; 3 grammes par jour, appareil de contention, bains, alimentation spéciale ; depuis six mois, il ne boit plus que de l'eau. Rien n'a réussi. L'intimidation, les menaces n'ont pas réussi davantage.

Cependant l'enfant est très docile et intelligent. Il ne manque pas d'énergie et ne se laisse pas dominer par ses camarades ; ce n'est ni une nature molle, ni un caractère entêté. Il a le plus vif désir de guérir. Mais l'impulsion est plus forte que lui.

Depuis deux mois, on ne l'envoie plus à l'école, car malgré la surveillance du maître prévenu, il lui arrivait de se masturber.

L'enfant dit que pendant la nuit, cela se fait pour ainsi dire seul pendant son sommeil. Quand il allait au cabinet, il priait son père de l'accompagner pour qu'il ne succombât pas à la tentation. Il sent lui-même que sa volonté est impuissante et consent à se prêter à toute opération, pour être guéri.

Il est lymphatique, assez pâle, mais bien constitué. Le 7 avril je mets d'emblée l'enfant en sommeil profond avec amnésie au réveil ; je lui suggère qu'il n'aura plus jamais l'idée de se toucher, ni le jour, ni pendant le sommeil de la nuit, et qu'il sera désormais assez fort pour résister à toute tentation ; je lui donne confiance en lui-même.

Cette suggestion est répétée tous les jours jusqu'au 23 avril. Dès la première séance l'enfant a été guéri ; il n'a plus eu l'idée de se toucher. Le 11 avril il pesait 44 livres et demie ; le 14, 45 livres 200 grammes, le 16 avril, 46 livres 500 grammes ; le 21 avril, 47 livres 100 grammes.

L'enfant très heureux retourne dans sa famille ce jour. Je lui suggère, avant son départ, de m'écrire dans un mois pour me donner de ses nouvelles. Je reçois une lettre datée du 23 mai dans laquelle il me remercie de sa guérison et dit peser 47 livres 300 grammes. Plusieurs mois après, j'ai rencontré le médecin de l'enfant qui m'a confirmé sa guérison ; l'enfant a bonne mine et quand il le rencontre dans la rue, vient à lui d'un air franc et ouvert, tandis qu'autrefois il se sauvait devant lui.

Ainsi une seule séance de suggestion a suffi pour déraciner des habitudes d'onanisme datant de trois ans. Il s'agit d'un enfant docile, bien équilibré. L'onanisme n'était pas lié à une diathèse native : il était acquis par suggestion due à un camarade. L'enfant avait de la volonté et le vif désir de guérir. Mais sa volonté était impuissante à lutter contre l'auto-suggestion : l'idée devenait acte. La suggestion sous forme d'ordre, de menaces, d'intimidation, restait infructueuse ; l'enfant voulait et ne pouvait pas. Ce n'est pas l'ordre de ne plus faire une chose qui constitue la suggestion ; c'est l'idée imprimée au cerveau que cette chose ne se fera plus, qu'il a la force d'obéir à sa volonté, que l'impulsion n'a plus prise sur lui ; ce n'est pas la peur, c'est la confiance, ce n'est pas l'intimidation, c'est le remontage moral et l'assurance.

Observation XXXVIII. — *Habitudes d'onanisme chez une fillette de dix ans. — Guérison par suggestion, en une séance.*

En 1906, pendant que je faisais une cure à Vichy, ses parents m'amenèrent une fillette qui avait des habitudes d'onanisme depuis près de deux ans ; ils croyaient que l'enfant avait été pervertie par une bonne ; elle se frottait sans pouvoir s'empêcher. Plusieurs médecins avaient été consultés, à Paris. Tout avait été essayé : menaces, coups, appareils coercitifs ; suggestions. L'enfant était malmenée, considérée comme vicieuse ; elle était pâle, déprimée, n'osant me regarder en face. Je la traitai paternellement, lui donnai la main ; elle parut tout étonnée de ma bonté à son égard. Je lui demandai si elle aimerait être guérie ; elle répondit par un oui sincère.

Alors je lui parlai à peu près en ces termes : « Mon enfant, ce n'est pas ta faute ; c'est une manie qui était plus forte que toi. On a eu tort de te battre et de te gronder. N'aie pas peur ; tu ne te toucheras plus, tu n'auras plus envie de le faire, ni le jour, ni la nuit. Si l'envie voulait venir, tu auras la volonté de ne plus te toucher. Tu es gaie maintenant, car tu es une brave et gentille enfant, et tu ne seras plus honteuse. » Je m'applique ainsi à lui remonter le moral, à lui donner confiance en elle-même, à la relever à ses propres yeux ; car ce n'était pas une vicieuse, mais une enfant qu'on avait déprimé par les suggestions brutales.

Le lendemain l'enfant revint riante ; ses parents avaient compris et ne la rudoyaient plus. Dès cette première séance elle était guérie. Elle revint pendant environ une semaine, et la guérison s'est maintenue.

OBSERVATION XXXVIII. — *Onanisme chez une fillette de treize ans datant de un an. — Guérison par suggestion, en une séance.*

Deux ans plus tard, je vis un cas exactement pareil. « Je vous adresse, m'écrit un confrère de Vichy qui connaissait cette cure, une de mes petites malades âgée de 13 ans, qui présente depuis au moins un an des phénomènes très nets d'hystérie parmi lesquels se manifeste surtout le mensonge, l'excitation et le symptôme le plus sérieux et pour lequel surtout je vous l'envoie, le besoin de se toucher, soit avec le doigt, soit par le frottement des cuisses, l'une contre l'autre, etc.

« J'ai bien essayé par la persuasion, par l'hypnotisme où j'ai échoué, à la débarrasser de son vice. Mais jusqu'à présent, rien n'a réussi, c'est pourquoi j'ai engagé la famille à vous la conduire pour que vous obteniez sur elle les mêmes bons effets qu'avec tous les malades de ce genre que vous avez entrepris. Cet enfant avait eu la danse de Saint-Guy en 1907. »

Sa mère m'amena cette fillette qu'elle considérait comme un monstre moral, hystérique et menteuse, et qui était rudoyée et malmenée, comme semblait le mériter sa perversité précoce.

Je n'eus pas de peine à reconnaître qu'elle n'était ni perverse, ni menteuse, ni hystérique ; elle niait ses attouchements parce qu'elle avait peur des coups, par instinct de défense ; elle n'osait regarder en face ; elle avait une vulvite suppurée due aux frottements involontaires. Je la traitai comme la précédente, et quand je dis à sa mère. « Elle n'est pas mauvaise, ce n'est pas sa faute, on a eu tort de la gronder et de la battre. Elle ne demande pas mieux que de guérir. N'est-ce pas mon enfant, tu veux que je te guérisse .» Elle prononce les mots sortis du cœur : Oh oui ! en me regardant avec une expression suppliante.

Je la traitai comme la précédente, en lui affirmant avec douceur qu'elle ne se toucherait plus, qu'elle ne se frotterait plus ; qu'elle n'aurait plus peur de le faire, que *cela ne se ferait plus*, et que si quelqu'envie avait l'air de la solliciter, elle aurait la volonté de ne plus le faire. Et je recommandai à sa mère de ne plus lui en parler, de ne pas même lui demander si elle se touchait, d'être très affectueuse et de la traiter en jeune fille sérieuse et honnête.

Ainsi fut fait. L'enfant resta guérie dès la première séance. La vulvite avec excoriation et écoulement n'étant plus entretenue par le tic de frottement guérit rapidement. L'enfant ne resta que quelques jours à Nancy, et quand quatre mois après elle me rencontra à Vichy, je rencontrai une belle jeune fille qui vint à moi, heureuse et gaie, pleine d'effusion, ayant retrouvé sa bonne humeur, sa confiance et l'affection de ses parents.

Ces observations montrent que l'onanisme infantile n'implique pas toujours une perversion instinctive. Un enfant a une sensation de démangeaison à la vulve ; elle se frotte ; le frottement appelle le frottement et devient un vrai tic qui se continue par auto-suggestion, contre laquelle échoue la bonne volonté de l'enfant. La suggestion maladroite par gronderie, intimidation, châtiments, mesures coercitives, va contre le but, elle déprime l'enfant, l'aigrit, fait croire à lui-même qu'il est vicieux et anormal, peut le rendre méchant et sournois. Que d'enfants, ainsi mal jugés, en d'autres circonstances aussi, sont maltraités par les parents, mal conseillés par un médecin inexpérimenté, et restent dégradés par une direction maladroite ! Je pourrais citer de nombreux exemples !

On a vu avec quelle facilité, maniant la suggestion adaptée à la psychologie spéciale de ces enfants, j'ai pu guérir ces psychonévroses contre lesquelles de précédentes suggestions médicales non adaptées à ces cas restaient impuissants.

OBSERVATION XXXIX. — *Impuissance génitale d'origine psychique. —
Efficacité de la suggestion.*

X..., âgé de vingt-sept ans, commerçant, vient à ma consultation le 10 octobre 1889. Il vient de l'Oural et a fait plusieurs
semaines de voyage pour me trouver. Il se plaint d'une impuissance génésique absolue, il n'a jamais accompli le coït; il a bien
des érections, mais lorsqu'il est en présence d'une femme, il
tremble et l'érection cesse. Il s'agit évidemment d'une impuissance d'origine psychique; une émotion morale fait inhibition. Il
dit se livrer quelquefois à l'onanisme, mais d'une façon inconsciente, pendant le sommeil de la nuit. Cela dure quelquefois trois
nuits de suite; puis cela revient au bout d'un temps variable, dix
ou quinze jours.

X... paraît très nerveux, très impressionnable; sa parole est
saccadée, il tremble facilement; il se surexcite à chaque instant.
Il est bien constitué, n'a jamais eu de maladies, ni aucune crise
nerveuse, je ne constate rien d'anormal à l'examen.

Je le mets facilement en sommeil profond; je suggère le calme
physique et moral; « il n'aura plus de tendance à l'onanisme la
nuit; l'érection en présence d'une femme se maintiendra jusqu'au
bout, sans émotion; il conservera tout son sang-froid, n'aura
aucune peur, et sera apte à remplir ses fonctions, etc. ».

Le malade reste à Nancy du 10 au 23 octobre seulement, son
congé expire à cette date. Je répète la suggestion tous les jours.
Il n'a plus d'onanisme nocturne depuis la première séance. Une
fois dans la nuit du 13 il se réveille, la main sur la verge avec
un commencement d'onanisme; mais arrête court; et cela ne s'est
plus reproduit.

Le 20 au soir, après suggestion, il essaie le coït, sans succès;
toutefois il constate qu'il n'a plus la peur et le tremblement comme
autrefois, et il croit avoir été plus près du but.

Je lui suggère vivement de répéter le 22 et j'affirme que cette
fois-ci le succès sera complet. En effet, le 23, il m'annonce qu'il
a réussi pour la première fois de sa vie : bien que l'érection ait
faibli à la fin de l'acte, il a pu le mener jusqu'à éjaculation. Je
lui suggère que maintenant qu'il a réusssi une fois, qu'il est
débarrassé de l'émotivité qui le paralysait, il ne pourra plus fai-
blir; et il rentre dans son pays très satisfait. Je ne sais si la
guérison s'est maintenue.

Il ne s'agit pas dans ce cas d'une impuissance physique.

L'organe et la fonction existaient ; il y avait paralysie psychique par émotion inhibitoire : la suggestion a pu neutraliser cette émotion.

OBSERVATION XL. — *Inversion sexuelle.* — *Impuissance génitale vis-à-vis de sa femme depuis sept ans.* — *Efficacité de la suggestion.*

M. de X..., de la Hongrie, âgé de trente-six ans, vient me consulter le 24 mai 1889 pour de l'impotence génitale liée à de l'inversion sexuelle. Celle-ci existe depuis sa jeunesse, due à des habitudes vicieuses contractées au collège. Avant son mariage cependant, il avait pu avoir fréquemment des rapports avec des femmes. Marié à vingt-neuf ans, aimant sa femme, il n'a jamais, depuis sept ans, pu cohabiter avec elle. L'érection était impossible en sa présence, aussi bien qu'en présence d'autres femmes ; il avait au contraire un goût prononcé pour des hommes se traduisant par des érections et qu'il satisfaisait par des attouchements ; deux fois seulement il aurait eu de vrais rapports contre nature : avant l'âge de dix-huit ans, il pratiquait l'onanisme, mais avec modération. Depuis il a perdu cette habitude.

C'est un homme intelligent, lymphatico-nerveux, impressionnable, sans antécédents morbides. Bien élevé, honnête, il souffre infiniment de son état ; il essaie en vain depuis des années de lutter contre cette anomalie qui le rend malheureux ; c'est une obsession continue qui le mine. Tous les traitements ont échoué ; tous les essais tentés ont été infructueux.

Je l'hypnotise le 24 mai et les jours suivants. Le premier jour, il tombe facilement en sommeil avec catalepsie et automatisme rotatoire, souvenir conservé au réveil. Dès la troisième séance, il tombe en sommeil profond avec amnésie. Je suggère des érections pour sa femme, et la disparition complète du goût anormal ; je répète tous les jours cette suggestion, avec insistance. Je précise après quelques jours et j'affirme que le 3 juin, il aura dans la nuit une érection spontanée avec désir ardent qui recevra ample satisfaction. Dans la nuit du 3, il a en effet une érection, mais qui ne persiste pas assez longtemps pour permettre le rapprochement.

Je continue la suggestion hypnotique pendant quelques jours et je provoque une nouvelle tentative pour le 8. L'érection a lieu ; elle est un peu plus prolongée, mais ne se soutient pas encore assez longtemps. Cependant il commence à être convaincu qu'il arrivera à son but.

Je précise de nouveau pour le 13 juin. Cette nuit en effet il réussit pleinement. Il dit qu'il a accompli l'acte conjugal facilement avec plaisir ; mais sans attraction irrésistible. Le goût pour les hommes diminue, sans être éteint absolument.

Il est très heureux d'avoir réussi. Le 16, il n'a pas renouvelé l'essai, malgré la suggestion donnée. Il dit qu'il est comme un homme saturé, n'ayant plus aucun goût ni pour le sexe masculin ni pour le sexe féminin. Je lui suggère d'avoir des rapports avec sa femme dans la nuit suivante.

Le 17, il me dit avoir réussi dans la nuit, il s'est réveillé avec une érection, sans savoir qu'elle eût été suggérée, et a vu sa femme avec plaisir. Actuellement il sent pour le sexe masculin une indifférence complète ; il ne sait pas cependant si une occasion se présentant, il résisterait.

Je suggère un goût de plus en plus marqué pour sa femme, une nouvelle cohabitation dans la nuit du 19 au 20. La suggestion réussit à merveille ; il dit que le goût contre nature a disparu complètement.

Il reste encore huit jours à Nancy ; voit sa femme deux fois dans ce laps de temps, toujours avec plus d'ardeur, il se sent tout autre, ne comprend plus, dit-il, qu'il ait pu avoir des goûts dépravés ; et j'apprends plus tard qu'un héritier est venu.

Dans cette observation l'inaptitude à remplir l'acte physiologique résultait d'un instinct contraire. L'acte conjugal était pour le mari une corvée qu'il voulait remplir comme un devoir pénible contre l'accomplissement duquel ses goûts dépravés faisaient inhibition. La suggestion a pu vaincre cette inhibition. Je ne voudrais pas affirmer la guérison morale.

VII

OBSERVATIONS DE NÉVROSES PSYCHIQUES

OBSERVATION XLI. — *Névrose psychique, cérébro-gastrique, ancienne. Guérison rapide par la suggestion hypnotique.*

« Il y a longtemps que je souffre de la tête et de l'estomac.

Pendant les trois dernières années que j'ai passé au lycée, j'étais sujet à de fréquentes migraines accompagnées de vomissements, survenant régulièrement le mardi et le vendredi. En 1885 et 1886, on m'a soigné pour une dyspepsie. Mais c'est surtout depuis le commencement de 1890 que je me suis senti malade tout en tâchant de me le dissimuler à moi-même. D'incessants maux de tête, des douleurs vagues mêlées d'excitation et de faiblesse dans tous les membres, des névralgies intercostales, des renvois, des aigreurs, des lourdeurs dans l'estomac et des insomnies continuelles qui me fatiguaient beaucoup. Souvent, en me mettant à table le soir, ou en me levant le matin, je sentais encore mon repas du midi ou celui de la veille qui s'était attardé dans mon estomac. De là un manque d'appétit, un dégoût absolu de nourriture alternant avec des faims canines, des fringales qui me prenaient parfois au milieu même de la digestion.

« Mais cela n'était peut-être pas tout cela, non plus que les maux de tête et les insomnies, qui me faisait le plus souffrir. Les impressions les plus douloureuses que j'éprouvais étaient des impressions morales contre lesquelles j'essayais en vain de réagir. Le plus mauvais moment à traverser pour moi était ordinairement entre deux et quatre heures de l'après-midi. Alors je sentais en moi une faiblesse, une lassitude inexprimables, une torpeur générale, un engourdissement et comme un effondrement de tout l'être. Tout mouvement, toute action m'était pénible. J'évitais la société pour n'avoir pas la peine de parler et surtout de rassembler et de diriger mes idées qui ne m'obéissaient plus. Une tristesse noire et sans motifs raisonnables m'envahissait ; j'étais préoccupé et inquiet sans savoir pourquoi. Je me prouvais que je ne devais pas l'être ; mais le raisonnement n'y faisait rien. Je me désolais et m'irritais de voir mon cerveau me refuser le service, mes idées devenir troubles. En lisant j'étais obligé de relire dix fois la même phrase sans arriver à l'entendre ; quand j'arrivais à la fin, j'avais oublié le commencement. Je ne pouvais m'appliquer ni penser à ce que je faisais, non parce que ma pensée s'attachait à un autre objet, mais parce qu'elle ne pouvait s'attacher à rien et était vide, par impuissance d'avoir aucune idée nette. Je voyais souvent les choses présentes sous un angle bizarre. L'impression directe du présent n'existait pas pour moi et faisait place aux souvenirs et aux regrets du passé ou aux préoccupations de l'avenir. En face de personnes que je connaissais intimement, il me semblait parfois que je les voyais pour la première fois et qu'elles m'étaient inconnues. J'avais des moments

d'absence où la mémoire et la volonté m'échappaient complètement, pendant lesquels je perdais la conscience et la maîtrise de
moi-même. Je sortais de cet état comme assommé et il me semblait que je me réveillais d'un rêve pénible.

« Et pourtant je luttais. Tantôt je recourais à des efforts énergiques et directs de la volonté, tantôt j'essayais de me persuader
que tout cela n'existait que dans mon imagination ; je tentais de
me figurer que j'allais parfaitement bien ; je le disais et le répétais
alors à qui voulait m'entendre. Mais plus je luttais et plus le mal
physique empirait, comme si ma volonté et ma force se fussent
épuisées dans cette lutte, au lieu de s'y affirmer. Ce déploiement
d'énergie ne me conduisait qu'à un abattement plus profond. Et
puis je m'impatientais et m'exaspérais de me voir dominé et
chassé pour ainsi dire de moi-même par quelque chose d'étranger.
Cet état de tristesse et de rêve était en contradiction trop violente avec mon caractère et ma tournure d'esprit : mes amis s'aper-
cevaient bien de la morosité qui remplaçait mon enjouement opti-
miste d'autrefois. Je me mettais dans la tête que j'étais incapable
de rien faire, que j'étais dépourvu de toute intelligence, que
j'avais réussi dans les examens grâce à je ne sais quel hasard ; et
cette idée m'humiliait et me faisait beaucoup souffrir.

« Quand le Dr Bernheim m'a proposé de m'endormir, j'ai refusé
tout d'abord, parce que je n'avais aucune confiance dans ce remède
et je craignais de plus un ébranlement nerveux inutile. Il me
persuada pourtant et me ferma les yeux. J'éprouvai alors une
impression assez compliquée ; je l'entendais fort bien me parler ;
j'avais ma pleine conscience, je cherchais à m'expliquer l'état dans
lequel je me trouvais ; je me disais en moi-même que je pourrais
fort bien rouvrir les yeux si je le voulais ; mais quelque chose
m'empêchait de le vouloir et de les rouvrir.

« En me réveillant, je n'éprouvai à mon grand étonnement aucune
lassitude, aucune fatigue, mais seulement un étrange besoin de
rire : à tout propos et sans propos j'avais des accès de gaieté[1].
Je me disais bien que cette gaieté devait être factice, mais je n'en
restais pas moins gai et calme. La digestion se fit bien, c'est-à-
dire qu'elle passa inaperçue.

« Après les expériences suivantes, je me sentis de mieux en

---

1. J'avais suggéré pendant le sommeil ce besoin de rire et cette gaieté.
Le malade ne se souvenait que de la première partie de son sommeil ; la seconde pendant laquelle j'avais fait cette suggestion avait été profonde, avec
amnésie au réveil.

mieux au moral et au physique. Je dormais parfaitement sans interruption. La digestion continuait à ne plus me tourmenter. Encore quelques maux de tête et quelques renvois, mais qui s'atténuent de plus en plus. Il me semble que je parcours en sens inverse les phases successives de la maladie et que je suis revenu en quelques jours à la période de début, où je ne ressentais que quelques souffrances exclusivement physiques.

« Au moral, j'éprouvais un sentiment de bien-être et de calme. Je me sens dans un état de quiétude, de lucidité et d'activité auquel je n'étais plus habitué. Je sens que j'ai repris possession de moi, de mon vrai moi. Je commence à travailler, je lis sans fatigue, et je rédige même quelques pages d'un travail.

« Et pourtant je n'ai guère aidé moi-même à cette guérison. Je me suis laissé faire sans foi aucune. Dans les premiers jours même j'étais presque aussi vexé et humilié que content du succès. Je trouvais désagréable de voir une volonté autre que la mienne agir ainsi sur moi et réussir là où j'avais échoué. »

Cette observation a été rédigée par le malade, après la quatrième suggestion faite le 11 juin 1890. Pendant son sommeil provoqué la veille je lui avais suggéré d'avoir le lendemain l'idée d'écrire brièvement pour me la remettre une note sur sa maladie, en insistant sur l'état psychique avant et après le traitement. Au réveil il ne se souvenait de rien. Le 13 il m'apporte cette note : il se rappela le 12 au matin que je la lui avais demandée, mais croyait que je lui en avais parlé à l'état de veille.

Il s'agit d'un homme de vingt-sept ans, remarquablement intelligent, ancien élève de l'École normale supérieure, agrégé et professeur de l'Université. Voici maintenant comment j'ai procédé pour pénétrer dans son domaine psychique.

Le malade est venu me consulter en mai ; il m'exposa le récit de sa maladie, ses troubles psychiques et gastriques. Je l'examinai : c'est un jeune homme bien constitué, d'un tempérament nerveux, mais sans nervosisme apparent, sans maladies antérieures. Je constatai tous les organes en bon état sauf une dilatation notable de l'estomac clapotant jusqu'à l'ombilic. Cependant malgré ses digestions laborieuses, il n'était pas habituellement constipé et ne vomissait pas : je conclus que la dilatation de l'estomac était dominée par un état nerveux et que la digestion en somme, quoique lente, se faisait, puisque les selles étaient régulières. Les migraines du début, les vomissements survenant à jours fixes comme par une sorte d'auto-suggestion, les douleurs de tête, les sensations d'excitation et de faiblesse des membres, les névralgies intercostales accompagnant dès le début les troubles digestifs, tout cela me fit penser que la neurasthénie dominait la scène. La dilatation d'estomac entretenait la neurasthénie psychique dont elle était issue.

Je ne parlai pas au malade de suggestion, ne voulant pas risquer une intervention à laquelle son esprit pouvait ne pas être préparé.

J'appelai son attention sur son estomac dilaté, je lui expliquai que la dyspepsie consécutive à cette dilatation pouvait être cause de toutes les manifestations nerveuses, je lui prescrivis un régime convenable ; il devait revenir me voir, après trois semaines de ce régime.

Il revint le 5 juin ; les digestions étaient meilleures ; il avait moins de renvois, moins de lourdeur d'estomac ; mais l'état cérébral restait le même. Il me donna de nouveaux détails sur cet état et me dit entre autres qu'il lui arrivait d'avoir des absences, de perdre conscience. Ainsi un jour, dit-il, il était sorti par la porte du jardin et se trouva au bout d'un certain temps dans la forêt sans savoir comment il y était arrivé, ayant complètement perdu le souvenir de ce qui s'était passé depuis le moment où il quittait le jardin et celui où il revint à lui dans la forêt.

Cette circonstance me donna l'éveil. Je sais par expérience qu'on peut toujours réveiller le souvenir des faits oubliés qui se sont passés dans un autre état de conscience, tel que celui de l'hystérie, celui du somnambulisme provoqué ou spontané.

Je dis alors au malade : « Vous croyez que vous avez eu une absence, que vous avez été inconscient. Je vais vous démontrer que cela n'était pas, que vous aviez votre conscience.

« Et pour vous le démontrer, je vais réveiller dans votre esprit le souvenir de tout ce que vous avez fait pendant cette promenade en apparence inconsciente. Tenez ! vous allez vous rappeler. » Ainsi je procède toujours avec succès pour réveiller les souvenirs en apparence éteints de l'état somnambulique. Je mets la main sur son front, je concentre son attention, j'affirme qu'il va se souvenir.

Et en effet, au bout de deux minutes, il dit : « Ah ! oui ! j'ai longé la rivière, j'ai rencontré un homme à qui j'ai parlé, je me suis assis sur un banc, etc. », évoquant ainsi tous les incidents de sa promenade et tous les phénomènes de conscience engourdis.

Il fut grandement surpris de ce fait. Je conclus du succès de cette expérience à sa grande suggestibilité, et à son aptitude à

être mis dans un autre état de conscience, favorable à la suggestion.

Je profitais de l'impression produite pour lui dire : « Vous
voyez que vous n'avez pas d'absence. Votre maladie est une
névrose psychique. Je pense qu'elle est justiciable de la suggestion. » Il eut un moment d'hésitation. Je lui expliquai que la
suggestion n'est qu'un traitement moral, que le sommeil provoqué n'a pour but que de rendre ce traitement plus efficace, en
dégageant le cerveau de toute préoccupation, de toute obsession
pour le rendre à lui-même et y faire pénétrer des impressions
physiologiques. Il se laissa convaincre ; je le mis facilement en
sommeil profond. Je lui fis la suggestion de façon à être compris
par lui, lui expliquant que le cerveau débarrassé de toutes ses
sensations, et obsessions, il retrouverait toute son activité : la
maladie de l'estomac était elle-même une névrose ; la suggestion
modifiant l'état nerveux de l'estomac facilitera la digestion, etc.
Au réveil, il fut tout étonné de se sentir bien à son aise.

Je répétai la suggestion le lendemain 7 juin, puis le 9, le 11 et
le 13 juin. Dès la seconde séance, il s'endormit instantanément
en sommeil profond avec amnésie complète au réveil.

Après la quatrième il m'apporta l'observation qui précède. Je
ne le revis qu'au bout d'un mois, le 12 juillet :

Il n'accusait plus que quelques troubles digestifs, des aigreurs,
des renvois, une digestion lente, une difficulté de travailler après
les repas, des névralgies intercostales une demi-heure après
durant une demi-heure à trois quarts d'heure : quelques douleurs
arthritiques dans les jointures, un peu de mal de tête tous les
deux ou trois jours : le moral est resté excellent.

Après quatre nouvelles suggestions du 12 au 22 juillet tous ces
symptômes ont disparu, les douleurs dès la première suggestion ;
les troubles digestifs ne cessèrent complètement qu'après la quatrième. La guérison était achevée physique et morale. Le 6 août
il m'écrit de Paris qu'il va très bien moralement et que la digestion se fait bien. Cet état de bien-être absolu se maintenait encore
fin août. La suggestion réprimera d'ailleurs toute velléité de retour
offensif.

Cette observation écrite par un homme intelligent, sachant
s'observer et s'analyser, apporte, il me semble, quelque
lumière à l'histoire de certaines formes de neurasthénie et
à la doctrine de la suggestion.

1° Il s'agit d'une neurasthénie d'origine psychique qu'on pourrait appeler cérébro-gastrique. L'amélioration rapide obtenue pour les fonctions digestives confirme l'idée que la dilatation était subordonnée à l'influence nerveuse. J'avais déjà émis cette idée dans la thèse de mon élève Thiébaut sur la dilatation d'estomac, l'un des premiers travaux publiés sous mon inspiration, en France, sur cette maladie ; j'y établis une forme de neuropathie que j'appelle neuropathie cérébro-gastrique ; elle peut être aussi cérébro-cardio-gastrique ;

2° La guérison rapide de la neurasthénie montre qu'il ne s'agissait pas d'une hypocondrie, maladie mentale incurable, ni d'une de ces formes de neurasthénie héréditaire tenace et incurable. Car je ne voudrais pas conclure de cette observation que toutes les neurasthénies sont dociles à la suggestion. C'est dans cette maladie, au contraire, qu'on rencontre le plus d'insuccès, surtout lorsqu'elle est inhérente à une modalité héréditaire trop prononcée du système nerveux. Ici nous avions un jeune homme impressionnable, né d'une mère impressionnable ; sa première jeunesse avait été exempte d'accidents nerveux. Le surmènement intellectuel du lycée, la fatigue cérébrale dépensée dans la préparation de concours et d'examens laborieux avaient pu entraîner un état nerveux que l'impressionnabilité psychique avait retenu par une sorte d'auto-suggestion, et qu'une autre suggestion a pu déraciner ;

3° J'insiste sur l'impossibilité pour le malade intelligent de se suggérer lui-même sa guérison, malgré tous ses efforts. C'est là un fait important dans l'histoire de la neurasthénie. Le malade essayait de faire appel à sa volonté et de se persuader que tout cela n'existait que dans son imagination. Il le savait et ne pouvait réagir : les efforts dépensés allaient contre le but proposé ; ils faisaient appel à l'auto-suggestion inconsciente. Ainsi en est-il de beaucoup de neurasthéniques. Ils ont de la volonté ; ils ont de l'énergie. On les méconnaît trop souvent, quand on leur dit qu'ils s'écoutent, et qu'avec de la volonté ils peuvent annihiler leurs sensations ; ils savent que leur vie entière est une lutte; tous les raisonnements qu'on leur tient, ils se les tiennent à eux-mêmes ; ils se consument en efforts stériles. Et cela se conçoit ; s'ils pouvaient se guérir spontanément, ils seraient tous guéris. Tout effort cérébral, chez eux, réveille la fourmilière d'idées et de sensations qui les obsède ; l'auto-suggestion inconsciente, plus forte, les domine ; c'est l'essence même de la maladie. Une influence étrangère est nécessaire pour les tirer de l'ornière ;

Ceci était écrit en 1890, alors que ma conception sur la psycho-neurasthénie comme maladie auto-toxique n'était pas encore ce qu'elle est devenue. Aujourd'hui, en présence du résultat heureux de la psychothérapie, je dirais qu'une psychonévrose cérébrale curable avait survécu, par auto-suggestion, à une psychoneurasthénie primitive.

Observation XLII. — *Ennui et obsessions avec inaptitude au travail depuis deux ans. — Amélioration par suggestion en vingt-neuf jours.*

M. X..., âgé de vingt-cinq ans, a fait d'excellentes études et conquis il y a plus de deux ans avec honneur son doctorat en droit. Depuis cette époque a débuté la névrose psychique dont il souffre aujourd'hui. A l'activité laborieuse dont il a fait preuve pendant sa carrière d'étudiant, a succédé une impuissance complète de travail.

Ses études terminées, il resta embarrassé par la recherche d'une position sociale. Bien que sa position de fortune lui permît de vivre, à sa guise, cependant il désirait vivement une carrière utile, dans l'enseignement par exemple.

Malheureusement sa mère infirme réclamait ses soins, et lui-même, fils affectueux et dévoué, n'osait songer à la quitter, et ne pouvait trouver dans la ville qu'il habitait une situation conforme à ses goûts, et en rapport avec ses aptitudes. Après une série de tergiversations, il tombe dans le découragement, se crut déclassé, perdit tout goût pour le travail, même pour les études qui l'attiraient le plus, se concentra dans des idées tristes; il essaya en vain de lutter contre cet état moral sans pouvoir y arriver. Tout resta vague et irrésolu dans son cerveau, la moindre application d'esprit lui était impossible ; le désœuvrement auquel il était condamné lui était odieux et il ne pouvait en sortir. Il n'avait plus ni goût, ni passion, pour rien. La vie lui pesait, dit-il : pendant près de deux ans, il promenait partout cet ennui profond qui le rongeait. Sur les instances d'un ami, il se décida à me consulter le 3o juin 1890.

Bien constitué, sans antécédents morbides, fils d'une mère neurasthénique, il se croit lui-même entaché d'un vice héréditaire incurable qui détraque son cerveau. Toutes les fonctions sont normales, l'intelligence est très nette, sans aucune altération. Seulement son activité cérébrale est annihilée par les obsessions qui occupent son cerveau, « il est irrésolu, il ne peut plus rien faire, il est déséquilibré, il est condamné à l'ennui et au désœuvement perpétuel ».

J'essaie de l'hypnotiser, sans arriver au sommeil. Il croit n'être pas influencé : d'ailleurs il est très tenace dans ses impressions, ne se livre pas volontiers, ne se laisse pas aller volontairement, il semble être plutôt venu par acquit de conscience, parce qu'un ami guéri par moi d'une névrose psychique analogue l'y a poussé. Nature froide et concentrée, il n'a qu'une confiance limitée. Je lui tiens les yeux clos, je lui explique que le sommeil n'est pas nécessaire à la suggestion, que celle-ci peut réussir à l'état de veille et doit réussir fatalement si le sujet s'y prête, je lui explique que son intelligence est nette, mais qu'il s'est laissé envahir par des doutes, des impressions auto-suggestives dont il ne peut pas se débarrasser spontanément, etc. Bref, je cherche à captiver son attention et sa raison en lui expliquant bien l'origine de la névrose et le mécanisme psychique de la guérison ; je fais de la suggestion à sa raison, et j'arrive à l'impressionner.

Après la première séance, cependant, il n'y a pas de changement ; mais après la cinquième, il y a un mieux sensible ; il sent le cerveau dégagé et peut de nouveau s'occuper. Cette amélioration ne dura que quatre jours. Puis il retombe dans son atonie. Après quatre jours de suspension des séances, il revint me voir le 10 juillet, démoralisé et convaincu qu'il ne sortirait pas de cet état.

Je le suggestionne de nouveau et je lui explique que ces résultats sont fréquents, que l'amélioration temporaire obtenue est de bon augure, qu'elle indique que son état cérébral peut se modifier. J'affirme qu'il se modifiera certainement, qu'il n'y a aucun doute, qu'il est impossible que la guérison ne se fasse pas, que s'il a confiance dans ce que je dis, s'il accepte ma suggestion, les idées nouvelles, les impressions nouvelles que je dépose dans son cerveau finiront, après un temps variable, par y prendre racine. C'est une loi de psychologie qui doit se réaliser chez lui comme chez tous, sur laquelle est basée toute la psychothérapie suggestive, etc.

Je fais cette suggestion presque tous les jours, affirmant que la guérison ne sera pas rapide, mais graduelle et progressive.

Après cinq ou six séances, le malade ne témoigne pas encore un grand changement. C'est toujours la même chose. J'évite de l'interroger sur son état ; je continue avec patience, affirmant que la guérison se fera graduellement, infailliblement. Cependant, les jours suivants, M. X... commence à se trouver mieux ; ses amis s'aperçoivent du changement. Je constate aussi que, bien qu'il n'ait aucune sensation de sommeil, il est influencé ; en soulevant les mains doucement, elles conservent l'attitude imprimée. Après huit séances, vers le 18 juillet, il dit spontanément qu'il est bien, qu'il se sent comme il était autrefois, qu'il a repris le goût pour les études et a pu recommencer à lire avec plaisir ; il est tout étonné de ce changement qu'il ne croyait pas possible, alors que malgré toute sa volonté, il n'arrivait pas spontanément à se débarrasser de ses obsessions. Je continue les suggestions jusqu'au 26 juillet, il se sent en bonne voie et espère que la guérison se complètera. Elle s'est complétée.

Dans ce cas, la suggestibilité était moindre que dans le précédent. L'hypnose était peu profonde, le malade froid et concentré ne se laissait pas aller ; il opposait une résistance inconsciente. C'est avec ma ténacité, avec ma conviction que j'arrivai graduellement à impressionner cette intelligence et à lui permettre de se débarrasser des obsessions qui la paralysaient. Je lui conseille d'ailleurs de changer de milieu pour se soustraire aux conditions qui ont déterminé cette névrose psychique et maintenir sa guérison.

J'ai revu M. X..., le 20 août. Il a essayé un grand voyage ; mais aussitôt qu'il s'est trouvé seul, loin de chez lui, il s'est trouvé envahi par une anxiété avec tristesse et ennui

insurmontables qui l'ont obligé à revenir dans sa famille.
Malgré toute son énergie, il n'a pas encore assez d'assurance pour voler de ses propres ailes, sans appui moral.
Aussi je l'engage à rester ici pour continuer le traitement suggestif jusqu'à guérison parfaite. Il a d'ailleurs pu continuer à se livrer à ses études ; la possibilité de travailler recouvrée par la suggestion s'est maintenue.

OBSERVATION XLIII. -- *Onanisme depuis quatre ans. — Névrose psychique : Névropathie cérébro-cardiaque. — Guérison par suggestion.*

Une nature portée à la mélancolie et à la rêverie, une sensibilité assez excitable, un tempérament nerveux, un sérieux qui ne se rencontre pas fréquemment chez les enfants, entrecoupé de loin en loin d'accès de gaîté et d'éclats de rire presque exagérés, mais trop fréquents, tel était le terrain propre à la névropathie dont M. le Dr Bernheim, auquel j'en conserverai une reconnaissance inaltérable et profonde, a pu me guérir radicalement.

Écolier irréprochable, nature franchement honnête, ignorant encore à peu près à quinze ans ce qu'est le mal, j'eus le malheur d'être corrompu par un mauvais camarade, et dès lors, passionné, nerveux, sensible, je me livrai avec ardeur à cette déplorable habitude, l'onanisme. Jusqu'à presque dix-neuf ans et demi, je cédai à ce plaisir, et je le dis hautement, c'était bien loin d'être chez moi, dès ma quinzième année, une habitude d'enfant à nature corrompue ; mais le fruit d'une imagination exaltée, hantée par des visions lascives et aussi par le besoin réel (j'étais très fort pour mon âge) qui avait éveillé ce plaisir des sens.

Pendant ces quatre années, j'essayai souvent de renoncer à cette habitude. Une révolte morale me faisait cesser pendant un mois : une fois même, à l'âge de dix-huit ans, pendant quatre mois et demi ; mais finalement, l'habitude et le plaisir l'emportaient. Plusieurs fois, dans mon intérêt, j'avais l'envie de voir des femmes, mais j'espérais toujours, dans mon honnêteté de jeune adolescent, que je pourrais m'en passer et cependant me déshabituer de l'onanisme. Jamais je n'y arrivai, et par moralité, je ne pus me décider à voir de femmes. Il est vrai que j'étais bien jeune pour cela.

Quelques mois après que j'eus contracté cette déplorable habitude, c'est-à-dire à quinze ans et quelques mois, je devins amoureux d'une jeune fille du même âge que moi, passion toute d'imagination, et cet absurde platonisme (je dis cela aujourd'hui) entretenait à mon insu mes habitudes vicieuses par le fait même qu'elle m'éloignait de la nature et m'empêchait de désirer d'autres personnes ; ma passion était malheureuse et nullement partagée. Voilà la cause première bien plus tôt que l'onanisme, de ma névropathie. Cette passion non partagée et à un âge par trop tendre, développa chez moi une mélancolie et une tristesse excessives qui ne firent que s'accroître de jour en jour. Mes baccalauréats, j'eus la chance de les enlever sans échecs, mais j'étais moins brillant qu'autrefois. De plus, mon développement s'était très ralenti. Cependant, je n'eus jamais le visage qu'ont certains masturbateurs, visage alangui, corrompu, vicié. Le succès de mes examens me remit en état de santé meilleure ; mais un ou deux mois après, je fus pris de battements de cœur très violents peut-être dus à la pipe que je m'étais mis à fumer, mais qui avaient aussi pour cause assurément l'onanisme et l'état nerveux. Alors cet état, cette névropathie cérébro-cardiaque fut à son comble, et dura de janvier à juin, de dix-neuf ans à dix-neuf ans et demi.

L'onanisme n'était plus du tout causé par le besoin, mais uniquement par une idée étrange, enracinée dans mon cerveau, par un désir charnel, non accompagné de besoin réel, si bien que pas une fois, l'acte ne fut naturel, mais toujours provoqué. Caractère général : dégoût absolu et complet de la vie, de tout. Tout me semblait inutile, insipide, fastidieux. J'étais quelquefois en proie à des dégoûts tels que le courage seul me manquait pour en finir avec la vie, dont je n'apercevais pas l'utilité et dont je ne comprenais même plus la possibilité d'un but. Des idées philosophiques, étranges, baroques, non puisées dans des livres, mais toutes personnelles, et incapables d'être fixées par des mots, tant elles étaient quelquefois obscures, et je dirai profondes, hantaient mon cerveau. Je n'admettais pas que la vie eût un but, et ce but final qui m'échappait, comme il échappe à tous, du reste, me plongeait dans cette mélancolie qui me faisait désirer de n'avoir jamais existé. Idées philosophiques sur tout, sur le monde extérieur, qui n'existe pas, sur la connaissance des choses en soi me tracassaient particulièrement. J'avais trouvé un auteur, Pierre Loti, qui était absolument dans mes idées sur beaucoup de points, et je buvais, à longs traits, charmé de retrouver dans ses ouvrages des pensées que j'avais eues antérieurement avant sa lecture, des sensations identiques, des vues semblables sur le monde et sur la vie Pour moi, tout avait une grande mélancolie, les payages, la clarté du soleil, l'étendue, l'espace, le temps, mais des mélancolies maladives, nerveuses à outrance. Presque toutes les sensations, le son du cor me produisaient des effets semblables. Les souvenirs, les idées qui me hantaient sur ma passion avaient des formes enfiévrées, malsaines, toxiques même.

Il va sans dire que je n'avais plus aucun goût pour les études ; car je ne vivais plus que cette vie absurde, vie contemplative, idéale, toujours flottant entre ciel et terre. Un de mes amis me disait : « Tu es ou une bête ou un esprit ; mais tu n'es plus un homme. » Il n'y avait plus pour moi qu'une chose qui valait la peine de vivre, ma passion, et j'en jouissais d'une manière fiévreuse, maladive, incomplète, car même en elle je souffrais, ayant conscience de mon amoindrissement physique, de mon glissement vers l'impuissance, sans avoir la volonté et le pouvoir de m'écarter de l'abîme, où je m'enfonçais. Oh ! cette conscience de mon anéantissement physique était peut-être ce qui était le plus terrible. Voilà pour le moral.

Le physique évidemment se ressentait du moral et de l'onanisme, surtout qui me minait sourdement. Je me portais mal, j'avais du dégoût pour tous les aliments, une perversion de l'appétit marquée, désirant des mets non présents et abhorrant les mets présents, avec la conscience d'avoir faim, d'avoir besoin d'une nourriture reconstituante pour réparer les pertes. Grand désir aussi de dormir, de reposer, de me réparer, convoitant le coin du feu en hiver et le repos réparateur du lit qui ne venait pas ! Loin de là ! J'ai passé six mois sans une bonne nuit, ayant toujours trop chaud, ne faisant du soir au matin que me retourner, aucune position ne me satisfaisant ; et puis le matin, pour comble, l'onanisme souvent. Aussi j'étais fatigué et ne reposais pas. Des sensations nerveuses de froid aux jambes, de froid glacial, sans cause apparente, ne pouvant me réchauffer et me pelotonnant sans y remédier. Pendant huit à quinze jours des sensations de malaise dans le dos et les poumons en respirant, des points, des maux de tête violents et fréquents. Puis, une fois cela passé, des douleurs insupportables, aux omoplates, intérieures, mais presque superficielles, pendant une nuit. Une sensation nerveuse et pénible, œsophagienne, en respirant, qui dura deux jours. Puis quelque chose comme une cystite, douleur lancinante et agaçante à la vessie, avec envies très fréquentes d'uriner. Cette cystite m'a duré plusieurs mois, me reprenant deux ou trois fois plus fort, puis s'atténuant mais ne disparaissant jamais totalement. A cinq ou six reprises, j'ai rendu avec les urines du sang et des caillots sanguins, une ou deux fois de suite. Puis cela s'arrêta, et un mois après, nouvelle émission de sang. Aujourd'hui cela a disparu complètement.

La partie psychique de ma névropathie surtout était accompagnée de sensations nerveuses inqualifiables, indéfinisables, non douloureuses, mais ennuyeuses et troublantes. Ces sensations nerveuses n'étaient pas douloureuses du tout, non localisées, mais vagues et ne pouvant se comprendre quand elles n'ont pas été ressenties. Elles étaient accompagnées d'une inquiétude mortelle, indescriptible, d'une agitation extrême de l'âme, d'une peur, d'un pressentiment de quelque chose de fatal, non précis. Quant aux palpitations, elles ont diminué de plus en plus, mais lentement, avec rechute quelquefois et sont à peu près maintenant tout à fait passées.

J'ai décrit toute ma maladie jusqu'à la fin, mais j'ai omis quelque chose d'important dans la question du moral. Quelque temps après que la névropathie fut déclarée, la jeune fille en question se mit à m'aimer, peut-être la pitié ou la bonté plutôt l'y avaient poussée. L'âge aussi lui avait donné ce sentiment. Je l'aimai encore plus. J'eus des entretiens avec elle, et cela dura six mois. J'ai été heureux plus que jamais, cela se comprend. Mais une pensée vague que ce sentiment était une très grande amitié de cœur et pas de l'amour peut-être me venait à l'esprit. Effectivement. Je le sus plus tard. Et ce sentiment qui avait dans son esprit le but de me rendre la santé et de me ramener dans la bonne voie, malheureusement ne réussit pas à ses fins. Peut-être une fois que j'allai mieux me nuisit-elle plus qu'elle ne me soulagea. Et puis, je m'entêtais à lui faire me promettre quelque chose pour l'avenir, pour plus tard. Et elle, sérieuse, ne pouvait me promettre.

On me conseille, pour me guérir, d'aller consulter à Nancy M. le Dr Bernheim, pour me soumettre à un traitement par l'hypnotisme. Cela me révoltait un peu de penser que ma pensée ne suffisait plus et que j'avais besoin de celle d'un autre. J'hésitai trop longtemps, certes, à mon grand regret, et quand je me décidai, à la demande de mes parents, il était temps, je n'en pouvais plus. M. le Dr Bernheim n'a pu pousser la suggestion jusqu'au sommeil profond (ce malade arrivait au 3e degré de Liébeault : catalepsie, automatisme rotatoire, contracture, souvenir conservé au réveil). Mais avec sa patience et sa ténacité, en me faisant la suggestion dans un état d'assoupissement, deux ou trois fois par semaine, en moyenne, pendant un mois à six semaines, il a pu me rendre la santé, la gaîté et faire d'un homme perdu un homme sain, bien équilibré et qui revient de jour en jour à ce qu'il était jadis. Au bout d'une semaine, le mieux était déjà sensible ; le mal physique passait, le mal moral était plus dur à la détente. Petit à petit, après une ou deux petites rechutes ou plutôt un peu de laisser-aller, le mieux s'est accentué ; les palpitations ont cessé, le sommeil est revenu, réparateur, tranquille et régulier. Le goût du travail est revenu ; le moral est guéri, plus de tristesse, plus de mélancolie. Et un point qui montre surtout cette guérison du moral, c'est que j'ai aujourd'hui, depuis quelques semaines, *la volonté effective* de ne pas favoriser ce platonisme et par l'abstinence, d'oublier ces sentiments faux, nuisibles aux études.

Il ne tiendrait qu'à moi de retomber, mais je veux oublier et cela ne sera bientôt plus qu'un souvenir. Je ne parle pas de l'onanisme qui s'est enfui avec la première suggestion.

Plus d'idées folles ! j'ai compris la vie, son côté pratique ; il faut devenir un homme avant d'en vouloir jouer le rôle. Je laisse de côté ce qui n'est pas humain pour ce qui l'est. J'ai toujours compris sans vouloir me l'avouer, mais maintenant je me l'avoue hautement, que ce n'est qu'une fois débarrassé de toutes ces idées qui me gênaient, que je pourrais arriver à quelque chose.

J'estime à sa juste valeur le résultat obtenu par mon « sauveur », je prise hautement ce qu'il a fait pour moi, me sauver de ma perte. Et je le répète, je ne pourrai jamais l'oublier. Puissé-je lui prouver ma reconnaissance par les résultats de mes études futures !

Cette observation a été écrite par un jeune étudiant en médecine que ses parents désolés m'ont envoyé, avec prière d'essayer sur lui la puissance de la suggestion. C'était une nature honnête que j'ai pu ramener dans la bonne voie. J'arrivai facilement à le mettre en hypnose ; bien qu'il se figurât, comme beaucoup, n'avoir pas été endormi[1], cependant il était fortement influencé; la catalepsie, les mouvements automatiques étaient très nets; il y avait même des moments où le souvenir était éteint au réveil, sans qu'il s'en rendît compte.

Je lui suggérai de ne plus se complaire dans cette vie contemplative stérile et dangereuse, d'appliquer son esprit à des études pratiques et utiles à sa carrière; de ne plus songer à ses idées amoureuses factices qui n'étaient au fond qu'une obsession, de n'avoir plus la moindre idée d'onanisme, de redevenir ce qu'il était autrefois, un étudiant laborieux ne perdant plus son temps et ses facultés dans des rêveries absurdes et extatiques, mais remplissant sa tâche utile et marchant vers le but pratique de la vie, etc. Les impressions nouvelles suggérées prirent peu à peu racine dans son cerveau et une transformation complète est accomplie dans son être physique et moral, à la grande surprise de ses parents.

VIII

OBSERVATIONS D'ALCOOLISME ET DE MORPHINOMANIE

OBSERVATION XLV. — *Habitudes alcooliques.* — *Delirium tremens.* — *Rétablissement rapide de l'équilibre intellectuel et suspension des habitudes alcooliques par suggestion hypnotique.*

L... (Charles), âgé de vingt-huit ans, cultivateur vigneron, entre à l'hôpital le 29 mai 1890 pour des troubles d'origine alcoolique.

Il a quitté le service militaire en mai 1886, après trois ans de séjour au Tonkin où il eut les fièvres pendant trente jours. Il s'y mit à boire de l'absinthe; rentré chez lui, il continua à boire, vin, bière, eau-de-vie. Marié, père d'un enfant, il est séparé depuis deux ans d'avec sa femme. L'année dernière il eut un accès

---

1. Ceci était écrit à l'époque où je croyais encore un certain degré de sommeil nécessaire ou utile pour l'efficacité de la suggestion.

de delirium tremens pendant huit jours. Actuellement il ne dort pas depuis deux mois : ses nuits sont agitées par des cauchemars. La nuit du 29 au 30 mai, il n'a laissé dormir personne dans la salle, criant toute la nuit, gesticulant, croyant voir à la fenêtre le diable avec ses cornes. Le 30 mai au matin, il avait encore la tête égarée, parlait du diable, voulait partir. Toutefois en concentrant son attention, j'arrive à le faire répondre convenablement à toutes les questions. Je lui tiens les yeux clos, lui affirme qu'il dort, et lui suggère d'être calme et de dormir toute la nuit.

Le 1er juin, je l'examine, je constate une constitution bonne, tempérament mixte. Les membres présentent un tremblement alcoolique notable, les fonctions cardiaque et respiratoire s'accomplissent bien. La sensibilité est normale.

Depuis la suggestion d'hier et d'avant-hier, le malade est calme et les nuits sont bonnes. Il n'accuse plus qu'une certaine agitation, une céphalalgie gravative ; mais l'intelligence est nette et il n'y a plus d'hallucinations.

Je continue la suggestion ; il arrive au second degré. Les jours suivants, il arrive en sommeil profond avec amnésie au réveil. Je lui suggère de ne plus boire une seule goutte d'aucune liqueur alcoolique. Le malade promet de le faire ; il paraît d'ailleurs très raisonnable et désireux de guérir ; il dit que c'est par entraînement qu'il s'est laissé aller à boire plutôt que par goût. Je lui suggère un dégoût pour les liqueurs alcooliques.

A partir du 31 mai, le malade né boit que de l'eau. Il est sorti le dimanche 1er juin et affirme n'avoir rien bu.

Le 2 juin, étant constipé, il prend 2 pilules de podophylle et a à la suite deux selles. Il accuse des démangeaisons, une lourdeur dans la tête. Les mains présentent encore un tremblement assez accentué. Le vin qu'il voit boire à ses camarades ne l'attire plus. — Suggestion : sommeil profond. Au réveil, il dit que la tête est moins lourde.

4. — Journée bonne. Nuit agitée par des démangeaisons. Accuse de nouveau des lourdeurs de tête.

Le malade reste au service jusqu'au 14 ; les quelques troubles qu'il accusait encore, tels que sensation de faiblesse, lourdeur de tête, démangeaisons, se dissipent ; l'intelligence reste nette ; le tremblement diminue. Il ne boit que de l'eau ; le 9, il dit qu'il aurait encore volontiers bu du vin hier soir, mais qu'il ne l'a pas fait. Le 12, il ne manifeste plus le désir de boire, mais n'a pas le dégoût.

Il revient le 20 juin à la consultation. Il dit avoir essayé de boire de *la bière* avec des amis, mais n'a pu finir son bock qui le dégoûtait.

Suggestion.

Il revient le 28 ; il va très bien, dort bien, a bonne mine ; les forces augmentent, dit-il, sans être tout à fait revenues. Il a bu une fois un peu de bière avec ses amis ; mais il s'est senti malade à la suite, vertigineux, et sent bien qu'il ne peut plus en boire.

Je ne voudrais pas affirmer que le malade, dont je n'ai plus eu de nouvelles, n'a pas eu de rechutes. Ce qui est certain, c'est que la suggestion a rétabli l'équilibre intellectuel et enrayé momentanément ses habitudes alcooliques. La suggestion continuée et répétée préviendrait peut-être toute rechute. J'ajoute que cette guérison rapide de l'alcoolisme par suggestion est une exception.

Observation XLV. — *Douleurs nerveuses survivant à une coxalgie rhumatismale. — Morphinomanie consécutive. — Insuccès de toutes les médications. — Guérison rapide par suggestion.*

En juillet 1893, je reçus la visite d'un monsieur âgé d'environ quarante ans, marchant avec une canne, boitant beaucoup de la jambe gauche, qui me demanda si je pouvais le guérir rapidement de la morphinomanie. Il s'injectait environ 30 centigrammes de morphine par jour. Cette morphinomanie était survenue dans les conditions suivantes :

Il y a quatre ans et demi, étant dans la diplomatie à Berlin, il fut pris d'une douleur intense dans la cuisse et la jambe droite, qui fut qualifiée de sciatique. Cette douleur devint tellement forte, atroce, que son médecin habituel appela en consultation trois professeurs de Berlin, Bramann, Bergmann, et Gerhardt. Il ne peut dire quel fut le diagnostic, il ne parle que de sciatique. Peut-être songea-t-on à une coxalgie rhumatismale, car on lui mit un appareil inamovible de Volkmann ; mais il ne put le supporter. Le seul fait de sentir marcher dans sa chambre produisait des douleurs épouvantables dans tout le membre ; si bien qu'après avoir essayé deux fois l'application de cet appareil, il fallut y renoncer, et, en désespoir de cause, arriver aux injections de morphine. Le malade resta quatre mois et demi immobile dans son lit, puis la morphine aidant, put se lever, et, après une sai-

son de boue en Hongrie et une cure à Wiesbaden, il put marcher
en boitant, débarrassé de ses douleurs, mais restant morphino-
mane. Il avait en vain essayé divers traitements pour se libérer
de cette morphinomanie.

C'était un homme bien constitué, très intelligent, sans maladie
antérieure. Je constatai que le membre inférieur droit n'était
plus douloureux, qu'il restait un certain degré d'ankylose coxo-
fémorale, la cuisse ne pouvant être fléchie qu'à angle obtus sur
le bassin. A la question que me fit le malade, je répondis : « Il
n'est pas probable que je puisse vous guérir vite ; cela est possible à la rigueur, si vous êtes suggestible, susceptible d'être
mis en sommeil profond, mais ceci est l'exception ; la plupart
des hommes instruits, habitués au contrôle et à la critique, bien
que suggestibles à un certain degré, ne tombent pas en sommeil
profond. Et alors je ne pourrais vous guérir que graduellement
au bout d'un temps variable, mais qui serait au moins de quinze
jours à trois semaines, en vous sevrant, sous une surveillance
rigoureuse, la suggestion aidant. » Cela dit, j'ajoutai : « Je veux
essayer. » A mon grand étonnement, il tomba en hypnose profonde. Alors je lui affirmai la guérison complète, je lui suggérai
de diminuer d'un quart tous les jours sans sentir aucun besoin de
morphine et aucun malaise consécutif à sa suppression. Cette
impressionnabilité si grande du malade à l'hypnotisme me fit
penser que sa sciatique, ou son arthrite coxo-fémorale s'étaient
accompagnées d'une douleur purement nerveuse, véritable
névrose de sensibilité surajoutée. L'intensité exceptionnelle de
ses douleurs paraissait le dire.

Je lui demandai s'il n'y avait pas eu dans son existence quelque
motif d'énervement au moment où il était tombé malade ; il pâlit
et me dit qu'il avait eu, à ce moment, en effet, l'émotion douloureuse la plus vive qu'un homme d'honneur puisse avoir. Et
c'était sur cette émotivité qu'était venue se greffer, avec des
symptômes insolites, la maladie.

Ce détail me fut confirmé plus tard par le médecin qui m'avait
adressé le malade. Après cette première séance, le malade diminua d'un quart la quantité de morphine injectée et ne sentit pas
trop de malaise. Le lendemain, après une nouvelle suggestion,
la dose de morphine fut réduite à moitié, puis le lendemain d'un
quart. Le quatrième jour, alors qu'il était aux trois quarts sevré,
il entra dans mon cabinet, se traînant à peine et en proie à une
douleur atroce dans le membre malade. Sa figure était décom-
posée ; je lui demandai : « C'est là la douleur que vous aviez à

Berlin ? » Il me répondit affirmativement. Alors je lui dis, en riant : « Eh bien ! cette douleur qu'on n'a pas pu vous enlever là-bas, je vais vous l'enlever tout de suite. » Je l'endormis, lui suggérai la disparition de la douleur, en faisant quelques frictions sur le membre, et en même temps la cessation complète de la morphine sans malaise. Au réveil, la douleur avait disparu.

Il ne fit plus d'injections de morphine et, au bout de deux jours, c'est-à-dire après six séances, il put rentrer chez lui, débarrassé de sa morphinomanie. Il resta guéri, comme je l'appris plus tard par son médecin.

Voilà donc une névrose douloureuse, greffée, à la faveur d'une impressionnabilité excessive exagérée par les circonstances, sur une maladie réelle, peut-être sciatique, avec rhumatisme coxo-fémoral. La réapparition de cette douleur dans mon cabinet, après la suppression de la morphine, et sa disparition instantanée par suggestion montrent évidemment qu'elle était purement dynamique. Si les médecins de Berlin avaient connu ou avaient su traiter l'élément dynamique psychique qui compliquait une affection certainement bénigne, ils auraient probablement retranché de cette douleur l'acuité excessive que la névrose y avait ajoutée. Ils auraient épargné à ce malheureux plusieurs mois de souffrance atroce, l'immobilisation pendant quatre mois et demi, la morphinomanie consécutive pendant quatre ans et demi, peut-être même, ici je n'affirme pas, l'ankylose qui a pu être en partie le résultat de l'immobilisation prolongée.

IX

AFFECTIONS NEURASTHÉNIQUES ET PSYCHONERVEUSES DIVERSES

OBSERVATION XLVI. — *Névropathie datant de dix ans. — Vomissements alimentaires depuis un an. — Hémianesthésie gauche. — Suppression momentanée de l'anesthésie par la suggestion. — Cessation des vomissements. — Amélioration sans guérison complète.*

Léontine C..., âgée de vingt ans, entre à l'hôpital le 14 juin.

1887 pour des troubles nerveux et arthritiques remontant à l'âge de dix ans.

A cette époque, rhumatisme articulaire qui dure sept mois, à la suite duquel elle eut des battements de cœur fréquents qui durent depuis.

Depuis trois mois, toux sans expectoration : elle aurait eu les membres inférieurs enflés pendant deux mois, jusqu'il y a quinze jours. Santé toujours délicate. Tempérament lymphatique ; face pâle, anémique. Sonorité pulmonaire et respiration normales. Choc du cœur net, au cinquième espace sur la ligne mamillaire ; souffle doux, systolique à la base, souffle veineux continu et carotidien. Pas d'albuminurie ni d'œdème. Appétit faible, digère difficilement ; depuis un an, elle vomit ses aliments deux ou trois heures après les repas, pas d'aigreurs, ni de régurgitation ; pyrosis depuis quatre mois après ses repas ; une selle tous les deux jours. Aménorrhée depuis onze mois. A eu une crise hystériforme légère, mais avec perte de connaissance pendant trois heures, le jour de l'Ascension.

Creux épigastrique effacé, dilatation de l'estomac, son stomacal jusqu'à l'ombilic ; sensation de piqûre d'épingle à la région précordiale.

Sensibilité à la pression dans tout le côté gauche de l'abdomen. Anesthésie tactile du côté gauche ; elle est presque complète au membre supérieur gauche, et au membre inférieur ; la sensibilité reparaît sur le thorax à un travers de doigt à gauche du sternum, sur l'abdomen à deux travers de doigt à gauche de la ligne médiane ; sur le cou, anesthésie à gauche jusqu'au niveau du sternomastoïdien, à la face sensibilité conservée. Le sens musculaire existe. La piqûre d'épingle est perçue, mais moins douloureuse que normalement, sauf sur le tronc où elle est douloureuse. Sur le dos la sensibilité tactile (attouchement simple) n'existe pas jusqu'à deux travers de doigt de la ligne médiane, la pression est perçue.

Sensibilité à la pression des quatrième, cinquième et sixième espaces intercostaux gauches. La malade se plaint pendant son sommeil, au point de réveiller les voisins.

16. — A vomi hier soir. Persistance de l'anesthésie gauche. Analgésie dans le membre supérieur gauche et perte du sens musculaire ; la piqûre est sentie dans la jambe, non dans la cuisse. Analgésie du côté gauche du tronc. Anesthésie de la pituitaire et absence du sens olfactif à gauche. Gustation abolie. Audition et vision normales. Sensibilité tactile et de douleur abolie sur toute

la langue. Sensibilité conservée sur cuir chevelu, abolie sur la paupière supérieure gauche, sur le côté gauche du nez, des lèvres, conservée sur la joue, abolie sur le pavillon de l'oreille et le cou.

Sommeil profond provoqué et suggestion. Au bout de dix minutes, on arrive à restaurer la sensibilité de tout le côté gauche et le sens olfactif. Au réveil la sensibilité existe partout, excepté à l'avant-bras et aux coudes.

17. — La malade a vomi hier deux fois ses aliments, un quart d'heure après ses repas. N'a pas dormi la nuit. Accuse toujours la sensation de piqûres d'épingles au cœur. L'analgésie complète a reparu au membre inférieur, l'épingle est perçue ailleurs. L'anesthésie tactile gauche existe de nouveau sauf à la face ; au bras et à la jambe, sensibilité obtuse. — Suggestion ; restauration de la sensibilité.

18. — Elle a vomi une fois hier matin, pas le soir. La sensibilité n'est pas explorée. Suggestion.

21. — Peu d'appétit. Elle mange peu, ne vomit plus, accuse toujours des battements de cœur. Anesthésie du bras et du tronc ; sensibilité vers l'aisselle et au niveau du deltoïde. Anesthésie de l'abdomen à gauche, anesthésie de la jambe, retour de la sensibilité à son tiers supérieur et à la cuisse. Le sens musculaire existe. — Suggestion.

22. — N'a pas vomi. — A moins de picotements au cœur.

23. — A dormi toute la nuit. — A vomi hier soir. Mange un peu plus. — Sensibilité dans la main. — Anesthésie du bras, du tronc, de la cuisse. — Sensibilité à la face, dans le pied ; anesthésie de la jambe jusqu'à son tiers supérieur.

27. — N'a pas vomi, dort la nuit.

28. — Idem. A toujours des battements de cœur et une sensation de picotements dans cette région.

La malade reste jusqu'au 15 octobre ; les vomissements ont définitivement cessé ; l'appétit reste faible, les nuits sont assez bonnes, l'anesthésie est variable, mais en général ne cède que passagèrement à la suggestion. La douleur dans le côté droit de l'abdomen a diminué. La malade quitte l'hôpital, débarrassée de ses vomissements, accusant un mieux sensible : mais non guérie ; les nombreux troubles névropathiques, cardiaques, gastro-intestinaux et autres sont trop invétérés pour être déracinés.

Il s'agit dans ce cas de troubles complexes neurasthéniques et hystériques, sur un fond de nervo-arthritisme natif ;

la suggestion peut réprimer certaines manifestations telles
que le vomissement nerveux, mais ne peut modifier radicalement la diathèse primordiale, sur laquelle s'est greffée
peut-être une névropsychasthénie juvénile.

OBSERVATION XLVII. — *Neurasthénie datant de huit mois. —
Douleur dans la fosse iliaque droite, au-dessous des rebords costaux,
constriction laryngée, dyspepsie, etc. — Hémianesthésie droite. —
Restauration rapide de la sensibilité, par suggestion. — Amélioration
notable persistante obtenue en dix jours.*

M... (Catherine), âgée de trente-quatre ans, entre à l'hôpital le
5 juin 1888 pour des symptômes neuropathiques. Mariée, divor-
cée depuis trois ans, ayant perdu deux enfants, elle est malade
depuis huit mois. L'affection a commencé par des douleurs dans
toute la face, l'occiput, le crâne, douleurs plus marquées dans
le côté gauche de la face, l'empêchant de manger et de dormir.
En même temps grosseur à l'aine gauche pour laquelle elle a
passé huit jours au service de chirurgie. Les douleurs disparurent
à la suite de frictions faites avec l'onguent napolitain pendant
huit jours. Elle était assez bien au mois de janvier. De fin février
à fin de mai, maux de gorge, appétit capricieux. Vers le 15 mai,
douleurs lombaires s'irradiant dans le côté droit du ventre et le
long de la face postérieure de la cuisse jusqu'aux genoux, douleurs lancinantes qui durèrent trois jours.

Les règles ordinairement peu abondantes et durant trois jours
se montrèrent le 15 mai, revinrent plus abondantes le cinquième
jours, et durèrent encore neuf jours avec coliques et envies d'u-
riner fréquentes : elle prit deux injections d'eau chaude par jour
et les règles s'arrêtèrent. Les douleurs abdominales revinrent et
persistent dans le côté droit, elle accuse aussi des battements de
cœur.

État actuel (6 juin). — Constitution débilitée. Muqueuses décolorées. Anémie. Apyrexie. Langue nette. Accuse des élancements
douloureux au-dessous du rebord costal droit sur la ligne mamillaire et d'autres au même niveau sur la ligne axillaire. Douleur
à la pression de ces points. — Ces douleurs sont continues, très
intenses.

Inappétence depuis cinq jours, auparavant appétit capricieux
depuis huit mois. Quand elle a mangé, battements de cœur fréquents ; elle a eu pendant huit mois, après ses repas, des régur-

gitations aigres, du pyrosis, des nausées qui ont disparu depuis qu'elle ne mange plus. Elle est constipée depuis quatre jours, elle est d'ailleurs sujette à la constipation, et reste parfois sept jours sans selle. Elle est sujette aux battements de cœur, a souvent une sensation de boule remontant vers l'épigastre, n'a jamais eu de crise de nerfs.

Ventre souple, douleur vive à la pression profonde de la région iliaque droite et au-dessous des fausses côtes. Sensation de pesanteur à l'épigastre avec constriction à la gorge ; au toucher, léger degré d'antéflexion utérine avec un peu de gonflement utérin : culs-de-sac non douloureux.

Hémianesthésie, avec hémianalgésie droite du tronc et des membres, sensibilité conservée à la face. La plante du pied seule est un peu sensible et détermine des réflexes à la piqûre. — Absence du sens musculaire au bras droit. Les organes sensoriels fonctionnent normalement.

7 juin. — Un aimant a été appliqué hier matin sur la jambe droite, il est resté toute la journée et une partie de la nuit, il est tombé pendant le sommeil. L'anesthésie persiste au même degré. — Par suggestion à l'état de veille, la sensibilité est restaurée en quelques secondes sur la jambe droite.

Une pièce d'or appliquée sur la cuisse pendant trois minutes ne restaure pas la sensibilité : la suggestion à l'état de veille la restaure en quelques secondes. Les douleurs thoraciques ont diminué pendant la nuit. — Suggestion hypnotique, sommeil profond.

8 juin. — Ce matin la sensibilité reste très nette dans la jambe et la cuisse droite, elle s'est rétablie spontanément sur tout le côté et le membre supérieur. On constate encore une sensibilité légère au-dessous du rebord costal droit et un peu de pesanteur épigastrique, mais moindre.

La sensibilité restaurée se maintient.

10 juin. — Suggestion hypnotique. — Continue à bien aller et n'accuse plus qu'une certaine gêne au-dessus de l'aine droite.

14 juin. — Va bien. N'accuse qu'une sensation de fourmillements dans la jambe gauche ; légère sensibilité au-dessus des aines ; quand elle marche, elle accuse la sensation d'un corps qui remonte des cuisses jusqu'au sein droit avec pression et gêne respiratoire ; quand elle se couche du côté droit, sensation de picotement dans le rebord axillaire. — Suggestion.

15 juin. — Va bien, n'accuse qu'un engourdissement dans les jambes quand elle marche. N'a plus de douleurs.

La malade reste jusqu'à la fin du mois, n'accusant plus que quelques sensations peu douloureuses ; la sensibilité persiste, restaurée, l'appétit est revenu, la digestion est assez bonne. L'époque menstruelle suggérée pour le 4 juillet, apparaît le 28 juin, peu abondante et dure trois jours.

Je n'insiste que sur ce point : la résistance de l'anesthésie à la magnétothérapie et à la métallothérapie, sans suggestion : sa guérison rapide par suggestion simple sans métal ni aimant. Je répète ce que jai dit : ces anesthésies si fréquentes autrefois dans mes observations, je ne les constate plus, depuis que je suis en garde contre la suggestion médicale

OBSERVATION XLVII. — *Nervosisme datant de quinze mois. Douleur de tête continue ; rachialgie, douleur dans les jambes ; sensation de boule ; concentration triste ; suppression des symptômes pendant un mois après seize jours de suggestion.*

D..., Marie, âgée de quatorze ans, dentelière, entre à l'hôpital le 14 février 1890, pour une affection nerveuse datant de quinze mois. Elle est caractérisée surtout par une douleur de tête, donnant lieu à une sensation de coups de marteau dans les tempes et le front ; cette douleur est presque continue depuis quinze mois, elle l'empêche de dormir, au moins cinq fois par semaine. Depuis cinq ou six mois, la malade avait de plus des douleurs dans les jambes, avec rachialgie l'empêchant souvent de se lever. — La malade restait des semaines sans pouvoir travailler ; en moyenne elle ne travaillait que quinze jours par mois. Elle n'a jamais eu de crises de nerfs, mais assez souvent, deux ou trois fois par semaine, durant une heure chaque fois, une sensation de boule hystérique avec strangulation. Appétit faible ; cauchemars fréquents. Elle ne signale pas de maladies antérieures, ni d'antécédents héréditaires : sa mère a le caractère un peu vif, dit-elle, mais n'a pas de maladie nerveuse.

État actuel. — Constitution bonne, tempérament nerveux. — Intelligence nette ; apyrexie. — Réglée pour la première fois il y a dix-huit mois et régulièrement depuis ; la céphalalgie et la sensation de boule n'augmentent pas au moment de la menstruation.

14 février. — Suggestion en sommeil profond avec amnésie au réveil. Le mal de tête a disparu au réveil. Il revient dans l'après-midi, et se dissipe spontanément le soir. Dort pour la première fois bien cette nuit. — N'a plus de douleurs dans les membres.

15. — La malade allant bien est rentrée chez elle ; mais elle est reprise de mal de tête le 16 et sa mère la ramène le 17.

17. — Après suggestion le mal disparaît de nouveau.

18. — Se plaint depuis ce matin de céphalalgie frontale, coups de marteau. La nuit elle a bien dormi, sauf des coliques avec trois selles qui l'ont réveillée. D'ailleurs elle n'a plus eu ni boule, ni strangulation. Elle attribue sa céphalalgie à un coryza qu'elle a depuis hier soir. La suggestion hypnotique dissipe instantanément cette céphalalgie.

19. — A été très bien toute la journée, sauf quelques coliques : c'est l'époque menstruelle qui est venue.

21. — Encore un peu de mal de tête hier et quelques coliques insignifiantes. — Suggestion.

22. — N'a pas eu de mal de tête dans la journée d'hier, mais dans la soirée pendant une heure. — A bien dormi. — Suggestion.

24. — N'a plus eu de douleurs, elle mange et dort bien. Sa mère qui est venue la voir est tout étonnée ; elle raconte que le mal de tête était continu depuis quinze à seize mois, sans sommeil ni appétit. — Suggestion.

25. — Va bien, n'a plus eu mal. — Suggestion.

26. — N'a pas eu mal dans la journée, a dormi jusqu'à quatre heures du matin : la céphalalgie a commencé à ce moment et persiste : coups de marteau dans les tempes.

La douleur enlevée par la suggestion est revenue au bout de cinq minutes : a peu dormi la nuit. — Suggestion : de plus je prescris une potion suggestive (20 gouttes d'alcoolature d'aconit, dans une potion), à prendre le soir deux cuillerées en cas de douleur ; je lui affirme qu'une demi-heure après elle dormira sans douleur.

28. — La douleur qui avait été enlevée par suggestion le matin, à onze heures, a reparu au bout d'une demi-heure et a duré jusqu'à une heure. — A pris le soir deux cuillerées de la potion et s'est endormie jusqu'à trois heures et demie. Au réveil n'avait pas mal. S'est rendormie à cinq heures du matin jusqu'à six heures et demie. — N'a aucun mal actuellement. — Suggestion.

1er mars. — A été bien toute la journée. Vers six heures du soir, en toussant, elle a senti un commencement de douleur ; elle a pris deux cuillerées de la potion et a dormi toute la nuit. Dit avoir senti quelques douleurs dans le poignet hier, après avoir tiré de la laine pendant quelques minutes. — Suggestion.

A partir de ce jour, la douleur de tête est définitivement guérie. La malade reste encore au service jusqu'au 30 mars. Je ne l'endors plus qu'à de rares intervalles. Elle ne plaint plus de rien et part guérie le 30 mars. J'ai appris plus tard que l'enfant, rentrée dans son milieu, a été reprise de sa neurasthénie.

En résumé, après seize jours de traitement, une neurasthénie infantile, maux de tête continus, rachialgie, cauchemars, a été guérie et est restée guérie tant que la malade est restée sous notre influence. Peut-être s'agit-il d'une de ces neurasthénies de croissance à évolution cyclique que la suggestion peut atténuer, mais non enrayer.

OBSERVATION XLIX. — *Nervosisme.* — *Épigastralgie.* — *Concentration triste depuis trois mois et demi.* — *Vomissements.* — *Amélioration immédiate et guérison en douze jours par suggestion hypnotique.*

Charles S..., âgé de onze ans, m'est amené le 8 mars. C'est un enfant d'une santé délicate, lymphatique, sans maladie antérieure ; le père et la mère sont nerveux ; un petit frère a une coxalgie suppurée.

Il est malade depuis trois mois et demi : l'affection a commencé par de l'inappétence avec répulsion pour les aliments ; bientôt il vomit tout, même le bouillon, aussitôt après l'ingestion : les vomissements devinrent de plus en plus fréquents ; il ne gardait même plus le lait glacé. Chaque vomissement amenait une céphalalgie qui durait dix minutes. Quelquefois, mais pas habituellement, de la diarrhée. Depuis ce moment, il cessa d'aller à l'école, et on remarqua chez lui des mouvements nerveux dans les membres et à la face.

L'enfant devint triste, faible sur ses jambes, tombant souvent.

Depuis trois semaines, il vomit un peu moins et a moins de répulsion pour les aliments, mais il se plaint de douleurs plus vives au creux épigastrique, douleur lancinante commençant à cinq heures du matin et durant jusqu'au soir.

Je l'hypnotise le 8 mars et lui suggère de ne pas vomir, de n'avoir plus de douleur, d'avoir de l'appétit, de la gaîté, etc. — Il est en sommeil profond avec amnésie au réveil.

Il revient le 10 mars. Depuis la suggestion, il n'a vomi qu'une fois ; il a été plus calme, n'a plus de douleur. — Deuxième suggestion.

11 mars. — N'a plus eu de douleur du tout, ni de vomissements. Il a dormi toute la nuit. La gaîté est revenue : il a mangé plus que de coutume. — Troisième suggestion.

12. — L'enfant a eu un peu mal dans la journée d'hier ; le soir il allait très bien ; a bien dormi. — Quatrième suggestion.

14. — Continue à aller très bien. Continuation des suggestions tous les jours.

Le 19. — L'enfant retourne à l'école ; il a eu un peu mal au creux égigastrique en écrivant.

Le 21. — Je l'hypnotise de nouveau, jusqu'au 25.

L'enfant continue à aller bien ; il peut écrire sans plus ressentir aucune douleur épigastrique. L'appétit s'améliore tous les jours.

La guérison se complète et se maintient.

OBSERVATION L. — *Constriction douloureuse vive à la région épigastrique gauche, avec oppression et vertiges, depuis près de dix semaines. — Guérison de ces symptômes en trois jours par suggestion hypnotique.*

E. B..., fondeur à l'usine de Laneuveville, âgé de trente-quatre ans, entre à l'hôpital le 19 mai 1890, pour une douleur au-dessous du rebord costal gauche.

Le malade dit avoir toussé depuis le mois de novembre jusqu'en avril ; il expectorait abondamment ; il vomissait quelquefois après avoir mangé, par suite de la toux. Actuellement il ne tousse presque plus. Le 10 avril, il fut pris tout d'un coup d'une douleur vive qu'il localise en un point situé à trois travers de doigt à gauche de la ligne blanche, au milieu de l'épigastre ; cette douleur, venue sans cause, peut-être à la suite d'une quinte de toux, l'obligea de quitter son travail qu'il put cependant reprendre le lendemain. Mais cette sensation douloureuse a persisté depuis le 10 avril ; elle existe au repos ; et quand il marche, elle s'étend transversalement à travers l'épigastre, déterminant une sorte de constriction avec sensation d'oppression, de vertige, et d'obnubilation visuelle.

Comme antécédents, le malade signale seulement une fièvre
cérébrale à l'âge de huit ans. Il est marié, père de cinq enfants
qu'il nourrit : bon ouvrier il ne fait pas d'excès alcooliques. Il
est venu de Laneuveville comme pensionnaire payant à l'hôpital
pour être guéri de cette constriction douloureuse qui ne le quitte
pas depuis six semaines.

Depuis le 5 mai, il a discontinué son travail.

État actuel. — Constitution bonne ; tempérament mixte. Apyrexie. Le thorax est bien conformé ; la sonorité est normale, la
respiration nette, quelques sibilances légères trachéo-bronchi-
ques ; les fonctions digestives normales ; l'appétit faible. La pression ne détermine qu'une douleur légère à la région indiquée.
En somme, sensations douloureuses névropathiques sans lésion.
Il est, dit-il, impressionnable, il s'emballe facilement, mais redevient aussi vite calme.

J'essaie, dès son entrée, de l'hypnotiser ; il tombe en quelques
secondes en sommeil profond ; je suggère la disparition de la
douleur. Au réveil, il n'accuse plus aucune sensation ; il n'a souvenir de rien ; il ne se rappelle même pas que je l'ai endormi.

20. — La douleur enlevée par suggestion hier matin est revenue dans l'après-midi. Il a bien dormi la nuit. Le point douloureux existe encore ce matin, peu intense. Nouvelle suggestion :
disparition complète de la douleur.

21. — Le malade a encore eu une légère sensibilité dans la
journée. A partir de six heures du soir, plus rien. La constriction, le vertige, l'obnubilation ont disparu. Il se déclare complètement guéri ; depuis le 10 arvil, début de sa maladie, il n'a
jamais été aussi bien. Je lui fais une dernière suggestion en sommeil profond et il demande à rentrer chez lui et à reprendre son
travail. Je ne sais si la guérison définitive s'est maintenue.

OBSERVATION LI. — *Douleur épigastrique et hypocondriaque droite*
depuis trois semaines enlevée en quelques jours par suggestion.

Th. Joseph, âgé de soixante ans, entre à l'hôpital le 22 juillet
1890, pour une douleur nerveuse abdominale. Depuis trois
semaines, sans cause connue, il accuse cette douleur dans la
région hypocondriaque droite ; elle est continue, contusive, et
l'a obligé de quitter son travail. Le malade a eu les mêmes douleurs il y a deux ans, pendant deux mois. L'année dernière il
les a eues pendant deux mois et aurait été soumis à des lavages

d'estomac. Depuis trois semaines, il n'a pas d'appétit. Auparavant il mangeait bien ; la digestion est bonne ; les selles sont régulières. N'a pas eu de maladies antérieures, si ce n'est quelques accès de fièvre intermittente en Afrique d'où il est revenu en 1883 après y avoir séjourné sept ans. D'ailleurs, jamais d'ictère, pas de cachexie. Quelques douleurs diffuses qualifiées de rhumatisme.

Constitution bonne, bien conservée. Tempérament mixte. Les fonctions diverses sont normales. A l'examen du ventre on ne constate rien d'anormal ; l'estomac n'est pas dilaté ; le foie ne dépasse pas le rebord costal. Les régions épigastrique et hypocondriaque sont sensibles à la pression. Par affirmation suggestive on détermine un point particulièrement douloureux au-dessous du rebord costal sur la ligne mamillaire ; on détermine aussi un point rachidien. — Le malade est mis en sommeil profond le 23 juillet. Au réveil, après suggestion, il dit spontanément qu'il va mieux. A la pression la région sus-ombilicale est moins sensible.

24. — A eu hier sa douleur vers le creux épigastrique pendant trois heures. Ce matin cette région est sensible ; la région hypocondriaque ne l'est plus. Digestion bonne. A dormi cette nuit comme il ne l'avait pas fait depuis six nuits ; cependant s'est réveillé encore cinq ou six fois. Pression douloureuse sur une ligne allant de l'appendice xiphoïde à l'ombilic. Suggestion.

25. — La douleur de l'hypocondre ne revient plus. La douleur épigastrique enlevée hier matin est revenue le soir. On trouve aussi le point rachidien suggéré. — Suggestion. Application de collodion pour prolonger l'effet de la suggestion et empêcher la douleur de revenir.

26. — Le collodion lui a, dit-il, fait du bien. La douleur n'est plus que très faible.

Les deux jours suivants, il continue à aller bien. J'évite de lui parler de sa douleur pour ne pas appeler son attention, c'est-à-dire son auto-suggestion sur elle.

Le 28, il se déclare guéri et demande sa sortie.

Je ne sais si la douleur est revenue. En tout cas l'influence immédiate de la suggestion montre son origine psychique ou au moins son exagération par le psychisme.

OBSERVATION LII. — *Névropathie douloureuse guérie datant de quatorze mois. — Pseudo-sciatique. — Impotence fonctionnelle. — Dépression morale. — Guérison par suggestion active.*

Le malade est ouvrier à la cristallerie de Baccarat. Agé de

vingt-huit ans, marié, père de deux enfants, heureux dans son ménage, il n'accuse ni excès de travail physique, ni excès de tension intellectuelle, ni émotions morales vives. La maladie pour laquelle il est venu, le 28 octobre 1891, se faire traiter dans notre service, remonte au mois d'août 1890. Comme antécédents morbides, il ne relate qu'une gastrite contractée il y a deux ans et qui persista trois ou quatre mois, caractérisée par de la dyspepsie et des vomissements alimentaires après les repas ; le lait même tournait et était vomi. Mais cette maladie guérit, et depuis, la digestion était parfaite. Il a toujours été nerveux, sans être névropathe ; depuis son enfance il tremblait facilement, par exemple quand il voyait deux enfants se battre ; il a même constaté un tremblement léger persistant à l'état habituel. Sauf cela, il se portait à merveille, sans douleur, sans autre manifestation nerveuse. Son nervosisme paraît héréditaire. Son père est mort il y a vingt ans ; sa mère est très impressionnable, dit-il, sans être malade ; il a perdu, il y a cinq ans, sa sœur, d'une affection nerveuse qu'il ne peut définir ; elle avait habituellement des maux de tête, des crises nerveuses pendant la nuit, elle sautait dans son lit en criant.

Lui-même, sans cause connue, ressentit brusquement, en août 1890, une douleur dans le mollet gauche ; cette douleur s'étendit graduellement de bas en haut, le long de la face postérieure de la cuisse, jusqu'à l'ischion, qu'elle atteignit en décembre. Cette douleur n'était pas continue, mais le prenait toutes les 10 à 15 minutes, comme un éclair avec secousse. D'août en décembre, le médecin qui pensait à une sciatique lui fit appliquer successivement six grands vésicatoires sur le membre ; il était calmé pendant deux jours, puis cela recommençait. Le 3 décembre, il dut arrêter son travail, qu'il n'a pas repris depuis. Alors ces mêmes douleurs fulgurantes s'étendaient du mollet jusqu'à l'os iliaque, toujours à la face postérieure du membre. Chose singulière ! Quand il marchait, ces secousses douloureuses devenaient de moins en moins intenses, et de moins en moins fréquentes, à mesure qu'il continuait à marcher. Aussitôt couché au lit, les yeux fermés, les secousses douloureuses le reprenaient, si bien qu'il se relevait et passait ses nuits à marcher.

Au mois de janvier, l'autre jambe, la droite, fut prise de douleurs analogues. Une nuit, en se mouchant il ressentit une douleur vive à la région sacro-coccygienne droite. Cette douleur s'étendit graduellement vers la région de l'aine et du scrotum droit. C'étaient de violents élancements allant du coccyx jusqu'à l'aine et parcourant tout le sillon cruro-abdominal jusque dans le scrotum ; ces élancements surtout intenses jusque dans cette dernière région (aine) duraient pendant quelques minutes et se continuaient ensuite pendant quatre heures environ sous forme de douleur obtuse, supportable. Il restait quelquefois deux jours sans la sentir, puis les accès revenaient durant un à deux jours avec exacerbations et rémissions irrégulières. En outre, la douleur existait à la fesse droite, s'irradiant parfois, mais rarement dans le genou. Au moment où la jambe droite fut prise, la gauche se dégagea ; mais elle fut reprise au bout de trois mois des mêmes secousses douloureuses qu'elle avait présentées auparavant seulement à des intervalles assez rares. Ce qui dominait depuis lors, c'étaient les douleurs à l'aine et à la fesse droite. A trois ou quatre reprises, l'intensité des douleurs dans l'aine a déterminé chez notre homme une sensation de faiblesse, avec agitation, tremblement, contracture des mâchoires, et impossibilité de parler ; ces crises hystériformes, sans boule ni strangulation, durèrent environ une heure.

Comme traitement, le malade a pris de l'antipyrine, de la phénacétine, du salicylate ; il a eu des vésicatoires, des pointes de feu nombreuses. Le 18 mai dernier, on l'envoya à Plombières où il prit pendant trois semaines des bains de vapeur sans résultat. Au contraire, il revint plus malade : il fallut le porter dans le train et de retour à Baccarat, il resta quinze jours sans pouvoir marcher. En juillet, il fallut recourir à des injections de morphine pour calmer les crises plus fortes ; on ne dépassa jamais la dose d'une seringue par jour.

A son entrée à l'hôpital, V... était profondément amaigri ; sa constitution primitivement délicate était affaiblie. Le malade marchait bien, mais il ne pouvait seul se coucher au lit à cause de la douleur au sacrum et à la fesse qui ne lui permettait pas de s'incliner en avant. Depuis sept à huit mois, il ne pouvait plus faire de mouvement, ni ramasser un objet à terre. L'aspect déprimé du malade faisait croire à la sœur du service que le malade était dément. Je constatai cependant que c'était un homme intelligent et dont l'intelligence était conservée ; elle était seulement obnubilée par quinze mois de douleur et d'insomnie ; il était incapable de travail physique et intellectuel.

Quand le malade commence à marcher, il se tient le corps incliné, surtout sur le membre inférieur gauche, l'attitude que présentent beaucoup de malades atteints de sciatique droite. Il

marche cependant bien et quand il a marché pendant quelque
temps, la douleur de la fesse et de la cuisse disparaît et l'attitude
se redresse.

Les membres inférieurs ne présentent aucune atrophie musculaire, tous les mouvements s'accomplissent ; la sensibilité est
normale : ni anesthésie, ni hyperesthésie. A la cuisse droite la
pression produit une légère douleur sur la face postéro-interne,
au niveau de la fesse, de l'ischion, de l'échancrure sciatique, du
sacrum et du coccyx ; on ne constate pas cependant les points
douloureux bien accentués de la sciatique. La douleur obtuse, un
peu diffuse sur la face postérieure du membre, n'est pas délimitée
sur la ligne du sciatique. Ajoutons que les pointes de feu dont les
traces existent à la face postérieure du membre ont pu, par
influence psychique, contribuer à localiser la sensation douloureuse dans cette région correspondant à peu près, mais non d'une
façon précise, au domaine du sciatique. La pression de la région
inguinale et du scrotum ne détermine pas de sensibilité spéciale.
A la face postérieure de la cuisse gauche, la pression réveille
aussi une certaine douleur peu intense *à peu près* sur le trajet du
sciatique, sauf les points douloureux classiques qui n'existent pas.
Ajoutons encore, et ceci est important pour le diagnostic, que le
malade n'a jamais, ni pendant les accès, ni dans leur intervalle,
ressenti ni fourmillements, ni engourdissement dans les membres
douloureux.

Le réflexe patellaire est exagéré du côté droit ; les autres
réflexes tendineux sont normaux. Quand le malade, couché ou
assis, soulève la jambe droite, elle est agitée d'un tremblement
intense qui dégénère bientôt en grandes oscillations irrégulières ;
ce tremblement existe depuis six semaines et s'est développé,
dit-il, à la suite d'injections d'éther qu'on lui fit pendant quinze
jours. Avant les injections, il ne présentait qu'un tremblement
léger à petites oscillations rythmiques qu'il a toujours eu et qu'il
présente encore à la jambe gauche et aux mains, quand on les
fait étendre horizontalement en l'air.

Depuis sept à huit mois, le malade ne dort plus la nuit ; il dort
quelquefois une demi-heure le jour.

Il ne présente d'ailleurs aucune autre manifestation nerveuse,
pas de céphalalgie, pas de rachialgie, pas de troubles digestifs ;
la vision est nette, le champ visuel anormal.

L'examen des organes ne démontre rien d'anormal, si ce n'est
une expiration légèrement soufflée dans les fosses sus-épineuses ;
cependant le malade n'a jamais toussé ni craché ; il n'a ni fièvre,

ni sueurs nocturnes. En résumé, douleurs fulgurantes localisées dans les deux cuisses à l'aine droite, à la région sacro-coccygienne.

A quelle affection avions-nous affaire ? Était-ce une sciatique double ? Peut-être y a-t-il au début une névralgie dans un rameau du sciatique au niveau du mollet gauche ? Mais lorsque nous vîmes le malade, ce n'était pas une sciatique. L'absence des points douloureux classiques, la douleur sacro-coccygienne et inguino-scrotale, le caractère fulgurant, par secousses instantanées, de ces douleurs, leur disparition par la marche, l'absence de fourmillement et d'engourdissement excluent l'idée de névrite ou névralgie sciatique. Est-ce la période préataxique du tabes ? La localisation et la constance des douleurs, l'influence suspensive de la marche, la persistance des réflexes tendineux, l'absence de tout autre phénomène tabétique excluent aussi cette hypothèse. Le seul diagnostic possible était celui de névropathie douloureuse localisée dans la région sacro-fessière crurale et inguinale. On pourrait dire névrasthénie spinale ou myélasthénie, mais l'absence de rachialgie, de troubles médullaires, de paralysie réelle, ne permet pas de mettre en cause la moelle. Il me semble plus exact de dire névropathie douloureuse locale. Peut-être le point de départ de cette névropathie a-t-il été, je le répète, une névrite du mollet. La douleur incarnée dans un système nerveux impressionnable a pu être le point de départ d'une auto-suggestion inconsciente ; le sensorium a retenu la douleur, alors que la cause initiale, la névrite, avait disparu. Le malade, couché dans son lit et fermant les yeux, le cerveau étranger à toute impression sensorielle, ne subissait plus la dérivation du monde extérieur, abandonné aux impressions automatiques, incapables de réagir, se concentrant tout entier sur l'idée de la douleur ; l'idée créait l'acte, la peur des secousses douloureuses les engendrait. Le malade, debout et marchant, recevant d'autres impressions, son cerveau distrait par d'autres dynamismes, réagissait inconsciemment et ne se concentrait plus tout entier sur l'idée de secousse douloureuse. C'est là le vrai mécanisme de l'auto-suggestion qui constitue la psychonévrose.

Le résultat de la thérapeutique instituée a justifié ce diagnostic et démontré que l'auto-suggestion était bien le mécanisme pathogénique de cette névropathie. Cette thérapeutique a été purement psychique. Le 2 novembre, après avoir bien examiné le malade, j'essaie l'hypnose, ne pensant pas obtenir un sommeil profond, souvent difficile à réaliser chez les nerveux tenaces et les auto-suggestionnistes. Contrairement à mes prévisions, il tombe d'emblée en hypnose profonde, avec amnésie au réveil. Je lui suggère la disparition des douleurs et le sommeil la nuit.

Cette première séance n'eut pas grand effet, il ne dormit pas encore la nuit, ayant des douleurs au coccyx et à la région sus-inguinale droite.

Le 3, nouvelle séance avec suggestion énergique. La nuit le malade dort bien, ne se réveille que deux fois pour se rendormir. Le 4, il soulève mieux la jambe droite, qui ne présente plus de tremblement aussi violent.

Troisième séance. La nuit, il ne dort pas encore malgré la suggestion, et accuse des douleurs sacro-coccygiennes.

Le 6 novembre, après la quatrième séance, il a bien dormi toute la nuit sans ressentir la moindre douleur ; il s'asseoit mieux dans son lit.

Le 7, après la cinquième séance, le malade a bien dormi la nuit, il n'accuse plus de douleur ; malgré cela je le trouve démoralisé, le facies est déprimé. Je constate qu'il peut s'incliner à terre, ce qu'il ne pouvait faire auparavant. Mais il accuse de la raideur dans la jambe gauche, qui l'empêche de bien marcher ; le tremblement existe toujours dans la jambe droite. Il croit qu'il marche moins bien ; il voudrait s'en retourner chez lui. Il y a là un état psychique que j'ai observé fréquemment chez certains névropathes devenus en même temps psychopathes. Même alors qu'ils vont mieux, physiquement, le moral reste déprimé. Ils veulent guérir, et cependant l'autre moi inconscient, défiant et anxieux qui les obsède, cherche à les soustraire à la guérison. Si on ne sait pas les capter, ils échappent. Alors je fais venir le malade dans mon cabinet ; je l'endors, et là, seul, en tête à tête avec lui, je m'applique à captiver son imagination, à enlever la tristesse et l'inquiétude qui le suggestionnent mal ; je lui montre qu'il est guéri, qu'il n'a plus de douleurs, qu'il dort bien la nuit, etc., et, pour incarner cette suggestion dans le fait matériel, je le fais marcher, en lui suggérant de le faire sans peur et sans raideur ; je le fais se lever et s'asseoir sans aucune sensation à la région sacro-lombaire. Je le fais s'incliner à terre et ramasser un objet, ce qu'il ne pouvait plus faire depuis dix mois. Je le fais parler pour objectiver son attention sur mes paroles et l'empêcher de rester concentré sur ses sensations. Au réveil il se trouve mieux. Il constate avec plaisir qu'il marche mieux, sans raideur et sans douleur au sacrum ; il est fort étonné de pouvoir ramasser un objet à terre. Je réitère le même mode de suggestion tous les jours. Le 10, il va très bien, n'a plus de douleurs fulgurantes. Le 13, il demande à rentrer chez lui. La guérison est restée parfaite.

Voilà donc une névropathie douloureuse localisée qui pendant quinze mois est restée rebelle à toutes les médications et qui a cédé en sept jours à la psychothérapie. La suggestion dans les cas obscurs devient la pierre de touche du diagnostic. S'il y avait eu encore une affection organique quelconque, entretenant les douleurs, la suggestion aurait pu, dans une certaine mesure, amender les symptômes en éliminant de la scène les effets purement dynamiques greffés sur la lésion elle-même, elle n'aurait rien pu contre celle-ci et les symptômes ressortissant directement de la lésion eussent persisté. Le succès permet de conclure que tout était dynamique, que tout était dans ce cas auto-suggestion.

OBSERVATION LIII. — *Ténesme vésical, suite de cystite légère. — Besoin d'uriner au moins toutes les heures. — Amélioration notable par la suggestion. — Besoin d'uriner toutes les trois heures et demie.*

X. T..., âgée de quarante-neuf ans, entre à l'hôpital au commencement de mai 1886 pour du ténesme vésical qui la prend subitement tous les trois quarts d'heure environ et qui l'oblige à uriner. Si elle reste plus longtemps sans satisfaire ce besoin, elle a beaucoup plus de difficulté à le faire. Ce ténesme existe depuis plusieurs années. La malade a eu quatre couches, deux enfants vivent ; la ménopause est établie depuis deux ans ; elle a été précédée de pertes abondantes pendant un an. Comme antécédents, pleurésie gauche en 1865 qui a duré trois mois, pneumonie en 1880 qui dura deux mois ; quelques douleurs rhumatismales de temps en temps dans les membres. Constipation habituelle ; ne va que par lavements ; quelques aigreurs après ses repas. Crampes d'estomac assez fréquemment depuis dix ans.

Depuis trois semaines élancements douloureux dans les reins, s'irradiant pendant la marche jusqu'à l'ombilic et aux épines iliaques antérieures ; quand elle est couchée, elle n'a que des douleurs lombaires. Ces douleurs existent depuis dix ans, mais ont augmenté depuis trois semaines, si bien que la malade ne peut pas marcher plus de dix minutes sans avoir des élancements qui l'obligent à s'arrêter.

Il y a dix ans la malade a été en traitement chez le Dr Liébeault ; après cinq ou six séances, elle fut soulagée, bien qu'elle n'eût pu dormir profondément.

La constitution est bonne ; on ne constate rien d'anormal à l'examen du cœur et des poumons. Pas de douleur à la pression de l'abdomen ni des régions lombaires. Le toucher utérin ne dénote aucune anomalie. Quelques craquements dans les articulations des phalanges. Les urines renferment un dépôt assez abondant de phosphates et quelques globules de pus. *Diagnostic :* Nervosisme ; cystite légère, ténesme vésical.

La malade est hypnotisée pour la première fois le 4 mai ; elle n'arrive qu'au premier degré. Elle garde les urines une heure et demie ce jour. Le 5, elle reste deux heures sans uriner ; les douleurs lombaires et les irradiations ont diminué. Dans la nuit du 6 au 7, elle urine quatre ou cinq fois avec moins de ténesme.

Seconde suggestion le 7 mai. La malade reste deux heures et demie sans uriner ; elle se réveille six fois dans la nuit, mais reste de 2 à 4 heures sans uriner, ce qui ne lui était pas arrivé depuis trois semaines. — Le 8, elle reste deux heures et demie dans la journée et deux heures dans la nuit. Les douleurs sont moindres, mais existent encore. Continuation des suggestions.

Le 9, elle reste trois heures et demie dans l'après-midi sans uriner, dans la nuit de 8 heures du soir à 4 heures du matin.

Le 10, elle urine deux fois dans l'après-midi et quatre fois dans la nuit de 8 heures du soir à 4 heures du matin. Suggestion.

Le 11, la malade reste trois heures et demie sans uriner dans la journée ; elle urine trois fois pendant la nuit.

Les douleurs iléo-lombaires ont notablement diminué sans avoir disparu complètement. La malade se trouve soulagée et demande sa sortie le 12.

OBSERVATION LIV. — *Douleurs lombaires et intercostales depuis un mois. — Amélioration immédiate par la suggestion hypnotique ; guérison en quatorze jours.*

L... (Joseph), âgé de cinquante-six ans, relieur, entre le 13 décembre 1888 à l'hôpital pour une névralgie lombaire et intercostale. Depuis un mois, il accuse des douleurs dans les reins et autour du ventre, se développant quand il marche et au moindre effort, et l'empêchant de dormir. Ces douleurs ont commencé à la suite d'une fièvre typhoïde qui s'est prolongée avec une rechute, pendant deux mois. Le malade commençait à manger ; il ne se levait pas encore, quand il fut pris tout à coup de douleur dans les reins, douleur qui persiste depuis ; il ne peut rester levé plus d'une heure, à cause de cette douleur qui s'exaspère alors.

Il a eu, il y a quatre ans, une névralgie faciale et dentaire double qui a duré trois mois. .

État actuel. — Constitution bonne, tempérament lymphatico-nerveux. Apyrexie. Fonctions digestive, cardiaque, respiratoire, normales.

La douleur fait le tour en ceinture depuis la colonne vertébrale, au niveau des trois derniers espaces intercostaux et du rebord costal, à droite. A la pression, pas de douleur au niveau du rachis ; mais douleur très vive au niveau du rebord costal et au onzième espace, depuis l'aisselle jusqu'en avant. A gauche, même douleur au niveau des trois derniers espaces et du rebord costal.

Suggestion : sommeil profond le 13 novembre.

14 novembre. — *Après la séance, les douleurs étaient moindres. Le malade a pu dormir cette nuit, ce qu'il ne faisait pas auparavant.*

15. — Hier matin, après suggestion, douleur moindre : on pouvait presser les espaces intercostaux et le rebord costal sans réveiller la douleur. Le malade a voulu se lever ; en marchant, les douleurs ont reparu. — A dormi cette nuit, comme la précédente. — Ce matin, n'a plus de douleurs vers le rebord costal droit ; la douleur existe du côté gauche.

16. — Hier, après suggestion, a pu courir ; a marché pendant deux heures ; a encore eu mal, mais beaucoup moins qu'auparavant. A bien dormi.

17. — Après la suggestion d'hier, plus de douleurs ; a marché pendant deux heures. Les douleurs ont reparu ensuite, moins fortes. A déjà marché une heure ce matin. — Suggestion.

18. — S'est levé hier de six heures et demie à une heure. A pu marcher et descendre dans la cour. La nuit a été un peu agitée par des cauchemars. Il n'y a plus de douleurs à la pression des espaces intercostaux.

20. — N'a eu que de légères douleurs hier dans la journée. A marché environ six heures. A bien dormi jusqu'à 3 heures du matin. Les douleurs ont reparu à cette heure ; elles ont disparu actuellement.

21. — A bien dormi, n'a pas eu de douleur. Pas de suggestion hier.

22. — Va beaucoup mieux ; il marche une partie de la journée, mais est obligé de s'asseoir parfois, à cause d'une sensation douloureuse. — Suggestion : sommeil profond.

24. — Continue à bien aller. Marche la moitié de la journée. Dort bien la nuit. — Suggestion.

26. — A eu sa douleur intercostale hier soir à 4 heures, jusqu'au milieu de la nuit. Va bien ce matin.

27. — A eu peu de douleur hier. A bien dormi cette nuit ; a senti cependant une douleur dans le bras gauche, qui a cédé à une friction.

28. — Va bien ; plus de douleurs intercostales. Sort le 29 novembre.

OBSERVATION LV. — *Douleurs lancinantes avec impotence fonctionnelle des membres inférieurs depuis trois semaines. — Rétablissement immédiat de la marche par suggestion à l'état de veille. — Guérison complète.*

Fritz J..., âgé de douze ans, entre à l'hôpital le 19 janvier 1890 pour des *douleurs avec impotence fonctionnelle des membres inférieurs.*

L'affection a commencé il y a trois semaines. Voulant se lever le matin pour aller à l'école, l'enfant n'a pu marcher, ni se tenir debout. Depuis ce jour, il accuse des douleurs lancinantes à la face antérieure des jambes jusqu'aux malléoles, douleurs revenant deux ou trois fois dans la journée, durant peu de temps.

L'enfant saigne du nez depuis deux semaines et demie, abondamment, tous les trois jours environ. Il ne tousse pas, a peu d'appétit. Il demeure avec son père, sa mère et trois enfants, dans la même chambre où on fait la cuisine sur un poêle en fonte ; de plus, mauvaise nourriture.

L'enfant est de complexion délicate, lymphatique, pâle ; souffle anémique dans les carotides. Au dynamomètre la main droite donne 11° ; la main gauche 13°. La sensibilité est normale. Les réflexes tendineux des pieds sont légèrement exagérés.

L'enfant dit ne pas pouvoir se lever. Je le fais mettre debout ; il se tient seul, la jambe droite un peu fléchie et portée en avant, le tronc un peu renversé en arrière. Je lui dis avec assurance qu'il peut marcher ; il commence à avancer lentement en fléchissant les articulations, le corps appuyé sur la jambe gauche, boitant de la jambe droite. On arrive par entraînement en peu de minutes à l'état de veille à supprimer la claudication et même à faire courir le petit malade. — Je fais alors la suggestion hypnotique : sommeil profond.

20 janvier. — L'amélioration s'est soutenue ; l'enfant va beaucoup mieux, la marche est plus assurée. Au dynamomètre, la main droite donne 15°, la main gauche 16°.

21. — Le petit malade marche beaucoup mieux. Sa mère qui est venue le voir a été stupéfaite de le trouver debout et marchant.

La guérison se maintient. Le 24 janvier, l'enfant se plaint d'avoir mal aux yeux ; je lui enlève la douleur par suggestion. Il n'a plus eu d'épistaxis.

Il reste encore à l'hôpital, où on l'alimente et le tonifie par le fer et la gentiane jusqu'au 28 janvier ; il est levé et marche très bien, n'accuse plus aucune douleur et rentre guéri.

S'agit-il de douleurs nerveuses chez un enfant lymphatique anémié ? S'agit-il de paralysie musculaire liée à une intoxication par l'oxyde de carbone ? La suggestion à l'état de veille a rapidement enlevé la douleur, restauré la fonction et accru la force musculaire.

Observation LVI. — *Douleurs lancinantes à la face et au membre supérieur du côté gauche. — Sensations de vertiges et de défaillance. — Amélioration par la suggestion.*

M..., âgée de quarante ans, débarrasseuse, entre à l'hôpital le 14 mai 1890 pour des douleurs nerveuses dans le côté gauche de la face et le bras. Mariée, mère de six enfants, elle est sujette depuis sa dernière couche, qui date de six ans, aux étourdissements. C'était, dit-elle, une douleur à l'épigastre qui monte vers la tête, dans le cerveau et donne lieu à du tremblement avec sentiment de défaillance. La première fois seulement elle aurait perdu connaissance.

Le lendemain, crise à la même heure, à midi ; elle reste comme endormie pendant cinq minutes. Pendant six mois, elle était prise plusieurs fois par jour, quand elle faisait un effort, de cette douleur épigastrique, avec tremblement et sentiment de défaillance. Au bout de ce temps, le tremblement disparut, mais elle eut souvent des étourdissements, c'est-à-dire de l'obnubilation avec sentiment de défaillance et sensation épigastrique. La malade mangeait peu, dormait peu, à cause des douleurs épigastriques revenant très souvent, bien que très fugitives. Ayant changé de logement, elle alla bien pendant deux ans. A ce moment, elle fut soignée pour une maladie de matrice, par des cautérisations du col et des tampons glycérinés pendant quatre semaines. Les douleurs utérines ont disparu ; les règles ont toujours été normales.

Quinze jours après le nouvel an, nouveaux étourdissements avec obnubilation visuelle durant d'une façon continue pendant trois semaines, puis se répétant par fréquents accès. Depuis ce moment aussi, elle accuse une douleur continue à la région fronto-temporale gauche, s'irradiant dans tout le côté gauche de la face avec douleurs lancinantes à l'occiput et sensation de froid dans le côté et dans le membre supérieur gauche.

Pas d'antécédents morbides antérieurs. La malade a toujours été impressionnable, sans accidents nerveux ; elle n'accuse aucune cause morale.

État actuel 17 mai. — Constitution assez bonne ; tempérament lymphatique.

Depuis huit jours avant son entrée, le 5 mai, elle accuse des exacerbations dans la douleur occipitale, frontale et de tout le côté gauche de la face. La douleur est persistante ; sur cette douleur continue se greffent dix à douze fois par jour des élancements qui durent une minute.

Depuis son entrée à l'hôpital, elle ne dormait que de 8 heures du soir à 1 heure du matin. Cette nuit, à la suite de suggestion, la malade a dormi toute la nuit. Depuis l'origine de sa maladie, vers le 15 janvier, elle accuse une sensation douloureuse avec froid dans le bras gauche ; cette sensation est continue, sans exacerbation. Depuis le nouvel an aussi, elle a peu d'appétit et quelques renvois après avoir mangé ; elle est d'ailleurs constipée un peu, depuis l'âge de vingt ans.

Avant-hier soir, la malade a eu sa dernière exacerbation lancinante aux régions occipitale, frontale et sus-orbitaire gauches ; elle n'en a pas eu depuis. Elle a été suggestionnée hier et avant-hier en sommeil profond. Elle n'accuse plus actuellement qu'une sensation de froid, sans douleur à la face et dans le bras. La malade dit avoir en outre un petit brouillard devant l'œil gauche, quand elle fixe un objet, surtout quand elle marche. Elle voit cependant aussi clair de ce côté que de l'autre ; cette sensation s'accompagne d'une pesanteur de la paupière qu'elle abaisse à demi. On constate une analgésie sans anesthésie dans le membre supérieur gauche et dans le thorax jusqu'au niveau de la quatrième côte ; au-dessous, la sensibilité à la douleur existe ainsi que sur le reste du corps.

Les fonctions digestive, cardiaque, respiratoire sont normales.

Suggestion : 5ᵉ séance. La sensibilité à la douleur est en partie restaurée.

18 mai. — N'a pas eu d'élancements hier dans la journée, mais le soir, de 8 à 10 heures. — Continuation de la suggestion tous les jours.

19. — N'a plus eu d'élancements. A bien dormi la nuit. Ce matin, n'accuse plus qu'une sensation de froid à la face et dans le membre.

20. — Après la suggestion, se trouvait bien. Au moment de l'orage, a été prise, vers quatre heures du soir, d'une sensation de constriction vers le sternum et le thorax du côté gauche, sensation qui persiste encore. L'attouchement de l'épaule au niveau du trapèze produit des élancements allant de l'apophyse mastoïde vers le front. Quand elle tourne la tête du côté gauche, elle a une sensation de traction. La malade a assez bien dormi ; s'est réveillée trois ou quatre fois dans la nuit. Après suggestion les sensations anormales ont disparu.

22. — La sensation de froid a reparu le soir à 4 heures sans douleur.

23. — Sensation de froid moins vive. Au dynamomètre la main gauche donne 15°, la main droite 35°. Après suggestion la main gauche donne 22°, la droite 35°. La sensation de froid a disparu.

24. — N'accuse plus que la sensation de froid.

27. — Idem. De plus, état vertigineux.

28. — La malade n'a plus ni crise, ni douleur. Elle mange bien, dort bien. La sensation vertigineuse est beaucoup moindre. La sensation de froid au côté gauche de la face et au membre supérieur disparaît à la suite de chaque suggestion, mais reparaît le soir. La malade se trouve assez bien, pour demander sa sortie, ses enfants ayant besoin d'elle.

Il s'agit sans doute de troubles neurasthéniques avec exagération psychique de certains symptômes.

OBSERVATION LVII. — *Élancements douloureux à la plante du pied datant de deux mois. — Guérison par suggestion hypnotique.*

R. T..., âgé de soixante-six, menuisier, entre à l'hôpital le 24 mars 1850 pour des douleurs à la plante des pieds qui existent depuis la fin de février et survenues sans cause. Quand il est au repos, ce sont des simples picotements, quand il marche sur le pavé, surtout sur des cailloux, ce sont des douleurs lancinantes comme s'il marchait sur des épines, les pieds enfle-raient pendant son travail qu'il a été obligé de suspendre.

Depuis quelques jours, il y a de plus de la diarrhée sans coliques. Comme maladies antérieures, il accuse une fièvre typhoïde à l'âge de vingt cinq ans, une fluxion de poitrine il y a six mois pour laquelle il fut soigné pendant un mois, des douleurs rhumatismales non articulaires à vingt-huit ans à son retour d'Afrique. Il est d'ailleurs habituellement bien portant, n'a pas fait d'excès alcooliques et paraît un brave ouvrier.

État actuel. — Constitution bonne, tempérament mixte. Apy-rexie, pouls 68, régulier, assez dur, artères athéromateuses ; le pouls radial exige 450 grammes au sphygmomètre de Bloch, pour être déprimé. Le malade est un peu essoufflé depuis long-temps, quand il monte un escalier. Il n'a pas de battements de cœur. Le thorax est bien conformé, la respiration un peu abdominale, 14 par minute, la sonorité normale, la respiration nette, vésiculaire, partout sauf au sommet droit postérieur, où l'expiration est renforcée, avec retentissement de la voix ; pas de toux, ni d'expectoration.

Le cœur a son volume normal. Le choc de la pointe est assez faible. A l'auscultation, souffle doux présystolique et systolique à la pointe. Il n'y a pas d'œdème des pieds, la plante est sen-sible à la pression. Aucune stase veineuse.

Diagnostic. — Lésion mitrale ne gênant pas le fonctionnement de la valvule, diarrhée intercurrente. Quel est la cause de la douleur plantaire ? Y a-t-il quelque artérite ? La température et la coloration des pieds sont normales.

Le 24, le malade a six selles diarrhéiques. Le régime et une potion avec extrait thébaïque et extrait de ratanhia guérissent la diarrhée en trois jours. Les urines redeviennent claires et abondantes, le malade ne conserve plus que la douleur des pieds en marchant.

Après une suggestion hypnotique faite le 31 mars, le malade a momentanément moins de picotements. Il quitte l'hôpital.

Il rentre le 3o avril, n'ayant pu reprendre son travail.

Quand il se tient debout, ou qu'il marche un peu, ce sont toujours les mêmes douleurs, comme s'il marchait sur des épines. Au repos il ressent peu de chose, une sensation de douleur obtuse dans les gros orteils quand il remue les pieds. Je constate une sensibilité très vive au toucher à la plante des pieds ; la face dorsale n'est pas sensible, sauf au niveau des orteils qui le sont partout à la pression. Les autres fonctions vont bien, le souffle cardiaque persiste toujours, mais le cœur fonctionne bien, et il n'y a pas d'oppression notable.

Suggestion hypnotique le 3o avril, le malade entre en sommeil profond avec amnésie au réveil.

Le 1er mai. — Dans la journée, le malade a senti un peu de mieux ; ce matin à la pression, la plante du pied est encore douloureuse. — Après une nouvelle suggestion cette sensibilité douloureuse n'existe plus.

2. — Les douleurs ont été moindres, le malade a marché dans la salle l'après-midi ; le soir, il était fatigué. La pression réveille encore de la sensibilité plantaire. — Suggestion tous les jours.

3. — N'a pas eu de douleurs dans la matinée hier. Mais, vers 2 heures la douleur a reparu. Actuellement la sensibilité à la pression existe, moins douloureuse.

5. — N'a pas eu de douleurs en marchant hier dans la salle.

7. — L'amélioration continue. La sensation d'épine en marchant dans la salle ou sur l'asphalte a disparu.

8. — Ce matin, il a essayé de marcher sur le pavé et a senti les épines.

9. — A encore eu, malgré la suggestion, une douleur plantaire en marchant ; ce matin, pas de douleur à la pression.

10. — A eu moins de mal en marchant.

La suggestion est suspendue jusqu'au 13 mai. La douleur tendant à reparaître pendant la marche, la suggestion est reprise ce jour. Malgré cela, le malade se plaint d'avoir très mal dans la journée.

Le 14. — Je fais la suggestion avec entraînement, je fais marcher le malade vivement pendant son sommeil, j'affirme que la plante du pied devient dure comme la corne et qu'il ne sent plus la douleur.

Je lui fais dire pendant l'hypnose qu'il peut trotter et frapper le sol du pied sans aucune sensibilité.

15. — Le malade n'a pas eu la moindre douleur dans la journée.

Je répète la suggestion de la même façon en faisant marcher le malade et concentrant vivement son attention sur l'absence complète de sensibilité plantaire.

Du 17 au 22 mai, la suggestion est suspendue. Le malade continue à aller très bien. La suggestion n'est plus faite que tous les deux ou trois jours.

A partir du 26 mai, elle est suspendue. Le malade est tout heureux. Il affirme spontanément qu'il marche et court, sur des cailloux même, sans éprouver la moindre sensation : il n'a plus la moindre fatigue dans les jambes. Autant il se plaignait auparavant et même après les premières séances de suggestion, découragé et croyant que rien n'y ferait, autant il marche maintenant avec assurance, confiant en sa guérison.

Quelle que soit l'origine première de la douleur rhumatisme, névrite, elle a persisté comme psychonévrose et cédé à la suggestion.

OBSERVATION LVIII. — *Douleur avec impotence fonctionnelle complète du membre supérieur droit depuis cinq semaines. — Insuccès de toutes les médications. — Guérison complète en trois séances de suggestion hypnotique.*

Louise S..., âgée de vingt-cinq ans, de Bischwiller (Alsace), vient me consulter le 21 juin 1890, pour une douleur avec impotence fonctionnelle au bras droit. Elle a eu pour la première fois cette douleur il y a deux ans, survenue sans cause, occupant l'épaule et tout le membre, continue avec excerbations lancinantes assez intenses pour l'empêcher souvent de dormir. Elle ne put se servir du bras : souvent quand elle portait un objet, elle ressentait une douleur lancinante s'irradiant le long du bord externe de l'avant-bras et du bras et laissait tomber l'objet. Quand elle voulait coudre, la douleur commençait au niveau du médius et se propageait en ligne droite jusqu'à l'épaule, elle ne pouvait pas écrire. Elle porta son bras en écharpe pendant six mois.

Elle vint consulter le Pr Joly à la clinique de Strasbourg et y fut traitée par l'électrisation continuée pendant cinq à six mois, des injections sous-cutanées, des douches. Au bout de six mois, les douleurs disparurent ; pendant leur décroissance, elle ressentit des éblouissements avec élancements douloureux des deux yeux qui durèrent un an. Le Pr Laqueur, de Strasbourg, constata que c'était simplement nerveux, dit-elle.

Actuellement, elle est de nouveau reprise depuis cinq semaines de la même douleur au bras qu'elle porte en écharpe. Les douleurs sont intenses, elle passe ses nuits à gémir et ne dort que fort peu. Elle ne peut pas s'habiller seule, elle ne peut pas se peigner, ni écrire. Les médecins, après avoir essayé toute espèce de traitement, ont parlé d'injections de morphine. Avant de s'y soumettre, elle a voulu venir me consulter.

Elle n'a jamais eu de maladies nerveuses, ni autres ; elle est impressionnable ; elle est d'habitude réglée toutes les cinq à sept semaines et a souvent le premier jour de son époque des crampes abdominales s'irradiant à la gorge avec constriction et impossibilité de manger. Elle n'a jamais eu de crise d'hystérie.

État actuel. — Constitution bonne, tempérament mixte. On ne constate aucun trouble du côté des organes. La sensibilité est partout normale. Pas d'anesthésie. Pas d'ovarialgie.

Le bras est bien conformé, la main et l'avant-bras présentent tous les mouvements, mais elle ne peut écarter le bras du tronc qu'à une très faible distance. Quand on essaie de l'écarter davantage, sa face se contracte douloureusement. Il n'y a pas d'hyperesthésie cutanée, mais la pression musculaire est douloureuse dans l'avant-bras, le bras, l'épaule, la fosse sous-épineuse ; il n'y a pas de localisation douloureuse sur le trajet des nerfs. La malade ne peut écrire ; elle ne peut pousser l'aiguille du dynamomètre.

Je l'hypnotise facilement le samedi 21 ; elle entre en sommeil profond avec amnésie au réveil. Je lui suggère la disparition de la douleur, la restauration de la force musculaire, la possibilité de lever son bras et de s'en servir, j'imprime quelques mouvements au bras, je fais quelques frictions. Au réveil, elle se sent beaucoup mieux, la douleur est bien moindre, n'existe plus à l'avant-bras, encore légère au bras et à l'épaule ; elle élève facilement et spontanément son bras jusqu'à l'horizontale. Elle pousse l'aiguille du dynamomètre jusqu'à 20.

Elle revient me voir le 24. L'amélioration s'est maintenue. Elle a dormi toutes les nuits, ce qu'elle n'avait pu faire ; elle a pu travailler, n'accusant plus que de l'endolorissement au bras et à l'épaule. Elle a pu écrire, s'habiller, se peigner, coudre, ce qu'elle ne faisait plus depuis cinq semaines.

Je l'hypnotise de nouveau. Après une première séance, elle n'accuse plus aucune douleur dans le bras, mais encore de la sen-

sibilité douloureuse vers l'épaule. Je la rendors immédiatement
pendant trois minutes et je suggère la disparition de cette sensibilité. Après ce nouveau sommeil, elle déclare ne plus rien ressentir et lève ce bras verticalement en l'air, comme l'autre.

26. — N'accuse qu'une sensibilité douloureuse vers l'épine de
l'omoplate et vers la fosse sous-épineuse; le reste de l'épaule et
le bras sont dégagés. Elle dort bien et se sert de son bras. Après
suggestion elle ne sent plus l'endolorissement qu'elle sentait
encore dans la région sous-scapulaire.

3 juillet. — Elle revient à ma consultation. Depuis quatre ou
cinq jours, elle a de nouveau une sensation douloureuse dans le
bras qui ne l'empêche cependant pas de travailler. Elle dort bien.
C'est peu de chose. A la pression, sensibilité dans le biceps qui
disparaît après suggestion.

A partir de ce jour, la guérison est complète et se maintient.

Il s'agit d'une psychonévrose douloureuse du bras survivant à une douleur arthritique, qui une première fois
a duré plus de six mois, malgré l'électrisation et tous les
moyens énergiques employés. Cette même névrose, existant de nouveau depuis cinq semaines avec impotence
fonctionnelle du membre, fut guérie rapidement en quelques
jours par la suggestion. N'y-a-t-il pas lieu de penser que
l'électrisation eût réussi aussi, si on l'avait accompagnée
d'une dose suffisante de suggestion? Cette observation
rappelle plusieurs de nos cas de névrose traumatique : le
traumatisme seul fait défaut.

OBSERVATION LIX. — *Douleur et crampes dans le membre inférieur
gauche depuis trois ans. — Impotence fonctionnelle du membre. —
Guérison passagère par suggestion.*

A. M..., âgée de soixante-douze ans, entre à l'hôpital le 22 avril
1890, pour des douleurs avec crampes dans le membre inférieur
droit qui l'empêchent de marcher. Déjà, l'année dernière, elle a
passé deux mois au service pour ces douleurs. Elles ont commencé sans cause connue il y a trois ans, à l'aine, à la hanche, au
genou, sans localisation précise. Depuis deux ans, elle marche
difficilement; depuis quinze mois elle ne peut marcher qu'en s'ai-

dant d'une crosse à droite et d'un bâton à gauche. Au repos, elle a surtout des crampes dans la jambe, en extension ; pendant la marche, ces crampes se passent un peu ; mais ce sont alors des élancements.

Il y a quatre semaines, elle a perdu son mari de l'influenza : elle-même a été prise il y a six semaines ; la maladie fut caractérisée par de la toux, des épistaxis chaque matin pendant un quart d'heure, une sensation de faiblesse dans les membres, de l'anorexie ; l'appétit est resté faible depuis. Elle a gardé le lit pendant quinze jours. La malade a toujours été nerveuse, sujette, dit-elle, à de grandes colères ; elle avait des mouvements nerveux dans les bras, pas de boule, ni de constriction à la gorge, jamais de crise d'hystérie, pas d'autres maladies.

Constitution bonne ; la malade est bien conservée pour son âge. La respiration est assez bonne ; emphysème sénile assez prononcé : le cœur bat mormalement ; la digestion est assez bonne.

On constate un point douloureux intense à la pression du quatrième espace intercostal sur la ligne parasternale des deux côtés. La cuisse et la jambe droite, ainsi que l'aine et la région lombaire sont partout douloureuses à la pression ; ces douleurs n'ont pas de localisation précise ; on peut les localiser à volonté sur n'importe quel point. Il est facile, d'ailleurs, chez elle, de provoquer des douleurs, rien qu'en les cherchant, sur toutes les régions. En touchant, par exemple, la région xiphoïdienne et lui demandant si elle a mal, elle y accuse une douleur intense, lancinante qu'elle compare à des coups de canif. En disant aux élèves que cette douleur occupe ordinairement une zone de l'étendue d'une pièce de deux francs, je délimite au crayon dermographique cette zone très nette qui manifeste une douleur aiguë. Dans le point vis-à-vis de la région vertébrale, je crée, rien qu'en la cherchant, une aire douloureuse analogue. En disant ensuite devant les élèves que cette douleur est habituellement réveillée par la digestion, elle affirme, en effet, que, un quart d'heure après les repas, elle sent dans ces deux endroits des élancements douloureux.

La malade peut se lever facilement de son lit ; la jambe gauche va bien ; si elle marche en se tenant après le lit, la jambe droite n'est pas fléchie, et appuie surtout sur le bord externe du pied. Au bout de quelque temps de marche, la jambe aussi devient raide.

La jambe droite est alors absolument raide ; on peut mouvoir les articulations de la hanche et du cou-de-pied ; mais le genou est rigide, et le membre contracturé en extension. Si j'affirme à la malade qu'elle peut fléchir le genou, la contracture se résout et elle plie la jambe presque à angle droit. J'arrive, sans endormir la malade, par entraînement suggestif à l'état de veille, à la faire marcher seule, sans crosse, ni canne, en boitant un peu de la jambe droite. Je lui fais faire ainsi une vingtaine de pas. Elle dit que chez elle, elle marchait autrefois en se tenant contre les meubles, mais depuis sept semaines, elle ne pouvait plus faire cela sans crosse, ni bâton. J'affirme qu'elle marchera sans douleur.

25 avril. — Hier matin, à 11 heures, la malade a été reprise de douleur vive depuis le tiers antérieur du pied gauche jusqu'au milieu de la jambe; elle n'a pas essayé de marcher. En même temps, élancements dans la partie postérieure du mollet et du genou. Hier soir, de 5 heures à 5 heures et demie, elle a eu, dit-elle, une douleur d'estomac très vive qu'elle indique à l'épigastre et dans le dos (au niveau des zones suggestionnées). Pendant la nuit, la douleur a été moins vive. Elle dit avoir aussi quelquefois des crampes dans la main gauche. La pression détermine des douleurs dans toutes les régions. Le point xiphoïdien est très sensible à la pression; la malade contracte douloureusement ses traits quand on la presse à ce niveau.

J'essaie l'hypnose; la malade n'arrive qu'à de l'engourdissement; je tiens les yeux clos, j'affirme la disparition des douleurs, je la laisse en disant qu'elle va dormir spontanément. Elle reste les yeux clos, les rouvre de temps en temps, puis les referme, comme en somnolence.

26. — La malade est très tenace dans ses impressions. Cependant elle n'a plus eu de crampes; elle a un peu marché avec sa canne. Elle a encore des douleurs, mais moins fortes au creux épigastrique et dans le dos. En touchant le ventre, aussitôt qu'on arrive sur le point xiphoïdien, elle accuse des élancements; de même au point symétrique du rachis. Si on presse un peu fort, elle a une secousse convulsive douloureuse. Elle éprouve spontanément une douleur un quart d'heure après chaque repas. Suggestion.

27. — La journée a été bonne; mais la nuit elle a été réveillée souvent par des douleurs insupportables vers le rachis et le sternum. Suggestion.

28. — La journée a été bonne; la digestion a été pénible; depuis six semaines il en serait ainsi; cependant elle n'a pas eu de douleurs en mangeant. La nuit elle a dormi assez mal; douleur dans la jambe sans crampes (Teinture éthérée de valériane dix gouttes dans de l'eau de mélisse 100 grammes à prendre le soir; potion

suggestive qui produira le sommeil toute la nuit). — Suggestion : le malade arrive au sommeil profond sans souvenir au réveil ; je la laisse dormir spontanément une heure.

29. — La malade s'est levée hier ; elle a marché une demi-heure en s'appuyant ; n'a eu que quelques douleurs fugitives ; n'a plus eu d'élancements douloureux dans l'estomac. Elle a pris sa potion sans résultat et n'a dormi que deux à trois heures. Quand on remue le pied, elle accuse une douleur dans toute la jambe ; le troisième métatarsien est aujourd'hui particulièrement sensible. — Suggestion vigoureuse pour affirmer à la malade que la douleur doit disparaître complètement.

30. — La malade dit qu'elle n'a jamais aussi bien dormi, depuis trois mois, de 7 heures du soir jusqu'à 5 heures du matin ; depuis quinze mois, elle n'a pas marché aussi bien qu'hier. J'évite de lui parler de sa douleur épigastrique et dorsale et de sa digestion pour ne pas appeler son attention sur ces régions ; je me contente de lui dire qu'elle n'a plus mal. Il suffirait de l'interroger et de lui demander si elle a mal pour que l'auto-suggestion réveille des sensations douloureuses. Je continue ce système les jours suivants ; j'explore quelquefois ces régions en lui disant à l'avance et lui démontrant qu'elles ne sont plus douloureuses.

1er mai. — La malade est souriante aujourd'hui ; elle n'a plus de douleurs dans la jambe ; elle n'a plus eu de crampes depuis la première suggestion. Elle a pu monter et descendre les escaliers en se servant d'un bâton. Depuis plus d'un an, elle ne pouvait plus le faire qu'en se traînant à quatre pattes.

2. — A beaucoup marché hier et assez facilement avec une canne ; n'a senti qu'une légère douleur le soir ; elle est descendue dans la cour sans crosse ni canne, et a pu faire plusieurs fois, à pas lents, le tour du jardin, boitant encore légèrement de la jambe droite. Elle a bien dormi la nuit. Les digestions sont bonnes. Continuation de la suggestion.

3. — Continue à marcher sans douleur. N'accuse qu'une certaine sensation de raideur et de faiblesse dans la jambe droite. L'amélioration continue. Le 8 mai, elle a douze petites selles diarrhéiques ; elle réclame une purge, parce que, dit-elle, elle a l'habitude d'en prendre une tous les ans ; elle prend, le 9 au matin, 30 grammes de sulfate de soude, a quelques coliques et quinze selles dans la journée. Elle a encore de petites coliques le 11 et le 12, la diarrhée s'arrête ; les sensations de coliques cèdent à la suggestion.

Le 15, elle ne se plaint plus de rien ; elle marche bien, boitant un peu et se dandinant légèrement, surtout vers le côté droit ; elle n'a plus aucune douleur ; la démarche est toujours assez lente.

La malade est sortie en ville plusieurs fois ; dans son entourage, on a été étonné de la voir marcher seule.

1er juin. — La malade est encore dans la salle, elle n'a plus eu la moindre douleur dans la jambe, continue à marcher seule encore lentement ; la jambe gauche est moins faible. Il n'y a plus de douleur épigastrique ni dorsale, mais une certaine oppression due à l'emphysème.

La malade est envoyée au service des convalescents, où je la perds de vue. Là, abandonnée à elle-même, elle se concentre de nouveau dans ses sensations ; elle recommence à se plaindre de sa jambe ; son attention s'y porte, elle n'a plus de crampes, mais des douleurs. Au mois de juillet, je la rencontre avec sa crosse et son bâton, ne semblant pas se rappeler qu'elle a pu marcher sans douleur et sans crosse.

Pour obtenir une guérison permanente, il faudrait une suggestion et un entraînement suggestif prolongé pendant un temps trop long, et peut-être indéfini ; car la malade a des tendances hypocondriaques, et, si on la laisse aller à ses propres sensations, elle retombe toujours dans ses impressions auto-suggestives, greffées sans doute sur de l'arthritisme avec involution sénile.

X

OBSERVATIONS DE NERVO-ARTHRITISME

OBSERVATION LX. — *Symptômes de coxalgie gauche pendant le cours d'une fièvre typhoïde. Hyperesthésie douloureuse de la cuisse pendant six mois. Impotence fonctionnelle du membre. Guérison par suggestion hypnotique en sept jours avec persistance d'un certain degré d'ankylose.*

C. N..., âgée de dix-sept ans, rempailleuse de chaises, entre dans mon service le 7 mars 1890 ; elle m'est adressée par mon collègue Gross qui l'avait eue pendant trois mois dans son service. Elle était entrée à l'hôpital le 6 septembre au service de M. Spillmann pour une fièvre typhoïde. En même temps que sa fièvre elle ressentait des douleurs dans la cuisse gauche allant de la hanche au genou. La fièvre guérie, elle ne put marcher qu'en s'appuyant sur une canne. On songea à une coxalgie et elle entra chez M. Gross qui lui mit un appareil à traction continue, des pointes de feu, et la chloroforma.

Bien réglée d'habitude, pendant six à huit jours, elle est sujette aux maux de tête et aux crampes d'estomac ; les premiers reviennent environ trois fois par semaine, les autres une fois. — Père bien portant, mère et frère atteints de bronchite ; un frère paralysé des deux jambes.

État actuel. — Constitution délicate ; tempérament lymphatico-nerveux. Accuse une douleur dans toute la cuisse jusqu'à la crête iliaque ; cette douleur vive et aiguë à la pression n'est pas spécialement localisée ; partout où l'on touche, on détermine un point douloureux. Couchée au lit, elle lève bien la jambe, fléchit et étend les orteils, le cou-de-pied, le genou ; mais ces mouvements s'accompagnent d'une sensation douloureuse à la fesse et à l'aine. Elle plie la cuisse sur le bassin, mais ne peut dépasser l'angle droit ; plus loin le bassin suit ; la cuisse s'étend et se met facilement en adduction ; mais l'abduction est très limitée et ce mouvement entraîne le bassin. La malade se tient debout, le corps fortement incliné en avant, et marche très difficilement, en inclinant fortement le corps sur le côté gauche, se tenant aux chaises et boitant considérablement de la jambe gauche.

Elle est d'ailleurs suggestible ; par la pression on crée facilement une douleur très vive au-dessous de l'appendice xiphoïde et une douleur correspondante à la région rachidienne ; on crée aussi une ovarialgie. La malade dit avoir eu souvent pendant son enfance des douleurs dans le bras et les jambes durant cinq minutes environ. Elle n'a pas de troubles de sensibilité et les fonctions organiques s'accomplissent normalement.

Je la mets facilement en sommeil profond. Pendant le sommeil, je la fais marcher, ce qu'elle fait bien mieux, et je lui suggère que les douleurs se calment. Au réveil, elle se trouve bien.

8 mars. — La malade dit avoir eu encore mal dans la journée ; les douleurs étaient moins fortes et elle a pu dormir mieux que de coutume. — Continuation de la suggestion tous les jours.

9. — A eu des élancements douloureux, comme d'habitude, dans la hanche et la cuisse, et de la céphalalgie ; elle attend son époque mensuelle demain.

11. — L'époque est venue hier. Elle a encore eu mal à la jambe, mais trouve qu'il y a beaucoup de mieux ; elle a parfaitement dormi la nuit.

La douleur diminue graduellement. A partir du 13 mars, elle n'a plus eu de douleur ; elle marche bien, sans incliner le corps, sans réveiller la douleur, et ne conserve qu'une légère claudication.

La malade est restée au service jusqu'à ce jour (20 mai) ; elle a eu une amygdalite passagère ; elle n'a plus eu que quelques élancements passagers dans la cuisse et la jambe. Elle a toujours pu marcher très bien : elle va et vient, travaille à l'hôpital, sort en ville ; elle n'a plus de maux de tête, ni de crampes d'estomac, ni d'ovarialgie.

Il ne lui reste qu'une petite claudication ; la cuisse ne peut être complètement pliée sur le bassin, ni mise en abduction. Ce symptôme n'a pu être dissipé par la suggestion ; il est dû à un certain degré d'ankylose osseuse ou fibreuse de l'articulation coxo-fémorale. Le 13 mai, je l'ai chloroformée en résolution complète et j'ai constaté que, malgré la résolution musculaire, cette ankylose persistait ; on n'arrive pas à produire l'abduction ni la flexion complète de la cuisse.

La suggestion a donc produit tout ce qu'elle pouvait produire. Une coxalgie s'est produite pendant une fièvre typhoïde. Sur cette coxalgie qui a guéri en laissant une certaine ankylose articulaire s'est greffée une hyperesthésie douloureuse de la cuisse rendant la marche impossible. Les maux de tête fréquents, les crampes d'estomac, la facilité avec laquelle on crée chez la malade un point douloureux épigastrique et une pseudo-ovarialgie accusent d'ailleurs l'impressionnabilité nerveuse en même temps que la suggestibilité. En quelques jours, la suggestion supprime les douleurs et restaure la fonction du membre ; elle ne peut rien contre une ankylose constituée qui détermine un certain degré de claudication persistante.

OBSERVATION LXI. — *Douleurs arthritiques datant de trois jours ; scapulalgie avec impotence fonctionnelle du bras gauche. — Amélioration immédiate par suggestion. Guérison complète en sept jours.*

Raymond L..., âgé de trente-cinq ans, employé de commerce, entre à l'hôpital le 26 février 1890 pour des douleurs rhumatismales. Déjà il y a deux ans et demi, le malade a été au service pendant trois mois pour un rhumatisme articulaire aigu ; il a eu toujours depuis quelques douleurs dans les genoux qui ne l'ont pas empêché de travailler.

Il y a trois jours, étant couché, il a senti une douleur dans la nuque. Depuis cette douleur reviendrait tous les soirs à 9 heures, aussitôt qu'il se met au lit, comme une sensation de torticolis qu'il attribue à la fraîcheur du lit. Le 24 au matin, il ne put remuer le bras gauche, à cause d'une douleur dans l'épaule, douleur partant de l'articulation acromio-claviculaire et se propageant jusqu'au poignet, sans fourmillements ni engourdissements. Il resta couché ce jour ; dans la journée il ressentit en outre des élancements dans l'articulation métarso-phalangienne du gros orteil gauche ; sensation de coups de couteau. De plus, sensation de piqûre dans le cou-de-pied, revenant deux à trois fois par jour, durant une heure chaque fois.

Depuis deux jours, il accuse en outre des points douloureux à l'épaule et au coude droits et des fourmillements dans la main droite.

Le malade est resté couché, mais peut marcher. A eu l'influenza il y a deux mois, caractérisé seulement par une faiblesse générale.

État actuel. — Constitution bonne ; le malade est assez gros, joufflu ; tempérament lymphatico-nerveux. Température normale, pouls régulier égal. Expectoration séro-spumeuse avec quelques crachats visqueux. — L'avant-bras gauche est libre ; mais le malade ne peut lever le bras ; il dit avoir la sensation d'une courroie qui retiendrait le membre et accuse une douleur assez vive vers l'empreinte deltoïdienne. A la pression point douloureux fixe en dedans de la tête humérale et douleur diffuse mal délimitée autour de l'articulation. Si on cherche à éloigner le bras du corps, le malade accuse une douleur vive qui s'irradie dans tout le membre. Les autres membres et articulations sont indemnes actuellement. Il accuse une sensation de froid aux pieds et aux genoux.

A l'examen de la poitrine, quelques rhonchus et sibilances disséminés, quelques râles sous-crépitants fins dans les bases.

Le cœur est normal. Urines très chargées, densité 1,030 (nervo-arthritisme, diathèse urique).

27 février. — Suggestion : sommeil au second degré. Je le laisse dormir une heure.

28. — Ce matin, le malade peut soulever son bras et mettre la main sur la tête ; il accuse encore une douleur dans le bras. — Suggestion.

1er mars. — Il a ressenti encore un peu d'engourdissement dans le bras et un point douloureux vers la tête humérale, mais il lève le bras plus facilement. Suggestion tous les jours. Le sommeil devient plus profond avec amnésie au réveil.

3. — La douleur dans l'épaule a complètement disparu immédiatement après la suggestion d'hier et n'a pas reparu. La pression ne développe plus de point douloureux à la tête humérale, mais un peu de sensibilité au niveau du triceps. Le malade lève le bras comme l'autre ; il accuse encore une sensation de froid dans les genoux. — Suggestion.

4. — Légère sensibilité encore vers l'épaule ; la sensation du froid a disparu. — Suggestion.

5. — Le malade est guéri ; n'a plus aucune douleur. La sensation de froid dans les genoux n'a pas reparu ; il ne reste qu'une certaine gêne qu'il ne peut définir. Sort guéri.

Le 14 avril il vient à ma consultation. S'est bien porté jusqu'il y a quatre jours. Depuis, il accuse des sensations douloureuses dans les épaules et les bras, qui ne l'empêchent pas de remuer les membres et de travailler ; de plus, un certain malaise général. Après une nouvelle suggestion, il ne ressent plus de douleur. Je lui prescris un régime sévère avec des alcalins pour combattre la diathèse urique.

Le malade est revenu depuis à la consultation à plusieurs reprises pour des douleurs diverses locales ou diffuses. Une ou deux séances de suggestion suffisent invariablement à l'en débarrasser.

En résumé, un nervo-arthritique, qui a déjà eu un rhumatisme articulaire, présente une douleur dans l'épaule gauche se propageant au poignet, l'empêchant de se servir de son bras. Cette douleur, accompagnée de quelques autres manifestations de sensibilité, telle que sensation de froid dans les genoux, disparaît rapidement par suggestion hypnotique.

OBSERVATION LXII. — *Rhumatisme articulaire.* — *Nervo-arthritisme.* — *Myélite diffuse.* — *Contracture et analgésie.* — *Guérison après trois ans de durée par suggestion à l'état de veille.*

Adèle Marchal, domestique, âgée de vingt-neuf ans, entre à la clinique le 27 octobre 1887, affectée de rhumatisme articulaire. La maladie a commencé en janvier par un point de côté avec frisson pendant deux heures, suivi de chaleur et de sueurs. En même temps toux, crachats striés de sang, deux ou trois épistaxis abondants; la toux et l'expectoration persistèrent huit jours.

Une semaine plus tard, la malade ressentit subitement des douleurs articulaires, avec rougeur et gonflement dans le genou, le pied et les orteils droits, avec fièvre intense; ces douleurs articulaires persistèrent pendant trois semaines, puis disparurent. Trois semaines environ plus tard nouvelles douleurs très vives de l'épaule et du coude droits, suivies de douleurs successives dans les épaules, les coudes, les poignets, les articulations métacarpo-phalangiennes, le tout pendant environ un mois.

Trois mois après ces douleurs articulaires, la malade ressentit des fourmillements dans les jambes et pouvait difficilement les soulever, elle pouvait encore marcher en s'appuyant sur une chaise, mais en traînant ses jambes, particulièrement la gauche. A ce moment, elle remuait très bien ses deux bras. Au bout de deux mois, la marche devint impossible; la malade fut obligée de s'aliter. En même temps, inappétence complète avec nausées et vomissements; la malade restait plusieurs jours sans aller à la selle. Vers cette époque, elle resta cinq jours sans pouvoir uriner; on dut la sonder.

Depuis deux mois, toux; expectoration peu abondante; il y a trois semaines, elle a eu un point de côté à l'aisselle gauche qui dura deux heures et elle aurait eu quelques crachats hémoptoïques. Depuis un mois, sueurs nocturnes assez abondantes et frissonnements le soir. Amaigrissement notable depuis trois mois.

A son entrée, on constate: constitution primitivement bonne, mais détériorée, tempérament lymphatique, face pâle. Température 37°,3 le matin; pouls 136. La pointe du cœur bat sur la ligne mamillaire au cinquième espace, battements forts et fréquents, respiration nette et sonorité normale en avant. Sonorité faible dans les deux fosses sus-épineuses : respiration rude dans la région interscapulaire, surtout à gauche. Pas de râles. Douleurs vives à la presion des espaces intercostaux gauches.

On constate une certaine raideur dans le coude et l'épaule du côté droit. La malade ne peut fermer la main qu'à demi de ce côté ; elle accuse de la douleur à la face dorsale de la main. Les mouvements de pronation et de supination se font très lentement et péniblement ; les articulations ne sont pas gonflées ; elle n'arrive pas à élever le bras jusqu'à l'horizontale et accuse des douleurs très vives, lorsqu'on cherche à dépasser cette limite. La malade soulève lentement et péniblement les pieds ; elle ne peut remuer les orteils ; tendance à la raideur dans les deux jambes, plus marquée à gauche ; le pied présente de ce côté une tendance marquée vers l'équinisme. La malade ne peut marcher ; elle se tient debout en se tenant avec les deux mains ; la jambe gauche est raide et glisse péniblement sur le sol, que le pied gauche ne sent pas. Il y a exagération des réflexes tendineux assez prononcée des pieds et des genoux. De plus, anesthésie avec analgésie complète dans le côté droit du tronc et le membre supérieur. Anesthésie et analgésie dans la cuisse gauche, la jambe et le pied restant sensibles, sauf la plante du pied qui ne l'est pas.

Quelques jours après, on constate que la sensibilité reparaît dans l'abdomen du côté droit, à partir de deux à trois travers de doigt au-dessus de l'ombilic, mais reste abolie au-dessous de ce niveau.

La malade est suggestible ; je l'endors en sommeil profond, je restaure la sensibilité, mais l'anesthésie se reproduit en général rapidement. J'arrive aussi à diminuer la raideur et à élever le bras droit au delà de l'horizontale ; mais si je veux aller trop loin, la malade pousse des cris, témoignant une douleur vive ; je suggère en vain la disparition de cette douleur.

Je répète la suggestion pendant plusieurs jours ; puis j'y reviens à plusieurs reprises ; je la violente quelquefois en essayant d'imprimer au bras des mouvements plus étendus, malgré elle, mais je ne puis vaincre sa douleur et sa peur : elle redoute les suggestions, de crainte que je réveille ces douleurs en manipulant son bras. De guerre lasse, je renonce à la suggestion. On essaie divers traitements ; l'iodure ; l'électrisation, les bains sulfureux, alcalins, salicylate de soude, etc., sans grands résultat.

Je ne poursuivrai pas jour par jour cette longue observation de plus de trois ans ; je vais prendre quelques points de repère dans l'observation.

Le 16 juin 1888, par exemple, je trouve noté ce qui suit. La malade plie bien la jambe droite ; le phénomène du pied est très marqué de ce côté, la trépidation réflexe provoquée continue indéfiniment; les muscles de la jambe et de la cuisse sont très atrophiées; la sensibilité est nette. La jambe gauche présente un pied équin assez marqué; elle ne peut pas redresser le pied, ni fléchir les orteils; le cou-de-pied est raide; le genou se plie difficilement; phénomènes du pied et du genou très marqués. Anesthésie et analgésie de tout le membre.

Anesthésie du bras droit avec abolition du sens musculaire. La moindre tentative de mouvement provoque des douleurs dans les doigts, les coudes et les épaules. Elle ne peut arriver avec le bras à l'horizontale; elle peut étendre l'avant-bras, le mettre en pronation et en supination, mais ne peut fléchir les doigts; tous les mouvements possibles se font d'ailleurs avec lenteur et avec une certaine raideur. Douleur à la pression profonde au niveau des articulations. L'anesthésie se continue sur le thorax et le dos du côté droit jusqu'à un demi-travers de doigt à droite des apophyses épineuses. La sensibilité reparaît au niveau de la huitième côte à droite.

Les signes thoraciques sont les mêmes qu'en octobre: fièvre par intervalles. T. 37°,8 ce matin; pouls 104. T. 38°,2 le soir; pouls 112.

L'état, on le voit, est à peu près resté le même.

Par suggestion je restaure en quarante-cinq secondes la sensibilité; mais le lendemain l'anesthésie est reconstituée.

Le 20 juin, raideur considérable du membre supérieur droit et des deux membres inférieurs.

La malade est considérée comme atteinte de myélite rhumatismale diffuse avec sclérose des faisceaux pyramidaux; je la crois incurable. Elle est à peu près abandonnée, après de nombreux essais de suggestion qui n'amènent pas de résultat durable.

Le 4 août 1889, mon interne désirant étudier sur elle les effets de la pyrodine, la malade est soumise à un nouvel examen, et on note ce qui suit:

Affaiblissement et amaigrissement considérable. Insomnie provoquée par des douleurs dans les pieds. Pouls 120, petit, régulier, pupilles dilatées, face effilée et souffreteuse. A l'examen de la poitrine, expiration soufflée dans les deux fosses sus-épineuses; sonorité faible. Respiration et sonorité normale dans les autres régions.

Examen des membres. — Le membre supérieur gauche exécute tous les mouvements, n'offre ni raideur, ni paralysie, mais un tremblement à petites oscillations et une grande faiblesse musculaire; la main ne peut faire avancer l'aiguille du dynamomètre.

Membre supérieur droit. — La malade s'assied dans son lit ; elle ne peut écarter le bras du corps qu'à angle très aigu ; et cet effort lui cause de vives douleurs dans l'épaule. Elle fléchit le bras péniblement, à peine à l'angle droit. L'avant-bras est d'habitude en pronation ; elle arrive lentement et péniblement à le mettre en demi-supination. Elle ne peut fermer la main qu'à moitié, étend les doigts lentement, en les conservant toujours légèrement incurvés vers la paume. Elle remue un peu les doigts ; tous ces mouvements se font lentement, avec tremblement. Il y a de la raideur dans tout le bras. Quand on veut imprimer des mouvements, des douleurs vives sont ressenties dans les articulations correspondantes. Les deux membres sont très maigres.

Membres inférieurs. — Ils sont amaigris tous les deux ; atrophie musculaire notable. Le pied droit est équin ; le pied gauche est équin varus. La malade soulève les deux talons jusqu'à 15 centimètres et les tient en l'air. Quelques mouvements persistent dans le cou-de-pied droit ; ils sont nuls dans le gauche ; la malade fléchit et étend un peu les orteils droits, mais presque pas les gauches. — Elle plie le genou droit à angle droit ; le talon glissant sur le lit ; elle fléchit plus péniblement et moins complètement le genou gauche ; de plus, la jambe gauche est tournée en dedans. On peut fléchir et étendre les cous-de-pieds sans trop de douleur, avec une forte résistance à gauche ; de même pour les genoux où la résistance est aussi plus forte à gauche. Sensibilité à la pression dans les genoux, dans la partie inférieure des fémurs, dans les cous-de-pied. Mouvements du pied et du genou des deux côtés ; trépidation continuant indéfiniment. La malade accuse des fourmillements dans les deux membres inférieurs, souvent pendant la journée ; elle accuse aussi de l'engourdissement, et des élancements douloureux dans les jambes et les pieds, qui l'empêchent de dormir pendant la nuit.

La sensibilité existe sur le tronc. Anesthésie, analgésie et abolition du sens musculaire dans le membre supérieur droit à partir de l'insertion deltoïdienne. Sensibilité conservée dans le membre supérieur gauche. Anesthésie et analgésie dans le membre inférieur gauche en commençant vers le milieu de la cuisse. Sensibilité conservée dans le membre inférieur droit. Pas de douleur rachidienne. Sensibilité à la pression de la fosse sous-épineuse et du trapèze droit.

La pyrodine est employée contre des névralgies sus-orbitaires qui durent du 5 au 9 août et sont momentanément calmées par ce médicament ; elles disparaissent spontanément.

Tel était encore l'état de la malade vers le 15 novembre 1889. Depuis plus de deux ans, elle ne marchait pas du tout. Depuis un an, elle n'avait même pu être assise sur une chaise et restait alitée ; on était obligé de lui donner à manger, la malade ne pouvant se servir de son bras droit raide.

Je reviens à la suggestion ; j'hypnotise la malade, et procédant par insinuation douce, j'arrive à diminuer la raideur du bras et à l'élever presque jusqu'à la verticale ; je fais lever la malade ; elle se tient le corps courbé en deux, j'arrive aussi par suggestion à la faire tenir un peu plus droite et à la faire avancer de quelques pas, en la tenant par les deux mains.

Je continue la suggestion à l'état de veille ; le résultat immédiat est très net ; mais la malade est toujours sous l'impression des tentatives antérieures douloureuses que j'avais faites ; elle a peur que je n'aille trop loin et que je lui fasse mal. — L'amélioration obtenue ne me paraît pas susceptible de dépasser une certaine mesure ; après quelques jours d'essais, je ne poursuis pas, peu encouragé par les essais précédents, et n'ayant pas d'ailleurs le temps de m'occuper d'elle avec la patience que me donnerait l'espoir d'un résultat plus notable.

La sœur Catherine de mon service avait suivi d'un œil attentif mes essais ; elle avait vu que je réussissais à lever le bras de la malade jusqu'à la verticale, à lui faire mouvoir les doigts, à la faire marcher un peu. Elle eut l'idée de continuer cet entraînement suggestif ; s'occupant avec persévérance de la malade, elle l'obligea à se lever, à marcher, à élever son bras tous les jours, en lui disant : « Voyons, levez votre bras, ouvrez la main. Tenez-vous debout ! Vous pouvez vous tenir. Cela va, etc. »

Au bout de trois semaines de suggestion ainsi continuée avec douceur et patience à l'état de veille, la malade arriva à se tenir debout seule, à se servir de son bras, et un beau matin je la vis venir à moi, marchant seule, lentement, appuyée sur une chaise, le corps encore fortement incliné en avant. Elle pouvait se servir de son bras droit, l'élever verticalement en l'air, fermer la main complètement sans raideur et sans douleur. La contracture avait disparu presque totalement, l'exagération des réflexes tendineux avait diminué notablement ; il n'y avait plus d'anesthésie. De plus, l'appétit était restauré ; la malade qui ne mangeait plus, qui vomissait, qui avait de la fièvre et dont l'évolution tuberculeuse semblait marcher assez rapidement, mangeait avec appétit, digérait bien, dormait bien.

La guérison continua. Tous les jours un progrès ; au bout de quinze jours, la malade se tenait droite, sans tendance à se courber ; elle marchait avec un bâton ; puis seule, en tenant encore les jambes un peu raides, surtout la droite.

En janvier 1890, elle put descendre seule l'escalier, se peigner seule, raccommoder ses affaires. — La force musculaire restait encore faible. En avril, la main gauche arrivait à 10 avec le dynamomètre ; mais la main droite ne pouvait encore déplacer l'aiguille. La malade exécute d'ailleurs tous les mouvements, lève le bras au-dessus de la tête, fléchit et étend les doigts, avec un léger tremblement. L'équinisme est encore assez marqué dans les deux pieds ; il est légèrement varus à gauche. Le phénomène du genou est encore assez marqué, celui des pieds a à peu près disparu. On constate encore de la sensibilité au cou-de-pied gauche et les pieds sont enflés le soir quand la malade a marché.

14 juin. — Voilà six mois que la malade est guérie sans rechute. Elle se sent plus forte et son organisme se reconstitue. Elle n'a plus de fièvre, ne tousse plus ; et à l'auscultation on ne perçoit que de la respiration rugueuse, sans souffle, dans les fosses sus-épineuses. Quand elle marche vite, elle se plaint de manquer un peu de respiration. La main droite peut pousser l'aiguille du dynamomètre jusqu'à 10 ; la gauche à 17 ; elle se plaint de ne pas pouvoir porter l'arrosoir longtemps de la main droite. Elle travaille et s'occupe toute la journée ; le tremblement n'est plus que très peu marqué. Les deux jambes enflent encore un peu le soir, autour des chevilles, et désenflent par le séjour au lit. Elle marche très bien, sans aucun appui, monte et descend bien les escaliers, tenant la jambe gauche un peu plus raide que l'autre. Elle accuse encore surtout le soir une certaine sensibilité à la pression dans le mollet et le cou-de-pied gauche. Ce pied a encore une légère tendance à tomber en équinisme, mais cet équinisme est beaucoup moins marqué et la malade le redresse bien.

L'appétit est excellent. La face est colorée. Tout respire le retour de la santé.

La guérison s'est affirmée et maintenue parfaite.

En résumé, une malade à la suite de rhumatisme articulaire aigu est prise de symptômes qu'on attribue à une myélite ; fourmillement dans les jambes, paraplégie incomplète avec rigidité et exagération des réflexes tendineux plus marquée dans la jambe gauche, contracture du bras droit, anesthésie du membre supérieur droit, du membre inférieur gauche, et d'une partie du tronc du côté droit.

Il s'agit d'une myélite diffuse rhumatismale. L'exagération persistante des phénomènes tendineux réflexes nous a fait admettre cette hypothèse. Il est possible toutefois que les troubles nervo-arthritiques soient greffés sur une lésion médullaire ou que celle-ci curable ait laissé à sa suite des symptômes purement dynamiques, que le trouble fonctionnel ait survécu à la lésion organique.

La suggestion hypnotique a produit des résultats passagers ; mais n'a pu amener la guérison. Après deux ans et demi d'infirmité douloureuse, alors que la malade, percluse dans son lit, était considérée comme incurable, que sa santé générale minée par une tuberculose commençante, par l'inappétence, la dénutrition, l'insomnie, les douleurs, déclinait rapidement, alors que la malade semblait condamnée dans un avenir prochain, la sœur du service, instruite par ce qu'elle m'avait vu faire, obtint en peu de semaines une guérison définitive.

Cette observation est pleine d'enseignement. Si je n'ai pas réussi, c'est que j'ai procédé avec trop de brusquerie, j'ai violenté la malade en voulant décontracturer trop vite pendant le sommeil hypnotique les membres raidis et douloureux. J'étais convaincu que la contracture du bras était en grande partie dynamique, que la restauration fonctionnelle pouvait s'obtenir par une action psychique. Qui trop embrasse mal étreint ! En brusquant la malade pour obtenir un succès rapide, j'ai réveillé la douleur, et alors la peur de la douleur faisant appel à son auto-suggestion, la malade s'est raidie contre la douleur redoutée ! Je n'obtenais plus rien, ma suggestion appelait la contre-suggestion.

La sœur procédant avec douceur, laissant la malade elle-même restaurer les mouvements, sans intervenir autrement que par la parole et des manipulations douces, a fait à l'état de veille ce que je n'avais pu faire pendant le sommeil.

C'est un argument en faveur de ce principe, que le mode de suggestion doit être adapté à l'individualité psychique.

OBSERVATION LXIII. — *Arthrite rhumatismale blennorrhagique localisée au poignet avec hyperesthésie concomitante de tout l'avant-bras. — Suppression de cette hyperesthésie par la suggestion. Persistance de l'arthrite.*

Marie P..., âgée de vingt-cinq ans, entre à l'hôpital le 18 avril 1890, pour un rhumatisme articulaire. Mère d'un enfant qu'elle a nourri pendant un an jusqu'à son entrée à l'hôpital.

Elle présente depuis deux jours de la rougeur avec gonflement de la main droite; une plaque douloureuse rouge grande comme une pièce de cinq centimes au mollet droit disparaît spontanément au bout de deux jours. La partie postérieure du coude était sensible. Deux grammes d'antipyrine sont restés sans effet. La douleur de la main avec la rougeur persistait.

Le 24 avril on note : constitution moyenne, tempérament lymphatico-nerveux. Apyrexie. Gonflement notable avec coloration rosée du dos de la main droite. Sensibilité douloureuse vers l'articulation métacarpo-phalangienne de l'index, du médius et du poignet. Hyperesthésie très douloureuse à la pression de tout l'avant-bras jusqu'au coude, le moindre attouchement fait pousser des cris à la malade. Céphalalgie frontale gravative intense ce matin. Les fonctions organiques sont normales.

La suggestion (sommeil profond) enlève la céphalalgie et l'hyperesthésie de l'avant-bras et de la main. Le gonflement persiste. Le 27, on ne constate plus que la sensibilité au poignet et à la main, qui a reparu la nuit. — Suggestion tous les jours.

Le 28 avril, on constate toujours la douleur localisée dans la main et le poignet; les articulations métacarpo-phalangiennes sont aussi douloureuses à la pression. La malade a peu dormi ces deux nuits. Mais l'hyperesthésie concomitante de l'avant-bras n'a pas reparu.

Je prescrivis une potion suggestive (10 gouttes d'alcoolature d'aconit) à la faveur de laquelle la malade dort bien la nuit; elle s'est réveillée quatre fois et rendormie avec la potion.

La malade reste au service jusqu'au 25 mai : la douleur reste localisée avec gonflement considérable dans l'articulation du poignet et les articulations métacarpo-phalangiennes ; la suggestion qui a enlevé définitivement l'hyperesthésie de l'avant-bras atténue pour quelque temps seulement la douleur liée à l'arthrite, mais ne la supprime pas. Il s'agit d'une arthrite blennorrhagique ; la malade fait l'aveu d'une blennorrhagie. L'affection exige un appareil plâtré et un traitement chirurgical. Nous l'envoyons au service de chirurgie.

Une arthrite rhumatismale du poignet a provoqué, comme manifestation dynamique concomitante, une hyperesthésie douloureuse de tout l'avant-bras. La suggestion a fait justice de cette névrose concomitante ; elle n'a pu résoudre l'arthrite.

XI

OBSERVATIONS DE TROUBLES NEURASTHÉNIQUES ET PSYCHONERVEUX CONSÉCUTIFS A DES AFFECTIONS DIVERSES

OBSERVATION LXIV. — *Gastro-entérite.* — *Crampes dans les mollets. Étourdissements et vertiges consécutifs ; symptômes neurasthéniques. — Disparition des symptômes par suggestion.*

François D..., jardinier, âgé de cinquante-cinq ans, entre à l'hôpital le 1er juillet 1890, pour des symptômes d'entérite avec crampes musculaires. Il y a deux ans, il a eu la cholérine avec diarrhée, vomissements, crampes dans les mollets, et est resté un mois au service. Il avait déjà eu antérieurement des crampes dans les mollets. L'année dernière, il a fait un nouveau séjour de neuf jours au service pour la diarrhée avec crampes, il est resté guéri jusqu'il y a trois semaines, sauf les crampes des mollets qu'il a conservées revenant deux ou trois fois par semaine, toujours la nuit quand il était couché et qu'il pliait les jambes. Celles-ci alors devenaient raides en flexion sur les cuisses, avec mouvements fibrillaires dans les mollets. Sa femme lui faisait des frictions pour dissiper cette contracture, qui revenait quelquefois au bout d'un certain temps.

Il y a trois semaines étant au travail, il eut des éblouissements, de l'obnubilation visuelle avec sensation de faiblesse. Il dut rentrer, se coucher et, dans la nuit, il eut des coliques avec diarrhée et crampes dans les jambes qui persistèrent toute la nuit. Au bout de trois jours, la diarrhée s'arrêta par l'ingestion de laudanum à la dose de vingt gouttes par jour. Il y a huit jours, à minuit, il fut repris de diarrhée et resta de nouveau deux jours au lit ; la diarrhée se calma. Il y a trois jours il reprit son travail, mais vers midi il fut repris d'éblouissement et de faiblesse, faillit se trouver mal et dans la nuit suivante retour de la diarrhée sans trop de coliques. Cette diarrhée a persisté jusque hier au soir vers neuf heures. Aussitôt qu'il est levé, les éblouissements le prennent et il tomberait.

État actuel. — Constitution débilitée. — Dit avoir beaucoup maigri depuis Pâques. Tempérament lymphatique. Teint terreux. Muqueuses décolorées. — Artères un peu athéromateuses. — Apyrexie.

Le malade a peu d'appétit depuis trois semaines ; des nausées qui durent une heure au moins après les repas ; des renvois, des aigreurs : pas de régurgitations. Pesanteur et sensation de gonflement à la partie inférieure du sternum. Vers Pâques, il avait eu pendant un mois, une sensation de pyrosis. Les coliques ne sont pas revenues depuis dix jours. Il accuse des borborygmes, sensation de roulement d'eau dans le côté droit de l'abdomen. Il n'a pas eu de sang dans les selles. Il n'a d'ailleurs suivi aucun régime spécial.

La respiration est normale. En ce moment, il accuse une céphalalgie gravative sus-orbitaire, non aiguë, qui ne l'empêche pas de dormir. Quand il se baisse, il a une perception « de boule » devant les yeux et tomberait. Quand il est debout, il n'a jamais cette perception. Depuis deux ans, il ressent aussi en avant de l'extrémité de la onzième côte gauche une douleur contusive.

L'estomac n'est pas dilaté. Ventre sonore. Foie normal. La région xiphoïdienne est sensible dans une étendue de trois travers de doigts en hauteur et de deux en largeur.

Varicosités sur les jambes. Le malade marche très bien. Mais après quelque temps de marche, il se plaint de douleurs dans les tempes, d'obnubilation, d'une sensation de constriction qui remonte de l'occiput et entoure tout le crâne. On constate des mouvements fibrillaires, véritables palpitations musculaires dans les deux gastro-cnémiens, plus marqués à droite. — Le cœur bat normalement.

Le malade nie tout antécédent alcoolique ; il a toujours été nerveux : il y a sept ou huit ans, après avoir bu par hasard plus que d'ordinaire, il eut, dit-il, des crises nerveuses, mais put reprendre son travail le lendemain.

Le 2 juillet. — Suggestion : sommeil profond. Régime lacté pur. Potion suggestive.

3. — Il a eu sept selles diarrhéiques dans les vingt-quatre heures, sans coliques ; il a eu une forte crampe à midi ; n'en a plus eu depuis.

Il accuse toujours son mal de tête. Les secousses fibrillaires existent toujours et persistent dans le sommeil hypnotique malgré la suggestion. Après celle-ci, le malade marche bien, il sent encore quelque chose qui remonte dans la tête, mais n'a plus d'obnubilation, ni d'étourdissement. Dans la station debout les mouvements musculaires n'existent pas. Continuation du régime lacté.

4. — Il a eu une seule selle moulée. Les secousses fibrillaires existent encore. Moins de crampes. Le mal de tête persiste. — Semoule, œufs, lait. — Suggestion.

5. — Une selle moulée. N'a presque plus eu de crampes. Les mouvements fibrillaires diminuent beaucoup. Il a pu rester levé sans étourdissements. Suggestion.

7. — Diarrhée arrêtée ; vertige presque disparu. A pu se promener hier pendant deux heures sans étourdissements. Plus de crampes ; n'a presque plus de mouvements fibrillaires dans les jambes. — Suggestion.

8. — Va bien ; plus d'étourdissement, plus de mal de tête, cessation complète des mouvements fibrillaires. Accuse un point de côté à gauche qui cède à la suggestion.

10. — Accuse une légère douleur dans le genou qui disparaît par suggestion.

Le malade mange de tout, va bien, n'accuse plus aucun symptôme et sort le 13 juillet.

Il rentre le 29. Il a continué à bien se porter jusqu'il y a trois jours. Pendant son travail il a été repris de diarrhée ; le premier jour, selles aqueuses presque continues avec coliques intenses sans ténesme. Hier il a eu neuf selles. Le premier jour, s'étant baissé en travaillant, il tomba sans perte de connaissance, avec sentiment de défaillance, bourdonnements d'oreilles, vomissements. Ensuite il transpira, eut froid, se coucha et sentit une crampe dans les mollets, qui se reproduit aussitôt qu'il veut fléchir la jambe. Le vertige ne s'est pas reproduit. Quand il veut aller à la selle, il accuse une sensation de brûlure hypogastrique. On constate de nouveau les secousses fibrillaires dans le mollet. — Suggestion.

31. — Se trouve bien mieux depuis la suggestion. Cependant il a eu encore des crampes, une vingtaine dans les vingt-quatre heures. — Persistance des mouvements fibrillaires. — Suggestion.

1er août. — N'a plus eu de crampes, ni de vertiges ; les mouvements fibrillairés ont à peu près disparu.

3. — Le malade n'accuse plus qu'un peu de fatigue. Il quitte l'hôpital le 10 août, se sentant très bien.

Il s'agit d'un neurasthénique qui, sous des influences diverses, est pris de coliques avec diarrhée, crampes dans les mollets avec secousses fibrillaires des gastro-cémiens, sensations vertigineuses, éblouissement, obnubilation visuelle.

Ces symptômes neurasthéniques ne sont pas toujours chez lui consécutifs à la diarrhée ; nous avons vu les éblouissements et la faiblesse ouvrir brusquement la scène, la colique et la diarrhée être consécutives dues sans doute à une intoxication neurasthénique. La suggestion calme quelques symptômes que le psychisme ajoute ou exagère.

Observation LXV. — *Bronchite bacillaire guérie.* — *Persistance depuis un an d'une douleur intercostale, d'oppression, d'anorexie, d'insomnie, de tristesse.* — *Guérison en trois jours par suggestion hypnotique.*

Nicolas F..., âgé de vingt-trois ans, entre à l'hôpital le 13 juin 1890, se plaignant d'oppression et de douleurs thoraciques depuis un an.

La maladie a commencé, alors qu'il était au régiment, par de la toux avec expectoration, qui dura un mois. Il fut réformé en décembre du service militaire pour bronchite bacillaire. Depuis il a fait un mois de séjour à l'hôpital qu'il a quitté le 18 février. Il n'a pu reprendre son métier de galochier. Il n'a plus eu de bronchite, mais de l'oppression qui a augmenté depuis quinze jours ; de plus, quand il marche, il accuse une douleur à la partie inférieure de l'aisselle droite.

Constitution délicate ; tempérament lymphatico-nerveux. Facies concentré, triste. Température normale. Pouls 64, régulier, égal. Respiration, 56 par minute, costale : le thorax se soulève en masse. Il est bien conformé ; son clair et ample. La pointe du cœur bat normalement. Respiration nette en avant. En arrière, le son paraît plus ample dans la fosse sus-épineuse droite que dans la gauche : il est moins ample dans les fosses sous-épineuses. normal au-dessous. La respiration est nette partout. Au sixième espace intercostal droit dans l'aisselle, la pression détermine une douleur très vive, et la marche un point douloureux. Depuis un an, le malade n'a pas d'appétit et a de l'insomnie sans cause.

En touchant l'épigastre au-dessous de l'appendice xiphoïde et disant au malade : « Ici vous avez mal », il accuse en effet une douleur circonscrite très vive. Je dis alors : « Il doit y avoir une douleur vis-à-vis à la même hauteur au milieu du dos. » Explorant alors les apophyses épineuses, lorsque j'arrive sur le point correspondant, il accuse une sensibilité très vive.

Le 18 juin, j'endors facilement le malade en sommeil profond avec amnésie rétroactive au réveil et je suggère la disparition de la douleur, l'appétit, le sommeil, la respiration facile. *Au réveil, la sensibilité du sixième espace intercostal a disparu.*

19. — Le malade s'est trouvé un peu mieux ; il a dormi trois heures la nuit. Respiration 44. Plus de douleur intercostale. Nouvelle suggestion : au réveil dit aller *un peu mieux*, mais il n'a pas encore d'appétit. Je l'endors de nouveau. Au réveil, il dit aller *bien mieux* et avoir de l'appétit. Je lui prescris une potion suggestive (1 gramme eau de laurier-cerise) et lui affirme que la moitié de la potion l'endormira ; s'il se réveille dans la nuit, il prendra l'autre moitié qui le rendormira jusqu'au matin.

2. — Le malade s'est rendormi à 10 heures après avoir pris moitié de la potion, s'est réveillé à 1 heure du matin ; a pris l'autre moitié et s'est rendormi jusqu'à quatre heures et demie. L'appétit revient peu à peu, dit-il. La respiration est à 24 par minute. — Suggestion.

21. — Va assez bien ; l'appétit est bon. S'est endormi de onze heures du soir à cinq heures du matin sans se réveiller. L'oreille gauche suppure un peu, le tympan est perforé. Depuis huit ans, l'oreille coule de temps en temps. La respiration est bonne ; plus de sensibilité à l'aisselle droite. — Suggestion.

Le malade continue à bien aller, sans nouvelle suggestion. Le 26, il se sentait assez bien, l'appétit et le sommeil étant revenus, pour demander sa sortie.

En résumé, voici un jeune homme qui, il y a deux ans, a eu quelques symptômes thoraciques. On a diagnostiqué une tuberculose qui l'a fait réformer du service militaire. Cette tuberculose paraît avoir été une simple poussée qui a guéri sans laisser de traces notables à l'auscultation ; il n'y a plus ni toux, ni expectoration. Mais le malade, frappé sans doute de l'idée qu'il était tuberculeux, a continué à sentir une douleur au sixième espace intercostal droit ; il a continué à sentir une oppression purement subjective : il n'a pu reprendre son travail ; l'appétit et le sommeil l'ont quitté. Sa face a pris une expression de concentration triste.

L'impressionnabilité nerveuse est démontrée d'ailleurs par la facilité avec laquelle j'ai produit les points xiphoïdien et rachidien, par la facilité avec laquelle j'ai provoqué le sommeil de la nuit par une simple potion suggestive.

La suggestion a en deux ou trois séances enlevé le point douloureux, restauré l'appétit et le sommeil, amélioré la santé morale et physique, malgré une otite suppurée intercurrente.

Observation LXVI. — *Saturnisme. — Douleurs vives dans l'abdomen, dans les deux pieds et les jambes, douleurs de tête, depuis trois semaines. — Guérison en huit jours par suggestion hypnotique.*

B... (Charles), âgé de quarante-cinq ans, peintre en bâtiment, entre à l'hôpital le 13 juin 1889, pour des accidents saturnins. Il est malade depuis trois semaines et couché depuis quinze jours. L'affection aurait commencé par des sensations de brûlure dans les deux pieds, comme si on les lui brûlait sur un réchaud ardent, douleur continue qui l'obligeait, au bout de deux ou trois jours, à interrompre son travail. Dès la première journée, la douleur se propagea aux jambes, toujours plus vive, l'empêchant de travailler et de dormir. Il y a trois jours, douleur dans les aines, s'irradiant dans les flancs et l'épigastre, s'ajoutant à des sensations de coliques existant depuis trois jours. Ces douleurs ne sont pas continues, mais provoquées par les mouvements ; elles diparaissent par le repos ; quand il se retourne dans son lit, elles le prennent et durent quelques minutes. Il n'a eu que trois selles depuis le début de la maladie. Le 7 juin, à 2 heures du matin, attaque épileptiforme avec contracture, convulsions, écume à la bouche et coma pendant trois quarts d'heure. Le 9 juin, deux autres attaques épileptiformes à 3 heures et à 5 heures du soir ; il n'en avait jamais eu auparavant. Depuis il ne sent qu'une certaine fatigue, non douloureuse, dans les jointures.

Depuis cinq ou six ans, il avait une céphalalgie frontale et syncipitale pas très intense, l'empêchant cependant de dormir, céphalalgie s'exaspérant tous les trois mois environ pendant cinq ou six jours. Actuellement, elle est plus forte depuis trois à quatre jours, s'irradiant vers les tempes. — Le malade, depuis le début, a peu d'appétit ; pas de renvois ni de nausées ; pas de battements de cœur ni d'oppression. — Il a déjà eu, il y a deux ans et demi, des coliques de plomb avec constipation, très fortes pendant cinq semaines ; depuis il n'avait plus eu d'accidents. Depuis le 26 avril, il travaillait plus que d'habitude, de 4 heures du matin à 7 heures du soir.

État actuel. — Constitution primitive bonne. Tempérament mixte. Apyrexie. Langue peu chargée ; liséré saturnin net. Aucun trouble dans les membres supérieurs. Hyperesthésie dans le quart inférieur des deux jambes et des pieds ; sensation de picotement douloureux sans fourmillements ; attouchement douloureux ; mouvements libres. — Coliques intenses, sans constipation notable. Sensibilité douloureuse sur la partie inférieure du thorax à partir du huitième espace et dans toute la région abdominale ; la pression profonde de cette région est douloureuse. Douleurs intenses frontale et temporale. Anorexie. Gonflement des parotides. Fonctions respiratoire et cardiaque normales.

Suggestion le 14 juin : sommeil profond.

15. — Après la suggestion, la douleur de tête avait disparu, de 11 heures du matin jusqu'à 3 heures. Elle est revenue moins intense de 5 heures à 7 heures ; puis le malade s'est endormi avec 40 grammes de sirop de chloral. Dans la journée, les coliques ont été moindres ; ce matin, elles sont continues. Le malade a voulu se lever hier matin, mais était comme ivre. *Depuis la suggestion d'hier, aussitôt après son réveil l'hyperesthésie des membres inférieurs avec les picotements douloureux avait disparu.* On peut aujourd'hui les presser sans déterminer aucune douleur, tandis qu'avant la suggestion, on ne pouvait les toucher ; il n'accuse plus que de la lourdeur. — Suggestion.

17. — A été tranquille hier dans la journée après la suggestion.

Vers 6 heures du soir, il a eu de nouveau une sensation de brû
lure dans les pieds : il ne s'est endormi, malgré le chloral, qu'à
4 heures du matin. Dans la journée, il n'a pas eu de douleur de
ventre; mais dans la nuit, il a eu de fortes coliques ; il a eu une
selle avant-hier. Il accuse aussi des maux de têtes depuis hier
soir. — Suggestion.

Le chloral est supprimé et remplacé par une potion suggestive
(dix gouttes d'aconit).

18. — Les douleurs ne sont pas revenues, elles ont disparu
depuis la suggestion d'hier. Il n'a dormi que vers trois heures
du matin, malgré la potion. Quand il marche, il accuse des vertiges et de la lourdeur dans les jambes.

19. — Il n'a plus de douleurs. Après la suggestion, il marche
mieux. N'a pu dormir jusqu'à 4 heures de matin. — Suggestion.

20. — Il a pu descendre hier l'escalier avec une certaine difficulté ; n'a plus aucune douleur dans les pieds et les jambes ; plus
de coliques ni de sensibilité abdominale. Marche assez bien,
lentement, sans vertige, avec une sensation de lourdeur et de
raideur surtout dans la jambe gauche ; quand il tourne ou se
remet en marche après un arrêt, il trébuche. — Suggestion.

21. — Il marche mieux ; a moins de vertige quand il marche ;
mais les jambes sont encore lourdes et enflent facilement après
la marche. Une selle hier. A mangé hier d'assez bon appétit.
Pour la première fois, le malade a obéi à la suggestion du sommeil et dormi depuis onze heures du soir jusqu'au matin, comme
cela avait été suggéré.

22. — Il n'a pas dormi la nuit. Il est vrai que pendant le sommeil provoqué, nous lui avions demandé s'il dormirait, il avait
répondu non ; et nous n'avons pu enlever cette auto-suggestion.
D'ailleurs, plus aucune douleur. Je lui fais dire pendant son
sommeil qu'il dormira cette nuit.

24. — Le malade a bien dormi ces deux nuits. Il n'accuse plus
aucune douleur, ni coliques. Il marche bien, sans canne, et, se
considérant comme guéri, demande sa sortie.

C'est un saturnin affecté de symptômes nerveux : des
attaques épileptiformes intercurrentes accusent une encé-
phalopathie saturnine.

La douleur abdominale, sans coliques, sans constipation,
la sensibilité douloureuse thoracique, la céphalalgie per-

sistante, l'hyperesthésie du tiers inférieur des jambes, la sensation de brûlure m'ont paru constituer des symptômes de psychonévrose greffés sur le saturnisme, sans lésion organique. La suggestion en effet a pu enlever instantanément les manifestations douloureuses et amener en quelques jours une guérison complète.

OBSERVATION LXVII. — *Douleurs de tête, de l'aisselle et des reins suite de l'influenza, enlevées par une seule suggestion.*

G..., âgé de trente-huit ans, journalier, entre à l'hôpital le 7 janvier pour une influenza. Le 6, elle a débuté par de la céphalalgie frontale, des douleurs orbitaires gauches, lancinantes, des fourmillements avec élancements douloureux dans les deux jambes, des tiraillements douloureux dans les reins et dans les poignets; il a eu des frissons et des bourdonnements d'oreille. Il n'a pas eu de maladies antérieures. La température est à 38° le soir, et à 37 le matin.

Constitution bonne, tempérament mixte. On ne constate aucune altération dans les organes, si ce n'est quelques râles secs dans la poitrine. Le 10 janvier, il prend 1 gramme de phénacétine.

Le 11, il n'accuse plus de douleurs dans les jambes et dans les poignets, mais une sensibilité douloureuse sur les paupières supérieures et une sensation de barre sur le front. Dans la moitié inférieure du bord postérieur de l'aisselle gauche et dans les reins, il accuse encore des tiraillements douloureux. La température, encore à 38° la veille au soir, est à 37° le matin. J'endors le malade en sommeil profond avec amnésie au réveil et je suggère la disparition des douleurs.

Au réveil, *il n'a plus de douleur ni de sensation de barre sur le front et les paupières; les tiraillements douloureux de l'aisselle et des reins ont disparu.* Le soir, la température est encore à 38°; le 12, au matin, elle est normale. Il n'a plus aucune sensation douloureuse et demande sa sortie.

OBSERVATION LXVIII. — *Céphalalgie et douleur épigastrique consécutives à l'influenza. — Guérison rapide par suggestion.*

M..., âgé de quarante-neuf ans, journalier, entre à l'hôpital le 9 mars pour des douleurs épigastriques. Depuis huit ans, il a un peu d'oppression. Vers le 1er janvier, il contracta l'influenza, caractérisée par de la céphalalgie frontale, avec élancements vers la région temporale droite. Ces douleurs ont persisté depuis ; mais depuis dix jours, elles ne viennent que la nuit ; les élancements se répètent souvent et durent environ un quart d'heure. En même temps que ce mal de tête, douleur épigastrique continue, qui a augmenté ces dix derniers jours et l'a obligé de garder le lit ; douleur constrictive, comme si on l'avait coupé en deux, dit-il. Il y a un mois, la digestion qui se faisait bien était devenue mauvaise ; le bouillon ne passait pas, il avait des renvois. Cela dura plusieurs jours. Depuis deux jours, il digère de nouveau mal et a des vomissements. Il n'a plus travaillé depuis le 1er janvier. Dans le courant de février, il a cherché du bois dans la forêt, mais a pris froid et a de nouveau dû garder le lit.

A son entrée, le 9 mars, on constate : constitution débilitée ; apyrexie. Bronchite chronique avec un certain degré d'emphysème. La céphalalgie n'existe que la nuit. La malade n'accuse qu'une vive douleur à l'épigastre.

La suggestion (sommeil profond), faite le 9 juin, diminue beaucoup cette douleur.

La *seconde séance, le 11 mars, l'enlève complètement.* Elle revient dans l'après-midi. Il a dormi très peu ces deux nuits, bien que la céphalalgie ait disparu. Troisième suggestion le 11.

12 mars. — La douleur supprimée hier est revenue très atténuée. Il ne vomit plus, n'a plus de renvois. Il dort la nuit. — Quatrième suggestion.

La douleur ne se reproduit pas ; la digestion est bonne ; le sommeil est bon ; le malade, guéri, sort le 15 mars.

Il s'agit dans ces deux cas d'impressions douloureuses retenues dans le sensorum à la suite de neurasthénie grippale.

XII

OBSERVATIONS DE NÉVRALGIES

OBSERVATION LXIX. — *Zona intercostal douloureux.* — *Névralgie faciale depuis trois semaines.* — *Effet instantané de la suggestion ; suppression passagère des douleurs.*

F... (Eugène), couvreur, âgé de vingt-quatre ans, entre à l'hôpital le 30 janvier 1890 pour un zona. Soldat au Tonkin, libéré en 1888, il y contracta les fièvres intermittentes à plusieurs reprises pendant les vingt-huit mois qu'il y passa. Depuis son retour, il a eu un seul accès, il y a cinq mois.

Il y a six jours, a ressenti une douleur dans la région dorsale droite inférieure ; il continua à travailler jusqu'avant-hier, jour où la douleur l'empêche de continuer. Depuis trois jours une éruption de boutons s'est faite au siège de la douleur. C'est une sensation de constriction continue qui augmente par moments et s'accompagne de brûlures.

État actuel. — Constitution assez bonne, un peu affaiblie ; tempérament un peu lymphatique. Apyrexie. Au cinquième espace intercostal droit, vésicules d'herpès disséminées en demi-ceinture s'arrêtant en avant au bord du sternum ; un groupe confluent large de 5 centimètres, haut de 3, correspond à la ligne mamillaire gauche ; rien à l'aisselle. Sur le dos vésicules confluentes, quelques-unes couvertes de croûtes, correspondant aux septième, huitième, neuvième et dixième espace. Douleur spontanée et surtout à la pression, en arrière du septième au onzième espace intercostal, en avant à partir du cinquième espace. La douleur est accompagnée parfois d'élancements. Le malade a peu dormi la nuit. — Les fonctions digestives, cardiaque, respiratoire sont normales.

Suggestion : sommeil profond avec amnésie au réveil. *N'a plus aucune douleur au réveil.*

31 janvier. — La douleur n'a pas été ressentie pendant la journée et la nuit jusqu'à deux heures du matin et le malade a bien dormi jusque-là.

A deux heures, les élancements ont recommencé ; ils étaient moins forts qu'hier. Actuellement il ressent encore un endolorissement dans la région et la pression détermine de la douleur en avant, du quatrième espace jusqu'au rebord costal. — Suggestion.

1er février. — La douleur disparue par suggestion est revenue dans la journée moins forte que la veille. Il a eu dans la nuit quelques élancements avec crampes dans la jambe droite. La sensibilité intercostale existe : elle est moins intense. — Suggestion.

2 février. — A eu six selles diarrhéiques avec coliques. Les douleurs ont presque disparu. On ne constate que de la sensibilité à la pression au niveau du zona (potion avec 5 centigrammes extrait thébaïque et 4 grammes extrait de ratanhia).

3. — A eu quatre selles diarrhéiques. N'accuse plus qu'un

léger point à la partie postérieure. Suppression de la potion. Régime : lait, riz, œufs. — Suggestion.

4. — Le malade n'a eu aucune douleur dans la journée, mais elle est revenue le soir. Il nous apprend aujourd'hui seulement qu'il a depuis trois semaines des douleurs dans le côté gauche de la face qui le prennent tous les soirs et durent quelques heures. Avant ces trois semaines, il avait eu une névralgie faciale droite qui avait duré six semaines, accompagnant une fluxion. — Cette nuit, il a dormi de 11 heures du soir à 2 heures ; à ce moment, il fut réveillé par des tiraillements douloureux, vers l'aisselle et le dos du côté droit. Vers 5 heures, ils se sont calmés, mais existent toujours. En même temps, à 2 heures du matin, il avait une crampe dans la cuisse et la jambe droite qui a duré une demi-heure. Il a eu ce matin trois selles diarrhéiques. — Suggestion.

5. — La douleur intercostale disparue par suggestion hier matin est revenue dans la soirée. Il a peu dormi à cause des douleurs. La névralgie faciale a commencé vers 8 heures du soir. Je prescris une potion suggestive (20 gouttes d'alcoolature d'aconit) que le malade devra prendre le soir au moment du réveil des douleurs et qui l'endormira.

6. — Le malade a pris sa potion à 7 heures du soir et s'est endormi au bout d'une demi-heure, jusqu'à une heure et demie du matin. Il a été réveillé par des élancements dans l'oreille. Dans la journée, il n'avait senti des douleurs au côté qu'à 4 heures du soir. Elles existaient encore à 7 heures du soir, quand il prit sa potion. A son réveil, il les sentait encore, mais peu intenses. A la pression, sensibilité dans les six derniers espaces. — Je prescris de prendre la potion suggestive que je dis être deux fois plus forte en deux fois ; la première moitié au moment où les douleurs commenceront ; la seconde à son réveil. — Suggestion : au réveil plus de douleur ni de sensibilité à la pression.

7. — N'a pas senti de douleur névralgique faciale dans la journée ; elle est venue à 4 heures et a persisté. A 8 heures du soir, il a pris la moitié de la potion et s'est endormi presque immédiatement. A 1 heure, il s'est réveillé, sans avoir mal ; a pris la deuxième moitié de la potion, qui l'a rendormi jusqu'à 5 heures du matin. Il dit avoir eu des rêves et un peu d'agitation pendant la nuit, rêves de batailles, auxquels il est sujet depuis longtemps. Ce matin, sensation de légers élancements dans la région du zona. — Suggestion.

8. — Il était bien pendant la journée. A 7 heures du soir, les picotements commencèrent ; il prit la moitié de la potion, dormit, se réveilla à minuit, sans douleur, prit la seconde moitié et se rendormit jusqu'à six heures du matin. Actuellement, sent encore un point au niveau du zona. — Suggestion : au réveil plus rien. Continuation de la potion.

9. — Il a encore eu quelques douleurs dans l'oreille. Il dort, grâce à la potion.

11. — Il n'a plus eu mal du tout hier ; il s'est endormi à huit heures, a dormi jusqu'à une heure et demie du matin ; réveillé sans douleur, il a pris la seconde moitié à deux heures et demie et s'est rendormi à trois heures jusqu'au matin. Le malade se sent très bien et demande à rentrer chez lui promettant de revenir à la consultation, si le mal ne cédait pas. Il n'est pas revenu.

En résumé, le malade a un zona intercostal douloureux datant de six jours. Il a, de plus, depuis trois semaines, une névralgie faciale intermittente chaque soir. Enfin des cauchemars nocturnes et une crampe intercurrente dans le membre inférieur droit accusent une diathèse nerveuse.

La suggestion enlève la douleur pour plusieurs heures. Une potion suggestive pour la nuit remplace la suggestion directe et provoque le sommeil.

Observation LXX. — *Sciatique gauche depuis vingt-sept jours. — Marche difficile. — Insomnie. — Suppression passagère des douleurs par la suggestion. — Application d'un appareil à traction continue avec suggestion pendant quatorze jours. — Guérison en quarante-quatre jours.*

Charles Mathieu, âgé de cinquante-deux ans, menuisier, entre à l'hôpital le 10 janvier 1890 pour une sciatique gauche. Il y a cinq ans, il a déjà eu dans le même membre une sciatique qui a duré de six semaines à deux mois, et a guéri complètement. Le 3 janvier 1888, il a eu une douleur dans les reins qui le tint alité pendant vingt jours et s'est dissipée à la suite de frictions d'eau-de-vie camphrée. Le 15 décembre, la sciatique a commencé brusquement et sans cause connue, pendant qu'il lisait, par de la rachialgie. Au bout de quelques jours, la douleur s'est propagée progressivement à la cuisse, au mollet, au pied, mettant dix jours à s'étendre à toute la longueur du membre gauche. Depuis le 15 décembre, le malade n'a pu travailler ; il accusait des fourmillements, sans engourdissement, dans les orteils et les mollets. La douleur est continue, sous forme de picotements, avec exacerbations durant dix minutes. Ces exacerbations ont lieu surtout quand il se lève, et lui font pousser des cris. Depuis cinq à six jours le malade ne dort que une heure ou une heure et demie dans la nuit ; il est éveillé surtout par la toux qu'il est obligé de retenir, à cause du retentissement douloureux qu'elle occasionne dans l'aine droite (où il a une hernie) et dans la face postérieure du membre inférieur. Depuis 1875 jusqu'en 1883, il a eu à plusieurs reprises des douleurs dans le biceps droit, revenant plusieurs fois par jour.

État actuel. — Constitution bonne ; tempérament mixte. Apyrexie. Artères un peu athéromateuses. Les fonctions cardiaque, pulmonaire, digestive, sont normales. Hernie inguinale double.

Le malade couché lève bien la jambe gauche, mais sans dépasser une hauteur de 5o centimètres. La pression sur toute la face antérieure de la cuisse est indolore ; sur toute la face postérieure, elle développe de la douleur : les gastro-cnémiens sont sensibles aussi à la pression. On ne constate pas de localisation douloureuse spéciale au niveau du sciatique. Le malade marche difficilement, le corps incliné sur le côté droit, les cuisses fléchies sur le bassin, les jambes fléchies sur les cuisses ; il s'appuie sur le bord externe du pied. Le malade dit être sensible et impressionnable ; il a eu des convulsions en bas âge, il a eu cinq enfants bien portants. — 1re suggestion le 12 janvier (2e degré : catalepsie, souvenir au réveil).

13 janvier. — Dit avoir mieux marché hier à la suite de la suggestion. La pression du membre est toujours douloureuse. A eu deux selles diarrhéiques ce matin.

14. — Hier, après suggestion, le malade a encore mieux marché. Mais il n'a pas dormi la nuit, à cause des élancements douloureux. Sa démarche est la même. Après suggestion, il se tient mieux : le corps se redresse : la démarche est meilleure.

15. — N'a pas encore bien dormi la nuit. — Plusieurs selles (potion thébaïque).

16. — A la suite de la suggestion, marche beaucoup mieux.

17. — Malgré l'amélioration immédiate après chaque suggestion et la démarche meilleure, les douleurs à la pression persistent

et les élancements douloureux reparaissent, surtout quand il tousse. — Suggestion.

18. — Le malade ne dort que deux heures dans la nuit. Depuis hier, accuse une douleur dans le cou-de-pied gauche. La pression du bord externe du pied, qui n'est pas rouge, ni enflé, lui fait pousser des cris. J'électrise la partie postérieure de la cuisse, et le cou-de-pied, puis le genou et le mollet, en affirmant que la douleur doit disparaître.

Il se trouve instantanément mieux : il marche assez bien ensuite ; mais la marche fait revenir la douleur (Potion suggestive avec vingt gouttes d'alcoolature d'aconit, le soir, pour dormir).

20. — Le malade marche en se servant d'une canne qu'il met entre ses deux jambes et s'appuyant fortement sur elle. Il a mieux dormi sous l'influence de la position suggestive.

L'amélioration ne fait plus de progrès ; la toux ramène toujours les élancements douloureux ; la suggestion simple n'a qu'une action passagère ; les sensations douloureuses renaissant par la marche et la toux ne sont pas neutralisées d'une façon durable par l'affirmation simple. Je me décide à faire de la suggestion matérielle, et après avoir parlé pendant deux ou trois jours d'un appareil qui serait nécessaire pour détendre les muscles et les nerfs et qui amènerait en huit jours une guérison complète, je lui applique le 27 janvier un appareil de Volkmann à extension continue avec un poids de 2^{kgr},500. Les premiers jours, il ne peut dormir à cause de la traction. Je l'encourage, en lui affirmant qu'il va s'habituer progressivement et que c'est le seul moyen radical, infaillible pour le guérir rapidement.

Le 30 janvier, il commence à s'habituer à la traction et dort assez bien la nuit ; il n'accuse plus de douleur. J'évite de presser les régions douloureuses pour ne pas réveiller la sensibilité. D'ailleurs, je laisse l'appareil se relâcher, et je me contente de l'examiner pour la forme, disant que tout va bien et insistant sur la guérison prochaine.

Le 1er février, il dit avoir eu encore des douleurs pendant la nuit, mais moins fortes que précédemment.

Les nuits suivantes, il n'a plus de douleurs, mais dort peu.

Après dix jours, le 8 février, j'affirme la guérison mais j'insiste pour qu'il garde encore l'appareil quelques jours, pour la consolider.

L'appareil est enlevé le quatorzième jour, 11 février. Je fais une suggestion pour le sommeil de la nuit. Il dort bien. — Je lui ordonne de rester couché quelques jours et de ne se lever que quand la fatigue sera dissipée, d'aller graduellement.

12. — Il n'a plus eu de douleurs ; mais accuse seulement une sensation dans la jambe, comme si l'appareil à traction existait, encore.

15. — La jambe gauche est un peu enflée jusqu'aux malléoles. A la pression, on détermine encore une sensibilité douloureuse localisée dans la sciatique. Suggestion.

17. — La jambe gauche est encore un peu enflée. Sommeil bon.

24. — Le gonflement a disparu. Le malade s'est levé hier spontanément et marche bien : il n'accuse plus que très peu de chose dans le cou-de-pied : il ne boite plus et se tient très droit.

La guérison se maintient : il marche bien le 25 et le 26 ; n'accuse plus qu'une sensation passagère dans le cou-de-pied. La pression du sciatique ne détermine plus la moindre sensibilité. Il se déclare guéri et quitte l'hôpital le 26 février.

Il s'agit d'une sciatique datant de vingt-sept jours. La suggestion hypnotique simple supprime bien momentanément la douleur et améliore la marche.

Mais, au bout de quinze jours de traitement, l'amélioration ne fait plus de progrès. La suggestion ne peut plus lutter contre les impressions dues à la marche et à la toux, qui régénèrent la douleur. Celle-ci reparaissant sans cesse, la suggestion est usée ; le malade n'a plus confiance.

Quoi qu'on lui dise, il sait, il sent que la douleur est inhérente à la marche ; l'idée de cette douleur, la peur qu'elle n'existe sont plus fortes que l'idée contraire qu'on ne peut plus imposer au malade. Cela s'observe souvent ; dans ce cas il ne faut plus insister sur un moyen inefficace. Il faut renforcer la suggestion et la déguiser par une pratique matérielle. C'est dans ce but que j'ai essayé l'électrisation d'abord, puis la traction continue. Celle-ci a-t-elle agi par simple suggestion ou par immobilisation et extension des membres ? Je ne voudrais pas résoudre la question ; mais je crois que la suggestion a au moins une grande part dans son action ; j'ai laissé l'appareil se relâcher. de façon à n'établir qu'une traction très modérée et presque fictive. Le malade était plein de confiance dans cet appareil dont je lui vantais la vertu curative, car il devait, disais-je, allonger les nerfs et les muscles rétractés. Je l'ai constamment entretenu dans cette idée.

Après avoir enlevé l'appareil, je lui ai recommandé de rester encore couché quelques jours, de se lever avec prudence, d'essayer ses forces, pour ne pas éveiller les sensations douloureuses ; j'affirmai que tout était guéri, mais qu'il fallait aller graduellement et éviter toute fatigue. En procédant ainsi avec prudence, je suis arrivé à un résultat définitif.

Chez une jeune fille atteinte de pseudo-coxalgie nerveuse opiniâtre datant de près de deux ans, j'avais essayé aussi la suggestion simple sans résultat définitif : très impressionnable et très peureuse, la jeune fille ne pouvait marcher sans régénérer la douleur par la peur. Mon collègue Weiss la vit avec moi et conseilla un appareil à extension qui devait aussi, selon lui, agir plutôt suggestivement que mécaniquement. En procédant avec lenteur et évitant de réveiller par des exercices trop violents ou prématurés la sensibilité du membre, on arriva aussi, en quelques semaines, à une guérison définitive.

Observation LXXI. — *Sciatique gauche datant de quatre mois. — Guérison en six jours par suggestion hypnotique.*

Geco, Nicolas, cinquante-neuf ans, journalier, entre à l'hôpital le 8 mars 1890, pour une sciatique. La maladie commença en novembre dernier par une douleur à la malléole externe gauche ; cette douleur s'est étendue graduellement le long de la face postérieure de la jambe et de la cuisse jusqu'à la fesse. Le malade continue à travailler ; le soir, dit-il, le cou-de-pied et la jambe sont enflés. S'il reste debout pendant une demi-heure, le pied enflerait. Il a travaillé jusqu'à avant-hier. — Depuis le début, sensation de froid dans le membre. Quand il est au repos, il sent peu de douleur et peu de fourmillements ; quand il s'assied, c'est

un engourdissement. Quand il est debout, il accuse des fourmillements dans la partie externe du pied. Les douleurs s'exagèrent,
elles sont lancinantes, et s'irradient de la fesse aux pieds, depuis
le milieu de janvier. Depuis le même temps il aurait quelquefois,
pas plus d'une fois par jour, la sensation d'un coup de lancette
dans le pouce et la moitié inférieure de l'avant-bras : un seul coup,
survenant pendant qu'il travaille. Le malade a toujours pu marcher.

État actuel. — Constitution moyenne. Tempérament mixte.
Pas d'antécédents nerveux. Apyrexie. Urines 700. Densité 1,028.
Les deux pieds sont froids et présentent quelques traînées bleuâtres. Les douleurs s'irradient jusqu'à la crête iliaque : sensibilité très douloureuse à la pression de la fosse iliaque externe.
Aucune douleur à l'émergence du sciatique. La douleur est
surtout vive sur le sacrum, à la face externe de la cuisse, dans
le creux poplité ; pas de douleur derrière la tête du péroné.
Douleurs le long du bord interne du tibia, à la malléole externe ;
pas de douleurs au dos du pied. Le malade marche bien ; mais
aussitôt qu'il s'assied, les fourmillements commencent. Le malade
attribue sa maladie au fait d'avoir travaillé dans l'eau pour le
chemin de fer. Il n'accuse pas d'antécédents alcooliques ; il a eu
seulement des douleurs dans les reins ; il dit être un fort mangeur.
Les urines sont assez chargées et je soupçonne de la diathèse
urique. L'examen des organes ne montre rien d'anormal.

10 mars. — *Suggestion* (sommeil profond) : j'applique en outre
un peu de collodion sur la jambe pour renforcer la suggestion
par une pratique matérielle.

Le 11, il dit que les sensations de fourmillements ont beaucoup
diminué. — Suggestion.

12. — Les fourmillements ont disparu complètement, le malade
accuse une sensation de froid dans le membre, et à la pression on
constate de la sensibilité le long du sciatique poplité externe. —
Suggestion tous les jours.

14. — Les fourmillements ont complètement disparu. Les douleurs qui existaient encore un peu à la pression et spontanées sont
beaucoup moins vives ce matin. La pression n'en détermine plus.
Il a bien dormi la nuit.

15. — Il accuse encore une sensation douloureuse quand il
marche, et une sensation de froid à la partie inférieure de la jambe.

16. — Il n'y a plus de douleur.

17. — Il ne se plaint plus du tout ; ni sensation de froid, ni
douleur, ni fourmillements. La guérison se maintient.

Il s'agit d'une névralgie *dans le domaine du sciatique* datant de quatre mois et que la suggestion a guéri rapidement en quelques jours. D'après mon expérience, comme je l'ai dit, il est rare qu'on constate une vraie sciatique avec les points douloureux précis tels que Valleix les a décrits.

Souvent la douleur n'existe pas sur tous les points du trajet du nerf et existe en d'autres points, non sur son trajet, alors cependant que la nature lancinante de la douleur et de la concomitance d'engourdissement et de fourmillements accuse une origine nerveuse. Un filet du nerf peut être atteint et occasionner par l'impressionnabilité nerveuse du sujet des .douleurs diffuses et mal précisées en dehors de la zone nerveuse. Ou bien la cause, rhumatisme, froid, peut frapper à côté des filets nerveux, le tissu musculaire ou fibreux. Il est facile d'ailleurs chez beaucoup de ces sujets de créer artificiellement, par suggestion consciente ou même inconsciente, les points douloureux classiques et de diagnostiquer une vraie sciatique.

Il est probable que le sciatique était déjà en voie de guérison ; mais les impressions douloureuses survivaient à titre de psychonévrose.

Observation LXXII. — *Névralgie crurale et sciatique depuis onze jours. — Guérison en quelques jours par suggestion hypnotique.*

A... (Jean), cordonnier, âgé de quarante-sept ans, entre à l'hôpital le 6 novembre 1888, pour une névralgie crurale et sciatique avec dilatation d'estomac. Depuis 1870, il a perdu l'appétit, vomit souvent après les repas, a des éructations aigres avec gonflement. Pas de pituite matinale, ni de pyrosis ; tendance à la constipation. Ces malaises surviennent par périodes de quinze jours à un mois ; dans l'intervalle, il est en général bien portant, il mange et digère bien. Actuellement il vient à l'hôpital pour une douleur à la jambe gauche, douleur qui a débuté brusquement il y a huit jours environ et a persisté depuis.

État actuel (8 novembre). — Constitution assez bonne ; tempérament mixte. Les mouvements du membre inférieur gauche se font bien ; le malade peut remuer la jambe et se tenir debout, quoique difficilement. Il éprouve des douleurs lancinantes dans toute l'étendue du membre inférieur gauche. Ces douleurs existent continuellement, même la nuit, sans fourmillements. Par la pression on détermine une douleur vive au niveau du pli de l'aine et sur tout le trajet du nerf crural. En arrière, douleur vive à la pression au niveau du bord gauche du sacrum, entre le grand trochanter et l'ischion, à la partie moyenne de la face postérieure de la cuisse, au creux poplité, au niveau de la tête du péroné, et en arrière de la malléole externe (Au moment où cette observation était prise, je n'avais pas encore songé à vérifier la réalité des points douloureux classiques de la sciatique, en dehors de toute suggestion).

En ce moment il mange bien, digère bien ; selles régulières. Sonorité stomacale et clapotement jusqu'à l'ombilic.

Fonctions cardiaque et respiratoire normales. Il ne dort généralement pas la nuit ; il est agité, a des rêvasseries, des cauchemars (animaux, etc.). Nie tout antécédent alcoolique.

Suggestion à partir du 9 novembre : Sommeil profond. Après deux ou trois séances, les douleurs ont presque disparu ; les nuits sont bonnes. Le 20 novembre, le malade quitte l'hôpital parfaitement guéri, marchant bien et n'ayant plus la moindre douleur.

OBSERVATION LXXIII. — *Rhumatisme articulaire. — Douleurs sciatiques datant de quinze jours enlevées par une seule suggestion.*

Jean-Baptiste H..., trente-cinq ans, machiniste, entre à l'hôpital le 28 janvier 1890 pour des symptômes de nervo-arthritisme. Il y a trois ans, il a eu pour la première fois des douleurs frontales avec phosphènes, et des douleurs dans les membres qui ont duré trois semaines.

Le 28 novembre, le malade ayant déjà de l'inappétence depuis quelques jours eut de nouveau des manifestations rhumatismales. Douleurs dans la nuque, les épaules, les coudes, les poignets, les genoux ; le genou droit et le cou-de-pied du même côté étaient enflés. Quelques jours après, le genou gauche d'abord, puis les poignets se tuméfièrent. Il resta alité pendant dix-sept jours, et reprit son travail pendant neuf jours. Il dut le quitter de nouveau le 15 janvier et ne l'a pas repris, à cause de douleurs le long de la face postérieure de la cuisse droite. Le malade peut se lever et marcher ; mais ne peut rester longtemps debout. — Il a pris du salicylate et de l'antipyrine.

État actuel. — Constitution primitive bonne. Tempérament mixte. A la pression, sensibilité dans les deux articulations radio-carpiennes sans gonflement ; sensation d'endolorissement le long du bord interne du biceps. La région des tendons rotuliens est un peu tuméfiée. Douleur de la face postérieure de la cuisse, mais ne suivant pas d'une façon précise le trajet du nerf sciatique ; on peut développer les points douloureux à volonté.

Le cœur et les autres organes fonctionnent normalement.

3o janvier. — Quand le malade est assis, il dit sentir une douleur qui part du sillon interfessier et se propage à la jambe droite. Quand il est couché depuis un certain temps, il ressent la même douleur et est obligé de s'asseoir. Douleur au tendon rotulien, au tendon d'Achille. Point douloureux à la pression sur le bord droit du sacrum. Sensibilité des deux poignets.

Sous l'influence de la phénacétine, les douleurs du poignet disparaissent, mais la douleur de la cuisse persiste.

Le 8 février, il se plaint d'une douleur plus intense à la partie supérieure et postérieure de la cuisse, au-dessous du grand fessier et vers le bord interne du grand trochanter. Cette douleur est très vive à la pression et l'empêche de marcher et même de s'asseoir dans son lit.

Je le mets facilement en sommeil profond avec amnésie et hallucinabilité. Au réveil, il croit avoir dormi naturellement. *La douleur est totalement enlevée par suggestion ;* la pression ne la réveille pas : le malade s'assied très facilement dans son lit.

La douleur n'a pas reparu le 9 février et le malade demande sa sortie. Je n'affirme pas la guérison définitive.

OBSERVATION LXXIV. — *Sciatique droite depuis deux mois. — Guéri-son rapide par suggestion.*

B… (Célestin), mineur, âgé de trente-deux ans, entre à l'hôpital le 8 juillet 189o pour une sciatique. Le 22 mars, à la suite d'un effort il eut mal aux reins. Le 6 avril la douleur devint plus vive au-dessous de la fesse droite s'irradiant alors jusqu'au jarret ; il continua néanmoins son travail. Mais vers le 11 juin les douleurs furent tellement vives, s'irradiant alors jusque vers la plante du pied, qu'il dut s'aliter et garder le lit du 15 au 25 juin. On lui appliqua successivement cinq vésicatoires, puis des pointes de feu. Le 25 juin, il commença à se lever, mais les douleurs continuant et l'empêchant de reprendre son travail, il se décida à entrer à l'hôpital.

C'est un Italien, bien constitué, sans maladie antérieure, nervo-
arthritique. Les élancements douloureux commencent, dit-il, vers
le milieu de la face postérieure de la cuisse et vont jusque dans
la plante du pied ; elles sont continues avec exacerbations. Il
dort jusqu'à minuit ; à ce moment, les douleurs le réveillent,
aiguës, et durent jusqu'à 4 heures du matin. Il accuse en outre
des fourmillements dans la jambe, de l'engourdissement dans les
deux derniers orteils et à la face externe du pied. On constate
au niveau de l'échancrure sciatique une douleur à la pression ; le
trajet du sciatique est sensible sans être cependant particulièrement douloureux et sans qu'on détermine de points douloureux
bien précis ; le trajet général de la douleur indiqué par le malade
correspond assez à celui du nerf. Il marche d'ailleurs bien, sans
boiter, et il dit qu'il pouvait toujours bien marcher, pendant les
plus fortes douleurs. L'examen des organes et des fonctions ne
révèle rien d'anormal.

Le 10 juillet je l'endors facilement en sommeil profond et lui
suggère la disparition des douleurs. Je lui prescris en outre une
potion suggestive avec cinq gouttes d'alcoolature d'aconit dont
deux cuillerées seront prises en cas de douleur vive pour les dissiper dans la nuit et le faire dormir. J'affirme d'ailleurs que cela
ne sera pas nécessaire, qu'il dormira bien la nuit à partir de
7 heures.

11. — Dans la journée le malade n'a eu aucune douleur. Le soir
il s'est endormi à 9 heures ; s'est réveillé à 11 heures ; s'est rendormi au bout d'une demi-heure ; s'est réveillé une seconde fois
à 2 heures ; puis a dormi de 3 heures à 6 heures et demie sans
prendre de potion. Depuis 6 heures et demie du matin, il sent un
peu la douleur en arrière de la malléole, peu intense d'ailleurs.
Depuis longtemps, il n'avait pas aussi bien dormi. — Suggés-
tion.

12. — Après suggestion, la douleur postmalléolaire avait disparu. Le soir, les douleurs ayant reparu, il a pris deux cuillerées
de sa potion ; au bout de deux minutes, elles disparurent, sans
retour ; il a très bien dormi et n'accuse aujourd'hui qu'une certaine sensation de raideur.

15. — La guérison presque complète se maintient. Le malade
est sorti hier, et dit avoir pu monter et descendre facilement une
échelle, ce qu'il n'aurait pu faire auparavant. Le soir la cheville
aurait été un peu enflée ; mais cette enflure s'est dissipée pendant
la nuit. Il ne prend plus la potion suggestive depuis trois jours,
n'en ayant plus besoin. Ce matin il a eu encore quelques élance-

ments qui se sont dissipés très rapidement. Il dort très bien toutes les nuits. — Continuation de la suggestion.

16. — Va bien. Ce matin, légère sensation douloureuse vers le milieu de la fesse et dans la cuisse. Mais « ce n'est plus rien, » dit-il.

Le 17, se trouvant très bien, il demande à quitter l'hôpital pour reprendre son travail.

OBSERVATION LXXV. — *Sciatique gauche datant de un mois. Amélio ration par l'électrisation avec suggestion concomitante ; suppression des douleurs par suggestion hypnotique en quinze jours.*

Léopold D..., garde-frein, âgé de trente-quatre ans, entre à l'hôpital le 5 juillet 1890 pour une sciatique.

Habituellement bien portant, il accuse depuis un mois des dou leurs le long du sciatique gauche jusqu'à la malléole. Les élancements ont débuté par la fesse. Au bout d'une dizaine de jours, la douleur s'est propagée jusqu'au mollet, puis elle a continué à descendre jusqu'à la malléole. Il accuse aussi une sensation d'engourdissement, de chair morte, quand il passe la main sur le gastrocnémien. Depuis une dizaine de jours, fourmillements dans les orteils.

Il ne dort pas bien depuis le début. Depuis deux nuits, insomnie complète à cause des exacerbations très intenses qui l'obligent à se lever à plusieurs reprises. Il marche la jambe raide et un peu en dehors. Il a continué son service jusqu'à hier.

Constitution bonne. Pas de maladie antérieure. Il accuse une légère douleur un peu au-dessous du coccyx, de la sensibilité dans toute la région iliaque, dans toute la face postérieure de la cuisse. Il indique spontanément le maximun de la douleur dans le gastrocnémien et dans le quart postéro-inférieur de la cuisse. Il montre aussi spontanément le trajet du sciatique, si on lui demande quel est le trajet de la douleur. Mais on ne trouve pas de douleurs précises, aux lieux dits d'élection, on les provoque en avant et en arrière des malléoles, par affirmation. Le malade dit être nerveux et impressionnable. Les diverses fonctions organiques sont normales. Je commence le traitement par l'électrisation avec l'appareil à induction de Gaiffe, en affirmant la disparition des douleurs.

6 juillet. — Le malade dit spontanément qu'il allait mieux hier et que l'électrisation a diminué les douleurs. — Même traitement.

7. — Douleur beaucoup moins vive, mais il l'a ressentie encore

ce matin, il marche beaucoup mieux, il tient la jambe toujours un peu raide et tournée en dehors. Nuits encore médiocres.

L'amélioration continue sous l'influence de l'électricité avec suggestion.

Le 10, le malade n'accuse plus que des élancements de temps en temps. Je constate *une analgésie avec anesthésie bien limitée sur le dos du pied et sur toute la moitié de la face interne de la jambe dans toute sa longueur* jusque vers le bord antérieur du tibia. Cette zone d'analgésie complète, si exactement délimitée en avant et en arrière par une ligne droite, ne correspond à aucune distribution nerveuse. Urines très chargées de phosphates et d'urates. Densité 1021. — J'endors le malade en sommeil profond avec amnésie au réveil. *Après suggestion l'analgésie a complètement disparu.* La suggestion est continuée tous les jours.

11. — Le malade a fait une longue promenade en ville sans douleur. L'analgésie a reparu dans la face externe de la jambe.

Elle est enlevée de nouveau par suggestion. Il a dormi avec une potion suggestive de 9 heures à 11 heures et sommeillé le restant de la nuit.

12. — N'a plus eu de douleurs, n'accuse plus qu'une raideur le long du trajet du nerf. La sensibilité persiste. Il a bien dormi avec la moitié de sa potion. Suggestion.

15. — Continue à aller bien. Il a fait une promenade de plus de 12 kilomètres hier sans douleur.

17. — Il n'accuse plus de sensation douloureuse que quand il se baisse.

20. — Va bien, encore un peu de sensibilité de la partie interne de la plante du pied quand il marche, mais c'est peu de chose ; il n'a plus d'élancements douloureux, il dort toute la nuit.

Il demande sa sortie.

Il s'agit d'une sciatique, ou d'une névralgie dans le domaine du sciatique, caractérisée par le trajet de la douleur et l'engourdissement, sans que cette douleur cependant présente les points douloureux précis, comme ils sont décrits. Sur cette sciatique se greffent des symptômes de psychonévrose locale : la douleur au-dessous du coccyx, dans toute la région iliaque, et surtout l'anesthésie exactement limitée à la moitié de la face interne de la jambe, sont des symptômes qui ne correspondent à aucune distribution nerveuse. Le malade est d'ailleurs impressionnable : la suggestion a instantanément enlevé l'analgésie et réduit la maladie à quelques sensations douloureuses légères.

OBSERVATION LXXVI. — *Sciatique datant de un mois. Guérison par suggestion en sept jours.*

G... Louis, journalier, âgé de trente ans, entre à l'hôpital le 10 novembre 1889 pour une sciatique. Il y a un mois, sans cause connue, il a ressenti des douleurs dans le mollet et le pied et marchait plus difficilement. Ces douleurs étaient continues, lancinantes avec exacerbation. Quelques jours après, ces douleurs se propagèrent jusqu'au rein. A la pression la douleur était réveillée à l'émergence du sciatique, au creux poplité, au mollet, à la malléole interne. Les douleurs ont augmenté tous les jours. — Pas de maladie antérieure.

État actuel. — Constitution bonne, tempérament mixte. Toutes les fonctions sont normales. Le malade n'a pu dormir la nuit à cause des douleurs.

Il les accuse à la région lombaire, et depuis le genou jusqu'au pied, à la partie postérieure de la jambe. On les constate à la pression, mais sans localisation précise.

Suggestion en sommeil profond répétée tous les jours.

12 novembre. — Le malade va mieux, mais se plaint encore de ses douleurs. — Immédiatement après la suggestion, il ne ressent plus rien et marche bien. Les douleurs reviennent dans la soirée, mais moins intenses. — La nuit il dort bien.

13. — Après suggestion, disparition complète des douleurs. — Elles reviennent un peu dans la journée, mais moins intenses. — Guérison paraissant complète le 18 novembre. — Le malade quitte l'hôpital.

OBSERVATION LXXVII. — *Sciatique droite datant de trois semaines. Amélioration rapide et guérison graduelle par la suggestion.*

Auguste C..., âgé de quarante et un ans, cordonnier, entre à l'hôpital le 3 juin 1890 pour une sciatique. L'affection a commencé il y a trois semaines subitement par une douleur dans le mollet : c'était un élancement violent qui a failli le renverser. Depuis il ressentit toutes les vingt minutes environ deux à trois secousses douloureuses, mais supportables. Le lendemain à midi, il fut repris de douleurs plus fortes continues, et dut se faire porter chez lui par ses camarades. Il resta alité, se levait quelquefois, mais pour marcher il dut s'appuyer avec les deux mains.

Étant couché, il éprouvait une douleur permanente qu'il montre vers le milieu de la jambe, au niveau du bord postérieur du péroné, douleur s'irradiant jusqu'en avant de la malléole externe, comme si on lui broyait, dit-il, les os du pied. C'étaient des douleurs fulgurantes ne durant qu'un instant, revenant environ six fois par heure. Il ne pouvait dormir la nuit à cause de ces élancements qui le réveillaient au moment où il commençait à s'assoupir. Quand il marche, il sent des picotements remontant, dit-il, le long du nerf ; il indique un trajet correspondant au bord postéro-externe de la cuisse jusqu'à l'échancrure sciatique. En se baissant, il se trouve soulagé. De plus, sensation de fourmillements, crampes, engourdissements dans le pied ; il était obligé, pour les dissiper, de prendre les orteils et de leur imprimer les mouvements.

Le malade n'a suivi aucun traitement. Comme antécédents, pas de maladies antérieures, quelques excès alcooliques qui ont laissé un tremblement assez marqué.

État actuel. — Constitution bonne. Tempérament mixte. Le malade marche le corps un peu incliné en avant, la jambe droite un peu en dehors et raide, faisant peu de mouvements dans le genou et le cou-de-pied. Il accuse la douleur dans la région indiquée de la jambe, et un point douloureux à l'échancrure sciatique. — Les autres fonctions sont normales. — Suggestion le 4 juin, sommeil profond. Au réveil il boite moins, fléchit difficilement le genou et le cou-de-pied, n'accuse plus de douleur, mais seulement une sensation de raideur dans le jarret.

5. — Le malade a bien dormi d'un trait, de neuf heures du soir à deux heures du matin, ce qu'il n'avait pas fait depuis trois semaines ; il a été réveillé par les cris d'un enfant. A trois heures, après son réveil, il eut quelques élancements plus faibles, il n'en avait pas eu dans la journée d'hier, et n'en a pas eu ce matin : actuellement il ne sent rien. Chez lui, il ne restait jamais une demi-heure sans en sentir. A la pression on détermine encore la sensibilité au niveau du péroné et au niveau du gastrocnémien ; pas de sensibilité sur le trajet du sciatique. — Suggestion.

Au réveil il marche très bien, n'accusant qu'un peu de raideur à la jambe.

6. — *A la suite de la suggestion, le malade n'a rien senti pendant toute la journée d'hier : il n'y a plus de sensibilité douloureuse dans le mollet.*

Vers neuf heures du soir, il a eu quelques élancements douloureux sur le dos du pied jusqu'à dix heures ; puis il s'est endormi jusqu'à une heure, s'est réveillé et n'a pu se rendormir à cause de petites douleurs. — Suggestion tous les jours.

7. — Journée bonne. Le soir, quelques élancements douloureux dans le mollet jusque vers huit heures. S'est endormi (à la suite de la suggestion du matin) jusqu'à quatre heures. Actuellement ne sent plus rien, quand il est au repos. — Suggestion. Je fais marcher le malade pendant son sommeil. Au réveil, il marche bien, mais malgré la suggestion faite, il accuse encore une sensation d'élancements douloureux vers le mollet et la malléole pendant la marche. Je l'endors une seconde fois, j'applique la main sur les régions douloureuses, j'affirme énergiquement qu'il peut marcher sans aucune douleur. Au réveil, il n'a plus d'élancements et se trouve très bien.

Les jours suivants, le malade va bien, dort la nuit, n'accuse que quelques sensations douloureuses passagères le soir, soit vers le mollet, soit vers la malléole ou vers la fesse ; ce ne sont plus des élancements ; il marche bien dans la journée sans douleur. Quelquefois un peu de fatigue. Je lui prescris une potion suggestive (cinq gouttes d'alcoolature d'aconit avec eau de mélisse) dont il devra prendre deux cuillerées la nuit au cas où une douleur l'empêcherait de dormir. Le 16 juin, à onze heures du soir, ayant une douleur dans la malléole, il prend deux cuillerées et s'endort jusqu'à deux heures du matin. Il prend encore deux cuillerées et se rendort jusqu'à quatre heures. Le 17, à quatre heures du soir, il sent une douleur au cou-de-pied droit et au péroné qui dure jusqu'à sept heures du soir et cède à une friction suggestive. A neuf heures, il prend deux cuillerées de la potion, dort jusqu'à onze heures et se rendort après avoir pris deux nouvelles cuillerées.

Le 21, n'ayant plus eu de douleurs depuis deux jours, marchant bien et n'accusant plus actuellement la raideur dans la jambe droite, il demande sa sortie.

La nature lancinante et fulgurante des douleurs, les fourmillements, les crampes, l'engourdissement concomitants accusent très bien une névralgie dans le domaine du sciatique, bien que la douleur n'eût pas le trajet défini, ni les points caractéristiques signalés dans les livres. Ce fait est relevé dans presque toutes nos observations de sciatique.

La suggestion a enlevé rapidement les exacerbatious douloureuses intenses ; mais les sensations douloureuses plus
légères ont persisté encore une quinzaine de jours ou plus,
comme dans plusieurs de nos observations.

OBSERVATION LXXVIII. — *Douleurs vives rhumatismales dans les
reins et le membre inférieur gauche datant de un mois. — Guérison
par suggestion hypnotique en dix-huit jours.*

V... (Joseph), âgé de quarante-neuf ans, journalier, entre à
l'hôpital le 15 février 1889. Vers le 15 janvier, il fut pris d'une
douleur dans les reins qui se propagea graduellement dans la
cuisse et la jambe gauche. A partir du 23 janvier, il fut obligé
de garder le lit, et depuis, n'a plus pu marcher.

Les douleurs étaient fortes, continues ; depuis une semaine,
il ne dort plus sans morphine. Elles sont surtout vives le long
de la face externe de la cuisse, vers la face interne et sur là
crête du tibia et dans les reins. Elles sont continues ; sur le
tibia, c'est une sensation de coups de marteau qui se répètent
toutes les quatre à cinq minutes. Dans la cuisse, la douleur est
sourde, continue, s'irradiant le long du membre comme si de
l'eau s'y infiltrait, avec excerbations durant environ une minute
et revenant cinq ou six fois par heure, d'autres fois avec des
intermittences de une heure. Dans les reins, ce sont des coups
de lancettes descendant quelquefois le long de la face externe
jusqu'au genou. Il n'y a pas de sensation de fourmillements ni
d'engourdissement.

Le malade, assez bien constitué, couche dans une chambre
dont le mur est humide, la jambe gauche tournée contre ce mur.
Il a été traité sans résultat par les frictions laudanisées et
l'antipyrine.

Le 15 février, hypnotisation et suggestion en sommeil profond.
A son réveil, le malade a pu marcher, mettre le pied sur le sol,
mais en boitant et se plaignant encore de douleur. Il a eu des
douleurs toute la nuit.

Le 16, le malade marche beaucoup mieux. On constate de la
sensibilité vers l'échancrure sciatique ; aucune douleur sur le
trajet du sciatique ni au creux poplité. Sensibilité dans la région
du fascia lata. Pas de douleurs articulaires. Sensibilité sur le
tibia. — Suggestion. Au réveil, le malade marche sans douleur,
en ne boitant que fort peu.

17. — Dans la journée, il n'a presque pas eu de douleurs. A dormi le soir de huit heures à onze heures. A partir de ce moment, le sommeil a été interrompu par des douleurs très fortes à la cuisse, surtout vers le muscle droit antérieur. Actuellement la douleur existe encore à l'échancrure sciatique.

18. — Hier, après suggestion, il a passé une bonne journée ; a pu marcher. A eu le soir, à partir de sept heures, de fortes douleurs jusqu'à six heures du matin. A dormi cependant par intervalles. — Suggestion.

19. — A eu, malgré la suggestion, des douleurs par intervalles dans la journée et dans la nuit. Sommeil fréquemment interrompu. — Suggestion.

20. — Journée bonne. La nuit, fortes douleurs par intervalles, sourtout de minuit à deux heures et demie. — Suggestion.

21. — Journée bonne, nuit passable ; crise assez forte de minuit à deux heures. — Suggestion.

22. — Idem. La crise de onze heures à deux heures de la nuit a été moins forte.

23. — Même état. Quelques crises la nuit.

25. — A eu quelques douleurs dans la journée ; a bien dormi la nuit. La suggestion est continuée tous les jours ; les douleurs vont en diminuant, les nuits sont bonnes. Le 4 mars, le malade se trouve tout à fait bien et demande sa sortie.

Il s'agit d'une pseudo-sciatique rhumatismale ; les douleurs très vives et lancinantes, empêchant la marche, existent vers l'échancrure sciatique, dans la région du fascia lata, dans le muscle droit antérieur, sur le tibia. La suggestion enlève chaque fois les douleurs et amène la guérison définitive en dix-huit jours environ.

XIII

OBSERVATIONS DE DOULEURS DITES RHUMATISMALES

OBSERVATION LXXIX. — *Rhumatisme musculaire et nerveux, diffus depuis douze jours. — Amélioration rapide par suggestion, — Guérison en huit jours.*

C..., Louis, âgé de trente et un ans, boulanger, entre au service

le 26 octobre 1888, pour un rhumatisme musculaire et nerveux.
L'affection a commencé il y a onze jours par une douleur dans
le trapèze, à la nuque, douleur s'étendant à l'épaule. En même
temps, douleur dans la cuisse, le long de sa face interne et de
la jambe. La douleur de la nuque cessa le second jour ; celles de
l'épaule et de la jambe persistèrent, avec fourmillements depuis
le tendon d'Achille jusqu'à la partie moyenne de la plante du pied.
Il y a trois jours, le malade avait essayé de reprendre son travail, mais a été forcé de l'interrompre de nouveau. — Pas
d'alcoolisme ni de syphilis antérieure.

État actuel (26 octobre). — Constitution moyenne, tempérament lymphatique. Il ne peut soulever le bras que très faiblement,
à cause de la douleur. La pression réveille celle-ci sur la tête de
l'humérus et l'apophyse coracoïde ; les mouvements passifs sont
possibles. Le deltoïde, le trapèze, ne sont pas douloureux à la
pression ; le pectoral est sensible. Le plexus brachial est très
sensible. A la jambe, les muscles de la partie interne et postérieure
de la cuisse sont sensibles, de même que ceux de la partie postérieure et externe de la jambe. Le genou n'est pas sensible, le
cou-de-pied l'est peu ; le talon est très sensible. — Sensibilité
à la pression, tout le long du rachis, surtout au niveau des
troisième et quatrième vertèbres cervicales et au niveau des reins.

A l'auscultation, expiration rude et prolongée, avec retentissement de la voix et submatité dans la fosse sus-épineuse droite ;
sonorité et respiration normales ailleurs. Le cœur bat normalement.

Suggestion le 27 : sommeil profond. *Au réveil, il lève mieux le
bras et y accuse moins de douleur.*

28. — La douleur existe surtout à la face inférieure et interne
de la cuisse et sur toute la jambe. Il accuse un point le long du
bord postérieur de l'aisselle droite. Tous les espaces intercostaux
sont sensibles de ce côté ; toutes les émergences nerveuses à la
face du même côté sont sensibles à la pression. Le bras continue
à aller mieux et peut être levé sans douleur.

29. — Suggestion hier : sommeil profond. Le bras va bien ; le
malade n'accuse plus qu'une certaine raideur à l'insertion supérieure du grand dorsal et une douleur vers le bord de l'aisselle
droite. Les émergences des nerfs à la face ne sont plus douloureuses. La jambe aussi va mieux. Au repos, aucune douleur.
Il a pu descendre l'escalier hier, mais l'a remonté péniblement.

30. — Le malade est resté couché hier, parce qu'il tremble,
dit-il, sur ses jambes, mais il n'y a plus de douleur.

2 novembre. — Suggestion quotidienne : sommeil profond. Le malade dit marcher mieux et n'accuse plus que de faibles sensations douloureuses à la face interne de la cuisse. Sueurs abondantes dans les deux jambes.

4. — Le malade marche bien, sans douleur, bien que boitant encore de la jambe droite. Malgré la suggestion, les sueurs y persistent encore. Le malade a reçu une balle dans la cuisse en janvier 1882 ; est resté malade pendant six mois. Aurait eu une fracture du fémur ; il lui est resté depuis un peu d'ankylose coxo-fémorale ; on ne peut fléchir la cuisse qu'à 45° (probablement immobilisation prolongée par douleur). Depuis, il a toujours un peu traîné la jambe. Deux ans après la guérison de la blessure, le malade ressentait encore des douleurs et ne pouvait plus se tenir à cheval ; son pied s'endormait et il tombait au bout de dix minutes ; les douleurs ne disparurent complètement qu'au bout de deux ans. Cette persistance des douleurs après la guérison est due, sans doute, à l'impressionnabilité nerveuse du sujet ; il est possible que la suggestion eût dégagé le système nerveux et prévenu la rétraction musculaire qui a déterminé un certain degré d'ankylose.

Actuellement, le malade ne ressent presque plus rien ; il se considère comme guéri et sort le 4 novembre.

Observation LXXX. — *Douleur musculaire dans le mollet avec impotence fonctionnelle de la jambe, douleur dans le triceps brachial. — Guérison graduelle par suggestion.*

Eugénie M..., âgée de treize ans, entre à l'hôpital le 20 juillet 1890, pour des douleurs dans la jambe droite. Il y a quatre ans, elle a été au service pour une fièvre typhoïde à forme thoracique qui a duré trois mois. L'année dernière elle a eu des douleurs dans la jambe droite qui ont duré huit jours. Actuellement elle accuse depuis six jours une douleur dans les deux mollets plus marquée du côté droit. Elle a pu marcher jusqu'il y a trois jours. Depuis elle ne peut se tenir debout ni marcher, à cause de cette douleur.

L'enfant est bien constitué, lymphatico-nerveux ; température normale. Toutes les fonctions se font bien. La douleur est localisée au gastro-cnémien de la cuisse droite, et à la moitié externe de ce muscle ; la pression à ce niveau est très douloureuse. Les articulations jouent bien, sans douleur ; on ne constate aucun gonflement. — Il s'agit d'un rhumatisme musculaire.

On essaie de faire lever l'enfant. Elle ne peut se tenir debout ni faire un pas ; ses traits se contractent douloureusement et elle fléchit, si on veut la faire marcher.

Je l'hypnotise facilement, elle entre en sommeil profond.

Je suggère la disparition de la douleur et la possibilité de marcher.

Au réveil, elle se tient d'abord avec hésitation et craint d'avancer.

J'affirme vigoureusement qu'elle peut marcher ; alors elle marche avec une assurance de plus en plus grande et fait une vingtaine de pas, en boitant légèrement ; la pression ne détermine plus qu'une sensibilité légère sur le gastro-cnémien.

21 juillet. — L'enfant continue à aller mieux ; elle marche seule, mais lentement. Je l'hypnotise dans la station debout et la fais marcher pendant son sommeil avec suggestion qu'elle ne boitera plus du tout. Au réveil, elle ne se souvient de rien ; elle marche avec une certaine gêne de la jambe droite.

L'état reste le même les jours suivants ; il persiste encore de la sensibilité dans le gastro-cnémien. Dans la nuit du 22 au 23, l'enfant est réveillée par des douleurs dans le mollet droit deux ou trois fois.

La nuit suivante elle dort bien. Le 24 au matin, le mollet est assez sensible ; la suggestion enlève complètement cette sensibilité qui reparaît le soir. Cependant, l'enfant marche toujours bien, en boitant un peu de cette jambe.

La sensibilité douloureuse ne disparaît définitivement que le 28 juillet.

Le 29, elle accuse une douleur analogue dans le bras droit, qu'elle localise dans la moitié supérieure du triceps, sensible à la pression. Cette douleur est à peu près enlevée par suggestion.

Le 30, elle reste très atténuée. L'enfant est nervo-arthritique ; elle paraît avoir de la tendance à fixer ses impressions nerveuses : c'est peut-être une future neurasthénique. Elle accuse aujourd'hui un certain malaise général.

A la suite de la suggestion, elle dit que cela va très bien.

Le 31, elle n'a plus aucune douleur dans le bras et la jambe; elle se sent guérie et rentre chez elle.

OBSERVATION LXXXI. — *Douleur lombaire vive.* — *Guérison rapide par suggestion.*

Frédéric C..., âgé de quarante-huit ans, entré le 20 juillet 1890 à l'hôpital, pour une douleur lombaire gauche.

Il y a dix jours, en travaillant dans les champs, il ressentit tout d'un coup une vive douleur à la région lombaire gauche, survenue sans cause, sans effort et qui a persisté depuis, l'empêchant de travailler et de se lever. Il ressentit en même temps une douleur moins vive à la partie antérieure des genoux, douleur qui a disparu graduellement par séjour au lit.

Marié, il a treize enfants dont six vivants. Comme maladie antérieure, il accuse la variole à douze ans, un rhumatisme articulaire aigu il y a trente ans, pour lequel il fut quatre mois à l'hôpital et prit des bains de vapeur ; une fièvre muqueuse à forme cérébrale à vingt-quatre ans. Enfin, depuis trois ans, il aurait eu six fois des fluxions de poitrine ? il a été pris une fois pendant trois mois, une autre fois pendant six semaines, la dernière date du printemps et fut caractérisée par une douleur à l'aisselle, de la toux, de l'expectoration. Il lui est resté un certain degré d'oppression.

État actuel. — Constitution bonne, tempérament lymphatico-nerveux. Apyrexie. Thorax un peu bombé, le côté gauche un peu plus, se soulevant en masse. On constate un certain degré d'emphysème pulmonaire ; son ample, profond, un peu tympanique à droite ; son clair, peu ample (son de carton) à gauche, normal en arrière ; la respiration un peu faible, humée partout ; quelques râles fins dans les bases ; les bruits du cœur sont normaux.

L'attouchement de la région lombaire gauche est excessivement douloureux ; le malade ne peut s'asseoir dans son lit à cause de cette douleur.

L'abdomen est souple et indolore. Le foie est normal ; les urines sont claires, sans albumine. Les digestions sont bonnes. Traces légères de rhumatisme dans les doigts.

Le malade est mis en sommeil profond avec amnésie au réveil.

Après suggestion, la douleur a beaucoup diminué ; il peut s'incliner un peu en avant et presque s'asseoir.

21. — Assez bien dormi cette nuit, tandis que les nuits précédentes, il était réveillé par la douleur lombaire. Ce matin, il s'assied seul sur son lit et on peut l'ausculter. — La pression de la région lombaire gauche ne réveille plus qu'une légère sensibilié. — Suggestion tous les jours.

22. — Se trouve bien ; n'accuse plus qu'un peu de sensibilité dans le rein. Après la suggestion, plus rien.

23. — A été bien pendant la journée. Le soir a senti un peu de douleur dans le rein. A bien dormi.

24. — N'a plus aucune douleur ; n'accuse qu'une certaine oppression, se lève et marche. La guérison se maintient et il sort le 31 juillet.

XIV

OBSERVATIONS D'AFFECTIONS SPINALES

OBSERVATION LXXXII. — *Ataxie locomotrice. — Douleurs fulgurantes. — Besoin fréquent d'uriner. — Disparition de ce dernier symptôme par suggestion.*

Nicolas St..., quarante-quatre ans, terrassier, entre à l'hôpital le 22 décembre 1887, pour des douleurs fulgurantes d'ataxie.

Le 25 mars, il s'est fracturé le col du fémur, a passé cinq mois au service de chirurgie, a guéri avec un raccourcissement considérable et ne marchait qu'avec une crosse. Il y a trois semaines, montant un escalier, il a faibli, les genoux se sont fléchis, il a pu se retenir à la rampe et a ressenti aussitôt une douleur aiguë qui l'empêche de marcher. Depuis, élancements douloureux tantôt dans une jambe, tantôt dans l'autre, intermittents, cinq ou six au moins par quart d'heure.

Hier matin, n'a pas eu d'élancements ; dans l'après-midi, cinq ou six accès se composant chacun de cinq à six lancées.

Accuse quelquefois des fourmillements dans les mollets, d'autres fois sensation de froid dans les mollets et les talons. — Déformation considérable de la hanche, trochanter en arrière et en dehors ; les muscles de la cuisse sont un peu atrophiés. Aucune douleur à la pression. — Sensibilité partout normale. — Absence de réflexe tendineux. Depuis qu'il est sorti de l'hôpital, il est obligé d'uriner plus souvent ; il se lève plusieurs fois la nuit pour uriner. — Urines normales.

Température normale ; pouls régulier. Respiration normale. Le cœur fonctionne bien. Peu d'appétit depuis trois mois. Clapotement stomacal jusqu'à l'ombilic.

Les douleurs fulgurantes sont combattues par l'antifébrine à la dose de 1 à 2 grammes, pris au moment des accès ; les douleurs disparaissent régulièrement au bout d'une demi-heure après chaque prise ; il a un ou deux accès de douleur par jour qui cèdent chaque fois. — Les besoins fréquents d'uriner qui existent depuis sa chute du 22 septembre persistent ; il ne peut guère rester plus d'une heure et demie sans uriner.

Le 27 décembre. — Suggestion : sommeil profond. A encore eu des douleurs à onze heures et demie et à 2 heures ; a pris chaque fois 1 gramme d'antifébrine ; les douleurs l'ont quitté chaque fois au bout de vingt minutes.

28. — Est resté toute la nuit sans avoir besoin d'uriner. — Suggestion.

29. — A uriné deux fois seulement le jour ; est resté six heures dans la nuit sans uriner. A eu des crises douloureuses à quatre heures et à sept heures du soir, dissipées par l'antifébrine. — Suggestion.

30. — N'a pas eu de douleur jusqu'à cinq heures ce matin. N'a uriné que deux fois dans la journée et une fois dans la nuit.

31. — Pas de suggestion hier. — A uriné deux fois dans la journée, une fois la nuit. Douleurs seulement une fois la nuit. — Suggestion.

1er janvier 1888. — Pas de douleurs dans la journée ; elles ont commencé à neuf heures du soir jusqu'à onze heures. — A bien dormi le reste de la nuit. — A uriné trois fois le jour, une fois la nuit. — Suggestion.

3. — Va bien. — Pas de douleur. A uriné deux fois le jour, une fois la nuit.

4. — Quelques douleurs dans les deux jambes vers huit heures du soir, pendant une demi-heure. A bien dormi. Continue à uriner environ trois fois le jour, une fois la nuit.

5. — Mêmes douleurs de huit à neuf heures du soir. Sommeil le reste de la nuit.

Jusqu'au 11 janvier, même état : un seul accès douloureux dans la soirée durant une demi-heure à une heure.

Le 14. — Deux accès douloureux le soir et la nuit.

Le 17. — Le malade n'ayant plus eu de suggestions depuis quelques jours, a des douleurs de neuf heures du matin à cinq heures du soir, comme des coups de lancettes ascendants et descendants, dans toute la jambe. L'appétit qui s'est amélioré est de nouveau supprimé.

19. — A la suite de la suggestion, appétit un peu meilleur : un seul accès hier.

20. — A eu des douleurs presque toute la nuit dans tout le membre inférieur avec contractions musculaires visibles dans le droit antérieur de la cuisse et les muscles antéro-externes de la jambe. Suppression des réflexes tendineux. Les pupilles se contractent bien. — Suggestion.

21. — N'a eu qu'une seule fois des douleurs hier.

La suggestion est continuée tous les jours.

Jusqu'au 25 janvier, plus de douleurs. Ce jour, douleur le soir de quatre à onze heures.

Jusqu'au 29 janvier, malgré la suggestion, a un à trois accès par jour, durant de une à deux heures chacun.

A partir du 29 janvier, le malade n'a plus de douleurs fulgurantes.

Il reste au service jusqu'au 21 mars. Depuis un mois, il n'a plus de douleurs : il marche un peu mieux, boitant à cause du raccourcissement du membre fracturé. Il peut se tenir debout et faire quelques pas sans canne. Quant aux besoins fréquents d'uriner, ils ont disparu définitivement dès la première suggestion.

La suggestion ne guérit pas l'ataxie locomotrice ; elle n'en ralentit pas l'évolution. Mais elle peut combattre certaines de ses manifestations. Quelquefois elle supprime les douleurs fulgurantes. Dans ce cas elle a supprimé le besoin fréquent d'uriner.

OBSERVATION LXXXIII. — *Sclérose en plaques depuis deux ans. — Disparition du tremblement et de la titubation par quelques séances de suggestion hypnotique. — Rémission pendant plus de deux mois. — La suggestion continuée pendant près de quatre semaines diminue le tremblement, améliore la marche, reste inefficace contre le vertige.*

François, ouvrier aux forges de Pompey, âgé de vingt-huit ans, entre à la clinique le 29 janvier 1889. Comme antécédents morbides, il accuse une blennorrhagie contractée au service militaire, une fluxion de poitrine il y a seize ans, trois atteintes de fièvre typhoïde en 1870, en 1878 et 1884. Ni rhumatismes, ni syphilis. Il avoue des excès alcooliques et vénériens. Ses parents sont bien portants ; sa mère a un tempérament nerveux, mais n'a jamais eu de crises. Il a un frère bien portant. L'affection actuelle a débuté en février 1887. Très bien portant auparavant, il commença par traîner la jambe gauche, qui était, dit-il, comme paralysée. À ce moment les piqûres ne déterminaient pas de douleur dans tout le membre inférieur gauche jusque vers l'aine et quand il marchait, il lui semblait marcher sur des éponges avec le pied gauche ; la jambe droite était indemne. Il éprouvait aussi des douleurs dans la région lombaire et dorsale inférieure ; pas dans les membres. Dès le début, il n'allait à la selle que par lavements et purgations. Il lui est arrivé une fois d'uriner au lit.

Quelque temps après, le bras droit se parésia et s'anesthésia à son tour, le bras gauche est resté indemne.

Le 11 novembre 1887, il entra à l'hôpital de Pompey pour des vomissements continuels. A ce moment le membre inférieur gauche et le bras droit étaient seuls pris. La jambe droite ne tarde pas à se paralyser, en même temps que la paralysie augmentait et se complétait dans les deux autres membres ; bientôt il ne put plus faire un mouvement ; l'anesthésie s'associa à la paralysie.

Il perdait ses urines et ses selles ; le sens génésique était aboli. En outre il ne pouvait plus parler ; il comprenait ce qu'on disait, mais ne pouvait plus articuler les mots ; sa langue était, disait-il, comme attachée. En septembre il avait eu de la diplopie passagère et des bourdonnements d'oreille.

Après avoir été paralysés complètement pendant trois mois environ, ses membres commencèrent de nouveau à exécuter quelques mouvements. Il put quitter l'hospice en septembre 1888 ; la diplopie, les bourdonnements d'oreille, la paralysie de la langue avaient disparu.

Depuis deux mois environ, il a souvent des douleurs dans la tête, il lui semble qu'on la lui traverse avec une aiguille, d'arrière en avant ; il éprouve souvent une sensation de froid dans le côté droit de la face.

Il y a quinze jours, s'étant baissé pour lier un fagot, il tomba par terre. Depuis ce moment il ne peut plus monter une côte ou un escalier ; ses reins, dit-il, ne peuvent plus le porter. Il n'a jamais eu de douleurs fulgurantes.

État actuel (30 janvier). — Constitution assez bonne ; tempérament mixte. Intelligence nette ; mémoire conservée. Rien de particulier à l'examen de la face ; pupilles égales : acuité visuelle normale.

Membres supérieurs. — Force musculaire conservée des deux côtés. Quand il porte un verre à la bouche, la main droite est agitée de tremblement à grandes oscillations qui augmentent à mesure qu'il approche du but ; le contenu du verre est renversé ; pas de tremblement à gauche. Ce tremblement existe depuis trois semaines ; il avait existé au début de l'affection pendant trois à quatre mois. La sensibilité au contact et à la chaleur est conservée des deux côtés ; la sensibilité à la douleur n'existe

qu'à la main droite où elle est cependant diminuée, et par places
à gauche.

Membres inférieurs. — Les membres inférieurs ne présentent ni
atrophie ni contracture ; il lève les deux jambes à 60 centimètres
environ au-dessus du plan du lit ; la gauche se fatigue rapidement.

La sensibilité au contact et à la chaleur est conservée ; sensibilité à la douleur diminuée à la plante des pieds, surtout à
gauche ; elle est assez bien conservée à la face dorsale des deux
pieds, puis disparaît aux jambes et aux cuisses pour reparaître
vers les aines.

Réflexes cutanés plantaires abolis des deux côtés ; les réflexes
tendineux rotuliens sont exagérés ; phénomène du pied assez
prononcé à droite, non à gauche.

Le malade se tient debout facilement sur les deux jambes ;
difficilement sur une seule, plus difficilement sur la gauche.
Quand il marche, il titube, va de droite à gauche et de gauche à
droite ; le zigzag est prononcé. Les yeux fermés, il est entraîné
à droite et la titubation s'exagère. Il titube même en se surveillant, en marchant lentement et en regardant où il pose le pied ;
ce symptôme existe depuis le 25 octobre. Il dit avoir la sensation
de marcher sur des éponges. Cependant quand on le fait passer
du parquet sur un tapis, il sent la différence, mais seulement
avec le pied droit, non avec le pied gauche.

Le malade est traité par suggestion ; il entre facilement en
sommeil profond, avec amnésie au réveil. *Après trois ou quatre
séances de suggestion, le 5 février, le tremblement du bras droit a
presque complètement disparu ;* la marche n'est pas encore modifiée ;
il titube comme un homme ivre. La disparition du tremblement
a été graduelle, et une diminution considérable a été constatée
immédiatement après chaque séance.

La titubation diminue aussi progressivement. Le 10 février il
n'a plus qu'une légère titubation ; il accuse encore quand il
marche et même au repos une sensation de ballottement dans la
tête qui oscillerait rapidement de côté et d'autre sans étourdissement.

Le 11 février, il marche droit sans tituber ; le tremblement
des mains a presque disparu : la sensation du ballottement de
la tête n'existe plus légèrement que quand il marche. — Suggestion tous les jours.

Le 12, il marche très bien presque sans traces de titubation ;
la sensibilité plantaire est revenue ; il n'a plus la sensation de
marcher sur des éponges.

Le malade continue à marcher sans tituber ; sa main ne tremble plus ; il écrit très bien et dit n'avoir pas aussi bien écrit depuis le mois d'octobre 1887.

Il accuse encore une sensation de constriction à la base du thorax depuis le 1er février environ ; cette sensation, très rebelle à la suggestion, ne diminua que vers le 7 mars sans disparaître complètement. Il accuse encore vers le 15 février des irradiations douloureuses allant de la région sous-occipitale jusqu'aux régions sus-orbitaires. Ces douleurs disparaissent par suggestion, mais reviennent au bout de quelques heures. À partir du 20 février le malade prend 1 gramme de phénacétine ; il n'est définitivement débarrassé de cette douleur que le 5 mars.

Le 15 mars, le malade quitte l'hôpital, en apparence guéri ; il se sert de sa main comme avant sa maladie et marche très bien.

La guérison ne pouvait être complète ni définitive. Il ne put reprendre son travail, parce qu'au bout d'une heure, il se sentait trop fatigué. Cependant jusque vers le 20 avril, il continua à se servir de ses mains sans trembler et à marcher sans tituber. Puis le tremblement reparut dans les deux mains, moins intense que la première fois. En même temps titubation et de nouveau douleurs de tête remontant de la nuque jusqu'au front ; douleurs revenant toutes les deux à quatre heures et ne consistant qu'en un coup de lancette. Le malade rentre à l'hôpital le 29 avril.

La main gauche tremble moins que la droite ; son écriture est fortement tremblée et peu lisible ; invité à tracer une ligne droite, . il la fait onduleuse. Il marche en zigzag très prononcé.

Après la suggestion hypnotique faite le 29 avril, il n'y a pas encore de changement notable immédiat.

Mais le lendemain 30, il tremble beaucoup moins, porte mieux un verre à sa bouche, écrit son nom incomparablement mieux et trace une ligne droite beaucoup moins sinueuse. La céphalalgie est moindre, la titubation existe au même degré. Après une nouvelle suggestion hypnotique, l'écriture est très ferme et une ligne tracée par lui n'est presque plus tremblée.

La suggestion est faite tous les jours. Le 1er mai, il n'a qu'un seul élancement occipito-frontal ; mais le 2 mai, il a de nouveau des élancements douloureux pendant trois quarts d'heure, un élancement tous les cinq ou six minutes. La titubation diminue un peu les jours suivants, le tremblement reste très faible.

Le 7 mai, on constate quand il marche, de temps en temps, un entraînement du corps soit à droite, soit à gauche. Phénomène du pied et du genou très marqué à droite, moins à gauche. Les mouvements de la jambe droite pendant la marche sont plus raides ; le cou-de-pied s'étend et se fléchit moins aisément. Sensibilité tactile abolie à la face plantaire des orteils gauches et de plus, à la face dorsale des deux derniers. Analgésie sans anesthésie à la plante du pied droit, moitié antérieure, et dans les deux tiers antérieurs de la plante du pied gauche. Sensibilité à la douleur diminuée dans les deux avant-bras surtout vers les extrémités, en se rapprochant des mains. Cette sensibilité n'est pas restaurée par la suggestion.

A partir du 8 mai, il n'a plus de douleur de tête ; le tremblement n'est pas enlevé complètement, comme la première fois, mais il est beaucoup atténué. Le malade continue à écrire ; il peut tracer une ligne droite.

Le 12 mai, le malade vomit quatre fois. De plus, il ressent un vertige quand il veut fixer un objet. Les vomissements et le vertige continuent le 13 (six fois dans la journée) ; le vertige devient continu ; la tête est lourde. Le tremblement tend un peu à augmenter le 14 ; mais le malade écrit encore bien et peut porter un verre plein à la bouche, sans verser le contenu.

Le 14, il n'y a plus de nausées, ni de vomissements, mais toujours du vertige, de la douleur de tête.

Le 15 il se tient difficilement debout : quand il marche, tout le corps tremble, il ne peut se retourner, sans tomber.

Le 16, il n'a plus de vertige ; mais le 17, il en a de nouveau. Le 17, à six heures et demie du soir, nouveaux élancements à la tête toutes les quinze à vingt minutes.

Le tremblement diminue de nouveau à partir du 20 ; le vertige continue malgré la suggestion ; il augmente tous les jours ; le 24, il s'accompagne de nausées. Le 25, la marche redevient bonne, le vertige diminue sans disparaître ; le malade marche de nouveau bien, n'ayant plus qu'une légère titubation. L'état reste de nouveau stationnaire ; le tremblement des mains reste léger et lui permet d'écrire convenablement.

Le malade quitte l'hôpital dans les premiers jours de juin.

Le diagnostic de sclérose en plaques cérébro-spinales n'est pas douteux. Le tremblement caractéristique, la paralysie, la titubation, les vertiges, les douleurs de tête, les vomissements, l'évolution progressive des symptômes avec rémissions dans la première période, caractérisent l'affection. La suggestion a fait ce qu'elle a pu ; elle a restauré les fonctions, tant que cette restauration était compatible avec la lésion organique. Une première fois elle a supprimé le tremblement et la titubation, parce que le désordre fonctionnel dépassait, comme cela est ordinaire, le champ de la lésion organique. Celle-ci retentit dynamiquement sur les fibres et cellules nerveuses non altérées ; la suggestion rétablit le dynamisme altéré. Il y eut guérison apparente. Il n'y eut pas arrêt de l'évolution organique. Celle-ci continuant sa marche fatalement progressive, le tremblement, la titubation, les vertiges, les douleurs de tête, les vomissements revinrent au bout de dix semaines. La suggestion agit encore, mais avec moins d'efficacité et plus lentement, car l'altération avait fait des progrès. Le tremblement diminue sans disparaître ; la titubation ne cède pas complètement, ni le vertige. La maladie suit son cours.

Observation LXXXIV. — *Pneumonie infectieuse avec otite externe. — Myélite infectieuse dorso-lombaire. Amélioration instantanée par la suggestion. Guérison rapide.*

Louis S..., âgé de huit ans, entre à l'hôpital le 10 mai 1890, avec des signes de paraplégie consécutive à une pneumonie. Orphelin, il a perdu son père, en janvier, de gastrite, dit-il, suite d'influènza ; sa mère est morte suite d'une couche ; il a un frère et une sœur bien portants. Il y a quinze jours, l'enfant, se promenant en famille, on s'est aperçu que l'oreille gauche coulait ; il n'avait pas de douleur ; le lendemain l'enfant ayant de la fièvre dut s'aliter. Le médecin craignait une fluxion de poitrine ; puis les jours suivants il aurait diagnostiqué une fièvre continue. L'enfant n'a pas eu de céphalalgie, ni de vertiges, ni de bourdonnements d'oreilles, ni d'épistaxis. Le troisième jour il eut une angoisse précordiale vive ; il croyait mourir. Le 4 mai, il aurait eu un point douloureux sur la ligne parasternale droite vers le cinquième espace, point qui persiste jusqu'au 9. Il dit d'ailleurs avoir toussé et craché depuis le début de la maladie. Tels sont les renseignements fournis par l'enfant lui-même

Depuis quinze jours qu'il est malade, on n'a pas essayé de le lever, il n'a pas marché ; il n'a jamais accusé dans les membres ni douleur, ni sensation anormale. L'enfant a d'ailleurs toujours été délicat, sans maladie antérieure. Sa grand'mère qui l'avait recueilli depuis la mort de son père étant elle-même tombée malade, on s'est décidé à mettre l'enfant à l'hôpital.

État actuel. — Constitution délicate. Tempérament lymphatique. Température normale. Pouls 100. Langue chargée. L'oreille gauche coule encore un peu ; l'otite est externe ; le tympan n'est pas perforé ; le tic tac de la montre n'est entendu que si la montre est appliquée sur le pavillon de l'oreille. L'enfant a assez bien mangé depuis hier ; il ne tousse pas et ne crache pas.

Le thorax est bien conformé. Sous la clavicule droite, la percussion donne un son tympanique aigu peu ample, pot fêlé ; et l'auscultation des râles sous-crépitants très sonores dans toute la hauteur ; à droite sonorité normale, bruit vésiculaire sans râles. En arrière, son tympanique aigu peu ample dans la fosse sus et sous-épineuse, son plus ample à la base, son normal à droite. Inspiration rude, expiration soufflée dans la fosse sus-épineuse, respiration rude au-dessous, faible dans les trois derniers espaces ; à l'aisselle gauche, submatité à la base, râles sous-crépitants dans toute la hauteur. A droite respiration rude et rugueuse.

J'essaie de mettre l'enfant debout ; il ne peut se tenir seul. Lorsqu'on le soutient, il se tient le corps incliné fortement en arrière ; si on veut le faire marcher, en le tenant par les deux mains pour qu'il ne tombe pas, il avance en laissant glisser les pieds sur le sol, sans faire aucun mouvement articulaire ; malgré toutes mes instances, il ne peut se tenir seul, ni détacher les pieds du sol. Je le fais recoucher dans son lit ; je constate qu'il exécute tous les mouvements, étant couché ; il n'y a pas de raideur ; mais les réflexes tendineux du pied et du genou sont exagérés ; surtout ceux du pied ; en soulevant la pointe des pieds, il se produit une trépidation réflexe qui continue indéfiniment. La sensibilité est normale. L'enfant n'a aucun vertige. *Diagnostic : Pneumonie du sommet gauche en défervescence. Myélite infectieuse dorso-lombaire diffuse dans les faisceaux pyramidaux, ou myélite transverse partielle avec irritation descendante des faisceaux pyramidaux.*

L'otite primitive est peut-être aussi infectieuse, due aux pneumocoques ; l'état général du début qui a précédé les signes physiques de la pneumonie, a pu faire songer à une fièvre continue ; la détermination pulmonaire et la myélite concomitante sont dues au même agent infectieux.

Dès l'entrée du petit malade, le 10 au matin, après avoir constaté sa paraplégie, j'essaie l'hypnose ; je mets facilement l'enfant en sommeil profond et je suggère la disparition de la paralysie. Au réveil, l'enfant peut se tenir debout seul, avec une certaine hésitation ; il arrive à faire quelques pas sans glisser les pieds sur le plancher, en faisant des mouvements articulaires.

Continuation de la suggestion les jours suivants.

12 mai. — Même état du thorax. Apyrexie. L'exagération des réflexes persiste au même degré. L'enfant se tient debout seul, le corps incliné en arrière : il marche bien mieux, fléchit un peu en marchant les genoux et les pieds.

13. — Persistance du son tympanique aigu dans toute la région sus-mamillaire gauche et dans la fosse sus-épineuse ; la respiration est plus nette, peu de râles sous-crépitants, rhonchus trachéaux. Persistance du phénomène du pied. L'enfant se tient debout, les jambes écartées ; la pointe du pied droite est plus tournée en dehors ; pendant la marche, les orteils sont soulevés en flexion dorsale ; et quand l'enfant s'arrête, il tend à se produire un mouvement de recul et d'entraînement latéral gauche. — Même état de l'oreille. — Suggestion.

14. — Persistance du pot fêlé, mais le son tympanique est un peu plus ample. Respiration rude en avant : rhonchus et quelques râles sous-crépitants. En arrière au sommet respiration rude sans râles ; ceux-ci ont disparu à l'aisselle. L'enfant se tient plus solide en marchant, et marche plus vite, seul, sans être soutenu ; il écarte encore les jambes ; le pied droit est plus tourné encore en dehors. Pendant la station debout, l'enfant étant déshabillé, on constate encore des contractions involontaires des extenseurs des orteils qui les soulèvent, surtout ceux du pied droit. Pendant la marche ce pied tend à se renverser sur son bord externe, et entraîne une latéropulsion du corps à droite. Quelquefois l'enfant voulant se retenir et prévenir cette déviation, s'incline à gauche. On constate aussi que la tendance au recul et l'inclination du corps en arrière sont dues à l'extension des orteils. Les phénomènes du pied persistent au même degré. La paralysie est en voie de guérison.

16. — Son sous-claviculaire droit encore plus aigu et moins ample. Le pot fêlé a disparu. Même son dans la fosse sus-épineuse droite. La respiration est rude sans râles. Les réflexes tendineux persistent. L'enfant marche très bien, n'écarte plus les jambes ; on constate encore les contractions dans les extenseurs des orteils du pied droit : le gros orteil surtout est presque

constamment relevé. Il a encore quelque tendance à s'incliner à droite. L'enfant monte au lit et en descend seul sans difficulté. L'oreille ne coule plus. Le tic tac de la montre n'est encore perçu que contre l'oreille.

17. — L'enfant marche très bien : la jambe droite pendant la marche est un peu jetée, le pied légèrement en dehors. Plus de contraction involontaire des extenseurs, plus d'inclination en arrière, ni latérale.

20. — L'enfant court très bien ; le pied n'est plus en dehors ; la jambe n'est plus jetée. Seul, le phénomène du pied persiste au même degré, des deux côtés. La sonorité et la respiration sont redevenues normales.

25. — La guérison continue rapidement ; le pied droit a encore son exagération du réflexe tendineux ; la trépidation provoquée continue indéfiniment ; à gauche elle ne provoque plus que quatre ou cinq secousses. L'oreille entend la montre à 5 centimètres de distance.

27. — Les phénomènes du pied ont beaucoup diminué des deux côtés ; on n'obtient plus dans les deux pieds que trois à quatre secousses. L'oreille entend de nouveau à 10 centimètres de distance la montre.

29. — Les phénomènes des pieds ont totalement disparu. L'enfant marche et court comme avant. A l'examen de la poitrine on ne constate plus la moindre trace de la pneumonie. L'enfant est tout à fait guéri et rentre chez lui, très gai ayant très bonne mine, engraissé, le 30 mai.

Il s'agit d'une myélite infectieuse greffée sur une fièvre pneumonique. La myélite eût pu passer inaperçue, si nous n'avions pas examiné l'enfant avec soin ; on aurait pu attribuer à de l'amyosthénie simple la difficulté de l'enfant à se lever et à se tenir debout. On l'aurait traité par un régime reconstituant et l'enfant eût sans doute guéri spontanément. Car si la suggestion a réussi, c'est qu'il s'agissait d'une myélite curable, d'une localisation passagère du processus pneumonique qui n'avait pas réalisé heureusement de lésion irrémédiable. Il est certain toutefois que la psychothérapie a affirmé son efficacité en opérant une amélioration immédiate. En quelques minutes l'enfant qui ne pou vait pas se tenir debout ni faire un pas est devenu capable de se tenir et d'accomplir les mouvements de la marche. La suggestion a accéléré la guérison, non en agissant sur la myélite qui guérit spontanément, mais en restaurant le trouble fonctionnel psychonerveux exagéré.

OBSERVATION LXXXV. — *Paralysie douloureuse du membre inférieur droit, consécutive à une fièvre typhoïde. — Guérison graduelle par suggestion hypnotique.*

.Pierre Schendorf, plâtrier, âgé de quinze ans, entre à l'hôpital le 24 octobre 1889, le dixième jour d'une fièvre typhoïde. C'est un garçon bien constitué, délicat de complexion, lymphatique. La maladie suit son cours régulier, assez bénigne : la défervescence est accomplie le 2 novembre, dix-neuvième jour. L'appétit est revenu, les selles moulées, le malade est levé et marche. Le 15 novembre, trente-deuxième jour, commence une rechute ; la température oscille entre 38° et 39°,5 ; diarrhée, taches rosées, céphalalgie, congestion du lobe inférieur droit du poumon ; le 27, escarre à la fesse gauche intéressant la peau et le tissu cellulaire dans l'étendue d'une pièce de cinq francs. La température redevient normale le 26 au matin, quarante-neuvième jour de la maladie, mais remonte le soir même et reste fébrile le soir jusqu'au 3 décembre, cinquantième jour, étant à peu près normale le matin. Le 29 novembre, quarante-sixième jour, la langue est devenue nette, les taches rosées pâlissent ; la respiration est redevenue presque normale, les selles sont moulées. Je constate ce jour que le malade ne peut pas encore s'asseoir dans son lit seul.

La convalescence continue ; l'appétit recommence à se montrer ; reste encore la surdité. Le 2 décembre, le malade ne peut encore s'asseoir dans son lit. Le 3, je l'examine ; sa jambe droite est étendue, il ne peut plus la remuer depuis quatre jours : il peut fléchir et étendre les orteils, il fléchit et étend légèrement le cou-de-pied, mais ne peut fléchir ni le genou ni la cuisse. La pression sur la rotule est douloureuse ; la pression en dehors du grand trochanter est aussi parfois douloureuse. Pas d'anesthésie. Je peux fléchir complètement son genou, mais ce mouvement détermine une certaine sensibilité.

Le malade est hypnotisable en sommeil profond avec amnésie au réveil, comme je m'en étais assuré, au début de sa maladie.

Sans l'endormir je lui suggère que les mouvements ne sont plus douloureux et qu'il peut fléchir et étendre le genou et la cuisse. Après cette suggestion il fait en effet tous les mouvements spontanément, mais avec lenteur; il ne peut s'asseoir dans son lit.

Alors je l'hypnotise et je lui suggère qu'il peut le faire; au réveil il peut s'asseoir seul dans son lit. — Les points douloureux ont disparu.

Le 4 décembre, le malade dit encore ne pas pouvoir soulever sa jambe.

En insistant par suggestion sans sommeil, on arrive à la lui faire lever. Il y a une certaine exagération des réflexes tendineux du membre.

Le 5 décembre, le malade peut soulever spontanément sa jambe. — Suggestion hypnotique.

Je laisse le malade couché les jours suivants; j'attends la cicatrisation des escarres qui est en bonne voie; il reprend des forces et de l'appétit; la température devient normale matin et soir.

Le 13 décembre, je constate que la pression au niveau du cou-de-pied droit détermine une douleur assez intense. De plus les muscles du mollet droit sont notablement atrophiés. La suggestion hypnotique enlève instantanément les douleurs du cou-de-pied qui ne reparaissent plus.

A partir du 17, le malade se lève un peu dans la chambre. Je constate le 19 qu'il ne peut pas se tenir debout seul; il ne peut s'appuyer sur la jambe droite, il se tient le corps penché en avant soutenu par deux personnes. Après suggestion, il se tient mieux et a une certaine tendance à marcher. Les réflexes tendineux sont toujours accrus.

Le 21 décembre, le malade se sent mieux debout; mais la jambe droite ne peut encore supporter le poids du corps. Après suggestion, il y a un peu de mieux. L'escarre se cicatrise. Le malade reste couché jusqu'au 26. Il ne marche que tenu par deux personnes.

Le 28 décembre, il se tient un peu mieux, mais a toujours besoin d'être soutenu. Après suggestion, il peut faire un pas seul.

La suggestion est continuée. Le 3 janvier 1890, le malade se lève et marche seul dans la salle avec une canne. L'escarre est presque guérie; il continue à marcher bien les jours suivants.

Le 5 janvier, nouvelle complication, pleurésie gauche avec épanchement depuis l'angle de l'omoplate. Elle suit son cours et arrive à la résolution complète le 23 janvier. Le malade continue à se servir de sa jambe droite.

Le 26 janvier, il fait un faux pas avec flexion exagérée du cou-de-pied droit : le 27, je constate une douleur à la partie externe de ce cou-de-pied. Le malade marche cependant seul, mais tient le pied assez raide. Après suggestion hypnotique, il marche plus facilement, avec plus d'assurance, sentant encore une certaine douleur.

Après une seconde suggestion, il ne ressent plus aucune douleur ni spontanée, ni par la pression.

Le 28, il marche bien, mais traîne un peu la jambe droite. Je l'endors et je le fais marcher pendant le sommeil, lui suggérant que la jambe est plus forte. Il marche en effet mieux.

Le 29, il marche très bien, n'a plus aucune douleur. Le 30, il se sent parfaitement guéri et demande sa sortie.

En résumé, à la suite d'une fièvre continue prolongée, le malade présente un certain degré de paralysie douloureuse du membre inférieur droit. Est-ce une névrite périphérique infectieuse avec une légère myélite ? L'atrophie du mollet droit semble indiquer la première ; l'exagération des réflexes tendineux la seconde. Certainement la suggestion ne restaure pas le nerf, ni le muscle ; mais elle enlève le dynamisme surajouté, les douleurs, la sensation de faiblesse exagérée inhibitoire de la marche et elle restaure la fonction en tant que la lésion le permet.

XV

OBSERVATIONS DE TROUBLES LIÉS A DES MALADIES ORGANIQUES DIVERSES

OBSERVATION LXXXVI. — *Phlébite consécutive à une fièvre typhoïde. — Suppression rapide de la douleur par suggestion hypnotique et résolution rapide. — Rechute de la phlébite ; nouvelle suppression de la douleur par suggestion.*

R... (Félicie), âgée de vingt-huit ans, domestique, entre à l'hôpital le 23 octobre 1889, onzième jour d'une fièvre typhoïde. De constitution assez délicate, lymphatique et chloro-anémique, sans maladie antérieure.

La température d'abord entre 40 et 41° s'abaisse vers le 25 et

continue à osciller entre 39 et 40°. La défervescence commence
vers le 1ᵉʳ novembre, vingtième jour; et est achevée vers le 10,
vingt-neuvième jour : pas de complications pendant le cours de
la maladie. Pendant la convalescence vers le 24 novembre, la
malade se plaint d'une *douleur spontanée et à la pression dans le mollet
droit*. Le 22, je constate une *phlébite*, toute la jambe est enflée.
Hier, à 3 heures, la douleur a augmenté dans le mollet et l'em-
pêcha de dormir. Le réseau veineux superficiel est plus marqué.
A la pression *douleur dans toute la cuisse à partir du tiers moyen,
dans la jambe, douleur très vive au niveau du jarret et se continuant
dans le mollet*. Pas de fourmillements ni d'engourdissement. La
pression sus-inguinale droite détermine aussi de la sensibilité.

La malade est hypnotisable en sommeil profond. A la suite de
la suggestion, la *douleur diminue*, et la malade dort bien la nuit.

Le 27 novembre, la douleur est localisée, très vive à la pression au creux poplité; la malade contracte douloureusement les
traits à la moindre pression.

*Par suggestion hypnotique, cette douleur disparaît immédiatement et
ne reparaît plus.*

Le 2 décembre, la jambe a beaucoup désenflé, le jarret est
indolore.

Le 10 décembre, il n'existe plus qu'un léger œdème au niveau
des malléoles. Le 11, la malade peut se lever. La guérison se
maintient.

La malade quitte l'hôpital le 21 décembre.

Elle rentre le 16 janvier. A la suite d'une fatigue contractée au
bal, elle ressentit de nouveau une douleur dans la cuisse droite
qui s'étendit bientôt à la jambe. Actuellement la jambe est enflée,
œdème blanc assez considérable de la jambe et de la cuisse. Circulation collatérale superficielle assez développée. Elle indique
la douleur nettement sur le trajet de la veine fémorale depuis
l'arcade crurale, jusqu'à l'anneau des adducteurs; cette douleur
est vive à la pression.

Le 20, même état. Suggestion hypnotique. Au réveil, la douleur spontanée et à la pression a complètement disparu.

Cette douleur reste définitivement disparue. Le 31 janvier, la
malade commence à se lever, l'œdème est en voie de disparition.
Le 8 février, il a à peu près disparu. La malade reste encore au
service, sans aucune douleur jusqu'au 27 février et rentre chez
elle guérie.

Il s'agit d'une phlébite pendant la convalescence d'une

fièvre typhoïde. La douleur de la phlébite a été enlevée rapidement par suggestion, une rechute a été enrayée de même. Sans doute, il ne s'agissait pas d'une phlébite oblitérante ; la suggestion ne peut résoudre le caillot oblitérateur ni établir d'emblée une circulation collatérale. Mais la suggestion a enlevé la douleur concomitante.

OBSERVATION LXXXVII. — *Fièvre continue moyenne.* — *Céphalalgie continue depuis quinze jours enlevée en quelques jours par suggestion hypnotique.*

B... (Frédéric), charpentier, âgé de quarante-cinq ans, entre à l'hôpital le 7 décembre, quatorzième jour d'une fièvre continue d'intensité moyenne.

Il accuse depuis le début une céphalalgie occupant toute la tête et n'a pas dormi depuis le premier jour. Je n'insiste pas sur les autres symptômes ; la température oscille de 39° à 41°, le pouls de 100 à 108 ; quelques taches rosées ; diarrhée par moment ; habitudes alcooliques.

Le 8 décembre, quinzième jour, j'endors le malade en sommeil profond pour lui enlever son mal de tête. Il a disparu au réveil, mais reparaît au bout d'une heure.

Le 9, je l'enlève de nouveau au matin, il ne reparaît qu'à 7 heures du soir et dure jusqu'à minuit, moins fort que d'habitude. La céphalalgie continue les jours suivants avec une certaine prostration morale.

Le 12, je reprends la suggestion ; il dort bien la nuit sans douleur.

Le 13, vingtième jour, je trouve le malade naturellement endormi ; je lui fais de nouveau la suggestion de la disparition de la douleur. Je fais de même le 14 décembre. A partir du 12, le malade n'a plus de maux de tête ni de prostration. La défervescence commencé le 10 décembre se termine le 22.

Cette observation montre que la suggestion peut trouver son application dans la fièvre typhoïde. Certes, elle n'enraye pas la maladie, elle ne prévient, ni n'atténue les localisations thoraciques ou abdominales, elle ne combat pas l'état typhoïde. Mais j'ai souvent diminué la céphalalgie, quelquefois les vertiges ; ces symptômes toxiques peuvent être exagérés par le psychisme, et entretenir une certaine prostration morale qui peut disparaître avec la céphalalgie.

OBSERVATION LXXXVIII. — *Fièvre continue bénigne.* — *Vertiges et sifflements d'oreille depuis plusieurs semaines.* — *Céphalalgie frontale depuis quinze jours.* — *Suppression de ces symptômes par suggestion, instantanée.*

R... (Édouard), âgé de vingt-huit ans, entre à l'hôpital le 28 mai 1890, atteint d'une fièvre continue, dont le début est difficile à déterminer, car elle s'est greffée sur un traumatisme antérieur. Il y a six semaines, il a reçu sur l'occiput un moellon qui a déterminé une bosse sanguine qui a duré deux jours et des douleurs de tête sans vertiges pendant une huitaine de jours. Il a continué à travailler pendant ce temps. Alors, il eut des étourdissements, caractérisés par de l'obnubilation et des vertiges durant de dix minutes à un quart d'heure, l'obligeant à s'asseoir et revenant vingt fois par jour environ. Ces étourdissements ont duré jusqu'à aujourd'hui. Au lit, il ne sent rien, mais s'il s'assied, ces vertiges le reprennent. Depuis une quinzaine de jours, céphalalgie et sifflements d'oreilles. Pas d'appétit depuis dix jours. Dort peu et sue beaucoup la nuit. Haleine mauvaise, bouche pâteuse, une selle molle dans la journée.

Constitution bonne, tempérament mixte ; température 38°,7, le 29 au matin, pouls 80. Langue chargée, croûtes d'herpès sur la commissure labiale droite. Sensibilité dans la fosse iliaque droite, sans gargouillement. Pas de taches rosées. Respiration normale sans râles. Lassitude générale, prostration. *Céphalalgie frontale continue depuis une quinzaine.*

L'état reste le même les jours suivants ; la température oscille vers 38°,5 ; le pouls reste relativement lent de 72 à 84 ; le malade reste abattu, le facies concentré ; il accuse toujours une céphalalgie frontale gravative avec vertiges et bourdonnements d'oreille. Le 31 mai, j'endors le malade très facilement en sommeil profond, avec amnésie rétroactive au réveil, et je suggère la disparition du mal de tête. Au réveil, il dit que la tête va très bien.

Le 1er juin, il se plaint toujours de bourdonnements d'oreille ; le mal de tête n'a pas reparu ; le malade a pu dormir toute la nuit. Je l'endors une seconde fois, je lui suggère la disparition des bourdonnements, du vertige ; le retour de l'appétit. *Au réveil, il n'accuse plus de bourdonnements, ni de vertige.*

Ces symptômes ne reparaissent pas les jours suivants ; la tête est dégagée complètement ; l'apparence de prostration occasionnée par la céphalalgie gravative a disparu dès la première suggestion ; l'appétit se restaure. La défervescence commence le 2 juin et est terminé le 9.

En résumé, de la céphalalgie, des vertiges, et des bourdonnements d'oreille, liés à une fièvre continue bénigne, subsistant depuis plus de quinze jours, déterminant un notable degré de prostration, sont enlevés en une ou deux séances de suggestion hypnotique. La convalescence suit sans troubles.

OBSERVATION LXXXIX. — *Dysenterie contractée au Tonkin datant de plus de deux ans. Cinq à huit selles par jour malgré les opiacés et les astringents. — Diminution du nombre des selles et réduction à trois par jour, à la suite de la suggestion.*

S..., Emile, âgé de vingt-six ans, cordonnier, entre à l'hôpital le 26 janvier 1889 pour une diarrhée chronique contractée au Tonkin. Après un an de séjour dans ce pays, au printemps de 1886, il y contracte d'abord la fièvre paludéenne à type tierce, puis quotidien, qui fut guérie au bout de trois mois. — Quelque temps après, coliques violentes, avec constipation pendant huit jours ; puis dysenterie avec ténesme, selles chaque demi-heure constituées par du mucus sanguinolent. Après un mois de séjour à l'ambulance, il reprit son service, n'ayant plus que quatre à cinq selles par jour ; trois semaines après il dut rentrer à l'hôpital et y rester quatre mois. Il sortit incomplètement guéri ayant encore dix à quinze selles par jour.

Le 29 janvier, on note : constitution primitive bonne ; amaigrissement notable ; tempérament mixte. — Apyrexie. Appétit conservé, digère assez bien ; va dix fois par jour à la selle avec ténesme, selles semblables à de la purée de pois sanguinolente. — Tousse un peu : expectoration muco-purulente : à l'examen de la poitrine, expiration prolongée sous les deux clavicules surtout à droite : sonorité plus faible au sommet droit, inspiration rude, expiration prolongée avec retentissement de la voix dans les fosses sus-épineuses. La température en général normale monte quelquefois à 38° le soir. — L'examen de l'abdomen ne dénote rien d'anormal. — (Potion avec 7 centigrammes d'extr. thébaïque et 4 grammes d'extr. de ratanhia.)

Le 30 janvier et le 31, on a noté : huit selles diarrhéiques dans les vingt-quatre heures. Mais à partir du 2 février, le nombre des selles est de cinq à huit, malgré la continuation de la potion.

Le 10 février, suggestion hypnotique et sommeil profond. Quatre selles diarrhéiques dans les vingt-quatre heures.

Le 11, cinq selles diarrhéiques par jour ; continuation de la suggestion.

Le 12, trois selles diarrhéiques. A partir de ce jour jusqu'au 21 février, jour de la sortie du malade, il n'a plus que trois selles par jour, sans coliques ni ténesme ; les selles ne sont pas plus abondantes, ne contiennent pas plus de sang, le traitement médicamenteux est suspendu depuis le 12 février.

Ainsi une dysenterie datant de près de trois ans a été notablement améliorée en deux jours par suggestion. Le nombre de selles qui était de cinq à huit est descendu à trois par jour.

OBSERVATION XC. — *Dysenterie catarrhale. Ténesme et cuisson anale. Selles sanguinolentes. Persistance des symptômes pendant trois ans et demi. — Leur disparition rapide par suggestion.*

C. N..., cordonnier, entré à l'hôpital le 8 mars 1888, pour une dysenterie. En décembre 1896, il eut pour la première fois une gastro-entérite dysentériforme qui dura trois semaines avec du sang et du ténesme, et se prolongea encore pendant une quinzaine sous forme de coliques et de diarrhée. — Depuis a eu plusieurs reprises de la diarrhée avec ténesme. En décembre 1887, gastrite avec nausées, ténesme, sensation de brûlure au fondement, trois ou quatre selles peu abondantes. — Il était guéri lorsque le 2 janvier 1888, il fut repris de diarrhée (environ quinze selles par jour) avec coliques et ténesme ; pendant deux à trois jours, il n'eut que des selles jaunes mousseuses ; à partir du quatrième jour, selles sanguinolentes avec ténesme. Depuis quinze jours il ne fait plus de sang ; mais a encore six selles environ par jour avec sensation de brûlure au fondement et élancement dans le rectum. Cette sensation de brûlure dure plusieurs heures après chaque selle. Il a été au régime lacté, a pris de l'opium, du bismuth, etc. L'appétit est revenu depuis une semaine.

3o mars. — Constitution bonne ; tempérament mixte. Apyrexie. Langue peu chargée. A pris hier une potion avec 0,o5 extrait thébaïque et 4 grammes extrait de ratanhia. De plus suggestion hier (sommeil profond) : amnésie au réveil. Il n'a eu que deux selles moulées ; a encore une sensation de brûlure très prolongée au fondement, dans les aines et s'irradiant de là dans les reins et à la partie inférieure du thorax. — Il a fait moins d'efforts pour aller à la selle. Urines claires et abondantes depuis hier. — Ventre excavé, légèrement sensible, souple. Respiration normale, sauf dans la fosse sous-épineuse gauche où l'expiration est légèrement soufflée ; là aussi submatité. — (Régime lacté : suppression de la potion.) Suggestion.

11 mars. — A eu une selle, épaisse ; la sensation de brûlure a presque complètement disparu ; n'a plus d'élancements dans le rectum. — Suggestion.

12. — N'a pas eu de selle dans la journée d'hier, ni de douleur. Depuis cinq heures du matin, a eu trois selles à la suite desquelles les douleurs sont revenues. — Suggestion.

13. — A eu encore une sensation de brûlure, mais pas de douleur abdominale. Quatre selles, dont trois ce matin.

14. — Pas de suggestion hier. — A eu huit selles dans les vingt-quatre heures avec brûlure au fondement. — Suggestion.

15. — A la suite de la suggestion les douleurs au fondement ont disparu. A eu une selle dans la journée et une ce matin, sans ténesme, tandis qu'avant la suggestion, le malade allait à chaque instant à la selle, sans rien faire. — Dans la nuit a eu encore quelques douleurs au fondement. — Suggestion.

16. — N'a plus eu de selles, ni de douleurs au fondement. — (Viande, potage, œufs. — Suggestion.)

17. — N'a plus eu de douleurs hier, une seule selle épaisse. — Demande sa sortie.

Le malade rentre à l'hôpital le 20 mars 189o. Trois semaines après sa sortie, la maladie avait recommencé ; diarrhée et ténesme. Depuis huit semaines il a dû quitter son travail et garder le lit. Il va à la selle cinq à six fois de suite à dix minutes d'intervalle, et conserve toute la journée une sensation de feu intolérable au fondement.

Le malade n'a pas de fièvre. On constate un peu de prolapsus rectal. L'appétit est assez bon ; quand il a mangé, il a des renvois aigres, non constamment, mais assez souvent. Le ventre n'est pas sensible ; il n'a pas de coliques. Depuis sa sortie de l'hôpital, il n'a plus eu de selles moulées. A l'examen de la poitrine, râles secs généralisés. Je le mets au régime lacté pur, en lui affirmant que ce régime supprimera la diarrhée, le ténesme et la sensation de brûlure au fondement. Le premier jour du traitement il a eu deux selles jaunes assez moulées, mélangées de matières grasses jaunes ; il n'a plus de ténesme, ni de brûlure. Le 25 mars, il a une selle couverte d'un peu de sang, mais sans ténesme. Les jours suivants, les selles redeviennent moulées, ne contiennent plus de sang, il n'y a plus de ténesme, ni de cuisson anale. On continue le régime lacté jusqu'à sa sortie le 3 avril.

Il va bien pendant cinq à six jours, ne prenant que du lait et du potage. Il reprend son travail ; mais la jambe gauche devient douloureuse et il doit rester couché. En même temps douleurs lancinantes dans le côté droit du thorax, l'empêchant de dormir ; ces douleurs persistèrent trois jours. Dès qu'il essaie de marcher, la douleur de la jambe reparaît très forte. Il revient au service le 13 mai. Les selles sont irrégulières, et contiennent encore du sang. Depuis quinze jours il a de nouveau du ténesme rectal et une sensation de brûlure atroce après les selles ; hier il aurait perdu un verre de sang à la suite d'une selle. La constitution est débilitée ; le malade est amaigri ; la température est de 38°,6 le 13 au soir ; le pouls à 96. Le 14 au matin température 37°,6, pouls 80. On constate une sonorité diminuée dans les deux sommets, des râles secs trachéo- bronchiques généralisés ; depuis trois semaines il accuse de la fièvre et des frissons avec anorexie. — On ne constate ni gonflement, ni douleur le long des vaisseaux de la cuisse. — Suggestion hypnotique (Le malade entre en sommeil profond avec amnésie au réveil). — Lait, potage, riz.

15 mai. — A été bien après la suggestion. Pas de douleur ; n'a pas eu de selles. — Continuation des suggestions tous les jours.

17. — Idem hier. A dormi la nuit. — Le matin selle semi-moulée ne contenant pas de sang ; douleur au fondement depuis la selle. Tremblement nerveux très accusé des mains. — N'a plus de fièvre. Après suggestion la douleur très vive a disparu complètement et immédiatement.

18. — N'a pas eu de selle ni de douleur.

19. — Pas de selle ni de douleur. Hier matin, douleur très vive, spontanée et à la pression au jarret et le long de la moitié interne du mollet, dans le quart supérieur de la jambe ; cette

douleur disparut complètement après la suggestion. On constate
qu'au sommet droit la respiration est un peu soufflée.

20. — Hier selle moulée sans douleur. Le malade mange de
tout.

Le 21, il a sans douleur une selle moulée couverte d'une mince
couche de sang. Ce matin accuse de nouveau la douleur du gastro-
cnémien ; on constate des contractions fibrillaires dans le muscle.
La pression la rend très intense et fait crier le malade.

On l'enlève complètement et instantanément dans l'hypnose.

Le malade va bien tous les jours suivants ; selles moulées, sans
douleur. La température le soir est à 37°,5.

Le 23 au soir, à la suite de la fatigue produite par la marche,
il accusait une sensation douloureuse dans le pied, qui a cédé au
repos.

Le 26 au soir, légère douleur au mollet qui a disparu ce matin.
Une seule moulée par jour, sans ténesme, et sans sang.

Cet état se maintient. Le 3 juin, il dit que depuis 1886, il ne
s'est jamais senti aussi bien ; les forces reviennent ; l'appétit est
bon.

Le 5 juin le malade dit avoir eu depuis sa selle de ce matin de
la faiblesse et de la somnolence. Je lui fais la suggestion, en lui
disant qu'il ne va pas dormir, que je vais au contraire lui enlever la somnolence. Je le fixe, il parle les yeux ouverts et reste
en catalepsie. Après suggestion, il n'a plus de somnolence.

Le 6 juin, il dit avoir eu la veille et le matin douze selles, sans
ténesme, ni sang.

7. — N'a plus eu de selles hier dans l'après-midi ; une seule
ce matin. Depuis cette dernière, il a eu de nouveau une sensation
de feu pendant une heure avec tremblement de tout le corps.
Tous ces symptômes sont enlevés par suggestion.

Le 9 juin, le malade n'ayant plus eu ni sensation de feu, ni
tremblement, ayant une selle moulée tous les jours, et se trouvant
très bien, demande sa sortie, bien que je l'engage à rester encore
pour prévenir une nouvelle rechute.

Il s'agit d'une dysenterie catarrhale qui date de trois ans
et demi, laissant après elle des selles sanguinolentes, du
ténesme et une sensation de cuisson anale durant plusieurs
heures après chaque selle. La suggestion supprime momentanément la douleur et rétablit des selles moulées ne contenant plus de sang. Chaque fois que le malade vient à

l'hôpital, les symptômes dysentériformes disparaissent rapidement. A sa sortie de l'hôpital, le malade semble guéri. Il est possible qu'une nouvelle rechute se manifeste. Sans doute la suggestion ne guérit pas des ulcérations nombreuses et profondes du gros intestin. Mais je crois que dans le cas de cet homme le trouble fonctionnel dépasse comme souvent le champ de la lésion organique ; je pense que de légères ulcérations rectales survivent peut-être à l'évolution de la dysenterie, et que ces ulcérations commandent, grâce à une impressionnabilité nerveuse excessive, un ténesme nerveux et une sensation de brûlure au fondement hors de proportion avec la lésion. D'autre part, le ténesme lui-même, les efforts que le malade fait pour aller à la selle, peuvent déterminer de la congestion hémorroïdale et du gros intestin et réaliser ainsi une diarrhée sanguinolente. Les élancements douloureux et l'hyperesthésie du jarret, si rapidement enlevés par suggestion, montrent l'influence dynamique du nervosisme chez cet homme. La rapidité avec laquelle la suggestion calme la cuisson anale et le ténesme, et change les selles diarrhéiques sanguinolentes en selles moulées normales, bien que le malade mange de tout, viande et légumes, n'est-ce pas une preuve en faveur de notre diagnostic : ulcérations chroniques du gros intestin consécutives à une dysenterie, exagération du ténesme et des coliques par le psychisme ?

Observation XCI. — *Dysenterie catarrhale depuis six mois — Amélioration par la suggestion hypnotique.*

S... (Élisa), dix-huit ans, domestique, entre à l'hôpital, le 6 juin 1889 pour une diarrhée datant de six mois. Au début, pendant un mois, la maladie avait le caractère dysentérique, coliques, ténesme, selles sanguinolentes. Depuis lors les coliques ont disparu, les selles sont simplement diarrhéiques, quatre à cinq par jour et autant la nuit. L'appétit est bon ; la digestion stomacale bonne. La malade dort peu. A partir de 11 heures du soir, elle ne peut plus dormir.

La malade est traitée successivement par l'extrait thébaïque, le tanin, le ratanhia ; le nombre des selles reste à cinq par jour. Le 17 juin, elle prend trois pilules de nitrate d'argent, le nombre des selles diminue. On supprime tout traitement le lendemain et on se borne à faire de la suggestion (sommeil avec amnésie au réveil).

Constitution délicate ; tempérament lymphatique. Apyrexie. — Langue nette. Le ventre est légèrement bouffi, sonore, sensible à la pression de la région hypogastrique. Souffle systolique doux à la base du cœur. Respiration normale. Jusqu'au 22 juin, il y a trois à quatre selles par jour. Sommeil bon toute la nuit.

A partir du 22 juin, la malade n'a plus que trois selles dans les vingt-quatre heures, au lieu de cinq ; elle accuse des coliques depuis trois jours. — Suggestion.

Le 25 on a noté que les coliques ont disparu ; a eu deux selles la nuit, n'en a pas eu le jour.

26. — A eu deux selles la nuit ; n'en a pas eu le jour ; plus de coliques, mange un peu de viande depuis trois jours ; selles plus épaisses.

27. — Une seule la nuit et une ce matin.

28. — Deux selles la nuit, aucune le jour. Accuse encore des envies d'aller à la selle. — Continuation de la suggestion.

29. — A eu deux selles ; une à 4 heures du soir, une la nuit. A encore des envies d'aller, mais moindres.

30 — A eu deux selles dans la nuit, une ce matin. N'a plus d'envies d'aller, mais se plaint toujours d'une sensation de brûlure au fondement. — Suggestion.

1er juillet. — N'a eu qu'une selle ce matin ; une hier soir. N'accuse plus de douleur au fondement. — Suppression de la suggestion.

3. — A eu trois selles hier.

Le malade continue à aller bien ; les selles redeviennent assez épaisses. N'a plus que deux à trois selles dans les vingt-quatre heures, sans coliques, jusque vers la fin du mois.

Le 29 juillet, elle n'a plus qu'une selle moulée ; elle se considère comme guérie et quitte l'hôpital le 30 juillet.

Que conclure de ces observations ? Certes, la suggestion n'est pas curative de l'entéro-colite, ni de la dysenterie. Mais un élément dynamique peut se greffer sur ces maladies organiques, comme sur les autres. Les influences nerveuses et psychiques peuvent intervenir pour exagérer les coliques, le ténesme, la diarrhée. Ce sont ces influences que la suggestion peut neutraliser, au bénéfice de la malade.

OBSERVATION XCII. — *Lithiase biliaire.* — *Accès imminent de pseudo-colique hépatique enrayé par suggestion hypnotique.*

Marie M..., âgée de trente-cinq ans, ouvrière en casquettes, entre au service le 5 octobre 1889, pour de l'ictère lié à de la lithiase biliaire.

Depuis le mois d'avril, elle avait de violentes céphalalgies, diminution de l'appétit, nausées, régurgitations aqueuses, coliques sans diarrhée.

Vers le 13 août les conjonctives prirent une teinte subictérique : au commencement de septembre, l'ictère se généralisa ; il persiste encore. Les urines étaient bilieuses, les selles décolorées. Depuis un mois anorexie complète et constipation. Coliques fréquentes, débutant par l'hypocondre droit, s'irradiant dans tout le ventre, avec douleurs vives dans toute l'étendue du thorax. Depuis le mois d'avril d'ailleurs, elle avait souvent une douleur sourde dans la région hépatique avec picotement entre les épaules. L'ictère s'accompagne de démangeaisons. De plus depuis un mois, insomnie, agitation, cauchemars.

Constitution bonne ; tempérament mixte. Apyrexie. Pouls à 60, régulier, ample. Teinte ictérique prononcée, urines très bilieuses, selles décolorées. Langue assez chargée. Ventre souple, indolore. La région hépatique seule est sensible à la pression ; le foie déborde de deux travers de doigts. — La respiration et la circulation sont normales (lait, eau de Vichy, lavements froids).

Le 1ᵉʳ novembre, les selles commencent à se colorer. Les douleurs ont cessé. La malade va bien.

Le 16, la malade se plaignant depuis quelques jours de maux de tête et de gorge, je l'hypnotise facilement en sommeil profond et j'enlève les maux.

Le 17, à la visite, à 10 heures du matin, la malade pousse tout d'un coup un cri ; la respiration est haletante, à 80 par minute ; chaque respiration anxieuse lui fait pousser un cri de douleur ; le pouls est à 140 ; la face, grippée, exprime l'angoisse et la souffrance. Cela paraît être un accès de colique hépatique qui débute.

J'essaie d'endormir la malade sans espoir d'enrayer la crise. Elle arrive presque instantanément en sommeil profond, à ma grande surprise. Je suggère la disparition des douleurs, la respiration facile. La malade cesse de gémir; je la laisse dormir pendant un quart d'heure. La respiration, au bout de ce temps, est à 20, ne paraît plus anxieuse, le pouls est à 70.

La malade continue à aller bien dans la journée; il n'y a plus d'accès semblable. L'ictère continue à se résoudre. La malade quitte l'hôpital le 10 décembre.

Je ne conclus pas de fait que la suggestion fait avorter les coliques hépatiques dues à la migration des calculs, mais que des pseudocoliques purement spasmodiques peuvent, chez les sujets impressionnables, se greffer sur la lithiase biliaire; que l'hystérie locale ou psychonévrose hépatique greffée sur cette lithiase peut simuler un accès de coliques et que cette névrose secondaire peut être justiciable de la psychothérapie. Il en est d'elle comme de la pseudo-angine de poitrine, comme de l'hystérie cardiaque et respiratoire.

XVI

TROUBLES MENSTRUELS

OBSERVATION XCIII. — *Règles copieuses et trop fréquentes (vingt et un jours), durant huit jours, suggérées à trente jours et d'une durée de trois jours.*

Mme X..., âgée de trente et un ans, vient me consulter le lundi 4 août pour des maux de tête et anémie liés à une menstruation trop abondante. Il y a quatre ans, avant son mariage, je l'avais guérie par suggestion d'une névropathie (voir : *De la suggestion et de ses applications à la thérapeutique*, 3ᵉ édition. Obs. XXIX).

Elle s'est mariée et est mère d'un enfant de trois ans. Après son accouchement, elle perdit du sang pendant six semaines, cette perte continue se termina par une perte plus abondante

continuant le retour de couche. Elle nourrit son enfant pendant
douze mois, ayant pendant ce temps ses époques régulièrement,
assez abondantes, tous les vingt-huit à trente jours. De là une
grande fatigue avec anémie. Après le sevrage, les époques
continuèrent à se montrer tous les dix-huit à vingt et un jours ;
depuis son mariage, sauf pendant l'allaitement, elle n'est
jamais restée plus de vingt-quatre jours sans les avoir. Les
menstrues sont très abondantes, durent en moyenne huit jours,
jamais moins de six, et s'accompagnent de douleurs horribles
les trois premiers jours ; la première nuit surtout, à se tordre,
le plus dans le côté gauche. Avant son mariage, les règles
duraient cinq à six jours. Elle a pris sans succès des capsules
d'apiol, de la belladone, etc.

Elle a depuis son mariage et surtout depuis qu'elle a sevré
l'enfant, des douleurs de tête presque constantes, avec exacerbations fréquentes ; fatigue, anémie, amaigrissement. Les
digestions sont assez bonnes. Elle ne dort jamais pendant les
époques.

L'époque doit venir dans la semaine, Mme X... croit en sentir
les symptômes précurseurs ; lourdeur dans les reins, exacerbation du mal de tête, énervement, etc.

Je l'endors en sommeil profond ; elle est très bonne somnan-
bule et je lui suggère d'avoir ses époques seulement le trentième jour, sans douleur, peu abondantes, pendant trois jours
au plus ; de ne plus avoir de céphalalgie, ni aucun trouble nerveux. Au réveil, elle n'accuse plus de céphalalgie.

Je répète la suggestion tous les jours. Mme X... va bien,
mange avec appétit, dort la nuit et dormirait bien, sans les cris
de l'enfant qui la réveillent parfois. Les règles apparaissent au
jour suggéré, le 15 août, presque sans douleur et peu abondantes.
Elles durent deux jours et demi seulement, ce qui ne lui était
jamais arrivé, depuis vingt ans qu'elle est réglée. Elle a dormi
pendant les trois nuits de l'époque menstruelle. La santé générale s'améliore.

Je suggère, le 17 août, la régularisation constante des règles
pour le trentième jour. J'apprends que l'époque suivante a eu
lieu exactement le trentième jour, et a duré à peine trois jours.

J'ai publié une observation analogue ; d'autres auteurs
en ont relaté aussi. La fonction menstruelle n'obéit pas chez
tous les sujets avec autant de précision à la suggestion.

XVII

OBSERVATIONS DE SUGGESTION PAR MÉTALLOTHÉRAPIE ET MAGNÉTOTHÉRAPIE

Les observations qui précèdent montrent déjà des faits de suggestion médicamenteuse, électrique, instrumentale, etc. J'ajoute ici quatre observations de ce genre. Les trois dernières ont été publiées par moi dans la *Revue médicale de l'Est*, en 1881 et 1882, à une époque où je ne connaissais pas la suggestion et où j'attribuais aux aimants une action que je crois aujourd'hui purement suggestive.

OBSERVATION XCIV. — *Troubles hystériques datant de deux ans. — Céphalalgie, douleur abdominale, boule épigastrique, laryngisme. — Anesthésie. — Guérison de la céphalalgie par une seule suggestion, de l'anesthésie par la métallothérapie suggestive.*

Eugénie D..., âgée de trente ans, journalière, entre à l'hôpital le 19 mars 1889.

Mariée, mère d'un garçon depuis trois ans, ayant fait une fausse couche il y a deux ans, elle est malade depuis sa première grossesse : pendant celle-ci, anorexie, vomissements continus ; la couche a été bonne ; depuis elle est restée faible et a conservé une sensation de clou avec gonflement dans la gorge. La seconde grossesse fut moins mauvaise ; cependant elle vomit encore. Après la fausse couche elle a perdu beaucoup de sang pendant deux jours.

Depuis, faiblesse, céphalalgie. — Appétit conservé ; digestion assez bonne, mais coliques pendant une heure après chaque repas. Après sa fausse couche, elle eut trois crises de nerfs qui ne se sont pas renouvelées. Les règles ne sont pas revenues. Pas de leucorrhée. Depuis sa première couche, elle a des ganglions volumineux au cou.

20 mars. — Face pâle, jaune, terreuse, un peu bouffie ; muqueuses décolorées. Apyrexie. Angine granuleuse légère. Ganglions hypertrophiés, comme un œuf, au-dessous des deux oreilles et des maxillaires inférieurs.

Respiration nette. État du cœur normal. Volume du foie et de la rate normal. On constate une sensibilité douloureuse dans la fosse iliaque droite ; quand elle a des coliques, elle accuse une sensation de boule qui remonte à l'épigastre, et de là au cou, avec strangulation. Elle digère bien ; n'a plus de diarrhée. Le nombre des globules blancs n'est pas augmenté.

On constate de l'analgésie générale ; de l'anesthésie tactile, avec absence du sens musculaire dans les deux membres supérieurs. Au bras gauche, la sensibilité tactile reparaît au-dessus de la tête de l'humérus. Sur le thorax, la sensibilité tactile est obtuse en avant ; la sensibilité à la température existe. Au dos, sensibilité obtuse ; une pression légère n'est pas perçue ; il faut appuyer la main pour qu'elle soit sentie ; la piqûre d'épingle n'est pas perçue ; à la face sensibilité obtuse ; sensibilité à la douleur nulle. Idem sur l'abdomen. Anesthésie tactile sur les jambes ; aux cuisses la sensibilité apparaît à une pression un peu forte.

A la plante des pieds, l'attouchement avec la main n'est pas perçue ; la piqûre d'épingle ou un fort chatouillement sont perçus, mais sans douleur. Sens musculaire aboli aux jambes.

Première suggestion : Sommeil profond, le jour de son entrée. Depuis cette séance, la céphalalgie qui durait depuis trois ans et demie disparaît complètement ainsi que la colique et la sensation laryngée.

Le 20 mars, j'applique une pièce de 5 francs sur le dos de la main droite sans faire de suggestion préalable et je la laisse pendant une demi-heure. La sensibilité ne reparaît pas. Alors je mets la pièce de 5 francs sur le dos de la main gauche, en annonçant à haute voix que la sensibilité allait reparaître en trois minutes sur la main et l'avant-bras. Au bout de trois minutes, en effet, la sensibilité tactile et à la douleur était restaurée jusqu'au coude, le reste du corps conservant son anesthésie. Cela fait, j'endors la malade en sommeil profond et je restaure presque instantanément la sensibilité sur tout le corps.

La sensibilité se maintient. La céphalalgie a définitivement disparu. L'état général est considérablement amélioré par la suggestion continuée jusqu'au 25 mars, si bien que la malade demande sa sortie.

En résumé, une jeune femme a des troubles hystériques consécutifs à une fausse couche, depuis deux ans ; la cépha-

lalgie datait de trois ans et demi ; une sensibilité douloureuse de la fosse iliaque droite, une sensation de boule épigastrique, et de strangulation, de l'analgésie générale, avec
anesthésie complète des membres supérieurs complètent la
névrose. La première suggestion supprime définitivement
la céphalalgie et le laryngisme. La métallothérapie, agissant
uniquement par suggestion, a restauré la sensibilité.

OBSERVATION XCV. — *Hémiplégie avec hémi-anesthésie sensitivo-sensorielle depuis quatre ans. — Guérison graduelle en quelques jours
par les aimants.*

Marie-Françoise B..., chiffonnière, âgée de cinquante-cinq
ans, entre au service au commencement de décembre 1880.
Habituellement bien portante, elle a été frappée, il y a quatre
ans, d'une attaque d'apoplexie. Un jour qu'elle étendait les bras
pour suspendre du linge, elle ressentit des fourmillements dans
le membre supérieur droit, partant du doigt et remontant vers
l'épaule, et un grand sentiment de faiblesse dans ce membre qui
resta parésié ; en même temps, étourdissement, vertige, titubation ; elle put toutefois continuer son travail. Trois semaines
plus tard, montant un escalier, une hotte sur le dos, elle eut un
vertige qui, au bout de quelques secondes, fut suivi de perte de
connaissance. Transportée à l'hôpital de Metz, elle y serait restée pendant six mois sans avoir sa conscience, avec selles et
urines involontaires ; de plus, aphasie durant plusieurs mois,
elle aurait conservé une certaine difficulté à trouver et à articuler
les mots. Au bout de huit mois, elle sortit de l'hôpital de Metz,
traînant la jambe. La sensibilité du côté droit est restée abolie
depuis cette époque ; le pied droit marchait comme sur de
l'étoupe ; la malade sentait des fourmillements à sa plante.

Elle affirme aussi que la vue, l'odorat, le goût, l'ouïe sont
abolis de ce côté depuis ce moment.

Elle put reprendre l'état de chiffonnière, tant bien que mal,
ayant de temps en temps, tous les ans pendant un mois, dit-elle,
quelques symptômes cérébraux, céphalalgie, vertiges, obnubilations intellectuelles.

Il y a quinze jours, elle aurait eu quelques frissons légers se
répétant tous les jours, sans perte de connaissance ; mais elle
marcherait moins bien depuis cette époque.

État actuel. — Le 8 décembre, on constate : constitution moyenne, apyrexie, pouls régulier, normal. Traits de la face un peu déviés à gauche ; pointe de la langue un peu déviée à droite.

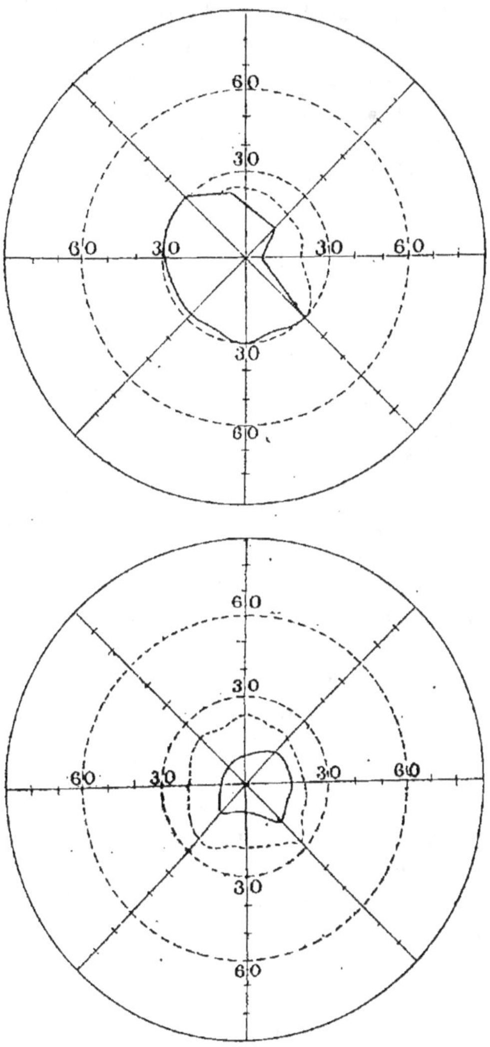

La force musculaire est notablement amoindrie dans le membre supérieur droit ; la malade fléchit et étend la main avec hésitation, parvient à porter sa main à la bouche pour manger, mais ne peut la mettre sur la tête. Le pied droit est un peu atrophié ;

sauf quelques mouvements d'extension et de flexion du gros orteil, les mouvements des autres orteils sont abolis. Ceux de la jambe sur la cuisse se font bien, mais lentement et par glissement, le pied restant appuyé contre le lit. Ceux de la cuisse se font bien. Pas de contracture ni de réflexe tendineux. *Hémianesthésie complète* de toute la moitié du corps ; sens tactile, sensibilité à la température, à la douleur et sens musculaire sont abolis ; d'où un certain état cataleptiforme des membres droits quand on les soulève ; les yeux de la malade étant fermés, la malade ne sait pas si la main ou la jambe sont au lit ou en l'air.

Anesthésie des sens spéciaux. — La vision, examinée par notre collègue, M. Charpentier, le 12 décembre, donne les résultats suivant : Œil droit : acuité visuelle, $\frac{3}{1000}$; les doigts sont comptés à 20 centimètres ; la malade ne peut lire de ce côté ; *champ visuel rétréci* mesurant 10 centimètres en dedans, 18 centimètres en dehors. Œil gauche : acuité visuelle, $\frac{6}{100}$; la malade peut lire de cet œil et distingue les lettres à 30 centimètres. Le champ visuel rétréci aussi de ce côté, mais à un moindre degré, offre de plus une hémiopie nasale partielle ; il mesure du côté externe 30 centimètres (Voir le périmètre). En résumé, *amblyopie croisée du côté de l'hémiplégie, hémiopie nasale partielle du côté de la lésion.* — *Ouïe complètement abolie à droite ;* à gauche tic tac d'une montre perçu à 20 centimètres. — *Olfaction abolie à droite,* intacte à gauche. — *Sensibilité tactile et gustative abolie sur la moitié droite de la langue.*

Tel était l'état de cette malade quand, le 9 décembre, au soir, je fis appliquer deux longs barreaux aimantés, l'un sur la jambe, l'autre sur la cuisse, le pôle négatif en bas (1re *séance d'aimant*). Le lendemain, après 15 heures, aucune modification n'était apparente, la sensibilité restait abolie. Le malade accusait des mouvements involontaires du membre pendant la nuit.

Le 10 décembre, *deuxième séance :* aimant contre la cuisse et la jambe, pendant quinze heures, la nuit, de 6 heures du soir à 9 heures du matin. On constate le 11 que la *sensibilité est revenue sur le pied* jusqu'à deux centimètres au-dessus de la malléole, sensibilité tactile, à la douleur, à la température, et sens musculaire ; la malade sait où est son pied (au lit ou en l'air), mais ne sait où est sa jambe ni où sont les autres membres encore anesthésiés ; elle accuse aussi depuis l'application de l'aimant des fourmillements dans le talon et dans tout le pied. Enfin, elle *remue les orteils, les fléchit et les étend, ce qu'elle ne pouvait faire auparavant ;* elle fléchit aussi mieux son genou.

Le 11 décembre, *troisième séance* : même application de 6 heures du soir à 9 heures du matin. — A 6 heures et demie, sensibilité jusqu'à 15 centimètres et demi au-dessus des malléoles. Le lendemain, sensibilité et sens musculaire revenus jusqu'à trois travers de doigts au-dessus du bord supérieur de la rotule dans toute la circonférence du membre, plus parfaite à mesure qu'on se rapproche des orteils. Mouvements des orteils, du pied, du genou plus faciles. Fourmillements douloureux toute la journée, dans le pied.

De plus retour de la sensibilité dans la main et l'avant-bras jusqu'à deux travers de doigts au-dessus du poignet, force musculaire accrue et précision des mouvements plus parfaite dans ces parties qui n'ont pas été en contact avec l'aimant. Les autres régions restent anesthésiées. Mensuration à l'esthésiomètre : deux pointes perçues sur la cuisse gauche à quatre centimètres, nulle à droite. — Sur jambe, au-dessus de la malléole gauche, 1 centimètre ; droite 4 centimètres. — Dos du pied gauche, 6 millimètres ; droit 2 centimètres et quart. — Plante du pied, moitié postérieur gauche, 7 millimètres ; droite 2 centimètres. — Orteil gauche, 6 millimètres ; droit 1 centimètre et demi. — Main gauche : dos, 1 centimètre et demi ; droite 6 centimètres. Paume gauche, 1 centimètre ; droite 1 centimètre trois quarts.

La sensibilité, bien que moindre encore à droite, est donc plus parfaite aux extrémités.

Le 12 décembre, *quatrième séance :* une barre aimantée est appliquée sur la cuisse, l'autre sur le côté droit de la face, le pôle positif à la tempe, le pôle négatif contre la poitrine touchant le troisième espace intercostal. Le lendemain, sensibilité revenue à la cuisse depuis le genou jusqu'à trois centimètres au-dessous de l'arcade crurale, mais peu intense et encore accompagnée d'analgésie vers la racine du membre. — A l'avant-bras, sensibilité jusqu'à 10 centimètres au-dessus du poignet ; sensibilité au niveau de la partie supérieure du trapèze, dans une hauteur de trois centimètres environ, dans la moitié postéro-latérale du cou, et dans la région deltoïdienne jusqu'à 4 centimètres au-dessous de la clavicule : sensibilité obtuse à la tempe droite. Anesthésie des sens et des autres régions persistante.

Le 13 décembre, *cinquième séance* ; aimant appliqué pendant la journée sur la face. Le soir, sensibilité revenue sur la joue et la partie antérieure du thorax jusqu'au mamelon. La malade ressent des *bruissements d'oreille*, entend le bruit du fer et *accuse dans l'œil droit des sensations comme si elle pleurait et que l'œil remuât.* Le lendemain 14 décembre, l'aimant étant resté vingt-quatre heures en place, sensibilité à la face, parfaite dans tout le côté sauf sur la ligne médiane et à deux centimètres en dehors, où elle est obtuse : sensibilité au crâne, au thorax, jusqu'à l'aine, à la face antérieure du bras jusqu'à 6 centimètres au-dessous de l'acromion.

Persistance de l'anesthésie à la partie du crâne qui est en arrière de l'apophyse mastoïde, à la face postérieure du bras, de l'avant-bras jusqu'à 9 centimètres au-dessus du poignet, au dos et à la face postérieure du tronc. Force et précision des mouvements augmentées, la malade ouvre seule sa tabatière, ce qu'elle ne faisait pas depuis longtemps. *Audition revenue à droite :* tic tac de la montre perçu à 10 centimètres à droite, à 15 centimètres à gauche. *Vision améliorée :* dit voir plus nettement les carreaux de la chambre. Sensibilité *tactile et olfactive à droite.* — *La muqueuse linguale reste anesthésiée* et ne perçoit pas le goût de la coloquinte.

Le 14 décembre, *sixième séance :* une barre appliquée contre la face, l'autre entre le bras et l'aisselle. Le lendemain, sensibilité dans tout le bras, la face, le crâne, les membres inférieurs, obtuse sur l'abdomen, nulle trace à la face postérieure du tronc. L'oreille droite perçoit le tic tac à 14 centimètres, comme la gauche : un petit bruit sec du marteau sur le plessimètre perçu à 40 centimètres hier est perçu à 2 mètres aujourd'hui. — L'œil voit mieux, compte les doigts à une distance de 3 mètres, lit très bien des lettres de 2 centimètres de hauteur. Le champ visuel a augmenté, il est de 15 à 20 centimètres : l'hémiopie gauche a disparu. Olfaction persistante ; anesthésie du goût.

Le 15 décembre, *septième séance :* aimant sur côté droit de la face et l'abdomen. Le lendemain 16 décembre, la sensibilité a reparu sur le côté droit de l'abdomen, à la face postérieure du tronc, de la dernière côte jusqu'à la région rénale : obtuse à la nuque, presque nulle au dos jusqu'au bord postérieur de l'aisselle. L'oreille perçoit le tic tac à 32 centimètres à gauche, 35 à droite. L'œil lit à 32 centimètres de distance des lettres de 5 millimètres de hauteur. *Suppression des aimants.*

Malgré cette suppression, la sensibilité continue à se perfectionner et à se répandre sur le tronc.

Le 17, sensibilité revenue au dos ; toutes les parties du corps sont sensibles. L'ouïe s'est encore améliorée ; tic tac de la montre perçu à 46 centimètres. Acuité visuelle mesurée par M. Charpentier $\frac{1}{10}$ à droite, $\frac{26}{100}$ à gauche. Lit à 44 centimètres de distance. Périmètre : 25 à 3o centimètres à droite. A gauche, l'hémiopie a disparu : 20 à 25 centimètres en dedans, 3o centimètres en dehors. — Olfaction parfaite ; la malade prise de nouveau avec la narine droite, ce qu'elle ne faisait plus depuis plus de quatre ans. La muqueuse linguale seule reste insensible aux impressions tactiles et gustatives dans sa moitié droite.

La malade se plaint seulement de picotements et fourmillements douloureux remontant des orteils vers la racine du membre : ces mêmes fourmillements existent sur le crâne et à la face du côté droit.

Le résultat obtenu se maintient et s'est maintenu jusqu'à ce jour depuis deux mois ; le champ visuel, mesuré le 29 décembre, est resté aussi étendu, ainsi que l'acuité visuelle ; la malade lit à $1^m,3o$, l'acuité visuelle est le quart de la normale. L'olfaction et l'audition se sont maintenues.

Nous avons attendu plusieurs jours avant d'agir sur la langue pour rétablir la sensibilité gustative qui restait absente. Elle n'est pas revenue spontanément. En vain, le 22 décembre, nous avons appliqué sur la muqueuse linguale de l'écorce de quinquina qu'elle a conservée pendant une journée pour faire appel au goût ; l'anesthésie sensitive et sensorielle resta absolue.

Enfin le 29 décembre, 12 *jours après la restauration des autres sens ; olfactif, visuel et auditif,* nous avons confié à la malade un petit aimant à fer à cheval, l'invitant à le mettre sur la langue : ce qu'elle fit sans paraître beaucoup s'en soucier. Au bout de quelques heures, la fonction était rétablie. Le goût de la coloquinte est perçu aussi bien à droite qu'à gauche, et ce résultat aussi s'est maintenu.

En résumé, une hémianesthésie sensitivo-sensorielle liée à une hémiplégie de cause organique datant de quatre ans a été guérie totalement par les aimants. La nature organique de l'affection semble incontestable. Est-ce un foyer hémorragique ? Est-ce un foyer de ramollissement embolique ? La multiplicité des attaques (deux ou trois), les symptômes précurseurs, fourmillements, vertiges, etc., sont en faveur d'*embolies.* Il y a lieu de penser que plusieurs projections emboliques ont eu lieu dans le domaine de l'artère sylvienne gauche ; l'une, pénétrant dans une ou quelques branches corticales, a déterminé un foyer intéressant directement ou par voisinage le pied de la troisième circonvolution frontale ou le lobule de l'insula, de là l'aphasie passagère (si aphasie réelle il y a eu, comme la malade l'affirme) ; en tous cas, les troubles intellectuels prolongés semblent accuser un ramollissement assez étendu de l'écorce. Une autre de ces embolies aurait pénétré dans une des artères lenticulo-optiques déterminant un ramollissement du tiers postérieur de la capsule blanche, de cette région que Charcot appelle un carrefour sensitif, par où passeraient les faisceaux de la sensibilité générale et ceux qui vont aux organes des sens du côté opposé du corps ; région dont la lésion détermine l'hémianesthésie sensitivo-sensorielle. Je n'insiste pas davantage sur le diagnostic qui n'est pas susceptible d'une démonstration rigoureuse ; la seule chose certaine et incontestable, je le répète, c'est que l'hémianesthésie était liée à une lésion organique du cerveau et que l'aimant l'a guérie.

Peut-on expliquer cette guérison ? J'accepte volontiers la théorie de M. Debove. Les impressions sensitives dans le cerveau suivent habituellement un trajet déterminé par le tiers postérieur de la capsule blanche interne. Mais on peut admettre que les fibres sensitives de l'encéphale présentent, comme celles de la moelle, bien qu'à un moindre degré, une conductibilité indifférente. Ne sait-on pas que dans la moelle, pourvu que la substance grise ne soit pas complètement détruite en une région et qu'un pont subsiste entre le segment inférieur et le segment supérieur, les impressions passent par ce pont, et la sensibilité persiste au-dessous ? « La transmission des impressions, dit Vulpian, ne pouvant plus se faire par la route habituelle, se poursuit par des voies de traverse, jusqu'à ce que, par l'intermédiaire de ces voies, elles puissent gagner leur chemin ordinaire à une distance plus ou moins grande des points où elles ont dû le quitter. On peut, par analogie, ajoute Debove, admettre que dans l'encéphale les impressions suivent d'habitude certaines voies : lorsque ces voies sont interrompues par le fait d'une lésion, les impressions peuvent prendre des voies collatérales, des chemins de traverse, mais il faut les ouvrir : une excitation produite par l'aimant est suffisante pour frayer aux impressions venues de la périphérie une route qui ne leur est pas habituelle. » J'ajoute : l'aimant est esthésiogène parce qu'il augmente la tension de l'influx nerveux sensitif. L'anesthésie existe parce que les mouvements moléculaires, vibratoires ou autres, transmis de la périphérie des nerfs dans leur direction centripète, arrivés à une certaine région des centres nerveux, par exemple dans la capsule blanche interne, trouvent leur route interrompue par la lésion. L'aimant appliqué à la périphérie augmente la force, l'activité de ces mouvements, si bien qu'ils finissent par se frayer un passage à travers des voies nerveuses non altérées jusqu'au siège de leur perception.

J'explique les faits autrement aujourd'hui ; l'hémianesthésie a pu être créée de toutes pièces ou exagérée et précisée par suggestion médicale comme dans les nombreuses observations précédentes. L'aimant n'a agi que par sa vertu suggestive.

OBSERVATION XCVI. — *Affection cérébelleuse depuis près de neuf ans. — Titubation vertigineuse, pendant la marche, avec obnubilation par mouvements de la tête sur le rachis. — Hémianesthésie sensitivo-sensorielle gauche depuis deux ans. — Disparition de ces symptômes par les aimants* (Recueillie par M GANZINOTTY, interne du service).

X..., serrurier, âgé de quarante-neuf ans, est un homme grand, fort, athlétique. Il entre au service le 18 janvier 1881 après y avoir déjà été, il y a plusieurs années. Son affection remonte au mois de mai 1872 et débuta sans cause connue par des éblouissements et des vertiges revenant par intervalles et rendant la marche chancelante.

Le 5 septembre, ayant du malaise, de l'inappétence, il se mit au lit ; le lendemain on ne le vit pas descendre de sa chambre, et on le trouva couché sans connaissance dans son lit. Transporté à l'hôpital Saint-Charles, il y resta douze à quinze jours privé de sens et de paroles, selles et urines involontaires. Puis l'intelligence revint ; il n'avait pas d'hémiplégie, mais un sentiment de faiblesse dans les jambes, des vertiges fréquents, de la titubation pendant la marche et de la céphalalgie occipitale qu'il définit ainsi : il sentait comme trois coups violents frappés au niveau de la région occipitale gauche, déterminant une douleur très vive et passagère ; après un calme d'une demi-heure, la douleur réapparaissait avec les mêmes caractères : pas d'autres symptômes. Il quitta l'hôpital le 1er novembre, rentra chez lui, tomba plus de six fois en route, après avoir senti des vertiges et des éblouissements

Après une amélioration de quelques mois, troublée néanmoins par les vertiges, les éblouissements, la titubation, la céphalalgie occipitale, le malade se sentit mal à son aise et se coucha le 1er mars 1873 ; il ne perdit pas connaissance, mais dut garder le lit à cause de vertiges ; dans la journée, vomissements bilieux abondants. Ramené à l'hôpital Saint-Charles au service de M. Parisot, il y resta jusqu'au mois d'octobre 1873. L'intelligence était intacte, la mémoire nette ; aucune paralysie. Il se plaignait surtout de céphalalgie occipitale et de vertiges. La première n'avait plus de caractère intermittent aigu ; c'était une douleur moins vive, mais s'irradiant de la région occipitale gauche à la région frontale correspondante ; les vomissements continuèrent longtemps. Quand l'état du malade se fut amélioré, il put se lever, mais la démarche était titubante, la tête inclinée sur le tronc, le corps courbé en arc : il était invinciblement porté vers le côté gauche, et présentait souvent un mouvement de manège, tournant une fois et quelquefois deux et même trois fois sur lui-même avec sensation d'éblouissements et de vertige. A cette époque, il perdit aussi la vision du côté gauche. Il avait été soumis déjà à un traitement hydrargyrique ; il prit de l'iodure de potassium ; un séton fut appliqué sur la nuque et il le conserva pendant plusieurs mois.

Il rentra chez lui, au mois d'octobre 1873, et depuis est resté sujet aux vertiges et à la céphalalgie occipitale ; il n'eut plus de vomissements, mais la démarche resta chancelante ; il était toujours porté à marcher comme un homme ivre, du côté gauche, le corps courbé en avant, la tête raide. Ces troubles variaient d'intensité, mais ne l'ont jamais quitté complètement ; jamais depuis 1873 il n'a pu descendre un escalier sans se tenir à la rampe : son attitude ressemblait de plus à celle des sujets atteints d'arthrite cervicale : la tête raide sur les épaules : il évitait de la fléchir, de l'étendre ou de la tourner, car le moindre de ces mouvements déterminait un sentiment de vertige, d'obnubilation de la vue, suivi de chute immédiate ; aussi ses camarades d'atelier l'appelaient *l'homme d'une pièce*, parce qu'il se retournait tout d'une pièce, ne pouvant tourner la tête indépendamment du tronc. Enfin il y a plus de deux ans, le malade a constaté que la peau du membre inférieur gauche était insensible ; il la pressait avec la pince sans la sentir. Ajoutons que la santé générale ne s'est nullement détériorée, depuis neuf ans que durent ces troubles fonctionnels. Comme antécédents, le malade n'accuse qu'une blennorragie ancienne, aucun accident syphilitique, aucun excès alcoolique. Depuis le début de l'affection, le malade n'a plus d'érection. Rentré à l'hôpital le 18 janvier 1881, il est soumis de nouveau à un examen clinique. Il présente :

1° De la céphalalgie occipitale, qui a plusieurs fois changé de caractère et se traduirait actuellement par la sensation de coups de marteau allant de la région occipitale à la région frontale, plus ou moins douloureux, le réveillant souvent pendant la nuit, coups de marteau se continuant pendant environ une minute et se répétant cinq ou six fois, ou plus dans les vingt-quatre heures. Une céphalalgie continue persiste souvent dans l'intervalle ;

2° Des vertiges à l'occasion des mouvements ; il tient la tête raide, immobile avec ses mains, quand il s'assied ou se retourne : levé, il chancelle, sa marche est titubante, comme celle d'un homme ivre ; il est entraîné légèrement à droite et à gauche, sans ataxie, ni propulsion, ni rétropulsion ;

3° Une hémianesthésie incomplète du côté gauche. Au membre inférieur, analgésie et sensibilité tactile très obtuse ; la plante du pied sent la résistance du sol, mais moins nettement qu'à droite ; il faut écarter les pointes du compas de 26 centimètres à la cuisse, de 32 à la jambe pour lui faire percevoir deux sensations distinctes. La sensibilité thermique y est obtuse ; le sens musculaire (notion de la position du membre) y est perdu. Le membre inférieur droit a conservé sa sensibilité ; deux sensations perçues à la cuisse à 6,7 ; au mollet à 12,5 ; à la face interne de la jambe à 5,5.

Sur l'abdomen, analgésie, sensibilité tactile obtuse à gauche ; à droite, deux sensations à 6 centimètres ; sur le thorax, à gauche, la sensibilité existe, mais diminuée ; deux sensations à 8,5 à gauche ; à 7,5 à droite ; sur le dos, sensibilité obtuse, analgésie à gauche. Sur le membre supérieur, sensibilité conservée dans tous ses modes, mais diminuée, sauf à la main, où elle est presque égale des deux côtés ; deux sensations au bras droit à 7,5, gauche à 14 ; avant-bras droit à 5,5, gauche à 11. Paume de la main droite à 1, gauche 1,5 ; dos de la main droite et gauche, à 2,5 ; pulpe des doigts, droite et gauche, à 0,4. Enfin à la face, sensibilité conservée égale des deux côtés.

Sensibilité spéciale : gustation et sensibilité tactile abolies à gauche, goût de la coloquinte non perçu. Odorat aboli à gauche (odeur de vinaigre non perçue), sensibilité tactile de la pituitaire très amoindrie. Le malade entend très bien sans qu'on élève la voix ; mais le tic tac de la montre n'est perçu des deux côtés qu'à deux à trois centimètres de distance. La vision du côté gauche est diminuée ; l'œil distingue les couleurs, lit à une petite distance de grandes lettres : à l'ophtalmoscope, on constate une opacité au centre du cristallin ; acuité visuelle mesurée par M. Charpentier $\frac{5,1}{200}$; œil droit normal.

4° Diminution de la force musculaire à gauche. Cette force, mesurée au dyanomètre, est pour la main droite 45, pour la main gauche 23.

Le malade ne peut pas fléchir la jambe gauche sur la cuisse au delà de l'angle droit ; la flexion et l'extension des orteils, celles du pied sur la jambe se font avec une certaine résistance que le malade compare à celle du caoutchouc. Des poids étant suspendus par une corde passée autour du cou-de-pied de X..., assis au bord du lit, les jambes pendantes, le pied droit soulève 7 kilogrammes jusqu'à la position horizontale de la jambe ; le pied gauche soulève 6 kilogrammes à la moitié de la hauteur précédente et 7 kilogrammes à peine à quelques centimètres du sol, et les laisse tomber presque immédiatement.

Le 25 janvier, à 10 heures du matin, application de la barre aimantée contre le côté gauche de la face, le pôle négatif en haut. Vers 2 heures, le malade a, pendant vingt minutes, une sensation qu'il ne peut définir à la région occipitale gauche.

Le 26, après vingt-quatre heures d'application de l'aimant, le malade est tout étonné, quand on l'enlève, *de pouvoir tourner la tête à droite et à gauche, la fléchir, l'étendre, sans ressentir de vertige, ni d'obnubilation de la vue,* ce qu'il ne pouvait pas faire depuis 1873. Il marche droit et sans vertige ; mais l'anesthésie plantaire gauche et la faiblesse du membre persistent ; il sent la plante peu assurée sur le sol, comme sur du caoutchouc, dit-il ; l'anesthésie sensorielle persiste au même degré, ainsi que l'hémianesthésie sensitive. L'œil gauche compte le nombre des doigts à 75 centimètres de distance. — Deuxième séance : application de l'aimant sur la jambe et la cuisse gauche à 10 heures du matin. A 3 heures, la sensibilité revenait par places, un peu partout, pas plus au pôle négatif qu'ailleurs.

Le 27, aimant resté vingt-quatre heures en place. Sensibilité et sens musculaire restaurés dans le membre ; deux sensations distinctes à 6 centimètres à la face antérieure de la jambe gauche comme à droite ; à 7,5 à la cuisse gauche, 6,75 à droite ; les mouvements des orteils sont plus faciles. Pas de changement au membre supérieur. Application de l'aimant sur le bras et l'avant-bras. Dans la nuit, douleur occipitale vive qui l'empêche de dormir.

Le 28, la douleur occipitale a cédé à une injection de morphine ; la sensibilité tactile, mesurée à l'esthésiomètre, le 29, est presque égale des deux côtés. Gauche : face dorsale de l'avant-bras, 6,5 ; droite 5 centimètres ; gauche : paume de la main, 5 millimètres ; droite, 5 millimètres ; gauche : plante du pied (transversalement), 4,2 ; droite, 3,5 ; face antérieure de la jambe gauche, 12 centimètres ; droite, 10. Le malade, qui ne pouvait pas fléchir la jambe au delà de l'angle droit, la fléchit complètement ; la flexion et l'extension des orteils sont plus faciles. — Quatrième séance : application de l'aimant en fer à cheval sur le côté gauche de la face, le pôle négatif vers l'œil, le positif vers l'oreille pendant vingt-quatre heures.

Le 30, le malade compte le nombre des doigts à 23 centimètres au lieu de 76 ; le goût est revenu à gauche ; la coloquinte est perçue, moins bien qu'à droite ; l'odorat est revenu aussi. Il peut tourner la tête plus facilement. — Cinquième séance : application de l'aimant à la même région de 6 heures du soir à 9 heures du matin.

31. — Douleur sourde du synciput à la région frontale droite depuis 2 heures du matin. L'œil gauche compte les doigts à 1^m,30. Force dynamométrique ; main droite, 44 ; main gauche, 33. La sensibilité restaurée se maintient. Le malade a pu descendre l'escalier hier sans se tenir à la rampe, ce qu'il ne pouvait faire depuis 1873.

Les jours suivants, la force musculaire continue à augmenter ;
le 4 février, le dynamomètre de Mathieu donne 45 à droite, 41 à
gauche (un nouveau dynamomètre de Colin donne 56 et 42, le
8 février, 59 et 46). L'acuité visuelle augmente aussi ; mesurée
le 9 février, elle est de $\frac{1}{50}$ au lieu de $\frac{1\cdot5}{200}$; le malade distingue une
clef à 76 centimètres ; le 26 janvier, il ne la distinguait qu'à 28 cen-
timètres.

La force musculaire du membre inférieur gauche est accrue ;
le 22 février, il soulève 7 kilogrammes avec le pied gauche jusqu'à la position horizontale de la jambe et la maintient pendant
vingt secondes ; avec le pied droit il soulève le même poids et le
maintient pendant vingt-quatre secondes. L'ouïe reste telle qu'elle
était. Les autres sens se maintiennent ; les mouvements des doigts
et du cou-de-pied présentent encore un certain degré de raideur
due peut-être à la démarche particulière que le malade a dû garder pendant huit ans, marchant avec précaution d'une pièce, ne
sentant que peu le sol, évitant de fléchir et d'étendre les articulations du pied ; ces mouvements deviennent de jour en jour
plus souples, grâce à l'électrisation induite faite tous les jours
avec les électrodes humides.

Une douleur plus vive que celle existant d'habitude avait succédé à l'application de l'aimant, dans la région occipitale ; céphalalgie gravative s'irradiant à la région frontale droite, continue
et ne cédant que passagèrement à la morphine. L'aimant en fer
à cheval, même de très fort calibre, appliqué pendant plusieurs
jours, du 1ᵉʳ au 4 février, *loco dolenti*, reste inefficace contre cette
douleur. Le 26 février, application d'un courant continu, pôle
positif, à la protubérance occipitale, négatif à la région frontale,
à 11 heures du matin ; dans la nuit, la céphalalgie frontale a disparu et la douleur se localise à la protubérance.

Une nouvelle application du courant (huit éléments), pôle positif au synciput, négatif à la nuque, est suivie, au bout de quatre
heures, de la cessation complète de la douleur ; elle reparaît
encore légère le 11 février, mais cède de nouveau au courant
continu et n'a pas reparu depuis. Ajoutons enfin que les érections,
supprimées depuis plusieurs années, ont reparu depuis l'application des aimants. Quand le malade se réveille le matin dans son
lit, le pénis est en érection, ce qu'il n'était plus depuis 1873. Il
dit n'avoir pas eu de relations sexuelles depuis plusieurs années ;
les désirs génésiques éteints n'ont d'ailleurs pas reparu.

En résumé, chez un homme de 49 ans, symptômes

d'affection cérébelleuse datant de 9 ans, caractérisés par une attaque apoplectiforme, de la titubation, de la céphalalgie occipitale, des vomissements, des vertiges au moindre mouvement de la tête sur le rachis.

Sur ces symptômes cérébelleux s'est greffée depuis 2 ans une hémianesthésie sensitivo-sensorielle gauche. Un aimant appliqué sur la face dissipe d'abord le vertige, puis restaure la sensibilité de la face et les sensibilités sensorielles. Des aimants appliqués ensuite sur les membres et le tronc restaurent la sensibilité de tout le corps et augmentent la force musculaire.

La cessation si rapide du vertige et de la titubation par l'action suggestive de l'aimant montre que ces symptômes n'étaient plus entretenus que par le psychisme, la cause organique primordiale n'existait plus. Sans doute la tumeur cérébelleuse probable existait toujours, mais stationnaire, sans congestion, ni irritation. On sait d'ailleurs que ces tumeurs après une période symptomatique, douleurs, titubation vertigineuse, etc., peuvent ne plus manifester, rester silencieuses ; de longues rémissions peuvent se produire qui semblent être une guérison. Ainsi en était-il sans doute dans notre cas ; mais le vertige et la titubation survivaient dynamiquement, comme psychonévrose que la suggestion a pu enlever.

Quant à l'hémianesthésie sensitivo-sensorielle guérie de même par la vertu purement suggestive à l'aimant, elle était sans doute aussi, comme dans toutes nos observations, une addition non organique, mais psychonerveuse ; une anesthésie légère, comme elle est si fréquente chez les nerveux, ayant pu dégénérer par l'exploration médicale en hémianesthésie complète justiciable de la suggestion. La force musculaire diminuée corrélativement par l'anxiété auto-suggestive a presque doublé avec le retour de la sensibilité.

Mais le malade n'était pas guéri. Voici la suite de l'observation.

Sorti de notre service le 2 mars, il marchait bien et sans hésitation, avec une canne, ne ressentant qu'une certaine raideur dans les articulations du cou-de-pied et des orteils ; au bout de quinze à vingt minutes, la fatigue l'obligeait à s'asseoir. Le vertige disparu n'est pas revenu. X. tourne la tête et la remue en tous sens sans plus éprouver aucune sensation anormale ; il n'a plus de douleurs occipitales ; seulement il éprouve encore une ou deux fois par semaine le sentiment d'un léger coup de marteau allant de la partie gauche de l'occiput d'avant en arrière à la région frontale, un seul coup durant une fraction de seconde, non douloureux, tandis qu'autrefois, avant l'aimantation, ce coup était plus douloureux, le réveillait pendant la nuit, durait plus longtemps, une minute environ, et se répétait cinq ou six fois au moins dans les vingt-quatre heures.

La sensibilité restaurée persiste ; seulement il existe un certain degré d'engourdissement aux talons, plus marqué au gauche, et qui aurait augmenté depuis la sortie du malade, engourdissement sans fourmillements ni anesthésie.

D'autres troubles sont survenus depuis environ quatre mois :

1° Une douleur qui commence à l'ischion gauche s'étend vers le grand trochanter et de là descend à la face anté-rieure de la cuisse, se limite plus bas à la crête antérieure du tibia et se propage vers le premier et le quatrième or-teils ; douleur obtuse, comme une sensation d'excoriation légère, marquée surtout vers l'ischion et la crête du tibia, n'augmentant pas par la marche ;

2° Une douleur contusive moins forte, continue, dans les deux avant-bras, des coudes aux poignets, plus marquée à gauche : cette douleur a diminué depuis le 22 août, par le traitement (iodure de potassium, bains sulfureux) ;

3° Une douleur au milieu des vertèbres lombaires et de la région lombaire gauche, peu intense, continue, spontanée et à la pression, sans exacerbation pendant le décubitus, mais devenant quelquefois très forte quand le malade se dresse sur son séant;

4° Quelquefois, les deux derniers doigts gauches et les trois derniers à droite deviennent insensibles et comme morts; il les mord sans les sentir. Ce phénomène se présente surtout dans la nuit, quatre ou cinq fois; plus rarement le jour, une fois seulement, ou pas du tout; il dure trois à quatre minutes et disparaît habituellement quand le malade met les mains entre les cuisses, sans doute par la chaleur. Ce symptôme, d'ailleurs, que nous n'avions pas noté, existe depuis plus d'un an et n'avait pas disparu à la suite de l'application des aimants. La sensibilité tactile et à la douleur est conservée en dehors de ces crises;

5° Quand le malade entre au lit, il est pris régulièrement pendant quinze ou vingt minutes, depuis environ quatre mois, de secousses dans un pied qui fléchit et s'étend alternativement ou bien subit un mouvement d'adduction et d'abduction; ou bien c'est dans le genou un mouvement de flexion et d'extension alternative. Ces phénomènes nouveaux se manifestent tantôt à droite, tantôt à gauche, mais jamais dans les deux côtés en même temps; les secousses se succèdent quelquefois à des intervalles de quelques minutes, se suivent rapidement au nombre de dix ou vingt. Nous ne constatons pas d'exagération des réflexes tendineux. Ces diverses symptômes qui ne se rapportent à aucune localisation bien définie, ni cérébrale, ni spinale, ni périphérique, pourraient être de nature psychonerveuse ou neurasthénique greffées sur l'impressionnabilité nerveuse du sujet;

6° Mais ceci est le phénomène nouveau le plus saillant; il s'est manifesté depuis quatre mois et va en progressant. au dire du malade. Il a une *démarche d'ataxique* très accentuée, lançant ses deux jambes; la droite est mieux soulevée que la gauche. Il se tient debout, sans canne, les yeux ouverts; mais ceux-ci fermés, il vacille au bout de sept secondes. Sur un seul pied, les yeux fermés, il ne peut se tenir debout et vacille immédiatement. Cependant il sent la résistance du sol, distingue le plancher du tapis ; il n'a aucun vertige ; ce n'est plus comme autrefois, la démarche titubante d'un homme ivre, ce sont les mouvements mal coordonnés avec projection des pieds de l'ataxique. De plus, il ressent quelquefois pendant la marche, une fois environ par quart d'heure, comme un coup dans les genoux qui fléchissent, et il tomberait s'il ne s'appuyait. Dans son lit, il exécute tous les mouvements ; la force musculaire semble conservée ; la force dynamométrique, mesurée au dynamomètre de Mathieu, est de 45 pour la main droite et de 33 pour la main gauche. L'érection du pénis a toujours lieu le matin, sans excitation insolite. J'ajoute que le malade n'a pas et n'a jamais eu de douleurs fulgurantes caractérisées.

Tel est l'état actuel. Ainsi, les symptômes qui avaient cédé à l'aimant n'ont pas reparu. D'autres se sont manifestés d'une interprétation difficile. On peut se demander si l'ataxie locomotrice nouvelle est cérébelleuse ou spinale. Peu importe ! Cette observation montre que la suggestion pure ou incarnée dans un aimant, si elle est efficace contre l'élément psychonerveux si fréquemment greffé sur les maladies organiques des centres nerveux, n'arrête pas l'évolution de ces maladies [1].

Observation XCVII. — *Attaque d'apoplexie.* — *Hémiplégie incomplète ; hémianesthésie complète sensitivo-sensorielle persistant après quatre mois.* — *Guérison par l'application d'aimants pendant dix jours.*

H..., âgé de trente-huit ans, entre à l'hôpital le 12 mai 1881, atteint d'hémiplégie incomplète avec hémianesthésie du côté gauche, datant du 16 janvier.

1. Dans la précédente édition, les symptômes de la maladie et l'action thérapeutique des aimants étaient interprétés autrement. Je développais les raisons qui me faisaient considérer cette ataxie comme cérébelleuse.

Fort, bien constitué, d'une bonne santé habituelle, n'accusant ni syphilis, ni rhumatisme antérieur, mais quelques accès de fièvre intermittente contractés en Afrique en 1868 et quelques abus d'absinthe, il resta bien portant jusque vers le 12 janvier. A cette époque il aurait eu, pendant quatre jours, de légères hématémèses, avec reflux d'une partie du sang par le nez (peut-être étaient-ce des épistaxis?), vomissements faciles sans nausées, sans troubles digestifs, dit-il. Il travaillait alors dans un laminoir de Liège, exposé à une chaleur très vive. Le 16 janvier, il ressentit du malaise, de la céphalalgie avec vertige et des picotements douloureux dans toute la moitié gauche du corps; en même temps, il aurait éprouvé une sensation de froid; le champ visuel correspondant à l'œil gauche était trouble, il aurait vu double les objets et les personnes. La marche était normale, la force musculaire conservée; du côté de la face rien n'était modifié.

Pour dissiper ce malaise, il se promena dans un jardin public de Liège, quand il perdit tout à coup connaissance et tomba sur place.

Transporté à l'hôpital de Liège, il ne reprit connaissance qu'au bout de dix jours. Il était frappé d'hémiplégie complète avec hémianesthésie sensitivo-sensorielle gauche.

Au bout de quarante jours, le malade put parler convenablement et marcher, mais l'hémianesthésie persistait. Il quitta l'hôpital de Liège le 26 février et fit un séjour de quarante jours à l'hôpital de Reims, où on lui électrisa les membres paralysés.

Sorti de ce dernier hôpital il y a quelques jours, il voulut reprendre son travail; mais il restait sujet depuis son attaque à des vertiges fréquents : tout tourne autour de lui. Depuis deux jours, ces vertiges ont augmenté; la céphalalgie s'y est jointe; la marche est incoordonnée, il tombe à chaque instant, dit-il, du côté paralysé; les enfants le suivaient dans la rue comme un homme ivre.

État actuel (le 17 mai 1881). — Traits de la face déviés à droite : paralysie du nerf facial supérieur et inférieur gauche; peau frontale gauche lisse sans ride; l'œil se ferme incomplètement et pleure; tous les mouvements de l'œil sont conservés; l'orbiculaire palpébral seul est parésié. Narine gauche abaissée; la droite tirée en haut et en dehors, de même que la commissure labiale droite; langue déviée à gauche, le malade la sort assez facilement; en soufflant, il ne contracte que la moitié droite de l'orifice buccal.

Sens spéciaux : acuité visuelle diminuée $\frac{1}{50}$ pour l'œil gauche; $\frac{1}{2}$ pour l'œil droit. Le champ visuel de l'œil gauche pour les différents diamètres mesure en haut (verticalement) 15°; en dehors et en haut, il mesure 16°; en dehors, 20°; en bas et en dehors, 16°; en bas, 17°; en dedans et en bas, 26°; en dedans, 18°; en dedans et en haut, 16°.

Le champ visuel droit, pour les mêmes diamètres, successivement en allant de haut en bas pour le côté externe et revenant de bas en haut pour le côté interne, mesure 45°, 48°, 75°, 75°, 75°, 50°, 32°, 36°.

L'œil droit reconnaît toutes les couleurs; l'œil gauche reconnaît le rouge; le bleu et le vert paraissent noir.

L'oreille gauche ne perçoit pas le tic tac de la montre appliquée contre elle; l'oreille droite le perçoit à 9^{cm},5 le 13 mai, à 13^{cm},5 le 15 mai.

L'odorat est aboli à gauche, conservé, mais diminué à droite.

Le goût est aboli sur la moitié gauche de la langue qui ne perçoit pas l'amertume de la coloquinte; la moitié droite la perçoit.

La sensibilité (dans tous ses modes) est abolie à la face du côté gauche jusqu'à 5 centimètres de la ligne médiane. De même sur le cuir chevelu et la muqueuse bucco-pharyngée.

Membres supérieurs. — Sensibilité abolie à gauche jusqu'au tiers supérieur où elle reparaît obtuse ainsi qu'à l'épaule. Pas de paralysie : le malade exécute tous les mouvements, mais lève son avant-bras lentement, avec un léger tremblement, et en suivant le mouvement des yeux. Ceux-ci fermés, il soulève un peu son avant-bras, puis le laisse tomber brusquement à un moment donné. Il n'a aucune notion de la position du membre qu'on déplace à son insu. Il ne peut ni ouvrir ni fermer les mains sans le concours des yeux. Le dynamomètre serré de la main gauche donne, avec la vue 12, sans la vue 4; avec la main droite 76°.

Membres inférieurs. — A la plante du pied gauche, sensibilité tactile très obtuse ; sensation vague de deux pointes de compas distantes de 12 centimètres. Analgésie complète. A la jambe et au tiers inférieur de la cuisse jusqu'à 9 centimètres du bord supérieur de la rotule, anesthésie complète ; au-dessus, sur la cuisse, sensibilité tactile et à la température très obtuse, analgésie incomplète, retard de perception. Deux sensations sont vaguement perçues sur la face antérieure de la cuisse gauche avec un écartement de 65 millimètres des deux branches du compas, à droite avec 30 millimètres:

Il ne peut que faiblement, lentement, avec un léger tremblement, fléchir la jambe sur la cuisse, et celle-ci sur le bassin, avec un déploiement de force considérable ; il n'exécute que des mouvements très limités des orteils. Les réflexes ne sont pas exagérés. Le malade étant assis sur son lit, la jambe gauche soulève 2 kilogrammes suspendus au pied à peine à 10 centimètres, 1 kilogramme est soulevé jusqu'à la moitié de l'horizontale; 500 grammes le sont lentement jusqu'à la moitié de l'horizontale; il n'a aucune notion de la différence des poids.

Au tronc, anesthésie du côté gauche en avant et en arrière complète; sauf sensibilité obtuse dans la fosse sus-épineuse et la moitié supérieure de la fosse sous-épineuse.

Le malade marche en fauchant de la jambe gauche et laissant retomber la partie antérieure du pied. Le 14 mai il est levé de 11 heures à 2 heures et demie : un vertige l'oblige de se recoucher.

Troubles trophiques : taies de la cornée : phlyctène comme une pièce de 50 centimes au-dessus de la malléole externe gauche, un autre d'un diamètre double au-dessous et en avant de la malléole interne.

Le 15 mai, à 10 heures et demie du matin, première application d'un aimant en fer à cheval qui soulève 250 grammes de fer à la joue gauche, entre l'œil et l'oreille. A une heure de l'après-midi, jusqu'au lendemain à la visite, le malade ressent des fourmillements au lieu de l'application et autour jusqu'à la partie latérale de la nuque : il a aussi des bourdonnements d'oreille et de la douleur de tête, le côté gauche de la face se couvre de sueur; il ne dort que 2 heures.

Le 16 mai, à la visite, on constate :

La sensibilité générale est revenue : 1° au-dessus et en dehors de la bosse frontale gauche sur l'étendue d'une pièce de 5 francs; 2° à l'angle externe de l'œil, sur l'étendue d'une pièce de 50 centimes; 3° par places à la nuque et sur la partie antérieure de l'épaule. Vision : il distingue les objets et les montre du doigt à cinq mètres, peut lire à plus de 30 centimètres, couramment, reconnaît le bleu et le vert.

L'audition existe jusqu'à 6 mètres, mais le tic tac de la montre n'est pas perçu à cause des bruissements d'oreille. Les muqueuses restent anesthésiées.

Deuxième application de l'aimant à cinq heures du soir, *ibidem*. De plus, application d'un autre aimant à la face palmaire du poignet et de la main.

Le 17 mai. — N'accuse plus d'autres sensations subjectives que le bruissement d'oreille. La sensibilité est revenue, outre les régions d'hier, sur la région frontale externe et la paupière supérieure vers la commissure externe ; légère sensibilité de la conjonctive, du lobule de l'oreille. Larmoiement moindre ; le réflexe du clignement se produit. Tic tac de la montre perçu à deux centimètres.

A la main, la sensibilité n'est revenue qu'à la paume sur une hauteur de deux centimètres au niveau de la racine des troisième et quatrième doigts, et au-dessus du poignet à la partie antérieure de l'avant-bras sur une hauteur de quatre centimètres. L'anesthésie persiste ailleurs. Le dynamomètre donne 76 à droite, 16 à gauche.

Troisième application de l'aimant à 10 heures du matin sur la main, à 5 heures du soir sur la face. Dans la matinée, sensation de pulsations dans la main et de secousses dans le coude se répétant toutes les trois minutes. A la face, fourmillements jusqu'à 5 heures du matin ; le malade craint une congestion cérébrale et enlève l'aimant pendant une heure.

Le 18 mai, on constate, à la face, sensibilité ne dépassant pas en dehors une ligne verticale passant par la commissure externe de l'œil, sensibilité de la région temporo-pariétale, et dans une petite zone en avant de l'oreille ; par places seulement, sur la joue au-dessous de la paupière inférieure ; celle-ci et la conjonctive sont sensibles.

Lit à quarante-cinq centimètres de distance. Même état des autres sens.

A la main, sensibilité des deux dernières phalanges. A l'avant-bras, la sensibilité remonte à la face antérieure à douze centimètres au-dessus du poignet. Cette sensibilité restaurée est partout faible et avec analgésie.

Je ne poursuivrai pas cette observation jour par jour ; elle est relatée dans la *Revue médicale de l'Est* (1882). L'application des aimants est continuée ainsi jusque vers la fin de mai. Le 21, on commence à l'appliquer à la jambe. La sensibilité se restaure progressivement.

Le 27 mai, après la dixième application de l'aimant, on note : sensibilité partout. Le malade a marché hier toute l'après-midi sans vertige. La déviation des traits est moindre : mais le front ne se plisse pas à gauche ; il y a toujours un certain degré de larmoiement. Le malade se sent plus fort du bras et de la jambe. Il repousse du pied avec force, ce qu'il ne pouvait pas faire au début. Il arrive à soulever la jambe lentement sans effort et à la fléchir. Les jours suivants, il reste levé, marche toujours en fauchant, n'a presque plus de vertige ; l'hémiplégie faciale persiste à un certain degré. Il porte bien, mais avec une certaine lenteur, la main gauche sur la tête. Le 31, le dynamomètre donne 46 à 48 pour la main gauche. Le pied soulève 7 kilogrammes jusqu'à l'horizontale, mais ne les soutient que pendant une seconde : ce poids lui semble cinq fois plus lourd à ce cou-de-pied qu'au droit. Il soulève 5 kilogrammes et les maintient sept secondes.

L'œil coule moins ; le front ne se plisse pas encore à gauche ; cependant les muscles sourciliers, masséter, élévateur de l'aile du nez se contractent. La sensibilité générale et les sensibilités spéciales sont parfaites.

L'examen du champ visuel fait le 8 juin montre que, à gauche, ce champ visuel a considérablement augmenté, plus que triplé ; le champ visuel droit s'est aussi élargi dans sa demi-circonférence supérieure.

Voici les chiffres pour l'œil gauche : en dehors 77 au lieu de 20. En dehors et en bas, 80 au lieu de 16. En bas, 65 au lieu de 17. En bas et en dedans, 53 au lieu de 26. En dedans, 53 au lieu de 18. En dedans et en haut 60 au lieu de 16. En haut 48 au lieu de 15. En haut et en dehors, 60 au lieu de 16.

Voici les réflexions dont nous faisions suivre cette observation en 1882 :

En résumé, attaque d'apoplexie précédée de prodromes et laissant après elle une hémiplégie incomplète avec hémianesthésie sensitivo-sensorielle gauche complète persistant encore après quatre mois. Il a fallu appliquer les aimants pendant dix jours sur les diverses régions du corps pour restaurer la sensibilité partout. Il s'agit évidemment, dans ce cas, d'une lésion organique de l'hémisphère gauche ; les prodromes qui ont précédé l'attaque semblent indiquer un ramollissement par oblitération vasculaire. Ce ramollissement intéresserait outre le tiers postérieur de la capsule blanche interne, la partie inféro-interne du noyau lenticulaire ou les tractus blancs de ce segment décrit sous le nom de globus pallidus, si les données indiquées par M. Hallopeau, relatives au trajet intra-cérébral du faisceau supérieur du nerf facial, viennent à se confirmer.

Insistons sur quelques détails de cette observation.

L'aimantation a ramené la sensibilité lentement et progressivement au fur et à mesure du contact de l'aimant avec les diverses parties du corps. La sensibilité, d'abord obtuse, a continué à se perfectionner avec l'aimantation. De plus ce n'est pas par continuité de tissu que le tronc a recouvré sa sensibilité. Le 21 mai, par exemple, la cuisse ne présentait que des traces de sensibilité vers sa partie inférieure et externe, et le bras seulement à sa face antérieure et interne alors que tout le tronc était redevenu sensible, sans application directe de l'aimant. A mesure que la sensibilité reparaissait du côté paralysé, elle a paru se perfectionner aussi sur le côté sain. L'examen au périmètre a montré aussi que avec l'augmentation considérable du champ visuel gauche a coïncidé une certaine augmentation du champ visuel droit.

Avec la restauration de la sensibilité a marché de pair une augmentation de la force musculaire constatée par le dynamomètre au membre supérieur et le poids soulevé au membre inférieur. L'aimant (je dirai aujourd'hui la suggestion) a-t-il une efficacité directe contre la paralysie motrice ? Est-il susceptible de restaurer la force musculaire comme il restaure la sensibilité ?

L'action incontestable que l'aimant a provoquée dans ce cas, comme dans les autres, augmentant la force et la précision des mouvements, peut être subordonnée à la vertu esthésiogène.

« L'abolition complète de la sensibilité dans un membre, dit Vulpian, trouble à un haut degré les mouvements de ce membre. Les mouvements deviennent incertains, irréguliers et paraissent perdre une partie de leur énergie. Des expériences instituées d'abord par Ven Deen, répétées depuis par Longet, par Cl. Bernard, par Brown-Sequard, que j'ai faites aussi, montrent bien toute l'influence qu'exerce la sensibilité des membres sur leurs mouvements. »

Le contraire a été soutenu, il est vrai, par M. Tripier, qui conclut de ses expériences que la diminution du sens du tact ne détermine, chez le chien, aucun trouble dans les mouvements. Mais les expériences de M. Tripier ne sont rien moins que démonstratives. Dans les deux qu'il rapporte, il ne détermine, par des sections des nerfs sensitifs, qu'une diminution et non une abolition de la sensibilité ; de plus, il ne peut mesurer d'une façon rigoureuse la force musculaire des membres anesthésiés chez les animaux. Chez notre malade, d'ailleurs, l'augmentation de la force musculaire a marché de pair avec le retour de la sensibilité tactile et musculaire. L'aimant n'a rendu aux muscles que ce que l'anesthésie leur avait enlevé. La paralysie, liée directement à la lésion des fibres motrices intra-cérébrales, est restée réfractaire au traitement. L'hémiplégie faciale a persisté à un certain degré ; le front, du côté gauche, ne s'est pas plissé ; la jambe gauche a toujours fauché en marchant. L'aimant a restauré dynamiquement, non organiquement.

On voit par ces anciennes observations que, comme tous les médecins, nous faisions, avant de la connaître, de la suggestion thérapeutique, sous le nom de magnéto-thérapie.

XVIII

OBSERVATIONS DE THÉRAPEUTIQUE PAR ENTRAINEMENT SUGGESTIF ACTIF OU DYNAMOGÉNIE PSYCHIQUE

Je termine ce chapitre d'observations cliniques par une étude qui a déjà paru en 1898 dans la *Revue de médecine*. Le lecteur verra par quelle évolution d'idées à la suite de l'observation des faits, depuis 1882 où je faisais, comme tout le monde, de la magnéto-thérapie, je suis arrivé, en passant par les doctrines de l'hypnotisme, du sommeil provoqué, de la suggestion verbale, à la forme actuelle plus compréhensive et je crois plus féconde en thérapeutique : entraînement suggestif actif, dynamogénie psychique, éducation suggestive.

Beaucoup de médecins s'imaginent que la suggestion thérapeutique consiste simplement à endormir le malade et à lui affirmer la guérison ou à lui faire croire qu'il est guéri. Il n'en est pas ainsi. Et d'abord, si certains peuvent être endormis, la plupart ne peuvent pas l'être, dans le sens habituel de ce mot ; beaucoup ne reçoivent par suggestion que l'illusion plus ou moins parfaite du sommeil. En second lieu, ceux-là même qu'on réussit à mettre en sommeil profond ne sont pas toujours débarrassés de leurs troubles nerveux, purement fonctionnels, par simple affirmation. Sans doute, cela arrive souvent. Une douleur, une crampe, une anesthésie, une impotence fonctionnelle sont parfois justiciables de la seule suggestion verbale. Mais souvent aussi ces troubles résistent.

Voici, par exemple, un malade atteint de paraplégie nerveuse. Il est très suggestible ; je puis le mettre en sommeil profond, lui donner des illusions, des hallucinations. Et cependant j'ai beau le laisser dormir des heures, lui affirmer avec insistance qu'il est guéri, qu'il peut marcher, je mets l'idée dans son cerveau ; il l'accepte. Au réveil, il est convaincu qu'il peut marcher ; fort de cette conviction il essaie et ne peut pas.

Voici un autre malade qui a une douleur nerveuse : je lui affirme pendant l'hypnose qu'il ne l'a plus ; cela a réussi chez d'autres ; chez lui cela ne réussit pas ; il l'a toujours. Cette autre a une aphonie nerveuse ; je lui suggère avec énergie sa disparition ; la malade me croit ; elle fait des efforts inouïs pour parler et n'y arrive pas.

L'idée seule passivement acceptée par le sujet n'a pas suffi pour produire l'excitation cérébrale et nerveuse nécessaire à la guérison. Cette guérison cependant que la suggestion, même dans l'état dit hypnotique, n'a pas faite, je puis l'obtenir souvent à l'état de veille, si je ne me contente pas d'introduire l'idée dans le cerveau, si j'oblige cette idée à agir, si j'ajoute l'acte à l'idée, si j'incite par un procédé matériel l'organisme à réaliser celle-ci, si je fais la suggestion active, au lieu de la faire passive, si je fais ce que j'appelle l'*entraînement suggestif actif*, ou la *dynamogénie psychique*, c'est-à-dire l'éducation du sujet.

Le malade atteint de paraplégie nerveuse rebelle à la suggestion simple, je le fais lever ; il chancelle ; je le soutiens, je le fais marcher, en l'encourageant, en continuant à le soutenir physiquement et moralement ; j'excite et j'oblige ainsi son cerveau à faire l'acte dynamogénique nécessaire pour combattre la peur ou la sensation douloureuse inhibitoire. Après quelques séances de cet entraînement suggestif actif, le sujet marche ; il est guéri.

Que de fois ai-je guéri ainsi des paralysies nerveuses traitées depuis des mois et des années inutilement par le bromure, la strychnine, l'hydrothérapie, l'électricité ; les médecins avaient mis en œuvre toutes les ressources de la thérapeutique ; ils n'avaient oublié qu'une chose : l'entraînement : faire marcher le malade pour lui apprendre à marcher.

Cet autre malade a une douleur nerveuse rebelle aussi à l'affirmation suggestive simple. En vain je l'ai laissé dormir une heure, suggérant la guérison, Alors à l'état de veille, je mets la main sur la région sensible, je lui dis : « Tenez, sentez la chaleur de ma main. La douleur diminue, diminue. En trois minutes, elle aura disparu. » Je continue à frictionner la région douloureuse pour incarner l'idée suggérée dans une sensation réelle. Au bout de trois minutes, je le fais lever, marcher vivement, lui démontrant que la douleur n'existe plus. Quelquefois j'ai réussi, ce faisant ; j'ai matérialisé la suggestion, je l'ai faite active ; j'ai facilité ainsi la dynamogénie inhibitoire que la simple affirmation même à l'état hypnotique n'avait pu faire.

L'aphonie nerveuse n'a pas cédé non plus à la suggestion simple. Alors, à l'état de veille, j'excite vivement le malade à dire successivement les voyelles a, e, i, o, u ; en le stimulant vigoureusement, avec ou sans beaucoup d'efforts, je finis par inciter son cerveau à actionner suffisamment les cordes vocales pour l'émission de ces sons. L'impulsion donnée, il continue et articule avec une force toujours croissante ; l'aphonie est guérie ainsi chez quelques-uns ; je ne dis pas chez tous.

Voilà ce que j'appelle la dynamogénie psychique ou suggestion active. Les procédés de cette dynamogénie sont d'ailleurs infiniment variables ; tel qui réussit chez l'un échoue chez l'autre ; ils doivent être adaptés à l'individualité psychique et à la nature de la maladie dont le mécanisme générateur n'est pas le même chez tous.

Dès mes premières recherches sur la thérapeutique suggestive j'avais observé ces faits et j'en signale dans mes livres de nombreux exemples. En voici un relaté en 1886 : « Un homme est au service avec un tic convulsif douloureux lombo-dorsal ; son tronc est plusieurs fois par minute agité de secousses cloniques qui le projettent en avant, il ne peut absolument pas marcher. Rien n'y fait. Cela dure depuis des semaines. Quand il veut marcher, les secousses se répètent avec opiniâtreté, et il est obligé de s'arrêter ou de s'appuyer pour ne pas tomber.

« Je l'hypnotise, il n'arrive qu'au troisième degré, assis sur une chaise. La suggestion simple ne réussit pas toujours à arrêter ces crises ; mais si je le fais marcher, soit à l'état de sommeil, soit à l'état de veille, en affirmant énergiquement qu'il n'a plus de secousses, si je le fais trotter activement, sans trêve, ni repos, les secousses disparaissent et il arrive à courir pendant des heures entières, sans ressentir aucune tendance au tic. L'*entraînement suggestif actif* réussit là où la simple suggestion passive a échoué[1]. »

Depuis cette époque, mes études sur la suggestion m'ont amené de plus en plus à considérer la suggestibilité comme une propriété normale physiologique du cerveau humain, qui peut être accrue et actionnée à l'état de veille par la parole, l'émotion, l'entraînement, l'exercice, par des procédés dynamogéniques divers ; j'ai cherché à dégager cette propriété physiologique de l'hypnotisme, à établir que l'hypnose n'est pas un état particulier, anormal, que le sommeil provoqué par suggestion ou l'illusion du sommeil n'est nullement nécessaire pour obtenir les phénomènes dits hypnotiques, que ceux-ci existent sans hypnose, sans sommeil, que ce sommeil ne crée donc pas un état spécial de l'organisme, ni des propriétés physiologiques ou psychologiques nouvelles ; j'ai conclu de mes observations nombreuses que la médication psychique n'est pas uniquement de l'hypno-thérapie, que le champ de la suggestion médicale n'est pas limité à la pratique du sommeil braidique ou suggestif, qu'il n'appartient pas seulement à l'hypnotiseur privilégié et doué d'un pouvoir ou d'une expérience spéciale ; qu'il s'étend à toutes les opérations qui appellent l'élément psychique au service de l'organisme, qui mettent en œuvre la cellule consciente et pensante pour actionner les fibres nerveuses qui en émanent et la mettent en rapport organique et dynamique avec tous les organes et toutes les fonctions.

Les observations que je vais relater serviront de démonstration clinique à ce qui précède.

1. *De la suggestion et de ses applications à la thérapeutique*, 1re édition, p. 228.

OBSERVATION XCVIII. — *Nervo-arthritisme d'origine puerpérale. Neurasthénie générale avec impotence fonctionnelle des membres inférieurs, complète depuis six mois, guérie en 14 jours par entraînement actif.*

Mme A..., âgée de trente-six ans, entre dans mon service le 18 juin 1895.

Histoire de la malade. — Mariée, elle a eu 5 grossesses. Les trois premiers accouchements se sont bien passés sans accident. Le quatrième aurait été suivi de pertes et d'un état nerveux pour lequel fut ordonné un séjour à Gerardmer avec traitement hydrothérapique qui procura une notable amélioration. Une nouvelle grossesse augmenta la faiblesse antérieure. L'accouchement eut lieu le 14 juillet 1894 ; il fut suivi pendant quelques jours d'un état fébrile provoqué par la rétention d'une partie du placenta. Elle nourrit l'enfant pendant trois semaines. Dans les premiers jours d'août, elle se levait et reprenait ses occupations habituelles ; mais au bout d'une semaine, elle fut prise de troubles nerveux, perte d'appétit, diminution des forces, sommeil rare. En même temps douleurs dans les reins, dans le dos, entre les épaules, dans les cuisses : ces douleurs ont persisté jusqu'à l'heure actuelle ; peu intenses au repos, elles sont exaspérées surtout par la marche et par la digestion. Après le repas, elles augmentent et s'accompagnent de fourmillements dans les mains et les jambes. Depuis trois ou quatre mois le genou gauche est gonflé et douloureux ; depuis deux mois, le cou-de-pied est douloureux. Depuis Noël, c'est-à-dire *depuis près de six mois, la malade a gardé le lit constamment :* on la portait seulement un instant sur une chaise pour faire son lit.

De nombreux traitements ont été institués. Au début trois vésicatoires, des cataplasmes sinapisés, des enveloppements de drap mouillé, du bromure de potassium. Un médecin consultant ayant constaté une ulcération du col ordonne des cautérisations et des pansements. Plus tard, vers la fin de janvier, on pense à une affection de la moelle et on applique des pointes de feu sur le rachis ; le tout sans aucun résultat.

Examen de la malade (20 juin). — Maigrie, débilitée ; tempérament lymphatico-nerveux. Apyrexie. Pouls 104, régulier, égal. On constate une augmentation de volume du genou gauche, sans douleur : cette augmentation est due à un gonflement des condyles ; la circonférences est de 34 centimètres, au lieu de 33 que mesure le genou droit. La malade plie bien la jambe, mais ne peut l'étendre complètement ; elle remue bien toutes les articulations, soulève la jambe gauche de 10 centimètres ; les réflexes cutanés et tendineux sont normaux ; elle n'accuse aucune douleur, étant couchée ; elle ne peut pas s'asseoir dans son lit, ni se tenir sur ses jambes.

Après le repas, la malade a des renvois pendant une à deux heures, sans nausées. Constipée depuis sa dernière grossesse, elle ne va à la selle que par lavements. L'estomac est un peu dilaté.

La respiration est normale ; les bruits du cœur nets ; les urines normales. — La malade n'a que 2 à 3 heures de sommeil pendant la nuit. — Les règles ont cessé depuis le mois de février.

Voici le traitement institué.

Le 20 juin, la malade ne pouvant s'asseoir dans son lit, et retombant quand on l'assied, je la fais asseoir, en insistant, en l'encourageant, et j'arrive par cette seule suggestion à l'état de veille, à la faire tenir assise dans son lit. Je lui fais quelques frictions sur les membres inférieurs, *pour augmenter leurs forces*.

Le 21 juin, je la fais lever. Ce n'est pas une petite chose que de mettre sur jambes cette femme couchée depuis six mois ; elle laisse glisser les pieds sur le sol et tend à s'affaisser. Mais en insistant, en l'encourageant, j'arrive à la faire tenir debout quand on la soutient ; puis je la fais asseoir une chaise où elle reste pendant trois heures. Ce jour elle mange avec appétit, la digestion est meilleure ; elle a une selle, elle dort la nuit 4 à 5 heures.

Le lendemain 22 juin, elle soulève mieux ses jambes au lit ; elle sent que les frictions (suggestives) que je fais continuer font revenir les forces : je la fais marcher. Elle fait quelques pas, soutenue par trois personnes. Elle disait sans cesse qu'elle ne pouvait pas, que ses jambes ne la supportaient pas, qu'elle allait tomber. Et, en effet, elle s'effondrait, son corps se portait en arrière, elle soulevait péniblement les jambes, et serait tombée, si elle n'avait pas été solidement soutenue. Mais en la stimulant énergiquement, j'arrivai à lui faire faire tous les mouvements de la marche.

Je continue ainsi à faire marcher la malade tous les jours. Le 25 juin, elle se tient beaucoup mieux, le corps droit, et soulève bien les jambes. Elle conserve une raideur dans le genou gauche qui la fait boiter. Le 28, elle marche toute seule, facilement, en poussant devant elle une chaise sur laquelle elle s'appuie.

Le 3 juillet, elle marche bien avec une canne, en boitant ; le gonflement du genou a diminué. Elle réclame une suggestion hypnotique pour enlever la douleur entre les épaules et dans les reins.

Le 4 juillet, *la malade marche très bien sans canne et depuis ce jour, elle continue à bien marcher sans boiter*. Elle quitte l'hôpital, le 23 juillet, guérie de sa paralysie, l'appétit bon, les digestions normales, le sommeil bon. Elle accusait encore des douleurs neurasthéniques dans le dos, dans les reins, une sensation de feu dans l'abdomen ou entre les épaules, une sensation de trépidation dans la partie postérieure du corps, des tiraillements dans le ventre et les jambes ; ces sensations variables existaient depuis 4 à 5 mois ; elles sont plus rebelles à la suggestion, mais elles n'empêchent plus la malade de marcher toute la journée.

Voilà donc une malade qui depuis six mois était immobilisée, dans son lit, ne pouvant se tenir debout, ne pouvant s'asseoir ; tous les traitements institués, médicamenteux, hydrothérapiques, révulsifs, restaient impuissants. En quatorze jours elle est guérie et marche seule. Qu'avons-nous fait pour la guérir ? Nous l'avons fait marcher.

Sa paraplégie était purement psychique. Des douleurs nerveuses ou nervo-arthritiques des membres inférieurs liées à un état neurasthénique général entravaient le mécanisme psychique de la marche. La douleur ou la peur de la douleur paralysait sa volonté et l'empêchait d'actionner les muscles qui président à la station et à l'ambulation. Qu'y pouvaient les médicaments et les révulsifs ? Il fallait stimuler la volonté, enlever la peur inhibitoire, obliger le cerveau à réaliser la fonction entravée, refaire par l'exercice l'habitude de la marche. Ce qui a été fait après six mois d'impotence aurait pu être fait dès le début, comme le montre le cas suivant :

OBSERVATION XCIX. — *Douleur nerveuse dans le membre inférieur gauche à la suite d'un effort. — Impotence fonctionnelle complète depuis quatre jours. — Restauration de la marche et guérison complète par entraînement suggestif en une seule séance.*

Reine S..., quarante-cinq ans, journalière, entre dans mon service le 11 mai 1895.

Il y a quatre jours, en puisant de l'eau dans la rivière avec un arrosoir, elle s'est sentie piquée dans les reins et la fesse gauche. Pendant dix minutes, elle n'a pas pu se redresser. Dans la journée elle a repris son travail, tout en ressentant une douleur dans les reins. Le soir, en se couchant, elle éprouvait des lancées dans l'aine gauche, dans la partie antérieure de la cuisse, de la jambe jusqu'au niveau des malléoles. Pendant la nuit, son mari la frotte à plusieurs reprises et sans résultat avec de l'alcool camphré. Le lendemain, elle put encore marcher et travailler, mais avec des douleurs atroces. La nuit fut encore plus mauvaise que la précédente. Le jour suivant, elle dut garder le lit.

La malade n'a pas été heureuse en ménage, mariée deux fois à des ivrognes qui la maltraitaient. Elle a trois enfants dont une fille nerveuse.

De constitution moyenne, d'un tempérament nerveux, elle présente toutes les fonctions normales. On ne constate que des douleurs spontanées et à la pression, dans la hanche gauche, la fesse, la partie antérieure de la cuisse et de la jambe. Ces douleurs n'ont pas de siège précis ; elles peuvent être localisées à volonté sur le membre.

Le 12 mai je fais la suggestion hypnotique pour enlever les douleurs et procurer le sommeil. A la suite, les douleurs diminuent, mais le sommeil de la nuit n'a pas lieu.

Je répète la suggestion le 12, sans résultat. Dans la journée, la malade est vivement impressionnée par la mort subite de sa voisine. A la suite, les douleurs augmentent, la malade ne peut se lever spontanément.

Je pense alors à la soumettre à l'entraînement suggestif, sans hypnose. Je lui dis : « Vous aller marcher, et vos douleurs disparaîtront. » Elle répond : « Mais je ne peux pas me lever. — Mais si, vous allez pouvoir vous lever. Tenez, descendez de votre lit et vous verrez que vous pouvez vous tenir debout très bien. » La malade descend péniblement et se tient après son lit : « Je ne peux, je vais tomber. J'ai mal. — Non, tenez-vous bien sur vos jambes. Vous ne tomberez pas. Vous allez sentir que vos jambes deviennent fortes, qu'elles peuvent bien vous supporter. Et vous vous tiendrez debout toute seule, sans vous appuyer, avec beaucoup d'assurance. En même temps, vous sentirez que vos douleurs s'en vont. » La malade finit par lâcher son point d'appui et se tient toute seule : « Maintenant vous allez marcher. Levez la jambe et faites un pas sans douleur. — Je ne peux pas : je tomberai sûrement. — Je vous assure que vous ne tomberez pas.

Vous sentez que vos jambes sont fortes, qu'elles ne fléchissent pas. Marchez ! » La malade essaie d'avancer, mais s'arrête, inquiète et effrayée : « Je ne peux pas, j'ai mal. — Mais si, vous pouvez : je vous affirme que vous allez marcher. Et vos douleurs vont disparaître ; vous n'aurez plus mal. » Enfin la malade fait quelques pas, en trébuchant et en s'accrochant aux personnes qui l'escortent : « Sentez-vous la force qui revient dans vos jambes et les douleurs qui s'en vont ? Vous allez marcher très bien, sans avoir mal. Marchez beaucoup mieux, franchement, sans crainte. Vous ne tomberez pas, etc. » En continuant ces exhortations pendant une dizaine de minutes, on arrive à lui faire faire le tour de la salle. Revenue à son lit, elle reconnaît que ses douleurs ont beaucoup diminué, qu'elles sont en train de disparaître et qu'elle sent la force revenir dans ses jambes.

Elle continue à marcher toute la journée, sans douleurs, spontanément. Mais elle ne dort qu'une heure.

Le lendemain 15 mai, je fais une suggestion hypnotique pour obtenir le sommeil nocturne.

Elle marche bien dans la journée, accuse encore quelques lancées dans l'aine et la partie antérieure de la jambe ; dort toute la nuit.

Le 16 mai elle n'a plus que deux ou trois lancées dans les vingt-quatre heures ; elle continue à dormir toute la nuit. Le 17, elle n'accuse plus aucune douleur, marche très bien et demande à sortir le 18 mai. La guérison s'est maintenue.

Dans ce cas comme dans le précédent, la marche était entravée par des douleurs nerveuses dans le membre inférieur gauche ; un effort musculaire probable avait déterminé cette névrose douloureuse locale, cause de l'impotence fonctionnelle. La suggestion hypnotique passive ramena le sommeil de la nuit, calma les douleurs, mais l'impotence fonctionnelle résistait. L'entraînement suggestif a restauré la fonction abolie seulement depuis quelques jours en une seule séance.

OBSERVATION C. — Sciatique. — *Après deux mois de repos, impotence fonctionnelle nécessitant le séjour au lit pendant dix-huit mois. Guérison complète en un mois par entraînement actif.*

Louis M..., cinquante-trois ans, manœuvre, entre dans mon service le 8 novembre 1897.

Il y a dix-huit mois, le malade dit avoir eu une sciatique caractérisée par de vives douleurs à la partie postérieure de la cuisse gauche, avec irradiations dans la région des reins. Il ne pouvait marcher et dut garder le lit. Au bout de deux mois de repos, les douleurs étaient devenues beaucoup moins vives ; mais il sentait pourtant que sa jambe n'était pas complètement guérie. Lorsqu'il voulut recommencer à se lever, il lui fut impossible de se tenir debout. Il ne pouvait se redresser ni mouvoir ses jambes qui étaient douloureuses et raides. Les divers traitements appliqués, ventouses, pointes de feu, etc., n'amenèrent aucune amélioration ; et il dut rester couché jusqu'au jour de son entrée à l'hôpital.

On constate une constitution débilitée, un tempérament nerveux, de l'apyrexie. Les fonctions respiratoire, cardiaque, digestive sont normales.

Le malade est couché dans son lit, replié sur lui-même, les genoux fléchis. Lorsqu'on essaye de mouvoir les membres inférieurs, il accuse de la douleur. Pourtant l'exploration des divers points du nerf sciatique n'est pas douloureuse.

Si on fait lever le malade, il se tient debout en se tenant à son lit : le corps est penché en avant, toute la colonne vertébrale présente une cyphose assez prononcée. Les jambes sont écartées, les genoux légèrement fléchis, les pieds en dehors. Il prétend qu'il lui est impossible de se redresser, et ce n'est qu'à grand'peine, lorsqu'on le soutient, qu'il peut mettre un pied devant l'autre ; les mouvements sont douloureux. Cependant on ne constate aucune lésion du rachis, ni des membres inférieurs, aucun gonflement, ni déformation des articulations.

Traitement. — Le malade a été soumis dès le premier jour à l'entraînement suggestif à l'état de veille. En insistant beaucoup, en lui répétant qu'il n'a rien, en le redressant par la force, on arrive à le faire tenir debout tout seul. Puis en le stimulant de la voix et du geste, en l'obligeant à mettre un pied devant l'autre et à soulever ses jambes, à plier ses genoux, on arrive à le faire marcher. Cet entraînement est répété tous les jours ; et comme le malade est plein de bonne volonté, je lui recommande de s'exercer lui-même dans la journée à marcher, en se redressant le plus possible. La suggestion est aidée de quelques applications d'électricité faradique. Il se plaint encore de quelques douleurs diffuses dans les reins et les membres inférieurs, qui sont facilement enlevées par quelques séances de suggestion hypnotique. Le traitement a été poursuivi pendant un mois au bout duquel le malade n'accusait plus aucune douleur et marchait bien en se tenant droit.

Il a été revu quelques mois après sa sortie de l'hôpital. La guérison s'était maintenue.

Dans ce cas l'impotence fonctionnelle ou paraplégie nerveuse, due à une sciatique, a survécu à celle-ci. Un repos de deux mois a pu laisser une certaine raideur musculaire et articulaire qui rendait les premiers mouvements douloureux. Pendant dix-huit mois le malade, conservant l'impression de cette sensibilité douloureuse, évitait tout mouvement pouvant le provoquer, s'ankylosait dans sa situation vicieuse et n'avait pas assez d'initiative pour se redresser et mobiliser ses membres. On voit combien il a été facile de stimuler cette initiative. Que serait-il arrivé si au lieu de le traiter comme nous l'avons fait, on avait continué les errements des médications dites classiques : frictions, toniques, cautérisations, etc. ? Le malade eût fini par s'ankyloser et s'atrophier ; la paralysie eût pu devenir incurable.

OBSERVATION CI. — *Neurasthénie générale héréditaire. Impotence fonctionnelle des membres inférieurs greffée sur des sensations douloureuses datant de dix ans. Guérison en quelques jours par entraînement ambulatoire actif.*

Mme H..., âgée aujourd'hui de cinquante-deux ans, a toujours été nerveuse. Voici les renseignements qu'elle m'a donnés par écrit sur sa maladie. Elle a une mère nerveuse qui a eu de vingt à trente ans une névralgie faciale ; deux oncles du côté maternel sont aliénés. Elle est malade depuis 1870, époque à laquelle elle eut de graves chagrins pendant son premier mariage. Après une insomnie prolongée, elle eut ce qu'on a appelé un transport au cerveau ; elle tomba brusquement sans connaissance, puis eut du délire aigu, chantant toute la nuit ; ce délire aigu dura trois semaines à un mois. Elle continua à avoir pendant des années des crises de pleurs, avec étouffements, spasmes, etc. ; c'étaient évidemment des manifestations hystériques. Déjà enfant, à l'âge de quinze ans, alors qu'aucun chagrin, aucune désillusion n'avait encore affligé son existence, elle avait une tendance à se tracasser l'esprit ; elle était très active, la première levée dans la maison ; on la trouvait à cinq heures du matin occupée à étudier et à des travaux d'aiguille.

A la suite de ces crises nerveuses, elle eut des sensations douloureuses dans le membre inférieur droit, l'empêchant de poser le pied carrément à terre ; la marche devenait impossible. Pour combattre ces phénomènes, on essaye sans succès l'électricité, puis l'hydrothérapie, qui fut continuée pendant près de dix ans. Quoiqu'il y eut par moments de l'amélioration, puisque la malade a pu quelquefois marcher, cependant depuis son transport au cerveau jamais son système nerveux n'a retrouvé son équilibre. Il y eut de constantes rechutes. A une période ce fut l'estomac qui se prit, au point que la malade s'évanouissait lorsqu'elle avait ingéré ne fût-ce qu'une cuillerée de bouillon. Ce fut pour soulager ces crises qu'on s'adressa au Dr Lafontaine, qui obtint par le magnétisme une amélioration notable, sans toutefois vaincre le mal ; car les digestions sont restées pendant longtemps laborieuses, et le sont encore.

Cependant le mal sembla alors, c'est-à-dire vers 1872 ou 73, se localiser au-dessus de l'aine droite et se manifester par une sensation de tirage douloureux depuis la hanche jusque dans le pied. Cette sensation douloureuse était toujours accompagnée d'une prostration générale telle que la malade était réduite à un repos complet parfois pendant quinze jours. Deux pas de trop suffisaient pour amener une de ces exacerbations.

Beaucoup de médecins l'examinèrent ; les uns diagnostiquèrent une ovarite, d'autres une névralgie, une sciatique ; on essaya des pointes de feu dans le dos, à l'aine, des vésicatoires et toujours des douches, le tout sans résultat appréciable.

Toutefois il y avait des périodes d'accalmie, pendant lesquelles le point douloureux était moins sensible. C'est ainsi que vers 1879, époque à laquelle la malade se remaria, elle pouvait faire une petite course d'un quart d'heure et danser à l'occasion. En 1881, elle accoucha avant terme à six mois et demi ; et, après cet événement, la marche lui devint encore plus difficile, au point qu'elle commença à se servir de béquilles.

A cette époque, un médecin attribuant le point douloureux à la constipation chronique lui conseilla les eaux de Kissingen. La première cure fut merveilleuse ; car au bout de quelques semaines de séjour, Mme H... arrive à faire un jour quatre kilomètres. Ce mieux persista même pendant quelque temps après son retour à Paris. Mais un jour, ayant circulé toute la matinée, et ne se sentant nullement fatiguée, elle déjeuna, puis alla encore chez sa mère, sans songer à une rechute. Là, subitement, elle sentit de nouveau le tirage, et la fatigue excessive dans le membre inférieur droit, avec sensation de prostration au point que ses yeux tendaient à se fermer; elle fut obligée de rentrer en voiture chez elle, dut rester étendue pendant trois semaines sur la chaise longue, sans marcher autrement que d'une chaise à l'autre. Puis elle se remit à circuler dans l'appartement, mais n'est plus sortie dans la rue depuis cette époque.

Retournée l'année suivante à Kissingen, l'effet des eaux si remarquable la première fois fut presque nul; une troisième année, y ayant pris des bains de boue en même temps que les eaux, il fut plutôt défavorable.

Ceci se passait en 1885; et depuis lors le mal, c'est-à-dire le point douloureux à l'aine et l'état nerveux général n'ont fait qu'empirer, surtout depuis sept ans, la malade ayant à la suite d'un décollement de la rétine perdu presque complètement la vue.

Dans ces deux dernières années l'état neurasthénique s'est beaucoup accentué, accompagné de douleurs générales surtout dans le dos et la nuque, principalement la nuit, et aussi d'une grande fatigue générale.

En résumé, ajoute la malade, qui me donne ces renseignements dans une note écrite par elle, au moment où je suis venue me soumettre au traitement du Dr Bernheim, il y avait vingt-cinq ans que j'étais malade et plus spécialement, il y en avait bien dix, que je n'avais pas fait soixante pas sans payer cette imprudence de douleurs immédiates et prolongées.

En interrogeant la malade j'obtiens encore les renseignements suivants. Depuis huit ou dix ans, elle ne sortait plus dans la rue qu'en petite voiture; elle faisait quelques pas dans son appartement; rarement il lui arrivait de faire dans son jardin les soixante ou soixante-dix pas qui la séparaient de l'atelier de son mari; c'était beaucoup; elle arrivait environ une fois par semaine à le faire. Elle montait deux fois par semaine chez sa mère, deux étages, environ soixante marches; elle s'asseyait toutes les trois à six marches pour se reposer une seconde. Elle montait souvent deux marches à la fois avec la jambe gauche pour éviter d'appuyer la plante du pied droit dont la pression sur le sol déterminait comme une douleur rhumatismale dans la jambe se répercutant dans tout le corps. Pour descendre l'escalier elle prenait la rampe et se donnant un élan, se laissait glisser le long de la rampe, s'asseyait, puis recommençait.

Depuis deux ans, à la suite d'ennuis, de bouleversements, étant obligée aussi de crier avec sa mère devenue sourde, ce qui lui tombait sur les nerfs, le malaise nerveux général et l'impotence fonctionnelle avaient augmenté. Depuis six mois elle ne marchait qu'avec des béquilles dans l'appartement, faisant ainsi trois à quatre cents pas; sans béquilles elle ne pouvait faire qu'une dizaine de pas; elle aurait peut-être, dit-elle, pu faire plus, mais elle craignait une rechute. Cet été par exemple elle fit une fois cinquante pas dans le jardin; mais elle ressentit ses symptômes habituels, tiraillements dans la jambe droite, le jarret, le genou, la fesse, la cheville, s'arrêtant dans le dos avec une sensation de prostration générale; elle dut garder le lit pendant trois jours pour retrouver son état antérieur.

« Ce qui m'empêchait de marcher, dit encore la malade, ce n'était pas la peur, ce n'était pas la crainte d'être paralysée, je savais que je ne l'étais pas, je croyais avoir une névralgie dans l'ovaire; plus tard quand la douleur disparaissait à la région de l'ovaire pour se manifester à la fesse et s'irradiait dans la cuisse, je croyais à une sciatique. Quand j'essayais de marcher, les douleurs me prenaient au bout de peu de temps; c'était une constriction à l'aine droite, s'irradiant dans tout le membre avec sentiment de prostration, de faiblesse, au point que je ne pouvais parler, c'était d'abord une impression physique qui amenait à sa suite un découragement profond tel que je me serais jetée par la fenêtre.

« Cela me prenait chaque fois que je faisais quelques pas de trop; depuis six à huit ans, je n'ai pas pu faire plus de soixante pas sans cette impression. J'avais beau me forcer, employer toute mon énergie; chaque fois cette impression me reprenait. »

Telle est l'histoire de cette malade remarquablement intelligente; on ne constate chez elle, sauf sa cécité due au décollement de la rétine, aucune lésion organique. Elle a toujours été d'une excessive impressionnabilité nerveuse.

J'ai vu Mme H... pour la première fois le 19 novembre dernier et je l'ai traitée pendant dix jours. Quand elle a quitté Nancy elle marchait seule, faisant pour s'exercer mille pas de suite à pied, descendait et montait parfaitement, sans s'asseoir en route, trois grands étages, se promenait dans la rue, au bras de son mari. Sans doute elle avait encore des troubles neurasthéniques, elle en a toujours eu; mais son impotence fonctionnelle était guérie ; et son état moral était meilleur. J'ai appris que ce résultat s'est maintenu : la malade qui depuis dix ans ne pouvait faire plus de soixante pas continue à marcher avec assurance au grand étonnement de tout le monde.

Qu'ai-je fait pour cela? Je l'ai simplement fait marcher. Je la prenais par la main, je l'entraînais d'abord lentement, puis plus vivement, l'encourageant, lui inspirant la confiance, lui affirmant et lui démontrant que, malgré ses sensations douloureuses, elle pouvait marcher et que plus elle marcherait, plus elle arriverait à faire l'inhibition de ses douleurs. Les premiers jours, j'eus à lutter contre ses impressions, elle dut s'asseoir et se reposer à diverses reprises ; je lui affirmai que cet entraînement ne produirait aucune fatigue, ni aucun inconvénient. Elle eut bien à la suite un peu de tirage, de l'exaltation nerveuse, de l'insomnie ; si je l'avais écoutée, elle m'aurait fait un récit pendant une heure de toutes les sensations qu'elle éprouvait. Je l'empêchai de concentrer son attention sur ces sensations, et le lendemain je continuai cette gymnastique ambulatoire. Le second jour déjà je la fis descendre les escaliers et se promener au jardin ; la descente de l'escalier, trois étages, fut très laborieuse. Toutes les six marches environ elle voulait s'asseoir ; je l'empêchai de le faire, lui permettant seulement de s'asseoir en chemin deux fois sur une chaise. Dans le jardin je la fis marcher assez vivement ; lui permettant de s'asseoir de temps en temps, mais l'obligeant à dominer son impression de fatigue et ses sensations. Au bout de cinq à six jours la malade marchait seule dans la journée pour s'exercer et faisait ses mille pas. Elle a renoncé à ses béquilles et sa petite voiture.

Une lettre reçue le 1er janvier m'apprend : « Le bien déjà énorme que vous lui aviez conquis s'est non seulement maintenu, mais a augmenté considérablement ; la malade fait facilement deux kilomètres. »

Voici donc encore une paraplégie nerveuse, c'est-à-dire une impotence fonctionnelle due à des sensations d'origine neurasthénique dans le membre inférieur droit se développant après quelques pas de marche : ces sensations retenues dans la mémoire et renaissant par auto-suggestion réagissaient à leur tour sur le sensorium, amenant un sentiment de prostration physique et morale paralysante. Tous les traitements avaient échoué depuis dix ans. En peu de jours l'entraînement suggestif actif, aidé de la stimulation morale, fit la guérison de l'impotence fonctionnelle (psychonévrose greffée sur la neurasthénie constitutionnelle.)

OBSERVATION CII. — *Hyperesthésie générale. Atonie physique et morale pendant deux ans. Insuccès de toutes les médications. Guérison rapide par entraînement suggestif.*

Le 1er janvier 1895, étant à Paris, je fus appelé à voir une jeune femme âgée de vingt-sept ans, souffrant depuis environ deux ans de troubles neurasthéniques. Mère de deux enfants forts, bien constitués, sans maladie antérieure autre que des troubles nerveux, elle était traitée depuis deux ans par deux médecins des hôpitaux avec lesquels je la vis en consultation. Elle avait des manifestations diverses : malaise cérébral, impossibilité de travailler, de lire, de coudre. Quand elle voulait lire, l'attention ne pouvait se fixer ; les idées devenaient confuses. Elle avait une hyperesthésie générale, et particulièrement une douleur vive à la région précordiale, spontanée et au toucher, un sentiment de douloureuse lassitude dans les membres. Elle marchait péniblement et ressentait pendant la marche une douleur très vive dans les mollets et la plante des pieds. La digestion était laborieuse, le sommeil agité. Il y avait surtout un état général de torpeur physique et morale qui l'obligeait le plus souvent à garder le lit. Elle avait passé tout l'été étendue sur une chaise longue au Vésinet et depuis le commencement de l'hiver, elle ne quittait plus la chambre, abattue, souffreteuse, incapable de tout effort physique ou cérébral.

Après avoir essayé en vain un traitement pour son estomac et épuisé les bromures, les bains, l'hydrothérapie et tous les antispasmodiques, elle restait dans le même marasme. On la soumettait à une hygiène rigoureuse, éloignant toute cause d'excitation, lui interdisant toute occupation ; elle n'en était d'ailleurs pas capable.

Je ne constatai chez cette jeune femme que des manifestations purement nerveuses, sans lésion organique. Je proposai à mes confrères la suggestion incarnée dans une apparence de massage. J'affirmai à Mme X... que ce massage fait sur les nerfs calmerait la sensibilité douloureuse et lui permettrait dans quinze jours ou trois semaines de venir à Nancy, où le changement d'air et le régime auquel je la soumettrais la guériraient.

Je la revis à Paris aux vacances de Pâques. Le massage avait été essayé sans résultat. La dépression nerveuse restait la même ; la malade ne marchait même plus dans sa chambre. Elle restait condamnée au lit et à la chaise longue, souffrant partout, anxieuse, démoralisée. Un éminent spécialiste appelé en consultation conseillait l'isolement dans un établissement hydrothérapique, isolement rigoureux pendant plusieurs semaines ou mois, avec interdiction de recevoir aucun membre de sa famille, même de recevoir des lettres dans les premiers temps. Elle ne pouvait s'y décider.

Alors je lui proposai de venir avec moi à Nancy ; non pas seule, mais avec son mari, ses enfants et tout son personnel. L'idée lui souriait ; mais elle craignait de ne pouvoir faire le voyage, d'être trop faible, de défaillir en route. Je lui assurai qu'elle n'avait rien à craindre, puisque je voyagerais avec elle. Et pour lui montrer qu'elle pouvait marcher, je la fis sortir de son lit et circuler dans son appartement avec moi, ce qu'elle fit avec beaucoup d'anxiété et de douleurs dans les membres.

Elle se décida ainsi que sa famille ; son mari loua une campagne dans les environs de Nancy ; elle fut transportée à la gare, conduite péniblement dans un wagon-lit, débarquée à Nancy et amenée à la campagne avec sa famille.

Le lendemain de son arrivée, je vins la voir. Pour tout traitement, je lui dis de se lever et de se promener avec moi dans le jardin. Elle avait peur, mais elle était toute confiante. La prenant par la main et l'encourageant, je la fis marcher pendant plusieurs minutes ; elle était anxieuse, se plaignait d'oppression, de faiblesse, de douleur au cœur, de douleurs vives, surtout dans la plante des pieds. Je lui affirmai que tout cela se passerait à la longue et je cherchai à lui inspirer confiance en riant et en lui montrant que je n'attachais aucune importance à ses souffrances. Au bout de quelques minutes elle demanda la permission de s'asseoir, étant horriblement fatiguée ; je le lui permis et après quelques minutes de repos, je la fis marcher encore pendant cinq minutes. Je n'ordonnai rien, lui permettant de vivre comme elle voulait, de manger ce qu'elle voulait, de voir ses enfants toute la journée, si elle le désirait, de suspendre toute espèce de médication, rompant ainsi tous les liens d'hygiène rigoureuse dans lesquels elle était anni-hilée, prenant à dessein le contre-pied de tout ce qui avait été fait.

Le lendemain, je répétai la même chose ; je l'entraînai à marcher pendant vingt-minutes. L'anxiété avait beaucoup diminué, mais la douleur précordiale et à la plante des pieds était toujours très vive. Je la fis marcher beaucoup plus vite ; de plus, je lui prescrivis de marcher seule, autant qu'elle pouvait, dans la journée.

Le troisième jour, elle marcha avec moi pendant plus d'une demi-heure et je la fis courir, malgré la douleur. Continuant ainsi tous les jours cet entraînement ambulatoire, j'arrivai au bout de huit jours à lui faire faire une lieue à pied. La douleur précordiale disparut au bout de huit jours ; la douleur plantaire. au bout d'environ trois semaines.

Je procédai de même pour faire lire la malade. Après quelques jours de traitement, elle se plaignait encore de ne pas comprendre ce qu'elle lisait. Alors, je la fis lire devant moi à haute voix quelques lignes, en lui affirmant qu'elle allait comprendre. La conception fut un peu vague la première fois. Je lui dis : « Lisez de nouveau ; vous allez très bien comprendre ». Elle comprit en effet et je lui appris ainsi à fixer son attention. En trois séances de lecture, ce fut chose accomplie.

En poursuivant ainsi cet entraînement actif avec suggestion à l'état de veille, la malade se trouve rapidement transformée au physique et au moral, à la stupéfaction de sa famille. Après un mois de séjour à Nancy, elle rentra à Paris, et reprit la direction de son ménage, heureuse, pleine de vie, d'initiative et d'activité. Elle continue à faire ses deux heures de promenade par jour, mangeant et digérant bien, vivant de la vie de tout le monde, sans se ménager, et n'attachant plus aucune importance à quelques douleurs nerveuses, névralgies ou migraines passagères qui reviennent par intervalles. La guérison se maintient, pleine et entière, depuis près de 15 ans.

Est-il besoin de commentaires à cette observation ? N'est-ce pas de la vrai dynamogénie physique et psychique que j'ai faite chez une malade déprimée et obnubilée depuis deux ans ; toutes les médications avaient échoué ; l'hygiène intempestive augmentait l'inertie, maintenait l'auto-suggestion. Je n'ai pas fait d'hypnotisme ; j'ai essayé sans succès de l'endormir et d'enlever ses douleurs par suggestion simple. Il fallait l'entraînement actif pour dissiper cette atonie douloureuse.

OBSERVATION CIII. — *Paraplégie nerveuse. Restauration de la sensibilité et de la motilité par suggestion hypnotique. Restauration de la marche par entraînement ambulatoire.*

Louise P..., âgée de seize ans et demi, domestique, entre dans mon service le 12 octobre 1897 ; orpheline, elle est en condition depuis l'âge de huit ans. La maladie actuelle a débuté à la suite de grandes émotions qu'elle eut le 15 août par suite, dit-elle, de faux jugements portés sur sa conduite. Depuis ce jour elle perdit l'appétit et le sommeil, était mal à son aise, agitée.

Le 8 septembre, à cet état général s'ajoutèrent de grandes douleurs siégeant surtout dans les mollets et les jarrets. Ces douleurs lancinantes se calmaient pendant la marche et s'exaspéraient par le repos ; aussi elle marchait constamment et ne cessait de pleurer et de crier, tant les douleurs étaient vives.

Au bout de quatre jours, ces douleurs se calmèrent, en même temps que survint une anesthésie complète des jambes et des pieds ; elle ne sentait que les cuisses ; la paraplégie aussi était complète ; elle ne pouvait faire aucun mouvement dans son lit. En même temps émission involontaire d'urines ; inappétence, sommeil mauvais.

La malade bien constituée, très impressionnable, sans maladie antérieure, n'a jamais eu de crises nerveuses ; elle est assez intelligente.

A partir du 16 octobre, elle fut traitée par le Dʳ Zilgien, qui me suppléait pendant les vacances ; jusqu'au 31 octobre elle fut endormie tous les jours, tombait en sommeil assez profond, quelquefois avec amnésie. Pendant le sommeil qu'on prolongeait pendant une demi-heure, on lui suggéra la guérison et dès la seconde séance elle commence à remuer les jambes et à manifester de la sensibilité. L'incontinence d'urine disparut ; le sommeil et l'appétit revinrent après la troisième séance.

Pendant son séjour à l'hôpital, la malade eut trois fois une sensation de boule remontant de l'épigastre à la gorge avec strangulation, la dernière le 28 octobre.

Quand je repris le service, le 4 novembre, la malade exécutait tous les mouvements dans son lit, avait la sensibilité parfaite. Elle n'avait pas encore pu marcher et avait essayé en vain de le faire.

Je la fis mettre debout. Elle se tint en écartant les deux mains et vacillant ; elle fit difficilement quelques pas en se raccrochant aux objets environnants pour ne pas tomber.

Impossible de la faire marcher seule et sans appui.

Je la soumis à l'entraînement suggestif et la fis marcher tous les jours en l'encourageant et la stimulant. Elle continue à s'exercer seule dans la journée.

Le 6 novembre, après deux séances, la malade va d'un bout de la salle à l'autre sans se tenir ; elle marche encore avec une certaine hésitation, inclinant un peu le corps sur la jambe droite, accusant une certaine raideur dans le genou gauche, surtout dans le jarret. Étant couchée, elle ne peut soulever sa jambe gauche qu'à une hauteur de 5 à 6 centimètres ; elle soulève mieux la droite.

La malade continue à marcher les jours suivants seule et sans appui ; elle n'a plus aucune tendance à tomber ; la douleur dans le genou disparaît ; à partir du 17 novembre, elle ressent en marchant une sensation douloureuse dans le cou-de-pied, sensation qui n'existe pas au repos et qui ne se développe pas par les mouvements articulaires.

Le 21, après avoir marché longtemps, elle ressentit une douleur dans la jambe droite qui disparut après une demi-heure de repos.

Le 23, la malade marche très bien, va et vient, descend les escaliers, mais appuie toujours un peu plus sur la jambe droite, bien qu'elle lève avec autant de facilité les deux jambes.

Les autres fonctions sont normales.

Il s'agit dans ce cas d'une paraplégie nerveuse datant de cinq semaines. La suggestion hypnotique simple restaure la motilité et la sensibilité. Mais la malade ne pouvait encore se tenir debout, ni marcher sans appui ; l'entraînement suggestif acheva la cure, en donnant l'assurance qui manquait. La persistance d'une certaine faiblesse dans le membre inférieur gauche, qui survit à tous les autres symptômes et ne se résout que lentement, donnant à la marche un caractère particulier, peut faire penser que ce membre est peut-être le siège de névrites greffées sur la neurasthénie. Ce cas où la complication organique reste douteuse établit la transition avec les deux qui suivent.

Dans les observations qui précèdent, la paralysie psychique était greffée sur une sensation douloureuse faisant inhibition à la marche ou laissant après elle une peur inhibitoire.

D'autres fois l'impotence fonctionnelle n'est pas purement dynamique ; elle est greffée sur une lésion organique, myélite ou névrite, qui par elle seule ne déterminerait qu'une faiblesse ou une difficulté de la marche. Cette sensation de faiblesse amplifiée par l'imagination du sujet se transforme en paraplégie dynamique complète. Tels sont les cas suivants :

OBSERVATION CIV. — *Névrite dans la jambe. Paraplégie nerveuse pendant plusieurs semaines. Guérison par entraînement suggestif de la paralysie avec persistance des signes de la névrite.*

Marie R..., cigarière, trente-neuf ans, entre dans mon service le 23 novembre 1895.

Antécédents héréditaires. — Père nerveux, colère, alcoolique, une sœur et deux frères nerveux.

Antécédents personnels. — Célibataire sans enfants. La menstruation s'est établie à l'âge de 15 ans, très difficile, avec douleurs et suffocation ; elle tombait sans connaissance. Actuellement la menstruation est régulière ; elle n'a pas eu d'affection sérieuse, mais elle a toujours des troubles nerveux, courbature, mal de tête, dyspepsie, crises nerveuses. Elle a vécu dans d'assez bonnes conditions hygiéniques, mais elle a eu des ennuis de famille, des scènes avec un frère, qui provoquaient chez elle de l'angoisse respiratoire et de l'obnubilation.

Depuis dix ans elle a eu souvent des crises de nerfs à l'époque de la menstruation ; pas de perte de connaissance, mais une série de faiblesses qui durait trois jours ; parfois agitation convulsive interne.

La maladie actuelle, paraplégie, remonte à trois mois. Après avoir eu pendant quelques jours des douleurs lancinantes dans les deux jambes, elle éprouve une grande difficulté à se tenir debout. Quand elle se rendait à la manufacture de tabac, elle devait se faire soutenir. A l'atelier, quand elle quittait sa place, si la pensée de tomber la prenait, elle appelait une camarade pour la ramener à sa place ; autrement elle serait tombée. Puis survint le tremblement dans les jambes et elle dut garder le lit.

Les autres fonctions sont normales, sauf de l'inappétence et du vertige quand elle a mangé ; cependant elle digère bien.

Le jour de son entrée, on fait lever la malade. Elle ne pouvait se tenir debout ; se penchait successivement en avant et en arrière, en équilibre instable, et les orteils se redressaient. Au lit tous les mouvements se faisaient bien. Je l'obligeai à marcher en la soutenant ; elle vacillait, lançant la jambe en tous sens. On aurait pu diagnostiquer : astasie, abasie.

J'essayai alors l'entraînement psychique. Je lui persuadai qu'elle pouvait marcher sans peur et sans difficulté, qu'il n'y avait aucune paralysie ; je lui dis de marcher en l'encourageant. Elle put faire quelques pas seule, ce qui montrait bien que la coordination motrice de la marche n'était pas abolie. Mais tout d'un coup l'impression de peur la prenait et elle se mettait à vaciller. Il suffisait alors de lui rendre l'assurance nécessaire et la faire marcher de nouveau.

Le lendemain même entraînement, ainsi que le jour suivant. Le quatrième jour, la malade marche spontanément, bien qu'il lui manque encore de l'assurance ; elle se promène dans la cour, toujours avec une certaine hésitation. Elle se rend bien compte que ce qui l'empêchait de marcher, c'était la peur. Cette peur la prenait tout d'un coup ; les genoux alors fléchissaient, et elle tombait à genoux. Elle est docile, se laisse facilement persuader, est convaincue qu'en peu de jours elle marchera comme avant.

Malgré cette confiance et l'entraînement auquel elle est soumise, l'état reste stationnaire ; elle ne tombe plus, mais elle n'arrive pas à marcher comme auparavant et elle quitte l'hôpital le 10 janvier.

Elle put aller à son travail, n'eut plus de paralysie, mais conserva une grande difficulté à marcher.

Vers le 20 février, à 11 heures du soir, la malade est prise subitement de douleurs très vives, comme fulgurantes, dans les deux jambes. Le 1er mars, douleurs pareilles surtout dans la jambe gauche, avec raideur dans les deux membres inférieurs. La faiblesse augmente ; la marche devient de plus en plus pénible et la malade rentre à l'hôpital le 3 mars.

Elle avance lentement, en vacillant, paraissant n'avoir aucune assurance, avec tendance à tomber de côté. Lorsqu'elle est couchée, les jambes se soulèvent bien, tous les mouvements se font. Je constate alors que la jambe gauche s'est amaigrie, elle mesure dans sa circonférence prise au tiers supérieur, deux centimètres de moins que la droite. Il y a de l'analgésie dans les membres inférieurs. Les réflexes tendineux sont normaux.

La malade se tient debout les yeux fermés. En la forçant à marcher en la stimulant et l'encourageant comme la première fois, elle arrive rapidement après avoir marché d'abord avec hésitation, s'appuyant contre les lits, à marcher vite et sans se soutenir.

L'entraînement suggestif est continué les jours suivants: elle arrive de nouveau à marcher vite et beaucoup mieux ; elle a repris toute son assurance, mais je constate qu'en marchant elle traîne toujours un peu la jambe gauche, la pointe du pied reste un peu tombante et ne se relève pas complètement pendant la marche. Après un séjour de trois semaines, elle peut reprendre son travail, toujours dans le même état, plus faible de la jambe gauche.

Voici donc une jeune femme qui pendant plusieurs semaines ne peut marcher. Les antécédents nerveux et hystériques permettent d'affirmer une paraplégie nerveuse. La maladie commence par des douleurs lancinantes ; la démarche vacillante est produite par la peur. L'entraînement suggestif donnant confiance à la malade restaure la marche Mais cette restauration fut toujours incomplète.

Quand la malade revient au service, avec une rechute de sa paraplégie, l'examen complet permet de rectifier le diagnostic. L'amaigrissement de la jambe gauche, la faiblesse persistante de ce membre après la nouvelle guérison par entraînement font penser à une névrite périphérique de ce membre. C'est sur cette névrite que s'est greffée la paraplégie nerveuse ; la suggestion active a restauré la fonction en tant que la lésion nerveuse le permettait, elle a dégagé la maladie de ce que l'auto-suggestion de la malade y ajoutait.

Observation CV. — *Névrite typhique de la jambe droite. — Paraplégie consécutive. Guérison rapide par entraînement ambulatoire.*

Félicien R..., quarante-trois ans, laboureur, est entré dans mon service le 23 septembre 1896, pour une fièvre typhoïde qui parcourt son évolution normale. Le 17 novembre, le malade est en convalescence ; il mange et digère, il ne paraît plus amaigri, cependant il se plaint de ne pouvoir marcher. Il n'accuse ni douleur, ni engourdissement, ni fourmillement, mais seulement une grande faiblesse dans les membres, il déploie des efforts considérables pour lever les pieds. Je constate de l'atrophie assez marquée des muscles de la jambe droite, de l'abolition des réflexes patellaires. Tous les mouvements sont possibles. Le malade reste confiné au lit, renonçant à marcher, disant qu'il est perdu ; qu'il sera un homme inutile désormais.

Je pense à une névrite périphérique surtout dans la jambe droite avec paraplégie auto-suggestive greffée sur cette névrite.

Je cherche à réveiller l'initiative de ce malade : le 6 décembre, je le fais lever ; il ne peut se tenir debout et s'appuie pour ne pas tomber. Je le fais tenir debout ; en l'encourageant et le stimulant, j'arrive au bout d'une demi-heure à le faire tenir debout spontanément. Le lendemain je lui fais faire quelques pas, et en continuant cet exercice, le malade arrive à retrouver sa fonction perdue. Le 20 décembre, il marche assez bien, va et vient pour ses besoins et ne se plaint que d'une lourdeur assez pénible dans les membres lorsqu'il descend les escaliers.

Ainsi une névrite périphérique a produit de la faiblesse musculaire des jambes ; cette faiblesse perçue par le sensorium donne l'illusion d'une paraplégie : le malade peut se tenir debout, parce qu'il a l'idée qu'il ne peut le faire. La stimulation morale et physique restaure la marche, en dégageant la névrite de ce que l'auto-suggestion lui avait ajouté.

Le mécanisme de la paralysie psychique peut être autre.

Dans les faits qui précèdent, l'origine de cette paralysie était périphérique : c'est une sensation douloureuse, c'est une sensation de faiblesse dynamique ou organique qui, perçue par le sensorium, développait une émotion inhibitoire.

L'observation suivante montre une paraplégie psychique d'origine centrale.

Observation CVI. — *Paraplégie psychique datant de un an. Guérison par entraînement ambulatoire.*

Mlle A., âgée de dix-sept ans, de Paris, vint me consulter en octobre 1894, pour une paraplégie nerveuse, que l'on supposait d'origine grippale. « De bonne santé habituelle, elle fut atteinte en novembre 1893 d'une fièvre typhoïde qui évolua sans complications graves : la convalescence fut longue. La guérison paraissait devoir s'établir ; elle sortait, faisait des promenades quotidiennes, quand une poussée grippale vint tout interrompre. Depuis, une grande faiblesse, un état neurasthénique intéressant tous les organes, une apathie physique et intellectuelle, et de la paraplégie nerveuse persistent. Tous les traitements furent essayés, sans compter la vie au grand air, au bord de la mer, douches, massages, frictions, etc. (Lettre du Dr P...).

La malade me fut adressée par le Dr P... Je trouvai une jeune fille intelligente, très impressionable, sans maladie antérieure à sa fièvre typhoïde, sans intécédents nerveux notables ni personnels, ni héréditaires. Elle ne présentait d'ailleurs aucune manifestation hystérique, ni anesthésie, ni ovarialgie, ni boule ; elle était bien constituée.

Depuis environ un an, elle ne pouvait marcher, se tenait péniblement debout et faisait difficilement chaque pas. Elle dut être portée à l'hôtel. Il existait de plus chez elle un certain degré d'anorexie nerveuse. Elle mangeait peu, et il fallait se gendarmer avec elle pour lui faire avaler quelques cuillerées de potage.

Je constatai que les membres inférieurs n'étaient pas amaigris, que tous les mouvements articulaires étaient possibles, que les réflexes tendineux étaient normaux ainsi que la sensibilité cutanée.

Je fis mettre la malade debout. Elle se leva, mais se tint très difficilement, le tronc penché en avant, presque courbée en deux. Je l'engageai en vain à marcher ; elle ne peut le faire seule. Je lui pris les deux mains pour la conduire ; elle exécuta avec lenteur et difficulté deux à trois pas en avant, mais ce fut tout.

Je m'aperçus cependant qu'en la tirant vers moi par les mains, je pouvais la faire progresser, mais le corps était toujours fortement incliné en avant. Les mouvements se faisaient bien dans les articulations. Je l'obligeai à se redresser, à marcher plus droit. Abandonnée à elle-même, sans être poussée, spontanément, elle ne pouvait faire aucun pas. La malade, cependant, était docile et pleine de bonne volonté.

J'essayai alors de l'endormir sur un fauteuil. Je ne pus arriver qu'à un engourdissement douteux. Je lui suggérai en vain de toutes mes forces la conviction qu'elle pouvait se tenir debout, marcher sans aucune peur, que ses jambes avanceraient sans peine; la suggestion resta inefficace.

Et ainsi pendant trois séances. Je n'obtins rien. Je pouvais traîner la malade courbée en deux vers moi; je ne pouvais pas la faire aller spontanément.

J'acquis la certitude qu'il s'agissait d'une paraplégie nerveuse d'origine psychique. La malade pouvait marcher; la fonction de la marche était chez elle chose possible. Elle voulait marcher et me disait : « Je ne suis pas paralysée, je fais tous mes efforts, j'use bien toute mon énergie et ma bonne volonté, mais je n'arrive pas. » Il y avait quelque chose qui s'interposait entre la volonté et l'acte, comme si la cellule cérébrale idéo-motrice ne pouvait pas actionner le nerf moteur, comme si un obstacle quelconque fonctionnel ou organique faisait inhibition de l'une à l'autre.

Alors, au lieu de faire la suggestion passive, c'est-à-dire de l'affirmation simple à l'état de sommeil ou à l'état de veille, je fis de la *dynamogénie psychique*. Je passai tous les jours trois quarts d'heure à une heure à faire aller la malade, la forçant à se redresser. Je la prenais par les deux mains, je l'entraînais avec moi dans tous les sens, l'obligeais à courir, puis à marcher seule, en la stimulant, en la poussant par derrière. J'obtins ainsi un résultat graduel, et au bout de huit jours, une amélioration notable. Je lui appris de même à monter et à descendre les escaliers, ce qui s'effectua lentement, peu à peu, avec hésitation. Dans toute sa marche on sentait qu'il y avait quelque chose qui l'empêchait d'avancer.

Après une dizaine de jours de traitement, je dus m'absenter huit jours pendant lesquels elle resta à Nancy. Et à mon retour le résultat obtenu persistait, mais aucun progrès ne s'était réalisé depuis.

Je repris mon entraînement. Au bout de quinze jours environ j'arrivai à la faire descendre dans la rue avec moi et se promener, mais toujours avec une tendance à se courber en avant, toujours avec beaucoup d'hésitation et de lenteur dans la marche, marchandant pour ainsi dire ses pas. Il me fallait de temps en temps la pousser dans la rue pour faire avancer ses pieds.

Enfin après un mois d'efforts persévérants, pendant lequel le progrès se fit *pas à pas*, le résultat définitif était obtenu. La malade put faire une lieue à pied. La guérison s'est maintenue.

L'anorexie nerveuse persistait encore. Je m'étais contenté de suggérer l'appétit et la possibilité de manger, mais sans faire l'entraînement actif semblable à celui que j'avais fait pour rétablir la marche, sans l'obliger à manger devant moi, de façon à faire son éducation progressivement. Elle quitte Nancy, ne conservant plus que cette inappétence nerveuse qui dura encore plus d'un an et finit par céder, grâce aux efforts considérables que la malade, sur mon invitation répétée oralement et par lettre, fit dans ce but.

La guérison est aujourd'hui parfaite. La malade marche, court, voyage, mange et n'a plus eu depuis le moindre trouble nerveux. La santé est restée parfaite jusqu'à ce jour.

Je n'ajoute aucun commentaire.

L'entraînement psychique ne réussit pas toujours ; l'auto-suggestion consciente ou inconsciente peut entraver son action ou restaurer la perturbation fonctionnelle. Signalons deux exemples.

Observation CVII. — *Douleurs neurasthéniques. Paraplégie psychique. — Guérison passagère par entraînement actif. — Rechute par auto-suggestion..*

Thérèse C..., âgée de dix-huit ans, entre dans mon service le 1ᵉʳ janvier 1895. Depuis trois ans, elle se plaint de douleurs lancinantes très vives dans les cuisses, dans les jambes et les pieds. Les douleurs l'empêchaient de dormir et rendent la marche très pénible et difficile. Il y a un an les douleurs ont gagné également les membres supérieurs ; elle peut cependant se livrer à des travaux d'aiguille. Elle vient du service de mon collègue Spillmann, où elle a passé trois mois et demi. Divers traitements ont été appliqués : douches, suspension, électricité. Après deux séances de suspension, elle a pu marcher seule pendant un jour ; puis l'impotence a reparu, défiant toute médication.

La malade présente des signes physiques de dégénérescence. Elle est peu développée pour son âge, le front est bas et projeté en arrière, les oreilles larges et écartées de la tête, la face peu expressive. L'intelligence est moyenne.

Les fonctions cardiaque et respiratoire sont normales, sauf quelques battements de cœur accusés par la malade. La digestion est bonne, mais l'appétit est très diminué. Insomnie: deux à trois heures seulement de repos par nuit; les avant-bras et les mains, les genoux, les jambes et les pieds sont gonflés, bleuâtres et froids. Il n'existe aucune paralysie; tous les mouvements des mains, des jambes et des orteils peuvent être exécutés, mais avec une certaine lenteur. Il n'y a aucune sensation de fourmillement; analgésie généralisée: la pointe d'une épingle est perçue partout, mais sans aucune douleur. Les réflexes patellaires paraissent légèrement exagérés.

La malade se tient debout, la tête très penchée en avant; elle prétend ne pas pouvoir la redresser complètement. Lorsqu'on la relève, elle prend l'attitude normale; mais dès qu'on l'abandonne, elle la laisse retomber en avant.

La marche est impossible sans le secours d'une chaise qui lui sert d'appui. Pour avancer, la malade traîne les pieds sur le sol, sans lever les jambes et sans fléchir les pieds. Depuis le mois d'octobre dernier, elle ne peut plus marcher sans chaise, auparavant elle pouvait marcher difficilement, mais sans appui.

Dès le 2 janvier, la malade est soumise à l'entraînement suggestif à l'état de veille. Chaque jour, on l'oblige à marcher en la tenant par la main et en la stimulant par le geste et la voix. Elle oppose une grande résistance, se raidit, penche son corps en arrière, pleure, demande à quitter l'hôpital. Cependant malgré sa mauvaise volonté elle arrive à se tenir toute seule, et à faire quelques pas, lentement, en hésitant.

L'amélioration s'accentue les jours suivants. Le 7 janvier elle reste levée pendant la plus grande partie de la journée et se promène dans la salle et la cour de l'hôpital.

Le 8 janvier, idem: la malade marche, mais ne peut pas courir, elle tient toujours la tête penchée en avant. Elle se plaint encore de douleurs et d'insomnie; elle n'a que deux heures de sommeil la nuit, malgré la suggestion.

10 janvier. La malade marche bien, elle conserve toujours une tendance à traîner les pieds, tendance qu'une vive stimulation arrive à combattre. Cette nuit et les suivantes, grâce à la suggestion, la malade dort cinq heures la nuit, mais les sensations douloureuses persistent.

L'insomnie reparaît le 15 janvier et résiste à la suggestion ainsi que les douleurs.

Le 21 février, la malade marche très bien, sans aucune diffi-

culté, elle tient la tête droite, avec un peu de raideur. Elle refuse
toujours de courir spontanément ; mais on peut la faire courir
très vite, en la tirant après soi par la main.

Malgré ce résultat obtenu, la malade est aigrie, de mauvaise
humeur, comme si on lui avait fait violence ; on l'a guérie malgré
elle. Elle demande sa sortie.

Je prédis aux élèves que, selon toute probabilité, la guérison
ne se maintiendra pas, qu'elle rentrerait à l'hôpital, mais dans
un autre service, malade comme avant. C'est ce qui arrive en
effet. Après avoir bien marché pendant quelques temps chez
elle tout en se plaignant sans cesse de ses douleurs, elle est
retombée peu à peu dans son inertie et rentre au service de mon
collègue dans le même état qu'avant le 1er janvier 1895, c'est-à-
dire qu'elle ne peut s'avancer que péniblement en s'appuyant
sur une chaise. Elle passe la journée couchée dans son lit ou
assise dans un fauteuil, se plaignant de ses souffrances. En été
elle fit une saison à Plombières ; mais revint plus impotente que
jamais ; ne se levant même plus et gardant le lit constamment.

Il s'agit donc d'une paraplégie psychique greffée sur des
douleurs neurasthéniques. L'impotence fonctionnelle s'est
développée peu à peu ; l'inhibition produite d'abord par la
douleur a été entretenue par une auto-suggestion instinctive enracinée, créant comme une volonté négative, que ne
pouvaient dominer l'idée et l'intérêt de la guérison.

L'entraînement actif a restauré la fonction ; la malade, qui
traînait les pieds sur le sol et marchait appuyée sur une
chaise, a pu en peu de jours marcher seule et sans appui,
levant les pieds. Mais alors même qu'elle marchait, on
voyait qu'elle le faisait à contre-cœur ; elle restait défiante
et irritée, comme si on lui avait rendu un mauvais service ;
elle n'y mettait rien du sien ; elle ne voulait pas marcher
vite et il fallait la pousser ou l'entraîner pour la sortir malgré elle de cette inertie morale. Elle subissait, sans l'accepter, la dynamogénie psychique que nous lui imposions.
Aussi, à peine soustraite à notre influence, et elle s'y déroba
volontairement, elle retomba dans son auto-suggestion et
refit inconsciemment son ancienne paraplégie. Celle-ci était

devenue centrale. Il y avait dans ce cerveau une résistance morale à la guérison ; il était passif, figé sur les impressions pathologiques, incapable d'aucun effort spontané pour les combattre. Aussi la suggestion vocale simple, même hypnotique, n'a pu enlever les douleurs, ni produire le sommeil de la nuit ; c'est que le traitement psychique de ces symptômes n'est pas justiciable d'un entraînement actif ; il faut que l'*initiative* du sujet vienne en aide à la suggestion médicale, pour l'accepter et faire l'inhibition. Notre malade n'avait pas d'initiative. La paralysie, au contraire, rebelle aussi à la suggestion simple, était justiciable d'une dynamogénie active faite par une autre personne ; on pouvait faire lever la malade, l'entraîner, la faire marcher, substituer son initiative personnelle à celle absente de la malade.

D'ailleurs cette absence d'initiative, l'inertie morale, l'irritabilité, les douleurs persistantes, l'inappétence, l'insomnie montrent que cette paraplégie psychique pure curable était greffée sur une psycho-neurasthénie d'évolution qui a sans doute guéri spontanément après un certain temps.

Observation résumée CVIII. — *Impotence fonctionnelle par douleur neurasthénique de la cuisse droite. Guérison par entraînement actif. Rechute par auto-suggestion.*

Mme H..., âgée de cinquante-six ans, me consulta en juin 1896 pour une douleur de la cuisse droite qu'elle avait depuis quinze ans et qui la condamnait à une impotence fonctionnelle presque absolue. Elle pouvait bien se lever et circuler un peu dans sa chambre ; mais il lui était impossible de la quitter. Aussitôt qu'elle marchait, moins d'une minute après s'être mise en route, sa douleur devenait excessive et l'empêchait de continuer. Il y a quelques années, après avoir essayé tous les traitements, électricité, hydrothérapie, massage, etc., elle s'était adressée à un chirurgien qui, songeant à une névrite, avait pratiqué une résection nerveuse sans résultat et avait fini par conclure à une névrose.

Mme H... était forte, bien constituée, sans maladie antérieure, sans crise ni autre manifestation hystérique, pleine d'effusion, pleurant facilement. Elle venait chez moi en voiture, ne pouvant sortir à pied ; elle entrait dans mon cabinet en boitant. Je constatai que la motilité était normale, ainsi que la force musculaire, que la douleur n'affectait pas un trajet nerveux déterminé, que outre la région douloureuse vers le milieu de la face postérieure de la cuisse, on pouvait provoquer de l'hyperesthésie *ad libitum* par pression de la peau et affirmation.

Je commençai par toucher la région douloureuse en suggérant à la malade que la douleur disparaissait et qu'elle allait marcher facilement. Après avoir continué cette suggestion pendant quelque temps avec frictions loco dolenti, je fis marcher la malade en continuant à lui affirmer qu'elle pouvait marcher sans douleur. Elle marcha, en effet, grâce à la confiance que je lui donnai ; mais on lisait sur sa figure le travail d'auto-suggestion qui tendait à régénérer la douleur. Après quelques séances, la malade put faire sans aucune douleur une demi-heure à pied. Au bout de ce temps-là seulement, la fatigue douloureuse se manifestait.

Quinze jours plus tard, la malade paraissait guérie, marchant très bien une demi-heure matin et soir ; mais il était manifeste que l'obsession psychique douloureuse la hantait encore. A chaque visite, elle me demandait au moins vingt fois si elle était bien guérie, si la douleur ne reviendrait pas, si j'étais bien sûr qu'il n'y avait aucune lésion : on sentait que le cerveau était toujours pris par la peur et obsédé par l'idée de la douleur. Cette peur ne put être complètement déracinée.

Aussi, après avoir été complètement exempte de douleurs pendant une dizaine de jours, la malade revint me dire que hier et aujourd'hui elle n'avait pu marcher, ayant eu une douleur atroce dans la cuisse. Une nouvelle suggestion ramena rapidement le calme et la suppression de la sensation douloureuse.

Après un mois de séjour, la malade marchait très bien, sans aucune douleur, comme elle n'avait pas marché depuis une quinzaine d'années. Mais je doutai de la guérison définitive, car si j'avais enlevé le phénomène douloureux et l'impotence fonctionnelle qu'il déterminait, je n'avais pu détruire la pensée fixe qui tendait à la faire renaître. En effet, quelques semaines après son séjour à Paris, elle m'écrivait que malheureusement, après un bien-être de quelques jours, la douleur avait fait sa réapparition.

Un entraînement psychique prolongé pendant des mois pourrait-il amener la cure complète ? Ou bien l'idée était-elle trop fixe, trop enracinée, trop automatisée dans le cerveau pour pouvoir être détruite.

Dans ce cas, la malade était docile ; elle n'opposait aucune résistance morale à la suggestion ; elle l'acceptait avec reconnaissance et la réclamait sans cesse. Mais le cerveau avait conservé l'impression de la douleur qu'il régénérait facilement ; il l'avait inscrite, si je puis dire, en caractères indélébiles. La douleur est devenue obsession douloureuse ; la névrose est devenue psychose.

Je pourrais multiplier ces observations, car les faits de ce genre sont très fréquents. Celles que j'ai relatées suffisent à montrer que toutes les impotences fonctionnelles, toutes les paralysies dites nerveuses, hystériques, psychiques, etc., ne relèvent pas du même mécanisme pathogénique.

Dans une première catégorie de faits, c'est une simple faiblesse musculaire, sans lésion notable, telle qu'elle existe à la suite d'une maladie prolongée, après un long séjour au lit. Cette faiblesse est exagérée par l'impressionnabilité nerveuse du sujet, qui, trompé par ses sensations exaltées, croit ne pas pouvoir marcher.

Dans ce cas il suffit de faire marcher le malade en lui donnant confiance, en le tenant par les mains d'abord, puis, à mesure qu'il prend de l'assurance, en le laissant aller seul, pour arriver en peu de jours à restaurer la fonction.

Dans une seconde catégorie, c'est une lésion réelle, spinale ou névrite, qui fait une parésie ou une paraplégie partielle, laquelle est transformée par le sensorium en paraplégie totale. Ici l'entraînement suggestif rétablit la fonction dans la mesure du possible, ne laissant subsister de la paralysie que ce qui est de cause organique, supprimant ce qui est dynamiquement surajouté ; il fait le diagnostic en même temps que la thérapeutique.

Dans une troisième catégorie, c'est une émotion ou une auto-suggestion, sensation douloureuse, qui fait inhibition. Un sujet a des douleurs musculaires, articulaires, nerveuses dans une jambe : ces douleurs ont disparu ; mais l'impression en persiste dans le sensorium à l'état de souvenir ou à l'état de peur, et cette impression devient paralysante, quand le sujet veut se lever. Tantôt cette impression crée une douleur nerveuse psychique qui empêche les mouvements de la marche ; tantôt elle crée une angoisse nerveuse qui envahit le sujet aussitôt qu'il se sent debout.

Enfin comme chez la malade de l'observation CVI il existe un quatrième mécanisme de paralysie psychique. Il n'y avait chez cette malade ni douleur, ni peur, ni même sentiment de faiblesse exagérée l'empêchant de marcher. Elle disait : « Je n'ai pas peur ; je me dis quelquefois : je dois pouvoir marcher, je ne me sens pas faible, et cependant je ramasse en vain toute mon énergie ; je ne peux pas. » Le mécanisme de cette forme de paralysie, qui n'a été décrite nulle part, est celui de l'anorexie nerveuse. Il semble y avoir, comme je l'ai dit, quelque chose qui fait inhibition à la volonté. Un obstacle dynamique s'interpose entre la cellule psychique et le nerf moteur, faisant pour ainsi dire contre-suggestion à l'idée de marcher. Cet obstacle ne peut être rompu, nous l'avons vu, que par une dynamogénie psychique prolongée.

Je crois que beaucoup de faits qualifiés du nom bizarre d'astasie-abasie ne sont en réalité que des impotences fonctionnelles psychiques rentrant dans une de ces catégories ; je n'ai jamais observé d'astasie-abasie réelle.

En présence des cas de ce genre, les médecins se contentent habituellement de diagnostiquer paralysie nerveuse ou hystérique ; ils prescrivent du bromure, des glycéro-phos-

phates, du massage, de l'électricité et de l'hydrothérapie.
Ils oublient que l'organisme n'a pas que des propriétés
psychiques, chimiques, biologiques, mais aussi des propriétés psychiques, que l'esprit est pour quelque chose dans les
manifestations morbides, qu'il est tout dans ces paralysies,
et qu'on les guérit souvent avec une grande facilité, en agissant sur l'esprit, en obligeant le cerveau à faire l'acte idéo-
moteur qui se refusait à faire de sa propre initiative. Le
dynamisme psychique fait des maladies de toutes pièces,
ajoute des troubles fonctionnels aux maladies existantes ou
survit à celles-ci. Le dynamisme psychique sollicité par
l'intervention médicale peut guérir le mal qu'il a fait ; il
est souvent réalisé par le médecin à son insu, qui croit
faire de la médication organique alors qu'il en fait de la
psychique. La balnéothérapie, l'hydrothérapie, l'électrothérapie, etc., doivent une partie de leurs succès à la foi qui
sauve. L'une de nos malades, qui ne pouvait plus marcher
à cause de tiraillements douloureux dans la région ovarienne, eut la bonne fortune de tomber entre les mains
d'un médecin qui incrimina la constipation et l'envoya à
Kissingen ; la malade, à la suite de cette cure, faisait quatre
kilomètres à pied, et le médecin bien avisé put dire : *naturam morborum ostendunt curationes*. La suite montra cependant que Kissingen n'avait eu qu'une vertu suggestive passagère.

La foi seule ne suffit pas toujours ; le cerveau actionné
par la foi simple n'a pas assez d'initiative pour réaliser
l'acte curatif. Nos malades avaient beau être pénétrés de
l'idée qu'ils pouvaient marcher sans douleur. On leur eût
suggéré cette idée, même en sommeil profond ; une fois
réveillés, ils eussent en vain essayé de marcher. Mais en
ajoutant l'action à la parole, en les faisant marcher, en
obligeant leur cerveau à prendre l'initiative qu'il ne pouvait prendre spontanément, en leur apprenant à dominer
les sensations inhibitoires et à les neutraliser, je fais l'édu-

cation rationnelle de la volonté[1] comme le Dr Paul-Emile Lévy, et je restaure la fonction perdue, par cette médication psychique active. On voit comment depuis de longues années je suis arrivé à substituer à la suggestion hypnotique de mes anciennes observations la suggestion active ou éducation suggestive par des procédés variés à l'état de veille.

1. L'éducation rationnelle de la volonté, son emploi thérapeutique par le Dr Paul-Emile Lévy. Paris, Félix Alcan, 1898.

CHAPITRE XX

RÉSUMÉ GÉNÉRAL

Nous avons, dans un aperçu historique rapide, montré que dès la plus haute antiquité, chez tous les peuples, la suggestion thérapeutique était pratiquée consciemment ou inconsciemment par les prêtres, les charlatans, les magiciens. Envisagée d'un point de vue général, la suggestion a dominé toute l'histoire de l'humanité. Depuis le péché originel suggéré à Ève par le serpent et à Adam par Ève, jusqu'aux grandes guerres engendrées par le fanatisme religieux et politique, jusqu'aux horreurs sanglantes de la Révolution et de la Commune, la suggestion a joué un rôle. Tantôt une idée noble et généreuse circule dans les masses et met tous les cœurs à l'unisson : nobles, prêtres, ouvriers, bourgeois, tous fraternisent sur l'autel de la Patrie ; les uns apportent leurs privilèges, les autres leur sang et leur travail. C'est la Fête de la Fédération. Tantôt des idées de haine, de méfiance, de trahison, sont répandues par des tribuns populaires : les masses suggestionnées pour le mal deviennent féroces ; c'est l'anarchie, c'est la violence, ce sont les orgies meurtrières de la Terreur ! Le peuple est ange ou démon, parce qu'il est suggestible.

Nous avons défini la suggestion dans le sens le plus large : l'acte par lequel une idée est éveillée dans le cerveau et acceptée par lui.

L'idée arrive au cerveau par un des cinq sens, ou par les sensations internes, musculaires ou viscérales. Chaque cerveau transforme l'impression en idée, suivant son individualité psychique ; car, à côté de l'impression première, qui est le germe, il y a l'élaboration de cette impression ; c'est le terrain psychique qui la féconde. Autant de cerveaux, autant de suggestibilités diverses par des impressions identiques.

Toute idée suggérée et acceptée tend à se faire acte ; c'est la loi psychologique fondamentale qui domine toute la doctrine de la suggestion, loi de l'idéo-dynamisme. L'idée devient sensation (douleur, démangeaison, froid, etc.), image (hallucination, rêve), sensation viscérale (coliques, vomissements, etc.), acte et mouvement (phénomènes du cumberlandisme, actes divers de la vie).

Le médecin utilise la suggestion dans un but thérapeutique ; car le cerveau, actionné par l'idée, actionne à son tour les nerfs qui doivent réaliser cette idée ; il peut, par des phénomènes de dynamogénie ou d'inhibition, exalter ou modérer les fonctions organiques, dans un sens utile à la guérison des malades. En effet, le cerveau commande tous les organes, toutes les fonctions. Chaque point de l'organisme a son aboutissant dans une cellule cérébrale, qui est son *primum movens*. Les sécrétions, les excrétions, la nutrition, la respiration, la circulation sont sous la domination directe du centre encéphalique.

Pour que l'idée devienne suggestion, il faut qu'elle soit acceptée par le cerveau. Elle l'est dans une certaine mesure, grâce à la crédivité inhérente à l'esprit humain. Mais à l'état normal, celle-ci est limitée ; la crédivité qui fait la suggestion, et l'automatisme cérébral qui transforme l'idée en acte sont modérés par les facultés supérieures du cerveau, l'attention, le jugement, qui constituent le contrôle cérébral. Tout ce qui supprime le contrôle cérébral renforce la crédivité et exalte l'automatisme cérébral, c'est-à-dire l'aptitude à transformer l'idée en acte. Tel est le sommeil naturel qui, engourdissant les facultés de raison, laisse l'imagination maîtresse ; alors, les impressions arrivant au sensorium sont acceptées et deviennent images, c'est-à-dire rêves, hallucinations.

Nous avons vu que diverses moyens, accidentels ou provoqués, peuvent renforcer la crédivité, et, facilitant la suggestion, être utilisés dans un but thérapeutique. Telle est la suggestion religieuse (guérisons miraculeuses) ; telle est la suggestion médicamenteuse (guérison par le protoxyde d'hydrogène, les pilules de mie de pain, etc.), telle est la suggestion instrumentale (électrothérapie, hydrothérapie, métallothérapie, suspension, etc.).

Nous avons défini l'hypnose : le sommeil obtenu par suggestion et qui ne diffère en rien du sommeil naturel. Ce sommeil n'est pas nécessaire à la suggestion qui est fonction, non de l'hypnose, mais de la suggestibilité, propriété physiologique du cerveau humain.

Nous avons décrit les divers procédés employés pour actionner cette suggestibilité. Impressionner le sujet par la parole, le geste, l'émotion, une pratique quelconque, de façon à faire pénétrer dans le cerveau l'idée qu'on veut réaliser et apprendre, par l'éducation ou entraînement suggestif, au sujet, à transformer cette idée en acte, à faire l'idéo-dynamisme.

Après avoir défini l'hypnose et la suggestion, après avoir cherché à donner de ces termes une conception théorique aussi nette que possible, nous avons abordé le champ expérimental et démontré les principaux phénonèmes que la suggestion peut produire. Nous avons étudié les suggestions de motilité ; la catalepsie n'est autre chose que l'attitude passive des membres, due à l'absence d'initiative cérébrale ; nous avons vu des paralysies, des contractures, des mouvements suggérés. Nous avons réalisé des suggestions de sensibilité : anesthésie, analgésie, hyperesthésie, illusions sensitives et sensorielles ; nous avons créé des images sensorielles : hallucinations visuelles, acoustiques, olfactives, complexes ; nous avons suggéré des actes, des vols, des assassinats ; nous avons réveillé des passions bonnes et mauvaises ; nous avons insisté sur le phénomène des suggestions post-hypnotiques, immédiates ou à longue échéance ; nous avons assisté à des hallucinations négatives ; nous avons créé des souvenirs fictifs et fait des faux témoins de bonne foi.

Cette idée s'impose à nous, combien notre pauvre raison humaine, dont nous sommes si fiers, est fragile, et combien nous tous sommes suggestibles, hallucinables, automates à nos heures.

Nous avons établi une classification schématique des divers degrés des états qualifiés autrefois du nom hypnotique, depuis l'engourdissement simple jusqu'au somnambulisme avec hallucinabilité et amnésie au réveil. Et, cependant, l'automatisme n'est pas complet ; l'homme n'est jamais automate : la conscience est toujours présente ; les souvenirs de l'état dit hypnotique peuvent toujours être réveillés ; c'est une conscience modifiée par la prédominance des facultés d'imagination sur les facultés de raison engourdies : c'est un état physiologique tel qu'il existe normalement, sous l'influence des émotions suggestives, d'une idée impérieuse ou dans le sommeil naturel.

Ces expériences si intéressantes ont soulevé les questions les plus graves que l'homme puisse se poser. Les grands problèmes du libre arbitre, de la responsabilité morale se sont dressés devant nous. Quelle est la part de la suggestion expérimentale, de la suggestibilité héréditaire, native, de la suggestion par l'éducation, par le milieu, par les lectures, par les incidents de la vie, sur nos actes ? Quelle est la part du libre arbitre dans le crime ? J'ai exposé mes doutes. Et nous avons conclu, avec humilité, que pour juger les autres et souvent nous-mêmes, les éléments d'appréciation nous font souvent défaut, que la justice humaine n'est pas toujours la vraie justice !

Nous avons consacré plusieurs chapitres à l'étude de l'hystérie éclairée par la doctrine de la suggestion. Nous avons établi que la suggestibilité est un fait général, une propriété de l'esprit humain, qu'elle n'est pas dévolue aux névropathes seuls, que l'état dit hypnotique n'est pas un symptôme de l'hystérie. Nous avons montré que l'hystérie est souvent éminemment suggestible, que la succession des phases qui constituent ce qu'on appelle la grande hystérie n'offre pas spontanément la régularité que l'école de la Salpêtrière lui a assignée ; que cette évolution régulière est l'effet d'une culture suggestive, que beaucoup de phénomènes hystériques, l'ovarialgie, les zones hystérogènes, les troubles de sensibilité, l'hémianesthésie, la tympanite, la provocation et l'inhibition des crises, obéissent à la suggestion. Nous avons vu combien la suggestion médicale consciente ou inconsciente peut intervenir dans l'examen des malades, créer des manifestations d'origine psychique et dérouter le diagnostic.

Dans cette édition, je développe mes conceptions nouvelles sur l'hystérie, les psychonévroses et la neurasthénie, telles que l'observation prolongée des faits étudiés à la lumière de la suggestion me les a imposées.

Ces considérations nous ont ramené sur le domaine de la médecine pratique ; nous avons abordé la suggestion thérapeutique, la psychothérapeutique suggestive.

La suggestion ne s'adresse pas directement à la lésion, mais au trouble fonctionnel : elle peut, en tant que l'état organique le permet, calmer la douleur, restaurer le sommeil et l'appétit, augmenter la force motrice, rétablir la sensibilité et le mouvement perdus, supprimer les spasmes, les crampes, régulariser les fonctions diverses. Les agents thérapeutiques de la matière médicale n'ont pas d'ailleurs plus que la suggestion une action spécifique contre la lésion ; ils sont, comme elle, symptomatiques. La fonction fait l'organe ; la restauration fonctionnelle peut faire la restauration organique. De nombreux exemples ont établi la puissance de la suggestion comme agent thérapeutique ; des hystéries, des contractures d'origine psychique, des paralysies fonctionnelles, des névroses diverses, des douleurs dites rhumatismales, des arthralgies, des névralgies. des gastralgies, des troubles liées à des lésions organiques, dyspepsie, diarrhée, ténesme, coliques, oppressions, céphalalgie, vertiges, titubations, etc., ont été plus ou moins rapidement guéris ou amendés par la psychothérapeutique suggestive. L'étude des observations nous a montré que tous les symptômes guéris par suggestions sont psycho-nerveux, purs ou greffés sur des maladies organiques ou toxiques. Nous avons vu quel rôle le système nerveux et l'élément psychique jouent dans toutes les maladies. Le trouble fonctionnel peut dépasser le champ de la lésion organique ; il peut lui survivre : la suggestion restaure ce qui peut être restauré. Elle ne fait pas de miracles ; elle guérit conformément aux lois de la biologie qui régissent l'organisme humain.

La suggestion doit être variée pour être adaptée à chaque individualité ; ce n'est pas la parole de l'opérateur, c'est le cerveau de l'opéré qui fait la guérison. J'ai montré les insuccès à côté des succès ; j'ai cherché loyalement à dégager la vérité.

La suggestion, telle que nous la pratiquons, dans un but thérapeutique, présente-t-elle un danger quelconque ? On le dit : l'hypnotisme fait de l'hystérie, l'hypnotisme fait de l'aliénation mentale. Mais ceux-là seuls le disent qui n'ont pas l'idée exacte de ce que c'est que la suggestion, qui substituent leur idée préconçue à l'observation des faits, qui, sans avoir vu et observé, tranchent la question du haut de leur incompétence. Voici, par exemple, ce que disait un de nos maîtres, M. Germain Sée, aussi instruit sur bien des choses que peu éclairé sur celle-ci. « Toutes ces merveilles suggestives et surtout les procédés hypnotiques ne manquent pourtant pas de présenter des inconvénients graves : le ministre de la Guerre a agi avec vigueur et sagacité en interdisant ces pratiques aux médecins militaires, notre armée deviendrait hystérique. La même proscription devrait s'étendre aux pratiques de ce genre chez les enfants, qu'on rend fous ou idiots en les hypnotisant sous prétexte de faire changer le caractère.

« Pour les candidats à l'hystérie, Gilles de la Tourette, de l'école de la Salpêtrière, déclare que l'hypnotisme ne manque pas de révéler les stigmates et de provoquer une manifestation de la maladie : c'est augmenter le contingent de l'hystérie ; quant aux hystériques avérés si on parvient à transférer une contracture ou une paralysie, c'est pour mieux la loger ailleurs ou la remplacer par une attaque sérieuse. On fait ainsi sortir du corps le diable pour le livrer à Belzébuth qui y reste.

« Passons à un sujet plus sérieux, etc. (*Médecine Moderne*, n° 11, 1890). »

Et voilà la question tranchée !

Sans doute, les expériences d'hypnotisme, d'hallucinations provoquées, répétées avec émotion imposée, telles que les font les magnétiseurs de profession ne sont pas inoffensives. Elles développent l'hallucinabilité comme la provocation de l'hystérie développe l'hystérabilité. C'est de la suggestion pathologique. C'est ce qu'il faut ne pas faire. Autre chose est la suggestion thérapeutique, comme je l'ai décrite.

Chose singulière ! Il y a nombre d'années, je m'en souviens, quand une pratique plus sanglante que l'hypnotisme, l'ovariotomie fit son entrée dans la chirurgie moderne, il se trouva à la Société de chirurgie d'éminents professeurs qui dirent : « Cette opération rentre dans l'attribution de l'exécuteur des hautes œuvres. » Aujourd'hui l'ovariotomie n'a plus d'ennemis. Que dis-je ? On allait, il n'y a pas long-temps, jusqu'à ovariotomiser les hystériques sous prétexte de les guérir. Aucune voix ne s'élève contre ces pratiques et on jette l'anathème à l'inoffensive suggestion qui guérit l'hystérie !

J'en appelle aux nombreux élèves et confrères qui depuis de longues années m'ont fait l'honneur de suivre ma cli-nique. Si vous avez vu un seul fait qui atteste un incon-vénient sérieux de la méthode suggestive bien appliquée, dites-le ! J'ai vu bien des névroses guéries, je n'en ai vu aucune provoquée par la suggestion ! J'ai vu bien des intel-ligences restaurées et rendues à elles-mêmes, je n'en ai vu aucune affaiblie par la suggestion ! Sans doute, elle ne prémunit pas contre toutes les affections nerveuses éven-tuelles. Parmi les nombreux névropathes qui réclament ce traitement, il est, par exemple, des candidats à l'aliénation mentale, que la suggestion ne prévient, ni ne guérit. Parmi ces névropathes, il y en a de prédestinés chez qui plus tard peut éclater le germe natif et latent de maladies cérébro-spinales ou de l'aliénation mentale. Attribuer à la suggestion ce qui est dû à l'innéité, c'est commettre une erreur clini-que contre laquelle proteste ma longue expérience. Parmi les névropathes traités par le bromure, la valériane, il en est aussi, et en aussi grand nombre, qui un jour ou l'autre paient leur tribut au vice originel de leur organisation. Ac-cusera-t-on la valériane, le bromure, l'hydrothérapie de faire de l'hystérie, de faire de la folie ? Ni M. le Dr Liébeault (de Nancy), ni MM. Dumontpallier, Déjerine, Auguste Voisin, Bérillon (à Paris), ni MM. Fontan et Ségard (à Toulon), ni le Dr de Schrenck Notzing (de Munich), ni le professeur Forel (de Zurich), ni le Dr Ladame de Genève, ni le professeur Kraft-Ebing (de Vienne), ni le professeur Hirt (de Breslau), ni le Dr Tukey (de Londres), ni les Drs Van Renterghem et Van Eden (d'Amsterdam), ni le Dr Moll (de Berlin), ni le Dr Wetterstrand (de Stockholm), ni tant d'autres qui suivent les errements de notre école et font de la suggestion thérapeutique, n'ont vu sur des milliers de sujets le moindre inconvénient sérieux en résulter[1].

La suggestion guérit souvent, soulage lorsqu'elle ne guérit pas, est inoffensive lorsqu'elle ne peut soulager.

En dépit des accusations incompétentes des uns, de la routine et du parti pris des autres qui craignent de s'intéresser à cette étude, qui ne peuvent se dégager de leurs conceptions à priori, ou qui n'osent braver le discrédit séculaire qui s'attache encore malgré tout à ce mot de magnétisme que l'Académie avait conspué, faute d'avoir su reconnaître la bonne graine dans l'ivraie, malgré tout, la psychothérapeutique suggestive fait son chemin, comme toutes les vérités. J'en reçois tous les jours de nombreux témoignages qui me consolent de bien des sourires dédaigneux.

« Je proteste, dit M. le Pr Ewald, contre la qualification de médicale donnée à la pratique de l'hypnotisme. Pour qu'un traitement soit médical, il faut un art médical, une science médicale. Mais ce que le premier pâtre, le premier savetier savent faire, pourvu qu'il aient assez de confiance en eux-mêmes, cela ne saurait mériter le nom de traitement médical. »

Autant dire que l'application d'un vésicatoire, l'administration d'un lavement, la compression d'une blessure pour arrêter une hémorragie ne constituent pas des traitements médicaux.

Je crois avoir démontré d'ailleurs, dans les pages qui précèdent, que la suggestion thérapeutique est un art et une science qui exige une expérience longue, et des notions de médecine et de psychologie profondes.

La doctrine de la suggestion et ses nombreuses applica-

---

1. Ces objections d'ailleurs ne peuvent plus viser ma pratique suggestive actuelle dégagée, comme on l'a vu, de toute manœuvre dite hypnotique. Elles datent de l'époque déjà lointaine de ma première édition et n'ont plus d'actualité.

tions constituent une des grandes conquêtes scientifiques du siècle. A cette découverte qui émane de l'école de Nancy se rattache un nom qui vivra dans la reconnaissance des hommes ; c'est le nom d'un médecin modeste et d'un homme de bien, j'ai nommé le Dr Liébeault.

Depuis que ceci était écrit dans ma première édition, un progrès s'est accompli : la suggestion n'a plus d'adversaires militants. Il n'y a plus d'hostilité systématique. Mais peu de médecins s'en occupent ; la question n'est pas entrée dans l'enseignement classique ; sa grande importance est méconnue. Les générations médicales actuelles vont avec raison vers les études bactériologiques et sérothérapiques. Les recherches de laboratoire ne sollicitent pas les esprits dans le domaine psychique. On étudie avec ardeur les propriétés physico-chimiques, physiologiques et biologiques de l'organisme humain ; on oublie trop ses propriétés psychologiques et leur rôle dans la genèse, et l'évolution des manifestations morbides.

Une autre cause de l'indifférence médicale est que la question est toujours mal posée. Les livres classiques décrivent toujours l'hypnotisme de la Salpêtrière : ce mot se trouve associé à celui d'hystérie ; il sonne mal dans l'oreille des praticiens ; il représente encore quelque chose de mystérieux, d'étrange, de difficile à manier. On laisse volontiers ces pratiques à des spécialistes ; on n'ose pas s'aventurer dans ce domaine ; et on n'a pas appris à manier la suggestion.

J'ai essayé depuis le début de mes études de dégager la suggestion médicale de la fausse conception que les idées d'hypnotisme et même de sommeil lui avaient attribuée, et de la réduire à ce qu'elle est en réalité : l'étude du dynamisme psychique dans la maladie et son utilisation en thérapeutique.

Puisse cette troisième édition dans laquelle mon idée directrice, progressivement mûrie par vingt ans d'expérience, se dégage peut-être plus nettement, plus affranchie des anciens errements, apporter une contribution efficace à la vérité scientifique !

Comme je l'ai dit dans l'introduction de cette troisième édition, mon vœu s'est à peu près réalisé. La psychothérapie, dégagée de l'hypnotisme, s'est vulgarisée depuis quelques années. Quelques médecins ont même cru découvrir de nouveau ce que l'école de Nancy avait découvert depuis longtemps. Ce livre en fait foi.

TABLE DES MATIÈRES

CHAPITRE PREMIER

Aperçu historique sur la suggestion appliquée à l'art de guérir. — De la médecine sacerdotale des anciens, chez les Egyptiens et les Hébreux. Prières, sacrifices, conjurations, formules magiques. — Médecine des Grecs. Tables et hymnes orphiques. Chants et prières d'Esculape. De la médecine dans les temples grecs. Suggestion faite par les prêtres. — Sectes philosophiques. Ecole des Asclépiades. Temples de Cos et de Cnide. Famille d'Hippocrate. Naissance de la médecine scientifique. — Théosophie orientale. Son alliance avec le dogme religieux dés Juifs, avec la philosophie d'Alexandrie, avec le paganisme des Grecs et des Romains. Magiciens. Amalgame des doctrines dégénérées de Pythagore et de Platon avec la théosophie orientale. — Alliance des idées païennes avec le christianisme naissant : onctions, saintes huiles, prières, reliques, exorcisme, foi, talismans. — Superstition des empereurs romains de la décadence. Théurgie et magie. Proscription de la magie par Dioclétien. — Théosophie des magiciens remplacée par le fanatisme des moines. Guérison par les reliques, les tombeaux des saints, les évêques. — Ecoles du couvent de Monte-Cassino et des Bénédictins à Salerne : médecine sacerdotale ; à partir du ixe siècle, associations de la médecine naturelle au surnaturel. — Superstition pendant les croisades. Pouvoir curateur des rois de France et d'Angleterre au xie siècle. — Continuation des guérisons miraculeuses aux xiiie, xive siècles jusqu'au nôtre. — Superstition pendant le siècle de la Renaissance des sciences. Apogée du culte du diable. Procès de sorcellerie dans le xve et le xvie siècle. — Thérapeutique de Paracelse au xvie siècle. Arcanes et signatures cabalistiques. Fluide magnétique des astres. Magnétisme animal. Talismans. Onguents sympathiques. — Secte des Rose-Croix au xviie siècle. Des cures magnétiques. Polémique entre Goclénius et le père Roberti. — Van Helmont. Guérisons par transplantation. — Robert Fludd. — Magnétisme animal de Guillaume Maxwell. — Cures suggestives de l'Irlandais Greatrake. — Cures miraculeuses en France au xviie et au xviiie siècle. — Exorcisme suggestif du prêtre souabe Gassner en 1774. —

CHAPITRE II

CHAPITRE III

CHAPITRE IV

CHAPITRE V

CHAPITRE VI

CHAPITRE VII

CHAPITRE VIII

CHAPITRE IX

CHAPITRE X

CHAPITRE XI

CHAPITRE XII

CHAPITRE XIII

CHAPITRE XIV

CHAPITRE XV

CHAPITRE XVI

CHAPITRE XVII

CHAPITRE XXIII

OBSERVATIONS CLINIQUES

II. — OBSERVATIONS D'HYSTÉRIE CONVULSIVE.

III. — TROUBLES HYSTÉRIQUES DIVERS.

IV. — OBSERVATIONS DE CHORÉE.

CHAPITRE XX

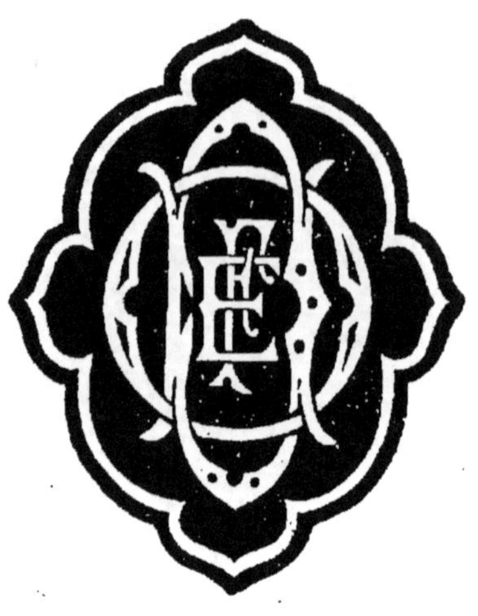